Handbuch der

Impfpraxis

Handbuch der

Impfpraxis

Sieghart Dittmann (Herausgeber)

Hinweis

Wie jede Wissenschaft unterliegt auch die Medizin einem ständigen Wandel. Dies gilt gleichermaßen für den Bereich Schutzimpfungen. Wir möchten unsere Leser darauf hinweisen, dass die in diesem Buch getroffenen Aussagen – sei es zu Indikationen, Nebenwirkungen und Kontraindikationen von Impfstoffen oder zu Dosierung und Anwendung – gründlich recherchiert wurden und dem Wissensstand bei Drucklegung des Buches entsprechen. Das gilt auch für die Angaben zu den Bestandteilen der Impfstoffe. Eine Haftung für die genannten Informationen kann aber nicht übernommen werden. In jedem Fall muss vor Verabreichung von Impfungen die Fachinformation genau gelesen werden, und es ist zu prüfen, ob das Präparat im Einzelfall angewendet werden darf.

Bibliographische Information der Deutschen Nationalbibliothek.
Die Deutsche Nationalbibliothek verzeichnet die Publikation in der Deutschen Nationalbibliographie; detaillierte bibliografische Daten sind im Internet über http://dnb.d-nb.de abrufbar.

Impressum

Handbuch der Impfpraxis
Herausgeber: Sieghart Dittmann
© Deutsches Grünes Kreuz e. V.
Verlag: DGK Beratung + Vertrieb GmbH
Nikolaistraße 3
D-35037 Marburg
1. Auflage 2012
Lektorat: Michael Arndt, Gerolf Nittner
Satz und Layout: ideesign, Marburg
Druck: Jürgen Haas Print Consulting, Gladenbach

ISBN 978-3-9814825-0-8

Inhalt

Sektion I: Einleitung

Sektion II: Standardimpfungen für Kinder, Jugendliche und Erwachsene

9 Influenza... 157

A. Grüber

10 Masern... 183

S. Dittmann

14 Pneumokokken-Erkrankungen...263
M. Rose

15 Poliomyelitis

S. Dittmann

18 Tetanus 343

S. Bigl

Sektion III: Indikationsimpfungen

Sektion IV: Impfungen unter speziellen Voraussetzungen

Sektion V: Moderne Technologien und prioritäre Impfstoffe

Sektion VI: Ausgewählte Impfstoffe zur Abwehr spezieller Gefahren

Sektion VII: Öffentliche Gesundheit und Impfungen

44 Kontrolle impfpräventabler Krankheiten in Deutschland
S. Dittmann

45 Surveillance impfpräventabler Krankheiten
A. Siedler

46 Allgemeine Impfpraxis...639
U. Quast

Autorenverzeichnis

Dr. rer. physiol. Ute Arndt
Institut für Laboratoriumsmedizin und
Pathobiochemie, Molekulare Diagnostik
Universitätsklinikum Gießen und Marburg GmbH
Standort Marburg
Baldingerstraße
35043 Marburg
e-Mail: arndt@med.uni-marburg.de

Prof. Dr. med. Siegwart Bigl
Präsident/Vizepräsident der Landesuntersuchungsanstalt
für das Gesundheits- und Veterinärwesen Sachsen a. D.
Ludwigsburgstraße 21
09114 Chemnitz
e-mail: siegwart@bigl.de

PD Dr. med. Andreas Clad
Sektion Gynäkologische Infektiologie
Universitäts-Frauenklinik
Universitätsklinikum Freiburg
Hugstetter Straße 55
79106 Freiburg
e-mail: andreas.clad@uniklinik-freiburg.de

Prof. Dr. med. Sieghart Dittmann
vormals Chef der Programme für Infektionskrankheiten und Impfungen,
Europäisches Regionalbüro der Weltgesundheitsorganisation
Hatzenporter Weg 19
12681 Berlin
e-mail: sd.internat.immun.consult@t-online.de

Dr. rer. nat. Aysefa Doganci
Pädiatrische Immunologie Mainz
Universitätsmedizin der Johannes Gutenberg-Universität Mainz
Obere Zahlbacher Straße 63
55131 Mainz
e-mail: doganci@uni-mainz.de

Dr Britta Gröndahl
Pädiatrische Immunologie Mainz
Universitätsmedizin der Johannes Gutenberg-Universität Mainz
Obere Zahlbacher Straße 63
55131 Mainz
e-mail: britta.groendahl@unimedizin-mainz.de

Dr. sc. agr. Andrea Grüber
Deutsches Grünes Kreuz e.V.
Nikolaistraße 3
35037 Marburg
e-mail: andrea.grueber@dgk.de

Prof. Dr. med. Ulrich Heininger
Pädiatrische Infektiologie und Vakzinologie
Universitäts-Kinderspital beider Basel, UKBB
Spitalstraße 33
CH-4056 Basel, Schweiz
e-mail: Ulrich.Heininger@ukbb.ch

Prof. Dr. rer. nat. Dr. med. Friedrich Hofmann
Bergische Universität Wuppertal
Fachbereich D, Abt. Sicherheitstechnik
Lehrstuhl für Arbeitsphysiologie, Arbeitsmedizin
und Infektionsschutz
Gaußstraße 20
42097 Wuppertal
e-mail: gf.hofmann@t-online.de; fhofmann@uni-wuppertal.de

Prof. Dr. med. Christel Hülße
Direktorin des Landesgesundheitsamtes
Mecklenburg-Vorpommern a. D.
Kamellenweg 12
18069 Rostock
e-mail: christel.huelsse@gmx.de

Prof. Dr. med. Wolfgang Jilg
Institut für medizinische Mikrobiologie
und Hygiene der Universität Regensburg
Klinische Virologie und Infektionsimmunologie
Franz-Josef-Strauß-Allee 11
93053 Regensburg
e-mail: wolfgang.jilg@klinik.uni-regensburg.de

Prof. Dr. med. Magnus von Knebel-Doeberitz
Abteilung für Angewandte Tumorbiologie
Institut für Pathologie
Universität Heidelberg
Im Neuenheimer Feld 220/221
69120 Heidelberg
e-mail: knebel@med.uni-heidelberg.de

Prof. Dr. med. Markus Knuf
Klinik für Kinder und Jugendliche
HSK, Dr. Horst Schmidt Kliniken GmbH
Ludwig-Erhard-Straße 100
65199 Wiesbaden
e-mail: Markus.Knuf@HSK-Wiesbaden.de

Dr. med. Sigrid Ley-Köllstadt
Deutsches Grünes Kreuz e. V.
Nikolaistraße 3
35037 Marburg
e-Mail: sigrid.ley@dgk.de

Prof. Dr. med. Carl Heinz Wirsing von König
Institut für Hygiene und Labormedizin
HELIOS Klinikum Krefeld
Lutherplatz 40
47805 Krefeld
e-mail: carlheinz.wirsingvonkoenig@helios-kliniken.de

Dr. rer. nat. Claudius U. Meyer
Pädiatrische Immunologie Mainz
Universitätsmedizin der Johannes Gutenberg-Universität Mainz
Obere Zahlbacher Straße 63
55131 Mainz
e-mail: meyer@uni-mainz.de

Dr. rer. nat. Michael Pfleiderer
Fachgebiet Virusimpfstoffe
Paul-Ehrlich-Institut
Bundesinstitut für Impfstoffe und biomedizinische Arzneimittel
Paul-Ehrlich-Straße 51–59
63225 Langen
e-mail: pflmi@pei.de

Dr. med. Ute Quast
Am Vogelherd 14
35043 Marburg
e-Mail: Ute.Quast@t-online.de

Dr. med. Dipl. Biol. Marion Riffelmann
Institut für Hygiene und Labormedizin
HELIOS Klinikum Krefeld
Lutherplatz 40
47805 Krefeld
e-mail: marion.riffelmann@helios-kliniken.de

PD Dr. med. Markus Rose
Zentrum für Kinder- und Jugendmedizin
Johann-Wolfgang-Goethe-Universität
Frankfurt am Main
Theodor-Stern-Kai 7
e-mail: Markus.Rose@kgu.de

Dr. Franziska Schaaff
Klingenstr. 17 E
90542 Eckental
 e-mail: FSchaaff@googlemail.com

Prof. Dr. med. Heinz-Josef Schmitt
Head Medical Affairs Europe
Novartis Vaccines and Diagnostics GmbH
Emil-von-Behring-Straße 76
35041 Marburg
e-mail: joe.schmitt@novartis.com

Dr. med. Christian Schönfeld
Institut für Tropenmedizin
Spandauer Damm 130
14050 Berlin
e-Mail: christian.schoenfeld@charite.de

Dr. oec. Anette Siedler
Abt. Infektionsepidemiologie/Impfprävention
Robert Koch-Institut
DGZ-Ring 1
13086 Berlin
e-mail: SiedlerA@rki.de

PD Dr. rer. nat. Jochen Süss
Nationales Referenzlabor für durch Zecken
übertragene Krankheiten am Institut für bakterielle
Infektionen und Zoonosen des Friedrich-Loeffler-Instituts

Bundesforschungsinstitut für Tiergesundheit
Naumburger Str. 96 a
07743 Jena
e-mail: Jochen.Suess@fli.bund.de

Dr. rer. nat. Ute Sutter
Klinik für Kinder und Jugendliche
HSK, Dr. Horst Schmidt Kliniken GmbH
Ludwig-Erhard-Straße 100
65199 Wiesbaden
e-mail: Ute.Sutter@HSK-Wiesbaden.de

Prof. Dr. med. Peter Wutzler
Institut für Virologie und Antivirale Therapie
(Beutenberg Campus)
Universitätsklinikum Jena
Hans-Knöll-Straße 2
07745 Jena
e-mail: Peter.Wutzler@med.uni-jena.de

Prof. Dr. med. Fred Zepp
Zentrum für Kinder- und Jugendmedizin
Universitätsmedizin Mainz
Langenbeckstraße 1
55131 Mainz
e-mail: zepp@kinder.klinik.uni-mainz.de

Vorwort

Am 8. Mai 1980 konnte die 33. Weltgesundheitsversammlung feierlich erklären, dass die Welt und alle ihre Völker frei von Pocken seien, der wohl verheerendsten Infektionskrankheit in der Geschichte der Menschheit, die über tausende von Jahren Tod und Leid verbreitet hatte. Mit diesem nicht hoch genug einzuschätzenden Erfolg schloss sich ein Kreis, der 1796 mit der ersten Vakzination gegen Pocken durch Edward Jenner, den Begründer der wissenschaftlichen Vakzinologie, begonnen hatte. Denn nur durch die konsequente Anwendung der Impfung war es möglich, diese Geißel der Menschheit von der Erde zu tilgen.

Seit den bahnbrechenden Arbeiten Jenners wurde eine Vielzahl weiterer Schutzimpfungen entwickelt, die vor schwerwiegenden Krankheiten und deren Folgen zu schützen vermögen. Die Kenntnisse über die immunologischen Grundlagen des Impfens und über die Sicherheit und Effektivität von Schutzimpfungen wurden verbessert. Mittlerweile kann niemand mehr ernsthaft bestreiten, dass Schutzimpfungen zu den wichtigsten Maßnahmen der primären Prävention gehören. Und ein besonderes gesundheitspolitisches, ein öffentliches Interesse gilt den Schutzimpfungen, weil sie vielfach nicht nur die Geimpften selbst schützen können, sondern bei genügend hoher Beteiligung auch einen Schutz auf Bevölkerungsniveau bewirken. Ja, wie das Beispiel der Pocken gezeigt hat, könnten viele bedrohliche Krankheiten regional eliminiert oder sogar weltweit eradiziert werden, wenn genügend Menschen von der Möglichkeit des Schutzes durch Impfung Gebrauch machten. In diesem Zusammenhang sei besonders auf die Poliomyelitis und die Masern hingewiesen.

Tatsächlich bewahren auch heute noch Schutzimpfungen viele Menschen vor Tod oder Folgeschäden durch impfpräventable Krankheiten. Leider weiß aber niemand, dass gerade er bzw. sie Leben und Gesundheit einer Impfung verdankt. Manche Vorbehalte gegenüber dieser segensreichen Präventionsmöglichkeit würden dann nämlich rasch verstummen.

Mit der Zunahme der verfügbaren Schutzimpfungen wird die Vakzinologie naturgemäß auch komplexer. Und für die impfenden Ärztinnen und Ärzte wird es immer schwieriger, den Überblick über das Fach zu behalten. In dieser Situation ist das ´Handbuch der Impfpraxis´ ein kompetenter und zuverlässiger Ratgeber. Dabei bin ich sicher, dass das Werk sein Versprechen, ein Ratgeber für die Impfpraxis zu sein, auch einzulösen vermag. Die Autorinnen und Autoren sind sämtlich ausgewiesene Fachleute mit großer, auch praktischer Erfahrung. Viele von ihnen kenne und schätze ich aus der gemeinsamen Arbeit in der Ständigen Impfkommission.

So wünsche ich mir denn, dass das Handbuch der Impfpraxis für die impfenden Ärztinnen und Ärzte (und natürlich für alle, deren Interesse den Schutzimpfungen und ihrer Anwendung in der Praxis gilt) ein nützlicher Begleiter ist, der ihnen hilft, kenntnisreich und sicher die Gesundheit ihrer Patienten und letztlich unserer Bevölkerung durch Impfungen zu schützen.

Köln, im November 2011

Dr. med. Jan Leidel
Vorsitzender der Ständigen Impfkommission (STIKO)
am Robert Koch-Institut

Vorwort des Herausgebers

Das vorliegende Handbuch der Impfpraxis wurde nach dem Vorbild des Pink Book der Centers for Disease Control and Prevention (CDC) konzipiert. Die Kapitel sind in sieben Sektionen aufgeteilt: Einleitung, Standardimpfungen, Indikationsimpfungen, Impfungen unter speziellen Voraussetzungen, moderne Technologien und prioritäre Impfstoffe, ausgewählte Impfstoffe zur Abwendung spezieller Gefahren und öffentliche Gesundheit. Die aktuellen STIKO-Empfehlungen vom Juli 2011 wurden berücksichtigt. Sämtliche Kapitel sind nach dem gleichen Schema aufgebaut, was einen raschen Zugriff auf die Inhalte ermöglicht. Da in diesem Buch die Prävention eine besonders wichtige Rolle spielt, sind im Inhaltsverzeichnis bei den Standard- und Indikationsimpfungen auch sämtliche Unterpunkte des Abschnitts ´Prävention und Kontrolle´ aufgeführt. Auf einen Index konnte wegen des sehr ausführlichen Verzeichnisses verzichtet werden.

Mein herzlicher Dank gilt allen Autoren, die an dem Buch mitgewirkt haben. Einen besonderen Dank möchte ich Sigrid Ley-Köllstadt und Andrea Grüber vom Deutschen Grünen Kreuz e. V. sowie der Grafikerin, Ruth Steinebach, aussprechen.

Lesern, die selbst Vorträge erstellen möchten, bietet die beiliegende CD eine wichtige Hilfe: Sämtliche Abbildungen der Kapitel sind als PDF-Foliensätze auf der CD zusammengestellt. Ebenfalls dem Vorbild des Pink Book folgend, ist als nächster Schritt vorgesehen, das Handbuch der Impfpraxis ins Internet zu stellen, um rasche Aktualisierungen zu ermöglichen und die Kapitel – allerdings kostenpflichtig – ´downloadbar´ zu machen.

Ich wünsche allen Leserinnen und Lesern viel Spaß beim Lesen des Buches und hoffe, dass es seinem Anspruch, eine wirkungsvolle Unterstützung der täglichen Impfpraxis zu sein, gerecht werden kann.

Berlin, im November 2011
Sieghart Dittmann

1   Kurze Geschichte der Impfung

Die Variolisation zum Schutz vor den Pocken wird als die früheste Methode der Vorbeugung gegen eine lebensbedrohende Infektionskrankheit angesehen. Die Anwendung in China ist im 18. Jahrhundert dokumentiert, wurde mit Wahrscheinlichkeit jedoch mindestens ab 1695 praktiziert, in Indien wohl bereits noch früher. In Europa wurde die Methode durch Lady Montagu, die Frau des britischen Botschafters in Konstantinopel, bekannt gemacht, die sie 1721 bei ihrem Aufenthalt in der Türkei kennen lernte. Die Übertragung von Pustelinhalt eines an Pocken Erkrankten auf einen Gesunden war nicht ungefährlich, konnte Pocken hervorrufen und dadurch gelegentlich auch zum Tode führen.

Die Geschichte der modernen Schutzimpfung begann 1798, als Edward Jenner seine Beobachtungen bei der englischen Landbevölkerung nutzte, um mit dem Kuhpockenvirus einen Schutz vor den Pocken zu induzieren. Nicht mehr das gefährliche, die Pocken verursachende Element wurde übertragen sondern, ein anderes, risikoärmeres und offensichtlich verwandtes und damit schützendes Element.

Etwa 100 Jahre nach Jenners Entdeckung führten die Entdeckungen der Bakteriologie (Koch und Mitarbeiter) zur Aufklärung der Ursachen menschlicher Infektionskrankheiten und damit letztlich auch zur Entwicklung einiger abgeschwächter (Pasteur und Mitarbeiter) und inaktivierter Erreger (Salmon, Smith) als Humanimpfstoffe.

Die erste Hälfte des 20. Jahrhunderts brachte wichtige Fortschritte der Impfstoffentwicklung. Attenuierte Lebendimpfstoffe wurden zum Schutz vor Tuberkulose und Gelbfieber entwickelt, inaktivierte Vollbakterien- und Vollvirus-Impfstoffe zum Schutz vor Fleckfieber, FSME, Influenza, Japanischer Enzephalitis, Mumps und Pertussis. Die Verwendung des durch Inaktivierung risikoreduzierten Erregerbestandteils Toxin fand in Form der Toxoid-Impfstoffe gegen Diphtherie und Tetanus Eingang in die Impfpraxis.

Zum bisherigen Goldenen Zeitalter der Impfstoffentwicklung wurde die zweite Hälfte des vergangenen Jahrhunderts. Die mit dem Nobelpreis ausgezeichnete Methode der Virusvermehrung in der Zellkultur (Enders, Weller, Robbins) ermöglichte die Entwicklung moderner attenuierter Lebendvirus-Impfstoffe zur Prävention von Poliomyelitis, Masern, Mumps, Röteln, Varizellen, FSME oder Hepatitis A. Auch ein attenuierter bakterieller Lebendimpfstoff (Typhusimpfstoff) wurde entwickelt. Anstelle von inaktivierten Vollbakterien-Impfstoffen wurden antigenetisch bedeutsame Erregerbestandteile wie Polysaccharide zur Herstellung von Impfstoffen gegen durch bekapselte Bakterien hervorgerufene invasive Erkrankungen des Kindesalters (*Haemophilus influenzae, Neisseria meniningitidis, Streptococcus pneumoniae*) verwendet. In einem zweiten Schritt wurde der Polysaccharid-Impfstoff zum wesentlich wirksameren Konjugat-Impfstoff. Das HBs-Antigen des Hepatitis-B-Virus wurde zuerst im Plasma-Impfstoff und 1986 im ersten gentechnisch hergestellten Hepatitis-B-Impfstoff zum Wegbereiter einer Krebsprophylaxe durch Impfung.

Das erste Jahrzehnt dieses Jahrhunderts schließt sich erfolgreich an die vergangenen 50 Jahre an. Die Entwicklung ging weiter zum Rotavirus-Impfstoff, zu preiswerteren Konjugat-Impfstoffen für Entwicklungsländer und zu multivalenten Meningo- und Pneumokokken-Impfstoffen. Mit dem HPV-Impfstoff steht ein ebenfalls gentechnisch hergestellter und zweiter Krebs verhütender Impfstoff zur Verfügung. Es zeichnet sich die Zulassung eines mit reverser Vakzinologie hergestellten Impfstoffs gegen Meningokokken-Erkrankungen der Serogruppe B ab.

Die nachfolgende modifizierte und ergänzte Übersicht basiert auf den Angaben von Plotkin und Plotkin in ´Vaccines´.

Zulassung oder Praxiseinführung	Attenuierte Lebendimpfstoffe	Inaktivierte Vollbakterien-/ Vollvirus-Impfstoffe	Polysaccharide (PS) oder Proteine	Gentechnische Impfstoffe
1798	Pocken			
1885	Tollwut			
1896		Cholera		
		Typhus		
1897		Pest		
1923			Diphtherietoxoid	
1926		Pertussis	Tetanustoxoid	
1927	BCG			
1935	Gelbfieber			
1936		Influenza		
1937		FSME (Mäusehirn-Impfstoff)	Pneumokokken (PS, 4-valent)	
1938		Fleckfieber		
1930er		Japanische Enzephalitis (Mäusehirn-Impfstoff)		
1948		Mumps		

Zeitleiste: 1790 – 1799 – 1800 – 1899 – 1900 – 1949

Jahr	Spalte 1	Spalte 2	Spalte 3	Spalte 4
1950	1955		IPV	
	1959	OPV		
	1963	Masern	Masern	
	1967	Mumps		
	1970er			Meningokokken (PS, 2-,4-valent)
				Gasbrand (Proteine)
	1974	Windpocken		
	1979	Röteln		
	1982			Hepatitis B (Plasmaimpfstoff)
	1983			Pneumokokken (PS, 23-valent)
	1984	Typhus (Ty21a)		
	1985			Hib-PS-Impfstoff
	1986				Hepatitis B
	1987			Hib (Konjugat)
	1990er		FSME-Zellkultur-Impfstoff (zonenzentrifugiert)	Pertussis (azellulär)
	1995			Typhus (Vi)
	1996		Hepatitis A	
	1999			Meningokokken C (Konjugat)
1999 **2000**	2000			Pneumokokken (7-valent, Konjugat)
	2004				Cholera (rekombinantes Toxin B)
	2005			Meningokokken (ACWY-Konjugat)
	2006	Rotavirus (atten. Lebendimpfstoff)			HPV (4-valent)
		Rotavirus (rekomb. Lebendimpfstoff)			
		Zoster			
	2007				HPV (2-valent)
	2009		Japanische Enzephalitis (Zellkultur-Impfstoff)	Pneumokokken (10-valent, Konjugat)
	2010			Pneumokokken (13-valent, Konjugat)

Literatur

PLOTKIN SL, PLOTKIN SA. A short history of vaccination. In: Vaccines. 5th edition (eds. Plotkin SA, Orenstein WA, Offit PA) Elsevier 2008, pp 1–16.

2   Nutzen von Impfprogrammen

Die Verbesserung der hygienischen Lebensbedingungen, insbesondere die Bereitstellung sauberen Trinkwassers, aber ebenso die Erfolge der Impfprävention, haben den Gesundheitszustand der Menschheit entscheidend beeinflusst und zu einem bedeutenden Anstieg der Lebenserwartung geführt. Dabei stellen Impfprogramme nach Einschätzung der Weltbank eine der besonders kostengünstigen Maßnahmen dar.

Die Erfolge der Impfprävention unterscheiden sich hinsichtlich der Zurückdrängung von Krankheits- und Todesfällen graduell: Eradikation, Elimination, Krankheitskontrolle. [F1]

1   Eradikation einer Krankheit und ihres Erregers

Die Eradikation einer impfpräventablen Krankheit ist bisher nur in einem einzigen Fall gelungen, der Eradikation der Pocken. Dies stellt einen der größten Erfolge der Medizin in der Geschichte der Menschheit dar.

Erinnert sei daran, was die Pocken vor Einführung der Impfung bedeuteten. Bekannt waren die Pocken in Indien bereits 1500 vor Christi Geburt, wahrscheinlich einige Tausend Jahre länger. In den Schriften arabischer Ärzte wurde die Krankheit 900 nach Christi Geburt erwähnt und wahrscheinlich ist die Überflutung Europas mit den Pocken über Spanien von den Arabern ausgegangen. Ab dem 15. Jahrhundert waren die Pocken in ganz Europa endemisch, letztlich wurden sie durch Handel und Verkehr zu einer weltweit endemisch auftretenden Seuche.

In preußischen Städten entfielen zu Beginn des 19. Jahrhunderts auf 100 Todesfälle im Durchschnitt 7, in manchen Jahren 23 Pockentodesfälle. Mehr als 100.000 Pockentodesfälle in Deutschland in den Jahren 1870–1873 wurden zum letzten Anlass für die Verabschiedung des Reichsimpfgesetzes von 1874. Der anschließende schnelle Rückgang der Erkrankungen bewies den Wert der Pockenimpfung.
1957 beschloss die Weltgesundheitsversammlung das Ziel der weltweiten Pockeneradikation. Zu diesem Zeitpunkt waren Europa und Nordamerika frei von endemischen Pocken.

59 Staaten der Erde, insbesondere in Afrika, Asien und Südamerika, berichteten noch immer mehr als 100.000 Erkrankungen pro Jahr, wobei eine hohe Untererfassung anzunehmen war. Die Letalität der Pocken war noch immer hoch, zwischen 22 % und über 50 % wurden beispielsweise aus Indien berichtet. Eine spezifische Therapie der Pocken fehlt noch immer.

Möglich wurde die Eradikation, da der Erreger ausschließlich beim Menschen vorkam, kein tierisches oder anderweitiges Reservoir bestand und mit dem Pockenimpfstoff ein hoch wirksamer Impfstoff zur Verfügung stand. Von einer Vielzahl weiterer und nicht naturwissenschaftlichen Voraussetzungen sei erwähnt, dass sich alle Staaten der Erde dem Ziel der Eradikation verpflichtet fühlten und bei der Bereitstellung der finanziellen, materiellen und logistischen Mittel mitwirkten. Der politische Wille der Regierungen war vorhanden, und dies in der Periode des ´kalten Krieges´.

Pocken-Eradikation

- **1958: Weltgesundheitsversammlung: Beschluss ´Ziel Pocken-Eradikation´**
- **1967: Intensivierung des Programms**
- **1977: letzte Pocken-Erkrankung (Somalia)**
- **1980: Weltgesundheitsversammlung verkündet die Eradikation der Pocken**

F2

Das vom Koordinator des Eradikationsprogramms, DA Henderson, und einigen seiner Mitarbeiter sorgfältig bearbeitete Buch ´Smallpox and its eradication´ stellt die ungeheuren Herausforderungen des Programms und deren Meisterung dar und ist eine Quelle für gegenwärtige und zukünftige Programme.

Das Maximalziel eines Impfprogramms wurde erreicht: Weltweit tritt kein einziger Fall der Krankheit mehr auf, auch der Erreger wurde ausgerottet; folglich konnten auch alle Verhütungs- und Bekämpfungsmaßnahmen eingestellt werden. [F2] [F3]

Pocken-Eradikation und Pocken-Impfung in Deutschland

- **Bundesrepublik Deutschland:**
  1976: Verzicht auf Erstimpfungen, 1983: Pocken-Impfpflicht aufgehoben

- **DDR:**
  1980: Verzicht auf Erstimpfungen 1982: Pocken-Impfpflicht aufgehoben

F3

Gegenüber der Vermeidung von Millionen von Erkrankungen, Hunderttausenden von Todesfällen und Komplikationen, nicht zu rechnen die immensen Kosten für Behandlung und Prävention, sind die auch keinesfalls geringen Ausgaben für das Eradikationsprogramm als wesentlich geringer und gut angelegt zu veranschlagen.

Angemerkt werden muss, dass das Ziel auch der Ausrottung des Erregers noch nicht vollständig erfüllt ist.

Nach der Zertifizierung der Pockeneradikation wurden auf Beschluss der Weltgesundheitsversammlung alle bekannten Vorräte an Pockenviren weltweit vernichtet. In lediglich noch 2 Laboratorien in den USA (Centers for Disease Control and Prevention – CDC – in Atlanta, Georgia) und in Russland (Staatliches Zentrum für Forschung in Virologie und Biotechnologie in Novosibirsk) werden Pockenviren unter entsprechenden Biosafety- und Kontrollkriterien aufbewahrt. Die Frage, ob letztlich auch diese Pockenviren aufbewahrt oder zerstört werden sollen, wird kontrovers diskutiert und bleibt vorerst offen. Die Gefahr des Einsatzes von Pockenviren aus nicht bekannten Laboratorien als biologische Waffe hat die Forschung für verbesserte Impfstoffe und mögliche Therapeutika beeinflusst. Eine Erprobung dieser Forschungsergebnisse ist ohne das Pockenvirus nicht möglich (siehe auch Kapitel 41 Pocken).

Abschließend sei noch einmal darauf verwiesen, dass eine Eradikation nur möglich ist, wenn außerhalb des Menschen keine weiteren Reservoire vorhanden sind. Eine Eradikation des Tetanus, der Tollwut oder der Japanischen Enzephalitis ist wegen Reservoiren in Umwelt oder Tierreich nicht erreichbar.

2 Elimination einer Krankheit

Ein auf die Elimination einer Krankheit gerichtetes Programm hat das Ziel, dass in einem Land, einem Kontinent oder einer Region der Weltgesundheitsorganisation kein einziger Fall ('zero')der Krankheit mehr auftritt, die Krankheit und der Erreger aber weltweit noch vorhanden und Einschleppungen jederzeit möglich sind. Verhütungs- und Bekämpfungsmaßnahmen müssen deshalb weitergeführt werden.

Das Ziel 'zero'wurde bei einigen Maserneliminationsprogrammen durch die Zielvorgabe '<1 Masernfall/1 Million der Bevölkerung' oder bei Programmen zur Elimination der angeborenen Röteln durch die Zielvorgabe '1 Fall angeborener Röteln/100.000 Lebendgeburten` ersetzt.

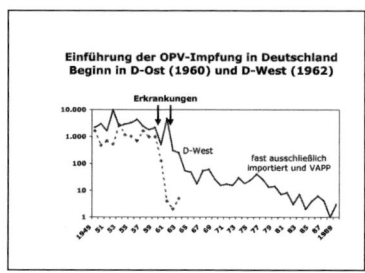

F4

Poliomyelitis In den industrialisierten Ländern der Welt wurde bereits in den 1960er-Jahren die Poliomyelitis eliminiert. Nebenstehend wird dies am Beispiel Deutschlands veranschaulicht. Der Verlauf in Ostdeutschland bewies die Richtigkeit der Aussage von Albert Sabin, dass es mit einem auf der Anwendung des Lebendimpfstoffs beruhenden qualifizierten Impfpro-

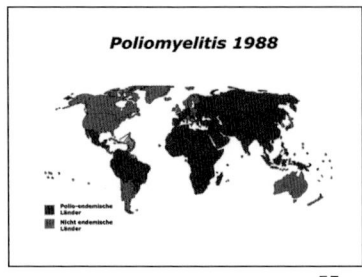

F5

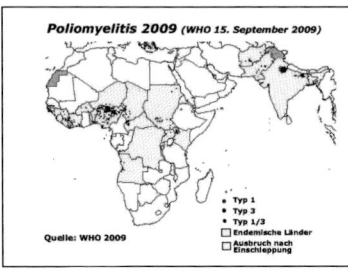

F6

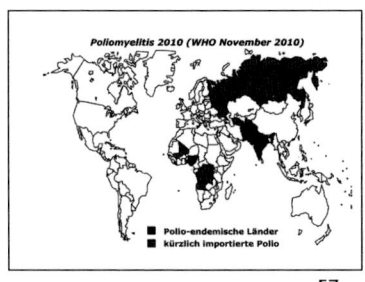

F7

gramm binnen eines Jahres gelingt, die Poliomyelitis zu eliminieren. [F4]

Ab 1974 gehörte die Polioimpfung zum Bestandteil des Erweiterten Impfprogramms der Weltgesundheitsorganisation. Ausgehend von den Erfahrungen des Pockeneradikationsprogramms verabschiedete die Weltgesundheitsversammlung mit der Zustimmung aller Mitgliedsländer der WHO 1988 einen Beschluss zur Eradikation der Poliomyelitis. [F5]
Inzwischen haben 3 der 6 WHO-Regionen die Elimination der Krankheit erreicht. Poliomyelitis ist gegenwärtig nur noch in 4 Ländern der Welt endemisch. Allerdings stellt sich, ebenso wie bei der Pockeneradikation, das Erreichen des Eradikationsziels als schwieriger als erwartet dar. [F6] [F7] (siehe Kapitel 15 Poliomyelitis). Dennoch ist es bereits bisher gelungen, mit der Impfung alljährlich Hunderttausende von Erkrankungen an paralytischer Poliomyelitis nebst den damit verbundenen Todesfällen oder lebenslang resultierenden Lähmungen zu verhindern.

Masern Die unkomplizierten Masern sind nicht das Problem der Erkrankung. Es sind die nicht zuletzt von individuellen und umweltbedingten Rahmenbedingungen abhängigen Komplikationsraten.
Zu Beginn dieses Jahrtausends führten die Masern die Liste der durch Impfungen verhütbaren Todesfälle an und standen an 5. Stelle aller kindlichen Todesursachen. Afrika vermeldete fast 60 % aller weltweiten Maserntodesfälle. Weltweit waren im Jahre 2000 etwa 750.000 Todesfälle den Masern geschuldet. Gegenüber der Anzahl der Todesfälle vor Einführung der weltweiten Impfung war dies bereits ein Rückgang von 70 %.

Auch die Masernimpfung gehörte von Anbeginn des Erweiterten Impfprogramms der WHO zu den empfohlenen Impfungen. Inzwischen hat der amerikanische Doppelkontinent die Elimination der Masern erreicht. Drei weitere WHO-Regionen, darunter die europäische Region, haben sich ebenfalls die Elimination (<1 Erkrankung/1 Million Bevölkerung) als Ziel gestellt. Eine größere Anzahl europäischer Länder hat dieses nationale Ziel erreicht, in anderen, insbesondere westeuropäischen Ländern einschließlich Deutschland ist man von diesem Ziel noch deutlich entfernt.

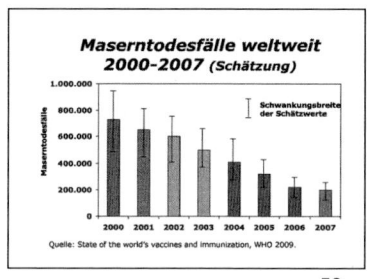

F8

Sichtbarster Erfolg der weltweiten Masernimpfprogramme ist die weitere Reduzierung der Maserntodesfälle im Zeitraum 2000 bis 2007 (siehe nebenstehende Abbildung). [F8]

Weltweit wird nach wie vor der Schwerpunkt auf die Vermeidung tödlicher Masernerkrankungen gelegt. Ob es in der Zukunft zu einem Eradikationsprogramm Masern kommen wird, ist umstritten (siehe auch Kapitel 10 Masern).

Mumps und konnatale Röteln In der Mehrzahl der Länder der Welt ist die monovalente Masernimpfung durch die Kombinationsimpfung gegen Masern, Mumps und Röteln (MMR) ersetzt worden. Dies hat unter anderem in der Europäischen Region zur Zielstellung einer Elimination der Röteln und der konnatalen Röteln geführt. Einige Länder Europas (beispielsweise Finnland) sowie die USA sind dem Ziel der Elimination der Röteln und der konnatalen Röteln – und zugleich des Mumps – bereits sehr nahe gekommen oder haben dieses erreicht (siehe auch Kapitel 12 Mumps und 16 Röteln).

3   Kontrollprogramme mit dem Ziel, Erkrankungen, Todesfälle und Komplikationen erheblich zu reduzieren

Beispielhaft genannt seien die Erfolge von Programmen zur weitestgehenden Zurückdrängung von Erkrankungen durch

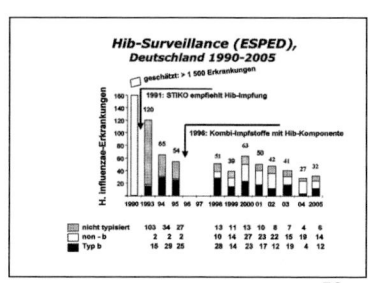

F9

II *Haemophilus influenzae Typ b* in vielen Ländern der Welt [F9]

II Meningokokken der Serogruppe C in vielen westeuropäischen Staaten [F10]

II Pneumokokken im Kindesalter in den USA.
Einzelheiten siehe in den Kapiteln 5 *Haemophilus influenzae* Typ b-(Hib-)-Erkrankungen,
11 Meningokokken-Erkrankungen und
14 Pneumokokken-Erkrankungen.

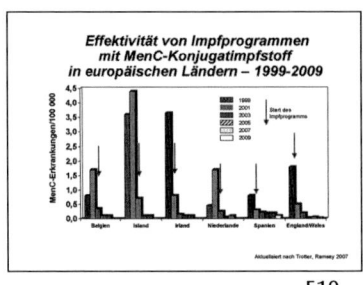

F10

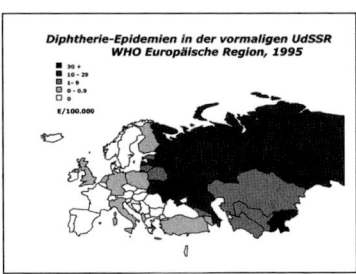

F11

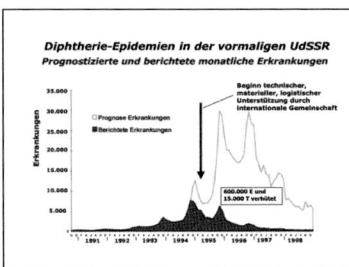

F12

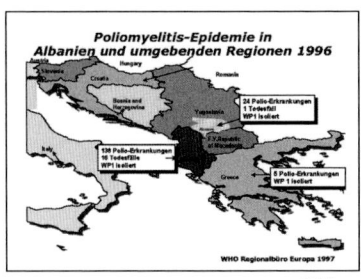

F13

Kontrollprogramme verhüten zugleich schwere Komplikationen der Zielkrankheiten, die häufig bedeutsamere gesundheitliche Auswirkungen als die akute Erkrankung haben, beispielsweise chronische Hepatitis und Leberzirrhose nach Hepatitis B, neurologische Restschäden nach Masern und invasiven bakteriellen Erkrankungen, bakterielle Komplikationen der Influenza.

Programme zur Kontrolle von begrenzten oder großflächigen Ausbrüchen/Epidemien (Beispiele: Diphtherie in den Nachfolgestaaten der UdSSR, Polioausbruch im Kosovo) ordnen sich ebenfalls hier ein.

In den Jahren nach der Auflösung der vormaligen UdSSR entwickelte sich als Resultat der ökonomischen Verwerfungen und Unterbrechung der Handelsbeziehungen die größte Diphtherieepidemie seit Einführung der Impfung. 1995 sah die Entwicklung bedrohlich aus. [F11]

Eine Prognose von WHO und CDC wurde zum Anlass massiver finanzieller, materieller, fachlicher und logistischer Unterstützung, insbesondere der neuen unabhängigen Staaten, durch die internationale Gemeinschaft. Es gelang, die weitere Entwicklung positiv zu beeinflussen und eine hohe Zahl an Diphtherie-Erkrankungen und -Todesfällen zu vermeiden. Die Diphtherie-Impfung hatte eine weitere Bewährungsprobe bestanden. [F12]

1996 kam es in Albanien durch Immunisierungs-Lücken in der Bevölkerung zu einer Polio-Epidemie. Diese konnte schnell mit einer Massenimpfkampagne der Bevölkerungsgruppen bis zum 50. Lebensjahr unter Kontrolle gebracht werden. [F13] [F14]

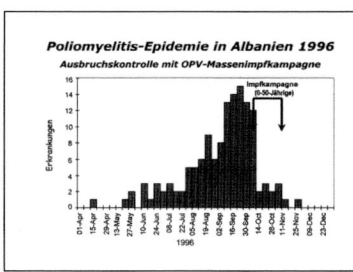

F14

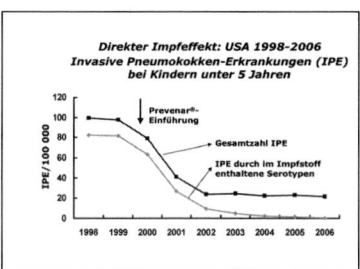

F15

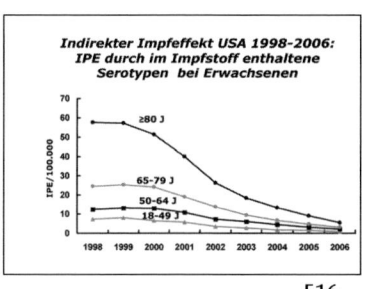

F16

4 Schutzschirm von Kontroll-programmen

Es ist lange bekannt, dass eine Impfrate von etwa 80 % auch einen Schutzschirm für den ungeimpften Teil der Bevölkerung aufspannt. Aktuell wurde dieses Phäno-men der ´herd immunity´ bei den Impfprogrammen mit Konjugat-Impfstoffen gegen bekapselte Erreger invasiver bakterieller Erkrankungen beobachtet und analysiert. Gesunde jugendliche Keimträger von *N. meningitidis* der Serogruppe C spielen eine wesentliche Rolle im epidemiologischen Prozess der Weiterverbrei-tung. Die Impfung von 80 % der englischen Bevölke-rung bis zum Alter von 18 Jahren senkte zugleich die MenC-Keimträger-Rate der Jugendlichen um 67 %.

Die Pneumokokken-Konjugat-Impfung der Vorschul-kinder in den USA hatte bedeutsamere Auswirkungen auf die Krankheitslast der Erwachsenen als die direkte Impfung dieser Altersgruppen mit Polysaccharid-Impf-stoff. [F15] [F16]

5 Impfungen schützen vor Krebs

Der Nachweis des Rückgangs von primärem Leberzell-karzinom durch die Hepatitis-B-Impfung wurde zuerst in Taiwan erbracht.

Mit der Einführung der HPV-Impfung steht eine zweite Impfung zur Verhütung von Krebs zur Verfügung.

6 Impfungen sparen Antibiotika ein

Die effektivste Waffe gegen Erkrankungen durch Pneumokokken waren bisher Antibiotika. Der Rückgang von Pneumokokken-Erkrankungen als Resultat von Impfprogrammen redu-ziert den Antibiotikaverbrauch und die Entwicklung resistenter Stämme. Dies ist lediglich ein Beispiel. Bei allen Krankheiten, die durch Antibiotika-Resistenz an Gefährlichkeit zunehmen, stellt die Entwicklung von Impfstoffen die langfristige Alternative dar. Man denke an einen zukünftigen gegen die Tuberkulose der Erwachsenen effektiven Impfstoff und die Auswirkungen auf das gegenwärtige Problem der Mehrfachresistenz gegen Tuberkulostatika.

7   Gesellschaftlicher Nutzen des Impferfolgs

Impferfolge sind weit mehr als Verhinderung von Krankheit, Tod, Komplikationen und resultierenden Gesundheitsschäden.

Der Auf- und Ausbau qualifizierter Impfprogramme hat in vielen Ländern einen wesentlichen Beitrag zur Entwicklung der Infrastruktur des Gesundheitsdienstes und der primären Gesundheitsversorgung geleistet. Impfschutz trug in hohem Maße zur Erhöhung der Lebenserwartung in den industriell entwickelten Ländern bei und entfaltet diese Wirkung zunehmend auch in den Entwicklungsländern.

Zwischen der Bereitstellung von Impfstoffen für reiche und arme Länder klafft eine erhebliche Lücke, geschuldet den weit unterschiedlichen finanziellen Ressourcen. Die Unterstützung der internationalen Gemeinschaft für Programme mit modernen Impfstoffen leistet einen Beitrag zur Verminderung des Ungleichgewichts zwischen dem Norden und dem Süden.

Literatur
HERRLICH A, MAYR A, MUNZ E. Die Pocken. 2. Auflage. Thieme Stuttgart 1967.
FENNER F, HENDERSON DA, ARITA I, JEŽEK Z, LADNYI ID. Smallpox and its eradication. WHO Geneva 1988.
DITTMANN S. Future Immunization Strategies. Considerations from the public health view. In: Kaufmann SHE (ed) Concepts in vaccine development. De Gruyter Berlin New York 1996, pp 71-88.
The eradication of infectious diseases. Workshop report (eds Dowdle WR, Hopkins DR), Berlin, March 16-22, 1997.
JOHN WILEY & SONs, Chichester, England 1998.
TROTTER CL, RAMSAY ME. Vaccination against meningococcal disease in Europe: review and recommendations for the use of conjugate vaccines. FEMS Microbiol Rev 2007; 31:101.
ANDRÉ FE, BOOY R, CLEMENS J, DATTA SK, JOHN TJ, LEE BW, LOLEKHA S, PELTOLA H, RUFF TA, SANTOSHAM M, SCHMITT HJ. Vaccination greatly reduces disease, disability, death and inequity worldwide. Bull World Health Organiz 2008; 86: 140-146.

3 Immunologische Grundlagen der Impfung

1 Das Immunsystem

Höhere Lebewesen verfügen über ein differenziertes Abwehrsystem, welches Gewebeschädigungen durch Krankheitserreger verhindert oder begrenzt. Die Komponenten des Immunsystems sind in der Lage, Mikroorganismen nach Infektion abzuwehren, körperfremde Substanzen unschädlich zu machen und beschädigte körpereigene Zellen zu entfernen. Die immunologische Abwehr derartiger Bedrohungen wird durch ein Netzwerk aus verschiedenen Molekülen, Zelltypen und Organen vermittelt

Organisiert ist dieses Netzwerk als ein mehrstufiges System mit zunehmender Spezifität der Abwehrmechanismen. Die erste Abwehrstufe wird durch die physikalischen Barrieren unseres Körpers wie z. B. die Haut oder die Schleimhäute gebildet.
Wenn ein Pathogen diese Barriere überwindet und in normalerweise sterile Regionen unseres Körpers eindringt, trifft es zunächst auf die Sofortmechanismen der zweiten Abwehrstufe, die als unspezifische, angeborene Immunantwort bezeichnet wird.

Kann der Mikroorganismus durch die unspezifischen Abwehrmechanismen nicht direkt unschädlich gemacht werden, löst dies die dritte, ´spezifische´ Stufe der Abwehr aus. Diese zeitlich verzögerte Reaktion zeichnet sich durch eine hohe Pathogenspezifität aus und

Das Immunsystem	
Angeborene Immunantwort	Adaptive Immunantwort
Die Reaktion ist unspezifisch	Pathogen-spezifische Reaktion
Die Auslösung führt sofort zu einer maximalen Reaktion	Maximalreaktion wird erst verzögert erreicht
Besteht aus humoralen und zellulären Komponenten	Besteht aus humoralen und zellulären Komponenten
Es wird kein immunologisches Gedächtnis aufgebaut	Die Konfrontation mit dem Pathogen führt zum Aufbau eines spezifischen Immun-Gedächtnisses

F1

wird auch als erworbene oder adaptive Immunantwort bezeichnet. Die spezifische Abwehrreaktion kann erregerspezifsch optimiert werden und hinterlässt im Gegensatz zur angeborenen Immunantwort ein immunologisches Gedächtnis. Durch das immunologische Gedächtnis ist der Organismus bei erneutem Kontakt mit diesem Pathogen sofort in der Lage, mit hoher Effektivität zu reagieren. [F1]

In den letzten Jahren wurde deutlich, dass der Einleitung einer erfolgreichen, das heißt schützenden Immunantwort in der Regel zusätzlich eine Erkennung molekularer Alarm- oder Gefahrensignale (´danger signals´) vorrausgeht.

Hierbei handelt es sich um Strukturelemente von Bakterien, Viren oder Protozoen mit großer Verbreitung in verschiedenen Erregertypen (PAMP = Pathogen Associated Molecular Pattern). Antigen-präsentierende Zellen (APZ) spielen bei der Erkennung von PAMPs wie auch von spezifischen antigenen Strukturen eine große Rolle. Die Zellen sind in der Lage, ein Pathogen bzw. Teile eines Pathogens aufzunehmen, intrazellulär aufzubereiten und dann als Antigen (Substanz, die von einem spezifischen Immunrezeptor erkannt werden kann) den zellulären Elementen des spezifischen Immunsystems (Lymphozyten) bereitzustellen.

Das Immunsystem kann als ein eigenes Organ verstanden werden, welches jedoch den gesamten Organismus wie ein Netzwerk durchzieht. Man unterscheidet primäre lymphatische Organe, in welchen die Lymphozyten aus Vorläuferzellen entstehen (Thymus und Knochenmark), von den sekundären (oder peripheren) lymphatischen Organen, in denen die adaptive Immunantwort initiiert wird.

Zu den sekundären lymphoiden Organen gehören die Lymphknoten, die Milz, das lymphatische Gewebe des Darms (GALT – gut associated lymphoid tissue) und des Respirationstraktes (BALT – bronchus associated lymphoid tissue).
Der Pool an Lymphozyten eines gesunden Erwachsenen besteht zu etwa 70 % aus T-Lymphozyten, zu 15 % aus B-Lymphozyten und zu 15 % aus Natürlichen Killerzellen (NK-Zellen).

2   Die angeborene Immunantwort

Zu den ersten Reaktionen des Immunsystems auf ein Pathogen (stellvertretend für körperfremde Substanzen inklusive Impfstoffe genannt) gehört eine Entzündung. Diese äußert sich gelegentlich als lokale Rötung und Schwellung an der Eintrittsstelle eines Mikroorganismus, welche durch eine erhöhte Durchblutung des betroffenen Gewebes verursacht wird.

Entzündungsmediatoren (Eikosanoide, Interleukine, u. a.) werden von geschädigten Körperzellen produziert und lösen zunächst lokal eine Entzündungskaskade aus. Eikosanoide wie z. B. Prostaglandine induzieren Fieberreaktionen und Blutgefäßerweiterung.

Interleukine sind Hormone des Immunsystems (Zytokine und Chemokine), die im Rahmen der Entzündungs- und Abwehrreaktion unterschiedliche Aufgaben erfüllen. Zytokine sind verantwortlich für die Kommunikation zwischen Leukozyten, Chemokine fördern die zelluläre Chemotaxis und Interferone wirken zudem antiviral. Neben der lokalen Aktivie-

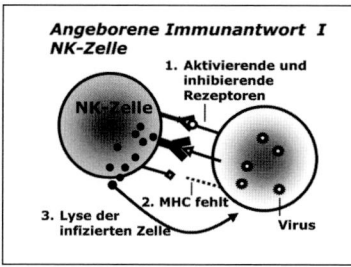

Angeborene Immunantwort I
NK-Zelle

1. Aktivierende und inhibierende Rezeptoren

NK-Zelle

2. MHC fehlt

3. Lyse der infizierten Zelle

Virus

F2

Angeborene Immunantwort II
Phagozyten

- **Monozyten:**
  zirkulieren mit dem Blutstrom
- **Makrophagen:**
  gewebeständig in allen Organen
- **Dendritische Zellen:**
  gewebespezifisch
- **Neutrophile:**
  zirkulieren mit dem Blutstrom, migrieren bei Bedarf rasch in großen Mengen in Gewebe

F3

rung zielt der Entzündungsprozess auf die Rekrutierung von Immunzellen.

Natürliche Killerzellen (NK-Zellen) gehören zu den zellulären Vertretern des angeborenen Immunsystems. NK-Zellen wandern im Falle einer Entzündung rasch an den Ort der Entzündung. Insbesondere Adhäsionsmoleküle und chemotaktische Signale (CXCL8, CCL3 und CX3CL1) stimulieren die Rekrutierung von NK-Zellen aus dem Blut. Sie sind in der Lage, abnormale Zellen, wie Tumorzellen und virusinfizierte Zellen, zu erkennen und abzutöten. [F2]

Ebenfalls zur unspezifischen Immunabwehr tragen die Phagozyten bei, deren wichtigster Vertreter die Monozyten sind, die im peripheren Blut ca. 3–8 % der zirkulierenden Leukozyten-Population darstellen. [F3] Die Aufgabe der Monozyten ist die Eliminierung körperfremder Strukturen durch Phagozytose und Zerstörung mittels Sauerstoffradikale. Daneben übernehmen Phagozyten jedoch auch die wichtige Aufgabe der Aktivierung der erworbenen Immunabwehr mittels Antigenpräsentation.

Monozyten sind keine homogene Zellpopulation. Man geht jedoch davon aus, dass verschiedene Subpopulationen bei geeignetem Stimulus leicht ineinander überführt werden können. Sie sind daher Vorläufer der in den Geweben lokalisierten Makrophagen und eines Teils der Dendritischen Zellen. Letztere stellen professionelle Antigen-präsentierende Zellen dar (siehe unten). Daneben gibt es weitere Subpopulationen. Bisher wurden beim Menschen mindestens fünf funktionell unterschiedliche Monozytensubpopulationen erkannt.

Grundsätzlich können phagozytierende Zellen auf geeignete Reize hin den peripheren Blutstrom durch die Endothelschichten der Gefäßwand gerichtet verlassen und in einen entzündeten Gewebebereich vordringen. Unter diesen einwandernden Zellen (Granulozyten, Monozyten, NK-Zellen) zählen die kurzlebigen, neutrophilen Granulozyten zu den primären Effektorzellen. Sie sezernieren mikrobiozide Sauerstoffradikale, Enzyme wie Proteasen und Lipasen, darüber hinaus auch entzündungstypische Zytokine (IL-8, IL-1ß, IL-6, TNFα). Eosinophile Granulozyten erfüllen ähnliche Funktionen hinsichtlich der Abwehr von Parasiten. Die gewebsständigen, überwiegend sessilen Makrophagen werden erst durch

Antigene oder T-Zellen aktiviert, um dann Entzündungsmediatoren (IL-1, IL-8, TNFα) auszuschütten.

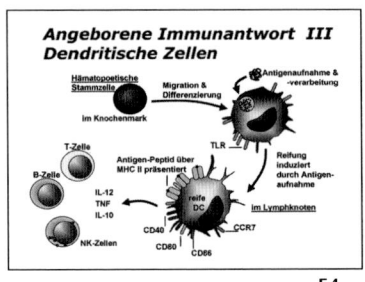

F4

Weitere phagozytierende Zellpopulationen sind die dendritischen Zellen, welche morphologisch und ontogenetisch Ähnlichkeiten mit Monozyten zeigen. Die klassische Aufgabe der dendritischen Zellen ist die Phagozytose und die Pinozytose (Aufnahme gelöster Substanzen) von Fremdsubstanzen (Antigenen) und deren Zerlegung in Peptid-Fragmente (Prozessierung). Diese Peptidfragmente werden dann dem adaptiven Immunsystem präsentiert. Zu diesem Zweck wandern die Dendritischen Zellen mitsamt den zerlegten Antigenen in die Lymphknoten ein. Dort findet eine intensive Interaktion mit den Zellen des adaptiven Immunsystems statt, mit dem Ziel, eine spezifische und darüber hinaus dauerhafte Immunantwort einzuleiten. [F4]

Dendritische Zellen können jene Signale aus der Umgebung als ´Gefahr´ erkennen, welche für den Organismus eine Bedrohung darstellen. Dabei identifizieren spezielle Rezeptoren an der Oberfläche der dendritischen Zellen pathogen-assoziierte molekulare Strukturen (pathogen-associated molecular pattern – PAMP).

Die Zahl der bekannten pathogen-erkennenden Rezeptoren (pattern-recognition receptors – PRR) wird zunehmend größer. Neben den in den vergangenen Jahren intensiv untersuchten Toll-Like-Rezeptoren (TLR) wurden kürzlich weitere Rezeptoren an der Zelloberfläche, aber auch intrazelluläre Rezeptoren beschrieben. Dazu gehören die Lektine des C-Typs (z. B. DC-SIGN), aber auch NOD-Proteine (nucleotide-binding and oligomerization domain proteins), welche Komponenten der intrazellulären bakteriellen Pathogene erkennen. Ein Defekt einer der intrazellulären Rezeptoren wie z. B. dem NOD-Rezeptor oder den nukleinsäure-spezifischen RIG-I-Rezeptoren kann zu chronisch entzündlicher Darmerkrankung (inflammatory bowel disease) oder anderen Autoimmunerkrankungen führen.

Aufgrund ihres jeweils unterschiedlichen Repertoires an Pathogenerkennungsrezeptoren sind im menschlichen Immunsystem mindestens zwei Subtypen von dendritischen Zellen unterscheidbar. Die myeloiden dendritischen Zellen (mDC) repräsentieren die klassischen, phagozytierenden und Antigen-präsentierenden Zellen, die plamazytoiden dendritischen Zellen sind darüber hinaus durch eine erhebliche Produktion an Typ I-Interferon (IFNα) nach Kontakt mit viralen Pathogenen charakterisiert.

Dendritische Zellen können Pathogenbestandteile auch indirekt, über die von anderen Zellen des angeborenen Immunsystems (NK-Zellen, Mastzellen, Endothelzellen) sezernierten inflammatorischen Mediatoren erkennen. Dendritische Zellen sind also mit einer Vielzahl an Überwachungssensoren ausgestattet, durch die sie in die Lage sind, als zentrale Schnittstelle zwischen Pathogenerkennung/Impfantigenverarbeitung und der adaptiven Immunantwort zu agieren.

3   Die spezifische Immunantwort

Die dendritischen Zellen treffen in den Lymphknoten auf Lymphozyten, die dort für die Einleitung einer spezifischen Immunantwort verantwortlich sind und die Grundlagen für die Etablierung des Immungedächtnisses stellen.

Lymphozyten repräsentieren etwa 20 % aller Leukozyten. Man unterscheidet T-Lymphozyten (T-Zellen) von B-Lymphozyten (B-Zellen). Im Gegensatz zu phagozytierenden Zellen erkennen Lymphozyten antigene Strukturen von pathogenen durch spezifische Rezeptoren. Beide Lymphozytenpopulationen verfügen über ein großes Repertoire Antigen-spezifischer Rezeptoren, wobei die Rezeptoren jeder Einzelzelle Spezifität für lediglich ein konkretes Antigenepitop verleiht. Die Gesamtheit der Rezeptorspezifitäten liegt wahrscheinlich zwischen 109 bis 1.012.

Der Organismus ist somit für nahezu alle möglichen Antigene, also viele Fremdsubstanzen, aus unserer Umwelt gewappnet. Nachdem sie durch Kontakt mit einem spezifischen Antigen aktiviert wurden, können sie im Kontext der sogenannten Gedächtniszellen wahrscheinlich über viele Jahre erhalten bleiben.

Nach Entstehung im Knochenmark während der Embryonal-/Fetalentwicklung erreichen die Vorläufer-T-Zellen den Thymus, in welchem eine physiologische Reifung stattfindet. Insbesondere jene T-Zellen, die stark autoimmun reagieren können, werden in diesem Reifungsschritt ausgesondert. Dieser für das Überleben eines Organismus wichtige Vorgang wird als ´negative Selektion´ bezeichnet und dient der ´Toleranzinduktion´ gegenüber körpereigenen Gewebemerkmalen. Nach diesem Reifungsschritt können die naiven T-Zellen in Lymphknoten einwandern und dort auf Antigene reagieren, welche von den dendritischen Zellen (DC) präsentiert werden.
T-Zellen, für die kein passendes Antigen durch DCs präsentiert wird, verlassen das lymphatische Organ über die Lymphgefäße, um über den Blutkreislauf auf den gesamten Orga-

nismus verteilt zu werden. Die Wanderung der Zellen in die sekundären lymphatischen Gewebe wie Milz, Lymphknoten, Mandeln und mukosa-assoziiertes lymphatisches Gewebe über den Kreislauf unterliegt z. T. noch nicht verstandenen Mechanismen und ist möglicherweise situativ bedingt.

Präsentiert eine dendritische Zelle ein Antigenfragment, das von einem T-Zellrezeptor als 'fremd' erkannt wird, setzt dies eine Kette von Reaktionen in Gang. Der T-Zelle wird das Antigen durch dendritische Zellen oder Monozyten gekoppelt an ein MHC-Molekül (major histocompatibility complex – MHC) präsentiert. Der T-Zellrezeptor muss beides,

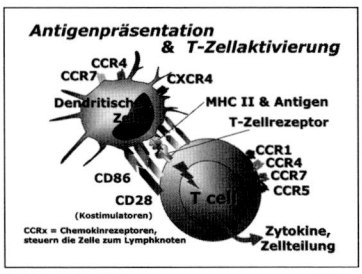

F5

sowohl Antigenfragment als auch das MHC-Molekül erkennen, damit sichergestellt ist, dass es sich um eine 'gewünschte' Antigenerkennung handelt und die nachfolgende Immunreaktion sich nicht gegen körpereigene Strukturen richtet. [F5]

Es gibt zwei MHC-Typen, MHC-I und MHC-II. Während MHC-II-Moleküle lediglich auf Antigenpräsentierenden Phagozyten (dendritische Zellen, Monozyten, etc.) nach Aktivierung exprimiert werden, findet sich das MHC-I-Molekül auf der Oberfläche nahezu aller Körperzellen. Antigen, welches kombiniert mit MHC-I präsentiert wird, kann nur von T-Zellen erkannt werden, welche das Oberflächenmolekül CD8 tragen. CD4-positive T-Zellen hingegen erkennen nur jene Antigene, die an MHC-II gekoppelt wurden.

CD4-positive T-Zellen werden auch als T-Helfer-Zellen bezeichnet, da diese in einer Vielzahl an funktionellen Varianten maßgeblich an der Steuerung der Qualität der spezifischen Immunantwort beteiligt sind. Als grundlegend wird die Unterscheidung zwischen den beiden CD4+-T-Helfer-Zellen Th1 und Th2 bezeichnet. [F6]

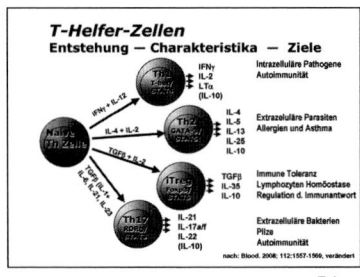

F6

Th1-Zellen produzieren charakteristischerweise IFNγ neben weiteren Zytokinen (IL-2, TNFα), um gegen intrazelluäre Mikroorganismen zu schützen, um Krebszellen zu eliminieren, lösen jedoch bei überschießender Aktivität organspezifische Autoimmunität aus. Im Gegensatz dazu fördern Th2- Zellen durch Sekretion von IL-4, IL-5, IL-6, IL-9, IL-10 und IL-13 die humorale Immunantwort (Antikörperproduktion), stärken die Abwehr gegen Parasiten, vermitteln jedoch bei überschießender Aktivität Allergie und Asthma.

Dendritische Zellen können den Ausschlag für die Differenzierung der T-Helfer-Zelltypen geben. So wandelt beispielsweise die Bindung von unmethyliertem CpG (Cytosin-Guanosin) oder Lipopolysaccharid (LPS) an Toll-like-Rezeptoren (TLR) unreife dendritische Zellen in IL-12-produzierende dendritische Zellen um. Durch das Zytokin IL-12 wird die Entwicklung von TH1-Zellen gefördert und damit die entstehende Immunantwort in eine bestimmte Richtung gelenkt

Zusätzlich modulieren Zytokine, die von aktivierten dendritischen Zellen, aber auch von anderen Zellen und Geweben ausgeschieden werden, in T-Zellen verschiedene Effektorprogramme. Dadurch können große Populationen gleichgerichteter, Antigen-spezifischer T-Zellen entstehen, die optimiert die passende Immunantwort vermitteln.

CD8-positive T-Zellen werden auch als zytotoxische T-Zellen bezeichnet. Viral oder mit intrazellulären Mikroorganismen infizierte Zellen werden durch aktivierte CD8-positive T-Zellen erkannt und lysiert. Dazu scheiden die zytotoxischen T-Zellen Zytotoxine aus der Gruppe der Perforine und Granulysine aus. Perforin formt in der Membran der Zielzelle Löcher, durch welche Granzyme (Serinproteasen) in die Zielzelle gelangen können und diese abtöten.

Beispiele für die besondere Bedeutung der zytotoxischen T-Zellen sind neben den meisten viralen Infektionen bakterielle Infektionen, bei welchen die Pathogene in der Lage sind, intrazellulär zu überleben. Zu diesen gehören neben *Bordetella pertussis* auch *Neisseria meningitidis, Listeria monocytogenes, Mycobykterium leprae* und verschiedene Clamydien-Arten. Auch Körperzellen, die mit intrazellulären Parasiten (*Leishmania spp, Toxoplasma gondii*) besiedelt sind, werden durch zytotoxische T-Zellen eliminiert.

Regulatorische T-Zellen (Tregs) repräsentieren 5–10 % aller peripheren CD4+ T-Zellen. Sie stellen eine spezielle Gruppe von T-Zellen dar, die die Proliferation und Zytokinproduktion konventioneller T-Zellen supprimieren oder auch B-Zellen in ihrer Umgebung hemmen. Als Gegenspieler zu den Effektor-T-Zellen einer akuten T-Zell-Immunantwort spielen sie eine zentrale Rolle in der Gesamtsteuerung des Immunsystems und der Selbsttoleranz. Entsprechend ihrem Entstehungsort, Thymus oder Peripherie, unterscheiden sich ihre suppressiven Eigenschaften. Die Suppression durch regulatorische T-Zellen erfolgt meist TGF-β- und IL-10-abhängig.

Im Jahr 2006 wurde eine neue Population von CD4+ T-Helferzellen entdeckt. Diese CD4+ T-Helferzelllinie, die Th17-Zellen genannt wurde, produziert selektiv IL-17. Im humanen System sind Zytokine wie IL-23 und IL-1β bei der Differenzierung zu Th17 Zellen von Bedeutung. Th17-Zellen spielen eine kritische Rolle bei der Pathogenese verschiedener Autoimmunerkrankungen sowie bei Allergen- und Antigen-spezifischen Immunantworten.

Th17 Zellen und induzierte regulatorische T Zellen werden reziprok zueinander durch TGF-α und IL-6 reguliert.

Obwohl pathogen-spezifische Gedächtnis-T-Zellen im immunologischen Akutgeschehen im Hintergrund bleiben, durchlaufen sie nach ihrer Induktion eine Reihe von Änderungen hinsichtlich ihres Phänotyps, ihres Funktionsstatus und ihrer räumlichen Verteilung. Nach

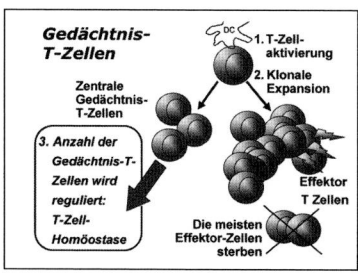

F7

Erstaktivierung, gefolgt von einer immensen klonalen Expansion (Effektor-T-Zellen), kontrahiert sich diese Antigen-spezifische Population und es verbleiben die langlebigen Gedächtnis-T-Zellen. [F7]

Dieser Pool an spezifischen T-Zellen durchläuft eine fortwährende langsame Erneuerung (T-Zell-Homöostase), welche durch die Zytokine IL-7 und IL-15 gesteuert wird. Man unterscheidet jene Effektor-T-Gedächtniszellen, die in der Peripherie patrouillieren (T-effector memory, T_{EM}, CD62L-CCR7-) von den zentralen T-Gedächtniszellen (T-central memory, T_{CM}, CD62L+, CCR7+), welche vor allem in den sekundären Lymphknoten anzutreffen sind.

Periphere T-Gedächtniszellen sind deutlich resistenter gegenüber Signalen, die zum Absterben (Apoptose) führen als die zentralen Gedächtnis-T-Zellen. T_{EM} verfügen zudem über präformierte Perforin-mRNA, was sie in die Lage versetzt, nach sekundärem Antigen-Kontakt sehr rasch mit zytotoxischer Aktivität zu reagieren. T_{CM} produzieren ausnehmend viel IL-2, ein Lymphozyten-Wachstumsfaktor, wodurch im Falle des erneuten Antigenkontaktes eine intensive T-Zellvermehrung und damit rasche Vergrößerung des spezifischen Gedächtnis-T-Zell-Kompartiments erfolgt. [F8]

Interessanterweise sind die Gedächtniszellen 'gewebetreu', was im Kontext der Applikation von Impfstoffen relevant sein kann. Zwar können sie grundsätzlich jedes Gewebe besuchen, über Rezeptoren auf der Zelloberfläche (P-Selektine, E-Selektine) werden jedoch wahrscheinliche Aufenthaltsorte definiert. Jene Mechanismen, die zur Expression eines bestimm-

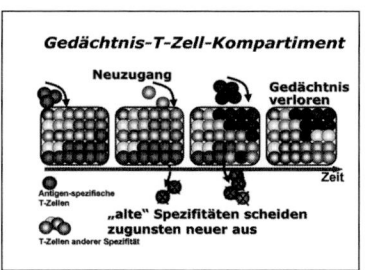

Gedächtnis-T-Zell-Kompartiment

Neuzugang

Gedächtnis verloren

Zeit

Antigen-spezifische T-Zellen

„alte" Spezifitäten scheiden zugunsten neuer aus

T-Zellen anderer Spezifität

F8

ten, gewebetypischen Rezeptormusters führen, führen möglicherweise auch zu einer Inhibition von Rezeptoren in anderen Geweben. Diese Gewebetreue ist jedoch nicht unüberwindlich. Findet eine Infektion mit dieser Pathogenspezifität an einem anderen Ort statt, so können die entsprechenden Gedächtnis-T-Zellen auch ´umprogrammiert´ werden, ein Umstand, den sich die aktuellen Impfstoffkonzepte zunutze machen.

B-Zellen entwickeln sich zunächst antigenunabhängig aus pluripotenten Stammzellen im Knochenmark. Nach Verlassen des Knochenmarks besiedeln reife B-Zellen die lymphatischen Organe wie Lymphknoten, Lymphgewebe im Darm (Peyersche Plaques) und im Respirationstrakt sowie Milz und Leber. Durch den spezifischen Kontakt zu Antigenmolekülen werden B-Zellen aktiviert und entwickeln sich entweder zu Antikörper-produzierenden Plasmazellen oder B-Gedächtniszellen.

Jede reife B-Zelle produziert lediglich ein definiertes Rezeptormolekül. Diese Antigen-Rezeptormoleküle dienen entweder membrangebunden als B-Zellrezeptoren (Antiköper der Immunglobulinklassen IgM und IgD) oder werden als lösliche Antigenrezeptoren (Antiköper) über Blut und Lymphe im Organismus verteilt.

Die Antikörperspezifität der Antigenbindung kann im Hinblick auf die Bindungsaffinität im Verlauf der Immunantwort optimiert, jedoch nicht grundsätzlich verändert werden. Die Antikörper-Antigen-Bindung führt zur Agglutinierung und nachfolgend zur Eliminierung der Antigene. Durch Rekrutierung weiterer Effektorfunktionen greifen Antikörper zudem in eine Vielzahl von immunologischen Vorgängen ein, wie z. B. die Aktivierung des Komplementsystems, die Steigerung der Phagozytose (Opsonisierung) oder das Auslösen der Antikörper-abhängigen zellvermittelten Zytotoxizität (ADCC).
B-Zell-Rezeptoren sind, mit Ausnahme eines kleinen Teils am Carboxylende der H-Kette, mit dem Antikörper der jeweiligen B-Zelle identisch. Der B-Zell-Rezeptor besitzt dort eine hydrophobe Sequenz, mit der er in der Zell-Membran verankert ist.
Die Antigenerkennung bei den B-Zellen unterscheidet sich von jener der T-Zellen dadurch, dass die B-Zelle nicht Peptidfragmente des Antigens, sondern die komplexe native, dreidimensionale Struktur erkennt. Jede Veränderung der Antigenstruktur, wie z. B. die Denaturierung eines Proteins, kann deutliche Folgen für die Antigenerkennung durch den B-Zellrezeptor haben.

Dies stellt besonders für die Diagnostik, aber auch für die Herstellung von Impfstoffen eine Herausforderung dar. Antigene müssen daher in Impfstofformulierungen in weitestgehend nativer Form zur Immunisierung eingesetzt werden. Lösliches, an den B-Zellrezeptor gebundenes Antigen kann internalisiert werden. Dies ermöglicht der B-Zelle zusätzlich Antigenfragmente in der Funktion einer Antigen-präsentierenden Zelle einer T-zellvermittelten Immunantwort zuzuführen.

B-Zellen zirkulieren entweder im Blut, oder sie besiedeln die peripheren lymphatischen Organe, um die Wahrscheinlichkeit zu erhöhen, ein im Organismus auftretendes Antigen unmittelbar binden zu können. Kommt es zu einer spezifischen Bindung zwischen B-Zellrezeptor und einem passenden Antigen wird ein Aktivierungssignal in das Zellinnere übermittelt.

Von wenigen Ausnahmen abgesehen, unterliegen alle durch den Antigenkontakt ausgelösten Aktivierungs- und Entwicklungsschritte reifer B-Zellen der Kontrolle durch T-Zellen, was neben einem direkten B-Zell/T-Zell-Kontakt eine vielschichtige Kommunikation über Zytokine und Chemokine beinhaltet. Weitere Ko-Rezeptoren potenzieren die nachfolgende B-Zelldifferenzierung, die in Lymphfollikeln des Lymphknotens nach einem Vermehrungszyklus zuerst zu Zentroblasten differenzieren (klonale Expansion mit somatischer Hypermutation). Diese Zentroblasten differenzieren zu Zentrozyten mit verbesserter Affinität des B-Zellrezeptors. Es bedarf der Antigen-spezifischen Interaktion der Zentrozyten mit follikulären Helfer-T-Zellen (TFH), eine Voraussetzung für die Langlebigkeit und Selektion der hoch-affinen Zentrozyten, für eine Antigen-spezifische humorale Immunantwort.

Die Induktionsphase für eine Immunantwort auf ein Proteinantigen dauert wenige Tage, während derer in großer Zahl Antigen-spezifische, Antikörper-produzierende Plasmablasten in den Geweben der sekundären Lymphorgane produziert werden. Die ursprünglich aktivierten B-Zellklone produzieren nun kontinuierlich weitere Folgegenerationen auswandernder Plasmablasten, und prä-B-Gedächtniszellen entstehen dabei bevorzugt in der Anfangsphase.

Nach Migration der Plasmablasten in das Knochenmark erfolgt deren endgültige Differenzierung zu Plasmazellen, welche mit ihrer konstanten Antikörperproduktion die Konzentration an spezifischen Antikörpern in der Peripherie aufrecht erhalten. Das Überleben der Plasmazellen im Knochenmark wird maßgeblich vom Mikromilieu bestimmt. Dabei konkurrieren neu in das Knochenmark einwandernde Plasmazellen mit den bereits vorhandenen um eine begrenzte Anzahl von Gewebebereichen, welche ein längerfristiges Überleben der Plasmazelle ermöglichen. Ziel eines leistungsfähigen Impfstoffes muss es daher sein, die Startpopulation an Impfstoffantigen-spezifischen Plasmazellen von Beginn an sehr groß werden zu lassen.

B-Gedächtnis-Zellen sind langlebige Effektorzellen, die innerhalb weniger Stunden die Bildung von Zentroblasten induzieren können. Auch bei der Reaktivierung von B-Gedächtniszellen kommt es zur somatischen Hypermutation und zur Affinitätsreifung. B-Gedächtniszellen sind in der Peripherie 3-4 Wochen nach Initiierung der Immunantwort in geringer Frequenz nachweisbar. Im Gegensatz zu Plasmazellen, die keinen B-Zellrezeptor mehr exprimieren, tragen B-Gedächtniszellen weiterhin spezifische B-Zellrezeptoren. [F9]

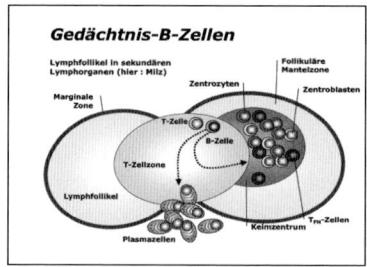

F9

Nach Aktivierung produzieren die entstehenden Plasmablasten zunächst pentamere Antikörper (IgM). Der dauerhafte Schutz des Organismus wird jedoch erst ab der anschließenden Phase durch Produktion von IgG, daneben aber auch IgA und IgE, vermittelt (Isotyp-Switch).

Es gibt wenige Antigene, die B-Zellen nur über T-Zell-unabhängige Mechanismen aktivieren. Dazu gehören Strukturen, die repetitive Sequenzen besitzen und dadurch in der Lage sind, mehrere B-Zellrezeptoren auf der Zelloberfläche zu vernetzen.

Typische Beispiele für T-Zell-unabhängige Antigene sind Polysaccharide, wie sie z. B. in bakteriellen Kapselwandbestandteilen vorkommen, und Bestandteilen aus Mikroorganismen, die an Toll-like-Rezeptoren binden. Gut bekannt sind die Kapselpolysaccharide von *Haemophilus influenzae* Typ B oder jene aus *Streptococcus pneumonia*e und *Neisseria meningitidis*. Für Säuglinge stellen diese Polysaccharide sehr schwache Antigene dar, sodass sie in Impfstoffen nur konjugiert mit Trägerproteinen wie z. B. CRM197 (atoxische Variante des Diphtherietoxins) oder Tetanustoxoid erfolgreich eingesetzt werden können.

Generell induzieren T-Zell-unabhängige Antigene meist nur geringe oder gar ungenügende B-Gedächtnisantworten, da kurzlebige, extrafollikuläre Plasmazellen entstehen, deren Antikörper lediglich eine geringe Antigen-Affinität aufweisen.

4   Der Impfstoff – Balance zwischen Inflammation und Immungedächtnis

Eine protektive Immunantwort ist das Resultat einer komplexen Interaktion verschiedener Komponenten des Immunsystems. Für die Impfstoffentwicklung sind demnach eingehende Detailkenntnisse über die Pathogenese der Erkrankung, insbesondere aber über die Struktur der Krankheitserreger Vorraussetzung.

Viele B-Zellantigene benötigen zusätzlich noch T-Zell-Antigene, um die für die Steuerung der B-Zell-Gedächtnisantwort nötigen T-Helfer-Zellen zu aktivieren. Hingegen müssen Impfstoffe gegen virale Pathogene meist neben einer neutralisierenden Antikörperant-wort auch eine virusspezifische zytotoxische T-Zellantwort induzieren. Der Nachweis von Antikörpern ist demnach nicht immer ein ausreichender Hinweis für einen genügenden Impferfolg. Diese Tatsache wird in der Entwicklung neuer Impfstoffe mittlerweile zuse-hends beachtet.

Für die Entwicklung von modernen Impfstoffen hat die Entdeckung der Zielrezeptoren für pathogen-assoziierte molekulare Strukturen eine völlig neue Perspektive für die Steuerung des Immunisierungsgeschehens nach Impfstoffgabe eröffnet.

Zurzeit wird intensiv erforscht, in welcher Weise Adjuvanzien konstruiert sein müssen, um die notwendigen inflammatorischen Impulse für eine erfolgreiche Immunantwort liefern zu können. Man versucht Adjuvanzien zu entwickeln, die einerseits den notwendigen inflammatorischen Impuls vermitteln, andererseits jedoch die gleichfalls auf der Entzün-dungsreaktion beruhenden Nebenwirkungen gering halten. [F10]
Die verfügbaren Impfstofftypen versuchen den unterschiedlichen Anforderungen, die sich aus Epidemiologie und Pathogenese des Pathogens ergeben, gerecht zu werden. Man unter-scheidet Lebendimpfstoffe von inaktivierten bzw. Komponenten-Impfstoffen.

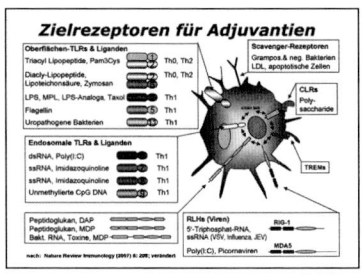

F10

Lebendimpfstoffe beinhalten attenuierte Erreger, die replikationsfähig sind, d. h., sie führen zu einer Infek-tion, ohne dass sie die Krankheit auslösen. Da sich der attenuierte Erreger gegenüber dem Immunsystem wie eine Wildform darstellt, wird eine vollständige Immun-antwort ausgelöst. Das Grippevirus oder das humane Papillomvirus werden beispielsweise über neutralisie-rende Antikörper bekämpft. Lebendimpfstoffe können in Einzelfällen für jene Impflinge ein Risiko darstellen, die ein geschwächtes Immunsystem oder einen Immundefekt haben, der das attenuierte Virus ggf. unkontrolliert wachsen lässt.

Totimpfstoffe bestehen aus abgetöteten und inaktivierten Erregern oder aus deren Bestandteilen, welche nicht mehr replikationsfähig sind und daher keine der für Lebendimpfstoffe benannten Risiken beinhalten. Da es sich hierbei um abgetötete, jedoch komplette mikrobielle Erreger handelt, besteht eine Neigung zu lokalen Reizungen, in seltenen Fällen auch zu systemischen Reaktionen wie etwa Fieber.

Die Nebenwirkungen werden meist von Komponenten des inaktivierten Erregers ausgelöst, die nicht für die eigentliche spezifische Immunreaktion benötigt werden. Daher ist man bestrebt, für jene Erreger, deren relevante Antigenstrukturen bekannt sind, diese separat in hochgereinigter oder gentechnisch reiner Darreichungsform anzubieten.

Die Immunogenität von Impfstoffen, die aus reinem Polysaccharid bestehen, stellen gelegentlich ein Problem dar, da diese als T-Zell-unabhängige Antigene meist keine genügende B-Gedächtnisantwort induzieren. Nur konjugiert an Antigene, meist Proteinantigene, welche von T-Zellen erkannt werden, können diese Polysaccharide eine ausreichende Immunantwort einleiten.

Literatur

BRODSKY IE, MEDZHITOV R. Targeting of immune signalling networks by bacterial pathogens. Review. Nat Cell Biol 2009; 11: 521–6.

FAZILLEAU N, MARK L, MCHEYZER-WILLIAMS LJ, MCHEYZER-WILLIAMS MG. Follicular helper T cells: lineage and location. Review. Immunity 2009; 30: 324–35.

MACLEOD MK, CLAMBEY ET, KAPPLER JW, MARRACK P. CD4 memory T cells: what are they and what can they do? Review. Semin Immunol 2009; 21:53–61.

4 Diphtherie

Erstbeschreibung der Krankheit im alten Ägypten, später durch griechische Ärzte (auch Hippokrates) im 5. und 6. Jahrhundert vor Christi Geburt. Immer wieder traten schwere Epidemien im 17. und 18. Jahrhundert in Spanien und anderen Ländern Südwesteuropas auf. Zu Beginn des 19. Jahrhunderts beschrieb Bretonneau detailliert das klinische Bild, gab der Krankheit ihren heutigen Namen, hielt sie für übertragbar und wurde zum Pionier der Tracheotomie als Behandlungsmethode. Aus der zweiten Hälfte des 19. Jahrhunderts sind schwere Epidemien aus Europa und den USA mit Letalitätsraten von bis zu 50 % beschrieben, in Deutschland wurde vom ‚Würgeengel' der Kinder gesprochen. [F1]

Diphtherie – Historie

- Erstbeschreibung der Krankheit im alten Ägypten
- schwere Epidemien
  - im 17./18. Jahrhundert in Ländern Südwesteuropas
  - in zweiter Hälfte des 19. Jahrhunderts in Europa und den USA mit Letalitätraten bis 50% (´Würgeengel der Kinder´)
- erneut schwere Diphtherieepidemien in europäischen Ländern während des 2. Weltkriegs

F1

Die Fortschritte der Bakteriologie führten zur endgültigen Aufdeckung des Erregers und seiner Übertragung. 1883 wies Klebs das charakteristische Bild des Diphtheriebakteriums im gefärbten Ausstrichmaterial von Diptheriemembranen nach, ein Jahr später berichtete Löffler über das Wachstum des Erregers in der Kultur. [F2]

Erforschung der Diphtherie

- Zu Beginn des 19. Jahrhunderts beschrieb *Bretonneau* detailliert das klinische Bild, gab der Krankheit ihren heutigen Namen, hielt sie für übertragbar und wurde zum Pionier der Tracheotomie
- Fortschritte der Bakteriologie: 1883 wies *Klebs* das charakteristische Bild des Diphtheriebakteriums im gefärbten Ausstrichmaterial von Diptheriemembranen nach
- 1884 berichtete *Löffler* über das Wachstum des Erregers in der Kultur

F2

Passive Immunisierung – Diphtherieserum

1888 gelang Roux and Yersin der Nachweis des kausalen Ektotoxins. 1900 erzeugte von Behring ein Antitoxin im mit einer geringen Dosis Diphtherietoxin immunisierten Tier. 1901 wurde das erste Kind mit dem Antitoxin behandelt, und unmittelbar danach begann die kommerzielle Produktion des lebensrettenden Diphtherieserums. Von Behring erhielt für seine Arbeit den ersten Nobelpreis für Medizin. Die Anwendung des Diphtherieserums senkte die Letalitätsraten von über 50 % auf etwa 15 %. [F3]

Passive Immunisierung Diphtherie-Antitoxin

- 1888 *Roux* und *Yersin*: Nachweis des Diphtherietoxins
- 1900 *von Behring*: Antitoxinerzeugung im mit einer geringen Dosis Diphtherietoxin immunisierten Tier
- 1901 erste Antitoxintherapie bei einem Kind
- *von Behring* erhielt für seine Arbeiten den ersten Nobelpreis für Medizin
- die Anwendung des Diphtherieserums senkte die Letalitätsraten von über 50 % auf ~15 %

F3

Aktive Immunisierung – Schutzimpfung

1923 entdeckten Glenny und Hopkins die Möglichkeit der Umwandlung des Diphtherietoxins in ein abgeschwächtes Toxin (Toxoid) mittels Formalininaktivierung. Anfänglich konnte dieses Toxoid gefahrlos nur appliziert werden, wenn gleichzeitig Diptherie-Antitoxin verabreicht wurde. Ramon gelang wenig später eine weitere Abschwächung durch Formalininaktivierung und mehrwöchige Inkubation des Gemischs bei 37 °C. [F4]

Dennoch traten erneut schwere Diphtherieepidemien in europäischen Ländern während des 2. Weltkrieges auf. Vor der weltweit breiten Einführung der Diphtherie-Impfung im Rahmen des 'Erweiterten Impfprogramms' der WHO wurden in den Entwicklungsländern in den 1980er Jahren noch alljährlich 1 Million Erkrankungen mit 50–60.000 Todesfällen berichtet.

1   Erreger

Corynebacterium diphtheriae ist ein aerob wachsendes grampositives, an den Enden kolbig aufgetriebenes Stäbchen. Isolate müssen von anderen Corynebakterien (Diphtheroide) abgegrenzt werden, die normalerweise im Nasopharynx und auf der Haut vorkommen.

Die Produktion des Diphtherietoxins, eines sehr wirksamen Zellgiftes, erfolgt nach Einschleusung eines lysogenen Bakteriophagen, der die genetische Information für das Toxin (Toxingen) trägt. Nur Bakteriophagen-tragende Stämme von *C. diphtheriae* können Toxin produzieren und schwere Erkrankungen hervorrufen. Es sind 3 Biotypen von *C. diphtheriae* zu unterscheiden: die Biotypen gravis, intermedius und mitis. Der Biotyp gravis verursacht die schwersten Erkrankungen, jeder Biotyp kann Toxin produzieren. [F5]

2 Pathogenese

Das Diphtheriebakterium allein dringt nicht in tiefere Gewebsschichten ein. Für die lokale Gewebszerstörung und die Bildung diphtherischer Beläge ist das Diphtherietoxin verantwortlich. Das lokal produzierte Toxin gelangt in den Blutstrom und mit diesem in verschiedene Organe: Die häufigsten Komplikationen Myokarditis und Neuritis werden hervorgerufen, gelegentlich auch Thrombozytopenie und Proteinurie.

Erkrankungen durch atoxische Stämme verlaufen in der Regel leichter. [F6]

> **Pathogenese**
>
> - Diphtherietoxin verursacht lokale Gewebs-zerstörung und Bildung diphtherischer Beläge
>
> - lokal produziertes Toxin gelangt in den Blutstrom und mit diesem in verschiedene Organe: Die häufigsten Komplikationen Myokarditis und Neuritis werden hervorgerufen
>
> F6

3 Klinisches Bild

Die Inkubationszeit beträgt 2–5 (1–10) Tage.

3.1 Variationen des klinischen Bildes

Die klinische Einteilung kann in Abhängigkeit vom Manifestationsort der Erkrankung erfolgen. [F7]

> **Klinik der Diphtherie**
>
> - klinische Einteilung in Abhängigkeit vom Manifestationsort der Erkrankung:
>
> - Rachen-/Tonsillen-Diphtherie
> - Nasendiphtherie
> - Kehlkopfdiphtherie (diphtherischer Krupp)
> - Hautdiphtherie
> - bösartige systemische Diphtherie
>
> F7

3.1.1 Rachen-/Tonsillen-Diphtherie

Frühsymptome dieser häufigsten klinischen Form sind Halsschmerzen, allgemeines Krankheitsgefühl und moderate Temperaturerhöhung. Nach 2–3 Tagen bilden sich bläulich-weiße Flecken auf Tonsillen und weichem Gaumen, die sich zu graugrünen, fest haftenden Membranen ausweiten. Beim Versuch des Abhebens kommt es zu Blutungen. Extreme Membranbildung beeinträchtigt die Atemfunktion. [F8]

> **Rachen-/Tonsillen-Diphtherie**
>
> - Frühsymptome dieser häufigsten klinischen Form sind Halsschmerzen, allgemeines Krankheitsgefühl und moderate Temperaturerhöhung
>
> - nach 2-3 Tagen bilden sich bläulich-weiße Flecken auf Tonsillen und weichem Gaumen, die sich zu graugrünen, fest haftenden Membranen ausweiten; beim Versuch des Abhebens Blutungen, extreme Membran-bildung beeinträchtigt die Atemfunktion
>
> F8

3.1.2 Nasendiphtherie

Es findet sich meist ein blutig-seröser Schnupfen ohne wesentliche Allgemeinbeeinträchtigung.

3.1.3   Kehlkopfdiphtherie (diphtherischer Krupp)

Diese Form entsteht entweder aus einer extensiven Ausbreitung der Rachendiphtherie oder stellt die Erstmanifestation der Diphtherie dar. Die Symptomatik umfasst Fieber, Heiserkeit und einen bellenden Husten.

Kehlkopfdiphtherie (diphtherischer Krupp)

- entsteht entweder aus einer extensiven Ausbreitung der Rachendiphtherie oder Erstmanifestation der Diphtherie
- die Symptomatik umfasst Fieber, Heiserkeit und einen bellenden Husten
- Membranbildung im Kehlkopfbereich führt zu schwerer und häufig lebensbedrohender Atemnot, tödliche Verläufe sind keine Seltenheit ('Würgeengel der Kinder')

F9

Membranbildung im Kehlkopfbereich führt zu schwerer und häufig lebensbedrohender Atemnot, tödliche Verläufe sind keine Seltenheit (diphtherischer Krupp – 'Würgeengel' der Kinder). [F9]

3.1.4   Hautdiphtherie

Die Erkrankung zeigt meist einen schuppenden Ausschlag oder Geschwüre mit Belägen. Hautdiphtherie ist in tropischen Regionen ziemlich verbreitet und wahrscheinlich für den hohen Grad natürlicher Diphtherie-Imunität verantwortlich. Meist finden sich atoxische Stämme von *C. diphtheriae*. Bei Verursachung durch toxische Stämme resultieren seltener schwere Erkrankungen als beispielsweise bei Rachendiphtherie.

3.1.5   Seltene Formen der Diphtherie können sich an den Schleimhäuten der weiblichen Geschlechtsorgane, den Konjunktiven oder dem äußeren Gehörgang manifestieren, auch an empfindlichen Stellen (Wunden, Nabel).

3.1.6   Bösartige systemische Diphtherie

Diese Form kann sekundär aus einer Rachendiphtherie entstehen oder als primär-toxische Diphtherie. Es dominieren die Symptome einer schweren Allgemeinerkrankung mit gestörtem Temperaturhaushalt, kardiovaskulärer Dysregulation bis hin zum kardiogenen Schock. Blutungsneigung der Haut und Schleimhäute, Proteinurie und Hepatomegalie weisen auf eine Multiorganschädigung hin. Lokal können sich die Beläge an Gaumen und Tonsillen schmierig-bräunlich verändern und nekrotisch werden, ein süßlich-fauliger Geruch kann auftreten. Beidseitig teigige Ödeme gehen von Kieferwinkellymphknoten aus und führen zu einem mumpsartigen Aussehen (Caesarenhals). [F10]

Bösartige Systemische Diphtherie

- entsteht sekundär aus einer Rachendiphtherie oder als primär-toxische Diphtherie
- Symptome schwerer Allgemeinerkrankung mit gestörtem Temperaturhaushalt, kardiovaskulärer Dysregulation bis zu kardiogenem Schock
- Multiorganschädigung mit Blutungsneigung der Haut und Schleimhäute, Proteinurie, Hepatomegalie
- Beläge an Gaumen und Tonsillen können schmierig-bräunlich und nekrotisch werden, ein süßlich-fauliger Geruch kann auftreten
- mumpsartiges Aussehen durch teigige Ödeme, von Kieferlymphknoten ausgehend (Caesarenhals)

F10

C. diphtheriae kann selten einmal als Erreger einer septischen Verlaufsform fungieren und beispielsweise eine Endokarditis hervorrufen.

3.2 Komplikationen, Letalität, Prognose

Die meisten Komplikationen werden durch das Toxin verursacht, ihre Schwere korreliert in der Regel mit dem Umfang des lokalen Krankheitsbildes. Bedeutsam sind:

3.2.1 Myokarditis, entweder als Frühform zu Beginn der 2. Krankheitswoche auftretend oder als Spätmanifestation nach 4–6 Wochen. Rhythmusstörungen bis hin zum Herzversagen kennzeichnen das klinische Bild. Insbesondere Frühformen der Myokarditis verlaufen nicht selten letal (diphtherischer Herztod).

3.2.2 Neuritis, als Gaumensegellähmung in der 3. Krankheitswoche oder als Lähmung der Augenmuskeln (Akkomodationslähmung), Fazialis- oder Zwerchfelllähmung (letztere gelegentlich gefolgt von Pneumonie oder respiratorischem Versagen), auch als Landry'sche Paralyse (mit ausgedehnten Paraesthesien und schlaffen Lähmungen) nach etwa 5 Wochen. Gaumensegel- (Schlucklähmung) und Zwerchfelllähmung sind besonders gefürchtet. Werden die Komplikationen überstanden, ist die weitere Prognose gut. Die Letalität der Diphtherie liegt zwischen 5–10 %. [F11]

Komplikationen, Letalität

Meiste Komplikationen durch Toxin verursacht, ihre Schwere korreliert in der Regel mit dem Umfang des lokalen Krankheitsbildes. Bedeutsam sind:

* *Myokarditis:* Frühform zu Beginn der 2. Krankheitswoche oder Spätmanifestation nach 4–6 Wochen; insbesondere Frühformen der Myokarditis nicht selten letal (diphtherischer Herztod)

* *Neuritis:* als Gaumensegellähmung in der 3. Krankheitswoche oder als Lähmung der Augenmuskeln, Fazialis- oder Zwerchfelllähmung; auch als Landry'sche Paralyse nach etwa 5 Wochen

* Letalität der Diphtherie zwischen 5 – 10 %

F11

---

4 Diagnose

Die Verdachtsdiagnose der Diphtherie wird klinisch gestellt:
Erkrankung der oberen Atemwege mit Halsschmerzen, moderater Temperaturerhöhung und festsitzenden Membranen auf Tonsillen, Rachen oder Nase ohne einen anderen ersichtlichen Grund. Epidemiologische Hinweise können die Verdachtsdiagnose stützen. Der Verdacht stellt die Indikation für die unverzüglich einzuleitende Therapie und Krankenhauseinweisung dar. [F12]

Klinische Verdachtsdiagnose

Die Verdachtsdiagnose der Diphtherie wird klinisch gestellt:

* Erkrankung der oberen Atemwege mit Halsschmerzen, moderater Temperaturerhöhung und festsitzenden Membranen auf Tonsillen, Rachen oder Nase ohne einen anderen ersichtlichen Grund

* der Verdacht stellt die Indikation für die unverzüglich einzuleitende Therapie und Krankenhauseinweisung dar

F12

Labordiagnostisch wird die Diphtherie durch den Erreger- und Toxinnachweis bestätigt. Kulturen von Rachenabstrichmaterial werden auf tellurithaltigen Nährböden sowie auf Blutagar (Ausschluss hämolysierender Streptokokken) angelegt. Das Diphtherietoxin-Gen kann mittels Elek-Test und PCR nachgewiesen werden. [F13]

Das Konsiliarlaboratorium für Diphtherie am Bayerischen Landesamt für Gesundheit und Lebensmittelsicherheit berät in Fragen der Diagnostik und bietet Untersuchungen an: Nachweis des Diphtherietoxin-Gens mittels PCR und Elek-Test; Differenzierung Diphtherietoxin-Gen-positiver Corynebacterien-Arten mittels Sequenzierung. [F14]

2006 führte DIPNET (EU-Diphtheria Surveillance Network) einen Ringversuch zur Qualitätsbestimmung der Diphtheriediagnostik unter Beteiligung von 25 nationalen und 9 Laboratorien aus DIPNET-Partnerländern durch. Lediglich 6 Laboratorien erzielten für alle 6 Proben aktzeptable Ergebnisse (korrekte Speziesdiagnostik mit oder ohne korrekte Biovar-Bestimmung und Toxinbefund); 16 % der Befunde waren bezüglich der Diphtherie-Toxin-Bestimmung falsch positiv oder falsch negativ.

5   Therapie

Es wurde bereits ausgeführt, dass die Behandlung schon bei Verdacht zu beginnen ist,

während Ergebnisse der Laboruntersuchungen noch ausstehen. [F15]
Die wichtigste Maßnahme ist die unverzügliche Behandlung mit Diphtherie-Antitoxin vom Pferd (Dosierung nebenstehend). Heterologes Serum kann anaphylaktische Reaktionen verursachen, deshalb ist eine vorherige intrakutane Testung (0,1 ml 1:10 verdünnt) durchzuführen. Diphtherie-Antitoxin kann nur noch frei zirkulierendes, nicht gebundenes Toxin neutralisie-

Diphtherie-Antitoxin vom Pferd

- Diphtherie-Antitoxin ist ein Importarzneimittel
- vorrätig gehalten in regionalen Notfalldepots
  (jedoch nicht in allen)

- eine Übersicht über die deutschen Notfalldepots
  findet sich unter:
  http://www.rote-liste.de/online/texte/
  notfalldepots.pdf

F16

Dosierung: Diphtherie-Antitoxin

Manifestation	Dosis (IE)	Verabreichung
Nase	10.000 – 20.000	intramuskulär
Rachen/Tonsillen	15.000 – 25.000	intravenös
Kehlkopf	20.000 – 40.000	intravenös
Kombinierte Form oder verspätete Diagnose	40.000 – 60.000	intravenös
toxische Diphtherie	60.000 – 100.000	intravenös

F17

Management enger Kontaktpersonen

- 7 Tage Gesundheitskontrolle
- Antibiotika über 7 Tage: Penicillin oder Erythromycin
- Kontaktvermeidung, kein Besuch von Kindereinrichtung, Schule oder ähnlichen Einrichtungen
- Wiederzulassung zum Besuch der Einrichtung: am 3. Tag nach antibiotischem Behandlungsbeginn; nicht antibiotisch Behandelte nach 3 negativen Rachen- und Nasenabstrichen im Abstand von je 2 Tagen
- Komplettierung eines unvollständigen Impfschemas oder Auffrischung, wenn letzte Impfung länger als 5 Jahre zurück liegt

F18

ren, deshalb ist Eile geboten. [F16,17]
Diphtherie-Antitoxin ist seit Jahren weltweit nur begrenzt verfügbar. In Deutschland wird Antitoxin importiert.

Auskünfte zum Erhalt des Diphtherie-Antitoxins geben die regional zuständigen Notfalldepots, eingerichtet im Auftrag der Landesapothekenkammern. [F16] [F17]
Bei Entnahmen sind die entsprechenden Dokumentationen für importierte Arzneimittel zu beachten.

Bei diphtherischem Krupp ist notfallmäßige Freilegung der Atemwege und Tracheotomie in Erwägung zu ziehen.

Die Antibiotikabehandlung beginnt unmittelbar nach Entnahme des Untersuchungsmaterials. Penicillin (1,2 Millionen IE/Tag für Erwachsene; 50.000 IE/kgKG/Tag für Kinder) über 14 Tage, alternativ Erythromycin (40–50 mg/kgKG/Tag; maximal 2 g/Tag). Die antibiotische Behandlung zielt auf die Elimination des Erregers im Organismus. In der Regel ist der Patient 2 Tage nach Behandlung nicht mehr infektiös. Die Elimination des Erregers sollte durch 2 aufeinander folgende negative Kulturen bestätigt werden. Unterstützende Behandlung durch 3 Wochen Bettruhe und pflegerische Maßnahmen.

6 Management enger Kontaktpersonen

|| 7 Tage Gesundheitskontrolle;

|| Antibiotikagabe über 7 Tage: Penicillin oder Erythromycin;

|| Kontaktvermeidung, kein Besuch von Kindereinrichtung, Schule oder ähnlichen Einrichtungen;

|| Wiederzulassung zum Besuch der Einrichtung: am 3. Tag nach antibiotischem Behandlungsbeginn; nicht antibiotisch Behandelte nach 3 negativen Rachen- und Nasenabstrichen im Abstand von je 2 Tagen;

II Komplettierung eines unvollständigen Impfschemas oder Auffrischung, wenn letzte Impfung länger als 5 Jahre zurück liegt. [F18]

7 Epidemiologie

7.1 Reservoir und Übertragungsweg
In der Regel asymptomatische Diphtheriebakterienträger sind das Reservoir von *C. diphtheriae*.

Die Tröpfcheninfektion von Mensch zu Mensch ist der häufigste Übertragungsweg. Selten kann eine Übertragung von Hautläsionen oder über kontaminierte Gegenstände erfolgen.

7.2 Ansteckungsfähigkeit
Der Patient kann ohne Antibiotikatherapie für 2 (–4) Wochen ansteckend sein. Es gibt chronische Bakterienträger für bis zu 6 Wochen und länger. Eine wirksame Antibiotikatherapie beendet schnell die Ausscheidung.

7.3 Saisonalität
In gemäßigten Klimazonen tritt Diphtherie vorwiegend in der kalten Jahreszeit (Winter/ Frühjahr) auf.

7.4 Epidemiologische Situation
7.4.1 Globale Situation
Die Diphtherie, eine der gefährlichsten Infektionskrankheiten, insbesondere für Kinder, wurde in der Mehrzahl der industriell entwickelten Staaten der gemäßigten Klimazonen durch die Einführung der Schutzimpfung seit dem Ende der 1940er bis 1960er Jahre dramatisch zurückgedrängt. In tropischen Ländern, in denen die respiratorischen Formen der Diphtherie geringere Bedeutung hatten, war der Bedeutungswandel weniger auffallend. In einigen Entwicklungsländern wurden in den vergangenen Jahren Ausbrüche mit hohen Letalitätsraten beobachtet.

In den 1990er Jahren kam es in den Nachfolgestaaten der früheren UdSSR zu den umfangreichsten Diphtherieepidemien seit Einführung der Schutzimpfung. Mehr als 157.000 Erkrankungen und mehr als 5.000 Todesfälle wurden berichtet. Bis zu 80 % der Erkrankungen betrafen Erwachsene. In erster Linie waren fallende Impfraten und verzögerte Bekämpfungsmaßnahmen als Folge der sozioökonomischen Krise dieser Länder die Ursache

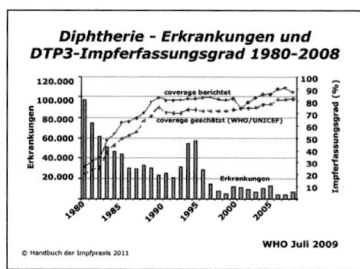

Diphtherie - Erkrankungen und DTP3-Impferfassungsgrad 1980-2008

© Handbuch der Impfpraxis 2011

WHO Juli 2009

F19

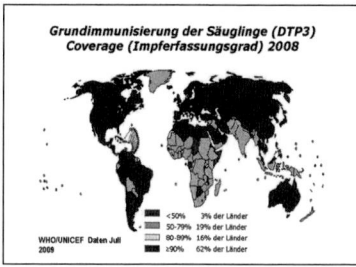

Grundimmunisierung der Säuglinge (DTP3) Coverage (Impferfassungsgrad) 2008

WHO/UNICEF Daten Juli 2008

<50%   3% der Länder
50-79%   19% der Länder
80-89%   16% der Länder
≥90%   62% der Länder

F20

dafür. Mit Unterstützung der internationalen Gemeinschaft unter der Koordination des Europäischen Regionalbüros der WHO konnte die Bekämpfung erfolgreich intensiviert werden.

Den nebenstehenden Abbildungen sind die weltweit ansteigenden Impfraten und der damit korrelierende Rückgang der gemeldeten Erkrankungen zu entnehmen. Mitte des letzten Jahrzehnts wurde die Zahl der Diphtherie-Todesfälle auf etwa 5.000 geschätzt. Im Jahr 2008 wurden der WHO 7.088 Erkrankungen gemeldet, sicher eine wesentliche Untererfassung. [F19]

Weltweit sind etwa 82 % der Kinder durch die Dreifachimpfung oder andere Kombinationsimpfungen geschützt. 26 % der Länder der Welt erreichen in allen Regionen des Landes Impfraten von ≥ 80 %. [F20]

7.4.2   Situation in Europa

Nach weitgehender Kontrolle der großen Diphtherie-Epidemien in den Nachfolgestaaten der UdSSR in den 1990er Jahren ging die Inzidenz der Erkrankungen in der europäischen WHO-Region kontinuierlich zurück. 2007 wurden noch 227 und 2008 noch 173 Erkrankungen gemeldet, fast alle aus den von der damaligen Epidemie betroffenen Ländern (2008: 61 E Ukraine, 50 E Russland, 28 E Lettland). 2009 ging die Erkrankungszahl, auch in den vordem epidemischen Ländern, weiter zurück und beschränkte sich auf Einzelfälle.

Die Letalität der Erkrankung liegt bei ca. 10 % (Russland 7,7 %, Lettland 9,3 %, Ukraine 11,1 %). Von den tödlichen Verläufen waren vor allem ungeimpfte Kinder betroffen.
In Russland konnten Surveillance-Studien zeigen, dass zirkulierende toxische *C. diphtheriae*-Stämme abnehmen, während atoxische Stämme zunehmen. Dabei handelt es sich bei den toxischen Stämmen vorwiegend um den Biotyp gravis, bei den atoxischen um den Biotyp mitis.
In Industrienationen tritt die Diphtherie der oberen Atemwege seit Jahren nur noch sporadisch auf. Die meisten Fälle sind mit Auslandsaufenthalten oder Kontakten zu Personen aus Endemiegebieten assoziiert.

DIPNET (EU-Diphtheria Surveillance Network) führte im Winter 2007/2008 Screening-Studien zur Ermittlung der Trägerraten durch. Die höchste Trägerrate (atoxische Stämme) wurde in der Türkei (0,41 %) ermittelt; in Lettland betrug die Trägerrate 0,37 %, wobei 86 % der Stämme Diphtherietoxin-positiv waren.

7.4.3 Situation in Deutschland

In den 1990er Jahren wurden in Deutschland durchschnittlich 3–4 Diphtherie-Erkrankungen gemeldet. In der ersten Dekade dieses Jahrhunderts waren es durchschnittlich weniger als eine Erkrankung pro Jahr.

Im Konsiliarlaboratorium Diphtherie wurden in den 10 Jahren von 1997–2006 17 Isolate mit Toxinnachweis untersucht. Dabei handelte es sich um 9 *C. diphtheriae*-Stämme des Biovar mitis und um 8 *C. ulcerans*-Stämme. Toxigene *C. diphtheriae*-Stämme wurden häufiger aus Wundinfektionen als aus Fällen klassischer Rachendiphtherie isoliert. Bei allen Fällen einer Infektion mit toxigenen *C. diphtheriae*-Stämmen lag eine Auslandsanamnese – meist in tropische oder subtropische Regionen – oder ein Kontakt zu Personen aus Endemiegebieten vor.

Seit 2004 haben in Deutschland toxigene *C. ulcerans*-Stämme die vordem im Vordergrund stehenden toxigenen *C. diphtheriae*-Stämme als häufigste Ursache der Diphtherie verdrängt. Beobachtet wurden Rachen- und Hautdiphtherie. Im Gegensatz zu den Infektionen mit toxigenen *C. diphtheriae*-Stämmen wurden alle am Konsiliarlaboratorium untersuchten Fälle mit toxigenen *C. ulcerans*-Stämmen in Deutschland erworben.

7.5 Corynebacterium ulcerans

Zunehmende Aufmerksamkeit finden Infektionen mit Diphtherietoxin-produzierendem *Corynebacterium ulcerans* und deren zoonotisches Potenzial. So wird in Westeuropa *C. ulcerans* mittlerweile häufiger bei klinischen Diphtheriefällen isoliert als *C. diphtheriae*; aus Deutschland wurden zwischen den Jahren 2000 und 2006 nach Großbritannien und Frankreich die meisten Fälle in Europa gemeldet. Mehrere Fallberichte und Pilotstudien aus Großbritannien, Frankreich und Brasilien deuten darauf hin, dass Haustiere (insbesondere Hunde und Katzen) als Reservoir für toxische *C. ulcerans*-Stämme dienen können und in einigen Fällen mit menschlichen Infektionen assoziiert waren.

8   Prävention und Kontrolle

8.1   Entwicklung der Impfung

Diphtherie-Impfstoff basiert auf dem Diphtherietoxoid, einem modifizierten Diphtherietoxin. Der Toxoid-Impfstoff induziert die Bildung des schützenden Antitoxins. Obwohl bereits in den 1920er Jahren entwickelt, wurde der Impfstoff erst in den beginnenden 1930er Jahren breiter angewendet und danach in den 1940er/beginnenden 1950er Jahren zur Routineimpfung in den industriell entwickelten Ländern.

Monovalenter Diphtherie-Impfstoff zur Auffrischimpfung (d)
(Rote Liste – Stand Juli 2011)

Gehalt an Diphtherie-toxoid pro Dosis	Hersteller	Handelsname
≥ 2 IE	Novartis Vaccines	Diphtherie-Adsorbat-Impfstoff Behring NF® (ab 5 Jahre zugelassen)

F21

Monovalente Impfstoffe gelangten nur anfänglich zur Anwendung. Bivalente (Tetanus- und Diphtherietoxoid) und danach trivalente Kombinations-Impfstoffe (Tetanus- und Diphtherietoxoid sowie die Pertussis-Vollbakterien-Komponente) wurden zu den Impfstoffen der Wahl.

Mit der Etablierung des ‚Expanded Programme on Immunization (EPI)' im Jahr 1974 wurde der DTP-Impfstoff fester Bestandteil der von der WHO für alle Länder der Welt empfohlenen Routine-Impfprogramme.

Trivalenter Impfstoff (DTaP) zur Grundimmunisierung ab dem vollendeten 2. Lebensmonat bis zum vollendeten 6. Lebensjahr

(Rote Liste – Stand Juli 2011)

Gehalt an		Gehalt an Pertussis-Komponente pro Dosis	Hersteller	Handels-name
Diphtherie-toxoid	Tetanus-toxoid			
≥ 30 IE	≥ 40 IE	FHA 25 µg PT 25 µg Pertactin 8 µg	Glaxo Smith Kline	Infanrix®

F22

8.2   Impfstoffe

Der Antigengehalt des Diphtherie-Impfstoffs zur Grundimmunisierung der Kinder soll mindestens 30 IE pro Impfdosis betragen, ein geringerer Antigengehalt wird für die Impfung von Kindern im Schulalter, von Jugendlichen und Erwachsenen mit dem Ziel verringerter Reaktogenität empfohlen. Es gibt noch monovalente Diphtherie-Impfstoffe, die insbesondere zur Ausbruchs- und Epidemiekontrolle eingesetzt werden, in der Mehrzahl sind

Pentavalente Impfstoffe (DTaP-IPV-Hib) zur Grundimmunisierung ab 2 Lebensmonaten
(Rote Liste – Stand Juli 2011)

Antigengehalt pro Dosis	Hersteller	Handels-name
≥ 20 IE Di-Toxoid; ≥ 40 IE Tet-Toxoid; Pertussis-Antigen: 25 µg PT, 25 µg FHA; IPV: Typ1 40 DE; Typ2: 8 DE; Typ3: 32 DE; HIB: 10 µg PRP konjugiert an Tet-Toxoid	Sanofi Pasteur MSD	Pentavac® (bis 48 Lebens-monate)
≥ 30 IE Di-Toxoid; ≥ 40 IE Tet-Toxoid; Pertussis-Antigen: 25 µg PT, 25 µg FHA, 8 µg Pertactin; IPV: Typ1: 40 DE; Typ2: 8 DE; Typ3: 32 DE; HIB: 10 µg PRP konjugiert an Tet-Toxoid	Glaxo Smith Kline	Infanrix-IPV-HIB® (bis 36 Lebens-monate)

F23

bruchs- und Epidemiekontrolle eingesetzt werden, in der Mehrzahl sind Kombinations-Impfstoffe sowohl für die Grundimmuniseierung als auch die Auffrischimpfungen verfügbar: Kombinationen mit Tetatoxoid (DT/dT), mit Tetatoxoid und Vollbakterien- oder azellulären Pertussiskomponenten (DTwP, DTaP, Tdap) sowie Kombinations-Impfstoffe unter Einschluss weiterer Komponenten (HB, Hib, IPV) als 4-, 5- oder

Hexavalenter Impfstoff (DTaP-IPV-Hib-HB)
zur Grundimmunisierung und Auffrischimpfung
für Kinder von 2 bis 36 Monaten
(Rote Liste - Stand Juli 2011)

Zusammensetzung Antigengehalt pro Dosis	Hersteller	Handelsname
≥ 30 IE Diphtherietoxoid ≥ 40 IE Tetanustoxoid Pertussisantigene: 25 µg PT; 25µg FHA; 8 µg Pertactin IPV Typ 1: 40 DE; Typ 2: 8 DE; Typ 3: 32 DE HIB: 10 µg PRP konjugiert an Tetanustoxoid Hepatitis B-Antigen 10 µg	Glaxo Smith Kline	Infanrix hexa®

F24

Td-Kombinationsimpfstoffe
Rote Liste - Stand Juli 2011

Antigengehalt pro Dosis		Hersteller	Handelsname
Diphtherie-toxoid	Tetanus-toxoid		
≥ 2 IE	≥ 20 IE	Novartis Behring	Td-pur® (ab 6. Lebensjahr)
≥ 2 IE	≥ 20 IE	Sanofi Pasteur MSD	Td-Impfstoff Merieux® (ab 6. Lebensjahr)
≥ 2 IE	≥ 20 IE	Glaxo Smith Kline	Td-Rix® (ab vollendetem 6. Lebensjahr)

F25

Trivalente Tdap-Impfstoffe zur Boosterung
für Schulkinder, Jugendliche, Erwachsene
Rote Liste – Stand Juli 2011

Antigengehalt pro Dosis			Hersteller	Handels-name
Diphtherie-toxoid	Tetanus-toxoid	Pertussis antigene		
≥ 2 IE	≥ 20 IE	5 µg FHA 2,5 µg PT 5 µg Pertactin 5 µg FIM 2u3	Sanofi Pasteur MSD	Covaxis® (ab 4. Lebens-jahr)
≥ 2 IE	≥ 20 IE	8 µg FHA 8 µg PT 2,5 µg Pertactin	Glaxo Smith Kline	Boostrix® (ab vollend. 4. Lebensjahr)

F26

Trivalenter Td-IPV-Impfstoff zur Boosterung
für Schulkinder (ab dem 6. Lebensjahr),
Jugendliche, Erwachsene
Rote Liste – Stand Juli 2011

Antigengehalt pro Dosis			Hersteller	Handels-name
Diphtherie-toxoid	Tetanus-toxoid	IPV Antigene		
≥ 2 IE	≥ 20 IE	Typ 1 40 DE Typ 2 8 DE Typ 3 32 D	Sanofi Pasteur MSD	Revaxis®

F27

6-fach-Impfstoffe. Die nebenstehenden Abbildungen zeigen die gegenwärtig auf dem deutschen Markt verfügbaren Impfstoffe mit Diphtherie-Komponente. [F21–28]

8.3 Immunogenität, Effektivität, Schutzdauer

8.3.1 Immunogenität

Diphtherie-Impfstoffe, ebenso wie Tetanus-Impfstoffe, sind auch beim Säugling < 6 Wochen ausreichend immunogen. Kombinations-Impfstoffe mit Pertussis-komponente sollen ab einem Lebensalter von ≥ 6 Wochen gegeben werden und induzieren nach einer Grundimmunisierung mit 3 Impfungen praktisch bei allen Geimpften schützende Antitoxintiter. Die Grundimmunisierung bei Erwachsenen führt zu einer vergleichbaren Immunantwort.

8.3.2 Effektivität

Nach vollständiger Grundimmunisierung oder zeit-gerechter Auffrischimpfung ist der Geimpfte zu über 90 % geschützt. Erkrankungen trotz adäquatem Impf-schutz kommen vor, verlaufen aber überwiegend leich-ter und nur unter besonderen Umständen tödlich.

Neben der landes- und weltweiten Zurückdrängung der Diphtherie infolge der Einführung von Routine-impfprogrammen (siehe nebenstehende Abb.) resultie-ren wichtige Aussagen zur Effektivität der Diphtherie-Impfung aus Impfkampagnen zur Kontrolle von Ausbrüchen und Epidemien. Jüngste Beispiele sind die Epidemien der 1990er Jahre in den Nachfolgestaaten der UdSSR. Die nebenstehende Abbildung zeigt das Absinken des Durchimpfungsgrades der jungen Kinder auf etwa 60 % (infolge der schweren sozioökonomi-schen Veränderungen) am Beispiel Georgiens, Russ-

Tetravalente Tdap-IPV Impfstoffe zur Boosterung (Kinder ab 3 Jahren, Jugendliche, Erwachsene) Rote Liste - Stand Juli 2011)					
Antigengehalt pro Dosis				Hersteller	Handelsname
Tet-Toxoid	Di-Toxoid	Pertussis-Antigene	IPV-Antigene		
≥ 20 IE	≥ 2 IE	2,5 µg PT 5 µg FHA 3µg Pertactin 5 µg FIM 2u3	Typ1 40 DE Typ2 8 DE Typ3 32 DE	Sanofi Pasteur MSD	Repevax®
≥ 20 IE	≥ 2 IE	8 µg PT 8 µg FHA 2,5µg Pertactin	Typ1 40 DE Typ2 8 DE Typ3 32 DE	Glaxo Smith Kline	Boostrix Polio®

F28

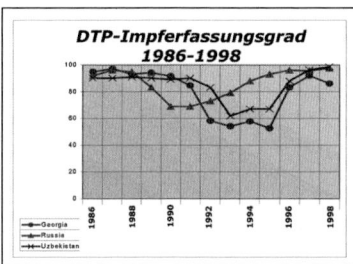

F29

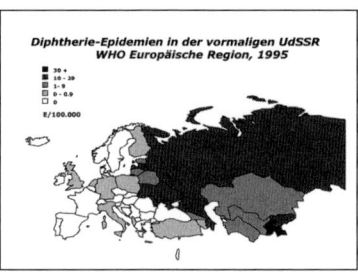

F30

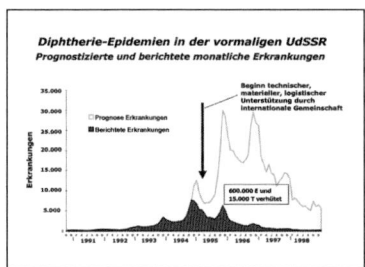

F31

lands und Tadschikistans. Diese Immunitätslücke bei den Kindern in Gemeinsamkeit mit der in fast allen Ländern bestehenden Immunitätslücke bei Erwachsenen war die wesentliche Ursache der Epidemien. [F29]

Im Jahre 1995 hatte sich eine dramatische Situation entwickelt. [F30] Die vom europäischen Regionalbüro der WHO in Gemeinsamkeit mit Vertretern des CDC (Centers for Disease Prevention and Control), Atlanta, Georgia, erarbeitete Prognose führte zu schneller und massiver finanzieller, materieller, technischer und logistischer Unterstützung der internationalen Gemeinschaft, insbesondere für die neuen Unabhängigen Staaten der vormaligen UdSSR.

Die Implementierung von Massenimpfaktionen für alle Kinder, Jugendlichen und Erwachsenen war insbesondere schnell erfolgreich in den Ländern, welche in kurzer Zeit hohe Impferfassungsraten für die gesamte Bevölkerung in gut geplanten und durchgeführten Kampagnen erzielten (Litauen, Moldawien und Tadschikistan). Binnen weniger Wochen ging die Erkrankungshäufigkeit dramatisch zurück. Es wird geschätzt, dass die eingeleiteten Sofortprogramme bis zu 600.000 Erkrankungen und 15.000 Todesfälle vermeiden konnten. [F31]

8.3.3   Dauer des Impfschutzes
Impfschutz besteht sowohl nach Grundimmunisierung als auch nach Boosterimpfung für die Dauer von mindestens 10 Jahren.

8.4   Sicherheit (Reaktionen und Komplikationen), Gegenindikationen
Lokalreaktionen: Als Ausdruck der normalen Auseinandersetzung des Organismus mit dem Impfstoff kann es innerhalb von 1–3 Tagen bei bis zu 20 % der

Impflinge an der Impfstelle zu Rötung, Schmerzhaftigkeit und Schwellung kommen, gelegentlich verbunden mit Beteiligung der zugehörigen Lymphknoten. Sehr selten bildet sich ein kleines Knötchen an der Injektionsstelle, im Einzelfall mit Neigung zu steriler Abszedierung.

Allgemeinsymptome wie leichte Temperaturerhöhung, grippeähnliche Symptomatik oder Magen-Darm-Beschwerden treten gelegentlich (1 % der Impflinge) und häufiger (bis 10 %) bei hyperimmunisierten (häufiger gegen Diphtherie geimpften) Impflingen auf.
In der Regel sind diese genannten Lokal- und Allgemeinreaktionen vorübergehender Natur und klingen rasch und folgenlos wieder ab.

Komplikationen: Allergische Reaktionen an der Haut oder an den Atemwegen treten selten auf. Einzelfälle von anaphylaktischem Schock wurden in der medizinischen Fachliteratur beschrieben. Ebenfalls sehr selten kann es zu Erkrankungen des peripheren Nervensystems (Mono- und Polyneuritiden, Neuropathie) kommen.

Krankheiten/Krankheitserscheinungen in ungeklärtem ursächlichen Zusammenhang mit der Impfung: In Einzelfällen wurde in der medizinischen Fachliteratur über Erkrankungen der Niere (Glomerulonephritis), Thrombozytopenien sowie Vaskulitiden berichtet, die im zeitlichen Zusammenhang mit der Diphtherie-Impfung auftraten. Ein ursächlicher Zusammenhang mit der Impfung ist fraglich. Es könnte sich in der Mehrzahl dieser Einzelfallberichte um das zufällige zeitliche Zusammentreffen von miteinander nicht ursächlich verbundenen selbständigen Ereignissen handeln.

Gegenindikationen: Zu prüfen ist die Indikation zur Impfung auf der Grundlage der aktuellen Impfempfehlungen, der Erhebung der Krankheits-, Berufs- und Impfanamnese sowie der Feststellung des aktuellen Gesundheitszustandes.

Temporäre Gegenindikation Zurückstellung

- bei akuter behandlungsbedürftiger Erkrankung Zurückstellung bis mindestens 2 Wochen nach Genesung

- Ausnahme: postexpositionelle Impfung gegen Tetanus, Tollwut, Hepatitis B

F32

Gegenindikationen

- schwere Nebenwirkungen nach vorheriger Impfung mit gleichem Impfstoff

- Allergien gegen Impfstoffbestandteile (z. B. Hühnereiweiß, Neomycin, Streptomycin): Abklärung erforderlich

- Immundefizienz: vor Gabe von Lebendimpfstoffen Immunologen konsultieren

- Schwangerschaft: generell keine nicht dringenden Impfungen, Lebendimpfungen nur dringende Indikation

- Ausnahme: Influenza-Impfung in der Schwangerschaft

- bei progredienten ZNS-Erkrankungen Risikoabwägung

F33

Liegen Gegenindikationen gegen die Impfung vor?
Siehe Abbildungen [F32-34]
Zu beachten ist, dass häufig Impfungen nicht durchgeführt werden, weil bestimmte Angaben fälschlicherweise als Gegenindikationen aufgefasst werden. Über 'falsche Gegenindikationen' informiert Abbildung. [F34]

Falsche Gegenindikationen

- banale Infekte (auch bei subfebrilen T ≤38,5°C)
- Fieberkrämpfe in Anamnese, Krampfanfälle in Familie
- nicht progrediente ZNS-Krankheiten
- Ekzem, Hautinfektionen
- Behandlung mit Antibiotika, lokalen steroidhaltigen AM
- Schwangerschaft der Mutter (Varizellen: Risikoabwägung)
- Immundefekte bei Impfung mit Totimpfstoffen (Titerkontrolle!?)
- Frühgeburtlichkeit (Impfung entsprechend Impfalter)
- Chronische Krankheiten
- Exposition gegenüber Infektionskrankheiten

F34

Impfkalender WHO-Mitgliedsländer

- **Die Impfkalender der Mitgliedsländer der WHO sind einsehbar unter:**
  http://apps.who.int/immunization_monitoring/en/globalsummary/scheduleselect.cfm

- **Dabei ist die Diphtherie-Impfung wie auch im deutschen Impfkalender Bestandteil von Kombinationsimpfstoffen**

F35

Standardimpfung nach STIKO (Grundimmunisierung Kleinkinder)

Impfstoff	Impfung	Alter	Abstand
6- o. 5-fach Kombi-I	1.	2 Mo	
6- o. 5-fach Kombi-I	2.	3 Mo	≥4 Wo
6- o. 5-fach Kombi-I	3.	4 Mo	≥4 Wo
6- o. 5-fach Kombi-I	4.	11-14 Mo	≥6 Mo

F36

Standardimpfung nach STIKO (Auffrischimpfungen)

Impfstoff	Dosis	Alter	Abstand
Tdpa	5.	5-6 J	~5 J
Tdpa-IPV	6.	9-17 J	~5-<10 J
Td*	7.-	25 J -	alle 10 J

* beim nächstfälligen Booster oder bei bestehender Indikation Tdpa oder Tdpa-IPV applizieren

F37

8.5 Impfstrategien

Die WHO empfiehlt eine Grundimmunisierung mit DTP-Impfstoff, beginnend im Alter von 6 Wochen und vervollständigt mit 2 weiteren Impfungen in jeweils 4 Wochen Abstand. Auffrischimpfungen mit Diphtherie-Tetanus-Kombinationsimpfstoff werden im Vorschulalter, für Jugendliche und im frühen Erwachsenenalter empfohlen. In ihren Empfehlungen geht die WHO natürlich ebenfalls auf in vielen Ländern angewendete Impfkalender unter Einschluss von weiteren Kombinationsimpfstoffen ein. Die Impfkalender der WHO-Mitgliedsländer sind der nebenstehenden Internetadresse zu entnehmen. [F35]
In **Deutschland** erfolgt die Grundimmunisierung in der Regel mit 6-valenten Kombinationsimpfstoffen, die neben dem Schutz vor Diphtherie gleichzeitig dem Schutz vor Tetanus, Pertussis, Hepatitis B, Haemophilus influenzae-Erkrankungen und Poliomyelitis dienen. Als Alternative stehen 5-valente Kombinationsimpfstoffe (ohne HB-Komponente) zur Verfügung. Mit 3 Impfungen im 1. Lebensjahr und einer 4. Impfung im 2. Lebensjahr (Pertussisimpfschutz) wird die Grundimmunisierung abgeschlossen. [F36]
Auffrischimpfungen, ebenfalls mit Kombinationsimpfstoffen, jedoch mit verringertem Diphtherie-Antigengehalt, sind am Ende des Vorschulalters, für ältere Schulkinder/Jugendliche und danach in jeweils 10-jährigem Abstand empfohlen. [F37]

Sektion II

8.6   Passive Immunisierung, Chemotherapie und Chemoprophylaxe

Der passiven Immunisierung und der Chemotherapie kommt Bedeutung für die Therapie zu (siehe Abschnitt 5. Therapie). Die Chemoprophylaxe wird im Abschnitt 6. 'Management enger Kontaktpersonen' besprochen.

8.7   Elimination und Eradikation der Diphtherie-Erkrankungen sind auf

Grund des weltweit ubiquitären Vorkommens des Erregers nicht erreichbar. Erreichbar ist eine weitestgehende Kontrolle der Diphtherie im nationalen und weltweiten Maßstab.

9   Meldepflicht und Falldefinition

Nach dem Infektionsschutzgesetz besteht eine namentliche **Meldepflicht** an das zuständige Gesundheitsamt für den Verdacht, die Erkrankung und den Tod an Diphtherie sowie für den Labornachweis von toxinbildendem *C. diphtheriae*.

Leiter von Gemeinschaftseinrichtungen haben das zuständige Gesundheitsamt zu benachrichtigen, wenn in der Einrichtung ein Verdacht oder eine Erkrankung an Diphtherie aufgeteten ist oder ein Träger von toxinbildendem *C. diphtheriae* festgestellt wurde. Dies gilt auch, wenn in der Wohngemeinschaft eines Betreuten Diphtherieverdacht oder -erkrankung bekannt wurde.

Falldefinitionen dienen der nach festgelegten Kriterien bundesweit einheitlichen Erfassung von meldepflichtigen Erkrankungen zum Zweck der epidemiologischen Überwachung. Sie sind bestimmt für die Übermittlung der Daten des Gesundheitsamtes an die zuständigen Länderbehörden und das Robert Koch-Institut. Sie sind nicht für die ärztliche Meldung an das Gesundheitsamt bestimmt.

Literatur

DITTMANN S, WHARTON M, VITEK CR ET AL. Successful control of epidemic diphtheria in the states of the former Union of Soviet Socialist Republics: Lessons Learned. J Infect Dis 2000;181: pp S10–S22.

WHO position paper. Diphtheria vaccine. Weekly Epidemiol Rec 2006; 81:24-32.

VITEK CR, WHARTON M. Diphtheria toxoid. In: Plotkin S, Orenstein W, Offit P (eds). Vaccines. 5th edition.Saunders-Elsevier-Verlag, 2008, pp 139–156.

PLOTKIN SL, PLOTKIN SA. A short history of vaccination. In: Plotkin S, Orenstein W, Offit P (eds). Vaccines. 5th edition.Saunders-Elsevier-Verlag, 2008, pp 1–19.

Zur Charakterisierung von C. diphtheriae-verdächtigen Isolaten. Epidemiol Bull RKI 2008 Nr 3, 23-25.

Aktuelle Aspekte zur Diphtherie in Europa. Epidemiol Bull RKI 2009 Nr 2, 9–11.

BERNER R, SCHOLZ H, SING A: Diphtherie. In: Deutsche Gesellschaft für Pädiatrische Infektiologie

(DGPI e.V.): Handbuch Infektionen bei Kindern und Jugendlichen. 5. Aufl. Thieme-Verlag. Stuttgart 2009; 214–217.

Diphtheria. In: Epidemiology and Prevention of Vaccine Preventable Diseases. The Pink Book: Course Textbook. 11th Edition (May 2009), pp 59–70.

Ratgeber Infektionskrankheiten – Merkblätter für Ärzte. Diphtherie. Aktualisierte Fassung Dezember 2009. >http//www.rki.de< (Zugang 17.2.2010).

Falldefinitionen des Robert Koch-Instituts zur Übermittlung von Erkrankungs- oder Todesfällen und Nachweisen von Krankheitserregern – Diphtherie – gültig ab 1.1.2007 >http//www.rki.de< (Zugang 17.2.2010).

WHO. Immunization Surveillance, assessment and monitoring: diphtheria. >http://www.who.int/immunization_monitoring/diseases/diphteria/en/index.html< (accessed February 22, 2010).

WHO. Recommended Routine Immunization for Children (2009 update). >http://www.who.int/immunization/policy/ immunization_tables/en/< (accessed February 22, 2010).

Sektion II

5 Haemophilus influenzae Typ b (Hib)-Erkrankungen

In Entwicklungsländern spielen *Haemophilus influenzae*-Erkrankungen der unteren Luftwege, insbesondere die Pneumonie, eine führende Rolle bei Morbidität und Mortalität der jungen Kinder. Es wird ferner geschätzt, dass weltweit alljährlich 50.000 Kinder an bakterieller *H. influenzae*-Meningitis versterben.

In Deutschland und anderen industriell entwickelten Ländern gehörte *H. influenzae* bei Kindern im Vorschulalter zu den wichtigsten Ursachen von bakterieller Meningitis und anderen invasiven bakteriellen Erkrankungen. Die Entwicklung und Einführung von konjugierten Hib-Impfstoffen in den 1990er Jahren hat invasive Hib-Erkrankungen in allen industriell entwickelten und vielen weiteren Ländern weitestgehend zurückgedrängt.

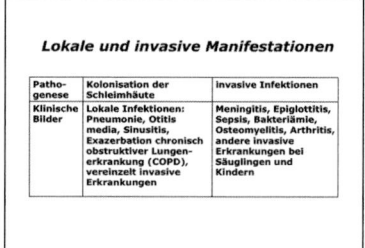

Lokale und invasive Manifestationen

Patho-genese	Kolonisation der Schleimhäute	Invasive Infektionen
Klinische Bilder	Lokale Infektionen: Pneumonie, Otitis media, Sinusitis, Exazerbation chronisch obstruktiver Lungenerkrankung (COPD), vereinzelt invasive Erkrankungen	Meningitis, Epiglottitis, Sepsis, Bakteriämie, Osteomyelitis, Arthritis, andere invasive Erkrankungen bei Säuglingen und Kindern

F1

Zu den vielfältigen Krankheiten, die *Haemophilus influenzae* hervorrufen kann, zählen nicht-invasive Erkrankungen, wie Otitis media, Sinusitis, Mastoiditis, Bronchitis, Pneumonie, Konjunktivitis, präpubertale Vulvovaginitis, und invasive Erkrankungen, wie Bakteriämie, Sepsis, Meningitis, Epiglottitis, Arthritis, Empyem, Osteomyelitis. Invasive Erkrankungen werden vorwiegend von einem einzigen Typ von *H. influenzae* hervorgerufen, dem Kapseltyp ´b´ (Hib). [F1]

1 Erreger – *Haemophilus influenzae*

Haemophilus influenzae ist ein kleines, gramnegatives, oft kokkoides, unbewegliches und sporenloses Stäbchen aus der Familie der *Pasteurellaceae*. Es sind bekapselte und unbekapselte Stämme bekannt. Je nach chemischem Aufbau der Kapselpolysaccharide und den daraus resultierenden Antigeneigenschaften werden sechs Serotypen (a–f) unterschieden. Eine bestimmte Region des Chromosoms (cap) enthält den Gencluster, der für die Expression der Kapsel notwendig ist. Bei allen 6 Kapseltypen setzt sich cap aus 3 Regionen zusammen. Die Regionen 1 und 3 sind bei allen Typen gleich. Sie flankieren die Region 2, die kapseltypspezifische Gene enthält. Mittels PCR oder Serum-Agglutination kann der Kapseltyp bestimmt werden.

Eine Besonderheit stellen die seltenen b-(minus)-Mutanten dar, die durch den Verlust eines für die Expression der Kapsel essentiellen Gens die Fähigkeit verloren haben, die Kapsel auszubilden. Diese Stämme können nur mittels PCR oder Sequenzierung von 'genetisch unbekapselten' Stämmen unterschieden werden.

Die Kapsel besteht aus Polysaccharid (Polyribitol-Ribose-Phosphat [PRP]). Sie ermöglicht dem Erreger den Zugang zum Blutstrom im Anschluss an eine Kolonisation des Nasopharynx und schützt vor Phagozytose. Unbekapselte Stämme werden als 'nicht typisierbar' (NTHi) bezeichnet, da sie mit den Antiseren gegen die sechs Kapseltypen nicht reagieren. Unabhängig von der Kapseltypisierung kann man *H. influenzae*-Stämme aufgrund enzymatischer Ausstattung und Fähigkeiten in 8 Biotypen (I–VIII) einteilen. Bei invasiven Erkrankungen sind die Biotypen I und II am häufigsten vertreten.

Vor Einführung der Impfung wurde der größte Teil der invasiven *H. influenzae*-Erkrankungen vom Kapseltyp b (Hib), zumeist von den Biotypen I oder II, hervorgerufen.

Dem Nationalen Konsiliarlaboratorium für *H. influenzae* wurden von September 2001 bis Dezember 2006 insgesamt 304 invasive Isolate eingesandt, von denen 282 (92,7 %) zur weiteren Untersuchung, Testung und Charakterisierung angezüchtet werden konnten. In der Mehrzahl der Fälle handelte es sich um unbekapselte *H. influenzae*-Stämme (n=193). Der häufigste Kapseltyp war b (n=58), gefolgt von den Typen f (n=24), e (n=5) und a (n=1)

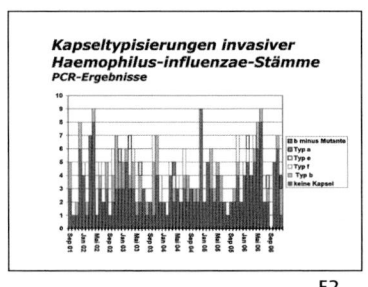

F2

sowie einer b-(minus)-Mutante. Die Kapseltypen c und d wurden nicht gefunden. Es konnte im Laufe der Jahre weder eine Zunahme von 'nicht b'-Isolaten noch ein Replacement durch die Kapseltypen a oder c–f beobachtet werden. Der häufigste Biotyp war Typ I (n=57), gefolgt von Typ II (n=44) und Typ III (n=17). Nur ein geringer Teil der Isolate (n=21) (6,9 %) bildete β-Lactamase. [F2]

Im gleichen Zeitraum wurden 273 nicht-invasive, kolonisierende *H. influenzae*-Stämme isoliert. Diese Isolate stammten aus Nasopharyngeal-Sekret von hospitalisierten Kindern mit akuten Atemwegsinfektionen. Fast alle Stämme waren unbekapselt. Die Kapseltypen f und b wurden jeweils dreimal detektiert, während die Kapseltypen c und e jeweils nur einmal vertreten waren. Die häufigsten Biotypen waren Typ II, gefolgt von Typ I und III. Nur ein geringer Teil der Isolate bildete β-Laktamase (n=18) (6,6 %).

2   Pathogenese

H. influenzae exprimiert eine Vielzahl an Adhäsions-Molekülen, von denen jedes eine bestimmte Spezifität für Wirtsrezeptoren besitzt. Die Prävalenz und Verteilung der Adhäsine variiert unter den Stämmen, so dass diese sich auch hinsichtlich ihrer Pathogenität unterscheiden.

Haemophilus influenzae Typ b (Hib) verschafft sich im Anschluss an eine Kolonisation des Nasopharynx direkt Zugang zum Blutstrom und verursachte in der Vorimpfära etwa 95 % der invasiven Erkrankungen.

Im Gegensatz zu Typ-b-Stämmen (Hib) dringen bekapselte nicht-Typ b-Stämme und unbekapselte (im englischen Sprachgebrauch ´non-typeable´) H. influenzae-Stämme vorwiegend in die Haut- oder Schleimhautoberflächen ein und verursachen ´lokale Erkrankungen´: z. B. Sinusitis, Konjunktivitis, Bronchopneumonie sowie bei Erwachsenen und bei Patienten mit zystischer Fibrose Exazerbationen einer chronischen Bronchitis.

In der Vorimpfära waren invasive Erkrankungen durch Nicht-b-Stämme eine Seltenheit. Nach der weitestgehenden Zurückdrängung von Hib durch die Impfung werden jetzt in Deutschland 75 % der (kleinen Zahl) von invasiven Erkrankungen durch Nicht-Hib-Stämme verursacht.

Die häufige Otitis media entsteht durch Ausbreitung der Bakterien vom Nasopharynx ins Mittelohr über die Eustachische Röhre. Das Freisetzen von Lipooligosacchariden und anderen Antigenen induziert eine Entzündungsreaktion. Unbekapselte *H. influenzae*-Stämme gelten nach *Streptococcus pneumoniae* als die zweithäufigste Ursache der Otitis media. Otitis media verursachende Stämme tragen 3,7-mal häufiger das Lipooligosaccharid-Biosynthese-Gen lic2B als jene Stämme, die den Rachen von gesunden Kindern lediglich kolonisieren. Dies legt die Vermutung nahe, dass Lipooligosaccharid ein klinisch relevanter Virulenzfaktor bei der Otitis media ist.

Der Schutz gegen invasive *H. influenzae* Typ b-Infektionen wird durch Antikörper gegen das Kapselpolysaccharid PRP vermittelt. Serumantikörper gegen PRP aktivieren die Komplement-vermittelte Bakterizidie sowie die opsonierende Aktivität in vitro und sind das schützende Prinzip der Immunität gegen invasive Hib-Infektionen.
Die Konzentration mütterlicher IgG-Serumantikörper gegen PRP sinkt beim Säugling nach der Geburt und erreicht einen Tiefpunkt nach etwa 6 bis 12 Monaten. In diesem Alter

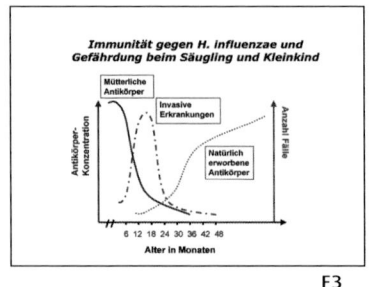

F3

findet man dementsprechend die höchste Inzidenz für Meningitis durch *H. influenzae* Typ b bei ungeimpften Kindern. Die Antikörperkonzentration gegen PRP steigt mit dem Alter an, bedingt durch die Exposition gegen den kolonisierenden *H. influenzae Typ b* oder durch Kreuzreaktionen mit anderen Antigenen. Invasive Hib-Infektionen sind ab einem Alter von 5 Jahren selten. [F3]

3   Ausgewählte klinische Bilder

Otitis media

Unbekapselte *H. influenzae* sind für etwa ein Viertel aller Fälle von akuter Otitis media verantwortlich. Die meisten Fälle treten bei Kindern im Alter von 6 Monaten bis 5 Jahren auf. Die 'typische' klinische Präsentation von akuter Otitis media bei Säuglingen ist Fieber und Unleidlichkeit, wohingegen ältere Kinder auch über Ohrenschmerzen klagen. Einer Otitis media geht praktisch immer eine akute Infektion des Respirationstraktes voraus. Die Diagnose erfolgt in der Praxis mittels Otoskopie. Für die Sicherung der Diagnose ist allerdings eine Tympanozentese erforderlich, die jedoch in Deutschland nicht in der Routine durchgeführt wird.

Sinusitis

Unbekapselte *H. influenzae* sind eine häufige Ursache der akuten Sinusitis maxillaris. Die Patienten leiden unter nasaler Obstruktion, eitrigem Nasenausfluss sowie Kopf- und Gesichtsschmerzen. Um eine ätiologische Diagnose sicher stellen zu können, ist eine invasive Prozedur (Sinusaspiration) nötig.

Konjunktivitis

Unbekapselte *H. influenzae* können eitrige Konjunktivitiden verursachen und im Gegensatz zur sporadischen Natur anderer Haemophilus-Infektionen auch epidemisch auftreten, hauptsächlich in Kindertagesstätten. Die klinischen Symptome umfassen konjunktivale Hyperämie und eitrigen Ausfluss, teilweise schwerer Verlauf mit Keratitis.

Exazerbation von chronisch obstruktiver Lungenerkrankung (COPD)

Der Verlauf von COPD ist durch intermittierende Exazerbationen (vermehrte Sputumproduktion, Eiter im Sputum [Farbwechsel] und Dyspnoe) charakterisiert. Etwa die Hälfte aller Exazerbationen wird von Bakterien verursacht. Unbekapselte *H. influenzae* sind die häufigste bakterielle Ursache. Eine komplexe Erreger-Wirt-Interaktion bestimmt wahrscheinlich den Verlauf bei einer erneuten Kolonisation mit einem neuen, unbekapselten *H. influenzae*-Stamm.

Ambulant erworbene Pneumonie

Unbekapselte *H. influenzae*-Stämme sind eine wichtige Ursache von Pneumonien bei Erwachsenen, besonders bei älteren Menschen, bei COPD- oder AIDS-Patienten. Klinisch kann eine *H. influenzae*-Pneumonie nicht von Pneumonien unterschieden werden, die durch andere pyogene Bakterien verursacht werden. Die Symptome sind Fieber, Husten und eitriges Sputum. Im Röntgenbild erkennt man Infiltrate, die ungleichmäßig aussehen oder eine lobäre Verteilung aufweisen können.

Hib-Pneumonien bei Kindern

treten typischerweise im Winter oder Frühling bei Kindern im Alter zwischen 4 Monaten

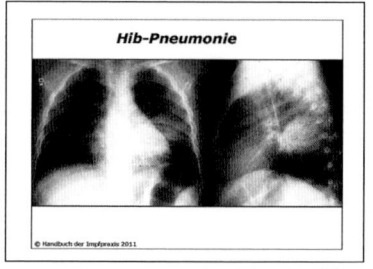

F4

und 4 Jahren auf. Die Ausbildung von schwerer Dyspnoe, Tachykardie und Anzeichen eines Herzversagens weisen auf eine Perikarditis hin, einer seltenen, aber schweren Komplikation. [F4]

Akute Infektionen des Respirationstraktes bei Kindern in Entwicklungsländern

Pneumonien durch *H. influenzae* sind eine wichtige Ursache für Morbidität und Mortalität. Studien in mehreren Entwicklungsländern Afrikas und Südamerikas haben gezeigt, dass bis zu 21 % der Pneumonien durch Hib verursacht wurden.

Neonatale und maternale Sepsis

Seit den 1980er Jahren steigt die Inzidenz der Neugeborenen-Infektionen durch unbekapselte *H. influenzae*. Die Infektion hat eine Letalität von bis zu 50 %, bei Frühgeborenen beträgt sie sogar bis zu 90 %. Viele Stämme, die eine Neugeborenen-Sepsis verursachen, sind vom Biotyp IV. Diese besitzen viele genotypische und phänotypische Charakteristika und stellen möglicherweise sogar eine neue Art dar. Stämme vom Biotyp IV können auch eine postpartale Sepsis verursachen, die mit Endometritis assoziiert ist. Unbekapselte *H. influenzae* sind generell eine Ursache von tubo-ovariellen Abszessen oder chronischer Salpingitis.

Bakteriämie und invasive Infektionen

Die Inzidenz der *H. influenzae*-Bakteriämie mit unbekapselten Stämmen beträgt etwa 1,7 Fälle pro 100.000 und Jahr. Generell ist die Inzidenz bei älteren Menschen am höchsten. Die meisten Erwachsenen mit Bakteriämie leiden unter Grunderkrankungen wie Krebs, Herzerkrankungen oder Alkoholismus. Der Respirationstrakt stellt üblicherweise die Infektionsquelle dar. Die Letalität bei bakteriämischen Infektionen durch unbekapselte *H. influenzae* ist hoch.

Eine Reihe von weiteren invasiven Infektionen kann im seltenen Fall durch unbekapselte *H. influenzae* verursacht werden.

Meningitis

ist die schwerste akute Manifestation aller systemischen Infektionen, die durch *H. influenzae* verursacht wird. Vorangehende Symptome einer Infektion des Respirationstraktes sind häufig. Eine Meningitis durch *H. influenzae* unterscheidet sich klinisch nicht von anderen eitrigen Meningitiden. Fälle bei Erwachsenen sind selten und treten meistens auf nach Kopftrauma, neurochirurgischen Eingriffen, paranasaler Sinusitis oder nach Otitis media.

Eine Meningitis durch *H. influenzae* bei Neugeborenen ist selten, kann aber der early-onset-Infektion durch Gruppe-B-Streptokokken ähneln. Die häufigsten Zeichen sind Fieber und eine veränderte Funktion des Zentralnervensystems, jedoch sind die Anzeichen häufig unspezifisch, und auch die Nackensteifigkeit kann fehlen. Schwere und für eine Meningitis spezifischere Manifestationen wie Krämpfe oder Koma treten meist erst im Erkrankungsverlauf auf. Dieser kann auch fulminant sein und binnen Stunden zum Tode führen. In der Regel bestehen die typischen Verlaufsmuster aus einer mehrtägigen leichten Erkrankung des oberen Respirationstrakts, gefolgt von einer plötzlichen bedrohlichen Verschlechterung des Allgemeinzustandes. Subdurale Effusionen sind eine häufige Komplikation. Bei adäquater Therapie beträgt die Letalität bei *H. influenzae*-Meningitis weniger als 5 %, bei den überlebenden Patienten werden bleibende Schäden in der gleichen Größenordnung beobachtet.

Epiglottitis

Die akute Obstruktion der Atemwege, verursacht durch eine Phlegmone der supraglottischen Gewebe, ist eine potenziell tödliche Erkrankung mit häufig fulminantem Verlauf. Sie tritt hauptsächlich bei (Säuglingen und) Kleinkindern auf. Initiale Anzeichen sind Halsschmerzen, Fieber, Dyspnoe, die schnell in Dysphagie übergeht. [F5]

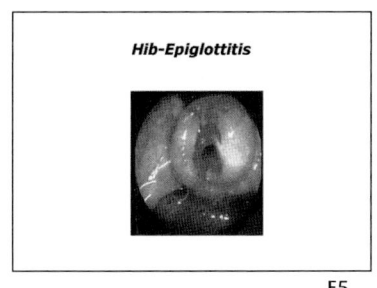

Hib-Epiglottitis

F5

Eine Verschlechterung tritt meist innerhalb weniger Stunden auf und führt ohne Therapie zum Tode. Obwohl in den meisten Fällen eine Atemwegsobstruktion Ursache des Todes ist, kann dieser auch Folge einer akuten Sepsis sein. In einigen Fällen ist der Verlauf weniger dramatisch, und die Krankheit manifestiert sich mit Halsschmerzen und Heiserkeit mit bis zu 7 Tagen Dauer, gefolgt von dem Beginn der akuten Symptome.

Hib-Phlegmone

F6

Phlegmonen

treten hauptsächlich bei Kindern auf. Die klinischen Kennzeichen sind Fieber, geschwollener, überwärmter und empfindlicher Bereich von einer distinkten rötlich-blauen Farbe, der meist auf der Wange oder in der periorbitalen Region lokalisiert ist. Die Beteiligung der Gewebe schreitet innerhalb weniger Stunden voran. Eine Bakteriämie ist häufig, sodass man bei den Patienten aktiv nach septischen Anzeichen wie Meningitis fahnden muss. [F6]

Septische Arthritis

Hib ist eine häufige Ursache von septischer Arthritis bei Kindern jünger als 2 Jahren. Typischerweise ist ein einzelnes, tragendes Gelenk beteiligt (ohne Osteomyelitis). Blutkulturen und Kulturen der Gelenkflüssigkeit sind meist positiv. Die Infektion kann jedoch sehr unspezifisch beginnen, etwa nur mit lang anhaltendem Fieber und Quengeligkeit. In einigen Fällen führt eine Bakteriämie gleichzeitig zu septischer Arthritis und Meningitis. Die systemische Chemotherapie ist in der Regel wirksam, es sollten jedoch im weiteren Verlauf klinische Kontrollen durchgeführt werden, um mögliche Gelenkschäden frühzeitig zu erfassen. Eine septische Arthritis durch *H. influenzae* tritt gelegentlich auch bei Erwachsenen auf.

4   Diagnose und Differentialdiagnose

Ein kultureller Nachweis ist bei allen Kindern mit Verdacht auf eine invasive Infektion anzustreben. In Abhängigkeit vom Krankheitsbild sind Blut, Liquor, Punktate, Eiter oder Wundabstriche mikrobiologisch zu untersuchen. Der kulturelle Erregernachweis erfolgt auf

Kochblutagar. Weiterhin kann als Schnelltest zum direkten Antigen-Nachweis ein Latexagglutinationstest (Liquor, Urin) durchgeführt werden, der allerdings nur Infektionen durch Hib nachweist.

Konsiliarlaboratorium für Haemophilus influenzae

- Institut für Hygiene und Mikrobiologie
  Universität Würzburg
  Josef-Schneider-Str. 2
  97080 Würzburg
- Ansprechpartner:
  Prof. Dr. M. Frosch, Prof. Dr. U. Vogel,
  Frau Dr. H. Claus
- Telefon: 09 31.201-46 160
- Telefax: 09 31.201-46 445
- E-Mail: mfrosch@hygiene.uni-wuerzburg.de
  uvogel@hygiene.uni-wuerzburg.de
  hclaus@hygiene.uni-wuerzburg.de

F7

Wird *H. influenzae* bei einer invasiven Infektion isoliert, ist die weitere Typisierung des Erregers aus epidemiologischen Gründen anzustreben. Das Nationale Konsiliarlaboratorium für *H. influenzae* (KLHi) am Institut für Hygiene und Mikrobiologie der Universität Würzburg bietet kostenlos eine Kapseltypisierung von *H. influenzae*-Isolaten mittels Serumagglutination und PCR an (Kontaktinformationen nebenstehend). [F7]

5   Therapie und Management

H. influenzae-Stämme sind meist empfindlich gegen Ampicillin, Cephalosporine, Chloramphenicol, Sulfonamide, Tetrazykline und Makrolide. Mittlerweile treten bei klinischen Isolaten aufgrund der Ausbreitung von konjugativen Plasmiden Resistenzen gegen Ampicillin und gegen andere β-Lactam-Antibiotika sowie Chloramphenicol und Tetrazykline auf. Eine Resistenz gegen β-Lactame wird zumeist verursacht durch die Produktion von β-Lactamase vom TEM-1- oder vom ROB-1-Typ. In den meisten Ländern beträgt die Inzidenz der β-Lactamase produzierenden Stämme 5–30 %, sie kann in einigen Ländern jedoch über 60 % liegen.

Von den im Konsiliarlabor (KLHi) im Jahr 2008 getesteten invasiven und nichtinvasiven Isolaten (n = 82) fand sich bei 15 (18 %) eine β-Laktamase. Der Resistenzmarker war zwischen invasiven und nicht-invasiven Isolaten annähernd gleich verteilt (14 % vs. 27). Die am KLHi dokumentierten Stämme aus nicht-invasiven Infektionen können allerdings aufgrund der geringen Fallzahl und des Einsenderspektrums bzgl. der β-Laktamase-Aktivität nicht als repräsentativ angesehen werden.

Weiter sind β-Lactamase-negative, Ampicillin-resistente Stämme (BLNAR) beschrieben worden, deren Resistenz gegen β-Lactame durch Mutationen in Genen für Penicillin-bindende Proteine vermittelt ist. In Spanien machen BLNAR-Stämme etwa 12 % der β-Lactamase-negativen Stämme aus. Die klinische Relevanz dieser Stämme ist jedoch unklar.

Zur Therapie einer invasiven *H. influenzae*-Infektion eines Kindes sind Cephalosporine der 3. Generation (Cefotaxim 150–200 mg/kgKG/Tag oder Ceftriaxon 75–100 mg/kgKG/Tag) geeignet. Cephalosporine der 2. Generation (Cefotiam, Cefuroxim, 150 mg/kgKG/Tag i.v.) sind bei Hib-Infektionen ebenfalls wirksam, werden bei Meningitis aber nicht empfohlen.

Die intravenöse antibakterielle Therapiedauer richtet sich nach der klinischen Manifestation und dem Verlauf. Bei Osteomyelitis, Arthritis sowie Perikarditis beträgt sie im Allgemeinen mindestens drei Wochen, bei Epiglottitis reichen zumeist vier Tage. Bei Meningitis sollte die Dauer der Antibiotikatherapie mindestens sieben Tage betragen. Als ergänzende Therapie kann bei Meningitis die Verabreichung von Dexamethason (2×0,4mg/kgKG für zwei Tage) vor Beginn der antibiotischen Therapie erwogen werden.

Für ein Kind mit einer invasiven Hib-Erkrankung wird im Krankenhaus die Isolierung für 24 Stunden nach Beginn einer wirksamen antibiotischen Therapie empfohlen. Ist das erkrankte Kind jünger als zwei Jahre, sollte es circa acht Wochen nach Genesung trotz Hib-Infektion die Hib-Schutzimpfung erhalten beziehungsweise sollte die Grundimmunisierung ergänzt werden, da die Infektion keinen adäquaten Immunschutz hinterlässt.

6 Epidemiologie

6.1 Reservoir, Übertragungswege, Trägertum

Haemophilus influenzae kommt weltweit vor. Sein Reservoir ist ausschließlich der Mensch, hier kolonisiert der Erreger Schleimhäute. Die Kolonisation des Respirationstraktes ist ein dynamischer Prozess, der ab der Geburt beginnt. Etwa 1-80 % der gesunden Personen sind Träger von unbekapselten Stämmen; Kinder in Gemeinschaftseinrichtungen sind hierbei besonders häufig kolonisiert. Seit Anwendung von Konjugat-Impfstoffen sind weniger als 1 % der geimpften Menschen Träger von *Haemophilus influenzae Typ b* (Hib)-Stämmen.

Die Übertragung erfolgt durch Tröpfcheninfektion oder durch direkten Kontakt von Mensch zu Mensch.

7 Prävention und Kontrolle

7.1 Entwicklung der Impfung

7.1.1 Polysaccharide als Impfantigen

Ende der 1980er Jahre wurden die ersten Polysaccharid-Hib-Impfstoffe entwickelt und zugelassen. Reine Polysaccharid-Impfstoffe induzieren eine T-Zell-unabhängige Immunantwort mit ungenügender Immunogenität bei Kindern unter 2 Jahren und fehlendem immunologischen Gedächtnis. Sie wurden deshalb nur für kurze Zeit angewendet und durch Impfstoffe der zweiten Generation ersetzt.

7.1.2 Polysaccharid-Konjugat-Hib-Impfstoffe

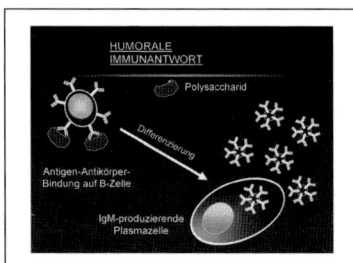

F8

Hib-Konjugat-Impfstoffe bestehen aus einer Kette von PRP-(Polyribosylribitolphosphat-) Polysacchariden, die an einen Protein-Carrier gekoppelt sind. Die B-Zelle erkennt das PRP-Polysaccharid mittels ihrer Rezeptoren auf der Zelloberfläche. Das Antigen wird in die Zelle aufgenommen, der Proteinanteil des Konjugats bearbeitet und dann auf der Zelloberfläche der B-Zelle regionalen T-Zellen präsentiert. Diese aktivieren daraufhin die B-Zelle, die sich dann sowohl zu einer Antikörper-produzierenden Zelle als auch zu einer Gedächtniszelle entwickeln kann. Da die B-Zelle immer nur jene Antikörper produziert, die sie auf ihrer Oberfläche exprimiert, entsteht durch das Protein eine T-Zell-abhängige B-Zell-Immunität. Die Aktivierung der B-Zelle durch die T-Zelle führt weiterhin zu einem Isotypenswitch von IgM hin zu IgG. [F8] [F9]

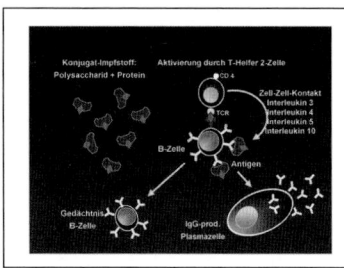

F9

Das Protein der Polysaccharid-Konjugat-Impfstoffe ist eine Art ´Trojanisches Pferd´, das zur Aktivierung einer B-Zelle führt, die sich durch reines Polysaccharid alleine nur wenig stimulieren lässt. Anders als reine Polysaccharid-Impfstoffe sind konjugierte Impfstoffe auch bei sehr jungen Kindern immunogen und induzieren ein immunologisches Gedächtnis. Polysaccharid-Konjugat-Impfstoffe führen auch zu einer Herdenimmunität, wahrscheinlich durch ein spezifisches, in die Schleimhäute diffundierendes IgG, das eine Erreger-Haftung und damit auch das Trägertum verhindert.
In Deutschland wurden Hib-Konjugat-Impfstoffe zuerst im Jahre 1991 zugelassen.

Hib-Konjugat-Impfstoffe		
Impfstoff	Länge Polysaccharid	Carrier-Protein
PRP-D	mittel	Diphtherie-Toxoid
HbOC	klein	CRM₁₉₇ atoxische Mutante Diphtherie-Toxin
PRP-OMP	mittel	*N. meningitidis* Protein: Outer Membrane Complex
PRP-T	groß	Tetanus-Toxoid

F10

Die verschiedenen Hib-Konjugat-Impfstoffe unterscheiden sich in der Länge des Polysaccharids, der Natur des Protein-Carriers und der Art der Kopplung zwischen den beiden. Die Unterschiede führen zu unterschiedlicher Immunogenität und Wirksamkeit. Impfstoffe mit dem Protein-Carrier ´Diphtherietoxoid´ erwiesen sich als weniger immunogen als Impfstoffe mit den Trägerproteinen

II   Tetanustoxoid,

II   CRM197 (atoxische Variante des Diphtherie-toxins),

II   OMC (äußeres Membranprotein von N. meningitidis Serogruppe B). [F10]

7.2   Serologische Bestimmung der Protektion

Surrogatmarker (correlates of protection) für den Schutz vor invasiven Hib-Erkrankungen basieren auf Messungen von anti-PRP-Antikörpern im Rahmen von Studien. Für die Zulassung von Impfstoffen werden meist anti-PRP-Werte von > 0,15µg/ml im Serum als Indikator für kurzfristige Immunität akzeptiert. Eine Wirksamkeitsstudie mit reinem PRP-Polysaccharid-Impfstoffs in Finnland zeigte, dass anti-PRP-Antikörper in einer Größenordnung von 1µg/ml für einen Schutz von 12 Monaten nach der Impfung ausreichend sind. Die Gabe von Immunglobulinen mit anti-PRP-Antikörpern bei Kindern einer Hochrisiko-Population lassen darauf schließen, dass 0,05–0,15 µg/ml ein Marker sind für kurzfristigen Schutz. Dieser ´Grenzwert für Protektion´ berücksichtigt jedoch nicht die Tatsache, dass Konjugat-Impfstoffe nicht nur zur Bildung von IgG führen, sondern dass sie darüber hinaus auch ein immunologisches Gedächtnis induzieren. Das ist bei Gabe von reinem Polysaccharid-Impfstoff oder von Immunoglobulinen nicht der Fall. Pauschale Antikörper-Konzentrationsangaben liefern keine Information über den Isotyp, die Avidität und die Antikörper-Reifung (´antibody maturation´). ´Schützende Titer´ können auch zwischen verschiedenen Populationen variieren, bedingt durch genetische Variabilität der Immunantwort auf den Impfstoff oder die unterschiedliche Epidemiologie invasiver Hib-Erkrankungen.

7.3   Hib-Carriage, Herdenimmunität und natürliche Immunität

Der Effekt einer routinemäßigen Hib-Immunisierung auf die Kolonisationsrate des Bakteriums ist von besonderer Bedeutung, da der Mensch einziger Wirt des Erregers ist.

Angesichts der Unzulänglichkeit von reinen PRP-Impfstoffen zum Schutz gegen invasive Erkrankungen und fehlendem Einfluss auf das Trägertum war es zunächst überraschend, dass Hib-Konjugate den Trägerstatus bei Kindern innerhalb einer geimpften Population stark reduzierten. Bei Vorschulkindern in Großbritannien betrug die Carriage-Rate 8-12 % vor Einführung der Hib-Konjugat-Impfung, nach Einführung sank sie auf 1,3 %. Die Mechanismen der Reduzierung des Trägertums sind weitgehend unbekannt. Frühere Studien mit reinem Polysaccharid-Impfstoff lassen vermuten, dass das induzierte Immunoglobulin A nicht ausreicht, um eine Kolonisation zu vermeiden. In einer Studie, in der Hib-Konjugat-Impfstoff verwendet wurde, korrelierte die Höhe des spezifischen IgG im Serum mit Speichel-IgG nach Impfung, was vermuten lässt, dass Serum-Antikörper die Oberflächen der Schleimhäute durchdringen können. Ein Schwellenwert der Serum-IgG Konzentration von 5µg/ml war mit einer Reduktion des Carriage bei Kindern in der Dominikanischen Republik assoziiert, die Hib-Konjugat-Impfstoff erhalten hatten.

7.4 DTaP-Hib-Kombinationsimpfstoffe

Um die Anzahl der notwendigen Injektionen im Routine-Impfplan von Kindern zu verringern, wurden seit etwa 1993 Kombinationsimpfstoffe entwickelt. In Deutschland wurden DTaP-Hib(Diphtherie-, Tetanus-, azelluläre Pertussis-, Hib)-Kombinationsimpfstoffe erstmals 1996 zugelassen, nachdem gezeigt werden konnte, dass solche Konjugat-Impfstoffe ein ´priming´ induzieren. Weiter entsprachen die Antikörperkonzentrationen denen von bereits zugelassenen Einzel-Impfstoffen. Ebenso konnte gezeigt werden, dass die funktionelle Kapazität der induzierten Impfantikörper hoch ist. Allerdings sind die GMT (mittleren geometrischen Titer) für Hib nach Impfung mit DTaP-Hib-Kombinationsimpfstoffen niedriger als nach zeitgleicher, seitengetrennter Impfung von DTaP- und Hib-Impfstoff.

Ende 2000 war Deutschland das erste Land, in dem nach pentavalenten Impfstoffen (DTaP-Hib-IPV) hexavalente Kombinationsimpfstoffe (DTaP-Hib-IPV-HB) eingeführt wurden. Im Kombinationsimpfstoff wird als Trägerprotein für die Hib-Komponente Tetanustoxoid verwendet. Kombinationsimpfstoffe erlangten eine schnelle und hohe Akzeptanz. In Deutschland wurde kein Anstieg invasiver Hib-Erkrankungen nach Einführung der hexavalenten Kombinationsimpfstoffe nachgewiesen. Die jährlichen Inzidenzraten sind stabil und liegen bei 0,2–0,3 pro 100.000 in den Jahren 1998 bis 2.000, d.h. vor Einführung der hexavalenten Impfstoffe, verglichen mit 0,1–0,2 pro 100.000 in den

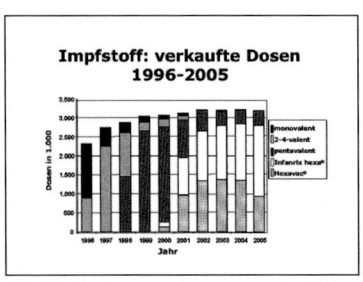

F11

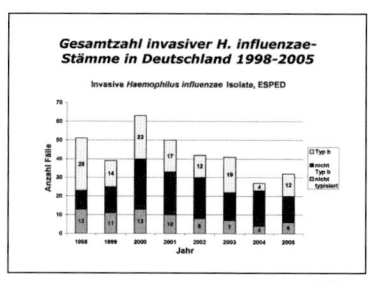

F12

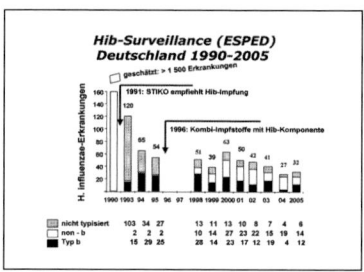

F13

Vollständigkeit des Impfschemas	Impfstoff Wirksamkeit	95% KI
Keine Impfung	0.0%	-
Inkomplette Grundimmunisierung	68.4%	19.0–87.6
Komplette Grundimmunisierung	90.4%	70.6–96.8
Vollständig immunisiert	100.0%	99.9–100.0

Effektivität: DTaP-IPV-HB/Hib Impfstoff bei Kindern, geb. 2000-2004 in Deutschland

F14

Jahren 2001 bis 2005, und unterscheiden sich damit statistisch nicht. [F11] [F12]

In Anbetracht der jährlichen Rate von 23 pro 100.000 Kindern mit invasiver Hib-Erkrankung vor der Einführung eines jeglichen Hib-Impfstoffes demonstrieren diese Daten den Erfolg des Hib-Impfprogramms. [F13] [F14]

7.5 Impfempfehlungen und Gegenindikationen (siehe Kapitel 46 Allgemeine Impfpraxis und Abb. 5-7)

Die Hib-Impfung wird in Deutschland und Österreich bei Säuglingen ab Beginn des 3. Lebensmonats, in der Schweiz ab 2. Lebensmonat, mit 3 Impfungen im Abstand von jeweils (mindestens) 4 Wochen durchgeführt. Eine Booster-Impfung wird für das zweite Lebensjahr im Mindestabstand von 6 Monaten zur letzten Impfung empfohlen.

Es steht hierfür in erster Linie der DTaP-Hib-IPV-HBV-Kombinationsimpfstoff zur Verfügung Nach dem 6. Lebensjahr sind invasive Hib-Infektionen eine Rarität, eine Impfung ist daher in der Regel nicht mehr sinnvoll. Sie ist aber für Risikogruppen (z. B. nach Splenektomie) empfohlen.

Als vollständig immunisiert gelten Kinder, die 3 Dosen (2 plus 1) eines Kombinationsimpfstoffs ohne Pertussisantigen oder 4 Dosen (3 plus 1) eines Kombinationsimpfstoff mit Pertussisantigen erhalten haben, wobei die 3. bzw. 4. Impfung möglichst ab dem 12. Lebensmonat gegeben werden sollte. Bei Impfbeginn im 2. Lebensjahr ist eine einmalige Hib-Impfung ausreichend.

Der Beginn der Hib-Immunisierung im frühen Säuglingsalter sollte nicht verzögert und die Impfserie bis zum 15. Lebensmonat abgeschlossen werden. Erkrankungen trotz kompletter Immunisierung sind äußerst selten. Die Impfung schützt nicht vor nicht-invasiven *H. influenzae*-Infektionen (z. B. Otitis media) und Infektionen durch unbekapselte Stämme oder andere Kapseltypen außer dem Kapseltyp b.

7.6 Veränderung der epidemiologischen Situation nach erfolgreichem Hib-Impfprogramm

In Ländern ohne Impfprogramm werden die meisten invasiven Infektionen durch *H. influenzae* Typ b(Hib) versursacht. Die Bedeutung von nicht-Hib-Stämmen für invasive Infektionen nimmt hingegen in Ländern, die ein erfolgreiches Hib-Impfprogramm implementiert haben, zu. Diese Erreger spielen zudem bei der akuten Otitis media, der Sinusitis und der ambulant erworbenen Pneumonie bei Älteren oder Patienten mit chronisch obstruktiver Lungenerkrankung eine Rolle. [F15]

> **Haemophilus-influenzae-Verbreitung**
> **Veränderung durch Impfprogramm**
>
> • In Ländern ohne Impfprogramm werden die meisten invasiven Infektionen durch *H. influenzae* Typ b (Hib) verursacht
>
> • Nach einem erfolgreichen Hib-Impfprogramm nimmt die Bedeutung von nicht-Hib-Stämmen für invasive Erkrankungen zu

F15

Im Jahre 2008 wurden 152 durch *H. influenzae* verursachte invasive Erkrankungen nach dem Infektionsschutzgesetz (IfSG) gemeldet. Der Serotyp f war mit 8 von 57 Isolaten häufiger vertreten als der Serotyp b mit 2 von 57 Isolaten.

Die Dominanz kapselloser Isolate spiegelt einen Wandel in der Epidemiologie invasiver Erkrankungen durch *H. influenzae* in den letzten zwei Jahrzehnten wider. 75 % der von invasiven Erkrankungen stammenden Isolate, die im Jahr 2008 untersucht wurden, waren der Gruppe der nicht-typisierbaren *H. influenzae* (NTHi) zuzuordnen. Dies bestätigt den Trend, der für Deutschland bereits für die Jahre 2001–2005 kürzlich publiziert wurde. Vermerkenswert ist die Altersverteilung der invasiven *H. influenzae*-Erkrankungen. So wurden 32 % der 713 dem Robert Koch-Institut (RKI) übermittelten Fälle in den Jahren 2001 bis 2008 bei Patienten über 70 Jahren beobachtet, 10 % der Fälle traten im ersten Lebensjahr auf.

7.7 Impfreaktionen und Komplikationen nach hexavalenter Impfung

Lokal- und Allgemeinreaktionen: Als Ausdruck der normalen Auseinandersetzung des Organismus mit dem Impfstoff kann es sehr häufig innerhalb von 1-3 Tagen nach der Impfung, selten länger anhaltend, an der Impfstelle zu Rötung, Schmerzhaftigkeit und Schwellung kommen, gelegentlich mit Beteiligung der zugehörigen Lymphknoten. Gelegentlich kann eine diffuse Schwellung die gesamte Extremität einbeziehen. Ebenfalls innerhalb von 1-3 Tagen, selten länger anhaltend, kann es auch zu Allgemeinsymptomen wie leichte bis mäßige Temperaturerhöhung, grippeähnliche Symptomatik (Frösteln, Kopf- und Gliederschmerzen, Schläfrigkeit, Unruhe, Reizbarkeit) oder Magen-Darm-Beschwerden (Appetitlosigkeit, Übelkeit, Erbrechen, Durchfall) kommen. Häufig tritt Fieber ≥ 39 °C und ungewöhnliches Schreien auf. In der Regel sind diese genannten Lokal- und Allgemeinreaktionen vorübergehender Natur und klingen rasch und folgenlos wieder ab.

Komplikationen: In Einzelfällen kann es im Zusammenhang mit einer Temperaturerhöhung beim Säugling und jungen Kleinkind zu einem Fieberkrampf (in der Regel ohne Folgen) kommen. Allergische Reaktionen auf den Impfstoff sind möglich. Einzelfälle von hypoton-hyporesponsiven Episoden (kurzzeitiger schockähnlicher Zustand mit reduziertem Muskeltonus und Nichtansprechbarkeit, bildet sich schnell und folgenlos zurück) nach der Gabe von Impfstoffen, welche die azelluläre Pertussis-Komponente enthalten, werden in der medizinischen Fachliteratur beschrieben, sind bei diesem Kombinationsimpfstoff jedoch bisher nur im Einzelfall beobachtet worden.

Krankheiten/Krankheitserscheinungen in ungeklärtem ursächlichen Zusammenhang mit der Impfung: Nach der Ablösung der früher verwendeten Vollbakterien-Pertussis-Komponente im DTP-Impfstoff durch eine moderne azelluläre Pertussis-Komponente wurde über zentral-nervöse Schäden der Impfung in der medizinischen Fachliteratur nicht mehr berichtet. Eine veröffentlichte Kasuistik (Enzephalopathie) ist kausal fraglich. Demzufolge ist damit auch beim DTaP-HB-IPV-Hib-Impfstoff nicht mit einer Enzephalopathie zu rechnen. In Einzelfällen wurde in der medizinischen Fachliteratur über vorübergehende Thrombozytopenie (Verminderung der für die Gerinnungsfunktion des Blutes bedeutsamen Blutplättchenzahl) und Glomerulonephritis berichtet, die im zeitlichen Zusammenhang mit der Gabe von Impfstoffen, welche die Diphtherie- und Tetanus-Komponente enthielten, auftraten. Bei diesem Kombinationsimpfstoff DTaP-HB-IPV-Hib liegen bisher keine Beobachtungen über derartige Komplikationen vor.

Hypothesen und unbewiesene Behauptungen: Hypothesen hinsichtlich einer Verursachung von Diabetes mellitus Typ 1 durch die Hib-Komponente oder andere Impfstoffe oder Mehrfach-Impfungen/Mehrfach-Impfstoffe werden gelegentlich diskutiert und verbreitet, es gibt jedoch keine wissenschaftlichen Fakten, die einen solchen Zusammenhang annehmen lassen oder gar beweisen.

7.8　Notwendigkeit einer Boosterimpfung

Trotz des in vielen Ländern beobachteten Erfolgs der Hib-Konjugat-Impfstoffe war aus Großbritannien (auch aus den Niederlanden) von steigenden Hib-Inzidenzen und Hib-Impfversagern berichtet worden. In Großbritannien stieg die Inzidenz invasiver Hib Erkrankungen im Alter von 0–4 Jahren von 0,65 pro 100.000 (1998) auf 4,58 pro 100.000

(2002). Dieser Anstieg fiel mit dem Wechsel von einem Ganzzell-Pertussis-Impfstoff (DTwP) zu einem azellulären Pertussis-Hib-Kombinationsimpfstoff und mit der gleichzeitigen Einführung einer Meningokokken-Gruppe-C-Konjugat-Impfung zusammen. Die Effektivität dieser DTaP/Hib-Impfstoffe nach der Grundimmunisierung betrug nur 56,7 %. Inzwischen wurde eine nationale ´Catch-up´-Immunisierungskampagne für Kinder < 4 Jahre in Großbritannien durchgeführt. Ferner wird zudem nun auch in England eine Boosterdosis im 2. Lebensjahr empfohlen.

Es gilt inzwischen als allgemein anerkannt, dass eine Grundimmunisierung im Säuglingsalter mit Konjugat-Impfstoffen gegen *H. Influenzae*-Erkrankungen (aber auch gegen Pneumokokken- und Meningokokken-Erkrankungen) zur Vervollständigung des Impfschutzes einer Booster-Iimpfung im 2. Lebensjahr bedarf.

7.9 Impfstoffe – Besonderheiten
Bei dem kürzlich zugelassenen 10-valenten Pneumokokken-Konjugat-Impfstoff Synflorix® sind 8 der 10 Polysaccharide mit dem Trägerprotein D (stammt von nicht typisierbaren *H. influenzae* - NTHi) konjugiert, welches selbst eine antigene Wirkung entfaltet. In klinischen Erprobungen wurde eine Wirksamkeit nicht nur gegen durch Pneumokokken, sondern auch durch nicht-typisierbare *H. influenzae* verursachte Otitiden ermittelt.

8 Chemoprophylaxe
Beim Indexpatienten ist eine Chemoprophylaxe mit Rifampicin sinnvoll, wenn er nicht mit Ceftriaxon oder Cefotaxim behandelt und in einen Haushalt oder in eine Kindereinrichtung mit Kleinkindern zurückkehrt, die nicht oder inkomplett die Hib-Schutzimpfungen erhalten haben. Diese drei Antibiotika eliminieren den Erreger auch aus dem Nasen-Rachen-Raum, nicht jedoch z. B. Ampicillin. Der Sinn dieser Maßnahmen liegt vor allem in der Verhütung einer Keimübertragung durch den Indexpatienten. Die Chemoprophylaxe sollte so früh wie möglich erfolgen. Da die meisten Sekundärerkrankungen in der ersten Woche nach Hospitalisierung des Indexfalls beobachtet werden, ist sie bis zum 7. Tag nach Kontakt sinnvoll. Eine Prophylaxe von Säuglingen im ersten Lebensmonat ist nicht erforderlich.

Eine Kontraindikation für eine Rifampicinprophylaxe besteht für Schwangere, Personen mit schwerer Lebererkrankung oder akuter Hepatitis.

Die Chemoprophylaxe mit Rifampicin ist bei engen Kontaktpersonen im Haushalt oder der Kindereinrichtung unter folgenden Bedingungen empfehlenswert:
In einem Haushalt mit Kindern bis zu 4 Jahren, die unvollständig oder nicht gegen Hib immunisiert sind, sollten alle Personen die Chemoprophylaxe erhalten. Sind die Kontaktkinder komplett immunisiert, kann auf eine Chemoprophylaxe verzichtet werden. Immunsupprimierte Kinder sollten jedoch prophylaktisch behandelt werden.

In einer Gemeinschaftseinrichtung ist die Rifampicinprophylaxe aller exponierten, ungeimpften Kinder bis 4 Jahre empfehlenswert und mit dem Gesundheitsamt abzustimmen.
Insbesondere ist hierbei der Schutz der unter 2 Jahre alten Kinder zu beachten. Eine Chemoprophylaxe des Personals einer Kindereinrichtung wird generell nicht mehr empfohlen. Sie kann aber bei Mehrfacherkrankungen (≥ 2 invasive Hib-Infektionen) erforderlich werden. Einzelheiten zur Rifampicinprophylaxe nebenstehend. [F16]

Rifampicin-Prophylaxe

- Dosierung Rifampicin:
- ab 1 Monat: 20 mg/kg/Tag (maximal 600 mg) in 1 ED für 4 Tage
- Erwachsene: 600 mg p.o. in 1 ED für 4 Tage
- bei Schwangeren ist die Gabe von Rifampicin und Gyrasehemmern kontraindiziert, bei ihnen kommt zur Prophylaxe ggf. Ceftriaxon in Frage

F16

---

9   Meldepflicht, Falldefinition, Sentinel-Surveillance

Der direkte Nachweis von *H. influenzae* aus Liquor oder Blut ist bei akuter Infektion gemäß Infektionsschutzgesetz namentlich meldepflichtig. Bei Verdacht und Erkrankung auf Hib-Meningitis besteht ein Verbot des Aufenthaltes und Arbeitens in Gemeinschaftseinrichtungen.
Die Falldefinition zu invasiver Hib-Infektion ist dem Verzeichnis 'Falldefinitionen zur Übermittlung von Erkrankungs- und Todesfällen und Nachweisen von Krankheitserregern' des Robert Koch-Instituts zu entnehmen >http://www.rki.de<.

Daten zur epidemiologischen Situation von Erkrankungen durch *H. influenzae* in Deutschland vor und nach Einführung der Hib-Impfung (1993–2005) wurden in einer Studie der 1992 gegründeten 'Erhebungseinheit für seltene pädiatrische Erkrankungen in Deutschland' (ESPED) ermittelt.

Eine vergleichende Untersuchung (2001–2005) aktiver (ESPED: Hospital- und Laborbasierte Surveillance) und passiver Surveillancesysteme (Meldepflicht) weist aus, dass die kompletteste Erfassung durch die Einbeziehung aller 3 Datenquellen ermöglicht wird. Die

Meldepflicht vermag den Trend der *H. influenzae*-Inzidenz zu erfassen, jedoch ohne Aussagen zur Hib-Inzidenz, da die Rate der Laborbestätigungen zwischen 14 und 69% in den einzelnen Jahren differierte. In der Praxis ist man jedoch allein auf die Meldepflicht angewiesen, da spezielle Surveillance-Systeme nur zeitlich beschränkt (bis 2005) unterstützt wurden.

Literatur

PELTOLA H. Worldwide Haemophilus influenzae type b disease at the beginning of the 21st century: Global analysis of the disease burden 25 years after the use of the polysaccharide vaccine and a decade after the advent of conjugates. Clin Microbiol Rev 2000; 13: 302–327.

SCHMITT HJ, VON KRIES R, HASSENPFLUG B ET AL. Haemophilus influenzae type b disease: impact and effectiveness of diphtheria-tetanus toxoids-acellular pertussis-inactivated poliovirus/H. influenzae type b combination vaccines.
Pediatr Infect Dis J 2001; 20: 767–774.

PETTIGREW MM, FOXMAN B, MARRS CF, GILSDORF JR. Identification of the lipooligosaccharide biosynthesis gene lic2B as a putative virulence factor in strains of nontypeable Haemophilus influenzae that cause otitis media. Infect Immun 2002; 70: 3551–3556.

SCHMITT HJ, BOOY R, WEIL-OLIVIER C, VAN DAMME P, COHEN R, PELTOLA H. Child vaccination policies in Europe: a report from the Summits of Independent European Vaccination Experts. Lancet Infect Dis 2003; 3: 103–108.

TROTTER CL, RAMSAY ME, SLACK MP. Rising incidence of Haemophilus influenzae type b disease in England and Wales indicates a need for a second catch-up vaccination campaign. Commun Dis Public Health 2003; 6: 55.

KALIES H, VERSTRAETEN T, GROTE V ET AL. Erhebungseinheit für seltene pädiatrische Erkrankungen in Deutschland Study Group. Four and one-half-year follow-up of the effectiveness of diphtheria-tetanus toxoids-acellular pertussis/Haemophilus influenzae type b and diphtheria-tetanus toxoids-acellular pertussis-inactivated poliovirus/H. influenzae type b combination vaccines in Germany. Pediatr Infect Dis J. 2004; 23: 944–950.

KELLY DF, MOXON ER, POLLARD AJ. Haemophilus influenzae type b conjugate vaccines. Immunology 2004;113:163-74. Review.

MURPHY, TF. Haemophilus infections. In: Mandell, GL, Bennett, JE, Dolin, R. Principles and practice of infectious diseases. Elsevier Churchill Livingstone 2005: 2661–2669.

American Academy of Pediatrics. Haemophilus influenzae. In: Pickering LK, Baker CJ, Long SS, McMillan JA, eds. Red Book: 2006 Report of the Committee on Infectious Diseases. 27th ed. Elk Grove Village, IL: American Academy of Pediatrics; 2006: 310-318.

SANDQVIST A, KALIES H, SIEDLER A ET AL. Invasive non-typeable Haemophilus influnzae infections in Germany: Epidemiological data from 2001 to 2004 and a case report of a previously healthy 7-year-old boy with an intracranial abscess. Eur J Ped 2006; 165(9): 658-659.

MILDE-BUSCH A, KALIES H, RÜCKINGER S, SIEDLER A ET AL. Surveillance for rare infectious diseases: is one passive data source enough for Haemophilus influenzae?
Eur J Public Health 2008; 18: 371–375.

VOGEL U, ELIAS J, CLAUS H. Invasive Erkrankungen durch Haemophilus influenzae im Jahre 2008. Epid Bull RKI 2009 Nr 35: 357–358.

KALIES H, SIEDLER A, GRÖNDAHL B, GROTE V, MILDE-BUSCH A, VON KRIES R: Invasive Haemophilus influenzae infections in Germany: impact of nontype b serotypes in the post-vaccine era. BMC Infect Dis 2009; 9: 45.

6 Hepatitis A

Schon vor der Unterscheidung der verschiedenen Formen der Virushepatitis war die Hepatitis A als eigenständige Erkrankung bekannt, die – auf Grund ihrer fäkal-oralen Übertragung – als „infektiöse" Gelbsucht bezeichnet wurde. Ihr Erreger, das Hepatitis-A-Virus, kommt weltweit vor und war bis in die Mitte des letzten Jahrhunderts auch in den Industrienationen Europas und in Nordamerika endemisch. Durch hygienische Maßnahmen, sauberes Trinkwasser, Abwasserentsorgung und bessere Wohnverhältnisse wurde die Hepatitis A hier allerdings weitgehend zurückgedrängt, ist aber überall dort, wo die hygienischen Verhältnisse mangelhaft sind, nach wie vor noch weit verbreitet Deshalb wurde die Hepatitis A für die Bewohner der Industrienationen zu einer vor allem auf Reisen erworbenen Infektion. In Deutschland nahm die Zahl der Hepatitis-A-Fälle, nicht zuletzt auch wegen der seit 1992 verfügbaren Hepatitis-A-Impfung, kontinuierlich ab.

1   Erreger – Hepatitis-A-Virus

Der Erreger der Hepatitis A gehört der Familie der Picornaviren an und ist einziger Vertreter der Gattung Hepatovirus. Das Hepatitis-A-Virus (HAV) ist unbehüllt und mit einem Durchmesser von ca. 28 nm eines der kleinsten Viren. Es besitzt ein ikosaedrisches Kapsid, das aus den drei Proteinen VP1, VP2 und VP3 zusammengesetzt ist. Das Virusgenom besteht aus einer einzelsträngigen plus-Strang-RNA. [F1]

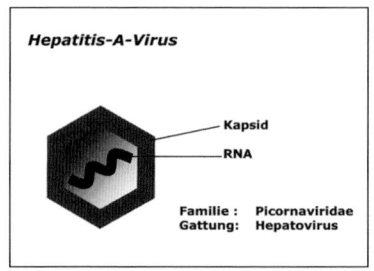

Hepatitis-A-Virus

Kapsid
RNA

Familie : Picornaviridae
Gattung: Hepatovirus

F1

Der Erreger ist außergewöhnlich stabil und kann auch außerhalb des Organismus bei Raumtemperatur seine Vermehrungsfähigkeit wochenlang beibehalten. Auch mehrstündiges Erhitzen auf 60 °C beeinträchtigt seine Vermehrungsfähigkeit wenig, erst eine Temperatur von 100 ° C vermag das Virus innerhalb von 1 Minute zu inaktivieren. [F2]

Stabilität des Hepatitis-A-Virus

stabil
• bei 25°C für 1 Monat (getrocknet)
• bei 60°C für 60 min
• gegenüber 20 % Äther oder Chloroform

inaktiviert durch
• Sterilisation (98°C für >1 min)
• Formalin (3 % für 5 min bei 25°C)

Infektiosität reduziert durch
• 70 % Äthanol, 3 min, auf <1 %

F2

2 Pathogenese

Die Inkubationszeit der Erkrankung beträgt 2–6 Wochen. Eine primäre Virusvermehrung im Intestinaltrakt wird diskutiert, Hauptvermehrungsort des Virus ist aber die Leber. Die erst nach einigen Wochen eintretende Leberschädigung ist überwiegend Folge immunologischer Vorgänge, bei denen virusinfizierte Hepatozyten durch unspezifische (NK-Zellen) und spezifische zytotoxische T-Lymphozyten zerstört werden. Das Virus wird bereits während der späten Inkubationsphase (1–2 Wochen vor Erkrankungsbeginn) in hohen Konzentrationen im Stuhl ausgeschieden. Gegen Ende der Inkubationsphase besteht eine vorübergehende Virämie. Nach Ausbruch der typischen kinischen Symptomatik nimmt die Virusausscheidung – und damit auch die Infektiosität – stark ab.

3 Klinisches Bild

Die akute Hepatitis A manifestiert sich klinisch als typische Virushepatitis und unterscheidet sich nicht von den durch die anderen hepatotropen Viren hervorgerufenen akuten Erkrankungen.

Gegen Ende der Inkubationszeit beginnt ein mehrtägiges unspezifisches, oft „grippeähnliches" Prodromalstadium mit Fieber, allgemeinem Krankheitsgefühl und Magen-Darm-Symptomatik. Meist nach einer leichten Besserung der Beschwerden setzt die ikterische Phase ein: Typische Symptome sind die Dunkelverfärbung des Urins, das Hellerwerden des Stuhls und der Ikterus, der sich ab einer Bilirubinkonzentration im Serum von 2–2,5 mg/dl als gelbliche Verfärbung der Skleren (Sklerenikterus), bei Werten über 3,0 mg/dl auch der Haut manifestiert. Diffuse Schmerzen im rechten Oberbauch sind häufig. Eine akute Hepatitis A ist im Allgemeinen nach 4–8 Wochen abgeklungen. [F3] [F4]

Bei Kindern bleibt die Infektion häufig inapparent; unter 5-Jährige erkranken zu weniger als 10 %. Auch bei Erwachsenen verläuft über ein Viertel aller Infektionen klinisch stumm. Fulminante Hepatitiden sind insgesamt sehr selten und treten in weniger als 0,1 %

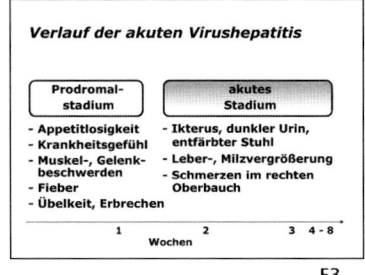

Verlauf der akuten Virushepatitis

Prodromal-stadium	akutes Stadium

- Appetitlosigkeit
- Krankheitsgefühl
- Muskel-, Gelenk-
  beschwerden
- Fieber
- Übelkeit, Erbrechen
	- Ikterus, dunkler Urin,
	  entfärbter Stuhl
	- Leber-, Milzvergrößerung
	- Schmerzen im rechten
	  Oberbauch

1   2   3 4 - 8
Wochen

F3

Hepatitis A (infektiöse Gelbsucht)

- Infektionsweg: fäkal-oral (direkter Kontakt, Trinkwasser, Nahrungsmittel)
- Inkubationzeit: 2-6 Wochen
- Klinik: akute Hepatitis bei 3/4 aller Erwachsenen; bei Kindern meist inapparent; *keine chronischen Infektionen*
- Komplikationen: fulminante Hepatitis (<0,1%) protrahierte Verläufe (5-10%)

F4

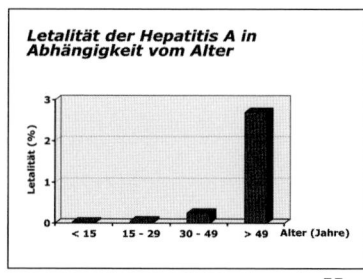

Letalität der Hepatitis A in Abhängigkeit vom Alter

F5

aller Infizierten auf. Allerdings nimmt die Zahl fulminanter Verläufe mit dem Alter deutlich zu; bei über 40-Jährigen liegt der Anteil tödlich endender akuter Hepatitis-A-Infektionen bereits bei ca. 2 %. Auch Menschen mit chronischer Hepatitis B oder C oder aus anderen Gründen vorgeschädigter Leber sind durch eine Hepatitis A stärker gefährdet. [F5]

Die Erkrankung heilt, abgesehen von den sehr seltenen tödlichen Fällen immer aus. Chronische Verläufe wurden bislang nie beobachtet. Allerdings kommt es in etwa 10 % aller Erkrankungen zu protrahierten Infektionen, bei denen nach einigen Wochen erneut Symptome wie bei der akuten Erkrankung auftreten können. Eine Hepatitis-A-Infektion hinterlässt eine lebenslange Immunität.

4 Diagnose und Differentialdiagnose

Um eine akute Virushepatitis zu diagnostizieren ist es zunächst notwendig, die Diagnose „Virushepatitis" zu sichern durch das klinische Bild, die Anamnese und die biochemischen Parameter (ALT, AST, Bilirubin). Im zweiten Schritt muss der Erregernachweis geführt werden. [F6]

Diagnostisches Vorgehen bei Verdacht auf akute Virushepatitis

- Sicherung der Diagnose ´Virushepatitis´
  - klinisches Bild
  - Anamnese
  - Biochemie
- Identifizierung des Erregers
  Serologische Untersuchung auf
  - HAV, HBV, HCV, HDV, HEV
  - evtl. EBV u. CMV

F6

Zum Nachweis einer Hepatitis-A-Infektion können virusspezifische Antikörper oder das Virus selbst (in Stuhl oder Serum) bestimmt werden. Die diagnostisch erfassbaren Marker sind HAV-Antigen, HAV-RNA und die Antikörper Anti-HAV-IgG und Anti-HAV-IgM.

Infektion mit Hepatitis-A-Virus Verlauf der akuten Infektion

Infektion   Ikterus

HAV (Stuhl)   Anti-HAV-IgG
Anti-HAV-IgM

0 1 2 3 4 5 6 7 8 Wochen

F7

Die Diagnose einer akuten Infektion erfolgt durch den Nachweis von Anti-HAV-lgM. Spezifische Antikörper der IgM-Klasse sind bereits bei Ausbruch der klinischen Erscheinungen vorhanden und verschwinden in der Regel innerhalb von ein bis zwei Monaten. Die gelegentlichen protrahierten Verläufe (s. o.) können jedoch zu einem über mehrere Monate persistierenden oder intermittierend auftretenden Anti-HAV-lgM führen. Vorsicht ist geboten bei einem Anti-HAV-IgM-Befund ohne klinisch manifeste Virushepatitis und erhöhte Transaminasen bzw. ohne Verdacht auf kürzlich erfolgten Kontakt mit HAV. Häufig handelt es sich in diesem Fall um ein falsch-positives Testergebnis. [F7]

Antikörper der IgG-Klasse sind ebenfalls bereits zu Beginn der Erkrankung mit Hilfe des Anti-HAV-IgG-Tests nachweisbar. Im Gegensatz zu den spezifischen IgM-Antikörpern bleiben sie aber lebenslang bestehen. Sie sind Ausdruck einer abgelaufenen Infektion mit HAV und Zeichen der Immunität gegenüber diesem Erreger.

Auch das Auftreten von HAV im Stuhl ist beweisend für eine akute Infektion. Bei über der Hälfte aller akut erkrankten Patienten lässt sich allerdings mit immunologischen Testverfahren (Hepatitis-A-Antigen-Test) kein Virus mehr nachweisen, sodass sein Fehlen eine frische Infektion nicht ausschließt. Der Test ist daher für die Akutdiagnostik nicht geeignet und hat allenfalls eine gewisse Bedeutung zur Beurteilung der Infektiosität, die an das Vorhandensein von HAV im Stuhl geknüpft ist. Ein wesentlich empfindlicherer Virusnachweis im Stuhl – aber auch im Blut – ist mittels der Polymerase-Kettenreaktion (RT-PCR) möglich. Dieses Verfahren spielt keine Rolle für die Routinediagnostik, erlaubt aber eine präzise Abschätzung der Infektiosität. [F8]

Serologische Befunde im Verlauf einer Hepatitis-A-Infektion

	HAV-RNA	Anti-HAV-IgG	Anti-HAV-IgM
späte Inkubationsphase	+	+/-	+/-
akute Infektion	+	+	+
abgelaufene Infektion	-	+	-

F8

Konsiliarlaboratorium für Hepatitis-A-Virus (HAV)
und Hepatitis-E-Virus (HEV)

- Institution: Institut für Medizinische Mikrobiologie und Hygiene der Universität Regensburg Franz-Josef-Strauß-Allee 11, 93053 Regensburg
  – Ansprechpartner: Herr Prof. Dr. W. Jilg
- Telefon: 0941 / 9 44-64 08
- Telefax: 0941 / 9 44-64 02
- E-Mail: wolfgang.jilg@klinik.uni-regensburg.de

F9

Differentialdiagnostisch kommen beim Vorliegen einer ´klassischen´ Virushepatitis Infektionen mit den Hepatitisviren B, C und E in Frage. Bei Verläufen ohne typisches Prodromalstadium und nur geringen Transaminasenerhöhungen muss auch an eine akute EBV- oder CMV-Infektion gedacht werden.

Das Konsiliarlaboratorium für Hepatitis-A-Virus (HAV) [und Hepatitis-E-virus (HEV)] berät in diagnostischen Fragen. [F9]

5 Therapie und Management

Die Patienten werden symptomatisch behandelt, eine spezifische Therapie gibt es nicht. Körperliche Schonung, nicht aber strikte Bettruhe ist bis zur klinischen Besserung sinnvoll. Eine Krankenhauseinweisung ist angezeigt, wenn ein komplizierter Verlauf zu erwarten ist, der sich durch stark erhöhte Transaminasen, steigende Bilirubinwerte und Gerinnungsstörungen bemerkbar macht. Besondere Diätvorschriften bestehen nicht, allerdings sollte auf Alkoholkarenz geachtet werden.

Bei den sehr seltenen fulminanten Verläufen muss unter Umständen eine sofortige Lebertransplantation in Erwägung gezogen werden.

Patienten im Krankenhaus ist die Benutzung einer eigenen Toilette vorgeschrieben. Eine Isolierung ist bis zu 2 Wochen nach Auftreten der ersten klinischen Symptome bzw. eine Woche nach Auftreten des Ikterus angezeigt. Für alle akut an Hepatitis-A-Erkrankten muss eine Belehrung über eine sorgfältige Händehygiene erfolgen.

Laut Infektionsschutzgesetz (IfSG) dürfen Personen, die an Hepatitis A erkrankt oder dessen verdächtig sind, in Gemeinschaftseinrichtungen keine Lehr-, Erziehungs-, Pflege-, Aufsichts- oder sonstigen Tätigkeiten ausüben, bei denen sie Kontakt zu den dort Betreuten haben. Das gilt solange, bis nach ärztlichem Urteil eine Weiterverbreitung der Krankheit nicht mehr zu befürchten ist. Die in Gemeinschaftseinrichtungen Betreuten, die an Hepatitis A erkrankt oder dessen verdächtig sind, dürfen die dem Betrieb der Gemeinschaftseinrichtung dienenden Räume nicht betreten, Einrichtungen der Gemeinschaftseinrichtung nicht benutzen und an Veranstaltungen der Gemeinschaftseinrichtung nicht teilnehmen.

6 Epidemiologie

6.1 Übertragungswege

Das Hepatitis-A-Virus wird fäkal-oral übertragen. Es wird von Infizierten in großer Menge im Stuhl ausgeschieden, wobei sich die höchsten Viruskonzentrationen in der späten Inkubationsphase finden, kurz vor Ausbruch der klinischen Symptomatik. Die häufigsten Übertragungswege sind direkter Kontakt mit Infizierten, Aufnahme fäkal kontaminierten Trinkwassers oder Genuss kontaminierter Lebensmittel. Eine besondere Rolle spielen hier Muscheln, Austern und andere Schalentiere: Diese Tiere können Hepatitis-A-Viren in hoher Konzentration enthalten, wenn sie in fäkal kontaminierten Gewässern wachsen. Roh

**HAV in Muscheln und Austern
im Mittelmeer**

- Positive Befunde: Mehrzahl der Anrainer
- Länder der nördlichen Adria: 6 %
- Süditalien: 35 %
- Tunesien: 26 %

F10

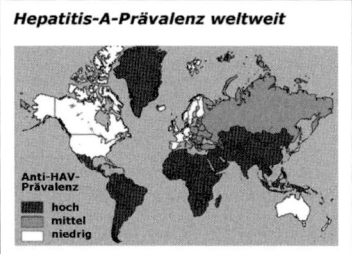

Hepatitis-A-Prävalenz weltweit

Anti-HAV-
Prävalenz

hoch
mittel
niedrig

F11

oder nicht völlig durchgekocht verzehrt, stellen sie eine häufige Infektionsquelle dar. [F10]

Andere lebensmittelassoziierte Infektionen können durch tiefgefrorenes Obst oder Gemüse verursacht werden, das bei der Ernte oder der Verpackung kontaminiert wurde, und schließlich kann eine Übertragung auch durch Speisen erfolgen, die von Infizierten zubereitet wurden.

Eine parenterale Übertragung des Erregers ist als Transfusionsfolge bzw. nach der Gabe von kontaminierten Gerinnungspräparaten beschrieben. Sie ist aber sehr selten und spielt epidemiologisch keine Rolle.

6.2 Epidemiologische Situation

Die Hepatitis A ist weltweit verbreitet. Die höchsten Durchseuchungsraten finden sich dort, wo die hygienischen Verhältnisse mangelhaft sind, vorrangig in Entwicklungsländern. In weiten Gebieten Afrikas, Indiens und Südostasiens haben nahezu alle 5-Jährigen bereits eine Hepatitis-A-Infektion durchgemacht. [F11]

Da die Infektion bei Kleinkindern fast immer inapparent verläuft, stellt die Hepatitis A in diesen Gegenden der Welt für die Einheimischen kaum ein Problem dar; klinisch manifeste Infektionen sind selten. Auch in den meisten anderen Ländern der Tropen und Subtropen und in vielen Gegenden Osteuropas ist der Erreger endemisch. Mit zunehmender Verbesserung der Hygiene verschiebt sich aber der Erstkontakt mit dem Virus in höhere Altersgruppen, in denen es häufiger zu ikterischen Verläufen kommt. Deswegen ist in diesen sogenannten Schwellenländern die Hepatitis A eine vergleichsweise häufige Erkrankung, die immer wieder zu kleineren oder auch größeren Ausbrüchen führt.

6.2.1 Epidemiologische Situation in den Industrieländern

Für die Bewohner der westlichen Industrienationen ist die Hepatitis A in erster Linie eine Reisekrankheit. Ein erhöhtes Risiko besteht auch für medizinisches Personal in der Pädiatrie, Betreuungspersonal in Kinderkrippen und Kindergärten, Personal in medizinischen Labors, in denen häufig Stuhluntersuchungen durchgeführt werden, sowie für Kanalisations- und Klärwerksarbeiter. Erhöht Hepatitis-A-gefährdet sind auch Benutzer i. v.-applizierter Drogen – sowohl wegen der schlechten hygienischen Bedingungen, unter denen viele dieser Menschen leben als auch der mehrwöchigen Virämie – und männliche Homosexuelle.

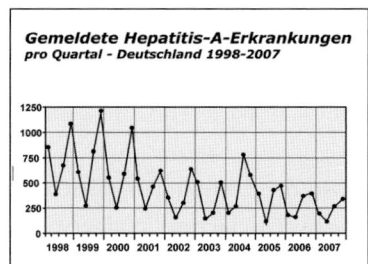

Gemeldete Hepatitis-A-Erkrankungen
pro Quartal - Deutschland 1998-2007

F12

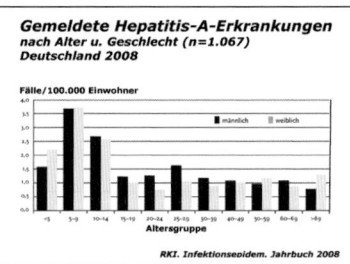

Gemeldete Hepatitis-A-Erkrankungen
nach Alter u. Geschlecht (n=1.067)
Deutschland 2008

RKI. Infektionsepidem. Jahrbuch 2008

F13

Infektionsländer gemeldeter Hepatitis-A-Fälle (Deutschland 2008)

Infektionsland	Nennungen	Anteil
Deutschland	664	63 %
Türkei	60	6 %
Ägypten	55	5 %
Pakistan	32	3 %
Marokko	21	2 %
Indien	20	2 %
Spanien	16	2 %
Libanon	11	1 %
Afghanistan	10	1 %
Italien	10	1 %
Serbien	10	1 %
andere	150	14 %
Summe	1.059	100 %

RKI. Infektionsepidem. Jahrbuch 2008

F14

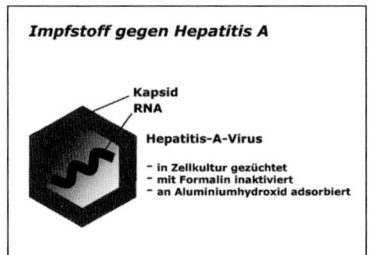

Impfstoff gegen Hepatitis A

Kapsid
RNA

Hepatitis-A-Virus

- in Zellkultur gezüchtet
- mit Formalin inaktiviert
- an Aluminiumhydroxid adsorbiert

F15

6.2.2 Situation in Deutschland

In Deutschland ist die Inzidenz der Hepatitis A seit Jahren rückläufig. Wurden 1997 noch 4.591 Fälle von akuter Hepatitis A gemeldet, waren es im Jahr 2008 noch 1.067, im Jahr 2009 926, 2010 783 Erkrankungen. Etwa 40 % dieser Infektionen dürften im Ausland erworben worden sein. [F12–14]

7 Prävention und Kontrolle

7.1 Allgemeine Präventionsmaßnahmen

Die Gefahr einer Hepatitis-A-Infektion kann durch hygienische Maßnahmen stark reduziert werden. Neben der persönlichen Hygiene empfiehlt sich beim Aufenthalt in tropischen und subtropischen Gebieten ein Verhalten, das auch für die Verhütung anderer viraler und bakterieller Darminfektionen wichtig ist: Vermeidung aller rohen Speisen, ausschließlich Trinken von abgekochtem Wasser, Verzicht auf Eis oder Eiswürfel, Genuss nur von geschältem Obst. An spezifischen Präventionsmaßnahmen stehen die aktive und die passive Immunprophylaxe zur Verfügung.

7.2 Aktive Impfung gegen Hepatitis A
7.2.1 Hepatitis-A-Impfstoffe

Der Impfstoff gegen Hepatitis A ist ein mittels Formalin inaktivierter Totimpfstoff. Zu seiner Herstellung werden Hepatitis-A-Virusstämme verwendet, die durch mehrere Zellkulturpassagen bereits attenuiert und an ein Wachstum in menschlichen, diploiden Fibroblasten adaptiert wurden. In diesen Zellen wird das Virus gezüchtet, durch Aufbrechen der Zellen freigesetzt und in mehreren Stufen von Verunreinigungen befreit. Das gereinigte Virus wird mit Formalin inaktiviert und mit

Adjuvans versetzt. Zwei der derzeit verfügbaren Impfstoffe enthalten Aluminiumhydroxid bzw. Aluminiumhydroxyphosphat als Adjuvans; der dritte Impfstoff besteht aus inaktiviertem Hepatitis-A-Virus, das an sogenannte Virosomen gebunden ist: Virosomen sind sphärische Phospholipidpartikel, die das Hämagglutinin des Influenzavirus enthalten. [F15]

Derzeit sind Impfstoffe von drei Herstellern in Deutschland und den meisten europäischen Ländern zugelassen. Die monovalenten Impfstoffe gibt es für Erwachsene und in einer Dosierung für Kinder (mit der Hälfte der für Erwachsene eingesetzten Impfstoffmenge).

Der Hepatitis-A-Impfstoff ist auch in zwei Impfstoff-Kombinationen enthalten, einmal zusammen mit dem Hepatitis-B-Impfstoff und in Kombination mit dem Totimpfstoff gegen Typhus.

7.2.2   Immunogenität, Effektivität, Schutzdauer

Nach der ersten Impfung weisen fast 100 % der Impflinge unter 40 Jahren spezifische Antikörper (Anti-HAV) im schützenden Bereich auf. Die Schutzgrenze wird bei einer Anti-HAV-Konzentration von 10–20 IE/l angenommen. Die Serokonversionsraten nach der zweiten Impfung lagen in allen kontrollierten Studien auch bei älteren Impflingen bei > 99 %.

Durch die zweite Impfung wird der Anti-HAV-Spiegel um einen Faktor von 10–50 erhöht und damit ein Impfschutz verliehen, der nach vorläufigen Berechnungen für 20 Jahre und mehr anhalten dürfte. Da Hepatitis-A-Impfstoffe erst seit Beginn der 1990er Jahre zur Verfügung stehen, beruhen die Schätzungen zur Dauer des Impfschutzes auf kinetischen Modellen zum Antikörperverlauf. Möglicherweise bleibt ein Schutz vor Erkrankung sogar lebenslang bestehen.

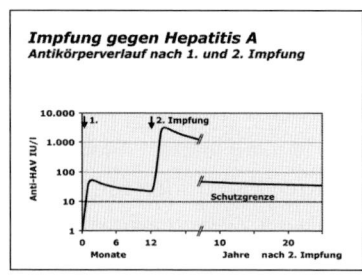

F16

Bei der Mehrzahl der Impflinge lassen sich bereits nach 8–10 Tage Antikörper nachweisen. In Tierversuchen konnte gezeigt werden, dass die aktive Impfung auch post expositionem wirksam ist. Der Erfolg der Impfung bei Riegelungs-Impfungen in Ausbruchssituationen scheint dies zu bestätigen; allerdings ist nicht klar, wie lange nach Exposition eine aktive Impfung noch erfolgreich ist. Deshalb erscheint der zusätzliche Einsatz von Immunglobulin zur Postexpositionsprophylaxe in bestimmten Fällen nach wie vor gerechtfertigt (s. u.). Aufgrund der hohen Immunogenität des Impfstoffs und der vergleichsweise langen Inkubationszeit der Hepatitis A lässt sich aber für den präexpositionellen Einsatz der Schluss ziehen, dass auch eine kurz vor einer Exposition verabreichte Impfung schützt. Für die Reisemedizin bedeutet das, dass eine unmittelbar vor Reiseantritt applizierte Impfung für eine begrenzte Zeit einen verlässlichen Schutz vor Infektion bietet. Eine Immunglobulingabe erübrigt sich in diesem Fall. [F16]

7.2.3 Sicherheit, Reaktogenität und Komplikationen

Der Hepatitis–A-Impfstoff gehört zu den am besten verträglichen Impfstoffen. Bei etwa 4 % der Impflinge kann es innerhalb von 1–3 Tagen zu Rötung, Schwellung und Schmerzen an der Impfstelle kommen; Allgemeinreaktionen wie leichte bis mäßige Temperaturerhöhung, Frösteln, Kopf- und Gliederschmerzen oder Müdigkeit sowie Leibschmerzen und Störungen des Magen-Darm-Traktes kommen bei 1–10 % der Geimpften vor. Echte Komplikationen wie allergische Hautreaktionen oder ein Erythema multiforme wurden nur sehr selten beobachtet.

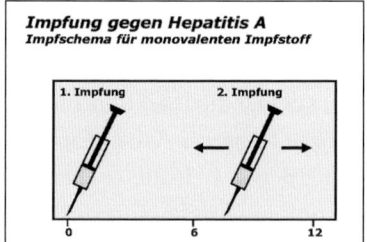

Impfung gegen Hepatitis A
Impfschema für monovalenten Impfstoff

1. Impfung   2. Impfung

0   6   12
Monate

F17

Impfung gegen Hepatitis A
Zusammenfassung

- Totimpfstoff
- 2 Impfungen
- Serokonversionsrate >99 % nach 2. Impfung Schutz bereits nach 1. Dosis
- Schutzdauer >20 Jahre nach 2. Impfung
- sehr gut verträglich

F18

7.2.4 Impfschemata, Indikationen, Gegenindikationen

Das Impfschema für den 1992 eingeführten Impfstoff sah für die Grundimmunisierung zwei Impfungen in vierwöchigem Abstand sowie eine Auffrischimpfung nach 6–12 Monaten vor. Die heute erhältlichen monovalenten Hepatitis-A-Impfstoffe enthalten die doppelte Impfstoffmenge und brauchen nur noch zweimal appliziert zu werden, initial und nach 6–12 Monaten. Zwei der Impfstoffe sind auch in pädiatrischer Formulierung (mit der halben Menge der Erwachsenendosis) erhältlich. Auch bei Kindern besteht das Impfschema aus zwei Immunisierungen im Abstand von 6–12 Monaten. [F17, 18]

Wie alle adjuvantierten Impfstoffe wird auch der Hepatitis-A-Impfstoff intramuskulär in den M. deltoideus injiziert. Eine subkutane Gabe ist möglich, z. B. bei Gerinnungsstörungen, führt aber zu stärkeren lokalen Reaktionen. Hauptindikation für eine Hepatitis-A-Impfung ist für Bewohner der Industrienationen West- und Nordeuropas und der USA ein Aufenthalt in einem Gebiet mit hoher Hepatitis-

F19

A-Durchseuchung (Tropen, Subtropen; alle Entwicklungsländer). Daneben sollten Angehörige bestimmter Gruppen geimpft werden, die ebenfalls einem erhöhten Hepatitis-A-Risiko unterliegen. Dazu gehören medizinisches Personal auf Infektionsstationen, in pädiatrischen Abteilungen, Betreuer in Kinderkrippen und Kindertagesstätten, Laborpersonal und Personal und Patienten in psychiatrischen Einrichtungen oder vergleichbaren Fürsorgeeinrichtungen für Zerebralgeschädigte oder Verhaltensgestörte, wobei in allen Fällen wohl der Kontakt mit Stuhl das Hauptrisiko darstellen dürfte. Eine weitere berufsbedingte Risikogruppe stellen aus nahe liegenden Gründen Kanalisationsarbeiter dar, die eine im Vergleich zur Allgemeinbevölkerung über viermal höhere Durchseuchung aufweisen. Ferner ist die Impfung für Patienten ab dem Alter von 1 Jahr empfohlen, die an einer chronischen Leberkrankheit (einschließlich chronischer Krankheiten mit Leberbeteiligung) leiden und keine HAV-Antikörper besitzen. [F19]

HAV-Infektionen treten gehäuft bei Drogenabhängigen auf, bei denen die Infektion auch parenteral übertragen werden kann; Hauptursache für die erhöhte Hepatitis-A-Inzidenz dürften aber die schlechten hygienischen Verhältnisse sein, unter denen viele dieser Menschen leben. Ebenfalls einer erhöhten Hepatitis-A-Gefährdung unterliegen homosexuell aktive Männer. Mehrfach traten Hepatitis-A-Infektionen auch bei Hämophilen auf, die durch kontaminierte Blutprodukte ausgelöst worden waren. Daher werden auch diese Personenkreise in die Impfempfehlungen einbezogen.

F20

Für Kontaktpersonen von an Hepatitis A Erkrankten ist eine Postexpositionsprophylaxe angezeigt. Liegt der Kontakt nur wenige Tage zurück, reicht eine aktive Impfung allein mit hoher Wahrscheinlichkeit aus. Bei möglicherweise schon zehn bis vierzehn Tage zurückliegendem Kontakt (z. B. in einer Wohngemeinschaft) ist dagegen eine aktiv-passive Simultanprophylaxe (s. u.) zu erwägen. Ein Vergleich der Postexpositionsprophylaxe durch aktive Impfung mit der Gabe von Immunglobulin erbrachte bei Personen unter 40 Jahren eine fast gleiche Wirksamkeit, mit einer etwas besseren Schutzrate durch Immunglobulin. [F20]

Hepatitis A: Empfehlungen zur Post-expositionsprophylaxe/Gesunde (Personen über 40 Jahren)

möglicher Kontakt liegt 1-7 Tage zurück:
▸ nur aktive Impfung (D, GB)
▸ nur Immunglobulin (USA)

möglicher Kontakt liegt 8-14 Tage zurück:
▸ nur aktive Impfung (D)
▸ nur Immunglobulin (GB, USA)

F21

Hepatitis A: Empfehlungen zur Post-expositionsprophylaxe / Patienten

● Menschen, für die eine Hepatitis A eine besonders große Gefahr darstellt

● Menschen mit Immundefekten

▸ nur Immunglobulin (USA)
▸ aktive Impfung + Immunglobulin (D, GB)

F22

Die Empfehlungen des Amerikanischen ´Advisory Committee on Immunization Practices´ (ACIP) sehen daher eine Gabe von Impfstoff bei Personen von 1–40 Jahren vor, bei Älteren sollte Immunglobulin verabreicht werden. Die englischen Empfehlungen messen dem Zeitfaktor mehr Gewicht zu und empfehlen die Gabe von Impfstoff, wenn der Kontakt zu HAV nicht mehr als 7 Tage zurückliegt und empfehlen Immunglobulin in allen Fällen, in denen eine mögliche Übertragung 8–14 Tage zurückliegt.

In Deutschland wird ebenfalls primär die aktive Impfung empfohlen, nur bei Menschen, für die eine Hepatitis A eine besondere Gefahr darstellt (z. B. chronisch HBV- oder HCV-Infizierten) sollte simultan mit der ersten Impfung Immunglobulin gegeben werden. Bei kleineren oder größeren Ausbrüchen, etwa durch kontaminierte Lebensmittel, kommt eine passive Prophylaxe in der Regel zu spät; hier kann aber eine großzügige und rasch durchgeführte aktive Impfung die Entstehung von Sekundärfällen und damit eine weitere Ausbreitung der Erkrankung verhindern. [F21] [F22]

7.3   Passive Immunisierung gegen Hepatitis A

Studien aus den 1950er und 1960er Jahren konnten zeigen, dass sich durch die rechtzeitige prophylaktische Gabe von normalem Immunglobulin (Standardimmunglobulin) zur i.m.-Injektion das Auftreten einer Hepatitis A sicher verhindern ließ. Auch postexpositionell war eine Immunglobulingabe erfolgreich, wenn sie nicht später als 14 Tage nach Kontakt mit dem Erreger erfolgte. Wegen der abnehmenden Anti-HAV-Prävalenz dürften heutige Immunglobulinpräparate einen deutlich geringeren Anti-HAV-Gehalt besitzen. Zur HAV-Prophlaxe können sie daher nur eingesetzt werden, wenn ihr Gehalt an Anti-HAV-Antikörpern spezifiziert und ausreichend hoch ist. Das einzige in Deutschland zugelassene derartige Immunglobulinpräparat (Beriglobin®) erfüllt diese Anforderungen. Es enthält 100 IE/ml an spezifischen gegen Hepatitis-A-Virus gerichteten Antikörpern (Anti-HAV).

Eine Präexpositionsprophylaxe wird mit Standardimmunglobulin in einer Dosierung von 0,02–0,06 ml (entsprechend ca. 2–6 IE) pro kg Körpergewicht durchgeführt. Sie hat allerdings durch die Einführung eines aktiven Impfstoffs (siehe unten) weitestgehend an Bedeutung eingebüßt. Dagegen kann die Verwendung von Immunglobulin post expositionem durchaus noch angezeigt sein. Bis zu 14 Tagen nach Exposition bzw. mutmaßlicher Infektion ist eine Immunglobulingabe sinnvoll. Die Schutzrate beträgt innerhalb dieses Zeitraums 80–90 %, wobei die Wirkung um so ausgeprägter ist, je früher die Injektion erfolgt.

Die postexpositionelle Verwendung von Immunglobulin – heute meist in Kombination mit dem aktiven Impfstoff, s. o. – kann indiziert sein bei allen Personen, die innerhalb der letzten 8–14 Tagen sehr engen Kontakt mit einem an Hepatitis A Erkrankten hatten oder in der gleichen Wohngemeinschaft leben, ebenso bei Menschen, für die eine Hepatitis A eine besondere Gefahr darstellt (z. B. chronisch HBV- oder HCV-Infizierten).

8 Meldepflicht

Die Hepatitis A ist wie alle akuten Virushepatitiden meldepflichtig. Gemäß Infektionsschutzgesetz ist der feststellende Arzt verpflichtet, sowohl den Verdacht als auch Erkrankung und Tod an akuter Virushepatitis an das zuständige Gesundheitsamt zu melden. Leiter von Laboratorien müssen den direkten oder indirekten Nachweis des Hepatitis-A-Virus melden, soweit dieser auf eine akute Infektion hinweist.

Literatur

CRAIG AS, SCHAFFNER W. Prevention of Hepatitis A with the Hepatitis A Vaccine. N Engl J Med 2004; 350: 476–481.

WASLEY A, FIORE A, Bell BP. Hepatitis A in the era of vaccination. Epidemiol Rev. 2006; 28: 101–11 Hepatitis A. RKI-Ratgeber Infektionskrankheiten – Merkblätter für Ärzte. Aktualisiert: September 2008; Erstveröffentlichung: Epidemiologisches Bulletin 27/1999 >www.rki.de/cln_100/nn_468098/ DE/Content/Infekt/ EpidBull/Merkblaetter/Ratgeber__Mbl__HepatitisA.html< (Zugang 26.1.2011).

Chapter Hepatitis A. In: Epidemiology of vaccine-preventable diseases – The Pink Book. 11th ed 2009. Centers for Disease Control and Prevention (CDC), Atlanta, GA.

7 Hepatitis B

Die Hepatitis B gehört immer noch zu den großen Seuchen der Menschheit. Etwa ein Drittel der Weltbevölkerung hatte Kontakt mit dem Hepatitis-B-Virus, fast 20 % dieser Menschen sind chronische Träger des Erregers. In Asien und Afrika ist die chronische Hepatitis-B-Infektion häufigste Ursache für die Entstehung des primären Leberzellkarzinoms. Die inzwischen weltweit eingeführte und für alle Kinder empfohlene Hepatitis-B-Impfung hat in einigen Ländern die Hepatitis-B-Inzidenz allerdings bereits deutlich senken können. In den Industrienationen, wo die Hepatitis B eine der häufigsten berufsbedingten Infektionskrankheiten darstellte, konnte die Impfung Erkrankungen des medizinischen Personals fast völlig zum Verschwinden bringen. In Deutschland scheint inzwischen auch die 1995 eingeführte Impfung aller Kinder zu greifen: Die Hepatitis-B-Inzidenz bei Kindern und Jugendlichen hat merklich abgenommen. Erste Schritte zur Ausrottung dieser Erkrankung sind damit getan. Trotzdem wird uns die Infektion noch über Generationen beschäftigen, bevor dieses Ziel erreicht sein wird. Die große Zahl von chronischen Trägern, die das Virusreservoir darstellen und in etlichen Ländern immer noch fehlende oder nicht konsequent durchgesetzte Impfprogramme stellen nur schwer zu überwindende Barrieren für dieses Ziel dar.

1 Erreger – Hepatitis-B-Virus

Das Hepatitis-B-Virus wird zusammen mit mehreren tierpathogenen Viren der Familie der Hepadnaviren zugerechnet. Der Erreger mit einem Durchmesser von 42 nm besitzt eine Lipoproteinhülle, die das Oberflächenprotein des Virus (HBsAg, 'hepatitis-B-surface-antigen') enthält. Die Hülle umgibt das Viruskapsid, eine ikosaedrische Struktur aus „core"-Protein (HBcAg, 'hepatitis-B-core-antigen'). Das Genom des Virus besteht aus einer partiell doppelsträngigen DNA von 3,2 kB. [F1]

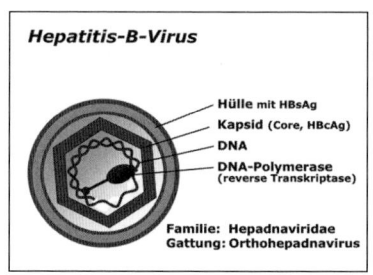

Hepatitis-B-Virus

Hülle mit HBsAg
Kapsid (Core, HBcAg)
DNA
DNA-Polymerase (reverse Transkriptase)

Familie: Hepadnaviridae
Gattung: Orthohepadnavirus

F1

Das Oberflächenprotein HBsAg ist verantwortlich für die Anheftung des Virus an die Leberzelle und ist Zielstruktur neutralisierender Antikörper. Es existiert in drei Modifikationen, die sich in ihrer Länge unterscheiden. Das kürzeste ist ein teilweise glykosiliertes Pro-

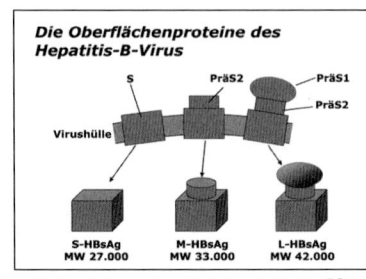

Die Oberflächenproteine des Hepatitis-B-Virus

F2

tein von 24 kD ('kleines' HBsAg, SHBsAg); die beiden größeren Komponenten besitzen zusätzlich zu dieser Sequenz noch die PräS2-Domäne mit 55 Aminosäuren („mittleres" HBsAg, MHBsAg oder PräS2-Protein) bzw. die PräS2-Domäne und die 108 Aminosäuren lange PräS1-Domäne ('großes' HBsAg, LHBsAg oder PräS1-Protein). Das kleine HBsAg stellt die mengenmäßig wichtigste Komponente dar. Von der infizierten Leberzelle wird HBsAg in weit größerer Menge sezerniert, als für die Komplettierung der Viruspartikel notwendig ist – das überschüssige Material wird in Form kleiner, sphärischer Partikel („22-nm-Partikel") oder tubulärer Strukturen ins Blut abgegeben. [F2]

Die Zahl dieser HBsAg-Partikel im Serum kann die Zahl der Viruspartikel im Blut um den Faktor 10^4–10^6 übersteigen. Sie finden sich bereits während der Inkubationsphase im Serum und erreichen dort Konzentrationen von bis zu 10^{13} Partikel pro ml, wodurch sie sich leicht mit immunologischen Methoden nachweisen lassen. Der HBsAg-Test ist das wichtigste Verfahren zum Nachweis einer HBV-Infektion (s. u.).

Das HBe-Antigen ist ein mit dem Hepatitis-B-core-Antigen verwandtes Protein. Es besitzt zusätzlich zu der Aminosäuresequenz des HBcAg noch weitere 29 Aminosäuren. HBeAg wird während der Virusreplikation gebildet, wird aber nicht in das Viruspartikel eingebaut, sondern ins Blut abgegeben.

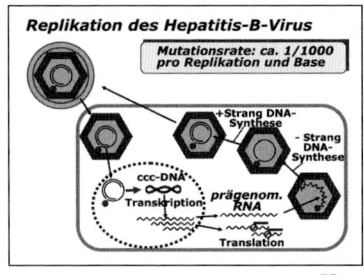

Replikation des Hepatitis-B-Virus

F3

Das Hepatitis-B-Virus weist einen komplexen Replikationsprozess auf, der über eine RNA-Zwischenstufe erfolgt und dem Replikationsprozess der Retroviren ähnelt. Infolgedessen ist das Virus verhältnismäßig variabel und neigt zur Bildung von Varianten und Mutanten. Neben den sogenannten „Präcore"-Mutanten, die die Fähigkeit zur HBeAg-Bildung verloren haben und im Rahmen der serologischen Diagnostik eine Rolle spielen (s. u.), sind die Mutanten wichtig, die Veränderungen im HBsAg aufweisen. Liegt die Mutation im Bereich der Bindungsstelle neutralisierender Antikörper, kann der Erreger unter Umständen eine bestehende Immunität unterlaufen und zur Infektion bei Geimpften führen (sogenannte „immune-escape"-Mutanten). [F3]

2 Pathogenese

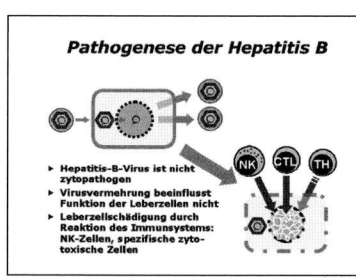

F4

Die Hepatitis-B-Viren erreichen die Leber auf dem Blutweg und vermehren sich in den Hepatozyten, die wahrscheinlich den einzigen Replikationsort darstellen. Eine immer wieder postulierte Vermehrung in anderen Zellen, z. B. Lymphozyten, konnte nie bewiesen werden. [F4]

Hepatitis-B-Virus ist nicht zytopathogen. Es kann in großen Mengen in Hepatozyten produziert werden, ohne dass die Funktion der Zellen beeinflusst wird. Die Leberzellschädigung wird durch die Immunantwort des Wirtes verursacht. Natürliche Killerzellen, vor allem aber spezifische CD8-positive zytotoxische T-Zellen zerstören die infizierten Leberzellen und sorgen damit auch für die Elimination des Erregers. Eine überschießende Immunreaktion führt zu einer fulminanten Hepatitis, eine zu schwache Reaktion kann den Erreger

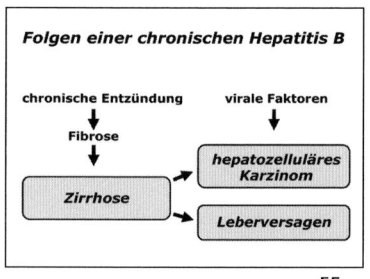

F5

nicht eliminieren und endet in der Chronifizierung. Der dabei fortdauernde entzündliche Reiz ist Ursache der Fibrose und schließlich der Zirrhose. [F5]

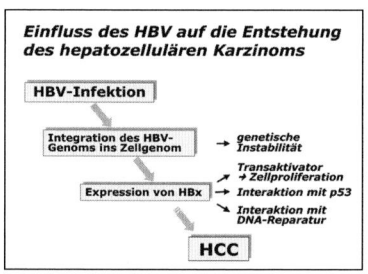

F6

Das hepatozelluläre Karzinom kann als Folge der Zirrhose auftreten, wird aber auch durch das Virus selbst mit verursacht. [F6]

Integration der HBV-DNA ins Zellgenom führt zu einer gewissen genetischen Instabilität und begünstigt die Transformation der Zelle. Darüber hinaus ist ein virales Protein, das HBx, wahrscheinlich unmittelbar an der Tumorentstehung beteiligt. Als Transaktivator begünstigt es die Zellproliferation und kann die Synthese des Tumorsuppressorfaktors p53 ebenso wie DNA-Reparaturmechanismen beeinflusssen.

3 Klinisches Bild

Die im Rahmen der Erstinfektion auftretenden klinischen Erscheinungen entsprechen im Wesentlichen denen der anderen primären Virushepatitiden A, C und E. Nach einer

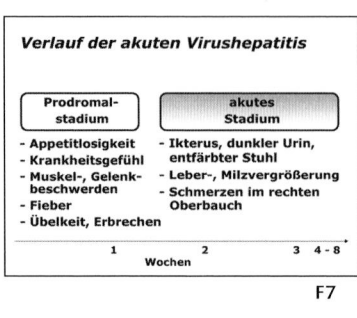

Verlauf der akuten Virushepatitis

Prodromal-stadium	akutes Stadium
- Appetitlosigkeit - Krankheitsgefühl - Muskel-, Gelenk-beschwerden - Fieber - Übelkeit, Erbrechen	- Ikterus, dunkler Urin, entfärbter Stuhl - Leber-, Milzvergrößerung - Schmerzen im rechten Oberbauch

1   2   3   4 - 8
Wochen

F7

Hepatitis B („Serumhepatitis")

- Infektionsweg: *parenteral (direkte Inokulation; Schleimhautkontakt; Sexualkontakt; perinatal)*
- Inkubationszeit: *2-6 Monate*
- Klinik: *akute ikterische Hepatitis in einem Drittel aller Fälle*
- Komplikationen: *fulminante Hepatitis (-1%) chron. Infektion (altersabhängig)*

F8

Chronifizierungsrate der Hepatitis B in Abhängigkeit vom Alter

Alter bei Infektion	Chronifizierungsrate
>12 Jahre	5-10%
1-5 Jahre	~ 40%
Neugeborenes	~ 90%

F9

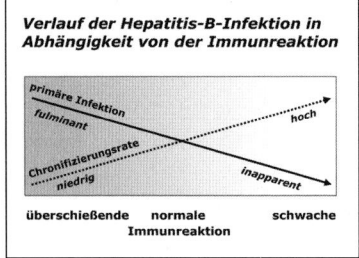

Verlauf der Hepatitis-B-Infektion in Abhängigkeit von der Immunreaktion

F10

ungewöhnlich langen Inkubationszeit von 2–6 Monaten beginnt die Erkrankung mit einem mehrtägigen Prodromalstadium mit Fieber, Abgeschlagenheit, Müdigkeit, Appetitlosigkeit, Übelkeit und Erbrechen sowie Störungen des Geruchs- und Geschmackssinns. Häufig werden die Beschwerden als „grippeähnlich" beschrieben. Nach 3–10 Tagen setzt, meist ziemlich abrupt, die ikterische Phase ein: Typische Symptome sind die Dunkelverfärbung des Urins, das Hellerwerden des Stuhls und der Ikterus. Abdominelle Beschwerden sind jetzt häufig und werden oft als diffuser Schmerz im rechten Oberbauch geschildert. Mit dem Auftreten des Ikterus nehmen die Erscheinungen des Prodromalstadiums meist an Intensität ab. Bei der unkompliziert verlaufenden Hepatitis-B-Infektion tritt eine klinische und biochemische Normalisierung innerhalb von 3–4 Monaten ein. [F7] [F8]

Die Rate fulminanter Hepatitiden nach HBV-Infektion wird mit bis zu 1 % angegeben. Die Hauptkomplikation der Hepatitis B ist aber die Chronifizierung der Infektion, die in 5–90 % aller Fälle eintritt. Die Chronifizierungsrate nimmt mit ansteigendem Alter ab. Sie ist am höchsten bei Neugeborenen, die – beispielsweise in Folge einer perinatalen Übertragung – in über 90 % zu chronischen Virusträgern werden; bei 4-Jährigen verläuft immerhin noch die Hälfte aller Infektionen chronisch. In wesentlich höherem Prozentsatz als bei immunologisch Gesunden chronifizieren Infektionen bei Immunsupprimierten. [F9] [F10]

Etwa ein Viertel aller chronischen Hepatitis-B-Fälle nimmt einen progredienten Verlauf und endet häufig nach mehreren Jahren in einer Zirrhose. Wenigstens 50 % aller akuten Hepatitis-B-Infektionen beim Erwachsenen und ein noch deutlich höherer Prozentsatz beim Neugeborenen und Kleinkind verlaufen anikterisch oder klinisch gänzlich inapparent. Auch diese Infektionen können aber, wahrscheinlich sogar in höherem Prozentsatz als klinisch manifeste Erkrankungen, in einen chronischen Verlauf übergehen.

4 Diagnose und Differentialdiagnose

Um eine akute oder chronische Virushepatitis zu diagnostizieren, ist es zunächst notwendig, die Diagnose „Virushepatitis" zu sichern. Sie ergibt sich aus dem klinischen Bild, der Anamnese und den biochemischen Parametern (ALT, AST, Bilirubin). Im zweiten Schritt muss der Erregernachweis geführt werden. [F11]

Diagnostisches Vorgehen bei Verdacht auf akute Virushepatitis

- Sicherung der Diagnose ´Virushepatitis´
  - klinisches Bild
  - Anamnese
  - Biochemie

- Identifizierung des Erregers
  Serologische Untersuchung auf
  - HAV, HBV, HCV, HDV, HEV
  - evtl. EBV u. CMV

F11

Für die Diagnose einer Hepatitis B werden fast alle Virusbestandteile bzw. gegen sie gerichtete Antikörper herangezogen.

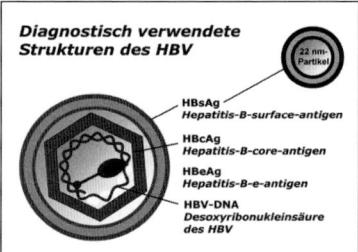

Diagnostisch verwendete Strukturen des HBV

22 nm-Partikel

HBsAg
Hepatitis-B-surface-antigen

HBcAg
Hepatitis-B-core-antigen

HBeAg
Hepatitis-B-e-antigen

HBV-DNA
Desoxyribonukleinsäure des HBV

F12

Serologische Marker der HBV-Infektion

Antigene	Antikörper
HBsAg	Anti-HBs
HBeAg	Anti-HBe
	Anti-HBc
	Anti-HBc-IgM

F13

Der Nachweis des Oberflächenantigens des Hepatitis-B-Virus (HBsAg) im Serum weist auf die Anwesenheit des Virus bzw. seiner DNA in der Leber hin. Erfasst wird in diesem Fall in der Regel nicht das Virus selbst (dessen Konzentration selbst bei hochgradiger Virämie für einen immunologischen Nachweis meist nicht ausreicht), sondern die in vielfach höherer Konzentration vorhandenen 22-nm-Partikel und Tubuli (s. o.), die von den infizierten Leberzellen gebildet und ins Blut sezerniert werden. HBsAg ist bei akuten und chronischen Hepatitis-B-Virus-Infektionen im Serum vorhanden. Alle HBsAg-Träger müssen als potentiell infektiös angesehen werden. HBsAg ist bereits mehrere Tage und gelegentlich Wochen vor Ausbruch der klinischen Symptomatik zu finden, erreicht mit dem Auftreten der typischen Symptome seine höchste Konzentration und fällt dann allmählich wieder ab, um in der Mehrzahl der Fälle vier bis acht Wochen später zu verschwinden. Das Persistieren von HBsAg für mehr als sechs Monate nach Beginn der Erkrankung gilt als Beweis für die Chronifizierung der Infektion. [F12] [F13]]

Sektion II

Im normalen Verlauf der Erkrankung erscheinen kurz nach dem Verschwinden von HBsAg Antikörper gegen diesen Virusbestandteil (Anti-HBs). Das Auftreten von Anti-HBs signalisiert in Verbindung mit dem Fehlen von HBsAg das Sistieren der Virusreplikation, die weitgehende Eliminierung des Virus aus der Leber und damit das Ende der Infektiosität. Es besteht nun Immunität gegen Hepatitis B. Anti-HBs wird als einziger Antikörper nach erfolgreicher Impfung gegen Hepatitis B gebildet.

Antikörper gegen das Kern-(´core´-)Antigen (HBcAg) des Hepatitis-B-Virus (Anti-HBc) sind bereits bei Ausbruch der Erkrankung vorhanden. Anti-HBc der IgG-Klasse ist der beste Marker für einen Kontakt mit dem Erreger. Es findet sich bei allen Menschen mit akuten, chronischen und abgelaufenen Infektionen und ist daher besonders wichtig als Durchseuchungsmarker für epidemiologische Untersuchungen. Bestimmung von Anti-HBc-IgG ist daher auch die Untersuchung der Wahl vor einer geplanten Hepatitis-B-Impfung.

Zur weiteren Differenzierung einer HBV-Infektion ist die selektive Bestimmung von Anti-´core´-Antikörpern der Klasse IgM (Anti-HBc-IgM) von großer Bedeutung. Anti-HBc-IgM ist zu Beginn der Erkrankung in hohen Titern vorhanden und fällt im normalen Verlauf

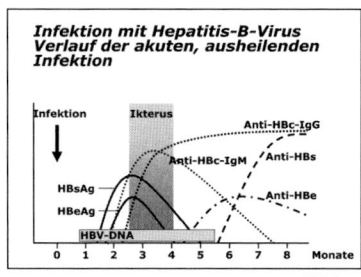

F14

einer Hepatitis B innerhalb von Wochen bis Monaten auf nicht nachweisbare Werte ab. Anti-HBc-IgM kann allerdings auch bei chronischen Verläufen, in erster Linie bei Exazerbationen chronisch aktiver Infektionen, in niedrigen bis mäßig hohen, oft fluktuierenden Titern gefunden werden. Es scheint hier mit der Aktivität des infektiösen Prozesses in der Leber zu korrelieren und auf das Vorhandensein von infektiösem Virus im Blut hinzuweisen. [14]

Das HBe-Antigen ist ein mit dem Hepatitis-B-core-Antigen verwandtes Protein. Es besitzt zusätzlich zu der Aminosäuresequenz des HBcAg noch weitere 29 Aminosäuren. HBeAg wird während der Virusreplikation gebildet, wird aber nicht in das Viruspartikel eingebaut, sondern ins Blut abgegeben. Es stellt einen wichtigen indirekten Marker für die Virusvermehrung dar. Während einer akuten Infektion ist es für einige Zeit (Tage bis Wochen) im Serum nachweisbar und wird von den entsprechenden Antikörpern (Anti-HBe) abgelöst, die meist für mehrere Jahre persistieren. Bei chronischen Infektionen kann HBeAg nachweisbar bleiben, gehäuft bei chronisch aktiven Hepatitiden. [F15] [F16]

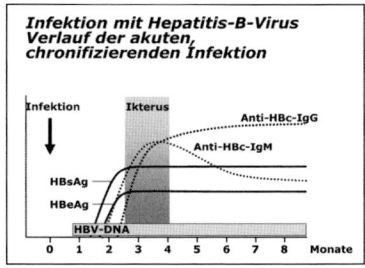

Infektion mit Hepatitis-B-Virus Verlauf der akuten, chronifizierenden Infektion

F15

Serologische Befunde im Verlauf einer Hepatitis-B-Infektion

	HBsAg	Anti-HBs	Anti-HBc	Anti-HBc-IgM	HBeAg	Anti-HBe
späte Inkubationsphase	+	-	-	-	-	-
akute Infektion	+	-	+	+	+	-
abgelaufene Infektion	-	+	+	-	-	- (+)
chron. Träger	+	-	+	-	- (+)	+ (-)
chron. Hepatitis, geringe Aktivität	+	-	+	- (+)	- (+)	+ (-)
chron. Hepatitis, hohe Aktivität	+	-	+	+/-	+ (-)	- (+)

F16

Indikation zur HBV-DNA-Bestimmung

- unklare Serologie
  (z. B. isoliert anti-HBc-positives Serum)
- Therapiekontrolle
- Abschätzung der Infektiosität eines
  chronischen Trägers

F17

Konsiliarlaboratorium für Hepatitis-B-Virus und Hepatitis-D-Virus

- Institution: Institut für Medizinische Virologie
  Justus-Liebig-Universität Gießen
  Frankfurter Straße 107 35392 Gießen
- Ansprechpartner: Herr Prof. Dr. phil. nat. W. Gerlich,
  Herr Priv.-Doz. Dr. rer. nat. D. Glebe,
  Herr Dr. med. C. G. Schüttler
- Telefon: 0641 / 99-41 201 oder -41 200
  0641 / 99-41 203 (Glebe) 0641 / 99-47 753
  (Schüttler)
- Telefax: 0641 / 99-41 209
- E-Mail: wolfram.h.gerlich@viro.med.uni-giessen.de
  dieter.glebe@viro.med.uni-giessen.de
  christian.schuettler@viro.med.uni-giessen.de

F18

Einziger Marker, der einen direkten Virusnachweis im Blut gestattet, ist die Desoxyribonukleinsäure des Virus (HBV-DNA). Sie kommt im Serum nur in intakten Viruspartikeln vor; ihre Bestimmung stellt daher einen direkten Nachweis infektiöser Virionen im Serum dar. Indiziert ist ein HBV-DNA-Nachweis, in der Regel als quantitativer Test, vor, während und nach einer antiviralen Therapie einer chronischen Hepatitis B, zur Abschätzung der Infektiosität eines chronischen Virusträgers sowie zur Abklärung serologisch nicht eindeutiger Konstellationen. [F17]

Das Konsiliarlaboratorium für Hepatitis-B-Virus und Hepatitis-D-Virus berät in diagnostischen Fragen und hält Referenzmaterialien bereit. [F18]

5 Therapie und Management

Eine spezifische Therapie der akuten Hepatitis B wird gegenwärtig wegen der hohen Spontanheilungsrate nicht empfohlen. Allerdings gibt es Therapiestudien mit Nukleosidanaloga, die u. U. den klinischenVerlauf abkürzen. Körperliche Schonung, nicht aber strikte Bettruhe ist bis zur klinischen Besserung sinnvoll. Eine Krankenhauseinweisung ist angezeigt, wenn ein komplizierter Verlauf zu erwarten ist, der sich durch stark erhöhte Transaminasen, steigende Bilirubinwerte und Gerinnungsstörungen bemerkbar macht. Besondere Diätvorschriften bestehen nicht, allerdings sollte auf Alkoholkarenz geachtet werden.

Die chronische Infektion kann mit Interferonen oder antiviralen Substanzen behandelt werden. Eine Indikation zur Behandlung eines Patienten mit chronischer Hepatitis B besteht bei klinisch manifester Erkrankung mit einer Transaminasenerhöhung über mehr als

6 Monate, insbesondere bei fortgeschrittener Fibrose oder Zirrhose. Virologisch-serologische Kriterien für die Behandlung sind Vorhandensein von HBeAg und HBV-DNA bzw. HBV-DNA bei HBeAg-negativen und/oder Anti-HBe-positiven Patienten. Eine Indikation zur Therapie wird ab einer Viruslast von 2×10^3 IU/ml (10^4 Kopien/ml) gesehen. [F19]

Wenn möglich, wird eine Therapie mit Interferon alpha (vorzugsweise pegyliertes Interferon) für 6–12 Monate eingeleitet. Bestehen Kontraindikationen gegen Interferon (dekompensierte oder fortgeschrittene Leberzirrhose, Schwangerschaft, Depression), wird die Therapie mit einem Nukleosid- beziehungsweise Nukleotid-Analogon (Lamivudin, Entecavir, Telbivudin, bzw. Adefovir oder Tenofovir) durchgeführt. Therapieziele sind Normalisierung der Transaminasen, dauerhafte Serokonversion von HBeAg zu Anti-HBe und dauerhafter Abfall der HBV-DNA unter 2×10^3 IU/ml (10^4 Kopien/ml). Nach HBeAg-Serokonversion wird eine Therapie mit Nukleosid- beziehungsweise Nukleotidanaloga noch für 6–12 Monate fortgesetzt. Ein Therapieerfolg ist bei 30–40 % der Patienten zu erreichen. [F20]

6 Epidemiologie

6.1 Übertragungswege

Das Hepatitis-B-Virus (HBV) wird ausschließlich parenteral übertragen: durch direkte Inokulation von Blut oder mit Blut kontaminierten Körperflüssigkeiten oder durch Aufbringen dieser Materialien auf Schleimhäute oder verletzte Hautstellen. Wichtige Übertragungswege sind neben Verletzungen mit blutkontaminierten spitzen und scharfen Gegenständen vor allem Sexualkontakte sowie die Infektion des Neugeborenen während der Geburt durch die infizierte Mutter. Einmal in die Blutbahn gelangt, infiziert das Virus auf dem Blutweg wahrscheinlich direkt die Leberzellen.

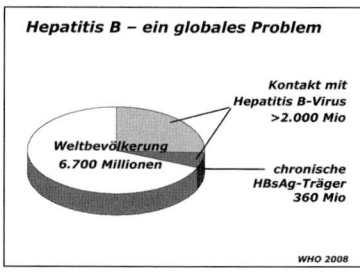

Hepatitis B – ein globales Problem

Kontakt mit
Hepatitis B-Virus
>2.000 Mio

Weltbevölkerung
6.700 Millionen

chronische
HBsAg-Träger
360 Mio

WHO 2008

F21

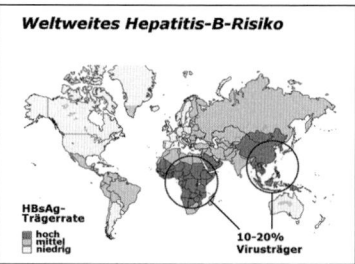

Weltweites Hepatitis-B-Risiko

HBsAg-
Trägerrate
■ hoch
■ mittel
□ niedrig

10-20%
Virusträger

F22

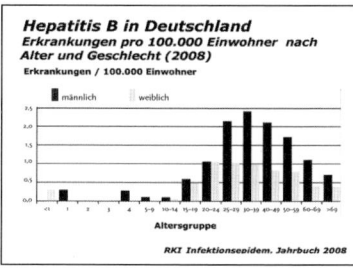

Hepatitis B in Deutschland

- ca. 500.000 chronische Virusträger

- 2.500–5.000 Neuinfektionen pro Jahr
  gemeldete akute Hepatitis-B-Fälle 2008: 822

- ca. 1.500 Todesfälle pro Jahr

F23

Hepatitis B in Deutschland
Erkrankungen pro 100.000 Einwohner nach
Alter und Geschlecht (2008)
Erkrankungen / 100.000 Einwohner

■ männlich   ■ weiblich

Altersgruppe

RKI Infektionsepidem. Jahrbuch 2008

F24

6.2. Epidemiologische Situation

6.2.1 Weltweite Verbreitung

Die Hepatitis B gehört weltweit gesehen zu den wichtigsten Infektionskrankheiten. Etwa 360 Mio. Menschen sind chronische Virusträger, ca. 600.000 sterben jährlich an den Folgen ihrer chronischen Infektion wie Leberzirrhose und hepatozellulärem Karzinom. Hauptverbreitungsgebiete sind Südostasien sowie Zentral- und Südafrika, wo 5–10 %, in einzelnen Regionen bis zu 20 %, der Bevölkerung Virusträger sind. In den Industrienationen West- und Nordeuropas, in Australien und den USA liegt die Trägerrate unter 1 %. [F21, 22]

6.2.2 Situation in Deutschland

In Deutschland ist die Hepatitis B wie in den meisten Industrienationen rückläufig. Im Jahr 2008 wurden 822 Neuerkrankungen gemeldet, 2009 und 2010 waren es 746 bzw. 749 Fälle. Da allerdings bei weitem nicht alle Fälle gemeldet werden, auch weil über die Hälfte aller akuten Infektionen asymptomatisch bzw. anikterisch verlaufen, wird die Zahl der tatsächlichen Neuinfektionen auf 2.500–5.000 geschätzt. [F23, 24]

6.2.3 Risikofaktoren und Risikogruppen

In den Ländern mit geringer Hepatitis-B-Inzidenz tritt die Hepatitis B gehäuft in bestimmten Bevölkerungsgruppen auf, deren Angehörige aufgrund ihrer Beschäftigung bzw. ihres Lebensstils einem erhöhten Infektionsrisiko unterliegen. Ein erhöhtes Hepatitis-B-Risiko muss angenommen werden bei

II   Kontakt mit Patienten bzw. Blut

II   häufigen invasiven Eingriffen, Übertragung von Blut, Blutbestandteilen

II   engem Kontakt mit HBsAg-Trägern in Familie, Wohngemeinschaft, Gemeinschaftseinrichtungen

II   Patienten in psychiatrischen Einrichtungen oder vergleichbaren Fürsorgeeinrichtungen

II   Sexualkontakt zu HBsAg-Trägern

II   homosexuell aktiven Männern, Prostituierten

II   Drogenabhängigen, länger einsitzenden Strafgefangenen

II   Reisen in Regionen mit hoher Hepatitis-B-Prävalenz

Dennoch betrifft auch in den Niedrigendemieländern die Mehrzahl der Infektionen die „normale" Bevölkerung, bei der die Hepatitis B vorwiegend sexuell übertragen wird; so dürften über die Hälfte der Neuinfektionen in Deutschland Menschen betreffen, die keiner der typischen Risikogruppen angehören.

7   Prävention und Kontrolle

7.1   Allgemeine Präventionsmaßnahmen

Durch eine konsequente Expositionsprophylaxe können ein Großteil der Hepatitis-B-Infektionen ebenso wie Infektionen mit anderen auf dem Blutwege übertragenen Erregern (HCV, HIV) verhütet werden. Wichtige Maßnahmen sind Testung aller Blutspender auf HBsAg, weitestgehender Einsatz von Einmalartikeln, Verwendung leistungsfähiger Inaktivierungsverfahren bei der Herstellung von Gerinnungspräparaten und anderen Blutprodukten, Verwendung von Kondomen. Dadurch konnte in der Vergangenheit die Frequenz der nosokomialen Hepatitis B ebenso wie die der sexuell übertragenen beachtlich gesenkt werden. Dennoch reichen alle diese Maßnahmen nicht aus, um die Hepatitis B gänzlich zum Verschwinden zu bringen. Der Einsatz immunprophylaktischer Maßnahmen ist deshalb unumgänglich.

7.2   Aktive Impfung gegen Hepatitis B

7.2.1   Hepatitis-B-Impfstoffe

Der Hepatitis-B-Impfstoff enthält das kleinste der drei Oberflächenproteine (HBsAg) des Hepatitis-B-Virus. [F25]

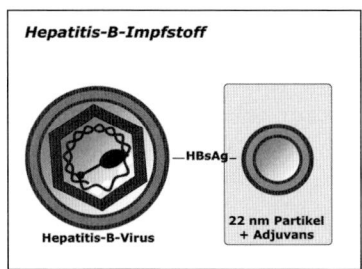

F25

Antikörper gegen HBsAg neutralisieren die Infektiosität des HBV. HBsAg wird in der Leber chronisch mit Hepatitis-B-Virus infizierter Personen in großer Menge produziert; nur ein kleiner Teil davon wird in die Viruspartikel eingebaut, der Hauptteil wird in Form kleiner runder Partikel, der sogenannten 22 nm-Partikel, ins Blut sezerniert (s. o.). Zur Herstellung der

1982 eingeführten Hepatitis-B-Impfstoffe der ersten Generation wurden diese Partikel aus dem Plasma chronischer Virusträger gewonnen, gereinigt, mehreren Inaktivierungsschritten unterworfen und an Aluminiumhydroxid adsorbiert. Diese sogenannten Plasmaimpfstoffe wurden inzwischen weitgehend durch den gentechnisch hergestellten Hepatitis-B-Impfstoff ersetzt. Dieser Impfstoff besteht ebenfalls aus HBsAg, das aber in diesem Fall aus gentechnisch veränderten Hefezellen gewonnen wird ('Hefeimpfstoff'). Zu seiner Herstellung wurde das für das HBsAg kodierende Gen zusammen mit genetischen Steuerelementen, die eine Expression des Gens erlauben, in ein Hefeplasmid eingesetzt. Mit diesem modifizierten Plasmid wurden Zellen der Bäckerhefe (Saccharomyces cerevisiae) stabil transfiziert. Die gentechnisch veränderten Zellen produzieren nun HBsAg in großer Menge, das ebenfalls in Form von sphärischen Partikeln vorliegt. Morphologisch sind die in Hefe produzierten Partikel nicht von den aus Plasma gewonnenen zu unterscheiden, weisen allerdings keine Kohlenhydratseitenketten auf. Auch die rekombinanten Hepatitis-B-Impfstoffe sind an Aluminiumsalze adsorbiert. Ein speziell für Dialysepatienten bestimmtes Präparat enthält als zusätzliches Adjuvans noch MPL (Monophosphoryl-Lipid A).

HBV kommt in mindestens 8 verschiedenen Genotypen A-H vor, die sich auch im HBsAg etwas unterscheiden. Der Impfstoff enthält HBsAg des Genotyps A2, der im nördlichen Europa und den USA vorherrscht. Er schützt auch gegen die anderen Genotypen.

Der Hepatitis-B-Impfstoff liegt als monovalente Vakzine in Dosierungen für Erwachsene und Kinder vor. Ein Hersteller bietet einen höherkonzentrierten Impfstoff für Dialysepatienten an

Die Vakzine ist auch Bestandteil mehrerer Kombinationsimpfstoffe. So ist eine Kombination des Hepatitis-B- mit dem Hepatitis-A-Impfstoffs erhältlich. Neben der Erwachsenendosis gibt es eine Kinderdosis mit jeweils der halben Menge Impfstoff.

Für die Impfung von Säuglingen und Kleinkindern ist eine Kombination mit allen anderen, im ersten Lebensjahr empfohlenen Impfungen verfügbar; neben der Hepatitis-B-Komponente (in halber Dosierung) enthält die Kombination die Impfstoffe gegen Tetanus, Diphtherie und azelluläre Pertussis (DTPa) sowie *Haemophilus influenzae Typ b* (Hib) und Poliomyelitis (IPV).

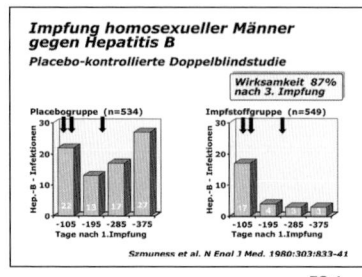

Impfung homosexueller Männer gegen Hepatitis B
Placebo-kontrollierte Doppelblindstudie

F26

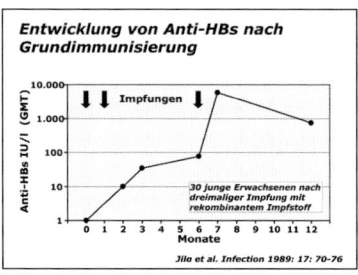

Entwicklung von Anti-HBs nach Grundimmunisierung

F27

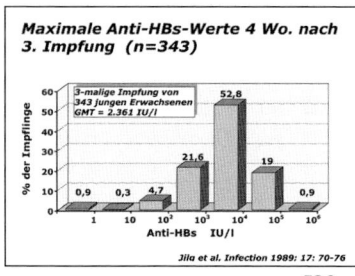

Maximale Anti-HBs-Werte 4 Wo. nach 3. Impfung (n=343)

F28

Immunantwort auf die Hepatitis-B-Impfung
Metaanalyse von 181 Studien (n=32.904)
mit rekombinantem Impfstoff

Impflinge	% Teilnehmer mit Anti-HBs ≥10 IU/l
Erwachsene (>19 Jahre) n= 17.506	94,7
Kinder/Jugendl. (1-19 Jahre) n= 6.991	98,7
Säuglinge (<1 Jahr) n= 3.793	94,2

Coates et al. Clin Ther 2001; 23: 392-403

F29

7.2.2 Immunogenität, Effektivität, Schutzdauer

Die Wirksamkeit des Hepatitis-B-Impfstoffs wurde in mehreren kontrollierten Studien in Gruppen mit hohem Hepatitis-B-Risiko wie homosexuellen Männern, [F26] medizinischem Personal, Kindern in Hochendemiegebieten und Neugeborenen chronisch infizierter Mütter analysiert. Ein Schutz vor Hepatitis B wurde in 85–95 % aller Geimpften erreicht, wobei nahezu alle geschützt waren, die auf die Impfung mit Anti-HBs-Konzentrationen über 10 IU/l angesprochen hatten. [F27]

Die Serokonversionsraten wurden in einer Metaanalyse von 181 Impfstudien mit insgesamt 32.904 Teilnehmern untersucht. Erwachsene über 19 Jahren zeigten eine mittlere Serokonversionsrate von 94,7 %, Kinder und Jugendliche sprachen zu 98,7 % auf die Impfung an und bei Säuglingen kam es in 94,2 % zu einem Impferfolg. Das Ansprechen auf die Impfung wird von Alter, Geschlecht und Immunstatus des Impflings sowie von genetischen Faktoren beeinflusst. Mit zunehmendem Alter nehmen Serokonversionsraten und maximal erreichbare Anti-HBs-Spiegel ab; so finden sich bei über 50-Jährigen Serokonversionsraten von teilweise unter 70 %. Frauen zeigen meist eine etwas bessere Immunantwort als Männer. Personen mit Störungen des Immunsystems (Patienten unter immunsuppressiver oder zytostatischer Therapie, Dialysepatienten) sprechen verständlicherweise schlecht auf die Impfung an. In diesen Fällen ist eine Dosiserhöhung indiziert (doppelte Dosis bzw. Verwendung des speziell für Dialysepatienten höher dosierten Impfstoffs). [F28] [F29]

Der Schutz vor Infektion nach Hepatitis-B-Impfung ist an das Vorhandensein von Anti-HBs in Konzentrationen über 10 IU/l gebunden. Die Schutzdauer entspricht damit der Zeit, während der eine Anti-HBs-Konzentration von > 10 IU/l vorhanden ist. Sie ist von der maximalen Antikörperkonzentration abhängig, die etwa 4 Wochen nach der letzten Injektion erreicht wird. Da die Kinetik, mit der Anti-HBs abnimmt, bei allen Impflingen gleich ist, ermöglicht eine quantitative Anti-HBs-Bestimmung nach der Grundimmunisierung eine Abschätzung der Dauer dieses Schutzes.

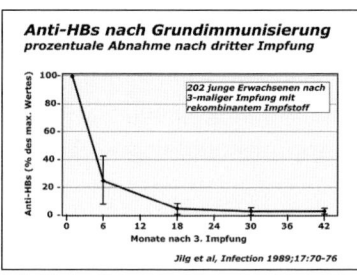

F30

Der Anti-HBs-Spiegel sinkt bei 30–50 % aller Geimpften innerhalb von 10 Jahren auf nicht messbare Werte ab; damit besteht kein Schutz vor Infektion mehr. Langzeituntersuchungen an Geimpften zeigten aber, dass bei Personen, die auf die Grundimmunisierung gut angesprochen hatten, auch über das Vorhandensein messbarer Antikörper hinaus ein Schutz vor einer klinisch manifesten Erkrankung besteht. [F30]

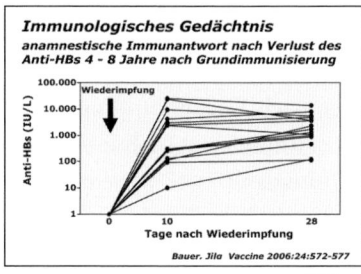

F31

Kommt es nach dem Verschwinden von Anti-HBs zu einer Infektion, führt das durch die Impfung induzierte immunologische Gedächtnis zu einer sehr raschen ('anamnestischen') Immunantwort, die die Ausbreitung des Virus in der Leber begrenzt und die Infektion beendet, ehe klinisch fassbare Symptome auftreten. Dadurch wird auch eine chronische Infektion verhindert. Auf der Basis dieser Fakten stellte die 'European Consensus Group on Hepatitis B Immunity' 2000 fest: 'Das immunologische Gedächtnis scheint bei Immunkompetenten für wenigstens 15 Jahre bestehen zu bleiben. Es existieren gegenwärtig keine Daten, die für die Notwendigkeit einer Boosterimpfung bei erfolgreich Geimpften sprechen.' [F31]

In den letzten Jahren wurden die Ergebnisse mehrerer Langzeitstudien veröffentlicht, die weitere Informationen zu Effektivität, Schutzdauer und Notwendigkeit einer Boosterimpfung lieferten.

Eine umfangreiche Untersuchung in Gambia belegte die Wirksamkeit und den Langzeitschutz der Impfung in einem Hochendemiegebiet. Kinder, die 10–14 Jahre vorher als Säuglinge oder Kleinkinder geimpft worden waren, wurden auf Anti-HBs, Anti-HBc und HBsAg getestet; gleichaltrige ungeimpfte Kinder dienten als Kontrollgruppe. Während in den Kontrollgruppen über 80 % der Kinder Marker eines Hepatitis-B-Kontaktes (Anti-HBc) aufwiesen und mehr als 20 % chronische Virusträger waren, waren die 663 geimpften Kindern zu 74 % vor Infektion und zu 98 % vor einem chronischen Trägertum geschützt. Keines der Kinder, die eine Serokonversion zu Anti-HBc (also Kontakt zu Wildvirus) zeigten, war klinisch erkrankt).

In einer weiteren Studie der gleichen Gruppe in Gambia an 1.095 Personen, die 1–19 Jahre früher geimpft worden waren, stellten die Untersucher eine Wirksamkeit von 83,4 % gegen Infektion und von 96,5 % gegen chronisches Trägertum fest. Die Wirksamkeit des Schutzes nahm dabei mit zunehmendem zeitlichen Abstand zur Impfung ab und war bei den 20–24 Jahre alten Teilnehmern nur noch 70,9 % (Schutz vor Infektion) und 91,1 % (Schutz vor Trägertum)

Mehrere Studien untersuchten die Persistenz spezifischer Antikörper und des immunologischen Gedächtnisses (anhand der Fähigkeit zu einer anamnestischen Immunreaktion) nach > 10 Jahren nach Grundimmunisierung. Fünfzehn Jahre nach Grundimmunisierung hatten zwei Gruppen von 78 und 113 Jugendlichen in Taiwan zu 29,9 % bzw. 62,4 % schützende

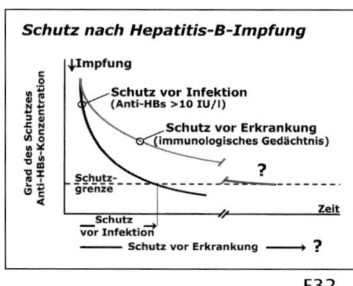

F32

Antikörper verloren (Anti-HBs < 10 IU/l); etwa 20 % dieser Jugendlichen zeigten nach Wiederimpfung keine typische anamnestische Reaktion. Eine Analyse von 116 geimpften Kindern in England 7–17 Jahre nach Grundimmunisierung zeigte ähnliche Ergebnisse: Circa 50 % wiesen kein Anti-HBs mehr auf; nach einer Wiederimpfung waren knapp 20 % nicht zu einer anamnestischen Reaktion in der Lage. [F32]

In einer großangelegten Studie untersuchten Zanetti und Mitarbeiter in Italien Kinder bzw. junge Erwachsene, die 10 Jahre zuvor als Säuglinge bzw. im Alter von 12 Jahren mit

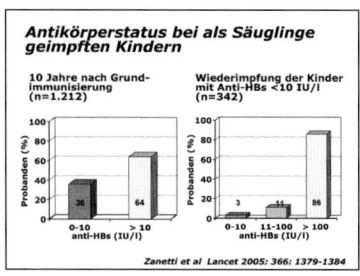

F33

rekombinantem Hepatitis-B-Impfstoff geimpft worden waren. Von 1.212 Kindern wiesen 64 % noch Antikörper > 10 IU/l auf, bei 446 als 12-Jährige geimpften jungen Erwachsenen waren es 89 %. Unter die 10 IU/l-Marke abgesunkene Impflinge erhielten eine Auffrischimpfung: 86 % bzw. 83 % antworteten mit Anti-HBs-Werten über 100 IU/l, 11 bzw. 13 % bildeten Anti-HBs von 10–100 IU/l. [F33]

**Schutzdauer nach Grund-
immunisierung gegen Hepatitis B**

- Schutz vor Infektion solange Anti-HBs >10 IU/l
- Immunologisches Gedächtnis vermittelt Schutz vor Erkrankung auch nach Verschwinden der spezifischen Antikörper
- Auffrischimpfung bei erfolgreich Geimpften (Anti-HBs nach 3. Impfung ≥100 IU/l) vor Ablauf von 10 Jahren n i c h t nötig
- derzeit geschätzte Mindestschutzdauer etwa 15 Jahre (gilt auch für als Säuglinge geimpfte Kinder)
- nach neueren Untersuchungen wahrscheinlich auch Persistenz des immunologischen Gedächtnisses begrenzt (kein lebenslanger Schutz!)
- Wiederimpfung zumindest bei einigen Impflingen wahrscheinlich notwendig, Zeitpunkt noch unklar

F34

In einer weiteren Untersuchung in Italien wurden 228 als 12-Jährige geimpfte junge Erwachsene 11 Jahre nach Grundimmunisierung auf Anti-HBs getestet. Bei 20 von ihnen war Anti-HBs unter 10 IU/l abgesunken. 12 von ihnen wurden wiedergeimpft, 11 zeigten eine ausgeprägte anamnestische Reaktion (Gabbuti et al 2007). Diese Untersuchungen bestätigen im Wesentlichen die Ergebnisse früherer Studien. Die Analysen in Hochendemiegebieten (Gambia, Taiwan) zeigen eine gute Schutzwirkung der Vakzine über 15 Jahre. [F34]

ʹDurchbruchsinfektionenʹ verlaufen klinisch inapparent, allerdings kommt es in einem sehr geringen Prozentsatz auch bei erfolgreich Geimpften zu chronischem Trägertum. Neue Studien lassen jedoch deutlich eine Abnahme der Schutzwirkung mit zunehmendem zeitlichen Abstand von der Grundimmunisierung erkennen und liefern erste Hinweise auf ein Nachlassen auch des immunologischen Gedächtnisses. Daher wird von verschiedenen Autoren nun prinzipiell eine Nachimpfung auch bei Immungesunden erwogen, wobei über den günstigsten Zeitpunkt allerdings noch keine Vorstellung herrscht.

7.2.3　Sicherheit, Reaktogenität und Komplikationen

Die Verträglichkeit des Hepatitis-B-Impfstoffs ist sehr gut. Gelegentlich kommt es zu Rötung, Schwellung oder leichtem Schmerz an der Injektionsstelle. Allgemeinreaktionen wie leichte bis mäßige Temperaturerhöhung, Frösteln, Kopf- und Gliederschmerzen oder Müdigkeit sind selten. In Einzelfällen wird über anaphylaktische und allergische Reaktionen berichtet, die sich als Vaskulitis, Urtikaria oder Blutdruckabfall äußern; als Auslöser kommt u. U. Thiomersal in Frage, das in einigen Impfstoffen als Konservierungsmittel enthalten ist. Schwerere Nebenwirkungen, die in einem eindeutigen Zusammenhang mit der Impfung stehen, wurden bisher nicht beobachtet.

Aufgrund mehrerer Fälle von Multipler Sklerose in zeitlichem Zusammenhang mit der Hepatitis B-Impfung bei französischen Jugendlichen zwischen 1997 und 1998 geriet die Impfung in Verdacht, die Entstehung dieser Erkrankung zu begünstigen oder sogar zu verursachen. Mit Ausnahme einer Studie wurde jedoch bisher in keiner weiteren Untersuchung ein signifikantes Risiko für das Auftreten einer Multiplen Sklerose oder anderer demyelinisierender Erkrankungen nach HB-Impfung beschrieben. In der besagten Studie wurde ein geringgradig erhöhtes Risiko für eine Multiple Sklerose nach Hepatitis-B-

Impfung gefunden, die Untersuchung war aber mit verschiedenen methodischen Mängeln behaftet. Zusammenfassend ist daher festzustellen, dass es nach derzeitigem Kenntnisstand keine Evidenz für einen ursächlichen Zusammenhang zwischen einer Multiplen Sklerose und der Hepatitis-B-Impfung gibt.

7.2.4 Impfschemata

Die Grundimmunisierung besteht aus drei Impfungen, die zu den Zeitpunkten 0, nach 4 Wochen und nach 6 Monaten verabreicht werden. Ein Alternativschema verwendet

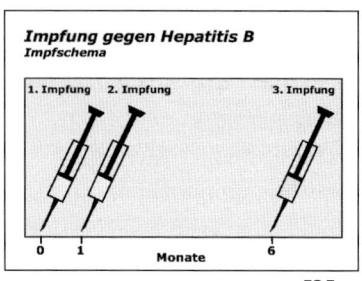

vier Impfungen, von denen die ersten drei jeweils mit vierwöchigem Abstand gegeben werden, die vierte nach einem Jahr. Damit lässt sich eine etwas höhere Serokonversionsrate in den ersten Monaten der Grundimmunisierung erreichen. Die Impfung von Säuglingen mit dem Sechsfachimpfstoff erfolgt daher üblicherweise im Alter von zwei, drei und vier Monaten; eine vierte Impfung erhalten die Kinder mit 11–14 Monaten. [F35]

F35

Der Impfstoff wird i. m. in den *M. deltoideus*, bei Säuglingen in den *M. vastus lateralis* appliziert. Injektionen in den *M. glutaeus* führen zu deutlich schlechterer Immunantwort! Eine subkutane Anwendung (bei Blutungsneigung, z. B. Hämophilie oder Antikoagulanzientherapie) ist möglich, hat aber etwas stärker ausgeprägte lokale Reaktionen zur Folge (Granulombildung).

7.2.5 Testung vor und nach der Impfung

Falls der Verdacht auf eine Hepatitis B in der Vorgeschichte des Impflings besteht, kann ein Anti-HBc-Test durchgeführt werden, um einen früheren Kontakt mit Hepatitis-B-Virus abzuklären. Eine Impfung einer Person mit abgelaufener oder chronischer Hepatitis B ist zwar ungefährlich, aber unnötig und im Fall der chronischen Infektion wirkungslos.

Vier bis acht Wochen nach Verabreichung der letzten Dosis der Grundimmunisierung – dem Zeitpunkt der maximalen Anti-HBs-Konzentration – sollte bei Menschen mit hohem Hepatitis-B-Risiko der Impferfolg kontrolliert werden. Das gilt vor allem für Angehörige des medizinischen Personals, die über ihren Impfschutz Bescheid wissen sollten. Bei Impfversagern oder zu niedrigen Anti-HBs-Konzentrationen (< 100 IU/l) sollten eine oder mehrere weitere Impfungen durchgeführt werden (s. u.).

7.2.6 Wiederimpfung

Die Frage nach Notwendigkeit und Zeitpunkt einer Wiederimpfung ist, wie oben ausgeführt, noch nicht endgültig beantwortet. Die deutschen Empfehlungen sehen bei Menschen mit hohem Hepatitis-B-Risiko (z. B. medizinisches und zahnmedizinisches Personal, Kontaktpersonen von Virusträgern) aus Sicherheitsgründen eine quantitative Anti-HBs-Bestimmung nach der dritten Impfung vor. Bei Anti-HBs-Werten von 100 IU/l oder höher wird eine Auffrischimpfung nach zehn Jahren empfohlen (ohne zwischenzeitliche Kontrollen); wird dieser Wert nicht erreicht, sollte sofort eine weitere Impfung vorgenommen und erneut getestet werden. [F36] Die Frage, ob und wann generell eine Auffrischimpfung auch bei Geimpften mit geringerem Hepatitis-B-Risiko notwendig ist, kann derzeit noch nicht beantwortet werden. Hier müssen noch die Ergebnisse weiterer Langzeitstudien abgewartet werden, bevor eine eindeutige Antwort möglich ist.

Empfehlungen zur Auffrischimpfung für Personen mit erhöhtem Risiko

- quantitative Anti-HBs-Bestimmung 4 Wochen nach letzter Impfung
- Anti-HBs <100 IU/l:
  → *Wiederimpfung umgehend*
  (bei erneutem Nichtansprechen nochmalige Wiederimpfungen mit in der Regel maximal 3 Dosen wiederholen)
- Anti-HBs >100 IU/l:
  → *Wiederimpfung nach 10 Jahren*

STIKO 2011

F36

7.2.7 Vorgehen bei Nichtansprechen auf die Impfung

Auch unter gesunden, immunologisch unauffälligen Personen sprechen etwa 5 % nicht („Nonresponder") oder nur schlecht (Anti-HBs < 10 IE/l, „Hyporesponder") auf die Hepatitis-B-Impfung an. Bei ihnen kann versucht werden, durch weitere Impfungen doch noch eine Serokonversion bzw. ausreichend hohe Antikörperspiegel zu erreichen. Durch bis zu drei zusätzliche Impfungen können über 50 % der initialen Nonresponder noch zur Serokonversion gebracht werden. Nonresponder sind nicht gegen Hepatitis B geschützt; im Falle eines Kontaktes mit dem Erreger, z. B. durch Verletzung mit einer kontaminierten Kanüle, muss umgehend eine passive Immunisierung durchgeführt werden (s. u.).

7.2.8 Indikationen und Gegenindikationen

Die Impfung wird in Deutschland für alle Kinder ab dem dritten Lebensmonat empfohlen.

Darüber hinaus ist die Impfung für alle bisher nicht Geimpften mit erhöhtem Hepatitis-B-Risiko angezeigt, die noch keinen Kontakt mit dem Virus hatten. Dazu gehören

- medizinisches/zahnmedizinisches Personal,
- Personen, die Umgang mit HBV-haltigem Material haben,
- Personen mit engem Kontakt zu HBsAg-Trägern,
- Patienten mit häufigen invasiven Eingriffen, Übertragung von Blut bzw. Blutprodukten,

|| Drogenabhängige,

|| männliche Homosexuelle,

|| Prostituierte.

Geimpft werden sollten aber auch alle, die im Falle einer Hepatitis-B-Infektion mit hoher Wahrscheinlichkeit schwer erkranken bzw. eine chronische Infektion entwickeln würden, wie Patienten mit chronischen Lebererkrankungen und Patienten mit Immundefekten. [F37]

Eigentliche Gegenindikationen gegen die Hepatitis-B-Impfung gibt es nicht. Wie bei allen Impfungen sollten Personen mit schweren akuten Infekten und Rekonvaleszente nicht geimpft werden. Bei Menschen, die auf eine vorausgegangene Hepatitis-B-Impfung eine über das normale Maß hinausgehende Reaktion zeigten, ist Vorsicht geboten. Hier sollte zunächst eine sorgfältige Abklärung der möglichen Ursachen erfolgen.

Eine Schwangerschaft stellt keine Kontraindikation gegen eine Hepatitis-B-Impfung dar, allerdings sollte bei Schwangeren die Indikation zur Impfung streng gestellt werden.

7.3   Passive Immunisierung gegen Hepatitis B

Zur passiven Immunprophylaxe der Hepatitis B steht spezifisches Hepatitis-B-Immunglobulin (HBIG) zur Verfügung. Neben einem i.m. zu verabreichenden Präparaten mit einem Anti-HBs-Gehalt von 200 IE/ml ist auch ein Präparat zur i.v.-Applikation mit 50 IE/ml im Handel.

Die präexpositionelle Gabe von HBIG an besonders gefährdete Personen ist heute durch die aktive Immunisierung weitestgehend ersetzt worden. Eine Postexpositionsprophylaxe mit HBIG ist einmal bei Menschen ohne Immunschutz nach Kontakt mit HBV-haltigem infektiösen Material (Blut, bluthaltige Sekrete) indiziert, zum zweiten bei Neugeborenen HBV-infizierter Mütter.

Nach HBV-Exposition ist bei Menschen, die über keine durch Impfung oder natürliche Infektion erworbene Immunität verfügen, eine passive Immunisierung indiziert, in der Regel in Verbindung mit einer aktiven Impfung (passiv-aktive Simultanprophylaxe, siehe unten). Die Gabe von HBIG muss dabei so früh wie möglich erfolgen, möglichst innerhalb von 4 Stunden, höchstens von 48 Stunden; die Wirkung späterer Gaben ist fraglich.

Die Dosierung der i.m. zu applizierenden Präparate beträgt 0,06 ml (entsprechend 12 IU Anti-HBs) pro kg KG (beim Erwachsenen üblicherweise eine Ampulle zu 5 ml). Eine intravenöse Gabe des entsprechenden Präparates hat den Vorteil der sofortigen Verfügbarkeit des Immunglobulins im Blut und kann daher besonders bei verspäteter Gabe sinnvoll sein (Dosierung 0,12–0,20 ml, entsprechend 6–10 IU Anti-HBs pro kg KG).

Das Infektionsrisiko Neugeborener HBsAg-positiver Mütter beträgt bis zu 90 %. Die sofort nach der Geburt durchgeführte Simultanprophylaxe kann die Häufigkeit der in der Regel perinatal übertragenen Infektion um etwa 90 % senken. Die Simultanimpfung sollte noch im Kreißsaal vorgenommen werden; zur passiven Immunisierung werden 1 ml eines i.m. zu applizierenden Präparates oder 2 ml der i. v. verabreichbaren HBIG-Präparation verwendet. Die früher bei alleiniger HBIG-Gabe empfohlene 2. Injektion nach etwa 3 Monaten erübrigt sich bei Durchführung der Simultanprophylaxe und Fortführung der aktiven Immunisierung nach 1 und 6 Monaten.

Hepatitis-B-Immunglobulin

Präparate
▶ zur i.m. Injektion (200 IE/ml)
▶ zur i.v. Injektion   (50 IE/ml)

Indikation
▶ Neugeborene HBsAg-pos. Mütter
▶ nicht-immune Personen nach Exposition
▶ Reinfektionsprophylaxe nach
   Lebertransplantation HBsAg-pos. Patienten

F38

Eine spezifische Indikation der i. v. zu applizierenden HBIG-Präparation liegt in der Prophylaxe der endogenen Reinfektion nach Lebertransplantation bei HBsAg-positiven Patienten. HBIG wird initial während und unmittelbar nach der Transplantation in hoher Dosierung verabreicht. Die HBIG-Gabe muss lebenslang weitergeführt werden, um einen Anti-HBs-Titer von 100–200 IU/l aufrechtzuerhalten. [F38]

8   Meldepflicht

Die Hepatitis B ist wie alle akuten Virushepatitiden meldepflichtig. Gemäß Infektionsschutzgesetz ist der feststellende Arzt verpflichtet, sowohl den Verdacht als auch Erkrankung und Tod an akuter Virushepatitis an das zuständige Gesundheitsamt zu melden. Leiter von Laboratorien müssen den direkten oder indirekten Nachweis des Hepatitis-B-Virus melden, soweit dieser auf eine akute Infektion hinweist.

Literatur

GANEM D, PRINCE AM. Hepatitis B Virus Infection — Natural History and Clinical Consequences. N Engl J Med 2004; 350:1118–29.

TAN A, Yeh SH, LIU CJ, CHEUNG C, CHEN PJ. Viral hepatocarcinogenesis: from infection to cancer. Liver Int. 2008; 28:175–88.

POLAND GA, JACOBSON RM. Prevention of Hepatitis B with the Hepatitis B Vaccine. N Engl J Med 2004; 351: 2832–8.

ZANETTI AR, VAN DAMME P, SHOUVAL D. The global impact of vaccination against hepatitis B: a historical overview. Vaccine 2008; 26:6266–73.

CORNBERG M, PROTZER U, DOLLINGER MM, PETERSEN J, WEDEMEYER H, BERG T, JILG W, ERHARDT A, WIRTH S, SCHIRMACHER P, FLEIG WE, MANNS MP. Prophylaxe, Diagnostik und Therapie der Hepatitis-B-Virus-(HBV-) Infektion. Z Gastroenterol 2007; 45: 1281–1328.

Hepatitis B vaccines. WHO position paper. Weekly Epidemiol Rec 2009; 84: 409–420.

8   Genitale HPV-Infektionen

Infektionen mit genitalen humanen Papillomviren (HPV) stellen weltweit die häufigste sexuell übertragene Infektionskrankheit dar. Dennoch wurden diese Viren erst in den 1980er Jahren entdeckt und charakterisiert. 1976 publizierte Harald zur Hausen die Hypothese, dass HPV ursächlich für die Entstehung des Zervixkarzinoms sei (zur Hausen, Cancer Research 1976). [F1]

Erst 5 Jahre später gelang es Lutz Gissmann, HPV 6 aus Condylomata acuminata und HPV 11 aus Larynx-Papillomen zu isolieren. Mit HPV 11 DNA-Sonden wurde durch Southern-Blot-Hybridisierung nach weiteren HPV-Typen in Zervixkarzinombiopsien gesucht. So gelang es Matthias Dürst 1983 HPV 16 und Michael Boshart 1984 HPV 18 aus Zervixkarzinomen zu isolieren. Im Laufe der 1980er Jahre wurde die Hypothese von Harald zu Hausen bewiesen: Eine Infektion der Zervix mit genitalen ´high risk´-HPV stellt eine notwendige, aber keine hinreichende Bedingung für die Entstehung eines Zervixkarzinoms dar.

1990 schlug Harald zur Hausen die Entwicklung eines Impfstoffes gegen genitale HPV vor, fand aber keinen Partner bei der deutschen Pharma-Industrie. Merck in den USA entwickelte einen tetravalenten Impfstoff gegen die HPV-Typen 6/11/16/18, der im September 2006 in der EU zugelassen wurde. GlaxoSmithKline (GSK) in Großbritannien entwickelte einen bivalenten Impfstoff gegen die HPV-Typen 16/18, der im September 2007 in der EU zugelassen wurde.

Die Entwicklung einer wirksamen HPV-Impfung ist der abschließende Beweis für die Richtigkeit der von Harald zur Hausen 1976 aufgestellten Hypothese über die Ätiologie des Zervixkarzinoms. Dafür erhielt Harald zur Hausen im Oktober 2008 den Medizin-Nobelpreis.

1   Erreger – genitale HPV

1.1   Morphologie, Klassifizierung

Humane Papillomviren gehören zur Familie der *Papillomaviridae*. Man unterscheidet aufgrund von Nukleinsäure-Homologien verschiedene Genera, die nach dem griechischen Alphabet geordnet sind. Innerhalb der Genera unterscheidet man wiederum aufgrund von

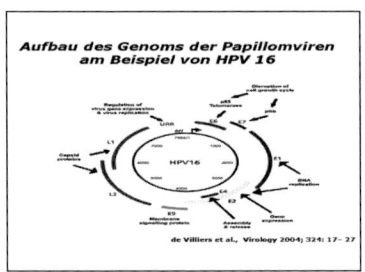

F2

Nukleinsäure-Homologien unterschiedliche Spezies, die mehrere HPV-Typen ohne wesentliche biologische Unterschiede zusammenfassen.

Humane Papillomviren besitzen ein icosaedrisches Viruskapsid, bestehend aus den Strukturproteinen L1 und L2, in das ein zirkuläres etwa 8.000 Basenpaare umfassendes episomales Genom eingeschlossen ist. [F2] Das virale Genom unterteilt sich in einen frühen

Bereich (early, abgekürzt E), der für sechs unterschiedliche Gene (u. a. E6 und E7) kodiert, die regulatorische Funktionen aufweisen und für die Replikation des viralen Genoms von Bedeutung sind. Der späte Bereich des Genoms (late, abgekürzt L) besteht aus den Kapsidproteinen L1 und L2.

1.2   Antigen-Variation, Molekularbiologie

Bis heute sind über 120 HPV-Genotypen kloniert und charakterisiert worden. Man unterscheidet kutane HPV-Typen (z. B. HPV 1 und HPV 2) die vornehmlich die verhornende Haut infizieren und dort verschiedene Formen von Hautwarzen hervorrufen, von Mukosatypen, zu denen die genitalen HPV gehören. [F3] [F4]

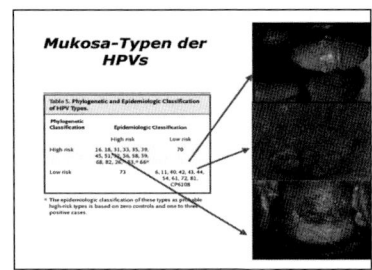

F3

F4

´High Risk´-HPV-Genotypen

- ´high risk´-HPV-Genotypen verursachen geringgradige hyperplastische Läsionen (intraepitheliale Neoplasien), die im Verlauf von 10–20 Jahren zu Krebs entarten können, wenn sie nicht rechtzeitig vom Immunsystem eliminiert werden
- insgesamt gibt es 14 ´high risk´-HPV-Typen mit den Hauptvertretern HPV 16 und HPV 18
- HPV 16 und HPV 18 verursachen 70 % aller Zervixkarzinome

F5

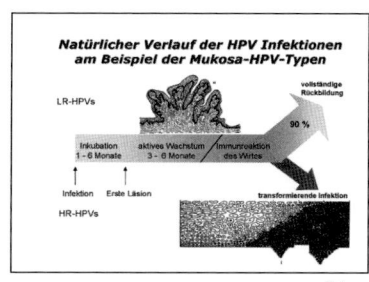

F6

Die sogenannten ´high risk´-HPV verursachen gering-gradige hyperplastische Läsionen (intraepitheliale Neoplasien), die im Verlauf von 10–20 Jahren zu Krebs entarten können, wenn sie nicht rechtzeitig vom Immunsystem eliminiert werden. [F5] [F6]

´Low Risk´-HPV-Genotypen

- ´low risk´-HPV verursachen benigne papillomatöse Läsionen, die Genitalwarzen
- HPV 6 und HPV 11 sind für 90 % der Genitalwarzen verantwortlich

F7

Insgesamt gibt es 14 high risk HPV-Typen mit den Hauptvertretern HPV 16 und HPV 18, letztere sind für 70 % aller Zervixkarzinome verantwortlich.

Die sogenannten ´low risk´-HPV verursachen benigne papillomatöse Läsionen, die Genitalwarzen. HPV 6 und HPV 11 sind für 90 % der Genitalwarzen verantwortlich. [F7]

Papillomviren lassen sich nicht in-vitro züchten. Erst die in den letzten Jahrzehnten entwickelten molekular-biologischen Techniken haben die Erforschung der genitalen HPV bis hin zur Impfstoff-Entwicklung ermöglicht.

1.3   Resistenz gegenüber Umwelteinflüssen

Da HPV nur ein Kapsid, aber keine Hülle aufweist, sind alle humanen Papillomviren außerordentlich umweltresistent und ubiquitär vorhanden. Genitale HPV werden in erster Linie sexuell übertragen, aber Schmierinfektionen sind möglich, sodass Genitalwarzen keinen Beweis für stattgehabten Geschlechtsverkehr darstellen.

2   Pathogenese

Humane Papillomviren infizieren das verhornende und nicht verhornende Plattenepithel der Haut und Schleimhaut. Die Art der Läsionen und deren klinisches Erscheinungsbild hängen vom HPV-Typ und von den anatomischen Besonderheiten des infizierten Epithels ab.

Papillomviren infizieren die Basalzellen ihres Zielepithels. Die Voraussetzungen für eine Infektion und der zeitliche Ablauf sind weitgehend unbekannt. Für die erfolgreiche Infektion sind wahrscheinlich Mikroläsionen des Epithels erforderlich. Man nimmt an, dass es nach der initialen Infektion zunächst zu einer viralen Latenz mit Aufnahme des Virusgenoms in den Zellkern kommt, jedoch ohne Expression viraler Gene.

Aus bisher nicht bekannten Gründen können unter bestimmten Umständen aus einzelnen HPV-infizierten Basalzellen hyperproliferative Läsionen entstehen, z. B. Genitalwarzen oder zervikale, vaginale oder vulväre intraepitheliale Neoplasien. Die Expression der HPV-Gene ist im Wesentlichen auf die terminaldifferenzierten Zellen der Intermediärzellschicht beschränkt, wo es zur Replikation des viralen Genoms kommt. In der äußersten Epithelzellschicht werden nur die späten Gene L1 und L2 exprimiert und so die Verpackung der replizierten viralen Genome in Kapside ermöglicht, die anschließend mit dem Zerfall der Keratinozyten freigesetzt werden.

Durch die sehr limitierte Genexpressionsaktivität in den Basalzellen und die Beschränkung der viralen Replikation auf terminaldifferenzierte Zellen, die ohnehin zum Absterben im Verlauf der physiologischen Differenzierung verurteilt sind, kommt es kaum zur Konfrontation von viralen Antigenen mit dem Immunsystem und damit nicht zu Entzündungsreaktionen. Auf diese Weise können sich die Papillomviren über einen langen Zeitraum aktiv vermehren, ohne mit den Antigen-präsentierenden Zellen des Immunsystems in Kontakt zu kommen.

Eine humorale Immunantwort entwickelt sich nur in geringem Ausmaß, sodass neutralisierende Antikörper-Titer bei den allermeisten durch HPV infizierten Personen nicht ausgebildet werden. Inwieweit eine vom Immunsystem eliminierte genitale HPV-Infektion eine zumindest teilweise Immunität hinterlässt, ist nicht abschliessend geklärt. Re-Infektionen mit denselben HPV-Typen sind beschrieben.

Die Inkubationszeit von Genitalwarzen liegt zwischen 2 Monaten und 2 Jahren, die durchschnittliche Persistenz von Genitalwarzen liegt bei etwa 1 Jahr. Genitale 'high risk' HPV-Läsionen weisen eine deutlich längere Inkubationszeit und Persistenz als 'low risk' HPV-Läsionen auf.

3 Klinisches Bild

'high risk'-HPV – klinisches Bild

· 'high risk'-HPV-Typen verursachen intraepitheliale Neoplasien (Dysplasien) an Zervix (CIN), Vulva (VIN), Vagina (VAIN), Anus (AIN) und Penis (PIN), die sich nach 10 bis 20 Jahren zu Karzinomen entwickeln können

· HPV 16 verursacht ~55 %, HPV 18 ~15 % der Zervixkarzinome weltweit

· die übrigen 'high risk-Typen' 31, 33, 45 ... verursachen ~30 % der Zervixkarzinome

F8

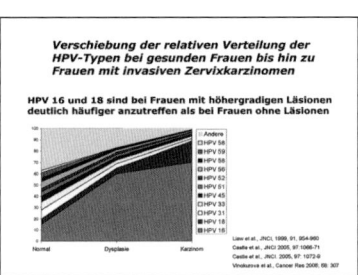

Verschiebung der relativen Verteilung der HPV-Typen bei gesunden Frauen bis hin zu Frauen mit invasiven Zervixkarzinomen

F9

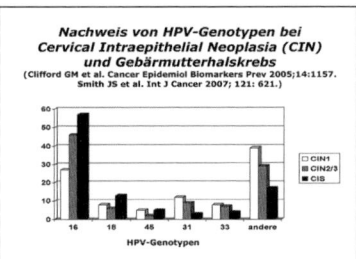

Nachweis von HPV-Genotypen bei Cervical Intraepithelial Neoplasia (CIN) und Gebärmutterhalskrebs
(Clifford GM et al. Cancer Epidemiol Biomarkers Prev 2005;14:1157. Smith JS et al. Int J Cancer 2007; 121: 621.)

F10

'low risk'-HPV – klinisches Bild

'Low risk'-HPV führen zu Genitalwarzen im Bereich von Mons pubis, Vulva, Vagina, Zervix, Penis, Skrotum und Anus

· etwa 80 % der Genitalwarzen werden durch HPV 6, 10 % durch HPV 11 hervorgerufen

F11

Die 'high risk' HPV-Typen verursachen intraepitheliale Neoplasien (Dysplasien) an der Zervix (CIN), Vulva (VIN), Vagina (VAIN), Anus (AIN) und Penis (PIN), die sich im Verlauf von im Allgemeinen mehr als 10 Jahren zu Karzinomen entwickeln können. [F8]

HPV 16 ist für etwa 55 % der Zervixkarzinome, HPV 18 für etwa 15 % der Zervixkarzinome weltweit verantwortlich. Die übrigen 12 'high risk-Typen' 31, 33, 45 etc. sind für ca. 30 % der Zervixkarzinome weltweit verantwortlich. [F9] [F10]

'Low risk HPV' führen zu Genitalwarzen im Bereich von Mons pubis, Vulva, Vagina, Zervix, Penis, Skrotum und Anus. Etwa 80 % der Genitalwarzen werden durch HPV 6, 10 % durch HPV 11 hervorgerufen. Nur 10 % der Genitalwarzen werden durch die übrigen 'low risk'-Typen 42, 43, 44, 55 etc. hervorgerufen. [F11]

3.1 Genitalwarzen – Condylomata acuminata

Genitalwarzen können vereinzelt auftreten, neigen aber in vielen Fällen zu flächenhafter Ausbreitung innerhalb weniger Wochen im gesamten Anogenitalbereich. Auf Grund der fehlenden Entzündungsreaktion rufen sie keinen Juckreiz oder andere klinische Beschwerden hervor, stellen aber für die Betroffenen oft eine starke psychische Belastung dar. Bei großflächiger Ausbreitung mit Kondylomrasen im Introitusbereich oder perianal können sie zu Beschwerden beim Geschlechtsverkehr und bei der Defäkation führen. Besonders belastend für die Betroffenen ist die hohe Rezidivrate nach ablativer Therapie und die teilweise jahrelange Persistenz, die in Ausnahmefällen sogar Jahrzehnte betragen kann.

3.2   Intraepitheliale Neoplasien

Die von den 'high risk'-HPV hervorgerufenen Dysplasien können bei Männern und Frauen im gesamten Genitalbereich auftreten. Leichte Dysplasien (CIN I, VIN I, PIN I, etc.) sind dadurch gekennzeichnet, dass die Basal- und Parabasalzellschicht etwas verbreitert ist. In der Intermediär -und Superfizialzellschicht kommt es zur Ausbildung von sogenannten Koilozyten, die für die Replikation der HPV pathognomonisch sind. Koilozyten sind durch einen degenerierenden, pyknotischen Zellkern mit einem ausgeprägten perinukleären Hof gekennzeichnet. In ihnen finden die Virusreplikation und anschließende Verpackung des viralen Genoms in die Kapsidproteine statt.

Der wesentliche Unterschied zwischen einem Kondylom und einer leichten Dysplasie ist vor allem die fehlende Verwerfung des Epithels, die im Falle der intraepithelialen Neoplasien nicht über das normale Niveau des Epithels hinausgeht. Leichte intraepitheliale Neoplasien werden von den betroffenen Frauen und Männern nicht bemerkt, da sie weder sichtbar noch tastbar sind.

Bei Männern kann in seltenen Fällen aus einer leichten intraepithelialen Neoplasie am Penis (PIN I) eine schwere Dysplasie (PIN III) werden, die sich zu einem Peniskarzinom entwickeln kann. Das gleiche gilt für anale intraepitheliale Neoplasien, die sich über eine schwere Dysplasie (AIN III) zu einem Analkarzinom entwickeln können. PIN III und AIN III werden überwiegend durch HPV 16 hervorgerufen.

Bei Frauen entstehen schwere Dysplasien in erster Linie im Bereich der Transformationszone (Übergangsbereich zwischen Plattenepithel und Zylinderepithel) der Cervix uteri. Junge Frauen weisen meist eine Ektopie (Drüsenepithel auf der Portiooberfläche) auf, sodass die Transformationszone außen auf der Portio sichtbar ist. Im Bereich der Transformationszone bilden sich etwa 10-mal häufiger schwere intraepitheliale Neoplasien als im Bereich der Vagina und der Vulva. Dies deutet daraufhin, dass das Epithel der Transformationszone gegenüber den onkogenen Eigenschaften der 'high risk'-HPV-Typen ganz besonders empfindlich ist.

Zervikale intraepitheliale Neoplasien (CIN) lassen sich kolposkopisch nur nach Betupfen der Zervix mit Essig und Jod identifizieren. CIN stellen minimale Epithelverdickungen dar, die sich unter Essig weißer als die Umgebung darstellen. Die Zellen einer CIN enthalten aufgrund des geringeren Zytoplasma-Anteils wesentlich weniger Glykogen als die normalen Plattenepithelzellen auf der Portiooberfläche und lassen sich deshalb mit Jod nicht braun anfärben. Kolposkopisch zeigen sich Areale mit einer CIN essigweiß/jodnegativ.

Die zervikalen intraepithelialen Neoplasien breiten sich von der Transformationszone auf der Portiooberfläche sowohl peripher zum Plattenepithel als auch zentripetal über das Zylinderepithel und in den Zervikalkanal hinein aus. In einer leichten zervikalen intraepithelialen Neoplasie (CIN I) finden sich Koilozyten als Zeichen der Virusvermehrung. Eine schwere zervikale intraepitheliale Neoplasie (CIN III) enthält in allen Epithelschichten dysplastische Zellen mit hoher E6- und E7-Expression, aber ohne Bildung von Viurspartikeln, d. h. in einer CIN III findet keine Virusvermehrung statt.

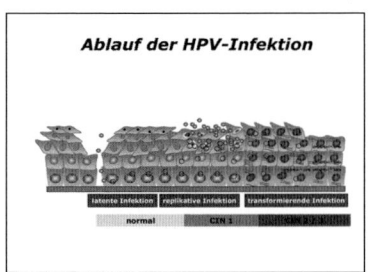

F12

Während sich CIN I in den meisten Fällen spontan zurückbilden, zeigt eine CIN III ein etwa 30 %iges Risiko für die Entstehung eines Zervixkarzinoms (McCredie et al., Lancet Oncol 2008). [F12]

Nach Khan et al (2005) sind HPV 16 und 18 pathogener als die übrigen 12 ´high risk´-HPV-Typen. Frauen ≥ 30 Jahre, bei denen HPV 16 oder 18 nachgewiesen wird, haben ein 20 %iges Risiko, innerhalb von 10 Jahren eine schwere Dysplasie (CIN III) zu entwickeln, während das Risiko bei Nachweis eines der anderen 12 ´high risk´-HPV-Typen nur 1,5 % beträgt, innerhalb von 10 Jahren eine CIN III zu entwickeln. [F13]

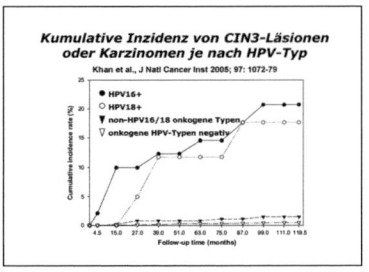

F13

Im Gegensatz zu leichten Dysplasien findet in schweren Dysplasien keine Virusvermehrung mehr statt, sondern nur eine erhöhte Expression der frühen viralen Gene E6 und E7, die durch Degradation des zellulären Tumorsuppressors p53 und Interaktion mit dem Tumorsuppressor-Protein Retinoblastoma zur Immortalisierung und zunehmenden chromosomalen Instabilität der infizierten Zellen führen.

4   Diagnose und Differentialdiagnose

Genitalwarzen werden von den Betroffenen immer durch Tasten bemerkt. Winzige Kondylome können kolposkopisch von gestauten Talgdrüsen oder kleinen Follikulitiden differenziert werden.

Eine wichtige Differentialdiagnose stellen in der Praxis die sogenannten Hirsuties dar. Dabei handelt es sich um kleine Hautpapillen mit zentralem Gefäß im Introitusbereich, die sich unter Östrogeneinfluss teilweise rasenförmig ausbilden und für eine Vergrößerung der Introitusoberfläche und besseren Transudation sorgen. Hirsuties sind im Gegensatz zu Kondylomen nicht tastbar und sollten unter keinen Umständen abladiert werden.

Der zytologische Abstrich im Rahmen der Krebsvorsorge dient zur Aufdeckung zervikaler intraepithelialer Neoplasien (CIN). Bei auffälliger Zytologie sollte eine Kolposkopie durchgeführt werden. Dabei wird durch Knipsbiopsie-Entnahme aus dem auffälligsten essigweiß/jodnegativen Areal die Diagnose einer CIN I, CIN II, CIN III oder eines Zervixkarzinoms histologisch bestätigt. Eine Kolposkopie mit Knipsbiopsie-Entnahme sollte in jedem Fall einer Therapie vorangehen, um Übertherapien zu vermeiden.

Ergänzend zur zytologischen Vorsorge-Untersuchung kann ein HPV-Abstrich bei grenzwertigen oder unklaren zytologischen Befunden (Pap III D, Pap III) das Vorliegen einer ´high risk´ HPV-Infektion nachweisen bzw. ausschließen.

Eine vulväre intraepitheliale Neoplasie (VIN) weist im äußeren verhornenden Vulvabereich oft eine Hyperkeratose mit leichtem Juckreiz auf. Im Introitusbereich sind vulväre intraepitheliale Neoplasien oft deepithelialisiert. In jedem Fall sollte eine Knipsbiopsie zur Bestätigung bzw. zum Ausschluss einer VIN entnommen werden. Vaginale intraepitheliale Neoplasien (VAIN) stellen sich nur unter Essig- und Jodfärbung dar und werden ebenfalls durch Knipsbiopsie diagnostisch gesichert. Ähnliches gilt für PIN und AIN.

5 Therapie und Management

Condylomata acuminata werden meist mit Laser, Kryo-Therapie oder Elektroschlinge abgetragen. Durch lokale Therapie mit Podophyllotoxin oder Trichloressigsäure lassen sich Genitalwarzen ebenfalls entfernen. All diese Therapieoptionen weisen jedoch zumindest bei ausgedehnten Kondylomen ein sehr hohes Rezidivrisiko auf. Durch Imiquimod lassen sich die Langerhans-Zellen (ortsständige Makrophagen) in der Epidermis aktivieren, was eine natürliche Immunreaktion mit Bildung von spezifischen zytotoxischen T-Zellen auslöst. Damit lassen sich auch ausgedehnte Genitalwarzen schonend, ohne Narbenbildung und im Allgemeinen rezidivfrei entfernen. Erste Veröffentlichungen zeigen, dass Imiquimod auch bei der Therapie von vulvären intraepithelialen Neoplasien (VIN) erfolgreich ist.

Zervikale intraepitheliale Neoplasien (CIN) können bei CIN I und CIN II durch oberflächliche Laservaporisation der Portio ohne Narkose entfernt werden. Bei CIN III und Adeno carcinoma in situ (AIS) wird der Befund durch Konisation in Narkose entfernt. Am schonendsten ist dabei die flache Schlingenkonisation (LEEP). Die dysplastischen Befunde reichen im Allgemeinen nur wenige Millimeter in den Zervikalkanal hinein, sodass hohe Messerkonisationen nicht indiziert sind.

Je ausgedehnter die Konisation, desto höher das Risiko für Frühgeburtlichkeit und Zervixstenose. Bei jungen Frauen mit Kinderwunsch reicht im Allgemeinen eine flache Schlingenkonisation mit einer Tiefe von 6–8 mm vollkommen aus, um die Dysplasie vollständig zu entfernen. Bei einer Kontrolluntersuchung 3 Monate nach Konisation bestätigt ein negativer ´high risk´ HPV-Test die vollständige Entfernung der Dysplasie.

> **Diagnose und Therapie von Gewebsveränderungen der Zervix**
>
> - In Deutschland werden jährlich >100.000 Eingriffe am Gebärmutterhals durchgeführt
> - meist wegen Gewebsveränderungen, die sich zum Krebs entwickeln könnten
> - diesen Eingriffen gehen mehr als die doppelte Zahl auffälliger Abstrich-Untersuchungen voraus
>
> F14

In Deutschland werden jährlich mehr als 100.000 Eingriffe am Gebärmutterhals durchgeführt, meist zur Beseitigung von Gewebsveränderungen, die sich zum Krebs entwickeln könnten. Diesen Eingriffen gehen mehr als die doppelte Zahl auffälliger Abstrich-Untersuchungen voraus. (Frauenärzte im Netz – Aktuelle Meldungen vom 22.2.2010) [F14]

Vaginale (VAIN) und vulväre (VIN) intraepitheliale Neoplasien werden vorzugsweise durch Laservaporisation entfernt. Sie haben, ähnlich wie Kondylome, ein hohes Rezidiv-Risiko. Die Therapie der Karzinome erfolgt nach den entsprechenden Leitlinien.

6 Epidemiologie

> **Übertragungswege**
>
> - Genitale HPV werden in erster Linie durch Geschlechtsverkehr übertragen, gelegentlich auch durch Schmierinfektionen
>
> - Da ´high risk´-HPV und ´low risk´-HPV sowohl Penis als auch Skrotum, Mons pubis und Perianalregion befallen, wird klar, dass Kondome keinen wirklichen Schutz bieten können, die Übertragungsrate lässt sich bestenfalls halbieren
>
> F15

6.1 Reservoir und Übertragungswege

Humane Papillomviren sind ubiquitär verbreitet und sehr umweltresistent. Genitale HPV werden in erster Linie durch Geschlechtsverkehr übertragen, in Ausnahmefällen aber auch durch Schmierinfektionen. Da ´high risk´-HPV und ´low risk´-HPV sowohl Penis als auch Skrotum, Mons pubis und Perianalregion befallen, ist offensichtlich, dass Kondome keinen wirklichen Schutz bieten können, die Übertragungsrate lässt sich bestenfalls halbieren. [F15]

Neueste Studien zeigen, dass sich ein oder mehrere genitale HPV-Typen bei etwa 50 % aller Männer ab der Pubertät bis zu einem Alter von über 60 Jahren im Anogenitalbereich nachweisen lassen. Genitale HPV persistieren in den Schamhaarfollikeln, kutane HPV in den Haarfollikeln der Augenbrauen. Vor der Pubertät sind durch genitale HPV bedingte Läsionen eine Rarität, aber bei 18 % der präpubertären Mädchen lässt sich genitale HPV-DNA durch Amplifikationstests im Anogenitalabstrich nachweisen (Joura, 2009).

6.2   Ansteckungsfähigkeit

Vermutlich ist eine sehr hohe Zahl infektiöser HPV-Partikel erforderlich, um eine erfolgreiche Infektion zu initiieren. Laut der Future I-Impfstudie (Garland et al, 2007) liegt die Prävalenz von HPV 6/11-Infektionen bei Frauen im Alter zwischen 16 und 24 Jahren bei 4 % (HPV 6 3,8 %, HPV 11 0,6 %) und die Prävalenz von HPV 16/18 bei 12 % (HPV 16 8,9 %, HPV 18 3,2 %). Die jährliche Neuinfektionsrate für HPV 6/11 liegt bei Frauen dieser Altersgruppe bei 4 % pro Jahr, ebenso für HPV 16/18. Mit 25 Jahren haben Frauen noch die Hälfte der ′low risk′-HPV- und ′high risk′-HPV-Infektionen vor sich. Bei 60-jährigen Frauen liegt die Neuinfektionsrate pro Jahr noch bei ca. 1 %.

6.3   Risikofaktoren und Risikogruppen

Die Anzahl von Sexualpartnern korreliert mit einem erhöhten Ansteckungsrisiko für genitale HPV, wodurch das Zervixkarzinomrisiko bei Frauen steigt. Die Inzidenz des Zervixkarzinoms in Deutschland liegt bei 10/100.000.

Besonders gefährdet für Analkarzinome, die ganz überwiegend von HPV 16/18 verursacht werden, sind MSM (men who have sex with men), insbesondere wenn sie HIV-infiziert sind. Heterosexuelle Männer haben eine Analkarzinominzidenz von 1/100.000, MSM von 35/100.000, HIV-positive MSM von 224/100.000.

6.4   Saisonalität

Die Übertragung von HPV unterliegt keiner Saisonalität.

6.5   Epidemiologische Situation

Etwa 10–15 % aller Männer und Frauen entwickeln im Laufe ihres Lebens Genitalwarzen.

Etwa gleich viele Frauen entwickeln eine CIN I. Schätzungsweise 4 % aller Frauen in Deutschland entwickeln eine CIN III und 1 % ein Zervixkarzinom. Ohne Vorsorgeuntersuchungen würden in Deutschland 3 % aller Frauen ein Zervixkarzinom entwickeln. Im südlichen Afrika und Zentralamerika sind etwa 4 % aller Frauen von einem Zervixkarzinom betroffen.

Larynx-Papillome werden durch HPV 6/11 ausgelöst, sie sind außerordentlich selten. Das Lebenszeitrisiko liegt nur bei 0,02 %.

6.5.1 Zervixkarzinom weltweit

Weltweit wird die Zahl der jährlichen Neuerkrankungen an Zervixkarzinom auf etwa 500.000 geschätzt mit etwa 260.000 durch ein Zervixkarzinom bedingten Todesfällen.

6.5.2 Zervixkarzinom in Europa

Alljährlich werden in Europa ca. 60.000 Neuerkrankungen und etwa 30.000 Todesfälle an Zervixkarzinom erfasst (ECCA-Report). Unter den malignen Erkrankungen der Frau steht das Zervixkarzinom an 7. Stelle. Der ECCA-Report gibt eine nach Ländern geordnete detaillierte Übersicht.

6.5.3 Zervixkarzinom in Deutschland

Die Neuerkrankungsrate der Frauen an Zervikalkarzinom sank in Deutschland bis zu Beginn der 1990er-Jahre deutlich. Seit dieser Zeit nimmt die Neuerkrankungsrate weniger stark ab. Die Sterberate sinkt seit Beginn der 1980er-Jahre kontinuierlich. 2006 wurden 5.470 Neuerkrankungen und etwa 1.500 Sterbefälle erfasst. Die höchsten Erkrankungsraten liegen zwischen dem 40. und 59. Lebensjahr und damit deutlich früher als noch 1980. Das mittlere Erkrankungsalter am invasiven Karzinom beträgt 52 Jahre, am in situ-Karzinom 36 Jahre. [F16]

> **Zervixkarzinom in Deutschland**
>
> - Die Neuerkrankungsrate der Frauen sank in Deutschland bis zu Beginn der 1990er-Jahre deutlich; seitdem geringere Abnahme
> - die Sterberate sinkt seit Beginn der 1980er-Jahre kontinuierlich
> - jährlich werden ~5.500 Neuerkrankungen und ~1.500 Sterbefälle erfasst
> - die höchsten Erkrankungsraten liegen zwischen dem 40. und 59. Lebensjahr

F16

Ende 2006 lebten in Deutschland ca. 23.700 Frauen, bei denen in den zurückliegenden 5 Jahren Gebärmutterhalskrebs diagnostiziert wurde (Veröffentlichung 'Krebs in Deutschland 2005/06)'.

7 Prävention und Kontrolle

7.1 Allgemeine Präventionsmaßnahmen

Außer sexueller Enthaltsamkeit gibt es keine allgemeinen Präventionsmaßnahmen.

7.2 Entwicklung der Impfung

Seit 2006/2007 sind zwei HPV-Impfstoffe durch die Europäische Zulassungsbehörde EMA lizensiert, die als Antigen sogenannte virus-like particles (VLPs) enthalten. [F17]

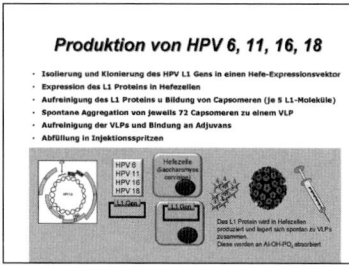

Zulassung von HPV-Impfstoffen

- 2006/2007: EMA lässt zwei HPV-Impfstoffe zu
- sie enthalten als Antigen virus-like particles (VLPs), bestehend aus rekombinantem Hauptoberflächenprotein L1 des HPV-Kapsids, das sich zu Pentameren und nachfolgend zum vollständigen Kapsid anordnet
- VLPs enthalten keine DNA, sind nicht infektiös
- HPV-Impfstoff induziert einen ~100-fach höheren Antikörpertiter als die natürliche HPV-Infektion

F17

VLPs bestehen aus dem rekombinanten Hauptoberflächenprotein L1 des HPV-Kapsids, welches sich spontan zu Pentameren und nachfolgend zum vollständigen Kapsid anordnet. Die VLPs sehen für das Immunsystem aus wie das Wildtyp-Virus. VLPs enthalten allerdings keine DNA und sind somit nicht infektiös. Die VLPs werden mit einem Adjuvans intramuskulär injiziert, dort von den dendritischen Zellen (ortsständigen Makrophagen) phagozytiert und anschließend in den Lymphknoten spezifischen Immunzellen präsentiert. Dies induziert einen etwa 100-fach höheren Antikörpertiter als die natürliche HPV-Infektion. Letztere spielt sich rein intraepithelial ab und führt allenfalls zu einer Stimulation der relativ trägen Langerhanszellen (ortsständige Makrophagen der Epidermis).

Produktion von HPV 6, 11, 16, 18

- Isolierung und Klonierung des HPV L1 Gens in einen Hefe-Expressionsvektor
- Expression des L1 Proteins in Hefezellen
- Spontane Aggregation von jeweils 72 Capsomeren u. Bildung von Capsomeren (je 5 L1-Moleküle)
- Aufreinigung der VLPs und Bindung an Adjuvans
- Abfüllung in Injektionsspritzen

F18

7.2.1 Impfstoffe (Unterschiede, Impfstämme)

Seit September 2006 ist der tetravalente Impfstoff gegen die HPV-Typen 6, 11, 16 und 18 (Gardasil®) von Sanofi Pasteur MSD in den USA (Food and Drug Administration [FDA]-Lizenzierung) und Europa (European Medicines Agency [EMA]-Lizenzierung) zugelassen. [F18]

Seit September 2007 ist der bivalente Impfstoff gegen die HPV-Typen 16 und 18 (Cervarix®) von GlaxoSmithKline (GSK) durch die EMA in der EU zugelassen, seit 2010 auch durch die FDA in den USA.

HPV-Impfstoffe

Hersteller	4 HPV (Gardasil®) Sanofi Pasteur MSD	2 HPV (Cervarix®) GlaxoSmithKline
Zusammensetzung: L1-Protein in Form nicht-infektiöser virusähnlicher Partikel (VLPs)	20 μg HPV 6 40 μg HPV 11 40 μg HPV 16 20 μg HPV 18	20 μg HPV 16 20 μg HPV 18
Herstellungsprozess	in rekombinantem Stamm von Saccharomyces cerevisiae	rekombinante DNA-Technologie unter Verwendung eines Baculovirus-Expressionssystems
Adjuvans	Aluminium-Hydroxyphosphatsulfat	ASO4: Monophosphoryl-Lipid (MPL) adsorbiert an Aluminiumhydroxid
Impfschema	0, 2, 6 Monate	0, 1, 6 Monate

F19

Gardasil® wird in Hefezellen hergestellt und enthält 225µg amorphes Aluminiumhydro-xyphosphatsulfat als Adjuvans. Cervarix® wird in Insektenzellen hergestellt und enthält 500µg Aluminiumhydroxid und 50µg 3-deacyliertes Monophosphoryllipid A (kurz ge-nannt ASO4) als Adjuvans. Cervarix® erreicht mit ASO4 als Adjuvans 3-fach höhere HPV 16-Titer und 7-fach höhere HPV 18-Titer nach Gaben von 3 intramuskulären Dosen als Gardasil® (Einstein et al 2009). Ob dies klinisch relevant ist, bleibt umstritten. [F19]

7.2.2 Immunogenität, Effektivität, Schutzdauer

Die intramuskulär verabreichten VLP-Vakzinen erreichen nach der dritten Dosis Antikör-per-Titer, die etwa 100-fach höher liegen als nach natürlicher Infektion. Die Antikörper-Titer fallen innerhalb der ersten 3 Jahre nach Impfung deutlich ab, bleiben dann aber stabil und liegen für Cervarix® (Messung vieler Epitope) nach 6 Jahren für HPV 16 noch 12-fach und für HPV 18 noch 10-fach höher als nach natürlicher Infektion.

Bei Gardasil® sind die HPV 18-Impfantikörper bei 40 % der Infizierten nach 4 Jahren mit dem von Merck verwendeten Test, der nur 1 Epitop misst, nicht mehr nachweisbar. Dennoch besteht nach 42 Monaten ein 98,4 %iger Schutz vor HPV 18 bedingten Läsionen (CIN III bzw. AIS). Der Schutz 42 Monate nach Gardasil® Impfung vor HPV 6 und 11 bedingten Läsionen (Condylomen, CIN I) beträgt 100 % und vor HPV 16 bedingten CIN, VIN und VAIN 94,3 %.

Für Gardasil® wurde durch Gabe einer Challengedosis 4,5 Jahre nach der 3. Impfdosis die Induktion eines immunologischen Gedächtnisses durch die tetravalente Impfung nach-gewiesen (Olsson et al 2007). Die Antikörper stiegen nach Gabe der 4. Dosis auf höhere Werte als nach Gabe der 3. Dosis im Rahmen der Grundimmunisierung. Die bisherigen Studienergebnisse legen nahe, dass die Induktion eines immunologischen Gedächtnisses ausreichend ist für die lang anhaltende Schutzwirkung der Impfung.

Zu Gardasil® und Cervarix® liegen bisher Studien mit jeweils etwa 30.000 Probandinnen vor. Dabei zeigte sich bei beiden Impfstoffen ein nahezu 100 %iger Schutz vor Impfvirus-bedingten Läsionen, wenn die Geimpften vor Verabreichung des Impfstoffes nicht mit einem der Impfviren bereits infiziert waren.
Damit schützt Gardasil® vor 90 % aller Genitalwarzen und 70 % aller Zervixkarzinome und vor allen durch HPV 6/11/16/18 bedingten VIN und VAIN.
Cervarix® schützt vor 70 % aller Zervixkarzinome. VIN und VAIN sind bei Cervarix® nicht als Endpunkte berücksichtigt (Schutzwirkung im verhornenden Epithel erschien möglicher-

weise bei Studienplanung als fraglich), werden aber wahrscheinlich in Bezug auf HPV 16 und 18 genauso verhindert wie durch Gardasil®.

Zusätzlich konnte für Gardasil® eine 38 %ige Kreuzprotektion vor CIN II-III und AIS, die durch 10 nicht im Impfstoff enthaltene ´high risk´-HPV-Typen verursacht werden, belegt werden. Für Cervarix® konnte ebenfalls nach neueren Daten eine hohe Kreuzprotektion gegen nicht im Impfstoff enthaltene ´high risk´-HPV-Typen, insbesondere HPV 31 und HPV 45 gezeigt werden.

Für Gardasil® ist im Rahmen einer Phase II-Studie eine Schutzdauer gegen HPV 16-bedingte Läsionen über 8 Jahre nachgewiesen worden. Für Cervarix® ist ein Schutz vor HPV 16/18 bedingten CIN und AIS über 6,4 Jahre durch Studien belegt.

Die Gardasil® FUTURE II-Studie wurde 2008 nach 4 Jahren abgeschlossen. Während dieser Zeit zeigten sich keine Durchbrüche für eines der Impfviren. Im Rahmen des Nordischen Krebsregisters werden die in Skandinavien mit Gardasil® geimpften Probandinnen noch 10 Jahre beobachtet (jährliche Einbestellungen), um eventuelle Impfdurchbrüche frühzeitig zu erfassen. Diese langfristigen Nachbeobachtungen werden Aufschluss darüber geben, ob Auffrischimpfungen ab einem bestimmten Zeitpunkt notwendig sind.

Nach jetziger Datenlage ist mit einem lang anhaltenden Schutz beider Impfungen zu rechnen. Ob und wann Auffrischimpfungen erforderlich sind, kann nur durch Langzeitbeobachtung geklärt werden.

Die Datenlage zur Immunogenität und Wirksamkeit der Impfung Immunsupprimierter ist noch limitiert.

7.2.3 Sicherheit

Zulassungsstudien: Im Rahmen der durchgeführten Studien an insgesamt etwa 60.000 Probandinnen zeigte sich, dass bei beiden Impfstoffen impftypische lokale und systemische Nebenwirkungen auftreten können, die im Wesentlichen den Nebenwirkungen bei anderen Impfstoffen entsprechen.

Das Global Advisory Committee on Vaccine Safety (GACVS) analysierte 2009 die nach mehr als 60 Millionen Impfungen in 21 Ländern vorliegenden Daten zur Sicherheit der HPV-Impfstoffe. Auch von anderen Impfstoffen bekannte Lokal- und Allgemeinreaktionen sowie Muskelschmerzen standen im Vordergrund der Berichte. Fehlgeburten nach Impfung

Impfstoffsicherheit

- Das Global Advisory Committee on Vaccine Safety
  (GACVS) analysierte 2009 die nach mehr als 60
  Millionen Impfungen in 21 Ländern vorliegenden
  Daten zur Sicherheit der HPV-Impfstoffe
- auch von anderen Impfstoffen bekannte Lokal- und
  Allgemeinreaktionen wurden vorwiegend berichtet
- keine Berichte zu Fehlgeburten nach Impfung,
  Schwangerschaft jedoch weiterhin Kontraindikation
- GACVS-Fazit: HPV-Impfung ist eine sichere Impfung

F20

wurden nicht berichtet, dennoch sollte Schwangerschaft weiterhin als Kontraindikation gelten. Stillende Mütter können geimpft werden. [F20]

Zwei plötzliche Todesfälle unklarer Ursache (eine 17-jährige Deutsche verstarb einen Tag nach der 2. Impfdosis Gardasil®; eine 19-jährige Österreicherin verstarb 3 Wochen nach der 1. Impfdosis Gardasil®), die 2007 im zeitlichen, nicht aber im ursächlichen Zusammenhang mit einer HPV-Impfung (700.000 Dosen verimpft) auftraten, haben in der Öffentlichkeit großes Aufsehen und Verunsicherung ausgelöst. Im Jahr 2006, also vor Einführung von Gardasil®, wurden in Deutschland unter den 2 Millionen 15–19-jährigen Frauen 22 unklare plötzliche Todesfälle gemeldet. Die beiden unklaren plötzlichen Todesfälle im zeitlichen Zusammenhang mit der HPV-Impfung liegen bei 700.000 verabreichten Impfdosen im Rahmen der statistischen Erwartung.

Rein statistisch ist mit negativen Ereignissen im zeitlichen, nicht ursächlichen Zusammenhang mit einer Impfung in höherem Maße zu rechnen, als den meisten bewusst ist. So ist zu erwarten, dass innerhalb von 24 Stunden nach einer Impfung 3 von 100.000 Mädchen als Notfall in eine Klinik eingeliefert werden, 2 von 100.000 Mädchen innerhalb von einer Woche nach der Impfung einen Diabetes entwickeln, und bei 10 von 100.000 Mädchen innerhalb von 6 Wochen nach dem Impftermin ein Autoimmunleiden diagnostiziert wird.

Surveillance in den USA

Bis Mitte Februar 2011 wurden in den USA rund 33 Millionen Dosen Gardasil® angewendet. 92 % der im Rahmen von VAERS (Vaccine Adverse Events Reporting System) berichteten Nebenwirkungen betrafen auch von anderen Impfungen bekannte Lokal- und Allgemeinreaktionen. Relativ häufig wurden Ohnmachtsanfälle, insbesondere unter Mädchen und Jugendlichen beobachtet, dies wird jedoch auch nach anderen Impfungen oder sonstigen Injektionen berichtet. Im zeitlichen Zusammenhang mit der Impfung wurden ernsthafte Komplikationen und Todesfälle erfasst:

- Guillain-Barré-Syndrom: in einer auch bei Ungeimpften bekannten Größenordnung,
- Thrombosen und Embolien: in Personen mit Risikofaktoren für solche Ereignisse,

‖ 32 Todesfälle (jeweils ausreichend dokumentiert): In der Mehrzahl wurde kein kausaler Zusammenhang angenommen, ein gehäuftes Auftreten wurde nicht beobachtet.

Cervarix® wurde erst im Oktober 2009 in den USA lizensiert und auch seitdem seltener angewendet. 96 % Lokal- und Allgemeinreaktionen wurden berichtet.

Grundsätzlich handelt es sich bei den im Rahmen von VAERS ermittelten Daten um Verdachtsfälle. Dies entspricht den ebenfalls *passiven Überwachungssystemen* anderer Länder, wie beispielsweise auch der deutschen Surveillance durch das Paul-Ehrlich-Institut. Kausale Aussagen können nicht getroffen werden. Es kann sich um Koinzidenzen oder tatsächlich verursachte Nebenwirkungen handeln. Die Daten gestatten jedoch wertvolle Hinweise im Sinne von Alarmsignalen für bestimmte Nebenwirkungen, bestimmte Impfstoffe, regionale oder zeitliche Häufungen.

Auch die Autoren des VAERS-Berichts weisen auf die Limitationen solcher passiver Überwachungssysteme wie VAERS hin. Systematische prospektive Studien seien nötig, um koinzidente von ursächlichen Nebenwirkungen abzugrenzen.

Die zuständigen Institutionen für die Überwachung der Sicherheit von Impfstoffen (CDC/ FDA in den USA, EMA in Europa, Paul-Ehrlich-Institut in Deutschland) überwachen mit hoher Aufmerksamkeit alle im Zusammenhang mit Impfungen auftretenden unerwünschten Ereignisse.

7.2.4   Impfschemata, Indikation, Gegenindikationen

Gardasil® wird in 3 Dosen (Monat 0, 2, und 6) intramuskulär verabreicht. Cervarix® wird ebenfalls in 3 Dosen (Monat 0, 1, und 6) intramuskulär verabreicht. Dabei ist nicht entscheidend, die Zeitabstände zwischen den drei Dosen genau einzuhalten, sondern den Zyklus mit 3 Impfungen abzuschließen, da vor Verabreichung der 3. Impfung kein Impfschutz gewährleistet ist. Nicht unterschritten werden sollte ein Abstand von 4 Wochen zwischen der ersten und zweiten Impfung und von 12 Wochen zwischen der zweiten und dritten Impfung. [F21]

Geimpft werden sollten Mädchen möglichst vor dem ersten Geschlechtsverkehr, d. h. bevor sie sich mit genitalen HPV infizieren könnten. Beide Impfstoffe wirken prophylaktisch und haben keine therapeutische Wirkung auf bereits bestehende Infektionen mit ei-

Impfschemata

- Beide HPV-Impfstoffe werden 3mal geimpft
  Cervarix® : Monat 0, 1, 6
- Gardasil® : Monat 0, 2, 6
- nicht unterschritten werden sollte ein
  Abstand von 4 Wochen zwischen der ersten
  und zweiten Impfung und von 12 Wochen
  zwischen der zweiten und dritten Impfung
- nur ein vollständiger Impfzyklus mit
  3 Impfungen garantiert den Impferfolg

F21

nem der Impfviren. In Deutschland werden die Kosten für die HPV-Impfung für Mädchen im Alter von 12 bis 17 Jahren von den Krankenkassen übernommen.

Einige Krankenkassen übernehmen darüber hinaus die Kosten für die Impfung für Frauen bis zum abgeschlossenen 25. Lebensjahr, was sinnvoll ist, da zum Impfzeitpunkt nur mit einer Infektionsrate von etwa 12 % für HPV 16/18 und etwa 4 % mit HPV 6/11 zu rechnen ist (Garland et al., 2007) und eine durchgemachte HPV-Infektion keine sichere Immunität verleiht.

Auch die Impfung von Frauen über 25 Jahren ist sinnvoll, da zum Impfzeitpunkt fast 90 % dieser Frauen nicht mit einem der Impfviren infiziert sind. Die Kosten für die Impfung müssen aber von den Betroffenen in der Regel selbst getragen werden.

Die Einbeziehung des männlichen Geschlechts in die Impfung ist in der Diskussion. Auf keinen Fall darf diese Diskussion von der prioritären Zielgruppe der Mädchen ablenken. In den USA diskutierte das Advisory Commitee on Immunization Practices (ACIP) den 4-valenten HPV-Impfstoff unter dem Aspekt des Schutzes vor genitalen Warzen bei männlichen Jugendlichen und jungen Erwachsenen. Der Impfstoff sei für die Altersgruppe der 9–26-Jährigen von der Food and Drug Administration (FDA) zugelassen und könne für diese Indikation des Schutzes vor genitalen Warzen verwendet werden. Dies bedeute jedoch keine Empfehlung des ACIP für eine generelle HPV-Impfung des männlichen Geschlechts. 2011 wurden die Ergebnisse einer Studie mit 4.065 Probanden männlichen Geschlechts der Altergruppe 16–26 Jahre veröffentlicht. Die Wirksamkeit hinsichtlich der Verhütung genitaler Warzen wurde mit 60,2 % angegeben.

Gegenindikation

Während der Schwangerschaft sollte keine HPV-Impfung durchgeführt werden. Eine versehentlich bei einer Schwangeren durchgeführte Impfung ist keine Indikation für eine Intervention. Während der Stillperiode kann geimpft werden.

Auch in Fällen von Immunsuppression kann geimpft werden, eine etwas verminderte Immunantwort erscheint möglich.

Sektion II

Simultane Verabreichung von Impfstoffen

HPV-Impfstoffe sind keine Lebendimpfstoffe. Die Impfung kann deshalb sowohl gleichzeitig als auch in unterschiedlichem Abstand mit anderen Impfstoffen verabreicht werden (FDA, CDC). In den Fachinformationen wird speziell darauf eingegangen, zu welchen gleichzeitigen Impfungen entsprechende Daten zu Immunogenität und Reaktogenität vorliegen.

Impfserie mit Impfstoffen unterschiedlicher Hersteller

In der Regel sind die 3 Impfungen der Impfserie mit dem gleichen Impfstoff durchzuführen.

7.2.5   HPV-Typen-Replacement

Manche Impfkritiker befürchten, dass es durch die Impfung zu einem Replacement von HPV 16 und 18 durch andere ´high risk´ HPV-Typen kommen könnte. Dies ist nicht wahrscheinlich. DNA-Viren verändern sich nur sehr langsam, auch ergeben Prävalenzstudien mit multiplen Infektionen keine Hinweise auf eine Interferenz zwischen verschiedenen HPV-Typen. Ferner stellt es aus Sicht eines ´high risk´-HPV keinen Vorteil dar, eine CIN III oder ein Zervixkarzinom hervorzurufen, da sich HPV in diesen Läsionen nicht vermehren kann. CIN III und Zervixkarzinom bieten also keinen ´Überlebensvorteil´ für ´high risk´-HPV.

7.2.6   Impfung und Vorsorgeuntersuchungen

Trotz Einführung eines HPV-Impfprogramms ist das Screening-Programm in vollem Umfang weiter zu führen.

Selbst bei nahezu vollständiger Impfbeteiligung werden 30 % der Zervixkarzinome durch nicht präventable HPV-Typen verursacht. Auch kann bereits vor einer Impfung die Infektion erfolgt sein. Bei einer ungenügenden Impfbeteiligung wie gegenwärtig in Deutschland wäre ein Verzicht auf das Screeningprogramm auch aus diesem Grunde nicht gerechtfertigt.

Sowohl geimpfte als auch ungeimpfte Frauen sollten unbedingt weiter die Vorsorgeuntersuchungen wahrnehmen. [F22]

Impfung und Vorsorge-Untersuchungen

· Ungeimpfte und geimpfte Frauen sollten unbedingt die Vorsorgeuntersuchungen weiter wahrnehmen
· 30 % der Zervixkarzinome werden durch nicht präventable HPV-Typen verursacht
· bei einer ungenügenden Impfbeteiligung wie gegenwärtig in Deutschland wäre ein Verzicht auf das Screening auch aus diesem Grunde nicht gerechtfertigt
· die Infektion kann bereits vor einer Impfung erfolgt sein

F22

8   Impfstrategie und Surveillance

Die Weltgesundheitsorganisation empfiehlt die Einführung der Impfung allen Ländern, sofern die Voraussetzungen dafür geschaffen werden können (Positionspapier 2009). Als prioritär werden die Impfungen vor Aufnahme sexueller Aktivität angesehen, Mädchen im Alter von 10–13 Jahren als Zielgruppe. Eine hohe Impfrate sei wichtiger als die eventuelle Einbeziehung anderer Altersgruppen oder des männlichen Geschlechts. Die Weiterführung von Screening-Programmen ist notwendig.

Die Mehrzahl der europäischen Länder empfiehlt die Impfung für weitgehend analoge weibliche Altersgruppen (9–15, 10–13, 12–17 Jahre) wobei einige Länder zusätzliche catch-up-Empfehlungen (bis 18, 23 oder 26 Jahre) geben. In den USA wird die Impfung für 11–12-jährige Mädchen empfohlen sowie als Nachholimpfung für 13–26-jährige weibliche Jugendliche und Frauen.

STIKO-Empfehlung und Schutzimpfungsrichtlinie des G-BA

- Die HPV-Impfung wird für alle Mädchen im Alter von 12-17 Jahren empfohlen
- alle Kassen übernehmen die Kosten
- Die Impfung ist in die Schutzimpfungsrichtlinie des Gemeinsamen Bundesausschusses (G-BA) aufgenommen

F23

In Deutschland empfahl die STIKO im Jahre 2007 die HPV-Impfung für alle Mädchen im Alter von 12–17 Jahren und begründete diese Empfehlung auf der Grundlage des wissenschaftlichen Erkenntnisstandes ausführlich. [F23]
Der Gemeinsame Bundesausschuss (G-BA) (Stellung und Aufgaben des G-BA siehe Kapitel 44. Kontrolle impf-präventabler Krankheiten in Deutschland) schloss sich dieser Empfehlung an (BAnz. Nr. 44 [S. 1086] vom 30.11.2007).

In Deutschland mehrten sich, insbesondere im Jahr 2009, kritische Stimmen zur HPV-Impfung. Dies war der Anlass für eine Neubewertung der Impfempfehlung der STIKO (August 2009).

In die Neubewertung flossen die im Zeitraum 1.1.2007 bis 7.7.2009 neu gewonnenen Erkenntnisse ein: unter anderem Literaturrecherchen, klinische Studien, Health Technology Assessment Reports, WHO-Positionspapier, Leitlinien des European Centre for Disease Prevention and Control (ECDC), Verlautbarungen der European Medicine Agency (EMA), der (US) Food and Drug Administration (FDA).
Das Gremium fasste die Ergebnisse der klinischen Studien Future I und II zur Wirksamkeit von Gardasil® folgendermaßen zusammen (auszugsweise):

|| 97–100 % Wirksamkeit hinsichtlich Verhinderung von HPV16/18-assoziier-
ten Gebärmutterhals-vorstufen (CIN2, CIN3, CIS) bei Frauen, die vor den
3 Impfungen HPV-16- und/oder HPV-18-DNA-negativ waren;

|| die Inzidenz der Gebärmutterhalsvorstufen, verursacht durch alle HPV-
Typen, wird durch die Impfung reduziert, wenn vor der Impfung keine HPV-
Infektion vorliegt;

|| der Nutzen der Impfung wird geringer, wenn vor der Impfung bereits eine
HPV-Infektion besteht. [F24]

Hinsichtlich der Wirksamkeit von Cervarix® bezog sich die STIKO in ihrer Neubewertung
insbesondere auf eine Phase III-Studie (PATRICIA):

|| 93 % Wirksamkeit hinsichtlich einer Verhinderung von HPV 16- oder 18-
assoziiertenGebärmutterhalskrebsvorstufen (CIN 2+) bei Frauen, die HPV 16
und/oder HPV-18 negativ waren;

|| bei Frauen, die gegen die HPV-Typen 16, 18, 31, 33, 35, 39, 45, 51, 52, 56,
58, 59, 66 und 68 DNA-negativ waren und keine Antikörper gegen HPV
16 und 18 im Blut aufwiesen und somit als HPV-naiv gelten können, lag die
Wirksamkeit der Impfung gegen alle CIN 2+, unabhängig vom HPV-Typ, bei
70 %;

|| eine Kreuzprotektion gegen weitere onkogene HPV-Typen kann anhand der
vorliegenden Daten angenommen werden; der Nutzen der Impfung wird
geringer, wenn vor der Impfung bereits eine HPV-Infektion besteht. [F25]

Verwiesen wurde erneut auf die Empfehlungen einer Expertengruppe der WHO

|| als klinischen Endpunkt der Infektion vom Nachweis mäßiger und schwerer
Zellveränderungen auszugehen und

|| die Wirksamkeit des Impfstoffs zu definieren als ein signifikant selteneres
Auftreten von CIN 2, CIN 3 und CIS in der geimpften Gruppe der Studien-
teilnehmerinnen, verglichen mit den Probanden in der ungeimpften Gruppe.

**Wirksamkeitsstudien zu Gardasil®
(Future I, Future II)**

· 97-100 % Wirksamkeit hinsichtlich Verhinderung von
HPV 16-/18-assoziierten Gebärmutterhals-Vorstufen
(CIN2, CIN3, CIS) bei Frauen, die vor den 3 Impfungen
HPV 16- und/oder HPV 18-DNA-negativ waren

· die Inzidenz der Gebärmutterhalsvorstufen, verursacht
durch alle HPV-Typen, wird durch Impfung reduziert,
wenn vor der Impfung keine HPV-Infektion vorliegt

· der Nutzen der Impfung wird geringer, wenn vor der
Impfung bereits eine HPV-Infektion besteht

F24

**Wirksamkeitsstudie zu Cervarix®
(PATRICIA)**

· 93 % Wirksamkeit hinsichtlich Verhinderung von
HPV 16- oder 18-assoziierten Zervixkrebsvorstufen
(CIN 2+) bei HPV 16- und/oder 18-negativen Frauen

· bei HPV-naiven Frauen Wirksamkeit der Impfung
gegen alle CIN 2+, unabhängig vom HPV-Typ, 70 %

· Kreuzprotektion gegen weitere onkogene HPV-Typen
kann angenommen werden

· der Nutzen der Impfung wird geringer, wenn vor der

· Impfung bereits eine HPV-Infektion besteht

F25

Demzufolge sei die Häufigkeit des Vorkommens dieser HPV-Typen in den verschiedenen Krebsvorstufen (CIN 1–3) und in Malignomen am Gebärmutterhals entscheidend für die Beurteilung der Wirksamkeit der Impfstoffe.

Die verfügbaren Impfstoffe gegen HPV seien zu nahezu 100 % wirksam zur Verhinderung von Infektionen mit HPV 16 und 18 und damit assoziierten Krebsvorstufen (CIN 2+) am Gebärmutterhals, sofern Mädchen und junge Frauen geimpft werden, die naiv für den entsprechenden HPV-Typen sind.

Eine Wirksamkeit insgesamt, also bezogen auf die Verringerung von Krebsvorstufen (CIN 2+) verursacht durch alle HPV-Typen, wurde für den Impfstoff Cervarix® mit 70 % bei HPV-naiven Frauen angegeben.

Die Wirksamkeit des Impfstoffes Gardasil® bei der Verhinderung von CIN 2+, verursacht durch alle onkogenen HPV-Typen, wurde mit 46 % angegeben (nachträglich durchgeführte Auswertung zusammengefasster Daten von Frauen, die vor der Impfung als HPV-naiv gelten konnten, aus mehreren Studien (u. a. FUTURE I und II)).

Im Ergebnis ihrer ´aktuellen Bewertung´ des Jahres 2009 stützte die STIKO ihre bisherige HPV-Impfempfehlung vom März 2007 für alle Mädchen im Alter von 12–17 Jahren. Der G-BA veränderte ebenfalls die seit 2007 mit den STIKO-Empfehlungen übereinstimmenden Indikationen für die HPV-Impfung nicht (letzte Fassung der Schutzimpfungs-Richtlinie des G-BA von 2010 (BAnz. Nr. 36 [S. 924] vom 4.3.2011).

Dennoch ist die Impfbeteiligung noch sehr unbefriedigend. Eine Erhebung mit Stand Oktober 2009 (´Frauenärzte im Netz´) schätzte einen Impferfassungsgrad von durchschnittlich weniger als 40 % bei 12–17-jährigen Mädchen ein, wobei die Rate in einigen Bundesländern nur wenig über 20 % lag. Dies bedeutet, dass auch unter den überwiegend anerkannten Kriterien für die Effektivität der HPV-Impfung (HPV16 und 18 sind für 70 % der Gebärmutterhalskarzinome verantwortlich und der Impfstoff induziert fast 100 %ige Serokonversionsraten) bestenfalls etwa 25 % der Erkrankungen verhütet werden.

In einer Reihe von Ländern ist die Impfung weniger durch Vorbehalte belastet, und das Impfprogramm wird straff gemanagt. Erfahrungen in England und einigen spanischen Autonomen Regionen zeigen, dass mit vom Schulgesundheitsdienst getragenen Programmen eine hohe Impfbeteiligung erreicht werden kann. In den ersten beiden Jahren des englischen Programms erhielten 84 % der 13–14-jährigen Mädchen 3 Impfungen (Department of Health 2011).

Im Ergebnis einer speziellen Arbeitstagung (WHO Meeting November 2009) betont die WHO die Notwendigkeit einer qualifizierten HPV-Programmüberwachung. Neben dem Monitoring der Impfraten steht die Surveillance der Impfeffektivität im Vordergrund. Als früher Indikator der Effektivität wird die Erfassung der typspezifischen Prävalenz der HPV-Infektion in den sexuell aktiven Altersgruppen angesehen. Dies erfordert einen erheblichen Aufwand für mindestens 10–15 Jahre und ist keinesfalls von allen Ländern zu realisieren. Alle Länder sollen über ein Krebsregister, insbesondere ein Register für Zervixkarzinome, verfügen. Die Verhütung des Zervixkarzinom ist das primäre Ziel der HPV-Impfprogramme, ebenso der Screening-Programme.

Die STIKO hält eine koordinierte Begleitforschung für das HPV-Programm für notwendig und formuliert die in diesem Rahmen zu klärenden Fragen (Impfschutzdauer, Boosterimpfung, Reduzierung der Krankheitslast, Replacement, Herdenimmunität, Sicherheit, Einfluss der Impfung auf Screening).

Zum gegenwärtigen Zeitpunkt ist es nicht exakt vorauszusagen, welchen Effekt die HPV-Impfung in 20–40 Jahren auf die Inzidenz des Zervixkarzinoms ausgeübt haben wird. Exakte Langzeitüberwachung ist notwendig.
Kurzfristig kann mit einem Rückgang behandlungsbedürftiger Krebsvorstufen am Gebärmutterhals gerechnet werden.

Keinesfalls darf aus noch nicht vollständig geklärten Fragen auf die Propagierung der Impfung verzichtet werden. Eine hohe Erfassung ist insbesondere für die empfohlenen Altersgruppen anzustreben.

Literatur
Zur Hausen H. Condylomata acuminata and human genital cancer. Cancer Res 1976; 36: 794.
MUÑOZ N, BOSCH FX, DE SANJOSE S, ET AL. Epidemiologic classification of human papillomavirus types associated with cervical cancer. N Engl J Med 2003; 348: 518–527.
KHAN MJ, CASTLE PE, LORINCZ AT ET AL. The elevated 10-year risk of cervical precancer and cancer in women with human papillomavirus (HPV) type 16 and 18 and the possible utility of type-specific HPV testing in clinical practice. J Natl Cancer Inst 2005; 97: 1072–1079.
GARLAND SM, HERNANDEZ-AVILA M, WHEELER CM ET AL. Quadrivalent vaccine against human papillomavirus to prevent anogenital disease. N Engl J Med 2007; 356: 1928–1943.

The Future II Study Group. Quadrivalent vaccine against human papillomavirus to prevent high-grade cervical lesions. N Engl J Med 2007; 356: 1915–1927.

JOURA E, LEODOLTER S HERNANDEZ-AVILA M ET AL. Efficacy of a quadrivalent prophylactic human papillomavirus (types 6, 11, 16 and 18) L1 virus-like-particle vaccine against high-grade vulval and vaginal lesions: a combined analysis of three clinical trials. Lancet 2007; 369: 1693–1702.

OLSSON SE ET AL. Induction of immune memory following administration of a prophylactic quadrivalent human papillomavirus (HPV) types 6/11/16/18 L1 virus-like particle (VLP) vaccine. Vaccine 2007; 25: 4931–4939.

Mitteilung der Ständigen Impfkommission (STIKO) am RKI: Impfung gegen humane Papillomaviren (HPV) für Mädchen von 12–17 Jahren – Empfehlung und Begründung. Epidemiol Bull RKI 2007; Nr 12.

MCCREDIE MR, SHARPLES KJ, PAUL C ET AL. Natural history of cervical neoplasia and risk of invasive cancer in women with cervical intraepithelial neoplasia 3: a retrospective cohort study. Lancet Oncol 2008; 9: 425–434.

BOSCH X ET AL. Epidemiology and natural history of human papillomavirus infections and type-specific implications in cervical neoplasia. Vaccine 2008; 26S: K1–K16.

EINSTEIN M ET AL. Comparative evaluation of immunogenicity of two prophylactic human papillomavirus vaccines. Abstract presented at the 25th International Papillomavirus Conference, 8–14 May 2009; Malmö, Sweden.

Safety of HPV vaccines. Global Advisory Committee on Vaccine Safety (GACVS), meeting report June 17–18, 2009. Weekly Epidemiol Record 2009; 84: 328–29.

Human Papillomavirus vaccines. WHO Position Paper. Weekly Epidemiol Rec 2009; 84: 118–32.

Slade BA, Leidel L, Vellozzi C et al. (CDC/FDA staff).

Postlicensure safety surveillance for quadrivalent human papillomavirus recombinant vaccine. JAMA 2009; 302: 750–757.

PAAVONEN J, NAUD P, SALMERÓN J, WHEELER CM ET AL. AND THE HPV PATRICIA STUDY GROUP. Efficacy of human papillomavirus (HPV)-16/18 AS04-adjuvanted vaccine against cervical infection and precancer caused by oncogenic HPV types (PATRICIA): final analysis of a double-blind, randomised study in young women. Lancet 2009; 374: 301–14.

Impfung gegen HPV – Aktuelle Bewertung der STIKO. Epidemiol Bull RKI 2009; Nr 32: 320–328.

Monitoring the coverage and impact of human papillomavirus vaccine – report of WHO meeting, November 2009. WER 2010: 85: 237–241.

FDA Licensure of bivalent Human Papillomavirus vaccine (HPV2, Cervarix) for use in females and updated HPV recommendations from the Advisory Committee on Immunization Practices (ACIP). Morbid Mortal Weekly Rep 2010; 59: 626–629.

FDA Licensure of quadrivalent Human Papillomavirus vaccine (HPV4,Gardasil) for use in males and guidance from the Advisory Committee on Immunization Practices (ACIP). Morbid Mortal Weekly Rep 2010; 59: 630–632.

Krebs in Deutschland 2005/2006 - Häufigkeiten und Trends. Eine gemeinsame Veröffentlichung des Robert Koch-Instituts und der Gesellschaft der epidemiologischen Krebsregister in Deutschland e.V. 7. Ausgabe, 2010, S. 60–63.

European Cervical Cancer Association (ECCA). ECCA Report: HPV Vaccination across Europe. >http://www.ecca.info/en/ecca-publications.html< (accessed March 3, 2011).

Giuliano AR, Palefsky JM, Goldstone S et al. Efficacy of quadrivalent HPV vaccine against HPV infection and disease in males. N Engl J Med 2011; 364: 401–411.

Fachinformation Cervarix® >http://www.rote-liste.de/Online/< (Zugang 6.3.2011).

Fachinformation Gardasil® >http://www.rote-liste.de/Online/< (Zugang 6.3.2011).

Sektion II

9   Influenza

Influenza

- hoch ansteckende Viruserkrankung
- erste überlieferte Pandemie 1580
- im 20. Jahrhundert 3 Pandemien (1918, 1957, 1968)
- Pandemie 1918/1919:
  - etwa 40 Millionen Todesfälle weltweit
- erste Virusisolierung: etwa 1933

F1

Die Influenza ist eine hoch ansteckende Viruserkrankung. Der Begriff ´Influenza´ wurde bis ins Mittelalter für eine seuchenhaft verlaufende Atemwegsinfektion des Menschen benutzt. Nach den damaligen medizinisch-astrologischen Vorstellungen beeinflussten (influence) bestimmte Planetenstellungen den Ausbruch von Krankheiten. Erst nach dem 15. Jahrhundert wird der Name nur noch im Zusammenhang mit der ´echten Grippe´ verwendet. [F1]

Influenza-Erkrankungen gibt es jedes Jahr. Die Erkrankungsverläufe reichen von leicht bis hin zu sehr schwer mit Todesfolge. Zwar ist die Sterblichkeit in Bezug zur Gesamtzahl der Erkrankungen eher niedrig, dennoch ist die Influenza in Epidemiejahren die Infektionskrankheit mit den meisten Todesfällen in Deutschland.

In mehrjährigen Abständen kommt es zu größeren Epidemien mit einer großen Krankheitslast (burden of disease) für die Bevölkerung, in Abständen von Jahrzehnten verbreitet sich die Influenza weltweit. Eine solche ´Pandemie´ kann Millionen Menschenleben fordern. Die erste überlieferte Pandemie im Jahre 1580 muss offenbar besonders schwer verlaufen sein: Allein in Rom soll es damals 9.000 Todesopfer gegeben haben.

Im letzten Jahrhundert wurde über drei Pandemien berichtet (1918, 1957 und 1968), von denen die berüchtigte ´Spanische Grippe´ im Jahr 1918 extrem verheerend war. Damals starben innerhalb von neun Monaten etwa 40 Millionen Menschen weltweit – deutlich mehr als im 1. Weltkrieg. Allein in Deutschland gab es ca. 250.000 an Influenza Verstorbene.

Der Beweis, dass ein Virus die Influenza verursacht, wurde 1931 von dem Amerikaner R. Shope erbracht; die endgültige Isolierung und Charakterisierung eines Influenza A-Virus gelang 1933 den Engländern Smith und Andrews. 1936 isolierte Francis ein Influenza B-Virus. Dies führte zur Entwicklung der ersten Impfstoffe gegen Influenza im Jahr 1950.

1 Erreger – Influenzavirus

1.1 Erreger der Influenza sind runde oder pleomorph umhüllte RNA-Viren mit einem Durchmesser von 75–120 nm. Sie gehören zur Familie der *Orthomyxoviridae*, die sich durch eine starke Affinität zu den Mukoproteinen des Respirationstraktes auszeichnen.

Influenzavirus

- Umhüllte Viren mit einer einzelsträngigen, segmentierten RNA
- Familie Orthomyxoviridae
- 3 Typen: A, B, C
- Subtypen von Typ A werden durch die Oberflächenantigene Hämagglutinin (H) und Neuraminidase (N) bestimmt

F2

Influenzavirustypen

- **Typ A**
  - verursacht Epidemien und Pandemien
  - moderate bis schwere Erkrankungen
  - betrifft alle Altersgruppen
  - Reservoir: Menschen und Tiere
- **Typ B**
  - verursacht eher lokalisierte Ausbrüche, auch Epidemien
  - moderate bis schwere Erkrankungen
  - Reservoir: nur Menschen
- **Typ C**
  - milde Erkrankungen der oberen Luftwege
  - keine Epidemien

F3

1.2 Typen und Subtypen

Man unterscheidet drei antigenetische Typen: A, B und C. Von großer Bedeutung für Erkrankungen des Menschen sind Influenza A- und B-Viren. Beide Influenzatypen können Epidemien verursachen. Dabei sind die großen Epidemien und die in größeren Abständen auftretenden weltweiten Pandemien durch Influenza A bedingt, während Influenza B häufig auf lokalisierte Ausbrüche begrenzt bleibt. [F2] [F3]

In den Ländern der gemäßigten Klimazone der Erde treten Epidemien meist in den Wintermonaten auf und verursachen Erkrankungen bei durchschnittlich 5 %–20 % der Bevölkerung. Die Infektionsraten sind bei Kindern am höchsten, Morbidität und Mortalität betreffen vorrangig die älteren und gesundheitlich vorgeschädigten Anteile der Bevölkerung.
Influenza C verursacht milde Erkrankungen des oberen Respirationstrakts, Erkrankungen des unteren Respirationstraktes sind selten.

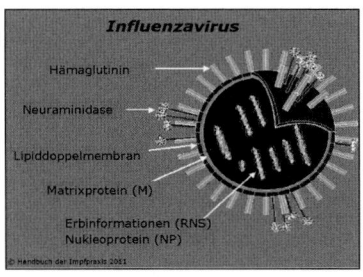

F4

Alle Influenzaviren sind gleichartig aufgebaut. Das Genom besteht aus acht (Influenza C: sieben) separaten RNA-Segmenten, von denen jedes ein eigenes Protein kodiert. Zusammen mit dem Nukleoprotein bilden sie das helikale Nukleokapsid, das in ein Membranprotein eingebettet ist. Diese Strukturen werden von einer Doppel-Lipidschicht umhüllt, in deren Oberfläche spikeartig die Glykoproteine Hämagglutinin (H) und Neuraminidase (N) eingelagert sind. [F4]

Beide Antigene sind in ihrer Struktur stark variabel und werden zur Differenzierung der verschiedenen Subtypen des Influenza A-Virus und der unterschiedlichen Influenza-A- und B-Varianten herangezogen. Bisher sind 16 verschiedene Haemagglutinin- und 9 Neuraminidase-Antigene bekannt. Influenza-A-Viren werden nach Typ und Subtyp benannt, z. B. A/H3N2. Bei Influenza B gibt es keine Subtypen. Das Haemagglutinin ist die Hauptkomponente, die eine Immunantwort auslöst. Die Neuraminidase spielt eine wichtige Rolle bei der Freisetzung neu gebildeter Viren aus der Zelle. Gegenwärtig zirkulieren weltweit die Subtypen A/H1N1, A/H3N2 sowie Influenza B.

Jedes neu isolierte Influenzavirus erhält nach internationaler Übereinkunft eine Bezeichnung, die folgende Informationen enthält: 1. Influenzavirustyp, 2. Ort der erstmaligen Isolierung, 3. Nummer des Isolats, 4. Jahr der Isolierung, 5. Virussubtyp.
So lautet beispielsweise die Bezeichnung des die aktuelle Influenzasituation charakterisierenden Influenzavirus A/California/7/2009 (H1N1).

1.3 Antigendrift und Antigenshift

Die große genetische Variabilität der Influenzaviren beruht einerseits auf der hohen Mutationsfrequenz und andererseits darauf, dass die acht Gensegmente, die das Influenzavirus definieren, frei kombinierbar sind.

Änderung der antigenen Eigenschaften

- **Antigendrift**
  - geringfügige Änderung, gleicher Subtyp
  - beruht auf Punktmutationen der Nukleotide von Hämagglutinin und Neuraminidase
  - verursacht Epidemien

F5

Antigendrift: Haemagglutinin und Neuraminidase verändern sich periodisch. Die Ursache ist in der Auseinandersetzung des Virus mit einer immunen oder teilimmunen Bevölkerung zu suchen. Punktmutationen in den Nukleotiden der beiden Oberflächenantigene Haemagglutinin und Neuraminidase führen zu einer Antigendrift; antigene Mutanten entstehen. Diese Antigendrift kann zu einer Epidemie führen, da die durch das Vorgängervirus induzierte Immunität gegenüber der Driftvariante inkomplett ist. Dies betrifft sowohl Influenza-A- als auch Influenza-B-Viren, gelegentlich auch Influenza-C-Viren. [F5]

Antigenshift: Die Entstehung eines neuen Subtyps durch Reassortment setzt die Doppelinfektion einer Zelle mit zwei verschiedenen Subtypen voraus. Dies kann im Menschen, aber auch in anderen Wirten, beispielsweise in Vögeln oder Schweinen, erfolgen. Die so verursachten größeren und als Antigenshift bezeichneten Veränderungen in den viralen Oberflä-

F6

F7

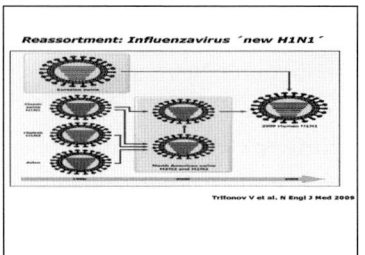

Reassortment: Influenzavirus 'new H1N1'

Trifonov V et al. N Engl J Med 2009

F8

F9

chenantigenen – es können sowohl das Haemagglutinin und die Neuraminidase oder auch nur eines der Oberflächenantigene betroffen sein – werden allein bei Influenza A-Viren beobachtet. Dabei kann eine Vielzahl verschiedener Mischviren entstehen, von denen eines die Fähigkeit erlangen kann, sich im Menschen zu vermehren. Derartige Veränderungen können der Ursprung von Pandemien sein, wenn sich der neue Subtyp effektiv von Mensch zu Mensch überträgt. [F6]

Nebenstehende Abbildungen zeigen die Pandemien seit 1889 sowie das Reassortment. [F7] [F8]
Seit 2009 wird die Entwicklung mit der von der Weltgesundheitsorganisation als Pandemie deklarierten Ausbreitung des Subtyps 'Neue Influenza H1N1' (Prototyp: A/California/7/2009 (H1N1) fortgesetzt.

2   Pathogenese

Eintrittspforte und zugleich Ansiedlungsort des Influenzavirus ist der Respirationstrakt, insbesondere die Bronchialschleimhaut. Das virale Oberflächenantigen Haemagglutinin bindet sich an sialinsäurehaltige Rezeptoren der Wirtszelle, und das Influenzavirus gelangt durch die rezeptorvermittelte Endozytose in die Endolysosomen. Das dort freigesetzte Nukleokapsid wird in das Zytoplasma aufgenommen und als Nukleokapsid-Polymerasekomplex in den Zellkern transportiert, wo die Replikation der Virusnukleinsäuren beginnt.

Innerhalb von 4 bis 6 Stunden repliziert sich das Influenzavirus, wird freigesetzt und infiziert weitere respiratorische Zellen, wie etwa Schleimdrüsenzellen, Endothelzellen, Alveolarzellen und auch Makrophagen. Die Freisetzung neugebildeter Influenzaviren erfolgt rezeptorvermittelt über die Bindung des viralen

Oberflächenantigens Neuraminidase an den Rezeptor der Wirtszelle. Es können sich bis zu 100.000 neue Influenzaviren in einer einzigen Wirtszelle bilden, bevor diese abstirbt und anschließend die freigesetzten Viren weitere Nachbarzellen infizieren. [F9]

Dies erklärt die Schnelligkeit, mit der sich in der Regel diese virale Infektion im Körper eines Betroffenen ausbreitet. Am zweiten bis dritten Tag nach Beginn der Symptomatik erreicht die Virusreplikation ihren Höhepunkt. Die Influenzaviren bleiben während der Krankheit vorwiegend im Bereich der Bronchien lokalisiert. Sie führen zu einer Epithel-schädigung mit Nekrose und Abstoßung; hierdurch wird die lokale Abwehr gegenüber bakteriellen Infektionen vermindert, sodass die Influenza oft durch sekundäre Infektionen, häufig in Form bakterieller Pneumonien kompliziert wird.

3   Klinisches Bild

3.1   Variationen des klinischen Bildes

Das klinische Bild von Influenzavirus-Erkrankungen reicht von symptomarmen bis zu schwersten toxischen Verläufen mit tödlichem Ausgang: Bei ca. 50 % der Infizierten verläuft die Infektion inapparent, bei den übrigen 50 % zeigen etwa 90 % einen milden, nur 10 % entwickeln einen schweren Krankheitsverlauf.

Charakteristisch für die Influenza ist ein plötzlicher Krankheitsbeginn ('sudden onset') mit Allgemeinsymptomen wie Fieber, starken Kopfschmerzen, Schwindelgefühl sowie Muskel- und Gelenkschmerzen. Der Husten ist zu Beginn meistens trocken und unproduktiv. Weitere Symptome sind allgemeine Schwäche, Schweißausbrüche und Halsschmerzen. Manchmal stehen auch bei Erwachsenen gastrointestinale Beschwerden wie Übelkeit, Erbrechen, Bauchschmerzen und Durchfall – die vor allem bei Kindern mit Influenza beobachtet werden – am Beginn der Erkrankung. Das Fieber kann schnell über 39 bis 40 °C ansteigen und hält bei unkomplizierten Verläufen etwa 3 bis 5 Tage an. [F10]

Influenza — Symptomatik

- Inkubationszeit 1 bis 3 Tage
- plötzlicher Krankheitsbeginn mit Fieber, starken Kopfschmerzen, Myalgie, unproduktivem trockenen Husten
- Beschwerden ca. 6 bis 10 Tage, häufig wochenlang andauernde Rekonvaleszenz, nur langsam wiederkehrende Leistungsfähigkeit

F10

Die Beschwerden sind in der Regel 6 bis 10 Tage vorhanden, gefolgt von einer oft wochenlang andauernden Rekonvaleszenz und nur langsam wiederkehrender Leistungsfähigkeit.

3.2 Komplikationen

Komplikationen können bei allen an Influenza erkrankten Personen auftreten. Die Influenzaviren zerstören durch ihre massive Vermehrung in den Zellen die äußerste Schicht der Atemorgane (Flimmerepithel der Schleimhaut) und können darüber hinaus das Immunsystem schwächen, indem sie auch die Fresszellen (Makrophagen) verringern.

Influenza — Komplikationen

- Pneumonie
  - primäre Viruspneumonie
  - sekundäre bakterielle Pneumonie
- Myokarditis
- Perikarditis
- Todesfälle
  - etwa 0,5 - 1/1.000 Erkrankungen

F11

Influenza — Komplikationen bei Kindern

- Otitis media, Sinusitis
- Pneumonie
- Pseudo-Krupp-Anfälle
- Guillain-Barré-Syndrom
- Enzephalitis
- Meningitis

F12

Die Auswirkungen der Komplikationen hängen stark vom allgemeinen Gesundheitszustand der Betroffenen ab. Schwere lebensbedrohliche Verläufe bis hin zum Tod betreffen vorwiegend ältere Menschen über 65 Jahre, Säuglinge und Kleinkinder. Darüber hinaus tragen Menschen mit chronischen Erkrankungen (der Atemwege, der Nieren, des Herzens oder des Stoffwechsels) sowie immungeschwächte Personen ein besonderes Risiko. Komplikationen im HNO-Bereich wie z. B. eine Sinusitis oder eine Otitis media sind recht häufig, in den meisten Fällen aber nicht bedrohlich. [F11] Gefährlicher sind Meningitiden, Enzephalitiden, bei Kindern auch Pseudokrupp-Anfälle oder das Guillain-Barré-Syndrom. [F12]

Verhältnismäßig häufig entstehen durch bakterielle Superinfektionen mit Staphylokokken, Streptokokken oder Haemophilus influenzae Typ b Bronchitiden und Sekundärpneumonien (Bronchopneumonien), die auch hämorrhagisch verlaufen können. Diese Komplikationen sind zumeist die Todesursache vornehmlich bei älteren oder chronisch kranken Menschen.

Kardiale Komplikationen können auch für junge Patienten ernste Folgen haben und lebensbedrohlich werden. Virusmyokarditiden werden bei der Influenza häufig übersehen. Zu ihren klinischen Anzeichen gehören körperliche Abgeschlagenheit, Herzklopfen und stechende oder brennende Schmerzen in der Herzgegend. Meist heilt die influenzabedingte Myokarditis oder Perikarditis spontan aus, bei Nichtbeachtung kann es jedoch zu der gefürchteten Kardiomyopathie kommen.

4 Diagnose

4.1 Klinische Diagnosestellung

Die Diagnose ist anhand der klinischen Symptome bei sporadischen Erkrankungen schwer zu stellen, weil Erreger anderer respiratorischer Erkrankungen (Rhinoviren, RSV, Metapneumoviren, Parainfluenzaviren und andere) ähnliche Symptome hervorrufen.

Influenza — Diagnose

- **Klinische Symptome**
  - außerhalb der Influenzawelle: influenza-ähnliche Symptomatik reicht nicht aus, labordiagnostische Sicherung notwendig
  - während der Influenzawelle: influenza-ähnliche Symptomatik ausreichend für Diagnose
- **Virusnachweis aus Nasen-/Rachen-abstrich, Aspirat/Rachenspülwasser**
  - Antigennachweis (Schnelltest)
  - PCR
  - Virusisolierung

F13

Während einer Influenzawelle (bei nachgewiesener Viruszirkulation) hat die Influenza-typische Symptomatik (plötzlicher Krankheitsbeginn mit Fieber, Kopf- und/oder Muskelschmerzen, trockener Reizhusten) jedoch einen so guten Voraussagewert, dass die Erkrankung mit hinreichender Wahrscheinlichkeit allein klinisch diagnostiziert werden kann. [F13]

4.2 Labordiagnostik

Zur Verfügung stehen Schnelltests einschließlich Immunofluoreszenztests zum Antigennachweis, serologische Methoden zum Antikörpernachweis, die PCR und die Viruskultur.

Schnelldiagnostik: Für eine therapeutische Entscheidung ist eine Diagnostik relevant, wenn das Ergebnis innerhalb kürzester Zeit feststeht. Eine frühe Diagnose hilft bei einer Entscheidung über den Einsatz eines Virustatikums oder die inadäquate Verwendung von Antibiotika.
Für eine solche Schnelldiagnostik ist der direkte Nachweis viraler Antigene mittels Immunfluoreszenz, ELISA oder sogenannten Schnelltests aus Nasen- bzw. Rachenabstrich, Aspiraten oder Rachenspülwasser eine geeignete Methode. Wichtig ist, dass eine Probenentnahme in den ersten zwei Tagen nach Krankheitsbeginn erfolgt. Schnellteste können keine Aussagen zu Subtypen des Influenza A Virus machen.

Virusisolierung: Die Virusisolierung schafft die Voraussetzungen für die Informationsgewinnung hinsichtlich der zirkulierenden Stämme, deren Subtypen und Stammcharakteristika und zu möglichen antigenetischen Veränderungen gegenüber vorangegangenen Perioden. Sie ermöglicht Aussagen zu Behandlung und Chemoprophylaxe, zum Resistenzverhalten der zirkulierenden Stämme und zum Vergleich zirkulierender Stämme mit den im Impfstoff enthaltenen Stämmen.

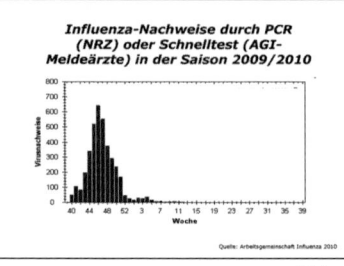

**Influenza-Nachweise durch PCR
(NRZ) oder Schnelltest (AGI-
Meldeärzte) in der Saison 2009/2010**

F14

**Nationales Referenzzentrum
für Influenza**

- NRZ Influenza am Robert Koch-Institut
  FG 12 - Virale Infektionen
  Nordufer 20, 13353 Berlin
- Leitung: Frau Dr. B. Schweiger
- Telefon: 030 / 18 754-24 56 oder -24 64
- Telefax: 030 / 18 754-26 05
- E-Mail: schweigerb@rki.de

F15

**NRZ Influenza: Beratungsangebot
zu Influenzafragen**

- zu Diagnostik, Immunität, Prophylaxe, Therapie
  und zur epidemiologischen Situation
- Feintypisierung von angezüchteten Isolaten
- Sequenzanalyse der Oberflächengene H und N
- PCR) und Virusanzucht bei Verdachtsfällen im
  Rahmen der bundesweiten Influenza-
  Surveillance
- Unterstützung bei der Aufklärung von
  Ausbrüchen
- Abgabe von Virusstämmen und Referenzseren

F16

Influenza — Therapie

- bei unkompliziertem Verlauf:
  - Symptomatisch
- bei bakterieller Superinfektion:
  - Antibiotika (Resistenzsituation beachten!)
- bei Kindern:
  - keine Salizylate (Azetylsalizylsäure)
    Gefahr eines Reye-Syndroms

F17

Sowohl für die Schnelldiagnostik als auch die Virusisolierung erweisen sich Nasen- und Rachenabstriche als
gut geeignet.

Ebenso wie die Virusisolierung mittels Kultur ist der
Genomnachweis durch Polymerase-Kettenreaktion
(PCR) in der Regel spezialisierten Laboratorien vorbe-
halten. [F14]

Das Nationale Referenzzentrum für Influenza des
Robert Koch-Instituts koordiniert die virologische
Überwachung der Influenza in Deutschland und hält
ein qualifiziertes Beratungsangebot bereit. [F15] [F16]

5   Therapie und Management

Die Behandlung der Influenza bei Personen, die nicht
den Risikogruppen angehören und bei denen ein
unkomplizierter Verlauf erwartet werden kann, erfolgt
überwiegend symptomatisch. Bei bakterieller Superinfektion sind Antibiotika indiziert. Dabei muss die lokale Resistenzsituation bedacht werden, das gilt vor allem
für Penicillin- bzw. Makrolid-resistente Pneumokokken
und multiresistente Staphylokokken. Bei Kindern sind
Salizylate (z. B. Azetylsalizylsäure) kontraindiziert. Es
besteht die Gefahr eines Reye-Syndroms (akute Enzephalopathie in Kombination mit Leberdegeneration).
[F17]

Eine spezifische Therapie mit antiviralen Medikamenten ist vor allem bei Risikopatienten sinnvoll. Für die
Therapie stehen zwei Substanzklassen zur Verfügung,
mit der spätestens 48 Stunden nach Einsetzen der Symptome begonnen werden sollte: Die M2-Membranprot-
einhemmer Amantadin und Rimantadin hemmen das
virale Membranprotein und damit das Eindringen des
Virus in den Zellkern. Beide sind nur gegen Influenza-

A-Viren wirksam und führen bei therapeutischer Anwendung sehr rasch zur Bildung resistenter Viren. Außerdem sind neurologische Nebenwirkungen (Schlaflosigkeit, Nervosität) relativ häufig.

Influenza — Virustatika

Innerhalb 48 Stunden nach Symptombeginn
muss mit der Therapie begonnen werden

• **Neuraminidasehemmer**
  – Oseltamivir (Tamiflu®); orale Anwendung
  – Zanamivir (Relenza®); inhalative Anwendung

• **M2-Membranproteinhemmer**
  – Amantadin
  – Rimantadin (in Deutschland nicht zugelassen)

F18

Die Neuraminidasehemmer Oseltamivir (Tamiflu®) und Zanamivir (Relenza®) blockieren die Aktivität der viralen Neuraminidase und damit die Freisetzung neugebildeter Viren aus der infizierten Zelle. Sie wirken sowohl gegen Influenza-A- als auch Influenza-B-Viren und Resistenzbildungen treten seltener auf als bei Amantadin. [F18]

Während der Influenzasaison 2007/08 tauchten erstmals Viren des Subtyps A/H1N1 mit einer Resistenz gegen Oseltamivir auf, die sich rasch verbreiteten. Gegen Zanamivir waren diese Viren weiterhin empfindlich.

Während der Saison 2010/11 wurden Oseltamivir-Resistenzen nur selten und sporadisch berichtet. Resistenzen von A/H3N2-Viren gegen Neuraminidasehemmer wurden bisher nicht beobachtet.

Relevante Nebenwirkungen der Neuraminidasehemmer sind Übelkeit/Erbrechen bei dem oral einzunehmenden Oseltamivir und gelegentliche asthmoide Anfälle bei dem inhalativ einzunehmenden Zanamivir. Neuraminidasehemmer vermindern nicht nur den Schweregrad und die Dauer der Erkrankung, sondern gewähren bei rechtzeitiger Einnahme auch einen Schutz vor Hospitalisierungen und tödlichem Verlauf. Oseltamivir ist bei Kindern ab 1 Jahr und Zanamivir bei Kindern ab 5 Jahren zugelassen.

6 Epidemiologie

6.1 Reservoir und Übertragungswege

Influenza-A-Infektionen treten nicht nur beim Menschen auf, sondern können auch bei Tieren – vor allem Vögeln sowie Schweinen, Pferden und anderen Säugern – nachgewiesen werden. Das Hauptreservoir stellen Wasservögel dar, bei denen alle bisher bekannten H- und N-Subtypen entdeckt wurden. Bei gleichzeitiger Infektion einer tierischen Zelle mit verschiedenen Influenza-A-Viren können sich durch Austausch genetischer Informationen neue Rekombinanten ausbilden. Es ist noch nicht hinreichend geklärt, inwieweit Säuger

(z. B. Schweine) mit Rezeptoren für aviäre und für humane Influenzaviren eine besondere Rolle als ´Mixing vessels´ für das Virusgenom des Influenzavirus spielen, da bei ihnen beide Viren in denselben Zelltyp eindringen können. Influenza B-Viren treten nur beim Menschen auf.

Die Übertragung von Influenzaviren erfolgt überwiegend durch Tröpfchen, die beim Sprechen, insbesondere aber beim Husten oder Niesen entstehen und über eine geringe Distanz auf die Schleimhäute von Kontaktpersonen gelangen können. Auch der Kontakt der Hände mit virushaltigen Sekreten spielt eine wesentliche Rolle. Die Inkubationszeit beträgt 2 (1 bis 4 Tage). Der Erreger ist gegen schädigende Umwelteinflüsse relativ empfindlich, in Abhängigkeit von Umgebungsbedingungen kann er über mehrere Stunden, bei niedrigen Temperaturen in Wasser auch deutlich länger persistieren.

6.2   Ansteckungsfähigkeit

Eine Ansteckungsfähigkeit beginnt bereits kurz (< 24 Stunden) vor Auftreten der klinischen Symptomatik und besteht danach in der Regel für 3 bis 5 Tage. Kleine Kinder können die Viren früher und über einen längeren Zeitraum (bis zu 7 Tagen) ausscheiden. [F19]

Influenza – Epidemiologie

• Reservoir	Mensch, Tier (nur Influenza A)
• Übertragung	Tröpfcheninfektion (durch Husten, Niesen)
• Ansteckungsfähigkeit	1 Tag vor bis 5 Tage nach Beginn der Symptome (Erwachsene)
• Saisonalität	in gemäßigten Zonen im Winterhalbjahr; in den Tropen ganzjährig

F19

6.3   Risikofaktoren und Risikogruppen:

Während der saisonalen Influenza wird oftmals eine Übersterblichkeit (Exzessmortalität) beobachtet, die besonders gefährdete Personen betrifft. Dazu gehören: Personen über 60 Jahren und alle Menschen mit einer chronischen Grunderkrankung – wie z. B. chronische Krankheiten der Atmungsorgane, chronische Herz-, Kreislauf-, Leber- und Nierenkrankheiten, Diabetes und andere Stoffwechselkrankheiten.

6.4   Saisonalität

In der nördlichen und südlichen Hemisphäre tritt die saisonale Influenza regelmäßig in den Wintermonaten auf. Trotz dieser ausgeprägten Saisonalität können Influenza-Erkrankungen auch außerhalb der Wintermonate auftreten und mitunter sogar zu lokalisierten Ausbrüchen führen. Über die Epidemiologie der Influenza in tropischen Ländern ist weniger bekannt, angenommen wird, dass Influenza das ganze Jahr über auftreten kann.
Während der jährlichen saisonalen Influenza werden schätzungsweise 5 bis 20 % der Bevölkerung infiziert. In ihrem Schweregrad kann sich die saisonale Influenza deutlich unter-

scheiden. Man spricht in Deutschland von einer 'Epidemie', wenn die saisonale Ausbreitung zu einer höheren Krankheitslast führt als in durchschnittlichen Jahren.

6.5 Epidemiologische Situation

6.5.1 Globale Situation

Influenzavirus-Infektionen sind weltweit verbreitet.

Der sehr einfache Verbreitungsweg der Influenzaviren und ihre Wandlungsfähigkeit sind die Hauptgründe dafür, dass in gewissen Abständen kleinere oder größere Ausbreitungen der Influenza auftreten. Aufgrund der schnellen, weltweiten Flugverbindungen kann sich die Influenza heute rasend schnell über den Erdball verbreiten. Eine durchschnittliche saisonale Influenza infiziert jährlich rund zehn Prozent der Weltbevölkerung. Laut Angaben der WHO erkranken dabei 3 bis 5 Millionen Menschen ernsthaft, und 250.000 bis 500.000 von ihnen sterben jährlich an der Krankheit.

6.5.2 Pandemische Influenzaausbreitung 2009/10

Ende März 2009 kam es in Mexiko zu einer Häufung von tödlich verlaufenden respiratorischen Erkrankungen, die von einem neuen Influenzavirus A/H1N1 hervorgerufen wurden. Das Virus war zuvor in Kalifornien bei zwei Kindern identifiziert worden und wurde in seiner genetischen Zusammensetzung als Schweinevirus angegeben. Nach wenigen Tagen erklärte die WHO offiziell den 'Notfall für die öffentliche Gesundheit von internationaler Bedeutung' (public health emergency of international concern) und erhöhte die Influenza-Pandemiewarnstufe von 3 auf 4. Nachdem es in den USA zu autochthonen Übertragungsfällen gekommen war, rief die WHO am 29. April 2009 die Influenza-Pandemiestufe 5 aus. Innerhalb weniger Tage wurden in Deutschland und anderen europäischen Ländern die ersten importierten Fälle bekannt.

Anfang Mai waren laut WHO in 21 Ländern 1.100 Erkrankungen nachgewiesen, in Mexiko gab es mindestens 25 Todesfälle, in den USA einen. Bis Ende Mai stieg die Zahl der Erkrankungen weltweit auf 13.400 in ca. 50 Ländern. Daraufhin erklärte die WHO am 11. Juni 2009 die Neue Influenza A/H1N1 zur Pandemie und rief die höchste Alarmstufe 6 aus. Diese Stufe gilt für den Fall, dass eine fortgesetzte Mensch-zu-Mensch-Übertragung in mindestens zwei verschiedenen WHO-Regionen nachgewiesen werden kann. Die WHO-Einstufung bezieht sich vorrangig auf die Ausbreitung des Virus und nicht prioritär auf den Schweregrad der auftretenden Erkrankungen.

Im Juli 2009 kam es in Deutschland zu steigenden Fallzahlen, jedoch mit einer zunächst nur geringen Zahl von autochthonen Infektionen. Das Sentinelsystem der Arbeitsgemeinschaft Influenza (AGI) konnte zu dieser Zeit keinen Einfluss auf die Morbidität der Bevölkerung feststellen. Erst im Herbst 2009 wurde in Deutschland ein deutlicher Anstieg der Krankheitslast auf Bevölkerungsebene messbar. Ab Oktober stiegen die Fallzahlen vor allem in Süddeutschland und erreichten Anfang November deutschlandweit einen Höhepunkt mit bis zu 45.000 neu gemeldeten Fällen pro Woche.

Für den Öffentlichen Gesundheitsdienst war diese Pandemie eine der größten Herausforderungen der vergangenen Jahrzehnte. Wesentliche Erfahrungen waren, dass a) die Pandemiepläne hilfreich, b) die Frühwarnsysteme zuverlässig und c) Impfstoffe innerhalb weniger Monate begrenzt verfügbar waren.

Zwölf Monate später hat die erste Influenza-Pandemie seit mehr als 40 Jahren weit weniger Opfer gefordert als befürchtet: Labordiagnostisch wurden weltweit knapp 18.000 Influenza-Tote bestätigt (davon in der EU und EFTA: 2.650; in Deutschland 253). Ein Grund für den milden Verlauf: Viele ältere Menschen hatten Antikörper, die sie schützten. Die Todesziffer dürfte jedoch weit höher liegen als angegeben, realistische Werte werden erst nach Berechnung der Übersterblichkeit in den Influenzamonaten erwartet.

Nach bisheriger Einschätzung erfüllte die Ausbreitung des neuen Influenzasubtyps H1N1

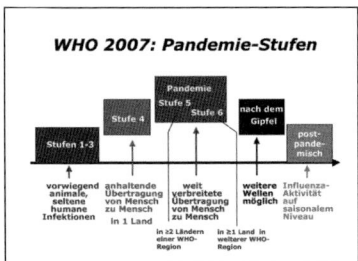

F20

die Kriterien der Pandemiedefinition der WHO, allerdings mit im Vergleich zu vorherigen Influenzapandemien sehr moderaten Auswirkungen. Es ist nicht auszuschließen, dass die WHO in Umsetzung der gewonnenen Erkenntnisse die Pandemiedefinition modifizieren wird. [F20]

Am 10. August 2010 erklärte die WHO in einer offiziellen Verlautbarung die 'Neue Influenza H1N1-Pandemie' für beendet. Das Virus würde als saisonaler Influenzaerreger für die kommenden Jahre anhaltende Bedeutung besitzen. Saisonale Impfstoffe sollten deshalb den Virustyp enthalten, die Überwachung sollte konsequent weitergeführt werden.

6.5.3   Europa

Das European Influenza Surveillance Scheme (EISS) und das Europäische Zentrum für die Prävention und die Kontrolle von Krankheiten (ECDC) sammeln gemeinsam Daten zur Influenza-Aktivität in Europa. Insgesamt wird eine Population von rund 450 Millionen

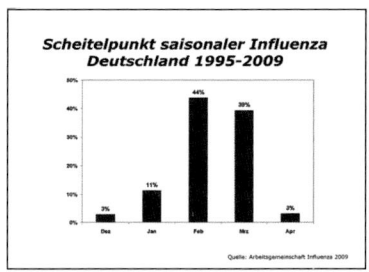

F21

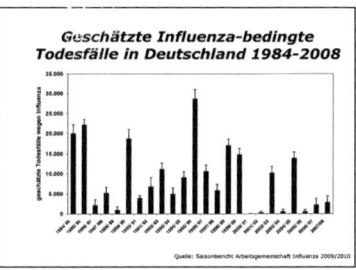

F22

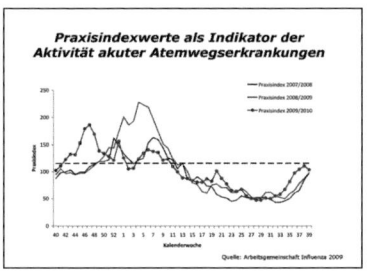

F23

F24

Menschen erfasst. Es wurde festgestellt, dass sich die jährliche saisonale Influenza in den letzten Jahren meistens vom Süden und Westen Europas über die Mitte nach Norden in den Osten ausbreitete.

6.5.4 Deutschland

Die durchschnittliche saisonale Influenza verursacht in Deutschland zwischen 2 und 3 Millionen zusätzliche Arztkonsultationen, etwa 10.000 bis 20.000 zusätzliche Hospitalisierungen und durchschnittlich 8.000 bis 11.000 zusätzliche Todesfälle. Diese Zahl wird bei außergewöhnlich starker Influenza-Aktivität wie z. B. in der Saison 1995/96 deutlich überschritten und kann bis zu 30.000 Exzess-Todesfälle erreichen. [F21-F23]

Nebenstehende Abbildung vergleicht die Praxisindexwerte der Influenzaperioden 2007/08, 2008/09 und 2009/10 als Indikator der Aktivität akuter Atemwegserkrankungen. 2009/10 dominierte der neue Influenzasubtyp H1N1 das epidemiologische Bild der Influenza vollständig. Abgesehen vom früheren Beginn entspricht der Verlauf hinsichtlich der Größenordnung den vorherigen Perioden. [F24]

7 Immunprophylaxe

Zu den wirksamsten präventiven Maßnahmen gehört die Schutzimpfung gegen Influenza, die jährlich – in Deutschland vorzugsweise in den Monaten Oktober bis Dezember – durchgeführt werden sollte.

7.1 Entwicklung der Impfung

1931 war es erstmals gelungen, Viren auf Hühnerembryonen zu züchten – ein großer Fortschritt für die Entwicklung von Virusimpfstoffen. 1936 wurde auf dieser Basis ein erster Impfstoff gegen Influenza entwickelt. Heute steht auch ein Produktionsprozess zur Verfügung, bei dem auf den Einsatz von Hühnereiern verzichtet werden kann.

7.1.1   Impfstoffe/Herstellung

Die Vermehrung der Viren für die gegenwärtig in Deutschland zugelassenen Impfstoffe erfolgt mehrheitlich in bebrüteten Hühnereiern, ´specific pathogen free eggs´. Im Februar eines jeden Jahres entscheidet die WHO über die Zusammensetzung des saisonalen Influenza-Impfstoffes zur Anwendung in der bevorstehenden Influenzasaison für die Länder der nördlichen Erdhalbkugel (eine Empfehlung für die Länder der südlichen Erdhalbkugel wird im September/Oktober des jeweiligen Vorjahres verabschiedet) und gibt an die Impfstoffhersteller Saatviren ab, die sogenannten ´seed-viruses´. Mit diesen werden embryonierte Hühnereier beimpft und zur Virusvermehrung etwa 6 Wochen lang bebrütet (inkubiert). Der Influenza-Impfstoff enthält zur Zeit 3 verschiedene Virusstämme unterschiedlicher Subtypen, die zunächst getrennt voneinander produziert werden. Da sich jeder Influenzavirusstamm im Ei unterschiedlich gut vermehrt, kann die Ausbeute bei den einzelnen Influenzastämmen sehr verschieden sein. Nach der Virusvermehrung werden die Eier geöffnet und die virushaltige Allantois-Flüssigkeit wird geerntet. Die zu diesem Zeitpunkt noch infektiösen Influenzaviren werden abgetötet und einer Vielzahl von Reinigungs- und Konzentrierungsschritten unterworfen. Am Ende werden die 3 getrennt voneinander verarbeiteten Stämme zu einem trivalenten Impfstoff zusammengeführt. Der fertige Impfstoff wird jedes Jahr neu in klinischen Studien auf seine Wirksamkeit und Verträglichkeit geprüft. Erst danach erhält der Impfstoff in Deutschland eine Zulassung durch das Paul-Ehrlich-Institut.

Die in Deutschland zugelassenen Impfstoffe unterscheiden sich im Herstellungsprozess:

Spaltimpfstoffe: Aufspaltung der Viruspartikel durch geeignete Reagenzien, die Virusantigene werden von den reaktogenen Lipiden der Hülle abgetrennt. Außer Haemagglutinin und Neuraminidase befinden sich noch virale Antigene in Spaltimpfstoffen.

Subunitimpfstoffe: die Oberfläche wird vollständig aufgelöst und die spezifischen Komponenten (H und N) herausgereinigt. Diese Impfstoffe enthalten nur noch die beiden Influenza-Antigene H und N. [F25]

Influenza — Impfstoffe
(in Deutschland zugelassen)

- Inaktivierte Spaltimpfstoffe, enthalten außer HA und NA noch virale Antigene
  – Aufspaltung der Viruspartikel
  – Abtrennung der Virusantigene von den reaktogenen Lipiden der Hülle

- Subunitimpfstoffe, enthalten nur die Influenza-Antigene HA und NA
  – die Virusoberfläche wird vollständig aufgelöst, und die Antigene HA und NA werden abgetrennt und gereinigt

F25

Die Produktion des Influenza-Impfstoffes in Eiern dauert ca. 6 Monate, der fertige Impfstoff liegt im Juni/Juli vor und wird dann den jährlichen klinischen Studien unterzogen.

Eine Alternative ist die Produktion des Impfstoffs in der Zellkultur. Derartige Impfstoffe sind in verschiedenen Ländern (auch in Deutschland) zugelassen. Die praktische Umsetzung der Zellkulturtechnologie stellt neue Anforderungen an den Hersteller. Werden diese gemeistert, liegen die Vorteile der Zellkulturanwendung unter anderen in der Verkürzung des Produktionsprozesses, der Unabhängigkeit vom Hühnerei und der Vermeidung der Gegenindikation Hühnereiallergie. Insbesondere für Pandemie-Impfstoffe wird die Zellkulturtechnologie als zukunftsweisend angesehen.

Alle saisonalen Influenza-Impfstoffe sind trivalent: Sie enthalten gegenwärtig Impfantigene der Subtypen A/H1N1, A/H3N2 und B. Die Zusammensetzung wird jährlich den aktuell zirkulierenden Stämmen angepasst (siehe 9.1 Global Influenza-Programm der WHO).

WHO-Impfempfehlung Influenza Saison 2011/12

- Empfehlung 2010/11 nördliche Hemisphäre
- **Empfehlung 2011/12 nördliche Hemisphäre**

- A/California/7/2009 (H1N1)-ähnliches Virus
- **A/California/7/2009 (H1N1)-ähnliches Virus**

- A/Perth/16/2009 (H3N2)-ähnliches Virus
- **A/Perth/16/2009 (H3N2)-ähnliches Virus**

- B/Brisbane/60/2008- ähnliches Virus
- **B/Brisbane/60/2008- ähnliches Virus**

F26

Nebenstehender Abbildung ist die WHO-Empfehlung für die Länder der nördlichen Erdhalbkugel in der Saison 2011/2012 (im Vergleich zur Vorsaison) zu entnehmen. Es sei darauf hingewiesen, dass es sich bei der neuen Empfehlung (2011/12) für den Subtyp H1N1 um den Prototypstamm handelt, der im pandemischen Impfstoff und ebenfalls im saisonalen Impfstoff 2010/11 enthalten war. Die Ergebnisse der weltweit virologischen Überwachung bis einschließlich Februar 2011 zeigen, dass dieser H1N1-Stamm auch in der bevorstehenden Saison weiterhin eine wichtige Rolle spielen wird. Auch die beiden anderen empfohlenen Stämme (H3N2 und B) entsprechen den in der Vorsaison verwendeten Influenzaviren. [F26]

Konventionelle Influenza-Impfstoffe enthalten kein Adjuvans (Immunverstärker). Für Menschen ab 65 Jahren und besonders Gefährdete, auch für Personen mit geschwächtem Immunsystem, wird seit einigen Jahren ein Influenza-Impfstoff mit dem neuartigen Adjuvans MF59 angeboten. MF59 besteht hauptsächlich aus dem ungesättigten Kohlenwasserstoff Squalen, der im Organismus vollständig abgebaut wird. Im Gegensatz zu konventionellen Adjuvantien wie Aluminiumhydroxid oder -phosphat, deren Wirkung in erster Linie auf einer verzögerten Freisetzung der Antigene beruht, verstärkt MF59 im Organismus die Antigenpräsentation und stimuliert auf diese Weise signifikant höhere Antikörpertiter. MF59 wird als ein Adjuvans der zweiten Generation bezeichnet.

Auch einige der in verschiedenen Ländern zugelassenen pandemischen Influenza-Impfstoffe enthielten moderne Adjuvantien auf der Basis von Squalen. Wissenschaftlich ungerechtfertigte und überzogene Diskussionen versuchten, diese adjuvantierten Impfstoffe als ungenügend geprüft zu diskriminieren. Dabei wurden allein bisher mehr als 40 Millionen Dosen MF59-Influenza-Impfstoffe verabreicht ohne Besonderheiten. Auch die Anwendung adjuvantierter Pandmie-Impfstoffe (mit Squalen, Tocopherol und Polysorbat) zu Beginn des Jahres 2010 ergab keine Argumente gegen die Sicherheit dieser hoch immunogenen Impfstoffe. [F27]

Generell kommt modernen Adjuvantien eine Schlüsselrolle bei der Entwicklung und Verbesserung von Impfstoffen zu (siehe Kapitel 34 Moderne Technologien und 47 Begleitsubstanzen in Impfstoffen).

Eine weitere Sonderform des Influenza-Impfstoffs ist der virosomale Impfstoff. Hierbei sitzen die Oberflächenantigene H und N auf sogenannten Virosomen (Lezithin-Phospholipid-Liposomen). Virosomen wird in verschiedenen Berichten ein Adjuvanseffekt zugesprochen.

Dank der optimierten Produktions- und Abfülltechniken sind moderne Influenza-Impfstoffe frei von Konservierungsmitten und quecksilberhaltigen Verbindungen.

In Deutschland werden nur Totimpfstoffe verwendet: Konventionelle Spalt- und Subunit-Influenza-Impfstoffe werden von mehreren Anbietern vertrieben. Es ist ein Zellkulturimpfstoff zugelassen. Die jeweiligen für die aktuelle Saison zugelassenen Impfstoffe sind unter www.pei.de abrufbar.

7.1.2   Immunogenität, Effektivität, Schutzdauer

Die Immunität hängt vom Alter des Patienten, das heißt von der Anzahl und Art der vorangegangenen Expositionen gegenüber den Influenza-Antigenen ab.
Die Wirksamkeit der inaktivierten Impfstoffe wird vom Grad der Übereinstimmung der Antigenzusammensetzung zwischen Impfstamm und aktuell zirkulierendem Epidemiestamm bestimmt.

Gesunde Kinder und Erwachsene können in 70 bis 90 % der Fälle vor einer Erkrankung geschützt werden. Üblicherweise wird bei Personen im Alter über 65 Jahren und Patienten

Effektivität der Impfstoffe

- 70-90 % Schutz vor Erkrankung bei
  gesunden Kindern und Erwachsenen <65 Jahre
- 30-40 % Schutz vor Erkrankung bei
  vorgeschädigten Senioren >65 Jahre
- 50-60 % Schutz vor Hospitalisierung
  wegen einer Pneumonie

F28

mit einer Grunderkrankung eine geringere Effektivität der Impfung unterstellt. Dies konnte jedoch in Studien nicht belegt werden, in denen bei über 65-Jährigen und chronisch Kranken, gemessen an den Antikörpertitern, eine ähnlich hohe Effektivität der Schutzimpfung wie bei Gesunden festgestellt wurde. In einer prospektiven Studie bei 860 Patienten > 65 Jahre wurde bei mehr als 70 % eine ausreichende Schutzrate erzielt. [F28]

In einer Metaanalyse von 20 Fall-Kontroll-Studien ergab die Berechnung, je nach Endpunkt und Population, eine ´zusammengesetzte´ Wirksamkeit der Influenza-Impfung von 56 % für die Prävention einer Atemwegserkrankung, 50 % für die Vermeidung einer Hospitalisierung oder Tod durch Pneumonie. Die tatsächliche Wirksamkeit der Schutzimpfung liegt höher, weil andere Atemwegserreger bei der Berechnung der Impfstoffwirksamkeit nicht erfasst wurden. Weiterhin weisen Geimpfte eine Risikominderung für kardiale zerebrovaskuläre Ereignisse von 19 bzw. 16 % auf.

7.1.3   Impfschemata, Indikationen, Gegenindikationen

(nur für die in Deutschland zugelassenen Impfstoffe):

Der Impfstoff wird durch intramuskuläre Injektion – vorwiegend in den M. deltoideus – verabreicht. Erwachsene, Jugendliche und Kinder ab 3 Jahren erhalten eine Dosis von 0,5 ml (siehe Fachinformation). Für Kinder zwischen 3 und 10 bis 12 Jahren, die in der Vergangenheit noch keine Influenza-Schutzimpfung erhalten haben, sind zwei Impfstoffdosen im Abstand von mindestens 4 Wochen empfohlen. Kleinkinder (6 bis 36 Monate) erhalten zweimal eine halbe Dosis (0,25 ml) im Abstand von mindestens 4 Wochen.

Impfschemata und Impfschutz

- Impfschemata
  - Erwachsene und Kinder >3 Jahre :
    1 Impfung (0,5 ml)
  - Kinder (3 bis 12 Jahre) ohne bisherige Influenza-Impfung:
    2 Impfungen (0,5 ml) im Abstand von 4 Wochen
  - Kleinkinder (6 bis 36 Monate) ohne bisherige Influenza-Impfung:
    2 Impfungen (0,25 ml) im Abstand von 4 Wochen

- Impfschutz
  - nach 7 bis 10 Tagen, vollständig nach 14 Tagen
  - Dauer: 6 bis 12 Monate

F29

Der beste Zeitpunkt für die Influenza-Schutzimpfung sind die Herbstmonate Oktober bis Dezember. Da in der Mehrzahl die saisonale Influenza erst zu Beginn des neuen Jahres einsetzt, kommt eine Impfung im Dezember noch rechtzeitig. Auch während einer Influenza-Epidemie ist die Impfung noch möglich und sinnvoll, sofern nicht bereits Symptome bestehen. Der Impfschutz tritt nach etwa 7 Tagen ein, ist nach ca. 2 Wochen vollständig und besteht in der Regel 6 bis 12 Monate. Impfabstände zu anderen Impfungen müssen nicht eingehalten werden. [F29]

Nachfolgende Zielgruppen für die Influenza-Impfung sollen jährlich aktuell geschützt werden. Dies beruht unter anderem auf der sich nahezu jährlich ändernden Situation des Influenzaerregers und der davon abgeleiteten geänderten Empfehlungen für die Impfstämme.

Doch auch bei beibehaltener Vorjahresempfehlung sollte der Impfschutz aktualisiert werden: Die Schutzdauer der Impfung ist unbestimmt und insbesondere bei Risikogruppen ist die Dauer verkürzt.

Zielgruppen und Indikationen für die Impfung sind (laut Empfehlungen der STIKO):
- Personen ab 60 Jahren
- Schwangere ab 2. Trimenon, bei erhöhter gesundheitlicher Gefährdung infolge eines Grundleidens ab 1. Trimenon
- Kinder, Jugendliche und Erwachsene mit erhöhter gesundheitlicher Gefährdung infolge eines Grundleidens – wie z. B. chronische Krankheiten der Atmungsorgane (inklusive Asthma und COPD), chronische Herz-, Kreislauf-, Leber- und Nierenkrankheiten, Diabetes und andere Stoffwechselkrankheiten, chronische neurologische Krankheiten, z. B multiple Sklerose mit durch Infektionen getriggerten Schüben, Personen mit angeborenen oder erworbenen Immundefekten mit T- und /oder B-zellulärer Restfunktion, HIV-Infektion – sowie Bewohner von Alters- oder Pflegeheimen
- Personen mit erhöhter Gefährdung, z. B. medizinisches Personal, Personen in Einrichtungen mit umfangreichem Publikumsverkehr sowie Personen, die als mögliche Infektionsquelle für von ihnen betreute ungeimpfte Risikopersonen fungieren können
- Personen mit erhöhter Gefährdung durch direkten Kontakt zu Geflügel und Wildvögeln (eine Impfung mit dem aktuellen saisonalen humanen Influenza-Impfstoff bietet keinen direkten Schutz vor Infektionen durch den Erreger der aviären Influenza, sie kann jedoch Doppelinfektionen mit den aktuelle zirkulierenden Influenzaviren verhindern.) [F30] [F31]
- Wenn eine intensive Epidemie aufgrund von Erfahrungen in anderen Ländern droht oder nach deutlicher Antigendrift bzw. Antigenshift zu erwarten ist und der Impfstoff die neue Variante enthält (entsprechend den Empfehlungen der Gesundheitsbehörden)

Zur Influenza-Impfung in der Schwangerschaft liegen Studien aus den USA vor, die für Schwangere im 2. oder 3. Trimenon ein erhöhtes Risiko influenza-assoziierter kardiorespiratorischer Erkrankungen nachwiesen.

Zielgruppen für die Impfung (1)
(laut Empfehlung der STIKO 2011)

- Personen ≥60 Jahre
- Kinder, Jugendliche und Erwachsene mit erhöhter gesundheitlicher Gefährdung infolge Grundleiden:
  - chronische Krankheiten: Atemwege (inkl COPD, Asthma), Herz-Kreislauf, Leber, Niere, Diabetes und andere Stoffwechselkrankheiten, neurologische Krankheiten, Personen mit Immundefekten
- Schwangere ab 2. Trimenon
  (bei Grundleiden ab 1. Trimenon)

F30

Zielgruppen für die Impfung (2)
(laut Empfehlungen der STIKO 2011)

- Personen mit erhöhter Gefährdung, z. B.
  - medizinisches Personal
  - Personen in Einrichtungen mit Publikumsverkehr
  - Personen, die Infektionsquelle für von ihnen betreute ungeimpfte Risikopersonen sein können
- Bewohner von Alters-/Pflegeheimen

F31

Anmerkung:

Im Jahre 2009 hatte die STIKO eine spezielle Impfempfehlung gegen die pandemische Influenza (H1N1) verabschiedet. In Anbetracht der epidemiologischen Entwicklung wurde diese Empfehlung 2010 zurückgezogen.

7.1.4 Nebenwirkungen

Influenza-Impfstoffe sind in der Regel gut verträglich. Als Ausdruck der normalen Auseinandersetzung des Organismus mit dem Impfstoff kann es gelegentlich innerhalb von 1 bis 3 Tagen an der Impfstelle zu leichten Schmerzen, Rötung und Schwellung kommen, oder auch zu Allgemeinsymptomen wie Fieber, Frösteln, Übelkeit, Unwohlsein, Müdigkeit, Schwitzen, Kopf-, Muskel- und Gelenkschmerzen. In der Regel sind diese Lokal- und Allgemeinreaktionen vorübergehender Natur und klingen rasch und folgenlos wieder ab. Sehr selten werden allergische Reaktionen an Haut (gelegentlich mit Juckreiz und Urtikaria) und Bronchialsystem beobachtet; über allergische Sofortreaktionen (anaphylaktischer Schock) wurde nur in Einzelfällen berichtet. Eine Allergie gegen Hühnereiweiß ist eine Gegenanzeige gegen die Impfung, da der Impfstoff in Hühnerembyonen produziert wird. Ebenfalls sehr selten kann es zu einer Vaskulitis oder einer vorübergehenden Thrombozytopenie kommen, als deren Folge Blutungen auftreten können.

Nebenwirkungen durch pandemische adjuvantierte Impfstoffe: Im Zusammenhang mit den Impfempfehlungen für adjuvantierte Impfstoffe zur Vorbeugung gegen die pandemische Ausbreitung des Influenzavirus A/H1N1 ist es 2009 insbesondere in Deutschland zu hitzigen Diskussionen gekommen. Im Vordergrund stand die Frage der durch das bisher nur ungenügend erprobte Adjuvans möglicherweise verursachten Nebenwirkungen und Komplikationen.

Es soll hier weder auf berechtigte noch auf absurde Argumente eingegangen werden, statt dessen auf die Ergebnisse umfangreicher nationaler und internationaler Beobachtungsstudien nach Impfprogrammen mit adjuvantierten Impfstoffen. In der Mehrzahl handelte es sich bei den in Deutschland verwendeten Impfstoffen um das Adjuvans ASO3 (Squalen, Tocopherol [Vitamin E], Polysorbat 80), bei in anderen europäischen Ländern verwendeten

Impfstoffen ebenfalls um AS03 sowie um MF59 (Öl-in-Wasser-Emulsion, als wesentlichen Bestandteil ebenfalls Squalen enthaltend).

Die Zulassung und Anwendung pandemischer Impfstoffe, die in der Mehrzahl das Adjuvans AS03 und in geringerem Anteil das Adjuvans MF59 enthielten und auch für Schwangere empfohlen wurden, hat in einer Anzahl westeuropäischer Länder den notwendigen Anlass gegeben, Nebenwirkungen genauer zu überwachen.

Details der Überwachungsberichte (European Medicines Agency; Medicines and healthcare products regulatory agency, UK; National Institute for Health and Welfare, Finland; Paul-Ehrlich-Institut, Deutschland; Swedish Medical Products Agency) sind den im unmittelbaren Anschluss an diesen Abschnitt angegebenen Quellen zu entnehmen.

Die wesentlichen Ergebnisse bei insgesamt in europäischen Ländern etwa 46 Millionen Geimpften sind Folgende: Die weit überwiegende Mehrzahl der Meldungen bezog sich auf Lokal- und Allgemeinreaktionen, bedeutsamer als bei üblichen saisonalen Influenza-Impfstoffen; schwerere Nebenwirkungen wurden selten berichtet; auffällig war eine Häufung von Überempfindlichkeitsreaktionen; Fälle von Guillain-Barré-Syndrom (GBS) wurden berichtet, vergleichbar den Angaben nach saisonaler Impfung; die Impfung von etwa 220.000 Schwangeren zeitigte kein erhöhtes Risiko von Fehl- oder Totgeburten. Todesfälle im zeitlichen Zusammenhang wurden ebenfalls erfasst. Während in Großbritannien in keinem Fall eine kausale Rolle der Impfung ermittelt wurde, konnte in Schweden bei 6 Todesfällen die Rolle der Impfung nicht sicher ausgeschlossen werden.
Insgesamt wurde in allen Berichten ein positives Nutzen-Risiko-Verhältnis eingeschätzt. Das Global Advisory Commitee on Vaccine Safety (GACVS) analysierte im Juni 2010 die Situation und schloss sich der Bewertung an.

Narkolepsie Eine bisher nicht bekannte Nebenwirkung wurde zuerst aus Finnland berichtet. Bisher wurden 52 Fälle von Narkolepsie bei 4–19-Jährigen erfasst. Diese Zahl entspricht dem Mehrfachen des üblicherweise Beobachteten. Bei der Narkolepsie handelt es sich um einen Symptomenkomplex mit Schlaf/Wachstörungen, Tagesschläfrigkeit, Kataplexie (beiderseitiger Tonusverlust der Muskeln), Halluzinationen, wobei diese Symptome in unterschiedlicher Beteiligung auftreten. Als Ursache der Narkolepsie wird eine Schädigung bestimmter Hirnregionen angenommen. 98 % der Erkrankten sind einem bestimmten Genotyp zuzuordnen, diskutiert werden Autoimmunprozesse als Ursache.
Weitere Einzelfälle von Narkolepsie im zeitlichen Zusammenhang mit pandemischen

Influenza-Impfstoffen wurden bisher aus 11 Ländern gemeldet, neben Finnland die Mehrzahl aus Skandinavien (Schweden erfasste 6 Fälle bei Kindern, 2 waren geimpft; 10 Fälle bei Erwachsenen, 5 waren geimpft; mehrere Meldungen aus Island).

Das Paul-Ehrlich-Institut erfasste bis Ende Januar 2010 8 Meldungen (7 bei Kindern bis 15 Jahre und eine 26-Jährige), die noch nicht vollständig abgeklärt sind. In einem Fall traten die Symptome bereits vor der Impfung auf, bei 2 anderen Geimpften war eine Kataplexie in der Vorgeschichte bekannt. Das Intervall zwischen Impfung und Symptomatik betrug im Mittel 2 Monate mit Schwankungsbreiten von 11 Tagen bis zu 4 Monaten.

Das European Center for Disease Prevention and Control (ECDC) koordiniert jetzt eine Narkolepsie-Studie unter Beteiligung entsprechender Experten aus Dänemark, Deutschland, Finnland, Frankreich, Großbritannien, Island, Italien, den Niederlanden, Norwegen, Schweden und Spanien. Siehe auch Abschnitt ´Moderne Adjuvantien´ im Kapitel 47 Begleitsubstanzen in Impfstoffen.

Gegenindikationen und falsche Gegenindikationen siehe Kapitel 46 Allgemeine Impfpraxis, Abschnitt 3 und Abb. 5–7.

Berichte und Analysen zu Nebenwirkungen nach pandemischen Influenza-Impfstoffen:
Global Advisory Committee on Vaccine Safety (GACVS), June 16-17, 2010. Safety of pandemic A
    (H1N1) influenza vaccines. Weekly Epidemiol Rec 2010; 85: 285–87.
European Medicines Agency. 22th pandemic pharmacovigilance update, August 19, 2010.
    EMA/527985/2010.
Swedish Medical Products Agency. Final summary of adverse drug reaction (ADR) reports in Sweden with
    Pandemrix – October 2009 mid April 2010. >http://www.lakemedelsverket.se/english/All-news/
    NYHETER---2009/Summary-of-Adverse-Drug-Reaction-reports-in-Sweden-with-Pandemrix-
    received-through-November-20/< (accessed February 21, 2011).
Medicines and healthcare products regulatory agency. Final public summary UK Suspected Adverse Reac-
    tion Analysis: Swine Flu (H1N1) Vaccines-Celvapan and Pandemrix-26 March 2010. >http://www.
    mhra.gov.uk/home/groups/pl-p/documents/ websiteresources/con078911.pdf< (accessed February 21,
    2011).
Paul-Ehrlich-Institut: Nachgemeldete Fälle von Narkolepsie in zeitlichem Zusammenhang mit einer Imp-
    fung mit Pandemrix. >http://www.pei.de/cln_101/nn_162874/DE/infos/ fachkreise/am-infos-ablage/
    sik/2011-02-01-narkolepsie-nachgemeldete-faelle.html< (Zugang 21 Februar 2011).
National Institute for Health and Welfare: Increased risk of narcolepsy observed among children and
    adolescents vaccinated with Pandemrix. >http://www.thl.fi/en_US/web/en/pressrelease?id=24103<
    (accessed February 21, 2011).
World Health Organization: Statement on narcolepsy and vaccination >http://www.who.int/vaccine_sa-
    fety/topics/influenza/pandemic/h1n1_safety_assessing/narcolepsy_february2011/en/index.html<
    (accessed February 21, 2011).

7.1.5   Impfstrategien

Ziel für die kommenden Jahre sollte sein, die Durchimpfungsrate in den Risikogruppen deutlich zu erhöhen. Die Influenza-Durchimpfungsrate in Deutschland ist in den vergangenen Jahren kontinuierlich angestiegen. So ist die Zahl der verordneten Impfstoffdosen von 17,8 Millionen im Jahr 2003 auf 19,1 Millionen in 2007 gestiegen. In der Saison 2005 wurden die meisten Dosen in den letzten fünf Jahren verordnet, was vermutlich mit der großen Medienaufmerksamkeit infolge der Vogelgrippe sowie der schweren saisonalen Influenzawelle 2004/05 in Zusammenhang gebracht werden kann. [F32]

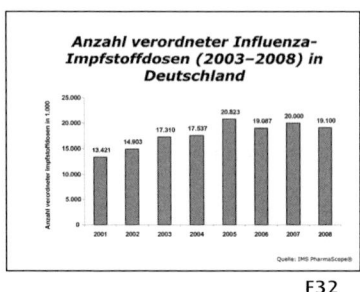

F32

In einem Telefon-Survey (TNS-Healthcare, European Vaccine Manufacturers) wurden insgesamt 2.002 Personen (15 Jahre und älter) im Januar 2008 nach ihrer aktuellen Influenza-Schutzimpfung befragt. Neben einer im Vergleich zum Vorjahr gleich gebliebenen Gesamtimpfrate von 28 % wurde die Impfrate in verschiedenen Altersgruppen ermittelt. In dieser Studie wurden in den Personengruppen, für die die STIKO die Influenza-Schutzimpfung empfiehlt, für die Saison 2007/08 folgende Impfraten erhoben:

- II   chronisch kranke Personen (jeglichen Alters): 49 % (Vorjahr: 41 %),
- II   Personen, 60 Jahre und älter: 56 % (Vorjahr: 48 %),
- II   medizinisches Personal: 23 % (Vorjahr: 22 %).

Um eine Influenza-Pandemie zu vermeiden, hat die WHO ihre Mitgliedsländer allerdings bereits im Jahr 2003 aufgefordert, in der Gruppe der Risikopersonen eine Durchimpfungsrate von 75 % bis zum Jahr 2010 zu erreichen.

7.2   Passive Immunisierung

Eine passive Immunisierung durch Verabreichung von Immunglobulinen ist zur Verhütung einer Influenzavirus-Infektion nicht sinnvoll.

8   Allgemeine und Chemoprophylaxe

Für die medikamentöse Prophylaxe sind grundsätzlich sowohl die Neuraminidasehemmer Oseltamivir und Zanamivir als auch die M2-Membranproteinhemmer Amantadin und Rimantadin geeignet. (Rimantadin ist in Deutschland nicht zugelassen). Wegen des ungünstigeren Nebenwirkungsspektrums ist Amantadin als Mittel der 2. Wahl zu betrachten.

Die Effektivität der Neuraminidasehemmer liegt bei 70–90 %, wenn sie innerhalb von 48 Stunden nach Kontakt zu akut Erkrankten oder über einen Zeitraum von vier Wochen zur saisonalen Prophylaxe verabreicht werden. Durch die Chemoprophylaxe wird die Bildung von Antikörpern gegen Influenzaviren nicht beeinträchtigt. Die Chemoprophylaxe ist insbesondere für folgende ungeimpfte Personen indiziert:

- bei noch nicht erkrankten Personen während einer erwiesenen Influenzaepidemie;
- zu Beginn eines Ausbruchs der Influenza in Institutionen für Hochrisikopatienten, besonders wenn infolge Antigendrift oder -shift der Influenzaviren eine unzureichende oder fehlende Immunität zu befürchten ist;
- bei spät durchgeführter Schutzimpfung (während der Influenzawelle) von Hochrisikopatienten. Selbst bei bereits erfolgtem Ausbruch der Influenza ist die Schutzimpfung nicht zu spät, jedoch sollte zur Überbrückung der Zeit bis zum Einsetzen des Impfschutzes eine Chemoprophylaxe durchgeführt werden;
- zur Sicherung der medizinischen Versorgung. Bei unter besonderem Infektionsrisiko stehenden medizinischen Personal sollte die Chemoprophylaxe durchgeführt werden, sobald der Ausbruch einer Influenza-Epidemie bekannt wird;
- als Chemoprophylaxe während der ganzen Influenzasaison für die wenigen Hochrisikopatienten, für die der Impfstoff wegen einer nachgewiesenen Unverträglichkeitsreaktion kontraindiziert ist.

Auch zu Beginn einer Pandemie, wenn noch kein Impfstoff zur Verfügung steht, wird eine Chemoprophylaxe mit antiviralen Medikamenten für besonders exponierte Personen empfohlen. Dabei ist zu beachten, dass die Gefahr der Resistenzbildung bei einem breiten Einsatz antiviraler Medikamente zur Langzeitprophylaxe besteht. Aus diesem Grund sollte die Durchführung einer Langzeitprophylaxe in einer Pandemie auf der Grundlage entsprechender Empfehlungen des RKI erfolgen.

9 Surveillance

9.1 Das Globale Influenza-Programm der WHO

Das 1952 inaugurierte Netzwerk dient der weltweiten Überwachung des sich ständig verändernden Influenzavirus. Dies unter anderem mit dem Ziel:

|| des rechtzeitigen Erkennens von Driftphänomenen und neuen Shiftphänomenen mit pandemischem Potential

|| sowie der alljährlichen Influenza-Impfstoffempfehlungen (jeweils für die bevorstehende Influenzasaison, im September für die Länder der südlichen Hemisphäre und im Februar für die Länder der nördlichen Hemisphäre).

>http://www.who.int/csr/disease/influenza/ recommendations_2011_12north/en/index.html< (accessed 2-21-2011).

Globales Influenza-Programm der WHO

- Epidemiologische/virologische Surveillance
  - 136 nationale Zentren
  - 6 Collaborating Centres
  - 6 Regionalbüros der WHO
  - WHO-Mitgliedsländer
- Planungsvorgaben: Vorbeugung und Kontrolle bei Ausbruch, Epidemie und Pandemie
- Empfehlungen für Impfstoffzusammensetzung

F33

136 nationale Influenzazentren in 106 Ländern bilden das Gerüst des Netzwerks. Sie werden von 6 Influenza Collaborating Centres (CCs) (Australien, Großbritannien, Japan, USA) unterstützt. CCs charakterisieren die von den nationalen Laboratorien eingesandten Stämme antigenetisch und molekularbiologisch. Sie unterstützen die Laboratorien methodisch und stellen Referenzmaterialien zur Verfügung. Unter anderem führen sie Immunogenitätsanalysen von Prototypimpfstoffen aus. Die Hersteller von Influenzaimpfstoffen sind Partner des Netzwerks. [F33]

Alle 2 Wochen veröffentlicht das WHO-Programm ein ´Influenza update´ unter Einbeziehung der epidemiologischen und virologischen Daten des Surveillance-Netzwerks sowie der Berichte der WHO-Regionalbüros und Mitgliedsländer.

9.2 Influenza-Surveillance in Deutschland

Für die virologische und epidemiologische Beobachtung sowie die Abschätzung des Aus-

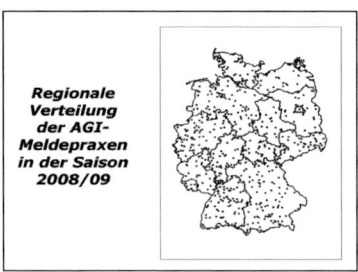

Regionale Verteilung der AGI-Meldepraxen in der Saison 2008/09

F34

maßes der saisonalen Influenza auf die Bevölkerung ist eine gut funktionierende Surveillance entscheidend. In Deutschland wird diese Funktion hauptsächlich durch das nationale Referenzzentrum (NRZ) Influenza und die Arbeitsgemeinschaft Influenza (AGI) wahrgenommen. Die AGI ist ein Sentinel-System aus repräsentativ in Deutschland verteilten Ärzten der Primärversorgung, die etwa 1,5 % der Bevölkerung abdecken. [F34]

Virusnachweise müssen gemäß den Vorgaben des Infektionsschutzgesetzes (IfSG) an die zuständigen Gesundheitsämter gemeldet und deren Daten über die Landesbehörden an das Robert Koch-Institut übermittelt werden. Wöchentlich aktualisierte Informationen zur

Epidemiologie der Influenza in Deutschland sowie täglich aktualisierte Informationen zu Virusnachweisen des NRZ und den übermittelten Daten gemäß IfSG sind auf der Webseite der AGI (www.influenza.rki.de/agi) abrufbar.

Literatur

BRODHUN B., BUCHHOLZ U., KRAMER M., BREUER T. Influenzasurveillance in Deutschland. Bundesgesundheitsblatt 2001; 44: 1174–1179.

Influenza vaccines: WHO position paper. Weekly Epidemiol Rec 2005; 80: 279–287.

Robert Koch-Institut. Influenza-assoziierte Mortalität in Deutschland 1985–2006. Epidemiologisches Bulletin 2007, 35: 325–327

Robert Koch-Institut. Nationaler Pandemieplan Teil I-III. >http://www.rki.de< (20. Oktober 2009).

Robert Koch-Institut. Epidemiologie und Infektionsschutz im zeitlichen Verlauf der Influenzapandemie (H1N1) 2009. Epidemiologisches Bulletin 2010; 21: 191–201. >http://www.rki.de<.

Robert Koch-Institut. Empfehlungen der Ständigen Impfkommission (STIKO) am Robert Koch-Institut/ Stand Juli 2010. Epidemiologisches Bulletin 2010; Nr 30. >http://www.rki.de<.

WHO Global Influenza Programme. >http://www.who.int/csr/disease/influenza/mission/en/ index.html< (accessed February 22, 2011).

Recommended viruses for influenza vaccines for use in the 2011/2012 northern hemisphere influenza season. >http://www.who.int/csr/disease/influenza/ recommendations_2011_12north/en/index.html< (accessed February 22, 2011).

Influenza (H1N1) 2009 virus: current situation and postpandemic recommendations. Weekly Epidemiol Rec 2011; 86: 61–66.

Sektion II

10 Masern

Masern sind eine hoch infektiöse Krankheit, die nur den Menschen betrifft. Vor Einfüh-

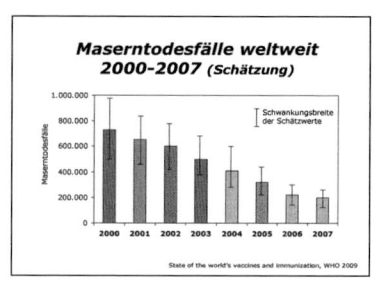

F1

rung der Schutzimpfung erkrankten mehr als 90 % bereits vor einem Alter von 10 Jahren. Die Einführung der Masernimpfung in den 1960er Jahren und ihre weltweite Ausweitung durch das Erweiterte Immunisierungsprogramm (EPI) der Weltgesundheitsorganisation in den 1970er Jahren ließ die geschätzte Zahl der Maserntodesfälle von 750.000 im Jahre 2000 auf etwa 164.000 im Jahre 2008 zurückgehen. [F1]

Die von der Weltgesundheitsversammlung im Jahre 2005 beschlossene Zielstellung für das Jahr 2010 war auf eine Reduzierung der Todesfälle um 90 % gegenüber dem Vergleichsjahr 2000 gerichtet. Diese Zielstellung wurde in 5 der 6 WHO-Regionen erreicht, mit Ausnahme der bevölkerungsreichsten WHO-Region Südostasien. Darüber hinaus streben 4 der 6 WHO-Regionen, darunter auch die europäische Region, die Elimination der Masern an. Die den amerikanischen Doppelkontinent umfassende Region hat bereits die erreichte Elimination berichtet. Jedoch sind viele industrialisierte Länder, auch Deutschland, von der Erreichung des Ziels einer Elimination der Masern noch deutlich entfernt.

Masern verbleiben weiterhin als ein bedeutsames Gesundheitsproblem, insbesondere für Länder mit ungenügenden materiellen und finanziellen Ressourcen. Die Aufrechterhaltung des erreichten Standes der Zurückdrängung der Krankheit erfordert die konsequente Weiterführung des Impfprogramms. Nicht in allen vorübergehend erfolgreichen Ländern konnte diese Aufgabe gewährleistet werden.

1   Erreger – Masernvirus

1.1   Morphologie, Klassifizierung

Das Masernvirus (Genus Morbillivirus) ist ein umhülltes einsträngiges RNA-Virus von 100–200 nm Durchmesser und gehört zur Familie der Paramyxoviren. Weltweit zirkuliert nur ein Antigentyp des Masernvirus. Die beiden Proteine der Oberfächenmembran sind verantwortlich für die Fusion des Virus mit der Wirtszellmembran, das Eindringen des Virus und die Haemolyse (F-[Fusions-] Protein) sowie die Adsorption des Virus an die Zelle (H-[Haemagglutions-] Protein).

Die post-infektiöse Immunität basiert auf der Bildung neutralisierender Antikörper gegen das H-Protein. Die bisher beobachteten Veränderungen des H-Proteins haben keinen Einfluss auf die Effektivität der Schutzimpfung.

1.2 Genotypen

Die Sequenzierung des Masernvirus ermittelte bisher 23 unterschiedliche und meist regional zuzuordnende Genotypen, die zur Aufklärung epidemiologischer Zusammenhänge verwendet werden. [F2]

2 Pathogenese

Das Masernvirus dringt über die Schleimhäute des oberen Respirationstraktes in den empfänglichen Organismus ein. Zwei bis 3 Tage nach dem Eindringen und der Vermehrung in der Schleimhaut und den regionalen Lymphknoten kommt es zu einer primären Virämie, die zur Infektion der retikulo-endothelialen Zellen und zu einer zweiten virämischen Ausbreitung in den Respirationstrakt und andere Organe führt. [F3]

3 Klinisches Bild

Die Inkubationszeit beträgt durchschnittlich 10-14 Tage mit einer Schwankungsbreite von 8-15 Tagen.

3.1 Typischer Krankheitsverlauf

Die weit überwiegende Mehrzahl der Masern verläuft in typischer Form mit den nachfolgend geschilderten Krankheitserscheinungen. Inapparente oder subklinische Infektionen sind selten.

Dic Krankheit beginnt mit einem 2-4-tägigen Prodromalstadium (Schwankungsbreite 1–7 Tage), bei dem uncharakteristische Symptome wie Fieber, Husten, Schnupfen und Konjunktivitis im Vordergrund stehen.

Das maserntypische Exanthem entwickelt sich nach 3–4 weiteren Tagen. Es handelt sich um rote, leicht erhabene makulopapulöse Fleckchen, die an vielen Stellen zusammenfließen. Das Exanthem beginnt hinter den Ohren und breitet sich während der nächsten 3–4 Tage in absteigender Form (vom Kopf zu den Extremitäten) aus, um in der gleichen Weise innerhalb der folgenden 3–4 Tage wieder zu verschwinden Das Fieber kann bis auf 39–40 °C ansteigen. [F4]

Typischer Krankheitsverlauf

- Inkubationszeit 10 bis 14 Tage (8 bis 15 Tage)
- Beginn mit 2- bis 4- (1- bis 7-) tägigem Prodromalstadium: Fieber, Husten, Schnupfen und Konjunktivitis
- Maserntypisches Exanthem nach 3 - 4 weiteren Tagen: rote, leicht erhabene makulopapulöse Fleckchen, die an vielen Stellen zusammenfließen; Beginn hinter den Ohren und Ausbreitung während der nächsten 3-4 Tage in absteigender Form
- verschwindet in gleicher Weise binnen 3-4 Tagen
- Fieber kann bis auf 39-40° Celsius ansteigen
- inapparente oder subklinische Infektionen selten

F4

Koplik´ Flecken

Mit dem Einsetzen des Exanthems, gelegentlich auch kurz vor- oder nachher, treten die für Masern pathognomonischen Koplik´ Flecken (kalkspritzartige blauweiße Punkte auf rotem Grund) auf der Mundschleimhaut gegenüber den Backenzähnen auf

F5

Mit dem Einsetzen des Exanthems, gelegentlich auch kurz vor- oder nachher, treten die für Masern pathognomonischen Koplik' Flecken (kalkspritzartige blauweiße Punkte auf rotem Grund) auf der Mundschleimhaut gegenüber den Backenzähnen auf. [F5]

Neben Fieber und Exanthem werden Appetitlosigkeit und Durchfall sowie, insbesondere bei sehr jungen Kindern, Lymphknotenschwellungen beobachtet.

In der Regel bessert sich das Befinden des Erkrankten wenige Tage nach Exanthembeginn, und etwa 1–2 Wochen nach Erkrankungsbeginn sind die Masern vorüber.

3.2 Komplikationen

Die unkomplizierten Masern sind nicht das Problem der Erkrankung. Es sind die nicht zuletzt von individuellen und umweltbedingten Rahmenbedingungen abhängigen Komplikationsraten, die im Durchschnitt etwa 25–30 % der Erkrankten betreffen (siehe auch Abschnitt 6.4). Lang anhaltende Durchfälle können durch Eiweißverlust beim Säugling zu einer bedrohlichen Enteropathie führen.

Dehydrierung, Stomatitis und bakterielle Infektionen der Haut und anderer Organe sind häufige Komplikationen. Masern sind bei afrikanischen Kindern eine der führenden Blindheitsursachen.

In industriell entwickelten Ländern sind Todesfälle an Masern selten, Enzephalitis und Pneumonie sind ursächlich verantwortlich. Die häufigsten Komplikationen (5–15 %) der Erkrankungen sind Otitis media, Laryngobronchitis und Pneumonie. Besonders gefürchtet ist die bei 1 von 1.000 Erkrankten auftretende Enzephalitis mit einer Letalität von etwa 15 % und neurologischer Restschädigung bei etwa 25 % der an Enzephalitis Erkrankten. Sie beginnt etwa 6 Tage (1-5 Tage Schwankungsbreite) nach dem Auftreten des Exanthems.

Komplikationen werden insbesondere bei jüngeren Kindern und im Erwachsenenalter beobachtet.

Komplikationen: das Hauptproblem der Masern

- häufigste Komplikationen (5-15 %) Otitis media, Laryngobronchitis und Pneumonie
- Komplikationen insbesondere bei jüngeren Kindern und im Erwachsenenalter
- gefürchtet: Enzephalitis (1/1.000 Erkrankte) mit Letalität von ~15 % und neurologischen Folgen ~25 %
- Subakute Sklerosierende Panenzephalitis (SSPE) ist eine seltene (1/10.000-1/100.000 Masernfälle) tödlich verlaufende degenerative Erkrankung des ZNS, verursacht durch persistierende ZNS-Infektion; im Durchschnitt SSPE 7 Jahre nach Masernerkrankung

F6

Die Subakute Sklerosierende Panenzephalitis (SSPE) ist eine seltene (1 per 10.000–100.000 Masernfälle) degenerative Erkrankung des Zentralnervensystems, verursacht mit Wahrscheinlichkeit durch eine persistierende ZNS-Infektion. Im Durchschnitt beginnt SSPE 7 Jahre nach einer Masernerkrankung (slow-virus infection), Schwankungsbreiten von 1 Monat bis zu 27 Jahren wurden beschrieben. [F6]

Die SSPE verläuft in Stadien, beginnt mit Verhaltensauffälligkeiten und dem Nachlassen intellektueller Leistungen, später treten Myoklonien und zerebrale Anfälle auf, nach 3–5 Jahren kommt es zu Enthirnungsstarre und Tod. In Deutschland wurden in den Jahren 1988-2005 jährlich etwa 5-10 Erkrankungen beobachtet, wohl alle nach natürlichen Masern. SSPE nach Masernimpfung wurde diskutiert, es fehlen Daten für sichere Aussagen. Nachweisbar ist, dass in Ländern mit Masernimpfprogrammen die SSPE rückläufige Tendenz aufweist.

3.3   Klinische Besonderheiten

Haemorrhagische Masern mit Haut- und Schleimhautblutungen, Krämpfen, Delirium, Atemnot und hohem Fieber von 40–41 °C wurden gelegentlich berichtet.

Masern in der Schwangerschaft können zu Frühgeburtlichkeit, Aborten und untergewichtigen Neugeborenen führen. Einzelfälle von Missbildungen ohne sicheren Nachweis der Ursache Maserninfektion wurden publiziert. Ein modifiziertes Krankheitsbild mit verlängerter Inkubationszeit und einem gering entwickelten Exanthem von verkürzter Dauer wurde bei Säuglingen mit mütterlichen Masern-Antikörpern beobachtet.

4 Diagnose und Differentialdiagnose

Klinisch können exanthematische Krankheiten (Masern, Röteln, Ringelröteln, Scharlach, allergische Ausschläge) leicht verwechselt werden. In Deutschland wird gegenwärtig nur jede 5. klinische Diagnose ´Masern´ durch Laboruntersuchungen bestätigt. Die rein klinische Diagnose bleibt deshalb Kontakterkrankungen zu bestätigten Masern oder Erkrankungen in Ausbrüchen vorbehalten. Ansonsten muss die Diagnose labordiagnostisch gesichert werden.

Die WHO empfiehlt als Kriterium einer qualifizierten Masern-Surveillance in Ländern mit dem Ziel Masernelimination die labordiagnostische Sicherung von 80 % der gemeldeten Masernfälle.

4.1 Serologie

Der Nachweis der Masern-IgM-Antikörper stellt derzeit die schnellste und sicherste Methode dar, die in der Regel mit dem Ausbruch des Exanthems positiv ausfällt, jedoch gelegentlich an den ersten Exanthemtagen noch negativ sein kann. IgM-Antikörper sind meist bis zu 6 Wochen nachweisbar, können im Einzelfall auch länger persistieren.

Diagnose und Differentialdiagnose

- Klinisch können exanthematische Krankheiten (Masern, Röteln, Ringelröteln, Scharlach, allergische Ausschläge) leicht verwechselt werden
- In Deutschland wird gegenwärtig nur jede 5. klinische Diagnose ´Masern´ durch Laboruntersuchungen bestätigt
- Die rein klinische Diagnose bleibt deshalb Kontakterkrankungen zu bestätigten Masern oder Erkrankungen in Ausbrüchen vorbehalten
- Ansonsten muss die Diagnose labordiagnostisch gesichert werden

F7

Bei Geimpften mit Masern-Durchbruch bedeutet ein negativer Befund keinen diagnostischen Ausschluss. Die Untersuchung eines zweiten Serums (ELISA-IgG) in 10–14 Tagen Abstand kann gegebenenfalls einen die Diagnose sichernden signifikanten Antikörperanstieg nachweisen. [F7]

4.2 PCR

Der Nachweis der Masernvirus-RNA mittels RT-PCR in kurz nach dem Exanthembeginn entnommenen Proben bestätigt wie der IgM-Nachweis die Diagnose, ein negatives Ergebnis bedeutet jedoch keinen sicheren Erkrankungsausschluss.

4.3 Die Virusanzucht aus Rachenabstrichen, Urin oder heparinisiertem Blut

erfordert einen erheblichen Aufwand. Negative Befunde sind nicht beweisend für den Ausschluss der Diagnose, da die Erfolgsraten aufgrund der Instabilität des Masernvirus gering sind.

4.4 Genotypisierung

Im Fall eines positiven RNA-Nachweises oder gelungener Virusisolierung kann die Masernvirus-Genotypisierung erfolgen. Diese kann den geografischen Ursprung des Masernvirus (einheimisch, importiert, Herkunftsregion) ermitteln.

5 Therapie

Eine spezifische antivirale Therapie steht nicht zur Verfügung. Neben fiebersenkenden Medikamenten und symptomatischer Therapie ist bei bakteriellen Superinfektionen die Gabe von Antibiotika indiziert. [F8]

6 Epidemiologie

6.1 Infektionsquelle und Übertragungsweg

Masern sind eine Erkrankung des Menschen. Infektionsquelle ist der Erkrankte. Asymptomatisches Trägertum ist nicht bekannt. Das Masernvirus ist ein hoch kontagiöses Virus, mit dem sich nahezu jeder infiziert: Kontagionsindex > 95 %. Die Übertragung erfolgt vorwiegend aerogen durch Tröpfcheninfektion, auch durch Kontakt.

6.2 Die **Ansteckungsfähigkeit** beginnt 4 Tage vor Ausbruch des Exanthems und endet 4 Tage nach Ausbruch des Exanthems. Bereits eine kurzzeitige Exposition von 1–2 Stunden ist für eine Ansteckung ausreichend. [F9]

6.3 Der **Häufigkeitsgipfel** der Maserm lag in der Periode vor Einführung der Impfung im frühen Kindesalter. Bis zu einem Alter von 10 Jahren waren nahezu alle Kinder infiziert. Säuglinge erkranken in den ersten 6 Lebensmonaten aufgrund der mütterlichen Leihimmunität selten.

6.4 Risikofaktoren und Risikogruppen

Schwere Unternährung, Vitamin-A-Mangel, chronische Krankheiten, schlechte hygieni-

Risikofaktoren und Risikogruppen

- Schwere Unternährung, Vitamin A-Mangel, chronische Krankheiten, schlechte hygienische Bedingungen in übervölkerten Gemeinschaften
- T-Zell-Immundefizienz (bestimmte Leukosen, Lymphome und AIDS)
- machen Masern in 5-25 % bei unter 5-Jährigen zu einer tödlichen Krankheit

F10

sche Bedingungen in übervölkerten Gemeinschaften und T-Zell-Immundefizienzen (bestimmte Leukosen, Lymphome und AIDS) machen Masern in 5–25 % bei unter 5-Jährigen zu einer tödlichen Krankheit. [F10]

6.5   Saisonalität

Erkrankungen sind ganzjährig möglich. Der Erkrankungsgipfel liegt in den gemäßigten Klimazonen im Winter und im zeitigen Frühjahr. In tropischen Klimazonen ereignen sich die meisten Erkrankungen in der Trockenperiode.

6.6   Epidemiologische Situation

6.6.1   Weltweit stellten Masern in der Periode vor Einführung der Schutzimpfung eine universelle Infektion des Kindesalters dar. Epidemien traten in Abständen von 2–3 Jahren auf.

Einführung der Masernimpfung

- Einführung der Routine-Masernimpfung
  - in den industriell entwickelten Ländern: Mitte bis Ende der 1960er-Jahre und
  - in den Entwicklungsländern: im Rahmen des Erweiterten Impfprogramms (EPI) der WHO ab Mitte der 1970er-Jahre
- anfänglich einmalige Impfung
- danach ergänzten viele Länder das Impfprogramm durch eine 2. Impfung und ersetzten den Masernimpfstoff durch den Kombinationsimpfstoff MMR

F11

Die Routineimpfung gegen Masern wurde in den industriell entwickelten Ländern Mitte bis Ende der 1960er-Jahre und in den Entwicklungsländern im Rahmen des Erweiterten Impfprogramms (EPI) der WHO ab Mitte der1970er-Jahre mit einer anfänglich einmaligen Impfung eingeführt. [F11]

Danach ergänzten entwickelte Länder das Impfprogramm durch eine zweite Impfung und ersetzten den monovalenten Masernimpfstoff durch den Kombinationsimpfstoff gegen Masern, Mumps und Röteln (MMR). Im Jahre 2000 erhielten bereits etwa 70 % der Kinder der Welt eine Masernimpfung. Die Anzahl der Todesfälle war bis 2.000 um etwa 70 % zurückgegangen (auf etwa 750.000).

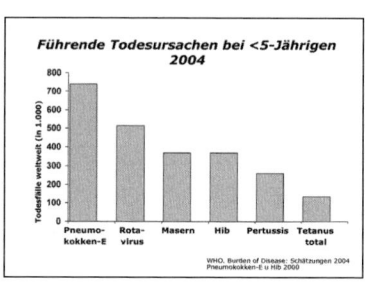

F12

Dennoch führten die Masern zu Beginn dieses Jahrtausends die Liste der durch Impfungen verhütbaren Todesfälle an und standen an 5. Stelle aller kindlichen Todesursachen. Afrika vermeldete fast 60 % aller weltweiten Maserntodesfälle. [F12]

2001 wurde in Kooperation von Amerikanischem Roten Kreuz, dem UNICEF Kinderhilfswerk der Vereinten Nationen (UNICEF), der Weltgesundheitsorganisation (WHO) und den Centers for Disease Control and Prevention (CDC) eine 'Masern-Initiative' für Afrika gestartet und 2004 auf 47 andere Länder, insbesondere in Asien, ausgeweitet. Seit 2007 unterstützt die Global Alliance for Vaccines and Immunization (GAVI) finanziell diese Initiative. In Angriff genommen wurde das Erreichen einer Impfrate von 90 % für Kinder unter 1 Jahr und die Organisation von Nachfolgekampagnen im Abstand von 2-4 Jahren für alle Kinder von 9 Monaten bis 14 Jahren zur Aufrechterhaltung des Impfschutzes. Unterstützt wurde ferner der Aufbau von Surveillanceprogrammen.

Das Ziel der Entschließung der Weltgesundheitsversammlung des Jahres 2003, bis 2005 die Zahl der Maserntodesfälle gegenüber 1999 zu halbieren, wurde erreicht. Bis 2010 wurde die Zahl der Maserntodesfälle gegenüber 2000 um 90 % reduziert. [F13]

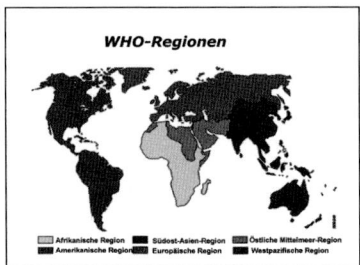

Entschließung der Weltgesundheitsversammlung

- **Das Ziel 'bis 2005 die Zahl der Todesfälle durch Masern gegenüber 1999 zu halbieren' wurde erreicht**
- **Bis 2010 sollte die Zahl der Maserntodesfälle gegenüber 2000 um 90 % reduziert werden**

F13

Zukünftig gibt es noch viele Hürden zu überwinden, insbesondere in den bevölkerungsreichen Ländern Asiens und in Afrika. Die Impfraten in den meisten von Ausbrüchen betroffenen Ländern liegen deutlich unter 80 %.

4 der 6 WHO-Regionen (Bild) haben Eliminations-Ziele beschlossen: der amerikanische Doppelkontinent, die europäische Region, die Region östliches Mittelmeer (alle für 2010) und die westpazifische Region (2012). [F14]

Bisher wurde kein Konsens über die Möglichkeit einer weltweiten Eradikation erreicht. Das primäre weltweite Ziel der Masernimpfprogramme ist die Reduzierung der Masern-Todesfälle.

WHO-Regionen

Afrikanische Region | Südost-Asien-Region | Östliche Mittelmeer-Region
Amerikanische Region | Europäische Region | Westpazifische Region

F14

6.6.2   Europäische Region

Es wurde bereits ausgeführt, dass das europäische Regionalkomitee der WHO das Ziel einer Elimination der Masern (< 1 Erkrankung per 1.000.000 Bevölkerung) bis zum Jahre 2010 vertrat. Einzelheiten siehe 'Strategie 2005–2010 zur Eliminierung von Masern und Röteln und Prävention der kongenitalen Rötelninfektion' [F15]

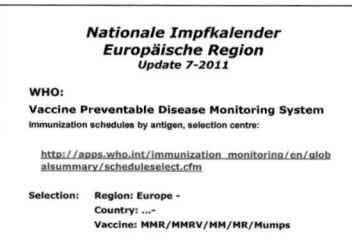

F15

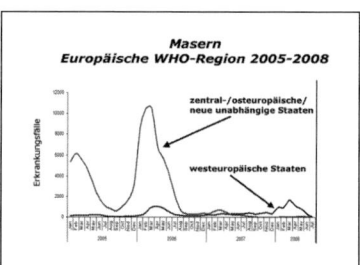

F16

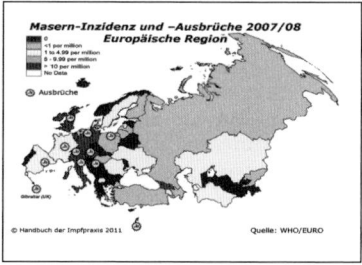

F17

F18

In allen Mitgliedsländern der Region ist die Masern-impfung Bestandteil des Routine-Impfkalenders, in der überwiegenden Mehrheit in Form der 2-maligen MMR-Impfung. Einzelheiten der entsprechenden Impfkalender der ´Mitgliedsländer der Europäischen WHO-Region´ sind unter der Internetadresse [F16] zu finden.

Erreicht wurde in den vergangenen 20 Jahren ein erheblicher Anstieg der Impfraten und ein ebenfalls erheblicher Rückgang der Maserninzidenz. Auch be-richten die Mehrzahl der zentral- und osteuropäischen Länder eine Impfrate von ≥ 95 % mit 2 Dosen Impf-stoff. [F17]

Einige Länder Westeuropas haben Nachholbedarf bei der Zweitimpfung. Immer wiederkehrende Masern-ausbrüche in Deutschland, Italien, Österreich, der Schweiz, Spanien und Großbritannien führten dazu, dass im Jahre 2008 92 % der europaweit gemeldeten Erkrankungen in diesen Ländern registriert wurden. [F18]

In den letzten Jahren erkrankten in der Mehrzahl (30–50 %) > 15-Jährige, Säuglinge zu 5–10 % und in den Altersgruppen der 1–4-, 4–9- und 6–15-Jährigen je etwa 10–20 %.

Die von den Mitgliedsstaaten der WHO gemeldeten Masernerkrankungen und Impfraten sind der nachfol-genden Internetadresse zu entnehmen. [F19]

Die 53 Mitgliedsländer der Europäischen WHO-Region beschlossen auf einer Tagung im September 2010 in Moskau, das Ziel der Elimination von Masern, Röteln und angeborenen Röteln anstelle von 2010 im

Jahre 2015 anzustreben. Abgeleitet von der Analyse des unbefriedigenden Standes in einer Anzahl von Ländern wurden die notwendigen Maßnahmen zur Verstärkung der Anstrengungen festgelegt.

Ohne einen politischen und gesellschaftlichen Konsens zum Ziel der Masernelimination und die Verbesserung der logistischen Voraussetzungen wird es schwierig bleiben, entsprechende Fortschritte bei der Zielstellung zu erreichen.

6.6.3   Deutschland

Bis zum Jahr 2002 waren Masern in den alten Bundesländern endemisch, in den neuen Bundesländern traten nur noch wenige Masernerkrankungen auf.

Seit 2003 zirkulieren importierte Masernviren immer wieder über Wochen und verursachen mittlere und größere Ausbrüche. Auch in Deutschland traten 2008 mehr als die Hälfte der Erkrankungen bei ≥ 10-Jährigen auf. 88 % der Erkrankten waren ungeimpft. [F20]

Masern in Deutschland 2001-2009		
Jahr	Erkrankungen	Inzidenz/1 000 000
2001	6.037	73,2
2002	4.656	56,4
2003	777	9,4
2004	123	1,5
2005	781	9,5
2006	2.308	28,0
2007	566	6,9
2008	915	11,1
2009	572	7,0

F20

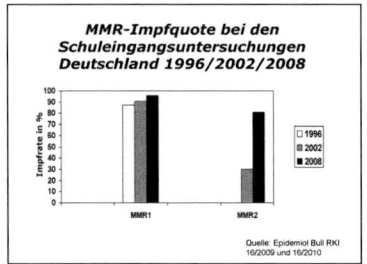

F21

Der Kombinationsimpfstoff MMR wird seit einigen Jahren weit überwiegend angewendet. Die Impfraten der ersten und zweiten MMR-Impfung haben sich in den vergangenen Jahren deutlich erhöht und betrugen 2008 bei der Einschulungsuntersuchung 95,9 % für die erste und 81 % für die zweite Impfung. [F21] Einschränkend ist zu bemerken, dass die regionalen Unterschiede der Impfraten noch erheblich sind und die Impfungen häufig verspätet und nicht zu den empfohlenen Terminen durchgeführt werden. Auch nimmt leider eine kleine Minderheit der Ärzteschaft sowie der Eltern die Verantwortung für den MMR-Impfschutz ungenügend wahr. Nicht selten werden Impftermine einfach vergessen, computerisierte Aufforderungssysteme mit Erinnerungsfunktion erweisen sich als sehr wirksam und ausbaufähig.

Eine oder mehrere Masernerkrankungen müssen generell zum Anlass einer qualifizierten Ausbruchsuntersuchung und Riegelungsimpfaktion genommen werden.

7 Prävention und Kontrolle

7.1 Allgemeine Präventionsmaßnahmen

Wegen der hohen Kontagiosität der Masern und der Virusausscheidung vor Exanthemausbruch ist eine Expositionsprophylaxe nur bedingt erfolgreich. Kinder mit unkomplizierten Masern können die Kindereinrichtung oder Schule nach Abklingen der klinischen Symptome, jedoch frühestens 5 Tage nach Exanthembeginn, wieder besuchen (Wiederzulassung). Exponierte Kontaktpersonen im häuslichen Bereich sind ebenfalls vom Besuch einer Gemeinschaftseinrichtung auszuschließen, es sei denn, sie sind gegen Masern geimpft oder verfügen über ein ärztliches Attest einer durchgemachten Masernerkrankung.

Im stationären Bereich sind Kinder bis zum Abklingen des Exanthems zu isolieren.

7.2 Entwicklung der Impfung

Die Isolierung des Masernvirus durch Enders und Peebles im Jahre 1954 schuf die Voraussetzung für die Entwicklung und Zulassung (1963) der ersten Masernimpfstoffe in den USA. [F22]

Entwicklung Masernimpfstoff

Die Isolierung des Masernvirus durch Enders und Peebles im Jahre 1954 schuf die Voraussetzung für die Entwicklung und Zulassung (1963) der ersten Masernimpfstoffe in den USA

F22

Anfänglich standen sich ein attenuierter Lebendimpfstoff und ein inaktivierter Impfstoff gegenüber. Letzterer wurde nach wenigen Jahren wegen ungenügender Wirksamkleit und der Verursachung einer Nebenwirkung in Form atypischer Masern vom Markt genommen.

7.2.1 Impfstoffe

Masernimpfstoffe sind attenuierte Lebendimpfstoffe.

Masernimpfstämme:

II Der originale Edmonston-Stamm wurde nach einem Jugendlichen benannt, von dem das Virus isoliert wurde. Enders entwickelte daraus den Edmonston B-Stamm, von dem sich die Mehrzahl der später entwickelten Impfstämme ableiteten. Der Edmonston B-Stamm wurde später wegen stärkerer Reaktogenität vom Markt genommen.

II Abgeleitet vom Edmonston B-Stamm wurden die Impfstämme Edmonston/ Enders, Schwarz, Connaught, AIK-C, Moraten (gegenwärtig als ´more attenuated Edmonston/Enders-Stamm´ bezeichnet) und Edmonston-Zagreb.

II Verschiedene andere Masernimpfstämme wurden in der UdSSR/Russland (Leningrad-16), Jugoslawien/Kroatien (Leningrad-Zagreb), Japan (CAM-70 und TD 97 abgeleitet vom Tanabe-Impfstamm) und China (Shanghai) entwickelt und zugelassen.

‖ Nucleotidsequenzanalysen der vom Edmonston B-Stamm abgeleiteten Impfstämme zeigten nur minimale Differenzen (< 0,6 %), größer waren die Differenzen zu den nicht vom Edmonston B-Stamm abgeleiteten Stämmen. Klinische Unterschiede hinsichtlich der Effektivität wurden nicht beobachtet.

Gegenwärtig werden die meisten Impfstoffe in embryonalen Hühnerzellen produziert.

Impfstoffe zur Verhütung der Masern in Deutschland

In Deutschland zugelassene Impfstoffe

• Masern-Impfstoff Mérieux®

• 2 Kombinationsimpfstoffe gegen Masern, Mumps, Röteln (MMR-Impfstoff):
  – Priorix® und
  – MMRvaxPro®

• 2 Kombinationsimpfstoffe gegen Masern, Mumps, Röteln, Varizellen (MMR-V-Impfstoff):
  – Priorix-Tetra® und
  – ProQuad®

F23

Die in Deutschland auf dem Markt befindlichen Impfstoffe enthalten als Masernimpfviren die Impfstämme Schwarz, Edmonston/Enders oder den ´more attenuated Edmonston/Enders-Stamm´.
Neben

‖ einem monovalenten Masernimpfstoff (Masern-Impfstoff Mérieux®) sind

‖ zwei Kombinationsimpfstoffe gegen Masern, Mumps und Röteln (MMR-Impfstoff): Priorix® und MMRvaxPro® sowie

‖ zwei Kombinationsimpfstoffe gegen Masern, Mumps, Röteln und Varizellen (MMR-V-Impfstoff): Priorix-Tetra® und ProQuad® zugelassen.

Kombinationsimpfstoffe sind die Impfstoffe der Wahl. [F23]

7.2.2 Immunogenität, Effektivität, Schutzdauer

Masernimpfstoff induziert sowohl eine humorale als auch eine zelluläre Immunantwort. Diese ist der Immunantwort nach natürlichen Masern vergleichbar, jedoch mit meist niedrigeren Antikörpertitern. Auch von der Mutter auf das Neugeborene übertragene maternale Antikörper weisen bei geimpften Müttern niedrigere Antikörpertiter als bei Müttern mit natürlich durchgemachten Masern auf. Der Nachweis neutralisierender Antikörper mittels Plaque-Reduktionstest ist die exakteste Labormethode. In der Praxis überwiegen Antikörpernachweise mittels ELISA.

Immunogenität der Impfstoffe

- Nach einer Impfung, die ab Beginn des 2. Lebensjahres durchgeführt wird, entwickeln 95-98 % der Impflinge eine schützende Immunantwort
- Nach 2 Impfungen in mindestens 4 Wochen Abstand erhöht sich die Rate auf ≥99 %
- Monovalente oder Kombinationsimpfstoffe unterscheiden sich hinsichtlich der Immunantwort nicht

F24

Nach einer Impfung, die ab Beginn des 2. Lebensjahres durchgeführt wird, entwickeln 95–98 % der Impflinge eine schützende Immunantwort. Nach 2 Impfungen in mindestens 4 Wochen Abstand erhöht sich die Rate auf ≥ 99 %. Monovalente oder Kombinationsimpfstoffe unterscheiden sich hinsichtlich der Immunantwort nicht. [F24]

Zwischen 2–5 % der Geimpften entwickeln nach einer Impfung keine messbare Immunantwort (primäres Impfversagen). Dies kann durch passiv übertragene Antikörper, unwirksamen Impfstoff oder immunologische Besonderheiten verursacht sein. Nach einer zweiten Impfung kommt es meist zur Serokonversion.

Ob eine einmalige Masernimpfung zu lebenslangem Schutz führt, ist fraglich. Der Schutz nach 2 Impfungen hält bei der Mehrzahl der Geimpften wahrscheinlich lebenslang an.

Die Impfung von Säuglingen vor dem Alter von 6 Monaten führt durch die Unreife des kindlichen Immunsystems und die Anwesenheit mütterlicher Masernantikörper häufig nicht zur Serokonversion. Weltweite Studien zeigten, dass Impfungen im Alter von 8–9 Monaten bei 89,6 % der Geimpften in einer Serokonversion resultierten.

Landesweite Impfprogramme auf der Grundlage eines 2-Dosen-Schemas und einer Impfrate von jeweils ≥ 95 % führen zu einem Rückgang der Maserninzidenz bis zur Elimination. Der amerikanische Doppelkontinent hat diesen Erfolg sogar regional weitestgehend erreicht.

7.2.3 Impfschemata, Indikationen, Gegenindikationen

Im Rahmen des Erweiterten Immunisierungsprogramms der WHO wurde ursprünglich eine einmalige Impfung im Alter von 9 Monaten empfohlen. Es stellte sich heraus, dass sich dabei zwischen 10–15 % der Kinder als nicht geschützt erwiesen. Heute empfehlen fast alle Länder der Welt eine zweimalige Masernimpfung. Zum einen wird damit eine weitere Möglichkeit zur Impfung angeboten, zum anderen führt die 2. Impfung in der Regel bei den Personen, die nach der 1. Impfung nicht serokonvertierten, doch noch zur Serokonversion.

Zeitpunkt und Art der Durchführung der Impfungen ist weltweit unterschiedlich. Die Mehrzahl der Länder führt die Erstimpfung zu Beginn des 2. Lebensjahrs durch, andere, insbesondere Entwicklungsländer, frühestens ab 9. Lebensmonat. Auch der Zeitpunkt der Zweitimpfung differiert, entweder gegen Ende des 2. Lebensjahrs oder im Vorschul- oder Schulalter. Für die Entscheidung des Zeitpunktes der 2. Impfung spielen immunologische Überlegungen und logistische Voraussetzungen die wesentliche Rolle. Der Mindedstabstand zwischen beiden Impfungen muss 4 Wochen betragen. In vielen Ländern haben beide Impftermine einen festen Platz im Routine-Impfkalender. In anderen erfolgen die Zweitimpfungen im Rahmen von regulären landesweiten oder regionalen Impfkampagnen. Weltweit gelangen monovalente Masernimpfstoffe oder Kombinationsimpfstoffe (MMR) zur Anwendung.

Empfehlung der Ständigen Impfkommission (STIKO 2011)

- 1. MMR-Impfung 11-14 Lebensmonate
- 2. MMR-Impfung 15-23 Lebensmonate

Mindestabstand zwischen beiden Impfungen 4–6 Wochen

Vor Aufnahme in eine Kindereinrichtung kann die 1. Impfung vor dem 12. Lebensmonat erfolgen, jedoch nicht vor 9 Lebensmonaten; in diesem Falle die 2. Impfung sofort zu Beginn des 2. Lebensjahrs geben

F25

In Deutschland empfiehlt die Ständige Impfkommission am Robert Koch-Institut die erste MMR-Impfung zwischen dem 11.–14. Lebensmonat, gefolgt von einer zweiten MMR-Impfung zwischen dem 15. und 23. Lebensmonat. Die zweite Hälfte des 2. Lebensjahrs wurde gewählt, da die Erreichbarkeit der Kinder durch den Kinderarzt noch weitgehend gewährleistet ist. Als Mindestabstand zwischen beiden Impfungen wird 4–6 Wochen angegeben. [F25]

Bei bevorstehender Aufnahme in eine Kindereinrichtung kann die Impfung vor dem 12. Lebensmonat, jedoch nicht vor dem 9. Lebensmonat, erfolgen. In diesem Falle soll die zweite Impfung sofort zu Beginn des 2. Lebensjahrs durchgeführt werden.

Indikationen
Empfohlen wird die MMR-Impfung auch für alle ungeimpften Personen im Gesundheitsdienst, in Gemeinschaftseinrichtungen und Kinderheimen sowie bei der Betreuung von Immundefizienten.

Impfung bei Masernausbruch oder Exposition
Ungeimpfte oder nur einmal geimpfte Personen oder Personen mit unklarer Anamnese sollen bei Kontakt zu Masernkranken möglicht innerhalb von 3 Tagen nach Exposition geimpft werden. Beim gegenwärtigen Bemühen um die Elimination sollte eine (!) Masernerkrankung bereits zum Anlass sofortiger epidemiologischer Untersuchung und der Einleitung von Riegelungsimpfungen durch das zuständige Gesundheitsamt genommen werden. [F26]

Impfung bei Masernausbruch oder Exposition

- Ungeimpfte oder nur einmal geimpfte Personen oder Personen mit unklarer Anamnese sollen bei Kontakt zu Masernkranken möglichst innerhalb von 3 Tagen nach Exposition geimpft werden

- Beim gegenwärtigen Bemühen um die Elimination sollte 1(!) Masernerkrankung zum Anlass sofortiger epidemiologischer Untersuchung und Einleitung von Riegelungsimpfungen genommen werden

F26

Nachholimpfungen

- Eine nicht durchgeführte Masernimpfung sollte bis zum vollendeten 18. Lebensjahr nachgeholt werden

- Keine Altersbegrenzung der Masernimpfung

- Die STIKO empfiehlt seit 2010 Nachholimpfungen (vorzugsweise mit MMR) allen nach 1970 Geborenen, sofern diese nicht bereits 2 Masernimpfungen nachweisen können

F27

Kontraindikationen

- Überempfindlichkeit gegen im Impfstoff enthaltene Bestandteile
- beeinträchtigter Immunfunktion
  - angeborene oder erworbene Immundefekte, schwere HIV-Infektion, Leukämie oder Lymphom, Malignom; Behandlung mit hoch dosierten Steroiden, alkylierenden Substanzen, Antimetaboliten
- Schwangerschaft
- Immunglobuline können die Wirksamkeit des Impfstoffs für 3–11 Monate beeinträchtigen, nach Impfung sollte eine solche Gabe frühestens nach 2 Wochen erfolgen

F28

Impfung und akute Erkrankung oder leichte Infekte

- Bei einer akuten ernsthaften Erkrankung sollte die Impfung auf einen späteren Zeitpunkt verschoben werden

- Leichte Infekte, auch mit geringer Temperaturerhöhung, stellen im Allgemeinen keine Kontraindikation dar

F29

Nachholimpfungen

Bis zum vollendeten 18. Lebensjahr sollte eine nicht durchgeführte Maserimpfung nachgeholt werden. Darüber hinaus gibt es für die Masernimpfung keine Altersbegrenzung.

In Einschätzung des unbefriedigenden Standes des Masernelimations-Programms in Deutschland hat die STIKO 2010 empfohlen, allen nach 1970 geborenen Personen ≥18 Jahre eine einmalige Impfung gegen Masern anzubieten, wenn sie bisher nicht oder nur einmal gegen Masern geimpft sind oder der Impfstatus gegen Masern unklar ist. Zur Impfung soll vorzugsweise der Kombinationsimpfstoff MMR eingesetzt werden. [F27]

Kontraindikationen

Die Impfung ist kontraindiziert

‖ bei Überempfindlichkeit gegen im Impfstoff enthaltene Bestandteile,

‖ bei beeinträchtigter Immunfunktion (angeborene oder erworbene Immundefekte, schwere HIV-Infektion, Leukämie oder Lymphom, Malignom),

‖ Behandlung mit hoch dosierten Steroiden, alkylierenden Substanzen oder Amtimetaboliten,

‖ während der Schwangerschaft, außerdem sollte eine Schwangerschaft über einen Zeitraum von 3 Monaten nach der Impfung vermieden werden.

‖ Die Gabe von Immunglobulinen kann die Wirksamkeit des Impfstoffs für 3–11 Monate beeinträchtigen, nach Impfung sollte eine solche Gabe frühestens nach 2 Wochen erfolgen. [F28]

Bei einer akuten ernsthaften Erkrankung sollte die Impfung auf einen späteren Zeitpunkt verschoben werden. Leichte Infekte, auch mit geringer Temperaturerhöhung, stellen im Allgemeinen keine Kontraindikation für eine Impfung dar. [F29]

Eine Hühnereiweißallergie stellt keine Kontraindikation gegen in Hühnerfibroblasten vermehrte Impfstoffe dar.

7.2.4 Sicherheit, Reaktogenität und Komplikationen

Nachfolgende Darstellung beschränkt sich auf den Kombinationsimpfstoff gegen Masern, Mumps und Röteln (MMR-Impfstoff) mit besonderer Berücksichtigung der Masernkomponente. Im Detail sind diese Ausführungen zur Sicherheit des Impfstoffs in den ´Hinweisen der STIKO für Ärzte zum Aufklärungsbedarf über mögliche unerwünschte Wirkungen bei Schutzimpfungen/Stand: 2007´ enthalten. [F30]

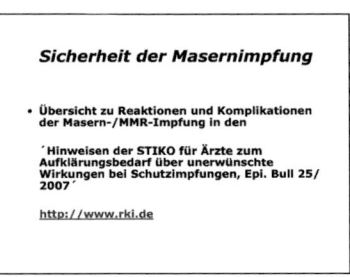

F30

Lokal- und Allgemeinreaktionen:

Als Ausdruck der normalen Auseinandersetzung des Organismus mit dem Impfstoff kann es häufig innerhalb von 1–3 Tagen, selten länger anhaltend (bei bis zu 5 % der Impflinge), an der Impfstelle zu Rötung, Schmerzhaftigkeit und Schwellung kommen; gelegentlich auch verbunden mit einer Schwellung der zugehörigen Lymphknoten sowie häufigen **Allgemeinsymptomen** wie leichter bis mäßiger Temperaturerhöhung (5–15 % der Impflinge), Kopfschmerzen, Mattigkeit, Unwohlsein oder Magen-Darm-Erscheinungen.

Im Abstand von 1–4 Wochen nach der Impfung können bei etwa 2 % der Impflinge Symptome im Sinne einer leichten, nicht übertragbaren ´Impfkrankheit´ auftreten: Fieber verbunden mit einem schwachen masernähnlichen Ausschlag. Auch eine leichte Schwellung der Ohrspeicheldrüse kann gelegentlich auftreten. Von Jugendlichen und Erwachsenen (sehr selten bei Kindern) sind vorübergehende Gelenkbeschwerden (Arthralgie) berichtet worden. Selten werden eine vorübergehende leichte Hodenschwellung oder eine ebenfalls leichte und vorübergehende Reaktion der Bauchspeicheldrüse (Enzymanstieg) beobachtet. In der Regel sind diese genannten Lokal- und Allgemeinreaktionen vorübergehender Natur und klingen rasch und folgenlos wieder ab.

Komplikationen

Im Zusammenhang mit einer Fieberreaktion kann es beim Säugling und jungen Kleinkind selten einmal auch zu einem Fieberkrampf (in der Regel ohne Folgen) kommen. Allergische Reaktionen (meist auf im Impfstoff enthaltene Begleitstoffe wie Gelatine oder Antibiotika) sind sehr selten; über allergische Sofortreaktionen (anaphylaktischer Schock) wurde nur in Einzelfällen berichtet. Sehr selten werden bei Jugendlichen und Erwachsenen nach der Impfung länger anhaltende Gelenkentzündungen (Arthritiden) beobachtet. Über Hautblutungen bei verminderter Blutplättchenzahl (thrombozytopenische Purpura) wurde in Einzelfällen berichtet, rasches und folgenloses Abklingen ist die Regel, schwerere Verläufe wurden in Einzelfällen berichtet. Sehr selten werden bei Jugendlichen und Erwachsenen länger anhaltende Gelenkentzündungen (Arthritiden) beobachtet.

Bei den in Deutschland zugelassenen Kombinationsimpfstoffen, die eine Mumpsvirus-Impfkomponente auf der Grundlage des vom Mumps-Impfstamm ´Jeryl Lynn´ abgeleiteten Impfvirus enthalten, finden sich weltweit nur seltene Berichte über eine Meningitis nach Impfung, Fälle von virologisch bestätigter impfassoziierter Mumps-Meningitis wurden bisher nicht berichtet.

Nach Masernerkrankung ist die Einschlusskörperchen-Enzephalitis (Krämpfe, Herdsymptome, Halbseiten-Lähmung) bei schwerer Immundefizienz nicht selten. Nach Masernimpfung sind in der Weltliteratur nur wenige Fälle beschrieben, darunter 1998 die Erkrankung eines Kindes im zeitlichen Zusammenhang mit einer Masern-Mumps-Röteln-Impfung, bei dem durch Hirnbiopsie Masern-RNA nachgewiesen wurde, die Sequenzierung gestattete die Identifikation als Impfvirus. Die Komplikation tritt 5 Wochen bis 8 Monate nach der Impfung bei schwer immunsupprimierten Individuen auf und verläuft meist tödlich.

Die Subakute Sklerosierende Panenzephalitis (SSPE) ist als tödlich verlaufende Masernspätfolge bekannt. Beweise für einen kausalen Zusammenhang mit der Masern-Impfung liegen nicht vor, auch nicht für durch eine Impfung ausgelöste oder verschlimmerte SSPE nach natürlichen Masern. Die genetische Charakterisierung des Virusmaterials von SSPE-Patienten ergab jeweils Virussequenzen, die dem natürlichen Virustyp der Masern entsprachen. In die gleiche Richtung gehen auch die Untersuchungen des Instituts für Virologie und Immunbiologie der Universität Würzburg. Das Global Advisory Committee on Vaccine Safety (GACVS) konnte auf Grund der Datenlage weder den kausalen Zusammenhang zwischen SSPE und Masern-Impfung wahrscheinlich machen noch diesen ausschließen. Eindeutig ist der Rückgang von SSPE (mit entsprechender zeitlicher Verzögerung) nach erfolgreichen Masern-Impfprogrammen.

Hypothesen und unbewiesene Behauptungen

Hypothesen hinsichtlich einer Verursachung oder Begünstigung von Morbus Crohn oder Autismus durch die Masern-Impfung werden zwar gelegentlich vertreten und verbreitet, es gibt jedoch keine wissenschaftlichen Hinweise, die einen solchen Zusammenhang beweisen. Zur Thematik liegt eine Vielzahl qualifizierter Studien und Stellungnahmen vor, die keine

Evidenz für einen kausalen Zusammenhang der postulierten Krankheiten mit der Impfung finden konnten.

7.2.5 Übertragbarkeit des Impfvirus

Masern-Impfviren sind ebenso wie Mumps- und Röteln-Impfviren nicht auf Kontaktpersonen übertragbar. Die Übertragbarkeit erscheint theoretisch möglich, wurde aber in der Praxis bisher nicht beobachtet.

(Zur Übertragbarkeit des im 4-fach-Impfstoff MMR-V enthaltenen Varizellen-Impfvirus siehe Kapitel 19 Varizellen).

7.3 Immunprophylaxe nach Exposition

Die Gabe von Masern-/MMR-Impfstoff binnen 3 Tagen nach Exposition kann eventuell den Ausbruch der Krankheit verhindern. Die Impfung hat darüber hinaus den Vorteil, dass der Schutz langfristig vermittelt wird.

Immunglobulin (IG) in einer Dosierung von 0,25 mL/KG Körpergewicht (Immunkomprimierte erhalten 0,5 mL/KG) innerhalb von 6 Tagen nach Exposition kann den Ausbruch der Krankheit verhindern oder diese modifizieren. Der Schutz hält zwischen 2 bis 4 Wochen an.

8 Meldepflicht, Falldefinition, Besuch von Gemeinschaftseinrichtungen

Nach § 6 IfSG ist der Krankheitsverdacht, die Erkrankung sowie der Tod an Masern namentlich an das zuständige Gesundheitsamt zu melden. Gemäß § 7 IfSG besteht für Leiter von Laboratorien eine Meldepflicht für den direkten oder indirekten Nachweis einer akuten Masernvirus-Infektion.

Für Leiter von Gemeinschaftseinrichtungen besteht gemäß § 34 Abs. 6 IfSG die Pflicht, das zuständige Gesundheitsamt unverzüglich über das zur Kenntnis gelangte Auftreten von Masern zu benachrichtigen und dazu krankheitsbezogene Angaben zu machen.

International geltende Falldefinitionen

- **Verdachtsfall:** fieberhafte Erkrankung mit makulopapulärem Exanthem.
- **Wahrscheinlicher Fall:** generalisiertes makulopapulöses Exanthem von ≥ 3 Tagen Dauer mit Fieber ≥ 38.3 °C und verbunden mit Husten, Schnupfen oder Konjunktivitis.

II **Bestätigter Fall:** erfüllt die klinischen Kriterien und ist entweder durch das Labor bestätigt oder epidemiologisch verbunden mit einem weiteren bestätigten oder wahrscheinlichen Fall.

II **Importierter Fall:** Die Infektionsquelle liegt außerhalb des Landes, das Exanthem tritt binnen 21 Tagen nach Einreise auf, es besteht keine Verbindung zu lokaler Transmission.

II **Einheimischer Fall:** kein Nachweis einer Einschleppung.

Falldefinition für Gesundheitsämter

Die im RKI für Masern erarbeitete Falldefinition für Gesundheitsämter kann im Internet unter >http://www.rki.de< eingesehen werden.

Masern und Gemeinschaftseinrichtungen

Gemäß § 34 IfSG dürfen Personen, die an Masern erkrankt oder dessen verdächtig sind, in Gemeinschaftseinrichtungen keine Lehr-, Erziehungs-, Pflege-, Aufsichts- oder sonstigen Tätigkeiten ausüben, bei denen sie Kontakt zu den dort Betreuten haben, bis nach ärztlichem Urteil eine Weiterverbreitung der Krankheit durch sie nicht mehr zu befürchten ist. Dieses Verbot gilt entsprechend auch für die in Gemeinschaftseinrichtungen Betreuten mit Masern. Sie dürfen die dem Betrieb der Gemeinschaftseinrichtung dienenden Räume nicht betreten oder Einrichtungen benutzen und an Veranstaltungen der Gemeinschaftseinrichtung nicht teilnehmen.

Eine Wiederzulassung zum Besuch von Gemeinschaftseinrichtungen ist nach Abklingen der klinischen Symptome, jedoch frühestens 5 Tage nach Exanthemausbruch möglich. Ein schriftliches ärztliches Attest ist nicht erforderlich.

Für empfängliche Personen, die in der Wohngemeinschaft Kontakt zu einem Masernerkrankungsfall hatten, legt § 34 Abs. 3 IfSG einen Ausschluss vom Besuch einer Gemeinschaftseinrichtung (für die Dauer von 14 Tagen nach der Exposition) fest. Der Besuch von Gemeinschaftseinrichtungen ist für diese Personen dann möglich, wenn ein Schutz vor Erkrankung durch Impfung oder durch eine früher abgelaufene ärztlich bestätigte Erkrankung – Dokumentation im Impfausweis oder ärztliches Attest – gegeben ist.

In Einrichtungen des Gesundheitswesens sollen an Masern Erkrankte zum Schutz infektionsgefährdeter Personen isoliert werden.

9   Beratung und Spezialdiagnostik

durch das Nationale Referenzzentrum (NRZ) für Masern, Mumps, Röteln (Kontakt neben-stehend). [F31]

Beratung und Spezialdiagnostik

Nationales Referenzzentrum für
Masern, Mumps, Röteln

Robert Koch-Institut, Nordufer 20,
13353 Berlin

Leitung: Frau PD Dr. Anette Mankertz
Tel.: +49 (0)30 / 18754–2516, –2308
Fax: +49 (0)30 / 18754–2598
E-Mail: mankertza@rki.de

F31

Beratung

II zur Diagnostik akuter Infektionen mit Masern-, Mumps-, Rötelnviren, insbesondere bei atypischen, subklinischen und komplizierten Verläufen,

II zu Fragen der Immunität nach natürlicher Krankheit und Impfung,

II zu Impfkomplikationen oder zum Impfversagen.

Unterstützung

II bei der labordiagnostischen Abklärung von Ausbrüchen und Infektketten sowie bei fraglichen Masern-, Mumps-, Rötelnerkrankungen.

Das NRZ führt die genotypische Differenzierung von Wild- und Impfviren durch.

Literatur

Falldefinitionen des Robert Koch-Instituts zur Übermittlung von Erkrankungs- oder Todesfällen und Nachweisen von Krankheitserregern – Ausgabe 2007. >http://www.rki.de<

Mitteilung der Ständigen Impfkommission (STIKO) am RKI: Hinweise für Ärzte zum Aufklärungsbedarf über mögliche unerwünschte Wirkungen bei Schutzimpfungen / Stand: 2007. Epidemiol Bull RKI 2007 Nr 25. >http://www.rki.de<

WHO, UNICEF, World Bank. State of the world's vaccines and immunization, 3rd ed. Geneva, World Health Organization, 2009.

Chapter 11. Measles. In: Epidemiology and Prevention of Vaccine-Preventable Diseases. The Pink Book: Course Textbook 11th Edition (May 2009). Public Health Foundation, Washington 2009. >http://www.cdc.gov/vaccines/pubs/pinkbook/pink-chapters.htm < (accessed June-20, 2010)

Measles vaccines. WHO position paper. Weekly Epidemiol Rec 2009; 84: 349–360.

Eliminierung von Masern und Röteln und Prävention der kongenitalen Rötelninfektion. Strategie der Europäischen Region der WHO 2005–2010. >http://www.euro.who.int/__data/assets/pdf_file/0009/79029/E87772G.pdf < (accessed June-20, 2010).

RKI-Ratgeber Infektionskrankheiten – Merkblätter für Ärzte. Masern. Aktualisierte Fassung 2010. >http://www.rki.de<

Empfehlungen der Ständigen Impfkommission (STIKO) am Robert Koch-Institut/Stand Juli 2010 und Juli 2011. Epidemiol Bull RKI 30/2010 u. 30/2011. >http://www.rki.de<

STEFFENS I, MARTIN R, LOPALCO PL. Spotlight on measles 2010: Measles elimination in Europe – a new commitment to meet the goal by 2015. Eurosurveillance 2010, 15: issue 50 Article 1.

11 Meningokokken-Erkrankungen

Die Hirnhautentzündung (Meningitis) gab dem Erreger den Namen, wenngleich Meningitiden durch viele Erreger verursacht werden und sich die Infektion auch anderweitig manifestieren kann. Meningokokken-Erkrankungen sind weltweit verbreitet. Schwere Epidemien werden insbesondere von den Ländern im Meningitisgürtel Afrikas berichtet, sind aber nicht auf diese Region beschränkt.

Meningokokken-Erkrankung

- **Akute schwere bakterielle Erkrankung**
- **Meningitis** (Hirnhautentzündung) **und Sepsis** (Blutvergiftung) **wichtigste Krankheitsbilder**
- **Epidemisches Auftreten insbesondere im afrikanischen Meningitisgürtel**
- **Endemisch in Deutschland und anderen Ländern der gemäßigten Klimazonen: sporadisch auftretende Erkrankungen und regionale Ausbrüche** (Erkrankungshäufung)

F1

In Nord- und Südamerika, Europa, Australien und einigen anderen Ländern treten Erkrankungen vorwiegend endemisch mit einer Inzidenz von 1–10/100.000 der Bevölkerung auf. Die auch unter moderner Therapie hohe Letalität von durchschnittlich 10 % sowie schwere Folgen machen Meningokokken-Erkrankungen zu einem bedeutsamen Gesundheitsproblem. [F1]

Sichere und wirksame Polysaccharid-Impfstoffe stehen seit Jahren zur Verfügung, sind jedoch im frühen Kindesalter ungenügend immunogen und beschränkt boosterungsfähig. Die Entwicklung von konjugierten Impfstoffen hat diese Lücke geschlossen und die universelle Impfprävention von Meningokokken-Erkrankungen mittelfristig in unser Blickfeld gerückt. An einem Impfstoff gegen Erkrankungen durch die Serogruppe B wird weltweit gearbeitet.

1 Erreger – *Neisseria meningitidis*

1.1 Meningokokken-Erkrankungen werden durch *Neisseria meningitidis* verursacht, unter dem Mikroskop gramnegative semmelförmige Bakterien (Diplokokken). Meningokokken besitzen eine Polysaccharidkapsel.

1.2 Serogruppen: Die unterschiedliche Struktur der Kapselpolysaccharide erlaubt die Unterscheidung in mindestens 13 verschiedene Serogruppen A, B, C, D, E29, H, I, K, L, W135, X, Y, Z. Die Mehrzahl der klinischen Erkrankungen wird durch die Serogruppen A, B, C sowie in geringerem Umfang durch die Serogruppen W135 und Y verursacht. Die Serogruppen A, B und C verursachen Epidemien, seit 2002 (erstmalige Epidemie in

Burkina Faso) auch die Serogruppe W135.

Die Serogruppenbestimmung erfolgt durch Objektträgeragglutination mittels monoklonaler Antikörper, bei hitzeinaktivierten Stämmen oder Nativmaterialien durch PCR. Sie hilft bei der Aufklärung epidemiologischer Zusammenhänge, die Impf-Immunität ist in der Regel Serogruppen-spezifisch. [F2]

1.3   Molekularbiologische Charakterisierung

Moderne Methoden der Meningokokken-Feintypisierung durch DNA-Sequenzierung erlauben eine zuverlässige Feinanalyse epidemiologischer Zusammenhänge.

Die am Nationalen Referenzzentrum für Meningokokken (NRZM) verwendete molekulare Typisierungsformel ergibt sich aus
Serogruppe: PorA Antigen Sequenztyp: FetA Antigensequenztyp;
(Beispiel ´B:P1.7-2,4:F1-5´)

Diese molekularbiologische Charakterisierung löst die bisher verwendete Differenzierung in Serogruppe: Serotyp: Serosubtyp: Immunotyp (Beispiel ´B:14:P1.15:L3,7,9´) ab.
Sie findet sich jedoch nach wie vor in Veröffentlichungen und sei deshalb erwähnt.
Es ist weitgehend geklärt, dass bestimmten Meningokokken-Klone (hypervirulente Stämme) ein erhöhtes Potential zu epidemischer Ausbreitung und/oder schweren klinischen Verläufen zukommt.

2   Pathogenese

Nach der Infektion haften die Meningokokken mit bestimmten Bestandteilen ihrer Kapseloberfläche (Pili) und Oberflächenproteinen an den Epithelzellen der Nasen-Rachen-Schleimhaut und besiedeln diese (Kolonisation) für eine längere, meist symptomlose Zeit von Tagen bis Monaten (carriage–Trägerstatus).

Zur eigentlichen Erkrankung kommt es nur bei einem kleinen Teil der Infizierten, wenn Meningokokken die Schleimhautbarriere durchbrechen und sich über die Blutbahn verbreiten. Die Organlokalisation bestimmt den weiteren Krankheitsverlauf. [F3]

Das Spektrum der Meningokokken-Infektion reicht vom symptomlosen Trägertum über lokale Erkrankungen (u. a. Sinusitis, Tonsillitis) bis zur binnen weniger Stunden zum Tode führenden invasiven foudroyanten Erkrankung. Die Ursachen für den Übergang von der Schleimhautbesiedlung zur Invasion in die Blutbahn sind nicht vollständig geklärt. Immundefiziente Individuen weisen ein erhöhtes Erkrankungsrisiko auf.

Pathogenese

- **Kolonisation**
  - nach Infektion Besiedlung der Epithelzellen der Nasen-Rachen-Schleimhaut
- **meist symptomloser Keimträgerstatus** (Tage bis Monate)
- **Durchbrechen der Schleimhautbarriere und Vermehrung im Blutstrom**
  - bei kleinem Teil der Infizierten
  - führt zum Befall verschiedener Organe
- **Inkubationszeit in der Regel <1 Woche**

F3

Die Inkubationszeit vom Zeitpunkt der Meningokokken-Kolonisation bis zur Erkrankung beträgt in der Regel weniger als eine Woche.

3 Klinisches Bild

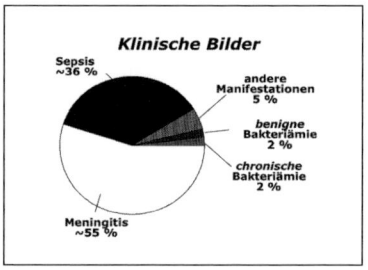

Klinische Bilder

Sepsis ~36 %
andere Manifestationen 5 %
benigne Bakteriämie 2 %
chronische Bakteriämie 2 %
Meningitis ~55 %

F4

Klinisch bedeutsam sind vorrangig die Meningokokken-Sepsis und die Meningokokken-Meningitis. [F4]

3.1 Meningokokken-Sepsis

Oft Beginn mit Prodromi im Sinne einer respiratorischen Erkrankung, bevor hohes Fieber, Schüttelfrost, Kopf-/Gelenkschmerzen, Erbrechen, Nackensteifigkeit und Lichtscheu die Erkrankung charakterisieren. Ein schweres klinisches Bild kann sich auch akut aus völliger Gesundheit entwickeln.

Ein diffuses makulo-papulöses Exanthem zeigt sich oft bereits in der Frühphase der Erkrankung, ein hämorrhagisches Exanthem (Petechien oder gar Sugillationen) weist auf die Sepsis hin. Petechien sind stecknadelkopfgroße Blutungen aus den Kapillaren. Mit dem ´Glastest´ lassen sie sich durch fehlende Wegdrückbarkeit einfach diagnostisch einordnen.

Die Hauterscheinungen (meist an Stamm und Extremitäten) sind bei etwa 75 % aller Meningokokken-Erkrankungen vorhanden.

Erwachsene können binnen 24 Stunden schwer erkranken und sogar sterben, bei Kindern sind ebenfalls stark beschleunigte Verläufe bekannt. 5 % bis 10 % aller invasiven Meningokokken-Erkrankungen verlaufen als Waterhouse-Friderichsen-Syndrom, einer fulminanten Sepsisform mit massiver Purpura infolge intravasaler Koagulation, Kreislaufschock und Erregerausbreitung in zahlreiche Organe. Multiorganversagen kann eintreten, noch ehe sich Zeichen einer Meningitis entwickeln.

Die Letalität der Sepsis ist hoch, die Angaben schwanken zwischen 18 % und 53 %. Die Prognose hängt vor allem von der Frühdiagnose, frühzeitiger Antibiotikagabe sowie intensivmedizinischer Behandlung ab.

Meningokokken-Sepsis

- unspezifische Prodromi oder akuter schwerer Beginn mit hohem Fieber, Schüttelfrost, Kopf- und Gelenkschmerzen, Erbrechen
- in 75 % hämorrhagisches Exanthem, meist an Stamm und Extremitäten
- hohe Letalität bis 50 %
- 5-10 % verlaufen als fulminante Sepsis ´Waterhouse-Friderichsen-Syndrom´
- begrenzte Nekrosen bis extensive Gangrän an Akren und Gliedmaßen (septische Metastasen)

F5

Spätschäden septischer Erkrankungen reichen von begrenzten Nekrosen bis zu extensiver Gangrän von Akren und Gliedmaßen mit Amputation des befallenen Körperteils. [F5]

3.2   Meningokokken-Meningitis

Im Vergleich zur Meningokokken-Sepsis verläuft die Meningokokken-Meningitis meist weniger dramatisch und ist therapeutisch besser beeinflussbar. Sie beginnt häufig mit einem respiratorischen Vorstadium. Nach kurzzeitiger ´Latenzperiode´ folgen hohes Fieber, Schüttelfrost, Abgeschlagenheit, Kopf-, Rücken- und Gelenkschmerzen. Übelkeit, Erbrechen, Nackensteifigkeit, Lichtscheu und Bewusstseinsstörungen kommen hinzu. Petechiale oder ekchymotische Hautblutungen finden sich oft bereits am Aufnahmetag.

Die typischen Meningitiszeichen (Kernig, Brudzinski) können anfangs fehlen, werden dann aber positiv. Neurologische Symptome wie Reizbarkeit, Schläfrigkeit, ausgeprägte motorische Unruhe, Hirnnervenlähmungen können auftreten.

Bei Säuglingen und jungen Kindern sind die Symptome meist weniger charakteristisch. Oftmals sind diese lediglich apathisch, trinkfaul, reizbar und schläfrig. Die Nackensteifigkeit fehlt meist, die Fontanelle kann hart und vorgewölbt sein.

Meningokokken-Meningitis

- häufigstes klinisches Bild
- meist 1- bis 3-tägiges respiratorisches Vorstadium
- nach kurzer Latenzperiode typische meningitische Symptomatik
- petechiale oder purpurale Hautblutungen oft bereits bei Aufnahme
- 1-3 % Letalität, ZNS-Spätschäden

F6

Unbehandelt ist die Letalität der Meningitis hoch, rechtzeitige Diagnostik und Therapie verringert die Letalität im Kindesalter auf 1 bis 3 %; im Erwachsenenalter, insbesondere beim alten Menschen, steigt die Letalität an. [F6]

Bei einem Teil der Meningitis-Erkrankungen kommt es zu zentralnervösen Spätschäden, in 3 % zu Schädigungen des Innenohrs mit resultierender Taubheit.

3.3   Andere Manifestationen

Symptome einer **benignen Bakteriaemie** sind respiratorische Symptome, Fieber und Gelenkschmerzen; häufig spontane Ausheilung, jedoch auch Übergang in andere klinische Manifestationen.

Selten einmal kann es auch zu einer **chronischen Bakteriaemie** kommen, gekennzeichnet durch rekurrierende Episoden moderater Temperaturerhöhung, einem Exanthem und gelegentlichen Gelenkschwellungen. Meist tritt dieses Krankheitsbild bei immundefizienten Personen mit funktionellen Defekten des Komplementsystems auf. Benigne und chronische bakteriaemische Formen können in andere Manifestationen übergehen.

Andere klinische Manifestationen

- benigne Bakteriämie mit respiratorischer Symptomatik, Fieber, Gelenkschmerzen
- chronische Bakteriämie mit rekurrierenden bakteriämischen Episoden
- u. a. Arthritis; Endo-, Myo-, Perikarditis; Urethritis; Vaskulitis; Nierenversagen; mit Ausnahme der Pneumonie meist im Rahmen meningitischer/septischer Verläufe

F7

Ebenfalls seltene Manifestationen sind Arthritis, Endo-, Myo-, Perikarditis, Pneumonie, Vaskulitis, Urethritis, Endophthalmitis, Hautgangrän und akutes Nierenversagen. Mit Ausnahme der Pneumonie treten diese Manifestationen meist im Rahmen einer invasiven Erkrankung auf. [F7]

4   Diagnose und Differentialdiagnose

Frühdiagnostik und -therapie sind entscheidend und können lebensrettend sein. In der Mehrzahl der Erkrankungen treten zumindest 2 der 4 Symptome, Fieber, Kopfschmerz, Nackensteifigkeit und Bewusstseinsstörung, auf. Der Verdacht auf einen invasiven Verlauf wird durch das frühzeitige Auftreten eines petechialen Exanthems gestützt. [F8]

Diagnose

- Frühdiagnostik und –therapie können lebensrettend sein
- meist zumindest 2 der 4 Symptome:
  - Fieber, Kopfschmerz, Nackensteifigkeit, Bewusstseinsstörung
- frühzeitiges petechiales Exanthem stützt Verdacht auf invasive Erkrankung
- bei meningitischen Zeichen:
  - LP und Gramfärbung des Liquorausstrichs
- Materialentnahme für Labor vor Antibiotikagabe

F8

Der Verdacht auf Meningitis erfordert in der Regel eine Lumbalpunktion. Die typische bakterielle Meningitis weist eine granulozytäre Pleozytose bei erhöhtem Eiweiß-, Laktat- und erniedrigtem Glukosewert auf.

Unbedingt sollte eine Gramfärbung des Liquorausstrich-Präparats vorgenommen werden: Extrazellulär gelegene gramnegative Diplokokken und adäquate Klinik gestatten die weitestgehend gesicherte Diagnose. Beim bereits antibiotisch behandelten oder an einer

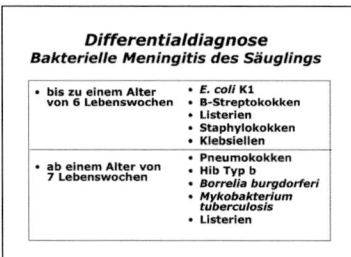

Häufige Laborbefunde bei bakterieller Meningitis

- Zellzahl • >1.000 mm³
- Granulozyten • >70 %
- Eiweiß • >100 mg/dl
- Laktat • >4,4 mmol/dl
- Glukose • <30 mg/dl
- Glukose-Quotient • <0,4
  Liquor/Blut

F9

**Differentialdiagnose
Bakterielle Meningitis des Säuglings**

bis zu einem Alter von 6 Lebenswochen	• *E. coli* K1 • B-Streptokokken • Listerien • Staphylokokken • Klebsiellen
ab einem Alter von 7 Lebenswochen	• Pneumokokken • Hib Typ b • *Borrelia burgdorferi* • *Mykobakterium tuberculosis* • Listerien

F10

Diagnostische Sicherung

- Beratung in allen diagnostischen Fragen:
- **Nationales Referenzzentrum Meningokokken, Institut für Hygiene und Mikrobiologie, Universität Würzburg**
- Tel.: 09 31 / 2 01 – 46161, 46006, 46802
- Fax: 09 31 / 2 01 – 46445
- E-mail: mfrosch@hygiene.uni-wuerzburg.de
  uvogel@hygiene.uni-wuerzburg.de

F11

septischen Form Erkrankten können atypische Liquorbefunde vorliegen. [F9]

Nebenstehende Abbildung verweist auf die differentialdiagnostische Abgrenzung bei der bakteriellen Meningitis des Säuglings. [F10]

Material zur kulturellen Bestätigung der Diagnose, zur Serogruppenbestimmung und Feintypisierung der Isolate sowie zur Resistenzprüfung wird aus Blut, Liquor, oropharyngealen Sekreten, Gelenkpunktat und Hautläsionen entnommen.

Die Nachweisrate aus dem Liquor (Mikroskopie und Anzucht) beträgt 80 bis 94 %, die Anzucht aus Blutkulturen gelingt in etwa 50 % der Fälle. Erfolgte vor der Materialentnahme eine Antibiotikagabe, sollte EDTA-Blut (ggf. Serum) und Liquor gewonnen werden. Die PCR kann die Diagnose sichern (auch ggf. bei vorheriger Antibiotikagabe), Serogruppe und Feintyp bestimmen.

Zur Feintypisierung des Bakterienstammes sollte das Isolat in jedem Falle an das Nationale Referenzzentrum für Meningokokken (NRZM), Würzburg, geschickt werden. An das NRZM kann man sich darüber hinaus in allen Fragen der Diagnostik wenden. [F11]

5 Therapie und Management

Der Verdacht auf eine invasive bakterielle Erkrankung (Sepsis, Meningitis) ist ein Notfall, der die sofortige Einweisung in eine Klinik mit Intensivtherapie erfordert. [F12]

5.1 Die Antibiotikatherapie ist sofort einzuleiten

Die Mindestdauer der Antibiotika-Gabe beträgt bei unkomplizierten Verläufen 4 Tage. Nur bei Behandlung mit Cephalosporinen ist von einer sicheren Eradikation der nasopharyngealen Besiedlung des Patienten auszugehen. Der Patient sollte bis 24 Stunden nach

---

Therapie und Management

- **Verdacht auf invasive bakterielle Erkrankung (Sepsis, Meningitis): medizinischer Notfall!**
- **Sofortige Einweisung in eine Klinik mit intensivmedizinischer Abteilung**
- **Antibiotikatherapie sofort einleiten: Cefotaxim oder Ceftriaxon oder Penicillin)**

F12

Antibiotikatherapie

Cephalosporine der 3. Generation:
- *Cefotaxim* (200 mg/kg KG/Tag, in 3 Dosen), Jugendliche/Erwachsene 3–4 x 2 g/Tag
- oder *Ceftriaxon* (initial 100 mg/kg KG/Tag, danach 75 mg/kg KG), Jugendliche/Erwachsene 2-4 g/Tag

F13

Antibiotikatherapie
Penicillin: Mittel der Wahl bei empfindlichen Meningokokken

Penicillin G in einer Dosierung von 500.000 IE/kg/Körpergewicht/Tag i.v. Jugendliche/Erwachsene 20-30 Mio IE/Tag, verteilt auf 4 bis 6 Einzeldosen

F14

Resistenz N. meningitidis
CLSI-Kriterien (Clinical and Laboratory Standards Institute)
Deutschland 2008

Befunde des NRZ Meningokokken				
Antibiotikum	Anzahl	empfindlich	intermediär	resistent
Ciprofloxacin	353	351		2
Penicillin	353	293	60	
Rifampicin	353	353		

F15

Einleitung einer wirksamen Antibiotikatherapie isoliert werden; ferner adäquate Vorbeugung gegen Tröpfcheninfektion.

Meningokokken sind in der Mehrzahl noch Penicillin-empfindlich. [F13] [F14]

Die Abbildungen [F15] [F16] informieren über die Resistenz-Situation in den Jahren 2009 und 2010 (NRZ-Daten).

2008: Phänotypisch Penicillin-intermediäre Stämme stiegen im Jahr 2008 auf 17,0%. Der Anteil dieser Stämme mit typischen Mutationen im penA-Gen lag mit 22 Stämmen bei 37%. Bei Penicillin-Resistenz erfolgt die Therapie in der Regel mit Cephalosporinen der 3. Generation. Zwei invasive Serogruppe B-Isolate waren resistent gegen Ciprofloxacin.

2009: Phänotypisch Penicillin-intermediäre Stämme stiegen im Jahr 2009 auf 18,5%. Der Anteil der Stämme mit typischen Mutationen im penA-Gen lag mit 18 von 57 Stämmen bei 32%. Es wurde ein Penicillin-resistenter Stamm aus einem nicht-invasiven Material (Sputum) beobachtet. [F15] [F16]

5.2 Behandlung des septischen Schocks

Der Behandlung des drohenden oder bestehenden septischen Schocks durch frühzeitige Volumentherapie kommt zentrale Bedeutung zu.

5.3 Behandlung einer disseminierten intravasalen Gerinnungsstörung

Eine solche Gerinnungsstörung kann bei septischem Verlauf und regelhaft beim Waterhouse-Friderichsen-Syndrom auftreten. Die Substitution von Thrombozytenkonzentrat und ´Fresh Frozen Plasma´ ist anerkannt. Antikoagulatorische Therapien werden diskutiert.

6 Epidemiologie

6.1 Reservoir und Übertragungsweg

Infektionsquelle ist der Mensch. Der Erreger wird durch Aerosol oder Kontakt mit respiratorischen Sekreten übertragen. Die Kolonisation des Erregers erfolgt auf den Schleimhäuten des Nasen-Rachenraums, zumeist bleibt es beim Trägertum ohne klinische Symptomatik.

Trägerraten in den Ländern der gemäßigten Klimazone differieren zwischen 15 bis 25 % bei Jugendlichen und zwischen 2 und 15 % bei Stadtbewohnern. Höhere Trägerraten wurden bei Rauchern, Rekruten und bei beengten Wohnverhältnissen gefunden. In Gemeinschaften kann die Trägerrate während Epidemien auf 100 % ansteigen. Der Träger (durchschnittlich für etwa 9 Monate) stellt die hauptsächliche Infektionsquelle für Neuinfektionen dar. Eine Immunität oder eine invasive Erkrankung entwickelt sich binnen einer Woche nach Ansteckung. [F17]

6.2 Die Ansteckungsfähigkeit

ist begrenzt. Risikoabschätzungen gehen von 2 bis 4 sekundären Erkrankungen auf 1.000 Haushaltskontakte aus: Dieses Risiko ist 500 bis 800 Mal größer als das Risiko in der Allgemeinbevölkerung. [F18]

6.3 Risikofaktoren und Risikogruppen

Für eine höhere Gefährdung sind sowohl Wirts- als auch expositionelle Faktoren in Betracht zu ziehen:

II Personen mit gesundheitlicher Vorschädigung: Immundefizienz (Komplement-Properdindefekte), Asplenie, Hypogammaglobulinämie, respiratorische Erkrankungen, Unterernährung, Anämie; (*Anmerkung*: Eine besondere Gefährdung liegt bei diesem Personenkreis nicht nur gegen Meningokokken [dabei besonders durch epidemiologisch weniger prävalente Serogruppen], sondern durch alle bekapselten Bakterien vor.);

- enge Kontaktpersonen zu Infizierten und Erkrankten, insbesondere Familien-
  angehörige; das Risiko ist am höchsten bei Geschwistern, die das Zimmer mit
  einem Infizierten teilen; Überbelegung erhöht das Risiko;
- bestimmte Altersgruppen: Erkrankungen hauptsächlich im Kindesalter, aber
  jede Altersgruppe kann betroffen sein; Epidemien: Veränderung zu älteren
  Altersgruppen hin; unter endemischen Bedingungen kommen die meisten
  Erkrankungen bei sehr jungen Kindern vor sowie bei Jugendlichen (Nacht-
  klubs und Diskos spielen eine Rolle im Rahmen von Ausbrüchen);
- sozioökonomische Faktoren: in einigen Ländern wurden Erkrankungen
  besonders bei Angehörigen unterprivilegierter Schichten beobachtet;
- Reisende aus endemischen Ländern in epidemische oder hyperendemische
  Länder;
- neu ankommende Schüler und Studenten, die in Internaten oder anderen
  Wohngemeinschaften leben;
- Laborpersonal (Meningokokken-Diagnostik);
- Rekruten;
- Risikofaktor Rauchen.

6.4   Saisonalität

Erkrankungen sind ganzjährig möglich. In gemäßigten Klimazonen Maximum der Erkrankungen am Ende des Winters. In tropischen Regionen treten Epidemien und Ausbrüche
meist während der Trockenperiode auf.

6.5   Epidemiologische Situation
6.5.1   Weltweite Verbreitung

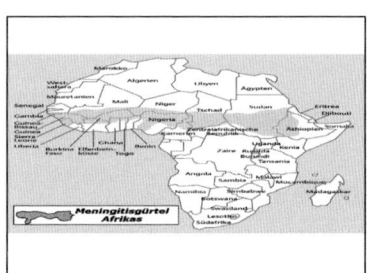

Berichte über schwere Epidemien liegen seit Jahrzehnten vor, insbesondere aus tropischen Ländern und dabei
vornehmlich aus dem 'Meningitis-Gürtel' Afrikas. Auf
dem Gipfel der Epidemie werden in diesen Ländern Inzidenzen von 100 bis 800 Erkrankungen pro 100.000
der Bevölkerung registriert. [F19]

F19

In den Ländern der nördlichen Hemisphäre wurden Meningokokken-Erkrankungen erst seit den 1970er-Jahren wieder als Problem wahrgenommen, vorwiegend endemisch auftretend (Inzidenz 1–10/100.000 der Bevölkerung, seltener Ausbrüche oder Epidemien.

6.5.2 Serogruppenverteilung von *Neisseria meningitidis*

Die Mehrzahl der klinischen Erkrankungen wird durch Erreger der Serogruppen A, B, C sowie in geringerem Umfang durch die Serogruppen W135 und Y verursacht. Epidemien

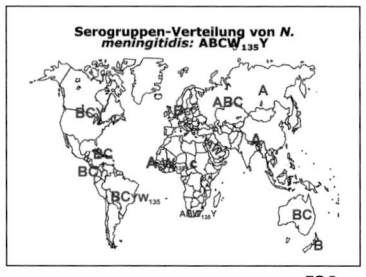

F20

verursachen Erreger der Serogruppen A, B und C; im Jahr 2002 kam es erstmals zu einer schweren W135-Epidemie (in Burkina Faso) mit 12.000 Erkrankungen und 1.500 tödlichen Verläufen. Die größten und explosivsten Epidemien verursacht MenA in Afrika. [F20]

In Europa dominierten bis in die 1990er-Jahre Erkrankungen durch die Serogruppen B und C (≥ 90 %). In Lateinamerika und Australien sind die Verhältnisse hinsichtlich der Serogruppenverteilung vergleichbar. Die Einführung des Konjugat-Impfstoffs in mehreren europäischen Ländern hat den Anteil von MenC-Erkrankungen weiter zurückgedrängt.

In den USA waren bis Anfang der 1990er Jahre die Serogruppen B und C vorherrschend, danach spielte die Serogruppe Y eine zunehmende Rolle. 2006 entfielen nach Ergebnissen des 'Active Bacterial Core Surveillance' in ausgewählten Regionen 28 % bzw. 27 % der Isolate auf MenB und MenC, 39 % auf MenY; 6 % der Isolate waren nicht typisierbar bzw. anderen Serogruppen zugehörig. In China und einigen anderen asiatischen Ländern überwiegt die Serogruppe A.

6.5.3 Europa

Detaillierte europäische Daten zu bestätigten Meningokokken-Erkrankungen liegen seit Beginn der 1990er-Jahre aus verschiedenen Quellen vor, bis 2006 aus dem EU-Projekt 'Invasive Bacterial Infections Surveillance Network' (EU-IBIS). An EU-IBIS beteiligen sich 27 Länder: mit Ausnahme von Bulgarien und Rumänien alle Mitgliedsländer der EU sowie Schweiz und Norwegen. Das Programm wird zukünftig vom Europäischen Centre for Disease Control and Prevention (ECDC) weitergeführt.

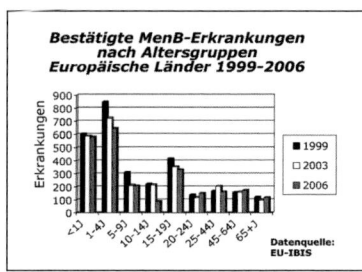

F21

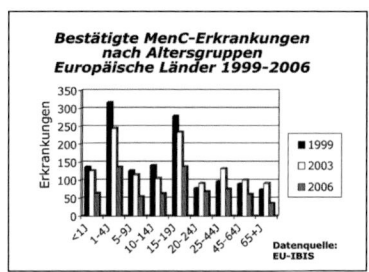

F22

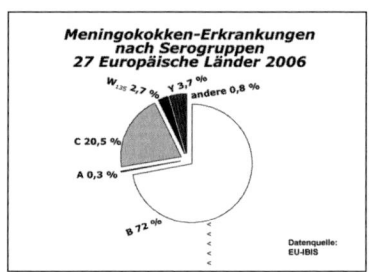

F23

Invasive Meningokokken-Erkrankungen 1999 bis 2006
Die Gesamtanzahl der bestätigten Meningokokken-Erkrankungen war in den Ländern mit Routine MenC-Impfprogrammen natürlich rückläufig, in der Mehrzahl der Länder ohne Routineprogramme weitgehend gleich bleibend und in einigen Ländern ansteigend durch die Verbesserung der Surveillance (Polen, Slowakei).

Die überwiegende Anzahl der MenB und MenC-Erkrankungen trat bei < 20-Jährigen auf mit besonderer Betonung der sehr jungen Kinder und der Jugendlichen von 15 bis 19 Jahren. Während die Situation bei MenB-Erkrankungen in der Mehrzahl der Altersgruppen weitgehend unverändert geblieben ist, sind MenC-Erkrankungen durch MenC-Routine-Impfprogramme in gegenwärtig 10 an EU-IBIS beteiligten Ländern in allen Altersgruppen deutlich zurückgegangen. [F21] [F22]

Der Anteil von MenC-Erkrankungen an der Gesamtzahl der bestätigten Meningokokken-Erkrankungen lag in den Ländern mit etablierten MenC-Impfprogrammen unter 5 % (Großbritannien, Irland, Island, Niederlande). MenB und MenC sind auch 2006 in Europa noch für 92,5 % der Erkrankungen verantwortlich, Erkrankungen durch die Serogruppen A, W135 und Y zu 6,75 %. [F23]

Serotypen und klonale Verteilung: Im Jahre 2006 dominierten bei *N. meningitidis* Serogruppe B die Serotypen P3.4, danach P.3.1 und P3.15; bei Serogruppe C die Serotypen P2.2a und P2.2b.
Epidemiologisch stark dominierend waren in den Jahren 2000 bis 2002 die Klonkomplexe ST-11/ET-37, ST-32/ET-5, ST-23/cluster A3, ST41/44/lineage 3, ST-8/cluster A4; während 2005 und 2006 bei Erkrankungen vordergründig Isolate der Klonkomplexe ST-116, ST-364 und ST-153 von *N. meningitidis* gefunden wurden.

Bestimmte Komplexe waren in überdurchschnittlich hohem Prozentsatz mit tödlichen Verläufen assoziiert: ST-11/ET-37 in 17,4 % und ST-32/ET-5 in 12,6 % der durch diesen Klon ausgelösten Erkrankungen. Bei MenC-Erkrankungen dominieren häufig Klone, die sowohl mit einem erhöhten Anteil septischer Verläufe und damit höherer Letalität als auch erhöhter Ausbreitungsneigung assoziiert waren.

Die Europäische Gesundheitsbehörde ´European Centre for Disease Prevention and Control´ (ECDC) stellte für die Jahre 2006 bis 2008 mit jeweils durchschnittlich 0,94–1/100.000 Einwohner gleichbleibende Inzidenzraten in den 27 EU-Mitgliedsländern fest. 2007 dominierten MenB-Erkrankungen mit 69 %, während nur noch 14% MenC-Erkrankungen berichtet wurden. Beim Vergleich der MenC-Inzidenz in Ländern mit Routineimpfprogramm versus Länder ohne Routineimpfprogramm lagen die Raten in den Altersgruppen bis 19 Jahre durchschnittlich um 50–70 % niedriger, während sich für die Altergruppen der Erwachsenen ≥ 20 Jahre keine wesentlichen Unterschiede ergaben. Der Anteil der Serogruppen W135 und Y betrug jeweils 2 % (ECDC Bericht 2010).

6.5.4 Deutschland

Die Inzidenz (gemeldete Erkrankungen plus geschätzte 10–20 % Untererfassung) lag in den vergangenen 15 Jahren bei durchschnittllich 1/100.000 Bevölkerung. [F24]

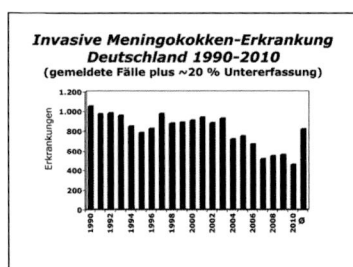

F24

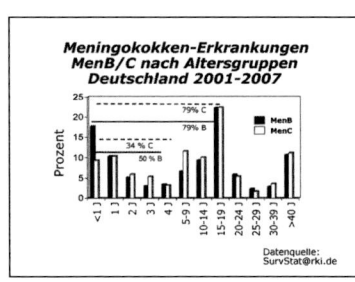

F25

Wie in den anderen europäischen Ländern lagen auch in Deutschland vor Einführung der Routine-MenC-Impfung die höchsten Erkrankungsraten in den Altersgruppen der sehr jungen Kinder mit einem zweiten kleineren Gipfel bei Jugendlichen zwischen 15–19 Jahren.

Zusammengefasst treten im Kindes- und Jugendalter 78 % der Erkrankungen auf (sowohl MenB als auch MenC). Bei den < 4-Jährigen sind es 50 % der MenB- und 34 % der MenC-Erkrankungen. [F25] [F26] Die Letalität der Meningokokken-Erkrankungen ist hoch: bei MenB-Erkrankungen 8%, bei MenC infolge des durch die gegenwärtig zirkulierenden Stämme verursachten größeren Anteils septischer Verläufe bei 11,8 %. Diese höhere Letalität betrifft alle Altersgruppen. [F27]

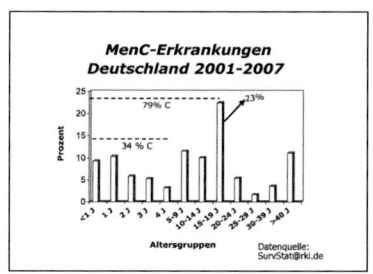

F26

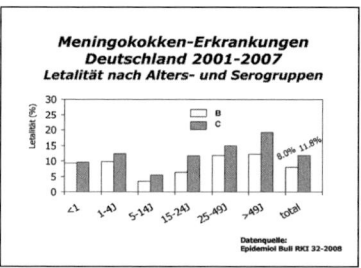

F27

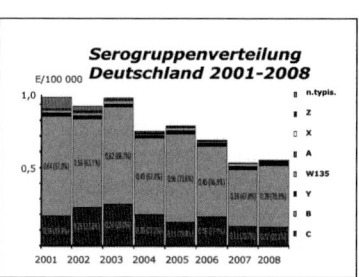

F28

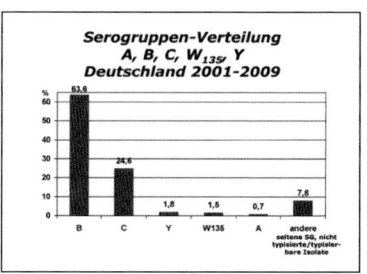

F29

Serogruppenverteilung 2001–2008: Die Serogruppen B und C dominierten mit 88,2 %, 4 % der Isolate entfielen auf die Serogruppen A, W135 und Y; 7,8 % auf seltene Serogruppen oder nicht typisierte/nicht typisierbare Isolate. Der Anteil nicht typisierter Isolate verringerte sich von Jahr zu Jahr.
2008 verursachten die Serogruppen B und C 93 % aller Erkrankungen (B 70,9 %, C 22,1 %). [F28]

Serogruppenverteilung 2001–2009: Die Serogruppen B und C dominieren mit ca. 90 %. 5,8 % der Isolate entfielen auf die Serogruppen A (0,7 %), W135 (2,1 %) und Y (3 %). Der Anteil nicht typisierter Isolate verringerte sich von Jahr zu Jahr. [F29].
2008 verursachten die Serogruppen B und C 93 % aller Erkrankungen (B 70,8 %, C 22,1 %).

Es handelt sich weit überwiegend um sporadisch auftretende Einzelerkrankungen. Gelegentlich kommt es zu regionalen Häufungen und kleinen Ausbrüchen. Im Jahr 2008 wurden 4 Häufungen mit je 2 Erkrankungen übermittelt. 4 Erkrankungen aus dem Raum Würzburg mit dem gleichen Feintyp wurden als zeitlich und räumlich zusammenhängend identifiziert. [F30]

Mit dem öffentlich zugänglichen und wöchentlich aktualisierten geografischen Infosystem EpiScanGIS führt das NRZ Meningokokken computergestützte Analysen durch, um feintypspezifische zeitliche und räumliche Cluster zu identifizieren.

Hier handelt es sich häufig um Fälle, bei denen vorerst kein offensichtlicher Zusammenhang ermittelt werden kann.

Im Jahr 2008 wurden auf diese Weise insgesamt 12 Cluster recherchiert, die je 2–6 Fälle umfassten (37 Fälle). Die Häufungen wurden durch 9 verschiedene Feintypen hervorgerufen. Bei einem Cluster lag indirekter Kontakt über Schulen und Nachmittagsbetreuung der Jugendlichen vor. Bei einem ermittelten Cluster lag ein offensichtlicher Herd vor (Erkrankung bei zwei Brüdern).

Ausgewählte Ausbrüche

- **Serogruppe C (ET-15 clone):** Ausbrüche der vergangenen Jahre in Bayern, Baden-Württemberg, Nordrhein-Westfalen induzierten begrenzte Impfkampagnen
- **Serogruppe B (lineage 3) führte 2004-2006** zu Erkrankungen in einer Gemeinde des westlichen NRW
- **Serogruppe C (ST-11 complex): Ausbrüche 2005 und 2006 in Mittelfranken**
- **Serogruppe B: Ausbruch Würzburg 2008**

F30

Die Ausbreitung eines bestimmten Feintyps in einer Region kann ebenfalls durch diese Clusteranalyse frühzeitig erkannt und über die Zeit verfolgt werden.

6.5.5   Importierte Meningokokken-Erkrankungen

Viele Regionen des Nahen Ostens sind hoch endemische Meningokokkengebiete. Eine spezielle Problematik stellen von Pilgern nach dem Besuch in Saudi-Arabien nach Afrika, Europa, USA, Südostasien eingeschleppte Meningokokken-Erkrankungen dar (MenA, MenW135 ua 1987, 2000, 2001).

7   Meningokokken-Impfung

7.1   Polysaccharid-Impfstoffe

Polysaccharid-(PS)Impfstoffe gegen durch Meningokokken der Serogruppe A und C verursachte Erkrankungen gelangen seit über 30 Jahren, zum Einsatz. Bivalente A/C- und später auch tetravalente (A,C,W135,Y) sowie trivalente (A,C,W135 zur Anwendung in Afrika) Kombinations-Impfstoffe sind bislang noch unverzichtbar zur Epidemie-/ Ausbruchskontrolle, im Rahmen von Reiseimpfungen und Pilgerreisen sowie zum Schutz von expositionell oder gesundheitlich besonders gefährdeten Risikopersonen. [F31]

Polysaccharid-Impfstoffe (PS)

- in Deutschland (auch weltweit) ab vollendetem 2. Lebensjahr zugelassen:
  - bivalenter A,C-PS-Impfstoff
  - tetravalenter A,C,W$_{135}$,Y-PS-Impfstoff
- für Epidemie-/Ausbruchkontrolle in Afrika:
  - trivalenter A,C,W$_{135}$-PS-Impfstoff

F31

7.1.1   Immunogenität

Dauer des Impfschutzes, Effektivität: MenA-PS-Impfstoff führt bei fast allen Erwachsenen zu einer als schützend angesehenen Konzentration bakterizider Serumantikörper (SBA). Der Antikörperspiegel nimmt mit zunehmendem Alter langsamer ab. Mekka-Pilger wiesen nach 5 Jahren keine als schützend angesehenen SBA-Konzentrationen mehr auf.

MenC-PS-Impfstoff ist weniger immunogen als MenA-PS-Impfstoff. Der Titerabfall erfolgt schneller als nach MenA-PS-Impfstoff. In einer Studie konnten Antikörper 4 Jahre nach der Impfung nicht mehr nachgewiesen werden.

MenW135- und MenY-PS-Impfstoff führt bei Kindern im Alter von mehr als 2 Jahren und bei Erwachsenen binnen 2 Wochen zu einer ausreichenden Immunantwort. Angaben über schützende Titer fehlen, die Antikörperkonzentrationen fallen schnell ab.

Bei durch Meningokokken der Serogruppe A verursachten Epidemien und Ausbrüchen in afrikanischen, arabischen und asiatischen Ländern sowie in Finnland und Neuseeland wurde eine Effektivität der Impfung zwischen 70 bis 100 % ermittelt. In Burkina Faso 1981 erfolgte eine Nachbeobachtung über 3 Jahre, die jeweiligen Effektivitätsraten fielen von 87 % im ersten Jahr über 70 % im zweiten Jahr auf 54 % im dritten Jahr ab.

Die Effektivität von MenC-PS-Impfstoff wurde bei Rekruten nachgewiesen: 87–91 % Effektivität in den USA 1969–1970 und Italien 1987–1989. Eine 1995 in Texas durchgeführte Fall-Kontroll-Studie ermittelte eine Effektivität von 85 %. Nachteile des T-Zell-unabhängigen Polysaccharid-Impfstoffs (u. a. ungenügender Schutz sehr junger und besonders gefährdeter Kinder) werden im Kapitel 21 Polysaccharid- und Konjugat-Impfstoffe abgehandelt.

Polysaccharid-Impfstoff Reaktogenität

- *Lokalreaktionen:*
  Gelegentlich innerhalb von 1-3 Tagen, selten länger andauernd, an der Impfstelle Schmerz, Rötung und Schwellung
- Schwerere Lokalreaktionen selten, u. a. bei fälschlicherweise intrakutaner Injektion
- *Allgemeinsymptome:*
  Fieber, Kopfschmerz, Abgeschlagenheit, Muskel-/Gelenkschmerz, gastrointestinale Beschwerden sind möglich

F32

Polysaccharid-Impfstoff Komplikationen

- selten Überempfindlichkeitsreaktionen (Urtikaria, Serumkrankheit)
- anaphylaktoide Sofortreaktionen in Einzelfällen
- bei weiteren im Schrifttum im zeitlichen Zusammenhang mit der Impfung berichteten Krankheitsbildern ist die Kausalität fraglich

F33

7.1.2 Reaktogenität und Komplikationen
siehe nebenstehende Abbildungen. [F32] [F33]

7.1.3 Gegenindikationen
Schwere allergische Reaktion nach vorangegangener PS-Meningokokken-Impfung. Bei akuter behandlungsbedürftiger Erkrankung Verschiebung bis zur Genesung.

7.1.4 Impfschema, Indikationen, Impfstrategie
Einmalige Impfung bei über 2-Jährigen. Impfung indiziert bei Personen mit erhöhtem Risiko: Reisende in epidemische oder hoch endemische Länder, Mekka-Pilger, gefährdetes Laborpersonal, Personen mit bestimmten Formen der Immundefizienz; ferner zur Epidemie- und Ausbruchskontrolle insbesondere in Ländern des Meningitisgürtels Afrikas. [F34]

Sektion II

217

Die erfolgte Zulassung multivalenter Konjugat-Impfstoffe wird zu einem kurz-/mittelfristigen Bedeutungswandel der Polysaccharid-Impfstoffe führen (siehe nachfolgende Abschnitte).

7.2 Konjugierte Meningokokken-Impfstoffe

Als erster Konjugat-Impfstoff wurde 1999 in Großbritannien ein MenC-Konjugat-Impfstoff zugelassen und in einem Routine-Impfprogramm angewendet. Aktuell sind MenC-Konjugat-Impfstoffe von 3 Herstellern auf dem Markt, die sich durch das konjugierte Protein (Tetanus-toxoid oder CRM197, eine atoxische Mutante des Diphtherietoxins) unterscheiden.

Anfang 2005 wurde in den USA ein tetravalenter Konjugat-Impfstoff (A, C, W135, Y, konjugiert an Diphtherietoxin) für 11–55-Jährige zugelassen, 10/2007 wurde die FDA-Zulassung auf die Altersgruppe der 2–10-Jährigen erweitert. [F35]

Die gegenüber PS-Impfstoffen entscheidenden Vorteile der T-Zell-abhängigen Konjugat-Impfstoffe (unter anderem guter Schutz des sehr jungen, epidemiologisch besonders gefährdeten Kindes) werden im Kapitel 21 Polysaccharid- und Konjugat-Impfstoffe detailliert behandelt.

7.2.1 Immunogenität, Impfschutzdauer, Effektivität

Die Konzentration bakterizider Serumantikörper (SBA) dient als Korrelat des Schutzes. Als schützend gilt bei Verwendung humanen Komplements ein hSBA-Titer von ≥ 1:4, bei Verwendung von Kaninchen(rabbit)-Komplement ein rSBA-Titer von ≥ 1:8. Kaninchen-Komplement wird für Praxisvergleiche häufiger verwendet. Auf keinen Fall dürfen hSBA- und rSBA-Titer bei Impfstoffvergleichen als gleichrangig angesehen werden.
In allen Altersgruppen induzieren konjugierte Impfstoffe ein immunologisches Gedächtnis. Nach ein- oder mehrmaliger Impfung sinken in den verschiedenen Altersstufen die bakteriziden Antikörper-Titer im Serum relativ schnell ab. Nach bisheriger Auffassung beruht der Schutz vor Erkrankung in erster Linie auf dem immunologischen Gedächtnis: Eine weitere Impfung oder eine natürliche Infektion führen schnell zu protektiven Antikörper-Titern.

Diese Auffassung ist nach englischen Untersuchungen, zumindestens für die Impfung des Säuglings, nicht unwidersprochen geblieben. Die Persistenz der Antikörper und die Induktion einer 'herd immunity' werden als bedeutsamer für den Langzeitschutz der Impfung angesehen.

Das 1999 in England und Wales gestartete allgemeine Impfprogramm für Kinder und

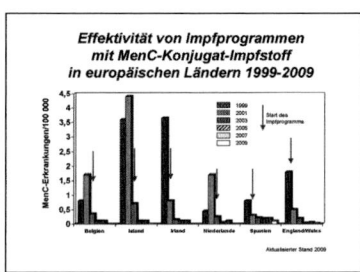

F36

Jugendliche im Alter von 2 Monaten bis zum 18. Lebensjahr reduzierte MenC-Erkrankungs- und Todesfälle binnen weniger Jahre dramatisch. Das Programm wurde zum Vorbild für andere westeuropäische und weitere Länder. Gegenwärtig haben 12 Länder unseres Kontinents sowie Australien, Kanada und die USA allgemeine Meningitis-Impfprogramme eingeführt, in einigen Ländern ebenfalls mit hoher Effektivität. [F36]

´Herd Immunity´ durch MenC-Konjugat-Impfprogramme

England und Wales:
• Rückgang der Inzidenz von 67 % bei den nicht geimpften Altersgruppen
• Vergleich vor und nach 1-jährigem Impfprogramm: 67 % Verringerung der MenC-Keimträgerrate Jugendlicher (MenBW$_{135}$Y-Keimträgerraten stabil)

Holland und Belgien:
ungeimpfte Säuglinge (Impfbeginn ≥12 LM) ebenfalls geschützt

F37

Dem Vorbild Großbritanniens folgend, begannen einige Länder die Impfung auch ab einem Alter von 2 Monaten, während Belgien, die Schweiz und Deutschland sich das Vorgehen der Niederlande mit einem Impfbeginn ab einem Alter von 12 Monaten zum Vorbild nahmen. Wesentlich für den Erfolg aller Programme war die Ausweitung der Impferfassung bis zum Schul- oder Jugendlichenalter.

Die bisherigen Impfprogramme vermitteln wertvolle Erfahrungen:
- II   Der Impfstoff führt zu einer 'herd immunity' [F37],
- II   Schutz nach Impfung besser als nach Erkrankung,
- II   Impfdurchbrüche (Erkrankung trotz regelrecht durchgeführter Impfung) sind selten, in einigen Ländern wurden diese überhaupt nicht beobachtet,
- II   ein Serogruppen-Replacement (führt die MenC-Impfung zu verstärktem Auftreten anderer Serogruppen von *N. meningitidis*?) wurde bisher nicht beobachtet; die Flankierung eines Impfprogramms durch ein qualifiziertes laborgestütztes Surveillanceprogramm ist essentiell,
- II   in England und Wales zeigte sich ein nachlassender Schutz der MenC-Impfung bei zu Beginn des ersten Halbjahrs 3mal geimpften Säuglingen nach 1 Jahr, weitere Untersuchungen schlussfolgerten für alle Konjugat-Impfstoffe

(Hib, Pneumo-, Meningokokken): Die Grundimmunisierung im frühen Säuglingsalter bedarf einer Boosterimpfung im 2. Lebensjahr.

Die gegenüber PS-Impfstoffen entscheidenden Vorteile der Konjugat-Impfstoffe werden im Kapitel 21 'Polysaccharid- und Konjugat-Impfstoffe', detailliert behandelt.

Die Immunogenität des 4-valenten Konjugat-Impfstoffs erwies sich bei vergleichender Titerbestimmung am 28. Tag nach der Impfung dem 4-valenten PS-Impfstoff als gleichwertig. Für eine Effektivitätseinschätzung des US-Impfprogramms ist es noch zu früh.

7.2.2   Reaktogenität, Komplikationen

siehe nebenstehende Abbildungen.[F38-F40]

Eine englische Arbeitsgruppe hat bei 106 Kindern mit nephrotischem Syndrom die Zeiträume vor (63 relapse binnen 12 Monaten) und nach (96 relapse binnen 12 Monaten) der MenC-Impfung verglichen und eine statistisch signifikant höhere Rate im Zeitraum nach der Impfung festgestellt. Der kausale Zusammenhang ist offen.

Seit 2005 wurden (mit Stand Februar 2009) nach 4-valentem Konjugat-Impfstoff in den USA (> 15 Millionen Impfdosen) 37 Fälle von Guillain-Barré-Syndrom im zeitlichen Zusammenhang mit der Impfung berichtet, davon 33 bei 11–19-Jährigen. Überwacht wurde die Periode bis zu 6 Wochen nach der Impfung. Das Intervall zwischen Impfung und GBS betrug 1–37 Tage, im Mittel 15 Tage. Der kausale Zusammenhang ist offen. Surveillancestudien werden weitergeführt.

**Konjugat-Impfstoff
Lokalreaktionen**

- innerhalb von 2 bis 3 Tagen, selten länger anhaltend, an der Impfstelle Rötung, Druckempfindlichkeit und Schwellung, gelegentlich verstärkt

- Lokalreaktionen bei Gabe des 4-valenten Konjugat-Impfstoffs etwas stärker als nach 4-valentem Polysaccharid-Impfstoff

F38

**Konjugat-Impfstoff
Allgemeinreaktionen**

Gelegentliches Auftreten von

- Temperaturerhöhung bis zu 38°C (selten bis 39,5°C)
- sowie bei Kindern Reizbarkeit, Schläfrigkeit, unruhiger Schlaf oder Magen-Darm-Beschwerden

F39

**Konjugat-Impfstoff
Komplikationen**

- sehr selten allergische Reaktionen

- in Einzelfällen Fieberkrampf im Zusammenhang mit einer Temperaturerhöhung beim Säugling und jungen Kleinkind (in der Regel ohne Folgen)

F40

7.2.3   Gegenindikationen
[F41]

7.2.4   Impfschema und Auffrischimpfung
[F42]

**Gegenindikationen
Konjugat-Impfstoff**

- Schwere allergische Reaktion nach vorangegangener Meningokokken-Konjugat-Impfung

- Bei akuter behandlungsbedürftiger Erkrankung Verschiebung der Impfung bis zur Genesung

F41

Impfschema

- Säuglinge:
  Grundimmunisierung: 2 Injektionen in mindestens 4 Wochen Abstand und Auffrischimpfung im 2. Lebensjahr

- ≥2-Jährige:
  einmalige Impfung;
  ob und wann Auffrischimpfungen notwendig werden, bleibt offen

F42

Konjugierte Polysaccharid-Impfstoffe

- für Routine-Impfprogramme empfohlen
- für Personen mit erhöhtem gesundheitlichen oder expositionellen Meningitis-Risiko
- bei beiden Indikationen, sofern enthaltene Serogruppen der epidemiologischen Situation adäquat sind

F43

7.2.5 Indikationen und Impfstrategie

II MenC-Routine-Impfung in Ländern mit epidemiologisch bedeutsamen MenC-Erkrankungen;

II 4-valenter MenA,C,W135,Y – Impfstoff als Routine-Impfung in Ländern mit durch diese Serogruppen hervorgerufenen und epidemiologisch bedeutsamen Erkrankungen;

II zur Ausbruchskontrolle durch im Impfstoff enthaltene Serogruppen;

II darüber hinaus 4-valenter Impfstoff als Reiseimpfung;

II als geforderte Impfung für Mekka-Pilger

II und für expositionell oder gesundheitlich besonders Gefährdete. [F43]

7.3 Impfempfehlungen in Deutschland

Indikationsimpfung

Die Ständige Impfkommission (STIKO) am Robert Koch-Institut empfahl 2001 Meningokokken-Impfstoffe (Polysaccharid- und Konjugat-Impfstoffe) für die Impfung von Risikopersonen (Immundefekte, gefährdetes Laborpersonal, Reisende in Risikogebiete, Pilger) ab einem Alter von 2 Monaten. Ferner soll die Impfung bei Ausbrüchen erwogen werden.

Die Indikation ´Risikopersonen´ führte zu einer Impferfassung durch Meningokokken-Impfstoffe von weniger als 7 % im Kindesalter.

Routine-Impfung des Impfkalenders

Im Jahre 2006 empfahl die STIKO die Impfung mit Meningokokken-Konjugat-Impfstoff der Serogruppe C für alle Kinder im 2. Lebensjahr. STIKO-Empfehlungen und auf deren Grundlage die Schutzimpfungs-Richtlinie des Gemeinsamen Bundesausschusses (G-BA) beinhalten ferner, dass die Nachholung von Impfungen und die Vervollständigung des Impfschutzes, bei Jugendlichen spätestens bis zum vollendeten 18. Lebensjahr, zum Leistungsanspruch Versicherter gehören. Das gilt auch für die MenC-Impfung. Daneben gelten die Empfehlungen für die Impfung von Risikopersonen fort.

Seit 2006 ist ein deutlicher Anstieg von MenC-Impfungen zu verzeichnen. Ergebnisse einer Marktforschungsstudie und die Impfstoffverkaufszahlen gestatten eine Einschätzung des bisher erreichten Standes. Geimpft wurden bisher:

- circa 70 % der 2-jährigen Kinder,
- etwa 40 % der 3–6-jährigen Kinder,
- etwa 25 % der Schulkinder in der 1.–4.Klasse,
- etwa 15–20 % der älteren Schulkinder und Jugendlichen.

Dies bedeutet, dass nur etwa 30 % der Gefährdeten geschützt wurden. Dabei ist die Impflücke bei den Jugendlichen besonders bedeutsam, da auf diese Altersgruppe 23 % aller MenC-Erkrankungen entfallen und dies mit einer Sterblichkeit von über 10 %.

Vermerkenswert ist auch, dass 90 % aller Impfungen durch Kinder- und Jugendärzte durchgeführt wurden und lediglich die Impfungen von älteren Schulkindern und Jugendlichen zu 15 % von den Hausärzten.

Beim Vergleich der Jahre 2001–2004 (MenC-Anteil zwischen 21–32 %) fällt bei den 1–3-jährigen Kindern 2007/2008 ein erheblich niedrigerer MenC-Anteil von 12–13 % auf. Es könnte sich dabei um erste Auswirkungen des Routine-Impfprogramms handeln.

Zukünftige Aufgaben

Mit der STIKO-Empfehlung des Jahres 2006 ist der Einstieg in den Schutz vor MenC-Erkrankungen gelungen, es besteht jedoch noch ein sehr großer Nachholbedarf. Ausgehend von den Erfahrungen erfolgreicher Impfprogramme in anderen europäischen Ländern ist eine 80 %ige Impferfassung der jungen Kinder anzustreben und eine ebenfalls hohe Impferfassung bei Schulkindern und Jugendlichen. Nur dies gewährleistet auch die erforderliche 'herd immunity'. Studien weisen zudem nach, dass die Impfung im Schul- und Jugendlichenalter sowohl zu längerer Antikörperpersistenz als auch zu höheren geometrischen Mittelwerten führt.

Die Nachholung von Impfungen und die Vervollständigung des Impfschutzes im Vorschul- und Schulalter sowie bei Jugendlichen bis zum vollendeten 18. Lebensjahr gehören zum Leistungsanspruch Versicherter. Kinder- und Jugendärzten, aber auch Haus- und Frauenärzten sowie anderen Fachdisziplinen kommt dabei eine Verantwortung zu. Verstärkt werden muss die zielgerichtete Öffentlichkeitsarbeit.

7.4   Zulassung eines 4-valenten Konjugat-Impfstoffs

Die (US) Food and Drug Administration lizensierte 2005 den 4-valenten (A, C, W135, Y) Konjugat-Impfstoff Menactra® für 11–55-Jährige und erweiterte die Zulassung 2007 ab einem Alter von 2 Jahren.

2010 lizensierte die FDA einen zweiten 4-valenten Meningokokken-Konjugat-Impfstoff (Menveo® von Novartis) ab einem Alter von 11 Jahren und erweiterte im Januar 2011 ebenfalls die Zulassung ab einem Alter von 2 Jahren.

Zu Beginn des Jahres 2010 erhielt Menveo® auch die Lizensierung durch die European Medicines Agency (EMA) für Jugendliche ab 11 Jahren und Erwachsene. Menveo® ist der erste in den Ländern des EU-Raums verfügbare multivalente Konjugat-Impfstoff. [F44] Es ist zu erwarten, dass in der ersten Hälfte des Jahres 2011 mit weiteren Daten die Erweiterung der Zulassung für Menveo® ab einem Alter von 2 Monaten bei der EMA beantragt wird.

In Großbritannien wird bereits jetzt bei bestimmten Indikationen die ´off-label´–Anwendung von Menveo® bei unter 11-Jährigen empfohlen. Die Ergebnisse umfangreicher Immunogenitätsstudien bei Säuglingen und anderen kindlichen Altersgruppen stützen sowohl eine solche Verfahrensweise auch in unserem Land als auch den entsprechenden Zulassungsantrag bei der EMA. Vergleichsstudien des Impfstoffs Menveo® mit 4-valentem Polysaccharid-Impfstoff und einem in den USA bereits zugelassenen 4-valenten Konjugat-Impfstoff wiesen bessere Immunogenitätsdaten aus. [F45] [F46] Eine umfassende Übersicht zur Immunogenität von monovalenten und multivalenten Konjugat-Impfstoffen gibt die Begründung der STIKO (2010) zur ´Änderung der Empfehlungen zur Impfung gegen Meningokokken´.

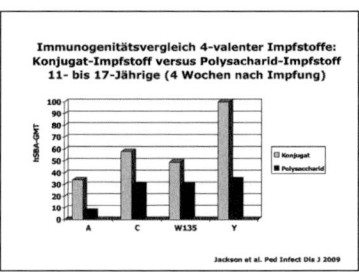

F44

F45

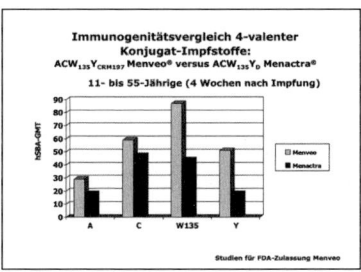

F46

Der 4-valente Konjugat-Impfstoff Menveo® ist für ≥ 11-Jährige von der STIKO insbesondere empfohlen bei Reiseimpfungen in gefährdete Gebiete, für Schüler und Studenten vor Langzeitaufenthalten in Ländern mit empfohlener Impfung für Jugendliche oder selektiver Impfung für Schüler/ Studenten, vor einer Pilgerreise, bei Ausbrüchen mit im Impfstoff enthaltenen Serotypen, bei bestimmten Immunmangelkrankheiten und für gefährdete Beschäftigte in mikrobiologischen Laboratorien (Arbeiten mit dem Risiko eines *N. meningitidis*-Aerosols). [F47]

**Indikationen für
Quadrivalenten Impfstoff**
(vorerst zugelassen für ≥11-Jährige)

- Reisende in hyperendemische oder epidemische Länder/Regionen, in denen die im Impfstoff enthaltenen Serogruppen epidemiologisch dominieren
- vor Pilgerreise (Einreisebestimmungen beachten)
- Angehörige von Risikogruppen, u. a. gefährdete Labormitarbeiter sowie Menschen mit bestimmten Formen von Immundefizienz
- enge Kontaktpersonen zu Meningokokken-Erkrankungen durch im Impfstoff enthaltene Serogruppen (ergänzend zur Chemoprophylaxe)

F47

Kinder im Alter von 2–10 Jahren erhalten bei den oben angegebenen und für sie zutreffenden Indikationen (vorläufig noch) Polysaccharid-Impfstoff, oder es wird der mit MenC-Konjugat-Impfstoff begonnene Schutz mit Polysaccharid-Impfstoff erweitert, entweder im 2. Lebensjahr oder im Mindestabstand von 2 Monaten.

Wiederimpfung: Bei fortbestehendem Infektionsrisiko, Wiederimpfung für die oben angegebenen Indikationen nach Angaben des Herstellers, für Polysaccharid-Impfstoff im Allgemeinen nach 3 Jahren. Bei ≥ 11-Jährigen Wiederimpfung mit 4-valentem Konjugat-Impfstoff.

In Erwägung zu ziehen ist der 4-valente Impfstoff bei der Nachholimpfung Jugendlicher (Reiserisiko). Wenn es zukünftig zur Empfehlung einer Auffrischimpfung gegen Meningokokken-Erkrankungen kommt, ist der 4-valente Konjugat-Impfstoff erster Kandidat. In den USA hat das Advisory Commitee on Immunization Practices (ACIP) im Dezember 2010 eine Auffrischimpfung mit einem 4-valenten Konjugat-Impfstoff im 16. Lebensjahr für Jugendliche empfohlen, die im 11./12. Lebensjahr die erste Impfung erhielten. Ferner sollen Personen im Alter von 2 bis 54 Jahren, die an bestimmten Immunmangelkrankheiten leiden, grundsätzlich zwei 4-valente Impfungen im Abstand von 2 Monaten erhalten. Begründet wird die Empfehlung mit einer Persistenz des Schutzes von etwa 5 Jahren nach einmaliger Impfung.

Ein weiterer multivalenter Konjugat-Impfstoff eines dritten Herstellers befindet sich in der Phase der klinischen Erprobung. In Großbritannien ist ein Kombinations-Impfstoff gegen Hib und MenC zur Auffrischimpfung zugelassen.

7.5   Konjugat-Impfstoffe für Entwicklungsländer

Ungelöst ist bisher die Einführung von Konjugat-Impfstoffen in Entwicklungsländern, insbesondere in den Ländern des afrikanischen Meningitisgürtels. Bisher können, und auch dies in Abhängigkeit von der Bereitstellung finanzieller Mittel, nur Polysaccharid-Impfstoffe eingesetzt werden.

Mit breiter internationaler Unterstützung (Meningitis Vaccine Project – MVP) wurde der preiswerte MenA-Konjugat-Impfstoff MenAfriVacTM (Tetatoxoid als Trägerprotein) im Serum Institute of India entwickelt und produziert. Die klinischen Erprobungen bestätigten seine gute Immunogenität und Sicherheit. Im Juni 2010 wurde dem Impfstoff von der WHO bescheinigt, dass er den empfohlenen WHO-Standards entspricht. Im Dezember 2010 wurde die Impfkampagne für 12 Millionen Menschen in Burkina Faso begonnen. Unter der Voraussetzung einer Sicherung der Finanzierung sind bis zum Jahr 2015 Impfprogramme für 450 Millionen Menschen in 25 Ländern des afrikanischen Meningitisgürtels geplant.

7.6   Meningokokken-Impfstoffe der Serogruppe B

Ein MenB-Impfstoff ist bisher nicht verfügbar. Bisherige Entwicklungen von Meningokokken-Impfstoffen basieren auf den Polysacchariden der Kapsel. Dieser Weg ist bei MenB nicht gangbar. Unter anderem induzieren MenB-Polysaccharide, die eine mit fötalem Nervengewebe identische Struktur aufweisen, autoreaktive Antikörper.

Die MenB-Impfstoff-Forschung basierte deshalb auf non-kapsulären Strukturen (outer-membrane proteine-OMP, outer-membrane vesicles-OMV, Lipopolysaccharide). Ein OMV-MenB-Impfstoff wurde vor Jahren erfolgreich in Norwegen und Kuba angewendet, aktuell ebenso erfolgreich in Neuseeland, gelegentlich bei regionaler Häufung in französischen Departements. Die Wirksamkeit ist gegeben, wenn in einer Region nur ein einzelner MenB-Subtyp zirkuliert/ epidemisch prävalent ist, auf den der Impfstoff zugeschnitten werden kann.

Multivalente OMV-MenB-Impfstoffe mit Wirksamkeit gegen die wichtigsten zirkulierenden Subtypen werden als Alternative in Erwägung gezogen, auch gentechnisch veränderte OMV-Impfstoffe. Bisher ist es nicht gelungen, einen effektiven OMV-Impfstoff mit breiter Abdeckung der weltweit zirkulierenden MenB-Subtypen zu entwickeln.

F48

Neue Wege eröffnete die reverse Vakzinologie. Diese Methode setzt nicht am kultivierten Bakterium, sondern am Genom des Erregers an. Ausgangspunkt war die Genom-Sequenzierung von *Neisseria meningitidis* Serogruppe B Stamm MC58. Die genombasierte Methode führte bisher zu 2 aussichtsreichen Impfstoff-Entwicklungen. [F48]

4CMenB

Der Mehrfachkomponenten-Kandidaten-Impfstoff 4CMenB enthält 4 Komponenten: die 2 rekombinanten Fusionsproteine

|| GNA2132 (oder Neisserial heparin-binding antigen-NHBA) fusioniert mit GNA1030 (genome-derived Neisserial antigen)

|| GNA2091 fusioniert mit fHbp (Faktor H binding protein) sowie

|| Neisserial adhesin A (NadA) und

|| outer membrane vesicles (OMV) des Meningokokkenstamms NZ98/254.

Die jeweiligen Bestandteile der Fusionsproteine und NadA wurden aus dem Genom des Erregers identifiziert; die NZ98/254 OMV-Komponente wurde als effektiver Impfstoff in Neuseeland eingesetzt.

Das Impfschema beinhaltete 3 Impfungen im Alter von 2, 4 und 6 Monaten. Einen Monat nach der 3. Impfung wurde die Immunogenität bewertet; bei Verwendung von humanem Komplement wurde ein hSBA-Titer (bakterizide Serumantikörper unter Verwendung von humanem Komplement ≥ 1:4 als protektiv eingeschätzt. Die Serokonversionsraten der Impfstoffkomponenten betrugen 100 %, 84 % und 100 %. Bei 3 unterschiedlichen Impfstoffchargen wurden konsistente Immunantworten verzeichnet und dies auch bei der Koadministration mit anderen Kinder-Impfstoffen. Nach jeder Impfung war die Inzidenz der Nebenreaktionen bei alleiniger Anwendung und simultaner Verabreichung mit anderen Kinder-Impfstoffen vergleichbar.

Die Ergebnisse der bisherigen Studien mit insgesamt 7.500 Probanden wurden zur Grundlage des Zulassungsantrags für 4CMenB (unter dem vorgesehenen Handelsnamen Bexsero®) vom Dezember 2010 an die Europäische Arzneimittelzulassungsbehörde European Medicines Agency (EMA). Internationale Beobachter der Impfstoffentwicklung und des zugehörigen Marktes halten eine Impfstoffzulassung in Kürze für möglich.

rLP086

Der rekombinante bivalente Kandidaten-Impfstoff rLP086 11) basiert auf rekombinanten fHbp-Lipoproteinen. (Anmerkung: Der oben besprochene Kandidaten-Impfstoff 4CMenB enthält als eine der 4 Komponenten ein rekombinantes fHbp-Lipoprotein.)

Bisher wurden in verschiedenen Altersgruppen klinische Erprobungen der Stufe II durchgeführt. Die Immunität (hSBA-Titer von ≥ 1:4 gegen unterschiedliche Meningokokkenstämme) wurde jeweils 1 Monat nach der 2. und 3. Impfung bestimmt. Einen Monat nach 3 Impfungen wurden bei Erwachsenen hSBA-Titer ≥ 1:4 von 94 % registriert. Die Impfungen wurden gut vertragen, lediglich milde bis moderate lokale und Allgemeinreaktionen traten auf.

Offen ist, ob die bisher identifizierten Proteinantigene eine über MenB hinausgehende Wirksamkeit vermitteln. Bisher liegen auch keine Studien zu einer möglichen ´herd immunity´ durch MenB-Impfstoffe vor.

7.7   Ausblick

Impfstrategien der Zukunft

Konjugat-Impfstoffe werden Polysaccharid-Impfstoffe vollständig ablösen, tetravalente Konjugat-Impfstoffe sind bei Reisenden und speziellen Indikationen von ≥ 11-Jährigen bereits jetzt absolut indiziert. Auch bei Nachholimpfungen sollten mono- gegen tetravalente Konjugat-Impfstoffe abgewogen werden. Mittelfristig zu erwarten ist die Empfehlung einer Auffrischung des im 2. Lebensjahr erworbenen MenC-Impfschutzes; tetravalenter Impfstoff erscheint dann angebracht. Die Einführung tetravalenten Impfstoffs für die Grundimmunisierung hängt von der zukünftigen Entwicklung der Serogruppenverteilung ab. Der Schutz vor MenB-Erkrankungen ist insbesondere für Europa und Amerika prioritär. Die Einfügung eines zugelassenen MenB-Impfstoffs in den Impfkalender erscheint möglich. Das Nebeneinander von mono- und tetravalenten Konjugat- sowie rekombinanten B-Impfstoffen kann nur eine Übergangslösung sein. Kombinationen wie A,B,C,W135,Y-Impfstoff oder rekombinante Protein-Impfstoffe mit breiter Serogruppen-Abdeckung sind längerfristig alternativlos.

8   Chemoprophylaxe

Für enge Kontaktpersonen zu einer invasiven Meningokokken-Infektion wird eine Chemoprophylaxe empfohlen (Dosierungsempfehlung [F49] [F50]). Enge Kontaktpersonen haben ein höheres Risiko (500–1.000-fach), an einer Meningokokken-Infektion zu erkranken. Durch Chemoprophylaxe sollen Exponierte geschützt und die Sanierung von Keimträgern erreicht werden.

Chemoprophylaxe Rifampicin

- Neugeborene
  10 mg/kg/Tag in 2 ED p.o. für 2 Tage

- Kinder 20 mg/kg/Tag in 2 ED p.o.
  für 2 Tage, (maximale ED 600 mg)

- Personen ab 30 kg
  (Jugendliche/Erwachsene)
  2 x 600 mg/Tag für 2 Tage

F49

Als enge Kontaktpersonen zählen: Haushaltskontakte, Personen mit Kontakt zu oropharyngealen Sekreten eines Patienten, Kontaktpersonen in Kindereinrichtungen, enge Kontaktpersonen in Gemeinschaftseinrichtungen (Internate, Wohnheime, Kasernen). Die Durchführung der Chemoprophylaxe ist bis 10 Tage nach letztem Kontakt mit dem Patienten sinnvoll. Das Mittel der Wahl ist Rifampicin, alternativ Ceftriaxon, Ciprofloxacin. [F49] [F50]

Chemoprophylaxe, alternativ Ceftriaxon, Ciprofloxacin

- **Ceftriaxon** (ggf. auch für Schwangere):
  – ab 12 Jahre: 250 mg i.m. in einer ED
  – bis 12 Jahre: 125 mg i.m.

- **Ciprofloxacin-Dosierung:**
  – ab 18 Jahre: einmal 500 mg p.o.

F50

Der Indexpatient mit einer invasiven Meningokokken-Infektion sollte nach Abschluss der Therapie ebenfalls Rifampicin erhalten, sofern er nicht intravenös mit einem Cephalosporin der 3. Generation behandelt wurde.

9   Meldung, Falldefinition, Surveillance
Meldepflicht

Dem Gesundheitsamt wird der Krankheitsverdacht, die Erkrankung sowie der Tod an Meningokokken-Meningitis oder -Sepsis sowie der direkte Nachweis von *Neisseria meningitidis*, aus Liquor, Blut, hämorrhagischen Hautinfiltraten oder anderen normalerweise sterilen Substraten, soweit er auf eine akute Infektion hinweist, namentlich gemeldet.

Für Leiter von Gemeinschaftseinrichtungen besteht die Pflicht, das zuständige Gesundheitsamt unverzüglich über das Auftreten zu benachrichtigen.

Übermittlung der Meldedaten: Das Gesundheitsamt übermittelt an die zuständige Landesbehörde nur Erkrankungs- oder Todesfälle und Erregernachweise, die der Falldefinition entsprechen (Falldefinitionen des Robert Koch-Instituts 2007 >www.rki.de<).

Surveillance, Beratung und Spezialdiagnostik: Nationales Referenzzentrum für Meningokokken in Zusammenarbeit mit dem Robert Koch-Institut und den Landesgesundheitsbehörden.

Literatur

DITTMANN S. Meningokokken-Erkrankungen. Thieme Stuttgart 2003.

BORROW R, MILLER E. Longterm protection in children with meningococcal conjugate vaccination : lessons learned. Expert Rev Vaccines 2006; 5: 851–857.

TROTTER CL, RAMSAY ME. Vaccination against meningococcal disease in Europe: review and recommendations for the use of conjugate vaccines. FEMS Microbiol Rev 2007; 31:101.

JACKSON L, ET Al. A Phase III study comparing the safety and immunogenicity of a novel quadrivalent meningococcal conjugate vaccine, MenACWY-CRM, with the licensed MCV4, Menactra® in adolescents. Abstract # 5628.8, 2008 Pediatric Academic Society Annual Meeting, Honolulu, HI.

SNAPE, MD ET AL. Immunogenicity of a tetravalent meningococcal glycoconjugate vaccine in infants: A randomized controlled trial. JAMA 2008; 299: 173.

CAMPBELL H, BORROW R, SALISBURY D, ELIZABETH MILLER E. Meningococcal C conjugate vaccine: The experience in England and Wales. Vaccine 2009; 27S: B20–B29.

PACE D, POLLARD AJ, NANCY E. MESSONIER NE. Quadrivalent meningococcal conjugate vaccines. Vaccine 2009; 27S: B30–B41.

FEAVERS IM, PIZZA M. Meningococcal protein antigens and vaccines. Vaccine 2009; 27S: B42–B50.

HARRISON LH, TROTTER CL, RAMSAY ME. Global epidemiology of meningococcal disease. Vaccine 2009; 27S: B51–B63.

CAUGANT DA, MAIDEN MCJ. Meningococcal carriage and disease – Population biology and evolution. Vaccine 2009; 27S: B64–B70.

Invasive Meningokokken-Erkrankungen im Jahr 2008. Epidemiol Bull RKI Nr.45 2009: 463–470.

DITTMANN S. Meningokokken-Impfempfehlungen in Europa: Status und Trends.

Kinderärztliche Praxis 2009; 80: Sonderheft Meningokokken, S 2–5.

JIANG HQ ET AL. Broad vaccine coverage predicted for a bivalent recombinant factor H binding protein based vaccine to prevent serogroup B meningococcal disease. Vaccine 2010; 28: 6086–6093.

VESIKARI T ET AL. Immunogenicity of an investigational multicomponent meningococcal serogroup B vaccine in healthy infants at 2, 4 and 6 months of age, presented at the 17th International Pathogenic Neisseria Conference, September 11–16, 2010, Banff, Canada.

ESPOSITO S ET AL. Tolerability of a three-dose schedule of an investigational, multicomponent meningococcal serogroup B vaccine and routine infant vaccines in a lotconsistency trial, presented at the 17th International Pathogenic Neisseria Conference, September 11-16, 2010, Banff, Canada.

RICHMOND P ET AL. Safety & immunogenicity of serogroup B Neisseria meningitidis (MnB) rLP2086 vaccine in adults and adolescent subjects: overview of 3 clinical trials. 17th International Pathogenic Neisseria Conference. Banff, Alberta, Canada, Sept 11–16, 2010.

Empfehlungen der Ständigen Impfkommission (STIKO) am Robert Koch-Institut/Stand: Juli 2011. Epidemiol Bull RKI 2011 Nr 30. >www.rki.de<

Mitteilung der Ständigen Impfkommission (STIKO) am Robert Koch-Institut (RKI): Änderung der Empfehlungen zur Impfung gegen Meningokokken. Epidemiol Bull RKI 2010 Nr 32: 325-330. >www.rki.de<

Updated Recommendations for use of meningococcal conjugate vaccines. Advisory Committee on Immunization Practices (ACIP), 2010. Morbid Mortal Weekly Rep 2011; 60: 72–76.

DITTMANN S. Meningokokken – durch neue Impfstoffe bald besiegt? Kinder- und Jugendarzt 2011; 42 Nr. 5.

Nach Miteilung der Ständigen Impfkommission
Jahresberichte des NRZ Meningokokken 2009 und 2010.
>http://www.meningococcus.uni-wuerzburg.de/startseite/berichte/daten_2009/<
>http://www.meningococcus.uni-wuerzburg.de/startseite/berichte/daten_2010/<

Invasive meningococcal disease. In: European Centre for Disease Prevention and Control (ECDC): Annual epidemiological report on communicable disease in Europe 2010; pp 139–141.
>http://www.ecdc.europa.eu/en/publications/Publications/ 1011_SUR_Annual_Epidemiological_Report_on_Communicable_Diseases_in_Europe.pdf< (accessed July 5, 2011)

12 Mumps

Mumps ist eine hoch infektiöse virale Krankheit, die nur den Menschen betrifft. Die typischen Symptome wurden bereits von Hippokrates im 5. Jahrhundert vor Christus beschrieben. Mumps gehörte vor Einführung der Impfung zu den weltweit am meisten verbreiteten Kinderkrankheiten mit jährlichen Inzidenzen von 100–1.000/100.000 der Bevölkerung. In der Kindheit verläuft die Erkrankung meist mild, ist andererseits aber auch eine der häufigsten Ursache von viraler Meningitis und Taubheit. In vielen Ländern wurden Ausbrüche von Mumps unter Rekruten und anderen Militärangehörigen beschrieben.

Beginnend in der zweiten Hälfte der 1960er Jahre wurden in mehreren Ländern Mumps-Impfstoffe auf der Grundlage differenter Impfstämme entwickelt und in die Impfpraxis eingeführt. Gegenwärtig werden statt monovalenter Mumps-Impfstoffe vorwiegend Kombinationsimpfstoffe (Masern-Mumps-Röteln–MMR oder MMR-Varizellen) angewendet.

1 Erreger – Mumpsvirus

1.1 Morphologie, Klassifizierung

Das Mumpsvirus gehört zum Genus Rubulaviren der Familie Paramyxoviren. Das Virus besitzt ein einsträngiges RNA-Genom. Weltweit zirkuliert nur ein Antigentyp des Mumpsvirus. Die beiden Oberflächenproteine Haemagglutinin/Neuraminidase und das Fusionsprotein spielen eine Rolle für die Virulenz des Virus. Die zur gleichen Gruppe gehörenden Parainfluenza- und Newcastle disease-Viren produzieren Antikörper, die mit dem Mumpsvirus kreuzreagieren. [F1]

Erreger: Mumpsvirus

- Das Mumpsvirus gehört zum Genus Rubulaviren der Familie Paramyxoviren
- Das Virus besitzt ein einsträngiges RNA-Genom
- Weltweit zirkuliert nur ein Antigentyp des Mumpsvirus
- Die Sequenzanalyse variabler Gene erlaubt eine Differenzierung in Genotypen

F1

1.2 Genotypen

Die Sequenzanalyse variabler Gene erlaubt eine Differenzierung in Genotypen.

2 Pathogenese

Pathogenese

- Nach Aufnahme im Respirationstrakt vermehrt
  sich das Virus in Nasen-Rachen-Raum und
  regionalen Lymphknoten
- Nach etwa 12 bis 24 Tagen kommt es zu einer
  3 bis 5 Tage anhaltenden virämischen
  Ausbreitung in verschiedene Organe
- Insbesondere befallen werden Speicheldrüsen,
  Pankreas, Hoden und Ovarien sowie Meningen

F2

Nach Aufnahme im Respirationstrakt vermehrt sich das Virus in Nasen-Rachenraum und regionalen Lymphknoten. Nach etwa 12–24 Tagen kommt es zu einer 3–5 Tage anhaltenden virämischen Ausbreitung in verschiedene Organe, insbesondere befallen werden Speicheldrüsen, Pankreas, Hoden und Ovarien sowie Meningen. [F2]

3 Klinisches Bild

Die Inkubationszeit beträgt durchschnittlich 16–18 Tage mit einer Schwankungsbreite von 2–4 Wochen.

Die Erkrankung beginnt mit einem uncharakteristischen Prodromalstadium: moderate Temperaturerhöhung, Kopfschmerzen, Krankheitsgefühl, Muskelschmerzen.

3.1 Typischer Krankheitsverlauf

Das typische Symptom Parotitis, einseitig oder beidseitig, tritt bei 30–40 % der Erkrankten

Typischer Krankheitsverlauf

- Inkubationszeit 16-18 Tage (14-28 Tage)
- Uncharakteristisches Prodromalstadium:
  moderate Temperaturerhöhung, Kopfschmerzen,
  Krankheitsgefühl, Muskelschmerzen
- Typische Parotitis, einseitig oder beidseitig, bei
  30-40 % der Erkrankten innerhalb der ersten
  beiden Krankheits-tage; binnen 7-10 Tagen
  klingen die Schwellungen ab
- Bei Vorschulkindern verläuft Mumps gelegentlich
  als Erkrankung der unteren Atemwege
- Bis zu 20 % der Infektionen verlaufen
  asymptomatisch

F3

innerhalb der ersten beiden Krankheitstage auf. Zuerst werden Ohrenschmerzen geschildert, bei der Untersuchung zeigt sich eine Berührungsempfindlichkeit im Kieferwinkel. Betroffen können weitere Speicheldrüsen sein. Binnen 7–10 Tagen klingen die Schwellungen ab. Bei Vorschulkindern verläuft Mumps gelegentlich als Erkrankung der unteren Atemwege. Bis zu 20 % der Infektionen verlaufen asymptomatisch. [F3]

3.2 Komplikationen

Komplizierte Verläufe weisen als führendes Erscheinungsbild auf:

3.2.1 die (allerdings meist leicht verlaufende und binnen 3–10 Tagen folgenlos ausheilende) symptomatische **Meningitis**: 15–20 % der Erkrankten; dabei liegt der asymptomatische Befall der Hirnhäute mit 50–60 % der Erkrankten weit höher.

3.2.2   **Enzephalitis** als Mumpskomplikation ist selten (1–2/100.000 Erkrankungen).

3.2.3   **Orchitis**: etwa 50 % der postpubertär erkrankten Jugendlichen männlichen Geschlechts; einseitig oder beidseits (30 %) auftretend; plötzliche Schwellung, Druckempfindlichkeit, Schwindel, Erbrechen, Fieber; nach oder zusammen mit Parotitis oder auch als einziges klinisches Symptom; kann zu Hodenatrophie unterschiedlichen Grades führen, selten zu Sterilität.

3.2.4   **Oophoritis** bei etwa 5 % der postpubertär erkrankten weiblichen Jugendlichen, meist folgenlos.

3.2.5   **Pankreatitis**: bei 2–5 % der Erkrankten; kann mit und ohne Parotitis auftreten, erhöhter Blutzuckerspiegel nur vorübergehend, als Ursache von Diabetes mellitus nicht bewiesen.

Komplikationen

- Meningitis: 15-20 % der Erkrankten
- Enzephalitis ist selten (1-2/100.000 Erkrankungen)
- Orchitis: etwa 50 % der postpubertär erkrankten männlichen Jugendlichen; einseitig oder beiseits (30 %)
- Oophoritis bei etwa 5 % der postpubertär erkrankten weiblichen Jugendlichen, meist folgenlos
- Pankreatitis: bei 2-5 % der Erkrankten
- Plötzlich auftretende, meist einseitige (80 %) Taubheit (1/20.000 Erkrankte), permanente Schädigung
- Myokardschädigungen sind selten

F4

3.2.6   Gefürchtet ist eine plötzlich auftretende, meist einseitige (80 %) **Taubheit** (1/20.000 Erkrankte), die zu permanenter Schädigung führt.

3.2.7   **Myokardschädigungen**, die sich meist nur elektrographisch verifizieren lassen, sind selten.

Tödliche Verläufe einer Mumpserkrankung sind außerordentlich selten. [F4]

4   Diagnose und Differentialdiagnose

Ist eine Parotitis vorhanden, lässt sich die Diagnose leicht klinisch stellen.

4.1.   Serologie

Für die Routinediagnostik empfiehlt sich die serologische Bestätigung durch den Nachweis spezifischer IgM- und IgG-Antikörper mittels ELISA. IgM-Antikörper sind bereits während der ersten Tage nachweisbar, mit den höchsten Werten nach einer Woche. Bei geimpften Personen kann der IgM-Ak-Nachweis negativ ausfallen. Der Bestimmung der Serokonversion von IgG-Antikörpern dient ein Serumpaar, entnommen zum Erkrankungsbeginn und etwa 2 Wochen später.

4.2. Direkter Erregernachweis

In speziellen Fällen Virusanzucht oder Nachweis der Virus-RNA mittels PCR aus Abstrichmaterial (von der Einmündung der Speicheldrüsengänge), Speichel, Liquor, Urin oder Biopsiematerial. [F5]

4.3 Subdifferenzierung

Die molekularbiologische Subdifferenzierung ist mittels Puls-Feld-Gel-Elektrophorese (PFGE) möglich.

5 Therapie

Eine spezifische Therapie steht nicht zur Verfügung. Wenn erforderlich, symptomatische Therapie mit Analgetica und Antipyretika. [F6]

6 Epidemiologie

Mumps ist eine weltweit auftretende Erkrankung des Menschen.

6.1 Infektionsquelle und Übertragungsweg

Die Übertragung erfolgt aerogen durch Tröpfcheninfektion oder durch direkten Kontakt mit Nasen-Rachen-Sekreten eines Infizierten (klinisch oder asymptomatisch Erkrankten).

6.2 Die **Ansteckungsfähigkeit** beginnt 6–7 Tage vor und bis zu 9 Tagen nach Erkrankungsbeginn. Nach der Exposition einer nicht immunen Person muss man mit deren Ansteckungsfähigkeit nach 12–25 Tagen rechnen. [F7]

6.3   Der **Häufigkeitgipfel** des Mumps lag in der Periode vor Einführung der Impfung in der Altersgruppe der 5- bis 9-Jährigen. Jugendliche im Alter von 14–15 Jahren wiesen zu 90 % Mumpsantikörper auf. Untersuchungen von Erwachsenen in verschiedenen Ländern und Altersgruppen zeigten differente Ergebnisse, in einigen Studien lag die Seroprävalenz unter 50 %.

6.4   Saisonalität

In tropischen und subtropischen Ländern sind Erkrankungen ganzjährig möglich. Ganzjähriges Auftreten gilt auch für die gemäßigten Klimazonen, mit einem Erkrankungsgipfel im Winter und Frühjahr.

6.5   Epidemiologische Situation

6.5.1   Weltweite Situation

In den meisten Ländern wird die Inzidenz des Mumps vor Einführung der Impfung mit 100–1.000/100.000 der Bevölkerung angegeben. Mumpsepidemien ereignen sich im Abstand von 2–3 Jahren. Die Begründung für die Einführung der Impfung ist zum einen in den hohen sozioökonomischen Auswirkungen der Krankheit (Abwesenheit von Schule, Ausbildung, Militärdienst) und andererseits den verursachten Komplikationen zu sehen, von denen die Taubheit am meisten gefürchtet ist.

Bisher haben weit mehr als die Hälfte der Mitgliedsländer der WHO die Impfung eingeführt, in den letzten Jahren überwiegend als zweimalige MMR-Impfung. Einzelheiten zu den nationalen Impfkalendern der Mitgliedsländer der WHO sind der nebenstehenden Internetadresse zu entnehmen. [F8]

**Nationale Impfkalender
Globale Übersicht 2008**

WHO:

Vaccine Preventable Disease Monitoring System
Stand 6/2010

http://apps.who.int/immunization_monitoring/
en/globalsummary/scheduleselect.cfm

Selection: Region ... -
            Country...-
            MMR/MMRV/MM/MR/Mumps

F8

In Ländern mit landesweiten Impfprogrammen und hohen Impfraten sank die Mumpsinzidenz dramatisch ab. In einigen Ländern (Finnland, USA) ist das Ziel der Elimination nahezu erreicht. Die WHO räumt den Impfungen gegen Masern und Röteln/angeborenen Röteln eine höhere Priorität als der Mumpsimpfung ein. Sie empfiehlt die Impfung den Ländern, sofern ein qualifiziertes Impfprogramm besteht, die finanziellen Voraussetzungen bestehen, eine Impfrate von mehr als 80 % erzielbar ist und die Krankheit als gesundheitspolitisch relevant angesehen wird.

6.5.2　Europäische Region

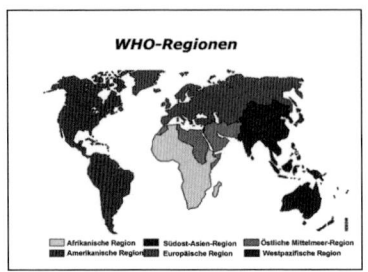

F9

Gegenüber den vom Regionalkomitee unter Befürwortung aller Mitgliedsländer erklärten Zielen der Elimination der Masern und der Röteln/ angeborenen Röteln ist die Kontrolle des Mumps nachrangig. Dennoch sind große Fortschritte bei Impfung und Zurückdrängung der Krankheit erzielt worden. In einigen Ländern ist Mumps bereits eine Seltenheit geworden. [F9]

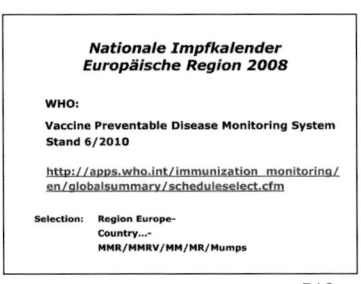

F10

Die Mumps-Impfung ist in allen Mitgliedsländern der europäischen WHO-Region eingeführt. In über 80 % der Länder ist die 2-malige MMR-Impfung Bestandteil des Impfkalenders. Wenige Länder impfen nur einmal, einige verwenden neben MMR noch teilweise Masern-Mumps- und Masern-Röteln-Impfstoffe konventioneller einheimischer Produktion. Einige Länder haben kürzlich neben dem MMR-Impfstoff einen 4-fach-Lebendimpfstoff gegen Masern, Mumps, Röteln und Varizellen (MMRV) in den Impfkalender aufgenommen. Einzelheiten zu den nationalen Impfkalendern der europäischen Region sind der nebenstehenden Internetadresse zu entnehmen. [F10]

6.5.3　Deutschland

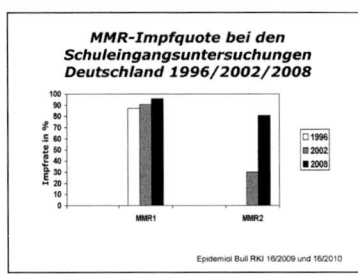

F11

Der Kombinationsimpfstoff MMR wird seit einigen Jahren überwiegend angewendet. Die Impfraten der ersten und zweiten MMR-Impfung haben sich in den vergangenen Jahren deutlich erhöht und betrugen 2008 bei der Einschulungsuntersuchung 95,9 % für die erste und 81 % für die zweite Impfung. [F11]
Einschränkend ist zu bemerken, dass die regionalen Unterschiede der Impfraten noch erheblich sind und die Impfungen häufig verspätet und nicht zu den empfohlenen Terminen durchgeführt werden.
Neben dem MMR-Impfstoff wird in Deutschland zunehmend ein 4-fach-Lebendimpfstoff gegen Masern, Mumps, Röteln und Varizellen (MMRV) angewendet, ebenfalls als 2-malige Impfung.

7 Prävention und Kontrolle

7.1 Allgemeine Präventionsmaßnahmen

Maßnahmen für Patienten und Kontaktpersonen

An Mumps erkrankte Patienten sollten bei stationärer Behandlung von anderen Patienten getrennt untergebracht werden.

Maßnahmen **bei Erkrankten**: Personen, die an Mumps erkrankt oder dessen verdächtig sind, dürfen in Gemeinschaftseinrichtungen keine Lehr-, Erziehungs-, Pflege-, Aufsichts- oder sonstigen Tätigkeiten ausüben, bei denen sie Kontakt zu den dort Betreuten haben, bis nach ärztlichem Urteil eine Weiterverbreitung der Krankheit durch sie nicht mehr zu befürchten ist. Entsprechend dürfen auch die in Gemeinschaftseinrichtungen Betreuten, die an Mumps erkrankt sind, die dem Betrieb der Gemeinschaftseinrichtung dienenden Räume nicht betreten, Einrichtungen der Gemeinschaftseinrichtung nicht nutzen und an Veranstaltungen der Gemeinschaftseinrichtung nicht teilnehmen.

Eine **Wiederzulassung** zu Gemeinschaftseinrichtungen kann nach Abklingen der klinischen Symptome, frühestens 9 Tage nach Ausbruch der Erkrankung erfolgen. Ein schriftliches ärztliches Attest ist nicht erforderlich.

Maßnahmen **bei Kontaktpersonen**: Personen, die in der Wohngemeinschaft Kontakt zu einer ärztlich bestätigten Mumpserkrankung (oder einem Verdachtsfall) hatten, dürfen eine Gemeinschaftseinrichtung für die Dauer der mittleren Inkubationszeit von 18 Tagen nicht besuchen oder nicht in ihr tätig sein. Dies entfällt, wenn sie nachweislich früher bereits an Mumps erkrankt waren, früher bereits geimpft wurden (bei nur einmaliger Impfung wird aktuell die 2. Dosis gegeben) sowie nach postexpositioneller Schutzimpfung, falls diese innerhalb von 3 (maximal 5) Tagen nach erstmals möglicher Exposition erfolgte.

7.2 Entwicklung der Impfung

Die Isolierung des Mumpsvirus im Jahr 1945 schuf die Voraussetzung für die Entwicklung und Zulassung eines ersten inaktivierten Mumps-Impfstoffs im Jahre 1948. Er wurde bis in die 1970er Jahre in begrenztem Umfang verwendet, induzierte jedoch nur eine kurzdauernde Immunität. 1967 wurde der erste Mumps-Lebendimpfstoff in den USA zugelassen und 1977 für die Routineimpfung empfohlen. Weitere Mumps-Lebendimpfstoffe wurden in Russland (damalige UdSSR), in Japan, der Schweiz und Kroatien (damals Jugoslawien) entwickelt. [F12]

7.2.1　Impfstoffe

Mumps-Impfstoffe sind attenuierte Lebend-Impfstoffe. Weltweit sind gegenwärtig mehr als 13 verschiedene Mumps-Impfstoffe verfügbar. Sie unterscheiden sich hinsichtlich der Impfstämme, unterschiedlichen Vermehrungssubstraten und Herstellungstechnologien. Neben monovalenten Mumps-Impfstoffen sind dies 2- (MM, MR) und vorrangig 3-valente (MMR) Kombinationsimpfstoffe, neuerdings auch 4-valente Kombinationsimpfstoffe unter Einschluss der Varizellenkomponente (MMR-V).

Mumpsimpfung

- Isolierung des Mumpsvirus 1945
- Inaktivierter Mumpsimpfstoff 1948; bis in die 1970er Jahre begrenzte Anwendung, induzierte nur kurz dauernde Immunität
- 1967 attenuierter Mumpslebend-Impfstoff in den USA zugelassen
- Weitere Mumpslebend-Impfstoffe in Japan Kroatien, Russland, Schweiz entwickelt

F12

Mumpsimpfstämme

Die wichtigsten Impfstämme sind

|| der Mumpsimpfstamm 'Jeryl Lynn', Grundlage des 1967 zuerst in den USA zugelassenen Impfstoffs,

|| der Stamm 'RIT-4385', abgeleitet von einem Klon des Stamms 'Jeryl Lynn',

|| der Stamm 'Leningrad 3', entwickelt und zuerst 1980 eingesetzt in der damaligen UdSSR,

|| der Stamm 'Leningrad-Zagreb', entwickelt in Zagreb, Kroatien ('Leningrad 3', adaptiert an Hühnerfibroblasten-Zellkulturen),

|| der Stamm 'Urabe Am9', entwickelt in Japan. [F13]

Die wichtigsten Mumps-impfstämme

- 'Jeryl Lynn', Grundlage des 1967 zuerst in den USA zugelassenen Impfstoffs
- 'RIT-4385' (GSK), abgeleitet von einem Klon des Stamms 'Jeryl Lynn'
- 'Leningrad 3' entwickelt und zuerst 1980 eingesetzt in der damaligen UdSSR
- 'Leningrad-Zagreb', entwickelt in Kroatien ('Leningrad 3' an Hühnerfibroblasten-Zellkulturen adaptiert)
- 'Urabe Am9', entwickelt in Japan

F13

Impfstoffe zur Verhütung des Mumps in Deutschland

Die in Deutschland verfügbaren Kombinationsimpfstoffe enthalten als Mumpsimpfviren die Impfstämme 'Jeryl Lynn' oder 'RIT 4385'.

Des Weiteren enthalten diese Kombinationsimpfstoffe

|| als Masern-Impfviren die Impfstämme 'Schwarz' oder 'Edmonston/Enders',

|| als Röteln-Impfvirus den Stamm 'Wistar RA 27/3'

|| und im Falle der MMRV-Impfstoffe als Varizellen-Impfstamm den Stamm '0KA' oder 'OKA Merck'.

[F14]

Impfstämme der in Deutschland zugelassenen Impfstoffe

Die Kombinationsimpfstoffe enthalten
- als Mumpsimpfviren die Impfstämme 'Jeryl Lynn' oder 'RIT 4385'
- als Masernimpfviren die Impfstämme 'Schwarz' oder 'Edmonston/Enders'
- als Rötelnimpfvirus den Stamm 'Wistar RA 27/3'
- und im Falle der MMRV-Impfstoffe als Varizellen- Impfstamm den Stamm '0KA' oder 'OKA Merck'

F14

Zugelassen und auf dem Markt sind

II zwei Kombinationsimpfstoffe gegen Masern, Mumps und Röteln (MMR-Impfstoff): Priorix® und MMRvaxPro® sowie

II zwei Kombinationsimpfstoffe gegen Masern, Mumps, Röteln und Varizellen (MMR-V-Impfstoff): Priorix-Tetra® und ProQuad®. [F15]

Impfstoffe in Deutschland

Zugelassen sind:
- 2 Kombinationsimpfstoffe gegen Masern, Mumps und Röteln (MMR-Impfstoff): Priorix® und MMRvaxPro®
- 2 Kombinationsimpfstoffe gegen Masern, Mumps, Röteln und Varizellen (MMR-V-Impfstoff): Priorix-Tetra® und ProQuad®

Masern- und Mumpsimpfstoffe werden in Kulturen embryonierter Hühnerzellen produziert, Röteln- und Varizellenimpfstoff in unterschiedlichen humanen Diploidzellen

F15

Die Masern- und Mumps-Impfstoffe werden in Kulturen embryonierter Hühnerzellen produziert, der Röteln-Impfstoff sowie der Varizellen-Impfstoff in unterschiedlichen humanen Diploidzellen.

7.2.2   Immunogenität, Effektivität, Schutzdauer

Mumpsimpfstoffe auf der Grundlage der unter 7.2.1 genannten Mumps-Impfstämme erzielen nach einer einmaligen Impfung Serokonversionsraten von bis zu 90 % und darüber. Ausbruchsstudien haben gezeigt, dass die Langzeit-Effektivität geringer und bis auf 60 % vermindert sein kann. Mit einem aus 2 Dosen bestehenden Schema wurde in Großbritannien eine Effektivität von 88 % nachgewiesen. Unterschiede hinsichtlich der Serokonversionsraten nach monovalenten oder Kombinationsimpfstoffen (MMR, MMRV) wurden nicht berichtet.

Es wurde bisher angenommen, dass die Dauer der durch die Impfungen induzierten Immunität mindestens 15 Jahre beträgt. Mumpsausbrüche der vergangenen 10–20 Jahre (in Großbritannien, USA, Moldawien) führen zu Zweifeln, da selbst 2 mal Geimpfte erkrankten. [F16]

Immunogenität und Schutzdauer

- Nach einmaliger Impfung Serokonversionsraten ≥90 %
- Keine Unterschiede der Serokonversionsraten nach monovalenten oder Kombinationsimpfstoffen
- Ausbruchsstudien: Langzeit-Effektivität geringer, kann bis 60 % vermindert sein
- Bisherige Annahme: Schutzdauer mindestens 15 Jahre
- Mumpsausbrüche der vergangenen 10-20 Jahre (Großbritannien, USA, Moldawien) führen zu Zweifeln, da selbst 2mal Geimpfte erkrankten

F16

Landesweite Impfprogramme auf der Grundlage eines 2-Dosen-Schemas und einer Impfrate von jeweils ≥ 95 % führen zu einem dramatischen Rückgang der Mumpsinzidenz.

7.2.3   Impfschemata, Indikationen, Gegenindikationen

In der Mehrzahl der Länder wird der Kombinationsimpfstoff MMR angewendet. Die 1. Impfung wird zu Beginn des 2. Lebensjahrs nach Vollendung des 12. Lebensmonats verabreicht. Der Zeitpunkt der Zweitimpfung differiert, entweder gegen Ende des 2. Lebensjahrs oder im Vorschul- oder Schulalter. Für die Entscheidung des Zeitpunktes der 2. Impfung spielen immunologische Überlegungen und logistische Voraussetzungen die wesentliche Rolle. Der Mindestabstand zwischen beiden Impfungen muss 4 Wochen betragen.

Impfempfehlungen in Deutschland

Die Ständige Impfkommission am Robert Koch-Institut empfiehlt die erste MMR- oder MMR-V-Impfung zwischen dem 11.–14. Lebensmonat, gefolgt von einer zweiten MMR- oder MMR-V-Impfung zwischen dem 15. und 23. Lebensmonat. Die zweite Hälfte des 2. Lebensjahrs wurde gewählt, da die Erreichbarkeit der Kinder durch den Kinderarzt noch weitgehend gewährleistet ist. Als Mindestabstand zwischen beiden Impfungen sind 4 Wochen einzuhalten. [F17]

Empfehlung der Ständigen Impfkommission (STIKO)

- 1. MMR-Impfung 11-14 Lebensmonate
- 2. MMR-Impfung 15-23 Lebensmonate
Mindestabstand zwischen beiden Impfungen 4-6 Wochen

Vor Aufnahme in eine Kindereinrichtung kann die 1. Impfung vor dem 12. Lebensmonat, jedoch nicht vor 9 Lebensmonaten, erfolgen; in diesem Falle die 2. Impfung sofort zu Beginn des 2. Lebensjahrs geben

F17

Bei bevorstehender Aufnahme in eine Kindereinrichtung kann die Impfung vor dem 12. Lebensmonat, jedoch nicht vor dem 9. Lebensmonat, erfolgen. In diesem Falle soll die zweite Impfung sofort zu Beginn des 2. Lebensjahrs durchgeführt werden.

Indikationen Empfohlen wird die MMR-Impfung auch für alle ungeimpften Personen im Gesundheitsdienst, in Gemeinschaftseinrivchtungen und Kinderheimen sowie bei der Betreuung von Immundefizienten.

Impfung bei Mumpsausbruch und Exposition

Eine postexpositionelle Impfung wird

Impfung bei Mumpsausbruch oder Exposition (1)

Eine postexpositionelle Impfung wird empfohlen
- als Riegelungsimpfung zur Bekämpfung von Ausbrüchen, besonders in Kindereinrichtungen
- bei ungeimpften bzw. einmal geimpften Kindern mit aktuellem Kontakt zu an Mumps erkrankten Personen

F18

∥ als Riegelungsimpfung zur Bekämpfung von Ausbrüchen, besonders in Kindereinrichtungen

∥ bei ungeimpften bzw. einmal geimpften Kindern mit aktuellem Kontakt zu an Mumps erkrankten Personen empfohlen. [F18]

Je nach Impfanamnese wird die erste oder zweite MMR-Impfung gegeben. (Anmerkung: In einigen Ländern wird zunehmend dafür plädiert, bei Ausbrüchen auch den vordem bereits 2mal Geimpften eine dritte Impfung zu verabreichen). Zur Verhütung von Folgeerkrankungen der zweiten Generation sollte die postexpositionelle Impfung innerhalb von 3 Tagen (maximal 5 Tagen) nach erstmals möglicher Exposition

Impfung bei Mumpsausbruch oder Exposition (2)

- Je nach Impfanamnese 1. oder 2. MMR-Impfung (Anmerkung: In einigen Ländern wird dafür plädiert, bei Ausbrüchen auch den bereits 2-mal Geimpften eine 3. Impfung zu verabreichen)
- Die postexpositionelle Impfung sollte innerhalb von 3 Tagen (maximal 5 Tagen) nach erstmals möglicher Exposition durchgeführt werden
- In Kindereinrichtungen und Schulen sind Riegelungs-impfungen in der Regel auch nach dem optimalen Zeitpunkt noch sinnvoll, weil dadurch Kontaktfälle, die von den Erkrankten der zweiten Generation ausgehen könnten, verhindert werden

F19

durchgeführt werden. Bei Häufungen in Kindereinrichtungen und Schulen sind Riegelungsimpfungen in der Regel auch nach dem optimalen Zeitpunkt noch sinnvoll, weil dadurch Kontaktfälle, die von den Erkrankten der zweiten Generation ausgehen könnten, verhindert werden. [F19]

Erkrankungsfälle in Kindereinrichtungen und Schulen sollten grundsätzlich dazu genutzt werden, den Impfstatus im Umfeld zu kontrollieren und ggf. durch Impfung zu aktualisieren.

Nachholimpfungen Bis zum vollendeten 18. Lebensjahr sollten nicht durchgeführte Impfungen nachgeholt werden. Darüber hinaus gibt es für die in diesem Kapitel genannten Impfstoffe keine Altersbegrenzung (außer MMRV; dieser Impfstoff ist nur bis zum Alter von 13 Jahren zugelassen).

Die exakten Anwendungsvorschriften und Altersbegrenzungen für die unterschiedlichen Impfstoffe sind den jeweiligen Fachinformationen zu entnehmen.
(Anmerkung: 2010 traten aktualisierte STIKO-Empfehlungen in Kraft: In diesen wurden erweiterte Indikationsimpfungen gegen Masern (vorzugsweise mit MMR-Impfstoff) für nach 1970 Geborene empfohlen, nachzulesen unter Abschnitt 7.2.3 des Kapitels 10 Masern.)

Gegenindikationen

Die Impfung ist kontraindiziert
- bei Überempfindlichkeit gegen im Impfstoff enthaltene Bestandteile
- bei beeinträchtigter Immunfunktion (angeborene oder erworbene Immundefekte, schwere HIV-Infektion, Leukämie oder Lymphom, Malignom; Behandlung mit hoch dosierten Steroiden, alkylierenden Substanzen oder Amtimetaboliten)
- während der Schwangerschaft; außerdem sollte eine Schwangerschaft über einen Zeitraum von 3 Monaten nach der Impfung vermieden werden
- die Gabe von Immunglobulinen kann die Wirksamkeit des Impfstoffs für 3–11 Monate beeinträchtigen, nach Impfung sollte eine solche Gabe frühestens nach 2 Wochen erfolgen. [F20]

Kontraindikationen

- Überempfindlichkeit gegen im Impfstoff enthaltene Bestandteile
- Beeinträchtigte Immunfunktion
  - angeborene oder erworbene Immundefekte, schwere HIV-Infektion, Leukämie oder Lymphom, Malignom; Behandlung mit hoch dosierten Steroiden, alkylierenden Substanzen, Antimetaboliten
- Schwangerschaft
- Immunglobuline können die Wirksamkeit des Impfstoffs für 3-11 Monate beinträchtigen, nach Impfung sollte eine solche Gabe frühestens nach 2 Wochen erfolgen

F20

Bei einer akuten ernsthaften Erkrankung sollte die Impfung auf einen späteren Zeitpunkt verschoben werden. Leichte Infekte, auch mit geringer Temperaturerhöhung, stellen im Allgemeinen keine Kontraindikation für eine Impfung dar. [F21]

Hühnereiweißallergie: In Kulturen embryonierter Hühnerzellen hergestellte Impfstoffe können minimale Mengen von Hühnereiweiß enthalten. Anaphylaktische Reaktionen nach diesen Impfstoffen sind eine außerordentliche Seltenheit. Personen, die in der Anamnese eine Überempfindlichkeitsreaktion vom Soforttyp nach dem Verzehr von Hühnereiweiß angeben, können nach entsprechender Aufklärung geimpft werden. Für den Fall einer anaphylaktischen Reaktion sollte Vorsorge getroffen werden (Nachbeobachtung, vorbereitete Behandlungsmaßnahmen).

7.2.4 Sicherheit, Reaktogenität und Komplikationen

Nachfolgende Darstellung beschränkt sich auf den Kombinationsimpfstoff gegen Masern,

Mumps und Röteln (MMR-Impfstoff) mit besonderer Berücksichtigung der Mumpskomponente. Im Detail sind diese Ausführungen zur Sicherheit in den ´Hinweisen der STIKO für Ärzte zum Aufklärungsbedarf über mögliche unerwünschte Wirkungen bei Schutzimpfungen/Stand: 2007´ enthalten. Darüber hinaus werden Stellungnahmen der WHO zur Sicherheit von Mumps-Impfstoffen verwendet. [F22]

Lokal- und Allgemeinreaktionen: Als Ausdruck der normalen Auseinandersetzung des Organismus mit dem Impfstoff kann es häufig innerhalb von 1–3 Tagen, selten länger anhaltend (bei bis zu 5 % der Impflinge), an der Impfstelle zu Rötung, Schmerzhaftigkeit und Schwellung kommen; gelegentlich auch verbunden mit einer Schwellung der zugehörigen Lymphknoten sowie häufigen Allgemeinsymptomen wie leichter bis mäßiger Temperaturerhöhung (5–15 % der Impflinge), Kopfschmerzen, Mattigkeit, Unwohlsein oder Magen-Darm-Erscheinungen.

Im Abstand von 1–4 Wochen nach der Impfung können bei etwa 2 % der Impflinge Symptome im Sinne einer leichten, nicht übertragbaren ´Impfkrankheit´ auftreten: Fieber, verbunden mit einem schwachen masernähnlichen Ausschlag. Auch eine leichte Schwellung der Ohrspeicheldrüse kann gelegentlich auftreten. Von Jugendlichen und Erwachsenen (sehr selten bei Kindern) sind vorübergehende Gelenkbeschwerden (Arthralgie) berichtet worden. Selten werden eine vorübergehende leichte Hodenschwellung oder eine ebenfalls leichte und vorübergehende Reaktion der Bauchspeicheldrüse (Enzymanstieg) beobachtet. **In der Regel sind diese genannten Lokal- und Allgemeinreaktionen vorübergehender Natur und klingen rasch und folgenlos wieder ab.**

Komplikationen: Im Zusammenhang mit einer Fieberreaktion kann es beim Säugling und jungen Kleinkind selten einmal auch zu einem Fieberkrampf (in der Regel ohne Folgen) kommen.

Allergische Reaktionen (meist auf im Impfstoff enthaltene Begleitstoffe wie Gelatine oder Antibiotika) sind sehr selten; über allergische Sofortreaktionen (anaphylaktischer Schock) wurde nur in Einzelfällen berichtet. Sehr selten werden bei Jugendlichen und Erwachsenen nach der Impfung länger anhaltende Gelenkentzündungen (Arthritiden) beobachtet.

Über Hautblutungen bei verminderter Blutplättchenzahl (thrombozytopenische Purpura) wurde in Einzelfällen berichtet, rasches und folgenloses Abklingen ist die Regel, schwerere Verläufe wurden in Einzelfällen berichtet. Sehr selten werden bei Jugendlichen und Erwachsenen länger anhaltende Gelenkentzündungen (Arthritiden) beobachtet.

Bei den in Deutschland zugelassenen Mumps-Impfstoffen (Mumpsvirus-Impfkomponenten in Kombinationsimpfstoffen) auf der Grundlage des ´Jeryl Lynn´-Impfstammes oder vom Mumps-Impfstamm ´Jeryl Lynn´ abgeleiteten Impfvirus ´RIT 4385´ finden sich weltweit nur seltene Berichte über eine Meningitis nach Impfung, Fälle von virologisch bestätigter impfassoziierter Meningitis wurden bisher nicht berichtet.

2006 sichtete das Global Advisory Committee on Vaccine Safety (GACVS) die Nebenwirkungen der unterschiedlichen Mumps-Impfstoffe mit dem Schwerpunkt Impfmeningitis. Zu Impfmeningitisraten und vermehrtem Auftreten nach Impfaktionen mit Impfstoffen auf der Grundlage der Stämme Urabe Am9, Leningrad–Zagreb, Hoshino, Torii and Miyahara lagen Studienergebnisse vor. Allerdings erschwerten die unterschiedlichen Studienbedingungen die vergleichende Auswertung. Hinsichtlich der Impfstämme ´Jeryl Lynn´ und ´RIT 4385´ fanden sich nur sehr niedrige Raten von Impfmeningitis und keine virologisch bestätigte Meningitis. Für den ´Leningrad-3´- Stamm waren die Daten für eine Beurteilung nicht ausreichend.

Das GACVS hielt die Sicherheit aller untersuchten Impfstämme für akzeptabel.

Hypothesen und unbewiesene Behauptungen: Hypothesen hinsichtlich einer Verursachung oder Begünstigung von Morbus Crohn durch die Masern-Impfung oder Autismus durch die MMR-Impfung werden zwar gelegentlich vertreten und verbreitet, es gibt jedoch keine wissenschaftlichen Hinweise, die einen solchen Zusammenhang beweisen. Zur Thematik liegen eine Vielzahl qualifizierter Studien und Stellungnahmen vor, die keine Evidenz für einen kausalen Zusammenhang der postulierten Krankheiten mit der Impfung finden konnten

7.2.5   Übertragbarkeit des Impfvirus

Mumps-Impfviren sind ebenso wie Masern- und Röteln-Impfviren nicht auf Kontaktpersonen übertragbar. Die Übertragbarkeit erscheint theoretisch möglich, wurde aber in der Praxis bisher nicht beobachtet. (Zur Übertragbarkeit des im 4-fach-Impfstoff MMR-V enthaltenen Varizellen-Impfvirus siehe Kapitel 19 Varizellen).

8   Meldepflicht

In Deutschland besteht keine gesetzliche Meldepflicht für Mumps. In einigen Bundesländern (Brandenburg, Mecklenburg-Vorpommern, Sachsen, Sachsen-Anhalt, Thüringen) existiert auf der Basis von länderspezifischen Meldeverordnungen eine Meldepflicht (Arzt und Labor) für Mumps (Details im Kapitel 45 Surveillance impfpräventabler Krankheiten). Nach § 34 Abs. 6 IfSG hat die Leitung einer Gemeinschaftseinrichtung das zuständige Gesundheitsamt unverzüglich über Mumpserkrankungen, von denen die Einrichtung betroffen ist, zu informieren.

9   Beratung und Spezialdiagnostik

durch das Nationale Referenzzentrum (NRZ) für Masern, Mumps, Röteln [F23]

Beratung

II   zur Diagnostik akuter Infektionen mit Masern-, Mumps-, Rötelnviren, insbesondere bei atypischen, subklinischen und komplizierten Verläufen

II   zu Fragen der Immunität nach natürlicher Krankheit und Impfung

II   zu Impfkomplikationen oder zum Impfversagen.

Beratung und Spezialdiagnostik

Nationales Referenzzentrum für
Masern, Mumps, Röteln

Robert Koch-Institut, Nordufer 20,
13353 Berlin

Leitung: Frau PD Dr. Anette Mankertz
Tel.: +49 (0)30 - 18754–2516, –2308;
Fax: +49 (0)30 - 18754–2598
E-Mail: mankertza@rki.de

F23

Unterstützung

II bei der labordiagnostischen Abklärung von Ausbrüchen und Infektketten sowie

II bei fraglichen Masern-, Mumps-, Rötelnerkrankungen.

Das NRZ führt die genotypische Differenzierung von Wild- und Impfviren durch.

Literatur

RKI-Ratgeber Infektionskrankheiten – Merkblätter für Ärzte. Mumps. Aktualisierte Fassung 2003. >http://www.rki.de<

Mitteilung der Ständigen Impfkommission (STIKO) am RKI: Hinweise für Ärzte zum Aufklärungsbedarf über mögliche unerwünschte Wirkungen bei Schutzimpfungen/ Stand: 2007. Epidemiol Bull RKI 2007 Nr 25. >http://www.rki.de<

Safety of meningococcal vaccine strains. Global Advisory Committee on Vaccine Safety (GACVS), December 2006. Weekly Epidemiol Rec 2007, 82: 20–22.

Mumps virus vaccine. WHO position paper. Weekly Epidemiol Rec 2007; 82: 51–60.

WHO, UNICEF, World Bank. State of the world's vaccines and immunization, 3rd ed. Geneva, World Health Organization, 2009.

Chapter 13. Mumps. In: Epidemiology and Prevention of Vaccine-Preventable Diseases.

The Pink Book: Course Textbook 11th Edition (May 2009). Public Health Foundation, Washington 2009. >http://www.cdc.gov/vaccines/pubs/pinkbook/pink-chapters.htm< (accessed June 18, 2010).

Empfehlungen der Ständigen Impfkommission (STIKO) am Robert Koch-Institut/Stand Juli 2010 und Stand Juli 2011. Epidemiol Bull RKI 30/2010 u. 11. >http://www.rki.de<

WHO vaccine preventable Disease Monitoring System (6/2010)>http://who.int/immunization_monitoring/ en/globalsummary/scheduleselect.cfm< (accessed June 18, 2010).

13 Pertussis

Die Pertussis scheint eine relativ ´neue´ menschliche Erkrankung zu sein und wurde 1609 erstmals mit ihrer typischen Symptomatik von Guillaume de Baillou beschrieben.

In Deutschland wurde Pertussis früher auch ´Stickhusten´ genannt, die Bezeichnung Keuchhusten ist allgemein gebräuchlich. In den englischsprachigen Ländern wird die Erkrankung nach dem typischen Einziehen am Ende der Hustenanfälle als ´whooping cough´ bezeichnet, in Frankreich nach der gleichen Symptomatik als ´Coqueluche´ (Hahnenschrei).

Pertussis kommt weltweit vor und ist nach Schätzungen der WHO besonders in den nicht industrialisierten Ländern jährlich für etwa 16 Millionen Erkrankungen und 200.000 Todesfälle vor allem im Säuglings- und Kindesalter verantwortlich.

1   Erreger – *Bordetella pertussis*

Bordetella pertussis ist ein kleines, unbewegliches, bekapseltes, aerobes, gramnegatives Stäbchenbakterium, das viele Virulenzfaktoren wie Pertussis-Toxin (PT), filamentöses Hämagglutinin (FHA), Trachea-Zytotoxin (TCT), Pertactin (PRN), hitzelabiles Toxin und Adenylatzyklase-Toxin bildet. [F1]

Bordetella pertussis: Virulenzfaktoren

Name	Funktion
• PT	verschiedene (?)
• FHA	Adhärenz an Zielzellen
• PRN	Adhärenz an Zielzellen
• FIM	Adhärenz an Zielzellen
• ACT	Hemmung v. Phagozyten

F1

Auf der Oberfläche des Bakteriums befinden sich äußere Membranproteine und Fimbrien (Agglutinogene); die Zellwand enthält Lipooligosaccharide.

PT als der wesentliche Virulenzfaktor ist nach einem sogenannten A-B-Modell bakterieller Toxine aus unterscheidbaren Untereinheiten (S1–S5) aufgebaut und besitzt enzymatische Aktivität einer alpha-Ribosyltransferase mit dem Substrat der G-Proteine.
Die Erkrankung Pertussis wird nur durch *B. pertussis* und *B. parapertussis* hervorgerufen. Die anderen Mitglieder des Genus sind vor allem tierpathogen oder kommen in der Umwelt vor.

1.1   Antigenvariation, Molekularbiologie

Ein als ´vir´ bezeichneter Genombereich ist in der Lage, bestimmte Virulenzfaktoren in Abhängigkeit von Umweltfaktoren zu exprimieren oder zu unterdrücken. Daraus resultiert, dass die Bakterien in verschiedenen ‚Phasen' vorkommen, die sich je nach Expression der Virulenzfaktoren unterscheiden. Bei längeren Kulturpassagen kann die Phasenverschiebung außerhalb des menschlichen Organismus irreversibel sein.

Im Vergleich zu anderen gramnegativen Stäbchen sind alle Isolate von *B. pertussis* und humane Isolate von *B. parapertussis* fast klonal. Für eine weiterführende epidemiologische Typisierung können geringe Polymorphismen im Bereich von Virulenzgenen von *B. pertussis* mittels Pulsfeldgelelektrophorese (PFGE) oder durch Sequenzierung bestimmter Genombereiche unterschieden werden.

Inwieweit diese Veränderungen Ausdruck der Anpassung des Bakteriums an die Impfung sind, wird kontrovers diskutiert.

Epidemiologische Untersuchungen zeigen, dass Jugendliche und Erwachsene das Hauptreservoir des Erregers sind. In diesen Populationen besteht bisher jedoch kein relevanter Selektionsdruck durch Impfung, sodass bislang die Polymorphismen zu keiner messbaren Wirksamkeitsveränderung der Impfstoffe geführt haben.

2   Pathogenese

Die Bakterien haften zunächst im Nasopharynx, die Vermehrung von *B. pertussis* und *B. parapertussis* erfolgt dann auf dem zilientragenden Epithel der tieferen Atemwegsschleimhäute.

Gegen Pertussis Geimpfte können nach Keuchhustenkontakt bei einem Ausbruch vorübergehend Bordetellen ausscheiden, auch ohne selbst zu erkranken. Ein lang dauernder asymptomatischer Trägerstatus bei Gesunden ist bisher nicht dokumentiert worden.

Pertussis Schutz vor Reinfektion

- Eine Infektion mit *Bordetella pertussis* sichert nur für etwa 3,5–12 Jahre einen Schutz vor einer Reinfektion
- Diese kann je nach Abstand zur Vorinfektion und abhängig von der Infektionsdosis als banaler Infekt der oberen Atemwege, als sehr lang dauernder quälender Husten, oder als ´klassischer´ Keuchhusten ablaufen

F2

Eine Infektion mit *Bordetella pertussis* sichert nur für etwa 3,5–12 Jahre einen Schutz vor einer Reinfektion. Diese kann je nach Abstand zur Vorinfektion und möglicherweise abhängig von der Infektionsdosis als banaler Infekt der oberen Atemwege, als sehr lang dauernder quälender Husten oder als ´klassischer´ Keuchhusten mit allen Symptomen ablaufen. [F2]

Die Datenlage ist dürftig, da nur schwer zwischen Erst- und Zweitinfektionen unterschieden werden kann und die Symptomatik vielgestaltig ist.

3 Klinisches Bild

Die 'klassische' Symptomatik des Keuchhustens wird in drei Stadien unterteilt:

II Das 'Stadium catarrhale' beginnt mit allgemeinen Symptomen einer Infektion der oberen Atemwege, wie Rhinorrhoe, aber meist ohne Fieber. In diesem Stadium ist die Ansteckungsfähigkeit besonders groß (Dauer ca. 1–2 Wochen).

II Im zweiten 'Stadium convulsivum' wird das Vollbild des Keuchhustens mit paroxysmalen, evtl. mehrfach aufeinander folgenden, stakkatoartigen Hustenattacken (besonders nachts), inspiratorischem Ziehen am Ende der Attacken, Würgen und Erbrechen beobachtet. Petechien, Konjunktivalblutungen und Zungenbandgeschwüre können auftreten (Dauer im Mittel 3–6 Wochen, gelegentlich auch länger).

'Klassisches' klinisches Bild

- *'Stadium catarrhale'* (1 bis 2 Wochen): allgemeine Atemwegssymptomen, meist ohne Fieber; hohe Ansteckungsfähigkeit

- *'Stadium convulsivum'*: paroxysmale Hustenattacken (besonders nachts), inspiratorisches Ziehen am Ende, Würgen und Erbrechen, Petechien, (~3-6 Wochen)

- *'Stadium decrementi'*: Intensität und Frequenz der Hustenattacken abnehmend (~2-6 Wochen, bis zu 10 Wochen)

F3

II Im dritten 'Stadium decrementi' nimmt die Intensität und Frequenz der Hustenattacken langsam ab (Dauer im Mittel 2–6 Wochen, bis zu 10 Wochen möglich). [F3]

In einer weitgehend geimpften Bevölkerung wird dieses Vollbild der Erkrankung vor allem bei Ungeimpften, mitunter aber auch bei etwas älteren geimpften Kindern beobachtet.

3.1 Variationen des klinischen Bildes

Neugeborene und junge Säuglinge: Bei Neugeborenen und jungen Säuglingen fehlen je nach Alter mitunter die typischen Hustenattacken, unspezifische respiratorische Symptome und vor allem Apnoen sind dagegen häufig.

Jugendliche und Erwachsene: Etwa 10–20 % aller Erkrankten, die länger als eine Woche husten, leiden an Pertussis. Das primäre Symptom ist lang anhaltender Husten, in 70–90 % anfallsartig auftretend. Die mittlere Hustendauer beträgt 36–48 Tage. [F4]

Variationen des klinischen Bildes

- *Bei Neugeborenen und jungen Säuglingen* fehlen mitunter die typischen Hustenattacken, unspezifische respiratorische Symptome und vor allem Apnoen sind dagegen häufig

- *Jugendliche und Erwachsene:* Etwa 10–20 % aller Erkrankten mit ≥1 Woche anhaltendem Husten leiden an Pertussis; in 70–90 % anfalls-artig auftretend; Ø Hustendauer 36–48 Tage

F4

3.2   Letalität, Komplikationen, Folgezustände

Neugeborene und junge Säuglinge: In dieser Gruppe sind schwere Komplikationen wie Apnoen, Enzephalopathien und Pneumonien am häufigsten. Bei unter 6 Monate alten stationär behandelten Säuglingen wurden in 75 % eine Pneumonie, in 25 % eine beatmungspflichtige Apnoe, in 14 % Krampfanfälle und in 5 % eine Enzephalopathie diagnostiziert (Mehrfachkomplikationen enthalten). [F5]

Letalität, Komplikationen, Folgen bei sehr jungen Kindern

- schwere Komplikationen (Pneumonien, Apnoen, Enzephalopathien) am häufigsten

- bei unter 6 Monate alten stationär behandelten Säuglingen wurden Pneumonien (75 %), beatmungspflichtige Apnoe (25 %), Krampfanfälle (14 %) und Enzephalopathien (5 %) diagnostiziert

F5

Ältere Kinder: Komplikationen sind in dieser Gruppe vor allem Pneumonie und Otitis media.

Jugendliche und Erwachsene: Bei einem Viertel der Erkrankten, bei > 60-Jährigen sogar in über 40 %, führt Pertussis zu Komplikationen: Gewichtsverlust, Krampfanfälle, Synkopen, Pneumonie (ca. 10 %), Otitis media, Inkontinenz, Pneumothorax, Rippenbrüche und Leistenhernien. [F6]

Komplikationen bei älteren Kindern, Jugendlichen und Erwachsenen

- *Ältere Kinder:* insbesondere Pneumonie, Otitis

- *Jugendliche und Erwachsene:* 25 %, bei >60-Jährigen >40 % Komplikationen: Krampfanfälle, Synkopen, Pneumonie (~10 %), Otitis media, Inkontinenz, Pneumothorax, Rippenbrüche, Leistenhernien

F6

Pro Jahr werden in Deutschland etwa 1–2 Todesfälle gemeldet, die vor allem Säuglinge betreffen. Aufgrund von Untersuchungen aus dem Vereinten Königreich ist von einer erheblichen Dunkelziffer mit einer größeren Zahl von Todesfällen auszugehen.

4   Diagnose und Differentialdiagnose

Die Labordiagnose der Pertussis basiert auf dem Nachweis des Erregers durch PCR oder auch Kultur und/oder auf dem Nachweis von Antikörpern gegen Antigene von *B. pertussis*, vor allem PT.

Die Sensitivität der PCR ist bei Säuglingen mit etwa 70–80 % ausreichend, bei älteren geimpften Kindern, bei Jugendlichen und Erwachsenen mit 5–20 % unbefriedigend.

Der Erregernachweis erfolgt aus nasopharyngealen Sekreten oder tiefen nasopharyngealen Abstrichen.

Der serologische Nachweis ist wenig standardisiert. Ein Anstieg der Antikörper gegen PT um das Doppelte oder der einmalige Nachweis eines deutlich über einer altersentsprechenden Norm liegenden Titers von IgG-anti-PT kann die Diagnose sichern.

Labordiagnose

- **Erregernachweis** aus nasopharyngealen Sekreten/Abstrichen durch PCR oder Kultur u/o
- **Nachweis von Antikörpern** gegen Antigene von *B. pertussis*, vor allem Pertussistoxin (PT)
- **Sensitivität der PCR** bei Säuglingen 70-80 %, bei älteren geimpften Kindern, bei Jugendlichen und Erwachsenen nur 5–20 %
- **PT-AK-Anstieg** um das Doppelte oder Nachweis eines IgG-anti-Pertussis-Titers über Altersnorm
- **Serologie** nach Impfung mit aP-Impfstoffen für etwa 12–36 Monate nur schwer interpretierbar

F7

Serologische Untersuchungen sind nach einer Impfung mit azellulären Impfstoffen für etwa 12–36 Monate nicht oder nur eingeschränkt zu interpretieren. [F7]

Neben *B. pertussis* und *B. parapertussis* können auch andere Erreger pertussiforme Symptome verursachen, so z. B. Adenoviren, Respiratory Syncytial Viren (RSV), humane Parainfluenzaviren, Influenzavirus B, *Mycoplasma pneumoniae*, Rhinoviren. Infektionen mit mehr als einem Erreger sind nicht selten, Doppelinfektionen mit RSV und *B. pertussis* werden häufig bei Säuglingen gefunden.

5 Therapie und Management

Eine antibiotische Behandlung führt bei Kindern nur im frühen Stadium zu einer Linderung der Symptome und einer Verkürzung der Krankheitsdauer. Epidemiologische Studien bei Erwachsenen zeigten, dass eine antibiotische Therapie wegen des späten Beginns meist keinen Einfluss auf den Verlauf hat, sie ist aber bis zu 4 Wochen nach Hustenbeginn sinnvoll, um weitere Übertragungen zu verhindern. Nach einer antibiotischen Therapie von 7 Tagen mit Erythromycin oder Clarithromycin (bzw. 3–5 Tagen bei Azithromycin) ist eine Übertragung unwahrscheinlich. [F8]

Antibiotische Behandlung

- *bei Kindern* im frühen Stadium Linderung und Verkürzung der Krankheitsdauer
- *bei Erwachsenen* wegen des späten Beginns meist keinen Einfluss auf den Verlauf; bis zu 4 Wochen nach Hustenbeginn sinnvoll, um weitere Übertragungen zu verhindern
- nach Behandlung über 7 Tage (Erythromycin oder Clarythromycin bzw. 3–5 Tage bei Azithromycin) Übertragung unwahrscheinlich

F8

Die antibiotische Behandlung erfolgt in der Regel mit einem Makrolid. Bei Neugeborenen und jungen Säuglingen wird nach wie vor mit Erythromycin behandelt. Erythromycin und Clarithromycin sind als Saft und i. v.-Lösung einsetzbar, Azithromycin ist für Kinder ab 6 Monate zugelassen.

Für Kleinkinder, Schulkinder, Jugendliche und Erwachsene haben sich Clarithromycin und Azithromycin in Studien als gleichwertig gegenüber Erythromycin erwiesen, sind aber insgesamt besser verträglich.

Die empfohlene Therapiedauer hängt vom angewendeten Präparat ab: Bei Erythromycin und Clarithromycin werden 7 Tage, bei Azithromycin 3–5 Tage empfohlen.

6   Epidemiologie

Reservoir

- Mensch: einziger Wirt von *B. pertussis*; *B. para-pertussis* bei Mensch und Schaf isoliert; *B. bronchiseptica* ist bei einer Vielzahl von Tierspezies verbreitet
- Annahme: *B. pertussis* hat sich vor relativ kurzer Zeit von einem tierpathogenen zu einem humanpathogenen Bakterium adaptiert

F9

6.1   Reservoir und Übertragungswege

Der Mensch ist der einzige Wirt von *B. pertussis*; *B. parapertussis* wurden beim Menschen und bei Schafen isoliert; *B. bronchiseptica* ist bei einer Vielzahl von Tierspezies verbreitet. Es wird daher angenommen, dass *B. pertussis* sich vor relativ kurzer Zeit von einem tierpathogenen zu einem humanpathogenen Bakterium adaptiert hat. [F9]

B.-pertussis-Infektionen kommen auch bei hohen Durchimpfungsraten mit periodischen Wellen etwa alle 3–5 Jahre endemisch vor. Länder mit hohen Impfraten im Säuglings- und Kleinkindesalter zeigen bei insgesamt niedriger Inzidenz eine relative Häufung bei ungeimpften oder nicht ausreichend geimpften Säuglingen sowie bei älteren Kindern, Jugendlichen und Erwachsenen. Erwachsene spielen eine wichtige Rolle bei der Verbreitung der Erreger auf ungeschützte Säuglinge.

Ansteckungsfähigkeit

- Pertussis ist hoch kontagiös; es erkranken bis zu 90 % der engen empfänglichen Kontaktpersonen
- Bereits eine niedrige Keimdosis von etwa 100 koloniebildenden Einheiten (cfu) kann zur Ansteckung führen

F10

6.2   Ansteckungsfähigkeit

Pertussis ist hoch kontagiös; es erkranken bis zu 90 % der engen empfänglichen Kontaktpersonen. Bereits eine niedrige Keimdosis von etwa 100 cfu (koloniebildende Einheiten) kann zur Ansteckung führen. [F10]

Die Erkrankung kann mangels Nestschutz bereits bei sehr jungen Säuglingen auftreten. Weder eine durchgemachte Erkrankung noch eine Impfung hinterlassen eine lang dauernde Immunität, daher kann Pertussis in allen Altersgruppen beobachtet werden.

Risikofaktoren und Risikogruppen

Das Risiko, eine schwere und unter Umständen lebensbedrohliche Erkrankung zu entwickeln, ist bei jungen ungeimpften Säuglingen am höchsten

F11

6.3   Risikofaktoren und Risikogruppen

Das Risiko, eine schwere und unter Umständen lebensbedrohliche Infektion zu entwickeln, ist bei jungen ungeimpften Säuglingen am höchsten. [F11]

6.4 Saisonalität und zyklischer Verlauf

Pertussis tritt ganzjährig auf. Es gibt Länder mit einer Krankheitshäufung im Winter und solche mit einer Häufung im Sommer. Daneben treten alle 3–5 Jahre epidemiologische Wellen auf, in denen die Krankheitshäufigkeit auf das Drei- bis Fünffache steigt. [F12]

Saisonalität und Krankheitszyklus

- Pertussis tritt ganzjährig auf; es gibt Länder mit einer Krankheitshäufung im Winter und solche mit einer Häufung im Sommer
- alle 3–5 Jahre treten epidemiologische Wellen auf, in denen die Krankheitshäufigkeit auf das 3- bis 5-Fache steigt

F12

6.5 Epidemiologische Situation

B. pertussis zirkuliert weltweit. In den meisten Ländern gehört Pertussis zu den meldepflichtigen Erkrankungen. In industrialisierten Ländern hat die Zahl der gemeldeten Pertussis-Fälle im vergangenen Jahrzehnt deutlich zugenommen. Es ist nicht sicher, ob die Zunahme der Meldungen durch ein vermehrtes Auftreten der Erkrankung, durch verbesserte diagnostische Möglichkeiten, durch eine größere Aufmerksamkeit bei medizinischem Personal und bei Laien bedingt oder ob eine Kombination aus mehreren Faktoren für den Anstieg verantwortlich ist.

Epidemiologische Situation

- *B. pertussis* zirkuliert weltweit

- In industrialisierten Ländern im vergangenen Jahrzehnt deutliche Zunahme:
  - vermehrtes Auftreten der Erkrankung?
  - verbesserte diagnostische Möglichkeiten?
  - größere Aufmerksamkeit bei medizinischem Personal und bei Laien?
  - oder ist eine Kombination aus mehreren Faktoren für den Anstieg verantwortlich?

F13

6.5.1 Weltweite Verbreitung

Die WHO gibt in ihrer Übersicht die gemeldeten Pertussis-Fälle weltweit an (siehe www.who.int). Trotz großer Erfolge der von WHO und UNICEF koordinierten globalen Impfprogramme werden noch immer die meisten Todesfälle aus Ländern Afrikas und Asiens gemeldet. [F13]

6.5.2 Europa

In Europa werden die Impfraten und die unterschiedlichen Strategien durch eine von der EU geförderte Initiative (EUVACNET) zentral erfasst (www.ssi.dk/EUVAC). Die so gewonnenen Daten weisen auch auf wesentliche Probleme bei der Epidemiologie der Pertussis hin: Meist werden von der Meldepflicht in den Ländern nur die typischen Fälle bei Kleinkindern erfasst, und die Systeme der Erfassung sind von Land zu Land sehr unterschiedlich. So wird beispielsweise bei einer Impfrate von > 95 % in Portugal < 1 Fall pro 100.000 Bevölkerung gemeldet, während in der Schweiz bei ähnlicher Impfrate Inzidenzen von um 200/100.000 berichtet werden.

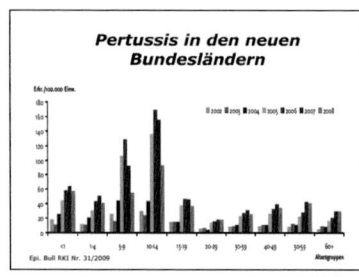

F14

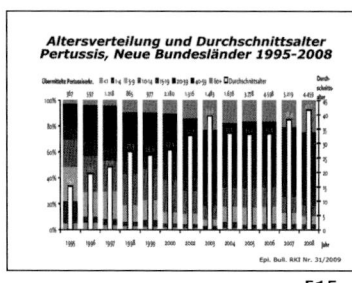

F15

6.5.3 Deutschland

In den neuen Bundesländern existiert eine Meldepflicht für Pertussis. Nebenstehenden Grafiken können die Daten entnommen werden. [F14] [F15]

Die aktuelle Übersicht des Robert Koch-Instituts kann unter der Website des Instituts eingesehen werden (www.rki.de). Im Schnitt liegt die gemeldete Inzidenz in den Ländern zwischen 20 und 50 pro 100.000 Bevölkerung und Jahr, wobei sich in den vergangenen Jahren eine deutliche Verschiebung zu höheren Altersgruppen bemerkbar macht.

7 Prävention und Kontrolle

7.1 Allgemeine Präventionsmaßnahmen

Die Sterblichkeit von Säuglingen und Kleinkindern an Pertussis ist bereits vor Einführung der Impfung durch Maßnahmen einer verbesserten allgemeinen Hygiene in industrialisierten Ländern leicht zurückgegangen.

7.2 Entwicklung der Impfung

Bereits zu Beginn des 20. Jahrhunderts wurden die ersten Keuchhusten-Impfstoffe erprobt. Ein aus abgetöteten Bakterienzellen aus Flüssigkulturen hergestellter Impfstoff wurde in den 40er- und 50er-Jahren des vorigen Jahrhunderts entwickelt und ist mit geringen Modifikationen in vielen Ländern nach wie vor in Gebrauch. Aufgrund der lokalen und systemischen Nebenwirkungen dieser sogenannten 'Ganzzell-Impfstoffe' begann man in den 70er- und 80er-Jahren sogenannte 'azelluläre' Pertussis-Impfstoffe zu entwickeln, die seit den 90er-Jahren in vielen Ländern empfohlen werden, auch in Deutschland.

7.2.1 Impfstoffe (Unterschiede, Impfstämme)
7.2.1.1 Ganzzell-Impfstoffe

Ganzzell-Impfstoffe werden in Flüssigkultur in einem synthetischen Medium (STAINER-SCHOLTE Medium) angezüchtet, thermisch inaktiviert, auf eine bestimmte Bakteriendichte eingestellt und unter Anwendung einer in den 1940er-Jahren entwickelten Methodik mittels einer intrazerebralen Infektion bei Mäusen auf ihren Gehalt hin geprüft. Die Wirksamkeit der Impfung wurde in den 50er-Jahren in Großbritannien nachgewiesen. Die WHO hat festgelegt, dass in Ganzzell-Impfstoffen beide Fimbrientypen der Bakterien (FIM 2 und FIM 3) enthalten sein sollten, sodass fast alle Ganzzell-Impfstoffe zwei oder mehr unterschiedliche Stämme von *B. pertussis* enthalten.

Die Pertussis-Komponente wird fast immer zusammen mit Tetanus- und Diphtherie-Toxoid an Aluminiumsalze adsorbiert und als Kombinationsimpfstoff DTwP (wp: whole cell pertussis) angewendet.

DTwP-Impfstoffe werden in einer Vielzahl von Ländern lokal produziert. Sie sind relativ einfach herzustellen, bergen aber das Problem, dass die Herstellungsverfahren nicht standardisiert sind und keine verlässliche Methodik zur Prüfung der Wirksamkeit der Impfstoffe vor Freigabe existiert.

In Deutschland werden Ganzzell-Impfstoffe nicht mehr vertrieben. Mittelfristig könnten weltweit alle Ganzzell-Impfstoffe durch azelluläre Impfstoffe ersetzt werden.

7.2.1.2 Azelluläre Impfstoffe

Azelluläre Pertussis-Impfstoffe werden aus gereinigten Proteinantigenen eines bestimmten Stammes von *B. pertussis* (Stamm Tohama, ATCC) hergestellt. Die Bakterien werden in Flüssigkultur angezüchtet, die für die Impfstoffe verwendeten Antigene werden aus dem Überstand der Kultur gewonnen bzw. aus Bakterienlysaten gereinigt. Mittels verschiedener Reinigungsverfahren (meist Chromatographie) werden die Antigene in weitgehend reiner Form dargestellt.

Für die industrielle Produktion können PT, FHA, PRN und eine Mischung aus FIM 2 und FIM 3 produziert werden. Zur Inaktivierung der enzymatischen Aktivität des PT und zur Stabilisierung von FHA werden die Produkte mit Glutaraldehyd oder Formaldehyd behandelt. Eine Inaktivierung der Enzymaktivität des PT ist auch durch molekularbiologische Verfahren möglich.

Die in Deutschland zugelassenen und vertriebenen azellulären Pertussis-Impfstoffe enthalten alle PT, FHA und PRN, manche noch FIM 2/3. Die Antigene werden zusammen mit Diphtherie-Toxoid und Tetanus-Toxoid an Aluminiumsalze adsorbiert: ap (ap=acellular pertussis). Eine Zusammenstellung der in Deutschland zugelassenen Pertussis-Impfstoffe nachstehend. [F16] [F17]]

Impfstoffe für Erwachsene mit Pertussis-Komponente (ap)

Impfstoff Hersteller	Komponenten	Pertussis-Antigen	Diphtherie-toxoid	Tetanus-toxoid	Polioviren inaktiviert	Zulassung ab
Boostrix® GSK	Tdap	8 µg PT 8 µg FHA 2,5 µg PRN	2 IE	20 IE		4 Jahren
Boostrix® Polio GSK	Tdap-Polio	8 µg PT 8 µg FHA 2,5 µg PRN	2 IE	20 IE	40 D Typ1 8 D Typ2 32 D Typ3	4 Jahren
Covaxis® SPMSD	Tdap	2,5 µg PT 5 µg FHA 3 µg PRN 5 µg FIM	2 IE	20 IE		4 Jahren
Repevax® SPMSD	Tdap-Polio	2,5 µg PT 5 µg FHA 3 µg PRN 5 µg FIM	2 IE	20 IE	40 D Typ1 8 D Typ2 32 D Typ3	3 Jahren

F16

Zugelassene Impfstoffe zur Grundimmunisierung mit Pertussis-Komponenten

Name	Alter	Pertussis	D	T
Pentavac® (+ IPV + Hib) SPMSD	2 Mo – 5 Jahre	25 µg PT 25 µg FHA	20 IE	40 IE
Infanrix® (I-hexa®: + IPV + Hib + HBV) GSK	Ab 2 Monate	25 µg PT 25 µg FHA 8 µg PRN	30 IE	40 IE

F17

Es ist in Deutschland kein Mono-Impfstoff gegen Pertussis verfügbar, für die Grundimmunisierung und die Auffrischimpfung im frühen Kindesalter stehen die Kombination DTaP zur Verfügung sowie die weiteren Kombinationsimpfstoffe mit inaktivierten Polioviren (IPV), dem Polyribositolphosphat von Haemophilus influenzae Typ b (Hib) und mit Hepatitis-B-Antigen (HBV): 4-, 5- und 6-fach-Impfstoffe. Auffrischimpfungen jenseits des Vorschulalters werden ebenfalls mit Kombinationsimpfstoffen durchgeführt: Tdap und Tdap-IPV.

Die Antigendosis in den Kombinationsimpfstoffen variiert, je nachdem ob sie zur Grundimmunisierung mit höherem Antigengehalt oder zur Auffrischimpfung mit reduziertem Antigengehalt vorgesehen sind.

7.2.2 Immunogenität, Effektivität, Schutzdauer
7.2.2.1. Ganzzell-Impfstoffe (DTwP)
Zur Schutzdauer von Ganzzell-Impfstoffen sind wenige Studien publiziert. Die aus den Studien abgeleiteten Schätzungen zur Schutzdauer schwanken zwischen 4 und 14 Jahren.

7.2.2.2 Azelluläre Impfstoffe (DTaP; Tdap)
Die in Deutschland zugelassenen Impfstoffe haben ihre Wirksamkeit in einer Reihe von randomisierten kontrollierten Studien für Säuglinge und in einer randomisierten kontrollierten Studie für Jugendliche und Erwachsene nachgewiesen. Obwohl die Studien untereinander nur eingeschränkt vergleichbar sind, kann für azelluläre Impfstoffe von einer Effektivität von etwa 85–90 % ausgegangen werden. Deutliche Unterschiede zwischen den einzelnen Impfstoffen mit unterschiedlicher Zusammensetzung konnten bisher nicht beobachtet werden.

Die **Immunogenität** der Impfstoffe betrug in allen Studien > 95 % für die darin enthaltenen Antigene. Die Schutzdauer der Impfstoffe wurde in mehreren Studien untersucht. Die Schutzwirkung bleibt für 5–6 Jahre auf dem nach 3 Grundimmunisierungen erreichten Niveau, um dann sukzessive abzufallen.

Ein einfach messbares Korrelat für die Schutzwirkung von Pertussis-Impfstoffen existiert nicht. Die durch die Impfung induzierten IgG-Antikörper gegen PRN und PT wurden in Studien mit einer Schutzwirkung korreliert.

7.2.3 Sicherheit, Reaktogenität und Komplikationen
Impfstoffe mit Ganzzell-Pertussis-Komponente
Diese induzieren deutliche Lokal- und Allgemeinreaktionen. Die Diskussion um zentralnervöse Komplikationen von Pertussis-Impfstoffen in einer Reihe von Ländern (z. B. Japan, Schweden, Deutschland, Vereinigtes Königreich) hat in den 1970er-Jahren zu einer deutlichen Abnahme der Impfraten und einem dramatischen Wiederanstieg der Pertussis geführt. Diese Diskussion führte dann schließlich zur Entwicklung der azellulären Impfstoffe, die sich durch ein besseres Nebenwirkungsprofil auszeichnen.

Die fast 30 Jahre dauernde Diskussion um die Ganzzell-Impfstoffe hat eine große Anzahl von Studien zu diesem Thema einschließlich einer speziellen umfassenden britischen Studie zu zentralnervösen Komplikationen (National Childhood Encephalopathy Study) und eine zusammenfassende Analyse des Vaccine Safety Committee des US-amerikanischen Institute of Medicine initiiert, deren wesentliche Ergebnisse nachfolgend dargestellt werden.

Nebenwirkungen nach Impfung mit Ganzzell-Impfstoffen: Ungefähr die Hälfte der Impflinge zeigte eine Rötung, Schwellung oder Schmerz an der Injektionsstelle, gleichfalls etwa die Hälfte der Impflinge leichtes bis mäßiges Fieber; hohes Fieber (> 40 °C) bei etwa 1 %.

Säuglinge, die mit DTwP geimpft wurden, fielen mitunter durch längeres (> 12 h) nicht stillbares Schreien auf. Fieberkrämpfe bei Geimpften treten in weniger als 0,1 % auf.

Selten werden hypoton-hyporesposive Episoden (HHE) beobachtet. Innerhalb von 12 Stunden nach Impfung schockähnliches Zustandsbild, das aber immer in relativ kurzer Zeit ohne Therapie verschwindet und keinerlei Spätfolgen zu hinterlassen scheint. Diese Episoden kommen auch bei anderen Impfstoffen vor.
Zur Kausalität zentralnervöser Komplikationen der DTwP-Impfung wird ausgesagt:

II Der ursächliche Zusammenhang mit (seltenen) Fieberkrämpfen ist bewiesen.

II Der ursächliche Zusammenhang mit einer sehr seltenen akuten postvakzinalen Enzephalopathie ist wahrscheinlich.

II Für die Annahme eines kausalen Zusammenhangs mit bleibenden neurologischen Schäden reicht das vorliegende wissenschaftliche Beweismaterial nicht aus; wahrscheinlich ist ein kausaler Zusammenhang mit einer (äußerst seltenen) bleibenden zentralnervösen Funktionsstörung nur dann, wenn es nach der Impfung innerhalb von 7 Tagen zu einer akuten Enzephalopathie gekommen war.

Wie bereits für die Wirksamkeit der DTwP-Impfstoffe beschrieben, sind auch die durch die Impfstoffe induzierten Nebenwirkungen stark abhängig von der Produktionsstätte und ggf. sogar der Charge des Impfstoffs.

Die Häufigkeit der Nebenwirkungen ist ferner von der Zahl der Impfdosen abhängig. Während HHE fast nur bei der ersten Dosis auftreten, nimmt die Zahl der lokalen Nebenwirkungen und auch von Fieber mit der Zahl der Impfdosen zu. Generell kann man erwarten, dass bei Säuglingen und Kindern, die bei einer der vorangegangenen Dosen eine ausgeprägte Nebenwirkung gezeigt haben, auch bei weiteren Impfdosen damit zu rechnen ist.

Impfstoffe mit azellulärer Pertussis-Komponente

Diese induzieren im Vergleich zu Ganzzell-Impfstoffen signifikant weniger lokale und systemische Nebenwirkungen. Dieses Ergebnis wurde in allen Studien, welche die Wirksamkeit der Impfstoffe untersuchten, bestätigt. Dies gilt sowohl für die Säuglingsimpfstoffe mit höherer Antigendosis als auch für die Booster-Impfstoffe mit geringerer Antigendosis.

In einer Reihe von Studien waren die Nebenwirkungen einer DT- bzw. Td-Impfung nicht von denen einer DTaP- bzw. Tdap-Impfung zu unterscheiden.
Sehr seltene Nebenwirkungen von Impfstoffen können nicht durch Studien, sondern nur durch kontinuierliche Beobachtung nach Zulassung erfolgen. Dazu haben eine Reihe von Staaten Meldesysteme etabliert, die in der Lage sind, auch extrem seltene Ereignisse mit ausreichender statistischer Sicherheit zu erfassen. In einem solchen System in Kanada zeigte es sich, dass nach Einführung der azellulären Kombinationsimpfstoffe die Rate von Fieber > 40 °C um 89 % zurückging, die Rate an HHE um 74 % und längeres Schreien um 82 % seltener gemeldet wurde.

Bei Boosterimpfungen mit azellulären Impfstoffen kam es vereinzelt zu dramatischen Schwellungen der ganzen Impfextremität. Diese Schwellungen waren fast immer schmerzfrei, hatten keine Bewegungseinschränkungen zur Folge und klangen nach wenigen Tagen folgenlos

Nebenwirkungen von Ganzzell (wP)- und azellulären (aP) Impfstoffen adaptiert aus Decker at al. Pediatrics, 96:557-566 (1995)		
Symptom	wP	aP
• Fieber <38,5°	44,5%	20,8%
• Fieber >38,5°	15,9%	3,7%
• Rötung >2cm	16,4%	3,3%
• Schwellung >2cm	22,4%	4,2%
• Schmerz	40,2%	6,9%

F18

ab. Die Pathogenese der Schwellungen ist unklar. Auch andere Impfstoffe können selten solche Schwellungen an der Impfextremität verursachen.

Auch bei azellulären Impfstoffen nimmt die Rate der lokalen Nebenwirkungen mit der Anzahl der Impfdosen zu. [F18]

7.2.4   Impfschema, Indikationen, Gegenindikationen

Die Empfehlungen der STIKO gegen Pertussis beziehen sich auf Kombinationsimpfstoffe. Die Grundimmunisierung wird mit 3 Impfungen im Alter von 2, 3 und 4 Monaten begonnen. Eine 4. Impfdosis im 2. Lebensjahr schließt die Grundimmunisierung ab.

Die Grundimmunisierung sollte unmittelbar nach Vollendung des 2. Lebensmonats begonnen werden, um die vulnerable Phase für den Säugling zu begrenzen. Bereits eine Impfdosis vermittelt einen messbaren Schutz gegenüber schweren Verläufen der Erkrankung. Frühgeborene können entsprechend ihrem Lebensalter problemlos und effektiv geimpft werden. Es gibt keine Unterschiede in der Effektivität der abgeschlossenen Grundimmunisierung zwischen Frühgeborenen und Reifgeborenen.

Die bei der Einschulungsuntersuchung ermittelte Impfrate für die mit Kombinationsimpfstoffen durchgeführte Pertussis-Grundimmunisierung liegt gegenwärtig bei etwa 95 %.

Die Auffrischung im 5./6. Lebensjahr erfolgt mit Kombinationsimpfstoffen, die einen reduzierten Antigengehalt aufweisen (Tdap); diese Dosis wird von der STIKO seit 2006 empfohlen.

Die Auffrischung in der Adoleszenz (9–17 Jahre) erfolgt erneut mit antigenreduzierten Kombinationsimpfstoffen: Tdap/TdapIPV. Über die Impfrate bei Jugendlichen liegen nur stichprobenhafte Aussagen vor, die einen erheblichen Nachholbedarf konstatieren.

Eine generelle Auffrischung bei Erwachsenen wird in Deutschland seit 2009 wie auch in einigen anderen Ländern empfohlen. Der nächste Auffrischungstermin für die Impfungen gegen Diphtherie und Tetanus soll vorerst einmalig gleichzeitig zur Auffrischung des Pertussis-Impfschutzes mit einem Kombinationsimpfstoff genutzt werden. Ziele der Einführung der Auffrischimpfung bei Erwachsenen sind die Reduktion der Krankheitslast bei den Erwachsenen, die Reduktion der Erkrankungen bei ungeimpften Säuglingen und eine insgesamt verbesserte ´Herdenimmunität´. Eine Modellschätzung zur Effizienz der Impfung von Erwachsenen in Deutschland zeigte, dass diese Maßnahme kosteneffizient sein dürfte, wobei noch einige Fragen offen bleiben, z. B. hinsichtlich der Dauer des Impfschutzes bei

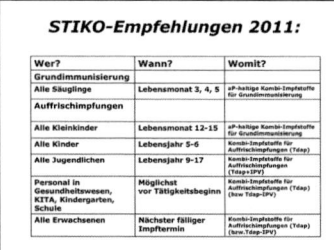

F19

Erwachsenen nach nur einer Impfung mit reduziertem Antigengehalt. [F19]

Die STIKO-Empfehlungen weisen ferner darauf hin, dass Personal im Gesundheitsdienst sowie in Gemeinschaftseinrichtungen für das Vorschulalter und in Kinderheimen alle 10 Jahre gegen Pertussis geimpft werden sollte.

Laut BioStoffV muss der Arbeitgeber in Einrichtungen, bei denen ein Risiko für einen Kontakt mit dem Keuchhustenerreger besteht, für das dort beschäftigte Personal eine Impfung anbieten.

Gegenindikationen: Die Empfehlungen der STIKO enthalten eine Reihe von Kontraindikationen für alle Impfungen, diese gelten auch für die Pertussis-Impfung. So sollte z. B. frühestens 14 Tage nach einer akuten, behandlungsbedürftigen Erkrankung geimpft werden.

Impfabstand zur vorherigen Impfung mit Tetanus/Diphtherie-Toxoid-Impfstoffen: Die STIKO Empfehlung geht dort von möglichst fünf Jahren aus; Studien haben aber gezeigt, dass eine Tdap-Impfung 18 Monate bzw. selbst 4 Wochen nach Impfung mit einem Td-Impfstoff nicht zu einem signifikant höheren Nebenwirkungsrisiko führte.

7.2.5 Impfstrategien
WHO und UNICEF: Die Pertussis-Impfung (als DPT-Impfung) ist Bestandteil der von WHO und UNICEF weltweit koordinierten Impfprogramme. Die 'Global Pertussis Initiative (GPI)' bewertet seit 2001 die weltweite Situation der Erkrankung und der Pertussis-Impfung und empfiehlt adäquate Kontrollstrategien. Die primäre Impfstrategie besteht in einer Grundimmunisierung mit 3 Dosen bei Säuglingen und wo immer möglich einer weiteren Auffrischimpfung. Informationen zu den Impfkalendern der WHO-Mitgliedsländer sind unter der nebenstehenden Internetadresse zu finden. [F20]

**Impfkalender
WHO-Mitgliedsländer**

• Einsehbar unter:
http://www.who.int/immunization_monitoring/en/globalsummary/scheduleselect.cfm

• Dabei ist die Pertussis-Impfung wie auch im deutschen Impfkalender Bestandteil von Kombinationsimpfstoffen

F20

Industriell entwickelte Länder: Die Grundimmunisierung gegen Pertussis im frühen Kindesalter ist Bestandteil aller Impfkalender. Die Impfstrategien der europäischen Länder unterscheiden sich hinsichtlich der Empfehlung unterschiedlicher Kombinationsimpfstoffe für die Grundimmunisierung, deren zeitliche Abfolge sowie die Empfehlung von Auffrischimpfungen im Kindes-, Jugendlichen- und Erwachsenenalter.
Die europäischen Impfstrategien können unter der Website des ECDC/EUVACNET eingesehen werden >http://www.euvac.net/graphics/euvac/vaccination/vaccination.html<

Eliminations-/Eradikationsprogramme: Aufgrund der zeitlich begrenzten Immunität, die sowohl von der Infektion als auch von der Impfung induziert wird, ist eine Elimination des Erregers mit den derzeit verfügbaren Impfstoffen nicht denkbar.

Postexpositionelle Impfung: Postexpositionell wird bei entsprechender Indikation eine Chemoprophylaxe durchgeführt (siehe 7.5). Der Impfstatus sollte überprüft und ggf. aktualisiert werden; aufgrund der kurzen Inkubationszeit (etwa 7 Tage) und dem uncharakteristischen Beginn der Erkrankung ist eine postexpositionelle Impfung nicht effektiv.

Ausbruchskontrolle: Bei Ausbrüchen sollte der Impfstatus auch von Erwachsenen und Jugendlichen überprüft werden, in Krankenhäusern und anderen Einrichtungen des Gesundheitswesens und in Gemeinschaftseinrichtung für Kinder ist eine Quellensuche sinnvoll.

7.2.6   Impferfolge
Neben dem Schutz des Einzelnen induziert die Pertussis-Impfung eine Populationsimmunität. So kam es nach Wiedereinführung der Impfung in Schweden auch zur Reduktion der Erkrankung bei ungeimpften älteren Kindern oder durch die Einführung einer Adoleszentendosis in Frankreich zur Abnahme von Fällen bei Säuglingen. Ursache: herd immunity.
Passive Immunisierung: Versuche, mit einer Mischung von polyklonalen Antikörpern oder mit einem monoklonalen Antikörper gegen PT den Verlauf der Erkrankung nach Exposition zu beeinflussen, waren nicht effektiv.

7.3   Ausblick, Neuentwicklungen
Da die Bordetellen wie andere Bakterien in der Lage sind, ihre Virulenz an Umweltfaktoren wie gestiegene Durchimpfung anzupassen, ist eine Überwachung der zirkulierenden Bordetella-Isolate notwendig.
Aus Kostengründen werden in vielen Teilen der Welt nach wie vor Ganzzell-Impfstoffe angewendet. Neue Entwicklungen für die vorhandenen Impfstoffe zielen daher auf eine

verbesserte Produktion der Impfstoffe, teils mit Hilfe molekularbiologischer Verfahren. Die Entwicklung einer attenuierten Lebendvakzine zur Gabe als intranasaler Spray befindet sich in der Frühphase der Entwicklung.

7.4   Chemoprophylaxe

Die Datenlage zur Beurteilung der Wirksamkeit einer Chemoprophylaxe hinsichtlich des Auftretens der Erkrankung bei Kontaktpersonen ist unzureichend. Wegen der Wirksamkeit gegenüber einer Übertragung wird eine prophylaktische Antibiotikagabe jedoch dann für sinnvoll erachtet, wenn im Haushalt junge ungeimpfte Säuglinge leben. Die Empfehlungen für die Dauer und Dosierung der Prophylaxe gleichen denen der Therapie.

8   Surveillance (Meldung, Falldefinition, Sentinel)

Pertussis ist nach dem Infektionsschutzgesetz derzeit nicht meldepflichtig. In den neuen Bundesländern besteht nach landesspezifischen Verordnungen eine Meldepflicht. Bei der Falldefinition für Pertussis beweist der direkte Erregernachweis mittels Kultur oder einem positiven Nukleinsäurenachweis (PCR) eine Infektion. Für den serologischen Nachweis wird ein Anstieg der Antikörper in zwei Proben oder ein einmalig hoher alleiniger IgG-Antikörpernachweis gefordert.

Literatur

MATTOO S, CHERRY JD: Molecular pathogenesis, epidemiology and clinical manifestations of respiratory infections due to Bordetella pertussis and other Bordetella subspecies. Clin Microbiol Rev 2005; 18: 326–382.

Robert Koch-Institut. Zur Situation bei ausgewählten Infektionskrankheiten in Deutschland: Keuchhusten-Erkrankungen in den neuen Bundesländern seit 2002. Epidemiol Bull RKI 2007; 50: 475–481.

EDWARDS KM, DECKER MD: Pertussis vaccines. In: S. PLOTKIN, W. ORENSTEIN, P. OFFITT: Vaccines (5. Auflage) Saunders, Philadelphia, 2008. pp 467–517.

American Academy of Pediatrics: Pertussis. In: PICKERING LK, BAKER CJ, KIMBERLIN DW, LONG SS, (Hrsg.) Red Book: 2009 Report of the Committee on Infectious Diseases, 28th edition, American Academy of Pediatrics, Elk Grove Village, IL, USA, 2009.

Pertussis vaccine: WHO position paper. Weekly Epidemiol Rec 2010; 85: 385–400.

GUISO N, WIRSING VON KÖNIG C-H, FORSYTH K, TAND T, PLOTKIN SA. The Global Pertussis Initiative: Report from a Round Table Meeting to discuss the epidemiology and detection of pertussis, Paris, France, 11–12 January 2010. Vaccine 2011; 29: 1115–1121.

Empfehlung der Ständigen Impfkommission (STIKO) am Robert Koch-Institut. Zusätzliche Pertussis-Impfung im Erwachsenenalter als Tdap-Kombinationsimpfung bei der nächsten fälligen Td-Impfung. Empfehlung und Begründung. Epidemiol Bull RKI 31, 2009: 297–311.

Empfehlung der Ständigen Impfkommission (STIKO) am Robert Koch-Institut. Erweiterung der beruflichen Indikationen für die Pertussis-Impfung. Epidemiol Bull RKI 31, 2009: 311–313.

14 Pneumokokken-Erkrankungen

Streptococcus pneumoniae (Pneumokokkus) ist einer der wichtigsten bakteriellen Infektionserreger in allen Altersgruppen. Gefährdet sind insbesondere junge Kinder, Abwehrgeschwächte und ältere Menschen. Neben nicht-invasiven Erkrankungen (Otitis media, Sinusitis) sind vor allem die invasiven Infektionen (invasive pneumococcal disease - IPD) gefürchtet; neben Sepsis und Meningoenzephalititis machen hierbei invasive Pneumonien den Löwenanteil aus.

Nach Angaben der WHO gehören Pneumokokken-Infektionen zu den schwersten Erkrankungen beim Menschen und führen weltweit jährlich zu rund zwei Millionen Todesfällen, vor allem unter Populationen mit eingeschränktem Zugang zu medizinischer Versorgung.

Vor Einführung der Pneumokokken-Konjugatimpfstoffe wurden in Deutschland jährlich zwischen 1.000 und 1.300 Fälle invasiver Pneumokokken-Erkrankungen bei Kindern bis 16 Jahren registriert; davon starben etwa 20 Erkrankte, und weitere rund 45 Kinder erlitten schwere bleibende Schäden. Bei Erwachsenen manifestieren sich Pneumokokken-Infektionen meistens als Pneumonien; trotz allen medizinischen Fortschritts liegt die Letalität unverändert bei bis zu 25 %. Immunität entsteht durch spezifische Antikörper gegen Kapsel-Polysaccharide der Bakterien; diesen Effekt machen sich die vorhandenen Impfstoffe zunutze.

1 Erreger – *Streptococcus pneumoniae*

1.1 Morphologie
Streptococcus pneumoniae ist ein bekapseltes grampositives Bakterium. Die historische Bezeichnung ´*Diplococcus pneumoniae*´ verweist auf die Zweierformation des Erregers im mikroskopischen Präparat.

1.2 Serotypen
Bisher wurden anhand der Polysaccharidkapsel des Erregers 91 verschiedene Serotypen identifiziert. Hinsichtlich der Serotypenverteilung bestehen geographische Unterschiede;

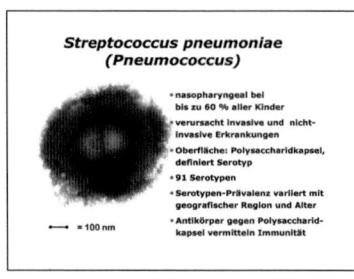

**Streptococcus pneumoniae
(Pneumococcus)**

• nasopharyngeal bei
  bis zu 60 % aller Kinder
• verursacht invasive und nicht-
  invasive Erkrankungen
• Oberfläche: Polysaccharidkapsel,
  definiert Serotyp
• 91 Serotypen
• Serotypen-Prävalenz variiert mit
  geografischer Region und Alter
• Antikörper gegen Polysaccharidkapsel vermitteln Immunität

← → = 100 nm

F1

auch unterscheiden sich die einzelnen Serotypen hinsichtlich ihrer Virulenz, Organspezifität (manche verursachen typischerweise komplizierte Pneumonien, andere Schleimhautinfektionen) oder weiterer Merkmale wie z. B. Antibiotikaresistenz. [F1]

Weltweit werden allerdings rund 80–90 % der invasiven Pneumokokken-Erkrankungen bei Erwachsenen durch die Serotypen 1–5, 6B, 7F, 8, 9N, 9V, 10A, 11A, 12F, 14, 15B, 17F, 18C, 19F, 19A, 20, 22F, 23F und 33F verursacht.

In Deutschland wurden bei Kindern in der Vorimpfära rund zwei Drittel der schweren Erkrankungen durch die im zuerst eingeführten 7-valenten Konjugat-Impfstoff enthaltenen Serotypen 4, 6B, 9V, 14, 18C, 19F und 23F verursacht. Weitere Serotypen mit epidemiologischer Relevanz in Deutschland sind 1, 3, 5, 6A, 7F und 19A und einige andere.

1.3 Molekularbiologie

Die Entwicklung der modernen Molekularbiologie ist eng mit den Pneumokokken verbunden. Griffith konnte schon 1928 zeigen, dass Erbinformation von toten bekapselten auf lebende unbekapselte Stämme übertragen werden konnte und sich damit Kapselbildung induzieren ließ. Diese Entdeckung führte auch dazu, dass Avery, MacLeod und McCarthy 1944 die DNS als Träger der Erbinformation identifizierten. Gegenwärtige molekularbiologische Methoden unterstützen die epidemiologische Surveillance.

2 Pathogenese

Pneumokokken sind häufig Bestandteil der residenten Flora des Oropharynx. Bei der Besiedlung im Nasen-Rachen-Raum kann es durch eine Änderung der ´Wirtsfaktoren´, wie beispielsweise infolge einer Virusinfektion, zu einer Ausbreitung der Erreger, unter anderem über die Tuba eustachii, zu Otitis media oder Sinusitis kommen.

Die Aspiration der Keime verursacht in den Alveolen ein entzündliches Ödem und führt über intraalveoläre und intravasale Ausbreitung zu einer Lobärpneumonie oder durch transbronchiale Infektion zur Bronchopneumonie.

Bei einem kleinen Teil der Infizierten durchbrechen die Erreger die Schleimhautbarriere und verbreiten sich über die Blutbahn. Die Ursachen für den Übergang von der Schleimhautbesiedlung zur Invasion in die Blutbahn sind nicht vollständig geklärt. Die Organ-

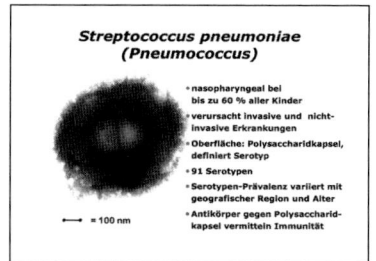

F2

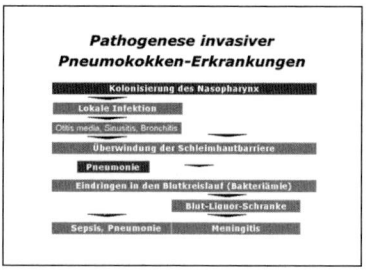

F3

lokalisation bestimmt den weiteren Krankheitsverlauf: Bakteriaemie, Sepsis, invasive Pneumokokken-Erkrankung oder bei Durchquerung der Blut-Hirn-Schranke Meningoenzephalitis. [F2] [F3]

Wichtigster Pathogenitätsfaktor ist die Polysaccharidkapsel, die verhindert, dass die Erreger von polymorphkernigen Granulozyten phagozytiert werden. Disponierend für eine Pneumokokken-Erkrankung sind Störungen der lokalen und systemischen Abwehrmechanismen, wie Hypertrophie der Adenoide ('Polypen'), genetische und reaktive Störungen der Zilienfunktion, Defekte der humoralen und zellulären Immunabwehr, Asplenie oder nephrotisches Syndrom.

Die Entwicklung der Immunität ist abhängig von der Bildung serotypenspezifischer Antikörper, die gegen die Polysaccharidkapsel gerichtet sind. Verfügbare Testverfahren (ELISA) ermöglichen eine Abschätzung vorhandener Seroprotektion; bei Ungeimpften gelten spezifische Pneumokokken-Antikörper-Spiegel >1,0 µg/ml als hinreichende Immunität. Allerdings ist bisher keine absolute Schutzschwelle definiert. Es ist davon auszugehen, dass Kinder unter 18 Monaten auch nach durchgemachter Pneumokokken-Infektion keine zuverlässige serotypenspezifische Immunität entwickeln.

3 Klinisches Bild

3.1 Bakteriämie

Im Kindesalter ist die Bakteriämie die häufigste invasive Form der Pneumokokken-Erkrankung. Als wichtigstes Symptom tritt Fieber ohne klinisch erkennbare Ursache auf. Erst der Nachweis des Erregers durch die Blutkultur führt zur Diagnose. Vor Einführung der Pneumokokken-Konjugatimpfung in den USA war die Bakteriämie mit 70 % die häufigste Form aller invasiven Erkrankungen bei Kindern unter 2 Jahren. In Deutschland wurde die Diagnose Pneumokokken-Bakteriämie bei jungen Kindern seltener gestellt, wahrscheinlich wurde die Blutkultur seltener eingesetzt.

3.2 Otitis media

Otitiden entstehen typischerweise durch Keimaszension aus dem Nasopharynx. Während die Otitis media durch andere bakterielle Erreger eine hohe Spontanheilungsrate aufweist (nicht bekapselter *Haemophilus influenzae* 60%, *Moraxella catarrhalis* bis zu 80%) und in der klinischen Praxis häufig unter symptomatischen Maßnahmen ausheilt, neigen Pneumokokken-Otitiden zu komplizierten Verläufen (Perforation, Durchwanderung, Mastoiditis). Sie heilen nur in durchschnittlich 20% spontan aus und verursachen in der Kinderheilkunde den Löwenanteil ambulant verordneter Antibiotika. [F4]

> **Klinik der kindlichen**
> **Pneumokokken-Infektion**
>
> - Bakteriämie häufigste invasive Form: Fieber ohne klinisch erkennbare Ursache, Nachweis durch Blutkultur
> - *S. pneumoniae* und *N. meningitidis* sind die häufigsten Erreger von Sepsis und bakterieller Meningitis im Vorschulalter
> - akute Mittelohrentzündung wichtigste nichtinvasive Erkrankung

F4

3.3 Pneumonie

Pneumokokken sind die wichtigsten bakteriellen Erreger der ambulant erworbenen Pneumonie. Die Krankheit ist gekennzeichnet durch akuten Beginn, Schüttelfrost, Fieberkontinua über 39°C, produktiven Husten und schmerzhafte Atmung. Die klinische Untersuchung zeigt einen Patienten in deutlich reduziertem Allgemeinzustand mit Fieber, Tachykardie und Tachydyspnoe. Am zweiten Krankheitstag wird häufig rostbraunes Sputum beobachtet; am Ende der ersten Krankheitswoche kommt es klassischerweise zum Fieberabfall (´Krise´) mit charakteristischem Verlauf des Auskultationsbefundes.

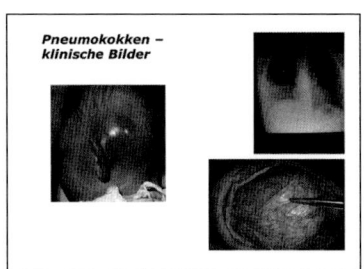

Pneumokokken – klinische Bilder

F5

Radiologisch findet sich vor allem im Schulkindalter oft eine Lobärpneumonie, bei jüngeren Kindern und alten Menschen häufig eine Bronchopneumonie. [F5] Eine Bakteriämie wird bei circa 5–10% der Patienten mit ambulant erworbener Pneumokokken-Pneumonie beobachtet. Umgekehrt haben circa 15% aller Patienten mit Pneumokokken-Sepsis auch eine Pneumonie. Bei einer Unterlappenpneumonie können starke abdominelle Schmerzen vorkommen, sodass sich die Patienten mit akutem Abdomen präsentieren können. Bei Oberlappenpneumonie kann Nackensteifigkeit mit Kopfschmerzen eine Meningitis suggerieren oder ein Schiefhals auftreten. Die Laboruntersuchungen ergeben üblicherweise eine ausgeprägte Leukozytose (bis zu leukämoiden Werten) mit Linksverschiebung und eine deutliche Erhöhung anderer Entzündungsparameter wie BSG und CRP. Eine klinische Besserung unter antibiotischer Therapie ist meist nach 12 bis 36 Stunden, in manchen Fällen aber erst nach 96 Stunden zu erwarten. Trotz adäquater antibiotischer Therapie kann bei persistierendem Pleuraerguss länger dauerndes Fieber auftreten. Zu einer kompletten radiologischen Remission kommt es nach zwei bis drei Wochen, bei schweren Verläufen erst nach Monaten.

3.4 Meningitis/Meningoenzephalitis

Jenseits der Neugeborenenperiode werden akute bakterielle Meningitiden etwa zu 20 % durch Pneumokokken verursacht. Beim Erwachsenen liegt der Anteil von Pneumokokken an der bakteriellen Meningitis bei 20–50 %.

3.5 Variationen des klinischen Bildes

Seltenere Manifestationen von Pneumokokken-Infektionen sind Haut- und Weichteilinfektionen, Konjunktivitis, Endokarditis, Osteomyelitis, Arthritis und Peritonitis.

3.6 Letalität, Komplikationen, Folgezustände

Eitrige Komplikationen sind Pleuraempyem, Perikarditis, Lungenabszess. Komplizierend

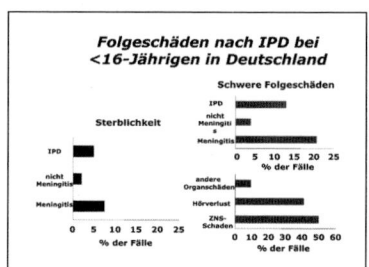

F6

kann ein Syndrom der inadäquaten Adiuretin-Sekretion (SIADH) auftreten. Die Letalität der invasiven Pneumokokken-Erkrankungen ist nach wie vor hoch (1997–1999 in Deutschland: Sepsis 1,2 %, Meningitis 9,8 %). Bei 15 % der Kinder werden nach einer invasiven Pneumokokken-Erkrankung bleibende Restschäden (insbesondere Hörverlust, neurologische Schäden) festgestellt [F6]. Pneumokokken-Erkrankungen sind die häufigste Ursache der erworbenen Schwerhörigkeit (Jahresbericht der IPD-Studiengruppe(RKI, ESPED, NRZS).

4 Diagnose und Differentialdiagnose

Der direkte Erregernachweis erfolgt primär mit Gramfärbung ('grampositive Diplokokken'), durch die Mikroskopie und durch kulturelle Anzucht des Erregers aus Sputum, Pleura und Liquor. Die Blutkultur ist bei invasiven Pneumokokken-Erkrankungen oft positiv. Im Liquor lässt sich Pneumokokken-Antigen durch direkte Latexagglutination nachweisen.

Weiterhin ist ein Antigennachweis aus dem Urin verfügbar, der jedoch bei Erkrankungen im Kindesalter zu keiner diagnostischen Verbesserung führt. Neuere molekular-biologische Methoden wie z. B. die Pneumolysin-PCR aus dem Sputum konnten zwar im Rahmen von Studien erfolgreich eingesetzt werden, sind jedoch bislang nicht kommerziell erhältlich. [F7]

Eine Serotypisierung von kulturell nachgewiesenen Pneumokokken ist vor allem bei invasiven Infektionen sinnvoll und wird kostenfrei durch das Nationale Referenzzentrum für Streptokokken in Aachen angeboten. [F8]

5 Therapie und Management

Nicht-invasive Pneumokokken-Erkrankungen (Otitis, Sinusitis) sind einer der häufigsten Gründe für ambulante Konsultationen und Antibiotikaverordnungen. Invasive Erkrankungen wie Sepsis, Meningitis oder hämatogene Pneumonie werden in der Regel stationär behandelt und verlaufen auch heute noch insbesondere bei sehr jungen, chronisch kranken oder hoch betagten Patienten trotz moderner Intensivmedizin immer wieder tödlich. Eine Antibiotikatherapie sollte unter Berücksichtigung lokaler Resistenzen bzw. der Herkunft des Patienten erfolgen.

Das Antibiotikum der ersten Wahl zur Behandlung einer **nicht-invasiven Pneumokokken-Erkrankung** ist Penicillin in altersgerechter Dosis, bei Unverträglichkeit Makrolide. [F9]

Gegenüber Penicillin-intermediär-resistenten Pneumokokken sind Amoxicillin in hoher Dosierung (80–90 mg/kgKG/Tag) sowie die Oralcephalosporine Cefuroxim-Axetil und Cefpodoxim-Proxetil weitgehend wirksam.
Invasive Erkrankungen können bei gegebener Empfindlichkeit mit Penicillin G intravenös behandelt werden. Als Alternative werden Cephalosporine wie Cefotaxim oder Cef-

Sektion II

**Therapie
invasiver Erkrankungen**

- Mittel der Wahl bei gegebener Empfindlichkeit:
  Penicillin G intravenös

- alternativ: Cefotaxim, Ceftriaxon

- schwer erreichbare Herde (Empyem, Abszess):
  additiv Rifampicin

F10

triaxon empfohlen. Bei schwer erreichbaren Herden wie Empyem, Abszessen kann Rifampicin additiv erwogen werden. [F10]

Weiterhin sind bei der Behandlung von Pneumonien Atemgymnastik, großzügige Sauerstoffgabe und Steuerung des Flüssigkeitshaushaltes wichtig, da es im Rahmen eines Syndroms der inadäquaten Adiuretin-Sekretion zu Entgleisungen des Elektrolythaushaltes bis hin zu zerebralen Krampfanfällen kommen kann. Pleuraergüsse und Empyeme werden je nach Größe und atemtechnischer Relevanz ggf. abpunktiert oder drainiert; bei letzteren kann die Instillation von und Spülung mit fibrinolytischen Substanzen (z. B. Urokinase) zur Vermeidung von Verklebungen erwogen werden. Nach einem Pleuraempyem ist konsequente Krankengymnastik zur Vermeidung von Thoraxdeformierungen wichtig.

Andere Organmanifestationen werden je nach betroffenem System symptomatisch therapiert (z. B. Antikonvulsiva bei ZNS-Befall). Eine Behandlung einer reinen Pneumokokken-Kolonisation (Trägertum) ist nicht notwendig.

Antibiotikaresistenz bei Pneumokokken

Pneumokokken waren jahrzehntelang hochsensibel gegen Penicillin G. Seit Ende der

**Therapie invasiver Erkrankungen bei
Verdacht auf Penicillin-Resistenz**

Penicillin G oder Gruppe 3-Cephalosporin

plus

Glykopeptid (Vancomycin, Teicoplanin)

F11

siebziger Jahre werden vermehrt penicillinresistente Pneumokokken-Stämme nachgewiesen. Stämme mit einer minimalen Hemm-Konzentration (MHK) von weniger 0,1 mg/l gelten als sensibel, Stämme mit einer MHK von 0,1 bis 1 mg/l als intermediär und Stämme mit einer MHK ab 2 mg/l als hochresistent.

Penicillinresistente Pneumokokken-Isolate werden in Europa vor allem in Frankreich, Rumänien, Spanien und Ungarn in 10–48 % der geprüften Stämme nachgewiesen. In Deutschland finden sich gegenwärtig 1–2 % hochresistente und in 5 % der invasiven Krankheitsfälle intermediäre Isolate. Die hochresistenten Isolate sind teilweise gegenüber Ceftriaxon und Cefotaxim empfindlich. Bei einem Verdacht auf das Vorliegen von penicillinresistenten Pneumokokken-Stämmen soll bei einer schweren Erkrankung (Sepsis, Meningitis) neben Penicillin G oder einem Cephalosporin der Gruppe 3 zusätzlich ein Glykopeptid-Antibiotikum (Vancomycin, Teicoplanin) eingesetzt werden. [F11]

Zunehmend wird auch in Deutschland eine Makrolid-resistenz (aktuell bis zu 29 % bei invasiven Erkrankungen) beobachtet, sodass der Einsatz von Makroliden bei Verdacht auf invasive Pneumokokken-Erkrankungen nicht mehr primär zu empfehlen ist. Besondere Vorsicht ist bei Patienten aus Hoch-Resistenz-Ländern (Südeuropa) geboten.

<table>
<tr><td>Antibiotika-Prophylaxe bei Asplenie und chronischer Lungenkrankheit</td></tr>
<tr><td>• anatomische oder funktionelle Asplenie:
cave ´Overwhelming Post-Splenectomy-Syndrome´: Penicillin-Prophylaxe: Penicillin V mit 2 x 200.000 IE/Tag (2 x 125 mg/Tag) bis zum 5. Lebensjahr, danach doppelte Dosis; alternativ Amoxicillin 20 mg/kg KG/Tag</td></tr>
<tr><td>• schwere chronische Lungenkrankheit:
Azithromycin-Prophylaxe 15 mg/kg KG Montag/Mittwoch/Freitag (empirisch)</td></tr>
</table>

F12

Eine **Antibiotikaprophylaxe** kann unter anderem bei Asplenie und schwerer chronischer Lungenkrankheit angezeigt sein. [F12]

6 Epidemiologie

6.1 Reservoir und Übertragungswege, Saisonalität

Pneumokokken gehören zur residenten Nasenrachenflora; symptomfreie Besiedelung findet sich bei Erwachsenen bis zu 10 % und bei Kindern im Vorschulalter bis zu 60 %. Diese Trägerschaft stellt ein wichtiges Reservoir für die Verbreitung der Infektion dar. Typischerweise kommt es in gemäßigten Klimazonen im Winterhalbjahr im Rahmen von viralen Atemwegserkrankungen zu Tröpfcheninfektionen mit Pneumokokken; aus der subklinischen Besiedelung wird mit Nachlassen der lokalen Abwehrkräfte eine Schleimhautinfektion (Sinusitis, Otitis), die zur Lunge absteigen kann (Pneumonie per continuitatem) oder mit Eindringen in die Blutbahn als Sepsis, Meningoenzephalitis oder Pneumonie invasiv verläuft.

6.2 Ansteckungsfähigkeit

Pneumokokken bilden außerhalb des Wirtsorganismus ein Autolysin und sterben relativ rasch ab. Dies ist für die Diagnostik zwar nachteilig, wirkt sich aber auf die Tenazität insgesamt günstig aus und limitiert somit die Ansteckungsfähigkeit. [F13]

Epidemiologie der Pneumokokken-Infektion	
• Reservoir	der Mensch als Keimträger
• Übertragung	auf respiratorischem Wege
• Saisonalität	Winter/Frühlingsbeginn
• Dauer der Ansteckungsfähigkeit	wahrscheinlich so lange wie Erreger in Atemwegs-Sekreten vorhanden sind

F13

6.3 Risikofaktoren und Risikogruppen

In den nicht-industrialisierten Ländern besitzt die Pneumokokken-Infektion eine erheblich höhere Morbidität und Letalität. In äquatornahen Klimazonen treten Pneumokokken-Infektionen ganzjährig auf; enge

> **Risikofaktoren für**
> **Pneumokokken-Erkrankungen**
>
> - angeborene/erworbene Immundefekte
> - Asplenie (funktionell oder anatomisch)
> - chronische Erkrankungen des Herzens, der Lunge, der Leber, der Niere
> - Rauchen
> - Liquorfistel
> - Kinder mit Paukenröhrchen
>
> F14

Wohnverhältnisse, Unterernährung und Auskühlen begünstigen die Erkrankung, die insbesondere unter jungen Kindern und chronisch Kranken mit niedrigem sozioökonomischen Status verheerende Folgen zeigt. Nach Angaben der WHO gehören Pneumokokken-Erkrankungen zu den schwersten Infektionen beim Menschen und führen weltweit jährlich zu zwei Millionen Todesfällen. In gemäßigten Klimaregionen haben Pneumokokken-Infektionen ihren saisonalen Gipfel im Winterhalbjahr; auch hier begünstigen Unterkühlung, intensive Kontaktmöglichkeiten (Gemeinschaftseinrichtungen), trockene Schleimhäute der Atemwege, Zigarettenrauchexposition und Virusinfektionen das Auftreten von Pneumokokken-Erkrankungen. Durch Dystrophie bei der Geburt erhöht sich das relative Risiko für IPD 2,6-fach, durch vorbestehende Frühgeburtlichkeit 1,6-fach. [F14]

6.4 Epidemiologische Situation

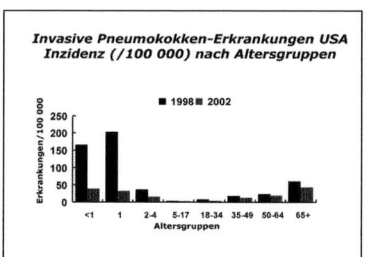

F15

Streptococcus pneumoniae stellt einen der wichtigsten bakteriellen Infektionserreger in allen Altersklassen dar; gefährdet sind insbesondere Kinder, Immundefiziente und ältere Menschen. Bei Erwachsenen liegt die Inzidenz für Pneumokokken-Pneumonien in den USA bei 300/100.000 Individuen. Immungeschwächte Personen (HIV, zehrende Krankheiten) haben ein bis zu 100-fach erhöhtes Risiko, an einer Pneumokokken-Sepsis zu erkranken. [F15]

Nach Schätzungen des Robert Koch-Instituts versterben in Deutschland jährlich 12.000 Menschen an Pneumokokken-Pneumonien. Betroffen sind in erster Linie Patienten mit gewissen Begünstigungsfaktoren (Karzinome, Diabetes, Alkoholismus, Fehlernährung, Abwehrschwäche).

Im Kindesalter sind insbesondere Säuglinge und Kleinkinder durch invasive Pneumokokken-Erkrankungen wie Meningitis oder Sepsis gefährdet. Die Inzidenz der invasiven Pneumokokken-Erkrankungen ist am höchsten in den ersten zwei Lebensjahren. Für Deutschland wurden in den Jahren vor der umfassenden Anwendung der Konjugatimpfstoffe folgende Inzidenzen/100.000 ermittelt: Kinder bis 2 Jahre 19,8/Jahr, Kinder bis

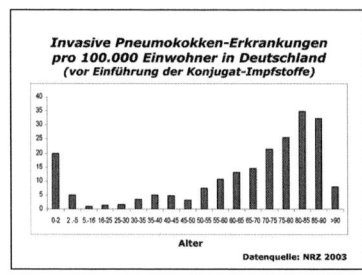

F16

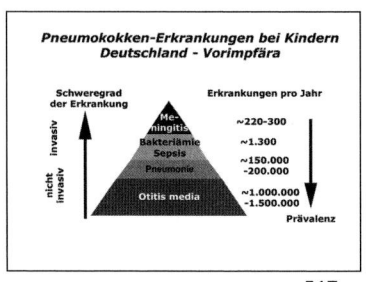

F17

fünf Jahre 11,1/Jahr. Die Inzidenz der Pneumokokken-Meningitis betrug in den ersten 5 Lebensjahren 4,1 und lag bei einem Vergleich mit internationalen Daten im mittleren Bereich. Systemische Pneumokokken-Infektionen verursachen in Deutschland bei Kindern bis 5 Jahren jährlich mindestens 160 Meningitiden und etwa 270 weitere andere invasive Krankheiten, wobei aufgrund von Untererfassung die Anzahl letzterer vermutlich eher 900 beträgt. Die Zahl der Pneumokokken-Pneumonien in den ersten 5 Lebensjahren wird auf 50.000/Jahr geschätzt.

Nebenstehende Abbildung zeigt die Altersverteilung invasiver Pneumokokken-Erkrankungen mit dem Schwerpunkt in den höheren und hohen Altersgruppen der Erwachsenen. [F16]

In Deutschland wurden jährlich zwischen 1.000 und 1.320 Fälle invasiver Pneumokokken-Erkrankungen bei Kindern bis 16 Jahren registriert. Laut Erhebungseinheit für seltene pädiatrische Erkrankungen in Deutschland (ESPED) starben vor Einführung der generellen Säuglingsimpfung jährlich etwa 20 Kinder an einer invasiven Pneumokokken-Infektion, 21 Kinder erlitten einen Hörverlust und 24 Kinder bleibende neurologische Schäden wie Hydrozephalus, Hygrom, subdurales Empyem, Epilepsie, Hirnatrophie oder Entwicklungsverzögerung. [F17] Als Folge der eingeführten Routineimpfung der jungen Kinder ist die Inzidenz in den ersten 2 Lebensjahren in Deutschland seit Ende 2007 rückläufig.

Pneumokokken-Erkrankungen sind von hoher gesundheitsökonomischer Bedeutung für die Bevölkerung. Infektionen durch *S. pneumoniae* tragen auch zur Exazerbation obstruktiver Lungenkrankeiten bei und sind erwiesener Risikofaktor für Bronchialasthma. Gleichwohl sind chronische Lungenkrankheiten ein Risikofaktor für invasive Pneumokokken-Erkrankungen.

7   Allgemeine Prävention und Kontrolle

Anerkannte Präventionsmaßnahmen beinhalten das Stillen und die Meidung von Zigarettenrauch. Insbesondere Abwehrschwache sollten im Winterhalbjahr Menschenansammlungen meiden. Für Menschen mit anatomischer oder funktioneller Asplenie ist wegen der besonderen Gefährdung durch systemische Pneumokokken Infektionen (overwhelming post-splenectomy-syndrome) eine Penicillin-Prophylaxe empfohlen: Penicillin V mit 2 x 200.000 IE/d (2 x 125 mg/d) bis zum 5. Lebensjahr, danach mit der doppelten Menge (alternativ Amoxicillin 20 mg/kgKG/d).

8 Prävention durch Impfung

8.1 Polysaccharid-Impfstoffe

Zu Beginn des 20. Jahrhunderts entwickelten Wright und Mitarbeiter den ersten Pneumokokken-Impfstoff aus abgetöteten Erregern mit dem Ziel, afrikanische Minenarbeiter zu schützen, die ein besonders hohes Risiko für invasive Pneumokokken-Infektionen hatten. Im zweiten Weltkrieg wurden Soldaten mit einem weiterentwickelten Impfstoff gegen Kapselpolysaccharide von vier Pneumokokken-Serotypen zur Verhinderung von Pneumokokken-Endemien immunisiert. Mit der Entwicklung von Antibiotika und deren erfolgreichem Einsatz gegen Pneumokokken-Infektionen ließ jedoch zunächst das Interesse an einem Impfstoff nach.

Pneumokokken-Impfstoffe Entwicklung und Zulassung		
1911	Wright: Ganzkeim-Impfstoff	Südafrika
1945	MacLeod: 4-valenter PS-Impfstoff	Marokko
1974	14-valenter PS-Impfstoff	USA
1984	23-valenter PS-Impfstoff	USA
2000/01	7-valenter Konjugat-Impfstoff	FDA, EMA
2009	10-valenter Konjugat-Impfstoff	EMA
2009	13-valenter Konjugat-Impfstof	EMA

F18

Aufgrund ansteigender Todesfälle durch Pneumokokken-Erkrankungen und Antibiotikaresistenzen wurde 1977 ein 14-valenter Pneumokokken-Polysaccharid-Impfstoff entwickelt und zugelassen, der 1983 durch einen 23-valenten Impfstoff ersetzt wurde. Die von anderen bekapselten Erregern bekannte unzureichende Reaktion des Immunsystems abwehrschwacher Patienten und vor allem von Kindern unter zwei Jahren auf Polysaccharid-Impfstoffe (Impfstoffe der ersten Generation) führte zur Entwicklung von Pneumokokken-Konjugat-Impfstoffen (Impfstoffe der zweiten Generation). [F18]

8.2 Konjugat-Impfstoffe

Durch die Koppelung der schwach immunogenen Kapsel-Polysaccharid-Bestandteile an ein Trägerprotein wurde eine neue Generation von Pneumokokken-Impfstoffen entwickelt, wodurch nicht nur eine T-zellabhängige Immunantwort mit immunologischem Gedächtnis induziert, sondern zusätzlich die Besiedlung der Mukosa des Nasen-Rachen-Raums durch Pneumokokken vermindert wurde. Der erste (7-valente) Pneumokokken-Konjugat-

Impfstoff (PCV-7) zeigte eine gute Immunogenität bei Säuglingen, Kleinkindern und Immunsupprimierten.

8.3   Impfstoffe (Unterschiede, Serotyp-Abdeckung)

Polysaccharid-Impfstoff

Die 23-valente Pneumokokken-Polysaccharid-Vakzine (PPV-23) enthält jeweils 25 µg gereinigtes Kapsel-Polysaccharid der Serotypen 1–5, 6B, 7F, 8, 9N, 9V, 10A, 11A, 12F, 14, 15B, 17F, 18C, 19F, 19A, 20, 22F, 23F und 33F, die für ca. 90 % der systemischen Pneumokokken-Infektionen verantwortlich sind. [F19]

Pneumokokken Polysaccharid-Impfstoff

- gereinigtes Kapselpolysaccharid-Antigen von 23 Serotypen

- diese 23 Serotypen repräsentieren etwa 88 % der Erreger von bakteriämischen Pneumokokken-Erkrankungen

F19

Konjugat-Impfstoffe

Der 2001 von der EMA (European Medicines Agency – europäische Arzneimittel-Agentur) zugelassene 7-valente Pneumokokken-Konjugat-Impfstoff (PCV-7, Prevenar®) umfasst die Serotypen 4, 6B, 9V, 14, 18C, 19F und 23F, die Polysaccharide sind konjugiert an das Trägerprotein CRM197, eine atoxische Variante des Diphtherietoxins. [F20]

Pneumokokken-Konjugat-Impfstoffe

Impfstoff	Serotypen	Trägerproteine	Zulassung durch EMA
Prevenar®	7 ST: 4,6B,9V,14, 18C,19F,23F	CRM197	2001 Herstellung eingestellt
Synflorix®	10 ST: 7 plus 3 ST: 1,5,7F	ST 18C: Tetanustoxoid ST19F: Diphtherietoxoid alle anderen ST: Protein D	3/2009
Prevenar 13®	13 ST: 10 plus 3 ST: 3,6A,19A	CRM197	12/2009

F20

Der Anfang 2009 von der EMA zugelassene 10-valente Pneumokokken-Konjugat-Impfstoff (Synflorix) enthält zusätzlich zu den im 7-valenten Impfstoff enthaltenen Serotypen die Serotypen 1, 5 und 7F. Die Polysaccharide der Serotypen 18C und 19F sind an Tetanustoxoid bzw. Diphtherietoxoid konjugiert, die Polysaccharide der anderen Serotypen sind mit Protein D (PD) konjugiert (Oberflächenlipoprotein, das in allen *H. influenzae*-Stämmen vorkommt, einschließlich der nicht-typisierbaren *H. influenzae*-Stämme). [F21]

Synflorix®
10-valenter Pneumokokken-Konjugat-Impfstoff

- zur Verhütung invasiver Erkrankungen und akuter Otitis media (AOM) durch Pneumokokken bei Kindern im Alter von 6 Wochen bis vollendetes 2. Lebensjahr
- Nicht-Unterlegenheit der Immunantwort bei Vergleich mit Prevenar (Ausnahme Serotypen 6B und 23F)
- zusätzlicher Schutz (Protein D-Immunantwort) gegen AOM durch nicht typisierbare *H.influenzae*-Infektionen?
- Koadministration mit anderen Kinderimpfstoffen möglich: DTaP-Hib-IPV-HB, MMR, V, MenC, Rotavirus

F21

Im Dezember 2009 wurde ein weiterer (13-valenter) Pneumokokken-Konjugat-Impfstoff (Prevenar 13®) von der EMA zugelassen. Der Impfstoff enthält zusätzlich zu den im 10-valenten Impfstoff enthaltenen Serotypen die weiteren Serotypen 3, 6A und 19A. Die Polysaccharide dieser Serotypen sind wie beim 7-valenten Prevenar® an das Trägerprotein CRM197 konjugiert. [F22]

Über die Bedeutung der beim Vergleich mit dem 7-valenten Impfstoff neu aufgenommenen Serotypen in den 10- und 13-valenten Impfstoffen informieren die beiden nebenstehenden Abbildungen. [F23] [F24]

8.4 Immunogenität der 2009 zugelassenen 10- und 13-valenten Konjugat-Impfstoffe

Für diese Impfstoffe wurden keine klinische Prüfungen der Schutzwirkung vorgenommen. Nach den Empfehlungen der WHO wurde die Immunantwort (Pneumokokken-Antipolysaccharid-IgG-AK-Konzentration $\geq 0,35\mu g/ml$) mit dem 7-valenten Konjugat-Impfstoff verglichen.

Für den 13-valenten Impfstoff wurde die immunologische Nicht-Unterlegenheit der Antikörperantwort nachgewiesen.

Dies gilt weitgehend auch für den 10-valenten Impfstoff mit Ausnahme der geringer ausfallenden Immunantwort gegen die Serotypen 6B und 23F. [F25]

8.5 Wirksamkeit und Schutzdauer von Pneumokokken-Impfstoffen

Die Wirksamkeit von Pneumokokken-Polysaccharid-Impfstoffen ist Gegenstand intensiver Debatte. Einzelne Studien in verschiedenen Ländern und Patientenkollektiven haben zwar immer wieder gewisse Effekte in unterschiedlichen Altersegmenten und für diverse Endpunkte (z. B. Mortalität, Hospitalisierung) gezeigt. Die aktuelle Cochrane Meta-Analyse (22 Studien, ca. 100.000 Impflinge; 2009) konnte eine mäßige Wirksamkeit gegen Pneumonie (OR 0,71; 95 %KI 0.52–0,92) zeigen, aber keine Reduktion jeglicher Mortalität (OR 0,87; 95 %KI 0,69–1,10) und ermittelte eine noch bescheidenere Wirkung des Impfstoffs bei chronisch Kranken. Nur die Untergruppe der

---

Prevenar 13®
13-valenter Pneumokokken-Konjugat-Impfstoff

- zur Verhütung invasiver Erkrankungen, Pneumonien und AOM durch Pneumokokken bei Kindern im Alter von 6 Wochen bis zum 5. Lebensjahr
- Nicht-Unterlegenheit der Immunantwort wurde für 10 der 13 ST nachgewiesen (Immunantwort ST 3, 6B, 9V verfehlte leicht Kriterien der Nicht-Unterlegenheit)
- Koadministration mit anderen Kinderimpfstoffen möglich: DTaP-Hib-IPV-HB, MMR, V, MenC, Rotavirus

F22

**Bedeutung der in Synflorix®
neu aufgenommenen Serotypen**

Serotyp 1	• weltweit maßgeblich für invasive Erkrankungen • in Deutschland insbesondere bei Kindern >2 Jahre • Pleuraempyem
Serotyp 5	• weltweit maßgeblich für invasive Erkrankungen • insbesondere bei älteren Kindern >2 Jahre • verursacht epidemische Erkrankungen • in Deutschland weniger bedeutsam
Serotyp 7F	• weltweit maßgeblich für invasive Erkrankungen

F23

**Bedeutung der in Prevenar 13®
neu aufgenommenen Serotypen**

Serotypen 1, 5, 7F	• siehe vorherige Abbildung zu Synflorix®
Serotyp 3	• bedeutsam für schwere Pneumonie, Empyem, AOM • hohe Mortalität • wichtiger ST für Erkrankungen des Erwachsenen
Serotyp 6A	• weltweit bedeutsam • häufige Antibiotikaresistenz • ST 6B in Prevenar: nur partielle Kreuzimmunität
Serotyp 19A	• weltweit steigende Bedeutung • Ursache schwerer Erkrankungen • multiple Antibiotikaresistenzen • ST 19F in Prevenar: keine Kreuzimmunität

F24

**Referenzwerte für die Zulassung neuer
Pneumokokken-Konjugat-Impfstoffe**

´Nicht-Unterlegenheit´ der Serotyp-spezifischen Immunantwort weiter entwickelter Impfstoffe beim Vergleich mit dem 7-valenten Impfstoff:

- 0,35 µg/mL anti-Pneumokokken-IgG-AK-Spiegel
- oder 0,2 µg/mL bei speziell entwickelten ELISA-Tests
- ferner Bestimmung der opsonophagozytischen Aktivität (OPA) als Korrelat des Schutzes; ein Titer von 1:8 korreliert mit den obigen Referenzwerten

F25

eingeschlossenen nicht-randomisierten klinischen Studien zeigte eine Wirksamkeit gegen invasive Pneumokokken-Erkrankungen (OR 0,48; 95 %KI 0,37-0,61). Zusammenfassend kann die Anwendung von PPV-23 bei chronisch kranken Erwachsenen mit der Einschränkung begrenzter Wirksamkeit jedoch vorläufig weiterhin empfohlen werden. Als zukünftige Alternative sind Konjugat-Impfstoffe auch für das höhere Lebensalter zu erwarten.

Die Wirksamkeit von 7-valentem **Pneumokokken-Konjugat-Impfstoff** ist in Doppelblindstudien wie auch in jahrelangem klinischem Einsatz belegt. Nebenstehende Abbildung stellt den direkten Impfeffekt der Prevenar®-Impfung auf die Inzidenz invasiver Erkrankungen bei Kindern unter 5 Jahren in den USA dar. [F26]

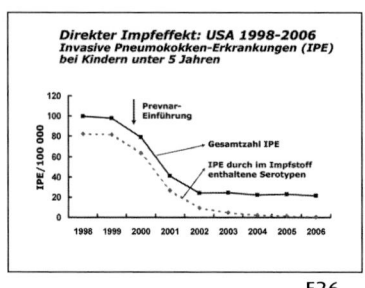

F26

In der kalifornischen Zulassungsstudie für den 7-valenten Impfstoff wurde bei 97,4 % der vollständig geimpften Kinder eine serotypenspezifische invasive Pneumokokken-Erkrankung verhindert. Unabhängig von der Serogruppe waren 89 % der Kinder gegen invasive Pneumokokken-Erkrankungen geschützt. Für Deutschland konnte nach Einführung der Impfung in den Impfkalender (3+1-Schema) bei einer Impfrate von über 80 % ein Rückgang der IPD durch Impfstoff-Serotypen (insbesondere Serotyp 14, 23F) um 50 % verzeichnet werden.

Weitere Studien zu IPD wurden in Gambia (PCV-9, VE 77 %), bei Navaho-Indianern (PCV-7, VE 76,8 %) und in Südafrika (PCV-9, VE 85 %) durchgeführt. 3 dieser Studien zeigten zusätzlich eine Effektivität von 20–37 % gegenüber Pneumonie.

In einer finnischen PCV-7 Studie wurde zwar eine 6 % Abnahme von Episoden akuter Otitis media registriert, die durch die in der Vakzine enthaltenen Pneumokokken-Stämme verursacht wurden, gleichzeitig kam es aber zu einer gewissen Zunahme der Otitis-Häufigkeit durch Pneumokokken-Typen, die nicht im Impfstoff enthalten waren ('Replacement'). Dennoch war insgesamt eine Reduktion um 34 % von Pneumokokken-bedingten Otitismedia-Infektionen zu verzeichnen.

Noch aussagekräftiger sind Daten aus dem klinischen Einsatz von PCV-7. Eine retrospektive Analyse (1997–99 versus 2004) von Daten 40.000 amerikanischer Kinder in den ersten 2 Lebensjahren zeigte durch die systematische Impfung einen Rückgang an Hospitalisierungen wegen Pneumokokken-Pneumonie um 57,6 %, der Arztbesuche um 46,9 %, und der Gesamtkosten um 45,3 %. Bemerkenswerterweise ging auch die Zahl der Krankenhauseinweisungen wegen jeglicher Pneumonie um 52,4 % und der Arztkonsultationen wegen jeglicher Pneumonie um 41,1 % zurück (Zhou 2007).

Eine andere nordamerikanische retrospektive Analyse (500.000 Patientenjahre, privat versicherte Kinder in den ersten 2 Lebensjahren, Vergleich 1997–99 versus 2004) ergab seit Einführung des Impfprogrammes eine Reduktion der Arztbesuche wegen Otitis media um 42,7 %, der deswegen verschriebenen Antibiotika um 41,9 % und eine Ersparnis der durch Otitis media verursachten Gesundheitskosten um 32,3 % (Zhou 2008).

In Deutschland wurde an einer Kohorte von 5.504 Früh- und Neugeborenen im Vergleich zu 1.773 Kontrollen bis zu einem Jahr nach der Auffrischungsdosis die Wirkung von PCV-7 unter Feldbedingungen untersucht. Es zeigte sich eine Wirksamkeit gegen Atemwegsinfektionen von 15,6 %, gegen klinisch diagnostizierte Pneumonie von 24,8 % und gegen akute Otitis media von 23,2 % [Adam D, Fehnle K. Vaccine. 2008; 26: 5944–5951].

Herd immunity (Herdenimmunität) Ein erheblicher Teil des Erfolges des Pneumokokken-Konjugat-Impfstoffs lässt sich der sogenannten ´herd immunity´ zuschreiben, d. h. dem verminderten Auftreten von Pneumokokken-Erkrankungen auch bei Ungeimpften. Dies ist zum einen auf den Einsatz systematischer Impfprogramme zurückzuführen, wodurch hohe Durchimpfungsraten erzielt wurden, aber auch auf die Besonderheit der Pneumokokken-Konjugat-Impfung, welche die nasopharyngeale Besiedelung eradiziert und somit eine Transmission der Bakterien vermindert. Wie bei allen universellen Schutzimpfungen ist dies insbesondere für Abwehrgeschwächte oder Menschen, die aus immunologischen Gründen nicht geimpft werden können, bedeutsam. Bemerkenswerterweise hat die PCV-7-Impfung allerdings hierüber hinaus auch zu einer konsistenten Minderung an invasiven Erkrankungen wie auch Schleimhautinfektionen durch Pneumokokken geführt, die in allen Altersgruppen mehr oder weniger ausgeprägt zu beobachten ist. Dies ist nicht nur bevölkerungsmedizinisch interessant, sondern hat seine besondere Bedeutung bei Patientengruppen (z. B. Hochbetagte), die bislang durch die Pneumokokken-Polysaccharidimpfung (PPV-23) nur unvollständig geschützt waren. Die generelle Impfung der jungen Kinder mit PCV-7 hat in den USA über Herdenimmunität binnen weniger Jahre zu einem stärkeren Rückgang der Pneumokokken-Pneumonien bei > 65-Jährigen geführt als die jahrzehntelangen vorangegangenen Impfempfehlungen mit PPV-23. [F27]

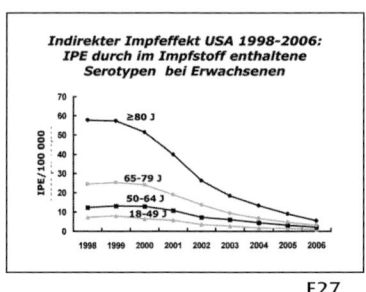

F27

Eine tschechische Studie untersuchte einen neu entwickelten 11-valenten Pneumokokken Konjugat-Impfstoff (zusätzliche Serotypen 1, 3, 5, 7) auf Wirksamkeit gegen Otitis media an 4.968 Säuglingen. Mit einem 3+1-Schema war die Wirksamkeit gegen jegliche Otitis media

33,6 %, gegen Otitis media durch im Impfstoff enthaltene Serotypen 52,6–57,6 % und gegen nicht-typisierbare *H. influenzae* 35,3 %, wobei letztere nur knapp statistische Signifikanz erreichte. Dies war insofern enttäuschend, als die Wirksamkeit gegen nicht-typisierbare *H. influenzae* als eines der wichtigen Merkmale dieses neuen Impfstoffes angesehen wird. Wegen der zusätzlich schlechten Immugenität hinsichtlich Serotyp 3 wurde die Entwicklung dieses 11-valenten Impfstoffs nicht weiter verfolgt.

Für Pneumokokken-Konjugat-Impfstoffe besteht nach dem Stand des Wissens keine Notwendigkeit einer weiteren Auffrischung bei abwehrgesunden Individuen. Nach stattgehabter Grundimmunisierung und Induktion eines immunologischen Gedächtnisses besteht hinreichender Schutz, der durch Kontakt mit Wildpneumokokken geboostert wird.

Der hingegen durch Polysaccharid-Impfstoffe aufgebaute Impfschutz unterliegt einem physiologischen Rückgang und sollte bei entsprechender Infektionsgefährdung gemäß den Hinweisen in der Fachinformation aufgefrischt werden. Allerdings wird bei wiederholten Impfungen mit PCV-23 bisweilen eine verstärkte Reaktogenität und eine verminderte Immunantwort (hyporesponsiveness) beobachtet.

Zur Wirksamkeit der erst kürzlich zugelassenen 10- und 13-valenten Konjugatimpfstoffe liegen noch keine aussagekräftigen Daten vor. Mit der Einführung der neuen Konjugat-Impfstoffe wurde die Herstellung des 7-valenten Impfstoffs eingestellt.

8.6   Sicherheit und Verträglichkeit

Die Sicherheit und Verträglichkeit des 7-valenten Pneumokokken-Konjugat-Impfstoffs ist in millionenfacher Anwendung gut belegt. Lokalreaktionen liegen größenordnungsmäßig in der Dimension anderer moderner Kinderimpfstoffe; systemische Nebenwirkungen unterschieden sich in Zulassungsstudien nicht von den Zahlen aus Plazebogruppen. Eine große Studie zur Verträglichkeit der sequenziellen Pneumokokken-Impfung (7-valenter Konjugat-Impfstoff, gefolgt von 23-valenter Polysaccharid-Vakzine) an 2.648 Zwei- bis Fünfjährigen fand bei 6,95 % nach PCV-7 Nebenwirkungen (vor allem Schmerz an der Injektionsstelle, Rötung, Fieber) versus 7,78 % nach PPV-23 (zusätzlich Schwellung). Fieber über 39,5 °C wurde in 0,77 % nach PCV-7 und in 1,21 % nach PPV-23 beobachtet.(Rose M et al 2009).

Die Nebenwirkungen der 10- und 13-valenten Konjugatimpfstoffe sind mit den Nebenwirkungen des 7-valenten Konjugatimpfstoffs vergleichbar. Laut Fachinformation sollte bei sehr unreifen Frühgeborenen (vor der 28. Schwangerschaftswoche) wegen möglicher Apnoen eine Überwachung der Atmung für 48 bis 72 Stunden in Betracht gezogen werden.

Die Nebenwirkungen von PPV-23 betreffen ebenfalls vor allem Lokalreaktionen sowie meist nur im zeitlichen Zusammenhang auftretende systemische Ereignisse. Verstärkte Impfreaktionen nach Wiederimpfung haben die STIKO 2009 veranlasst, die Indikation für ein- oder mehrmalige Wiederimpfungen (nach mindestens 3 Jahren bei Kindern und nach 5 Jahren bei Erwachsenen) auf Individuen mit chronischen Nierenkrankheiten (nephrotisches Syndrom) und angeborenen oder erworbenen Immundefekten mit T- und/oder B-zellulärer Restfunktion zu beschränken.

8.7   Impfschemata, Indikationen, Gegenindikationen

Die 7-valente Pneumokokken-Konjugatvakzine Prevenar® ist in Deutschland seit 2001 zugelassen und wurde seit Juli 2006 als Standardimpfung für Kinder ab dem vollendeten 2. Lebensmonat bis zum vollendeten 2. Lebensjahr empfohlen.

Impfschema Synflorix®
10-valenter Pneumokokken-Konjugat-Impfstoff

· **Säuglinge im Alter von 6 Wochen bis 6 Monate:**
  · 3 Impfungen im Abstand von je 1 Monat, 6 Monate später (vorzugsweise 12-15 Monat) 4. Impfung
· **Säuglinge im Alter von 7-11 Monaten:**
  · 2 Impfungen im Abstand je 1 Monat und 3. Impfung im 2. Lebensjahr im Mindest-abstand von 2 Monaten zur letzten Impfung
· **Kinder im Alter von 12-23 Monaten:**
  · 2 Impfungen im Mindestabstand von 2 Monaten

F28

Impfschema Prevenar 13®
13-valenter Pneumokokken-Konjugat-Impfstoff

· **Säuglinge im Alter von 6 Wochen bis 6 Monate:**
  · 3 Impfungen, Mindestabstand 1 Monat; 4. Impfung im Alter von 11-15 Monaten
· **Säuglinge im Alter von 7-11 Monaten:**
  · 2 Impfungen, Mindestabstand 1 Monat; 3. Impfung im 2. Lebensjahr
· **Kinder im Alter von 12-23 Monaten:**
  · 2 Impfungen im Mindestabstand von 2 Monaten
· **Kinder im Alter von 2-5 Jahren:**
  · 1 Impfung
· **wer im 1. Lebensjahr weniger als 2 Impfungen erhielt:**
  · 2 Impfungen im 2. Lebensjahr im Mindestabstand von 2 Monaten

Umstellung Prevenar®/Prevenar 13® jederzeit möglich

F29

2009 wurde der 10-valenten Konjugatimpfstoff Synflorix® zugelassen und der 7-valente Impfstoff Prevenar® durch den 13-valenten Impfstoff Prevenar 13® abgelöst. Impfschemata siehe Abbildungen [F28] [F29].

8.8   Serotypenabdeckung (durch den bisherigen 7-valenten und die neu zugelassenen 10- und 13-valenten Konjugat-Impfstoffe)

Für 14 europäische Länder wurde eingeschätzt, dass der 7-valente Konjugat-Impfstoff 66 % (42–79 % Schwankungsbreite) der invasiven Pneumokokken-Erkrankungen verhindert. Der Übergang auf den 10-valenten Konjugatimpfstoff könne im Durchschnitt 80 % (69–88 %) der IPD verhindern (Hausdorff und Soroka). Weltweit wird von folgender Annahme ausgegangen: Der 10-valente Impfstoff könne bei unter 5-Jährigen etwa zwei Drittel der Erkrankungen verhindern, für Nordamerika, Europa und Teile Südamerikas 80 %.

Beim 13-valenten Impfstoff ist eine weltweite Abdeckungsrate von 80 % zu erwarten.

Seit 2007 dürften in Deutschland 70–80 % der Kinder im Alter von 0-23 Monaten 4 Impfdosen gegen Pneumokokken erhalten haben. Die Abbildungen [F30] [F31] zeigen, dass der Anteil der im 7-valenten Konjugat-Impfstoff enthaltenen Serotypen, die invasive Pneumokokken-Erkrankungen bei Kindern im Alter von 0–23 Monaten verursachen, seit Einfüh-

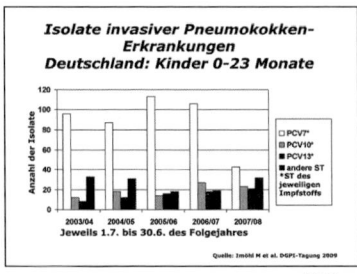

F30

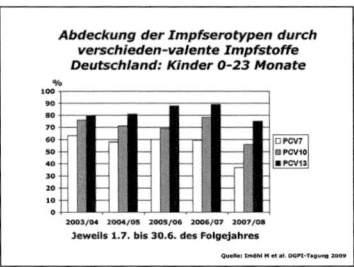

F31

Impfschemata für Kinder <24 Monate Impfserien-Beginn mit (7-valentem)Prevenar®			
Alter in Monaten			
2	3	4	11-14
7er	7er	7er	10er oder 13er
7er	7er	13er*	13er*
7er	13er*	13er*	13er*

* zur Gabe des 10-valenten Pneumokokken-Konjugat-
Impfstoffs liegen für dieses Impfschema keine Daten vor

F32

Impfung gesundheitlich gefährdeter Kinder im Alter von 2-5 Jahren

- ungeimpfte oder mit 7-valentem Konjugat-Impfstoff geimpfte Kinder sollen einmalig 13-valenten Konjugatimpfstoff erhalten
- der Nutzen 10-valenten Impfstoffs falle bei dieser Indikation geringer aus
- die Gabe von 23-valentem Polysaccharid-Impfstoff wird nicht mehr empfohlen

Quelle: STIKO 2010

F33

rung der Impfung auf etwa die Hälfte (35 %) gesunken ist. Der 10-valente Impfstoff würde die Abdeckung der im Impfstoff enthaltenen Serotypen wieder auf 56 % anheben, der 13-valente auf bis zu 74 % (Imöhl et al). Es ist anzumerken, dass es sich dabei um Aussagen im Ergebnis eines bereits weitgehend erfolgreichen Impfprogramms handelt, während die obigen Einschätzungen zu weltweiten Abdeckungsraten sich vorwiegend auf Regionen beziehen, in denen bisher nicht geimpft wurde.

8.9 Impfschemata für Kinder, deren Impfserie mit Prevenar® begonnen wurde

Der konjugierte 7-valente Impfstoff gegen Pneumokokken steht seit 2010 zur Vervollständigung bereits begonnener Impfserien nicht mehr zur Verfügung. Nebenstehende Empfehlungen zur Weiterführung einer mit 7-valentem Impfstoff begonnenen Impfserie formulierte die STIKO. [F32]

8.10 Impfung von gefährdeten Kindern im Alter von 24 – 59 Monaten

Bisher wurde eine einmalige Impfung mit Polysaccharid-Impfstoff empfohlen. Die STIKO empfiehlt jetzt für ungeimpfte oder mit 7-valentem Konjugat-Impfstoff geimpfte Kinder die Gabe von 13-valentem Konjugat-Impfstoff. Die Gabe von 10-valentem Konjugat-Impfstoff wiese einen geringeren Nutzen aus. Der 23-valente Polysaccharidimpfstoff wird für diese Altersgruppe nicht mehr empfohlen. [F33]

8.11 Immunprophylaxe bei Kindern ab 5 Jahren und Erwachsenen

Die 23-valente Pneumokokken-Kapselpolysaccharid-Vakzine (PPV-23, Pneumovax®23) schützt vor allem vor invasiven Infektionen wie Bakteriämie oder Pneumonie, nicht aber vor Meningitis oder Schleimhautinfektionen wie Otitis media, Sinusitis und Bronchitis. Die Angaben zur Schutzrate variieren zwischen 50–90% und sind abhängig von der Immunkompetenz der Patienten. Bei einer Funktionsstörung des B-Zell-Systems wie bei Patienten nach Knochenmarktransplantation, mit Morbus Hodgkin, Plasmozytom und IgG-Subklassenmangel kommt es meist zu einer eingeschränkten Impfantwort. Untersuchungen bei immundefizienten Kindern > 2 Jahren belegen, dass Risikokinder, die auf PPV-23 keine Antikörper entwickelten, mit einer guten Immunantwort auf Konjugat-Impfstoffe reagierten. Im Gegensatz hierzu ist die Immunogenität von PPV-23 bei Störungen der T-Zell-Immunität, zum Beispiel unter Immunsuppression mit systemischen Steroiden und Cyclosporin sowie bei HIV-Infektion, nicht eingeschränkt, da es sich um einen T-Zell-unabhängigen Impfstoff handelt. Wegen der besonderen Schutzbedürftigkeit dieser Patienten werden trotzdem sequenzielle Impfschemata empfohlen, das heißt Konjugat-Impfungen, gefolgt von PPV-23 zur Ausweitung des Serotypenspektrums nach mindestens zwei Monaten. Bei Patienten mit Störungen des B-Zell-Systems sollte durch eine serologische Kontrolle der Impferfolg sichergestellt werden. Mit der mittelfristig zu erwartenden Zulassung höhervalenter Konjugat-Impfstoffe für Altersgruppen jenseits des Vorschulalters wird voraussichtlich eine ein- bis zweimalige Gabe einer entsprechenden Pneumokokken-Konjugatvakzine zur Erzielung eines langfristigen Schutzes auch Abwehrschwacher hinreichend sein.

Die Impfung mit PPV-23 ist weiterhin empfohlen für alle Personen ab dem Alter von > 5 Jahren mit erhöhtem Risiko für Pneumokokken-Erkrankungen, wie z. B.

- Ⅱ Personen mit funktioneller / anatomischer Asplenie
- Ⅱ Personen mit bestimmten chronischen Erkrankungen (Herz- oder Atemwegserkrankungen, Diabetes mellitus, Immundefizienz, Morbus Hodgkin u. a.)
- Ⅱ und als Standardimpfung für Personen ab 60 Jahren.

Wiederimpfung mit Polysaccharid-Impfstoff

Bei folgenden Indikationen sind unter Nutzen-Risiko-Abwägung eine oder auch mehrere Wiederimpfungen im Abstand von 5 Jahren (Erwachsene) oder 3 Jahren (Kinder unter 10 Jahren) zu erwägen:

- Immundefekte mit T- und/oder B-zellulärer Restfunktion
- chronische Nierenkrankheiten / nephrotisches Syndrom

F34

Bei Wiederimpfungen wird eine verstärkte Reaktogenität verzeichnet. Die STIKO hat deshalb die Indikationen für die Wiederimpfung neu formuliert. [F34]

Es wurde bereits darauf hingewiesen, dass mittelfristig eine Erweiterung der Anwendung von Pneumokokken-Konjugat-Impfstoffen über das Alter von 5 Jahren hinaus zu erwarten ist. Der Hersteller hat im Dezember 2010 bei der US-amerikanischen Zulassungsbehörde FDA die Zulassung für Erwachsene ≥ 50 Jahre beantragt. Nach einer ´positive opinion´ des CHMP (Komitee für medizinische Produkte zur Anwendung beim Menschen) der EMA vom 22.9.2011 wird die EMA Prevenar13® Ende 2011 für ≥50-Jährige zulassen.
Für Deutschland liegen Langzeitergebnisse des NRZ Streptokokken zur Serotypverteilung auch im Jugendlichen- und Erwachsenenalter für den Zeitraum 1992 bis 2008 vor. Der 13-valente Impfstoff deckt mehr als 70 % der zirkulierenden Serotypen ab.

8.12   Gegenindikationen

Für alle Pneumokokken-Impfstoffe sind Überempfindlichkeiten gegen die im Impfstoff enthaltenen Wirkstoffe, Trägerprotein (bei Konjugat-Impfstoffen) oder sonstige Bestandteile (siehe Fachinformation) möglich. Im Zweifelsfall ist im Sinne einer Güterabwägung eine Immunisierung unter Überwachung zu erwägen. Insbesondere ehemalige extrem unreife Frühgeborene können auf Pneumokokken-Immunisierung mit Störungen der Atem- oder Kreislaufregulation reagieren. Da dies im Vorfeld einer Impfung nicht absehbar ist, kann im 1. Lebensjahr im Einzelfall ebenfalls eine Impfung unter (stationärer) Überwachung sinnvoll sein.

8.13   Simultane Gabe

Es gibt für die verfügbaren 10- und 13-valenten Pneumokokken-Konjugat-Impfstoffe aussagefähige Daten zur problemlosen zeitgleichen Verabreichung mit anderen Impfstoffen des Kindesalters: 6-fach-Kinderimpfstoffe einschließlich der entsprechenden Einzelkomponenten, Meningokokken-Konjugat-Impfstoff der Serogruppe C, MMR-Impfstoff, Varizellen-Impfstoff, Rotavirus-Impfstoff.

8.14   Impfstrategien

Die WHO hat in Anbetracht der erheblichen Morbidität und Mortalität Impfprogramme gegen Pneumokokken zur hohen Priorität erklärt. Studien z. B. aus dem subsaharischen Afrika zeigen eine gute Wirksamkeit auch unter den dortigen Bedingungen, so z. B. in Populationen mit hoher HIV-Prävalenz. Bislang scheitern die Programme jedoch an den hohen Kosten des Pneumokokken-Konjugat-Impfstoffs. Unterstützung verspricht die ´Global Alliance for Vaccines and Immunization´ (GAVI), ein von internationalen Organisationen (WHO, UNICEF), Länderregierungen und Impfstoffherstellern unterstützter Hilfsfond, der im Rahmen staatlicher Impfprogramme moderne Vakzinen zu einem Bruchteil des

Sektion II

**Standardimpfungen gegen
Pneumokokken-Erkrankungen**

- **Grundimmunisierung mit** *Konjugat-Impfstoff* **für alle Kinder ab 2. Lebensmonat bis zum vollendeten 2. Lebensjahr**

- **einmalige Impfung mit** *Polysaccharid-Impfstoff* **für alle Erwachsenen ≥60 Jahre**

F35

**Indikationsimpfungen gegen
Pneumokokken-Erkrankungen**

**Wegen erhöhter gesundheitlicher
Gefährdung infolge einer Grundkrankheit erhalten**

- **Kinder vom vollendeten 2. Lebensjahr bis zum vollendeten 5. Lebensjahr eine Impfung mit 13-valentem Konjugatimpfstoff**
- **ältere Kinder, Jugendliche und Erwachsene nach dem vollendeten 5. Lebensjahr eine Impfung mit Polysaccharid-Impfstoff**

F36

**Indikationsimpfungen (1)
Gesundheitlich gefährdete Personen**

Immundefekte mit T- und B-zellulärer Restfunktion, z. B.
- **Hypoglobulinämie, Komplement-, Properdindefekte**
- **Asplenie, funktionell und anatomisch**
- **Sichelzellenanämie**
- **Krankheiten der blutbildenden Organe**
- **bei neoplastischen Krankheiten**
- **bei HIV-Infektion**
- **nach Knochenmarkstransplantation**
- **vor Organtransplantation und vor Beginn einer immunsuppressiven Therapie**

F37

**Indikationsimpfungen (2)
Gesundheitlich gefährdete Personen**

Chronische Krankheiten, beispielsweise
- **Herz-Kreislauf-Krankheiten**
- **Krankheiten der Atmungsorgane, inklusive Asthma und chronisch obstruktive Lungenkrankheiten (COPD)**
- **Diabetes mellitus oder andere Stoffwechsel-krankheiten**
- **chronische Nierenkrankheiten/nephrotisches Syndrom**
- **neurologische Krankheiten, z.B. Zerebralparese, Epilepsie**
- **Liquorfistel**

F38

---

regulären Handelspreises für Länder mit hoher Krankheitslast und schlechten finanziellen Mitteln bereitstellt.

8.14.1 Routine-Impfprogramme

Dem Vorbild der USA sind mittlerweile weltweit viele industrialisierte wie auch Schwellenländer gefolgt und empfehlen die Pneumokokken-Konjugat-Impfung für Kinder in den ersten 2 (bis 5) Lebensjahren. Manche Länder führen regionale Impfprogramme (z. B. Spanien) durch, andere haben weit gefasste Impfindikationen, die einer generellen Impfempfehlung entsprechen. In Deutschland sind Routineimpfungen mit Konjugat-Impfstoff für alle Kinder ab 2. Lebensmonat bis zum vollendeten 2. Lebensjahr empfohlen sowie mit Polysaccharid-Impfstoff für alle Erwachsenen ≥ 60 Jahre. [F35]

8.14.2 Selektive Programme
(Indikationsimpfung für Risikogruppen)

Vor Einführung der generellen Impfempfehlung in 2006 war die Immunisierung gegen Pneumokokken in Deutschland eine Indikationsimpfung für gesundheitlich besonders Gefährdete. Die Wirksamkeit dieser Strategie war mäßig und führte zu Immunisierungsraten von ca. 8 % in der Gesamtpopulation und ca. 13 % in den dafür designierten Risikogruppen. Erst mit Umstellung auf eine generelle Impfung der Säuglinge und Kleinkinder konnten bahnbrechende Verbesserungen erreicht werden.

Eine Indikations-Impfempfehlung besteht derzeit in Deutschland jenseits der ersten 2 Lebensjahre für chronisch Kranke und andere Personen mit erhöhtem Risiko für Pneumokokken-Erkrankungen. [F36-38]

Wegen der relativ hohen Kosten universeller nationaler Impfprogramme ist die Pneumokokken-Impfung auch weiterhin in vielen Ländern nur für Risikogruppen empfohlen.

8.14.3 Postexpositionelle Impfung, Ausbruchskontrolle

Eine postexpositionelle Aktiv- oder Passiv-Immunisierung ist bei Pneumokokken weder vorgesehen noch immunologisch sinnvoll.

9 Antibiotika-Resistenz und Replacement

9.1 Antibiotika-Resistenz

Wie bei anderen Bakterien gibt es auch bei Pneumokokken primäre und sekundäre Resistenzen gegen Antibiotika. Dies betrifft vor allem die Serotypen 6A, 6B, 9V, 14, 19A 19F, 23F. Gleichzeitig sind im PCV-7 die Serotypen 4, 6B, 9V, 14, 18C, 19F und 23F enthalten. Durch die erfolgreiche Verminderung der nasopharyngealen Besiedelung mit den Impfstoff-Serotypen konnten in Nordamerika Antibiotikaresistenzen erheblich zurückgedrängt werden. Auch in Frankreich wurde durch ein nationales PCV-7-Impfprogramm in Verbindung mit verstärkter Kontrolle des Antibiotika-Einsatzes dieses Problem erfolgreich angegangen. Andererseits gibt es in letzter Zeit auch Berichte über die Zunahme von Resistenzen gegenüber Penicillin G und anderen Antibiotika trotz genereller Impfung mit 7-valentem Impfstoff. Restriktiver Einsatz von Antibiotika ist eine wichtige Maßnahme zur Eindämmung von Resistenzen.

9.2 Replacement

Eine relative Zunahme von invasiven Infektionen durch Nicht-Vakzine-Serotypen (replacement) ist in den USA beobachtet worden, wegen der ausgeprägten Reduktion von Infektionen durch Vakzine-Serotypen bislang aber von untergeordneter Bedeutung. Einer aktuellen Untersuchung zufolge konnten durch Impfung in den USA jährlich etwa 30.000 invasive Infektionen verhindert werden, wohingegen die Zunahme durch Nicht-Vakzine-Serotypen lediglich circa 4.700 betrug. In anderen europäischen Ländern, wo ebenfalls PCV-7-Impfprogramme existieren, wird diese Beobachtung nicht konsistent bestätigt. Interessanterweise wird die Zunahme von Pneumokokken-Infektionen durch Serotyp 19A auch in Ländern beobachtet, in denen PCV-7 bislang gar nicht eingeführt war (z. B. Korea, Israel). Somit ist ein Zusammenhang mit dem systematischen Impfen gegen Pneumokokken bislang diskussionswürdig.

Verschiebungen im Spektrum der Antibiotika-Resistenzen und Serotypen-Replacement unterstreichen die hohe Bedeutung einer qualifizierten laborgestützten Surveillance als essentiellen Bestandteil eines Pneumokokken-Impfprogramms.

10   Ausblick

Der 7-valente Pneumokokken-Konjugat-Impfstoff Prevenar® hat beeindruckende Erfolge verzeichnet. Trotzdem haben sich je nach Einsatzland Unterschiede in der Abdeckrate der prävalenten Serotypen ('coverage') ergeben. Auch mit dem vermehrten Auftreten von Erkrankungen durch nicht im Impfstoff enthaltene Pneumokokken-Serotypen ('replacement') hat der 7-valente Impfstoff Prevenar® seine Limitierungen erfahren. Als Konsequenz wurden 10- und 13-valente Impfstoffe entwickelt und 2009 zugelassen.

Die Einführung der neu entwickelten Konjugat-Impfstoffe in Entwicklungsländern ist angesichts der gerade in diesen Ländern besonders bedeutsamen Krankheitslast von hoher Bedeutung. Impfstoffhersteller, internationale Organisationen und industriell entwickelte Länder sind aufgerufen, die Bereitstellung dieser modernen Impfstoffe für Länder mit hoher Krankheitslast und ungenügenden finanziellen Mitteln zu unterstützen.

Parallel zu dem Einsatz von Konjugat-Impfstoffen bei Kindern wurden umfangreiche klinische Studien zu Pneumokokken-Konjugat-Impfstoffen bei Erwachsenen durchgeführt. Hierbei zeigte sich beim Vergleich mit Polysaccharid-Impfstoffen eine überlegene Immunogenität sowie eine gute Abdeckung der wichtigsten zirkulierenden Serotypen. Kurzfristig ist eine Zulassung der neuen Pneumokokken-Konjugat-Impfstoffe auch für das Erwachsenenalter nicht nur durch die FDA, sondern auch durch die EMA zu erwarten. Klassische unkonjugierte Polysaccharid-Impfstoffe werden wahrscheinlich dann nur noch eine untergeordnete Rolle spielen.

Gearbeitet wird auch an Konjugat-Impfstoffen mit gegenüber dem 13-valenten Impfstoff noch einmal erweiterter Serotypenabdeckung. Es ist offen, ob solche Entwicklungen geeignet sind, sich der weltweit und regional ständig ändernden epidemiologischen Situation anzupassen.

Langfristig könnten sogenannte Protein-Pneumokokken-Impfstoffe auch die Konjugat-Impfstoffe ablösen oder zumindest partiell ersetzen.

11   Chemoprophylaxe

Eine Umgebungsprophylaxe bei schwer erkrankten Indexpatienten ist bei Pneumokokken für immunologisch gesunde Individuen nicht notwendig.

12   Surveillance, Meldepflicht

Es besteht für Pneumokokken keine Meldepflicht gemäß Infektionsschutzgesetz. Die Länder Mecklenburg-Vorpommern, Sachsen und Sachsen-Anhalt fordern eine Labormeldepflicht bei invasiven Erkrankungen.

Über bestehende Sentinelsysteme informiert das Kapitel 45 ´Surveillance impfpräventabler Erkrankungen´. Eine Überwachung des Serotypenspektrums wie auch der hiermit assoziierten Antibiotika-Empfindlichkeiten und -Resistenzen findet durch das **Nationale Referenzzentrum für Pneumokokken** in Aachen in Zusammenarbeit mit den regionalen Laboratorien, dem Robert Koch-Institut und den Landesgesundheitsbehörden statt.

Literatur

PRYMULA R, PEETERS P, CHROBOK V ET AL. Pneumococcal capsular polysaccharides conjugated to protein D for prevention of acute otitis media caused by both Streptococcus pneumoniae and non-typable H. Influenzae. Lancet 2006; 367(9512): 740–748.

VILA-CÓRCOLES A, OCHOA-GONDAR O, HOSPITAL I ET AL. Protective effects of the 23-valent pneumococcal polysaccharide vaccine in the elderly population: the EVAN-65 study. Clin Infect Dis 2006; 43: 860–868.

HAK E, SANDERS EA, VERHEIJ TJ ET AL. Rationale and design of CAPITA: a RCT of 13-valent conjugated pneumococcal vaccine efficacy among older adults. Neth J Med 2008; 66: 378–383.

DAGAN R, FRASCH C. Introduction. Ped Infect Dis J 2009; 28: Supplement S63-65.

VESIKARI T, WYSOCKI J, CHEVALLIER B ET AL. Immunogenicity of the 10-Valent Pneumococcal non-typeable Haemophilus influenzae protein D conjugate Vaccine (PHiD-CV) compared to the licensed 7vCRM vaccine. Ped Infect Dis J 2009, 28; Suppl S 66–76.

IMÖHL M ET AL.: Epidemiologie invasiver Pneumokokken-Erkrankungen bei Kindern in Deutschland, 1997–2009. (Poster) DGPI-Tagung März 2009, Bremen.

Mitteilung der STIKO zur Impfung gegen invasive Pneumokokken-Infektionen bei Kindern unter 24 Monaten, bei denen die Impfserie mit dem konjugierten 7-valenten Impfstoff begonnen wurde. Epi Bull RKI Nr 49 2009, S 507.

Fachinformation Synflorix®. Rote Liste. >http://www.rote-liste.de<

Fachinformation Prevenar 13®. Rote Liste. >http://www.rote-liste.de<

Licensure of a 13-Valent Pneumococcal Conjugate Vaccine (PCV13) and Recommendations for Use Among Children – Advisory Committee on Immunization Practices (ACIP), 2010. Morbid Mortal Weekly Rep 2010; 59: 258–261.

Empfehlungen der Ständigen Impfkommission (STIKO) am Robert Koch-Institut/Stand Juli 2011. Epid Bull RKI 2011, No 30. >ww.rki.de<

Stellungnahme der Ständigen Impfkommission (STIKO) am Robert Koch-Institut zur Schutzimpfung von gefährdeten Kindern im Alter von 2-5 Jahren gegen Pneumokokken. Epid Bull RKI 2010, No 33 S. 334–35. >ww.rki.de<

IMÖHL M, REINERT RR, VAN DER LINDEN M. Temporal variations among invasive pneumococcal disease serotypes in children and adults in Germany (1992–2008). Internat J Microbiol 2010. Article ID 874189.

15 Poliomyelitis

Polio-Impfstoff-Entwicklung
Grundlage

- 1949 Enders, Weller und Robbins:
  Züchtung der 3 Poliovirustypen in der
  Gewebekultur als entscheidende Voraussetzung
  für den Polio-Impfstoff und für die moderne
  Virusimpfstoff-Entwicklung auf Zellkultur-Basis

- Auszeichnung mit dem Nobelpreis

F1

Entwicklung des inaktivierten
Polio-Impfstoffs - IPV (Jonas Salk)

- Vermehrung großer Mengen von Polioviren in
  der Affennieren-Zellkultur
- Studien zur Kinetik der Formalin-
  Inaktivierung*
- 1954 Grossfeldversuche (mehrere 100.000
  Kinder) mit trivalentem Impfstoff
- 1955 Lizensierung von IPV in den USA

* spätere Studien (Gaard) trugen wesentlich zur Sicherheit und
  Wirksamkeit von IPV bei

F2

Entwicklung von Lebendimpfstoff zur oralen
Anwendung – OPV (Albert Sabin) (1)

- Sabin wählte 3 Stämme für klinische Versuche
  aus
- Fragen:
  - hoher Grad an Infektiosität in Zellkultur und
    menschlichem Magen-Darm-Trakt?
  - nachweisbare NT-AK, hohe Serokonversionsrate?
  - niedrige Neurovirulenz im Affen?
  - genetische Stabilität nach Replikation im Menschen?

- positive Beantwortung, aber nach Einführung
  des Salk-Impfstoffs keine Möglichkeit der
  Erprobung in den USA

F3

Entwicklung von Lebendimpfstoff zur oralen
Anwendung – OPV (Albert Sabin) (2)

- Abgabe der Sabin-Stämme an Chumakov, Institut
  für Poliomyelitis und Virusenzephalitiden, Moskau
- 1959 Großfeldversuche in den baltischen Staaten
- ab 1959/1960 Routineimpfung in der UdSSR
- 1959/1960 Einführung der OPV-Impfung in
  anderen osteuropäischen Staaten, in Australien,
  Kanada u.a.
- Lizensierung in den USA:
  1961 OPV monovalent, 1963 OPV trivalent

F4

Abbildungen gelähmter Personen im alten Ägypten lassen das Vorkommen der Krankheit in historischer Zeit vermuten. Erst gegen Ende des 18. Jahrhunderts wurde die Poliomyelitis als eigenständiges Krankheitsbild beschrieben. Bis in die 1950er-/1960er-Jahre traten in den industrialisierten Ländern der Welt alljährlich Tausende von Polio-Erkrankungen auf und ließen Tausende irreparabel gelähmt zurück. In Deutschland (beide Teile) lagen die Meldungen in diesem Zeitraum der Vorimpf-ära bei jährlich etwa 2.000 bis 10.000 Erkrankungen. In den Entwicklungsländern wurde die Poliomyelitis erst später als schwerwiegendes Gesundheitsproblem erkannt. In vielen Ländern durchgeführte ´Lameness (Lähmungs-) Surveys´ der 1970er-Jahre beschrieben den Umfang des Problems.

Meilensteine der Poliomyelitis-Kontrolle

Die mit dem Nobelpreis ausgezeichneten Arbeiten zur Züchtung der 3 Polio-Virustypen in der Gewebekultur (Enders, Weller und Robbins 1949) schufen die Grundlage für die Entwicklung der Impfstoffe gegen Poliomyelitis und für weitere wichtige Virusimpfstoffe auf Zellkulturbasis. [F1]

1955 wurde der von Jonas Salk entwickelte inaktivierte Poliomyelitis-Impfstoff in den USA zugelassen [F2], und 1959 wurde der von Albert Sabin entwickelte attenuierte Lebend-Impfstoff in Großfeldversuchen in den baltischen Staaten der ehemaligen UdSSR erfolgreich erprobt. In den 1960er-Jahren wurde mit diesen Polio-Impfstoffen die Poliomyelitis in den industrialisierten Ländern vollständig unter Kontrolle gebracht. [F3] [F4]

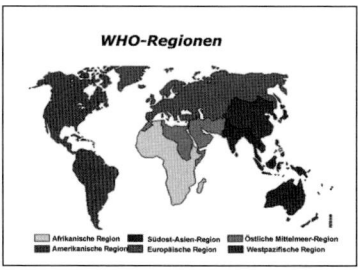

WHO-Regionen

Afrikanische Region · Südost-Asien-Region · Östliche Mittelmeer-Region
Amerikanische Region · Europäische Region · Westpazifische Region

F7

Weltweite Kontrolle der Poliomyelitis

In den 1970er-Jahren wurde die Impfung mit Polio-Lebendimpfstoff in den Impfkalender des Erweiterten Immunisierungsprogramms (EPI) der WHO aufgenommen, [F5] Beginn der weltweiten Kontrolle der Krankheit. 1988 war Poliomyelitis noch in 125 Ländern der Erde endemisch und verursachte jährlich etwa 350.000 Erkrankungen an paralytischer Poliomyelitis.

Eradikationsprogramm: Im selben Jahr verabschiedete die Weltgesundheitsversammlung mit der Zustimmung aller Mitgliedsländer der WHO einen Beschluss zur Eradikation der Poliomyelitis bis zum Jahr 2000. [F6]

Elimination in 3 WHO-Regionen: 2007 konnte die Elimination der Poliomyelitis in 3 der 6 WHO-Regionen bestätigt werden: im amerikanischen Doppelkontinent (1994), in der westpazifischen (2000) und der europäischen Region (2002). Im Oktober 1999 wurde letztmalig ein Wildpoliovirus des Typs 2 isoliert, damit verbleibt die Zirkulation der Wildpolioviren Typ 1 und 3. [F7]

Aktuelle Situation: Die Situation ist gegenwärtig von einem Rückgang der Poliomyelitis in den 4 noch polio-endemischen Ländern (Afghanistan, Indien, Nigeria, Pakistan) gekennzeichnet, andererseits von Einschleppungen in nicht-endemische Länder mit anschließender Krankheitsausbreitung (siehe detaillierte Darstellung unter 6.5 Epidemiologische Situation).

Das Ziel der Eradikation bis zum Jahr 2000 konnte nicht erreicht werden, und auch gegenwärtig ist es für eine Terminsetzung zu früh. Erhebliche Schwierigkeiten bereiten die Impfprogramme in dicht bevölkerten Regionen und politische Hindernisse, Gerüchte um Gefahren der Impfung verzögerten die Impfung in einigen Ländern, militärische Auseinandersetzungen wurden zu einem weiteren Handicap. Nach wie vor erscheint die Eradikation der Poliomyelitis erreichbar.

1   Erreger – Poliovirus

1.1   Morphologie, Klassifizierung

Das Poliovirus ist ein humanes Enterovirus aus der Familie der Picornaviren. Morphologisch handelt es sich um ein kleines rundes 30 nm Partikel. Das Virus besteht aus einem einsträngigen RNA-Genom und einem Proteinkapsid. Hinsichtlich seiner biochemischen und biophysikalischen Eigenschaften stimmt das Poliovirus mit anderen Enteroviren, jedoch nicht mit den meisten anderen Picornaviren überein.

1.2   Serotypen des Poliovirus

Zu unterscheiden sind die 3 antigenetisch unterschiedlichen Virustypen 1, 2 und 3 (Serotypen 1, 2, 3). Die drei Serotypen können mittels serotyp-spezifischen Antiseren im Neutralisationstest von anderen Enteroviren unterschieden werden. Die Immunantwort im Neutralisationstest ist serotyp-spezifisch, mit Ausnahme einer geringen Kreuzreaktion zwischen den Serotypen 1 und 2. Alle 3 Poliovirustypen können eine paralytische Poliomyelitis hervorrufen. Der Typ 1 spielt die dominierende Rolle, auch für Epidemien. Impfassoziierte Erkrankungen (Impfpoliomyelitis) werden vorwiegend durch die Typen 2 und 3 verursacht. [F8]

Erreger: Poliovirus

- Poliovirus: humanes Enterovirus, Familie Picornaviren
- Morphologisch: kleines rundes 30 nm Partikel
- 3 antigenetisch unterschiedliche Virustypen 1,2,3 (Serotypen 1,2,3)
- Immunantwort (Neutralisationstest) serotyp-spezifisch
- alle 3 Poliovirustypen können eine paralytische Poliomyelitis hervorrufen; Typ 1 spielt die dominierende Rolle, auch für Epidemien

F8

1.3   Molekularbiologie

Sowohl die Genome der 3 Poliovirustypen als auch die 3 Sabin-Stämme des attenuierten Lebendimpfstoffs wurden sequenziert.

1.3.1   Wildstämme des Poliovirus

Wildstämme weisen ein in unterschiedlichen geographischen Regionen differierendes saisonales Bild der Viruszirkulation auf. In tropischen und Tropen-ähnlichen Regionen zirkuliert das Virus das ganze Jahr über, häufig an die Regenzeit geknüpft. In gemäßigten Klimazonen kam es in der Vorimpfära vorwiegend im Sommer und Herbst zu Erkrankungen, nur gelegentlich dauerten Ausbrüche bis zum Winter an. Impfviren kann man in Ländern mit einem Routineimpfprogramm ganzjährig, in Ländern mit Impfkampagnen während dieser Zeit isolieren.

Das wichtigste Werkzeug für die Aufdeckung epidemiologischer Zusammenhänge ist die molekulare Charakterisierung des Virusgenoms klinischer Isolate. Das Poliovirus mutiert im menschlichen Magen-Darmtrakt. Es kommt (per site/per year) zu etwa 1–2 % Nukleotid-Substitutionen und damit zu einer schnellen Veränderung des Virusgenoms. Der Vergleich der genetischen Veränderungen von Virusstämmen erlaubt die Bestimmung der geographischen und zeitlichen Herkunft eines Virusstammes. Eine weltweite Datensammelung sequenzierter Stämme gestattet die schnelle Zuordnung von neu isolierten Wildvirusstämmen. [F9]

1.3.2 Von Impfviren (OPV) abgeleitete Polioviren

unterscheiden sich von ihren Elternstämmen durch genetische Differenzen.

‖ Vakzine-assoziierte Poliomyelitis (VAPP): Während der Replikation des OPV im Magen-Darmkanal können Mutationen zur Rückkehr einer höheren Neurovirulenz führen und eine Vakzine-assoziierte paralytische Poliomyelitis (VAPP) hervorrufen. VAPP ist ein seltenes Ereignis (siehe auch Abschnitt 7.1.1).

‖ OPV-ähnliche Viren: Verschiedene von OPV abgeleitete Viren können von mit OPV Geimpften und deren Kontakten isoliert werden, ohne dass paralytische Symptome zu verzeichnen sind. Die überwiegende Mehrzahl dieser Isolate weist eine enge Sequenzübereinstimmung des LP1 (Kapsidpolypeptid des Virus) von > 99 % mit den Original-OPV-Sabin-Stämmen auf. Immunologisch normale OPV-Geimpfte scheiden die Viren für die Dauer von 3-4 Wochen aus. Diese kurze Ausscheidungsphase und eine hohe Populationsimmunität begrenzen die Übertragung dieser OPV-ähnlichen Viren.

‖ Vaccine-derived polioviruses (VDPVs): Im seltenen Fall zeigen Isolate eine geringere Sequenzübereinstimmung (< 99%) mit den Original-OPV-Sabin-Stämmen. Diese genetischen Veränderungen sind hinweisend auf eine verlängerte Replikation. Zu unterscheiden sind VDPVs in cVDPVs: zirkulierende VDPVs und (iVDPVs): VDPVs bei Immundefizienten. [F10]

Die Bedeutung von cVDPVs wurde zuerst bei einem Ausbruch in den Jahren 2000/2001 auf der Karibikinsel Hispaniola (Puerto Rico und Dominikanische Republik) erkannt. Die

Molekulare Charakterisierung Vaccine-derived polioviruses

- Vaccine-derived polioviruses (VDPVs): Sequenzübereinstimmung mit originalen OPV-Stämmen (Sabin) <99 %

  – cVDPVs: zirkulierende VDPVs, können unter speziellen Bedingungen (u. a. niedrige Impfraten) revertieren und Polio verursachen

  – iVDPVs: VDPVs bei bestimmten Formen von Immundefizienz, Sequenzabweichung (bis <90 %): langjährige Erregerpersistenz?

F10

Isolate von 21 an Poliomyelitis des Serotyps 1 Erkrankten wiesen eine 2–3 %ige Sequenzabweichung vom Sabin-Elternstamm auf. Weitere Ausbrüche erlaubten die Schlussfolgerung, dass insbesondere eine niedrige Impfrate und die Abwesenheit zirkulierender Wildviren des gleichen Serotyps sowie sozioökonomische Faktoren wie eine hohe Geburtenrate, schlechte hygienische Bedingungen und tropisches Klima ursächliche Bedeutung für die Transmission von cVDPVs besitzen (siehe auch Abschnitt 7.1.1).

Die ersten iVDPV-Stämme von Personen mit verschiedenen Immundefekten wurden mit moderner Molekulartechnik charakterisiert, teilweise lagen Sequenzübereinstimmungen mit den Sabin-Elternstämmen nur noch in etwa 90 % vor. Dies deutet auf eine Persistenz der Poliovirus-Infektion von 10 und mehr Jahren hin. Bisher gibt es keine Hinweise auf die Verbreitung von iVDPV-Stämmen im weiteren Umfeld der Ausscheider (siehe auch Abschnitt 7.1.1).

1.4   Resistenz des Virus gegen Umwelteinflüsse

Die Viren sind relativ widerstandsfähig gegen moderate Wärme, saures Milieu (ph-Werte von 3–5 für ein bis 3 Stunden) sowie übliche Detergentien und Desinfektionsmittel. Das Virus übersteht Wochen bei 4 °C und Tage bei Zimmertemperatur. Austrocknung, UV-Licht, Formaldehyd und hohe Temperaturen inaktivieren das Virus schnell.

2   Pathogenese

Nach in der Regel oraler Aufnahme des Erregers vermehrt sich dieser in den Lymphknoten des Rachens und des Magen-Darm-Trakts (Ausscheidung des Virus über den Rachen und mit dem Stuhl). Die Phase der Virämie schließt sich an, sie hinterlässt auch bei inapparenter Infektion eine typgebundene postinfektiöse Immunität. Dringt das Virus mit dem Blutstrom in das Zentralnervensystem ein, kommt es zur Schädigung und Zerstörung motorischer Vorderhornzellen und als Folge zu schlaffen Lähmungen.

In Abhängigkeit von Grad und Ausmaß der Schädigung der motorischen Neuronen kommt es zu vorübergehender oder dauernder Lähmung. Befall der Medulla oblongata und des Mittelhirns ist lebensbedrohlich. Der an einem B-Zell-Immundefekt leidende Polio-Infizierte hat ein größeres Risiko für eine paralytische Verlaufsform. [F11]

3 Klinisches Bild

Im Durchschnitt beträgt die Inkubationszeit von der Infektion bis zum Eintritt der ersten Symptome 7–10 Tage mit einer Schwankungsbreite von 4–40 Tagen. [F12]

3.1 Subklinische Infektion und milder Verlauf

In vielen Fällen führt die Infektion nur zu einem milden Krankheitsverlauf mit moderater Temperaturerhöhung, Kopf- und Muskelschmerzen, Schwindel, Erbrechen, Nackensteifigkeit und gelegentlich auch meningitischen Zeichen ('minor illness').

Inapparente (subklinische) Infektionen sind sehr häufig, in Abhängigkeit vom jeweiligen Poliovirusstamm beträgt das Verhältnis zwischen subklinischen und klinischen Infektionen 100:1 bis 1.000:1. Ältere Kinder und Erwachsene haben ein größeres Risiko, an einer paralytischen Form der Poliomyelitis zu erkranken.

3.2 Paralytische Poliomyelitis

Den initialen Krankheitszeichen im Sinne des beschriebenen milden Krankheitsverlaufs (minor illness) schließt sich nach einer symptomarmen oder -freien Latenzperiode von 3–4 Tagen das durch Lähmungen gekennzeichnete Bild der paralytischen Poliomyelitis an. Etwa 0,5 %–1 % der Infizierten entwickeln die paralytische Form.

3.2.1 Spinale Form der paralytischen Poliomylitis

Die typische und weitaus häufigste klinische Manifestation der paralytischen Poliomyelitis wird durch eine akute schlaffe Lähmung (acute flaccid paralysis – AFP) der Extremitäten gekennzeichnet. Meist sind die unteren Extremitäten einbezogen, in der Regel asymmetrischer Befall. Die Lähmungen können einen Muskel oder eine Muskelgruppe einbeziehen bis hin zu tetraplegischer Lähmung. Lebensbedrohlich wird der Verlauf bei Einbeziehung des Zwerchfells und der Zwischenrippenmuskulatur.

Klinische Bilder

- Subklinische Infektion und milder Verlauf
- paralytische Poliomyelitis
  - spinale Form
  - spinobulbäre und bulbäre Formen
- nicht-paralytische Form (aseptische Meningitis)

F13

Verlauf und Prognose

- Prognose abhängig von Schwere des Krankheitsbildes
- teilweise/komplette Remission der Lähmungen möglich
- bei Muskelschwäche/-lähmung >12 Wochen ist eine Dauerschädigung zu befürchten
- die überwiegende Mehrheit verbleibt mit dauernden Lähmungen und resultierenden Deformitäten
- Letalität der paralytischen Poliomyelitis: 2-5 % bei Kindern und 15-30 % bei Erwachsenen (altersabhängig); höher (25-75 %) bei spinobulbären/bulbären Formen

F14

3.2.2 Spinobulbäre und bulbäre Formen

der paralytischen Poliomyelitis sind seltener und bedrohlicher: Es drohen Atem- und Schlucklähmung und Ausfall der Kreislaufzentren. [F13]

3.2.3 Verlauf und Prognose

Die Prognose ist abhängig von der Schwere des Krankheitsbildes. Es kann zu teilweiser oder kompletter Remission der Lähmungen kommen. Bei der überwiegenden Mehrheit bleiben dauernde Lähmungen und resultierende Deformitäten zurück. Halten Muskelschwäche oder -lähmung für länger als 12 Wochen an, ist eine Dauerschädigung zu befürchten. Die Letalität der paralytischen Poliomyelitis beträgt 2–5 % bei Kindern und 15–30 % bei Erwachsenen (altersabhängig); sie ist höher (25–75 %) bei spinobulbären und bulbären Formen. Tödliche Verläufe ereignen sich meist in der ersten Woche nach Einsetzen der Lähmung. [F14]

3.3 Nicht-paralytische Form der Poliomyelitis

Die aseptische Meningitis ist eine sehr seltene klinische Form der Poliovirusinfektion. Sie beginnt ebenfalls mit den Symptomen der ´minor illness´, 1–2 Tage später gefolgt von auf eine meningeale Beteiligung hinweisenden Zeichen wie Kopfschmerz, Erbrechen, Nackensteifigkeit, Rücken- und Gliederschmerzen. In der Regel kommt es nach 2–10 Tagen zur vollständigen Genesung. Selten geht die meningitische Form in Muskelschwäche oder Lähmung über.

3.4 Immunität

Immunkompetente Erkrankte entwickeln eine schützende und wahrscheinlich lebenslang anhaltende Immunität durch die Bildung humoraler und sekretorischer Antikörper. Dies wird auch für inapparente und milde Verläufe angenommen. Von immunen Müttern geborene Säuglinge sind für einige Wochen geschützt. Die Immunität ist serotypspezifisch und schützt nicht gegen die beiden anderen Serotypen. Es besteht keine oder nur geringe Kreuzimmunität zwischen den Poliovirustypen. [F15]

Immunität

- Immunkompetente entwickeln eine wahrscheinlich lebenslang anhaltende Immunität
- wohl auch bei inapparenten Verläufen
- von immunen Müttern geborene Säuglinge sind für einige Wochen geschützt
- die Immunität ist Serotyp-spezifisch und schützt nicht gegen die beiden anderen Serotypen; keine oder nur geringe Kreuzimmunität zwischen den Poliovirustypen

F15

4   Diagnose und Differentialdiagnose

4.1   Klinische Diagnostik

In der akuten Krankheitsphase ist die Bestätigung der Diagnose Poliomyelitis allein auf der Grundlage des klinischen Bildes einer akuten schlaffen Lähmung (AFP) kaum möglich, da eine Reihe von anderen Erkrankungen ähnliche Symptome zeigen.

In erster Linie sind dies das Guillain-Barré-Syndrom und die Querschnittsmyelitis, ferner die traumatische Neuritis, bestimmte Geschwulsterkrankungen, seltener Meningitiden und Enzephalitiden, Vergiftungen und andere mögliche Ursachen. [F16]

Klinische Diagnostik

- In akuter Krankheitsphase Diagnose Poliomyelitis allein auf der Grundlage des klinischen Bildes einer akuten schlaffen Lähmung (AFP) kaum möglich
- andere Erkrankungen mit ähnlichen Symptomen: in erster Linie Guillain-Barré-Syndrom, Querschnittsmyelitis, ferner traumatische Neuritis, bestimmte Geschwulsterkrankungen, seltener Meningitiden und Enzephalitiden, Vergiftungen u. a.
- klinisch auffälliger Unterschied zwischen Polio und anderen AFP: bei Polio in der Regel schwereres Krankheitsbild und Persistenz der Lähmungen; bei anderen Ursachen innerhalb von 60 Tagen Tendenz zur Rückbildung/Wiederherstellung der Muskelfunktion

F16

Der klinisch auffälligste Unterschied zwischen der Poliomyelitis und anderen Ursachen einer akuten schlaffen Lähmung ist das bei Polio in der Regel schwerere Krankheitsbild und die Persistenz der Lähmungen. Bei anderen Ursachen findet sich innerhalb von 60 Tagen nach Lähmungsbeginn eine Tendenz zur Rückbildung oder sogar zur Wiederherstellung der Muskelfunktion. Nebenstehende Abbildung gibt Hinweise, welche Symptome und Verläufe aus klinischer Sicht für eine paralytische Poliomyelitis sprechen. [F17]

Paralytische Poliomyelitis

- ´minor illness´ vorangehend
- in der Regel schlaffe Lähmungen, binnen 4 Tagen
- Fieber bei Einsetzen der Lähmung
- meist keine Sensibilitätsstörung
- Beine häufiger betroffen als Arme, größere Muskelgruppen mehr als kleinere
- asymmetrische Lähmungen
- am häufigsten Lähmung eines Beins
- Tetraplegie selten bei jungen Kindern
- Schädigung hält länger als 60 Tage an

F17

Anzumerken ist, dass eine klinische Verdachtsdiagnose durch einen klaren epidemiologischen Zusammenhang wesentlich gestützt werden kann.

4.2   Laborbefunde

sind die entscheidende Voraussetzung für die Bestätigung der Diagnose.

Die genannten Schwierigkeiten einer rein klinischen Diagnose und Differentialdiagnose eines mit Lähmungen einhergehenden akuten Krankheitsbildes begründen die Forderung nach einer laborgestützten Diagnose.

Priorität hat das Bemühen um den Nachweis von Polioviren im Stuhl bei jedem an einer akuten schlaffen Lähmung (AFP) Erkrankten. Zwei Stuhlproben (im Abstand von 24–48 Stunden) sollten möglichst innerhalb von 7 Tagen nach Erkrankungsbeginn gewonnen werden. Der Virusnachweis ist die entscheidende Bestätigung der Diagnose Poliomyelitis.

Isolierte Polioviren sind zur Serotypisierung an das nationale Referenzlaboratorium für Poliomyelitis zu übergeben.

Neben der Serotypisierung kommt der intratypischen Diffenzierung zur Unterscheidung von Wildpolioviren und von Impfviren abgeleiteten VDPVs (vaccine-derived poliovirus) hohe Bedeutung zu, in der Regel durchgeführt in einem WHO-Referenzlaboratorium. Impfstämme zirkulieren in Ländern mit OPV-Impfung in erheblichem Umfang und können sowohl in gesunden als auch symptomatischen Individuen isoliert werden. Das Ergebnis der alsbaldigen Isolatübergabe an ein entsprechendes Laboratorium ist Voraussetzung für gegebenenfalls notwendige Bekämpfungsmaßnahmen. [F18]

Ein Wildvirusisolat ist zur Genomsequenzanalyse an ein spezialisiertes Laboratorium des globalen Polionetzwerks der WHO zu übergeben. Die Internetadresse mit Informationen zu Laboratoriumsnetzwerken der WHO ist nebenstehender Abbildung zu entnehmen. [F19]

Serologische Tests zum Nachweis neutralisierender Antikörper sind für Routineuntersuchungen zum Nachweis einer Polioinfektion/-erkrankung nicht empfohlen. Eine Unterscheidung von Antikörpern gegen Wild- oder Impfviren ist nicht möglich.

Laborgestützte Diagnose zur Bestätigung

- Priorität: 2 Stuhlproben innerhalb von 7 Tagen nach Erkrankungsbeginn (Abstand 24-48 Stunden) bei an akuter schlaffer Lähmung (AFP) Erkrankten
- isolierte Polioviren zur Serotypisierung und intratypischen Differenzierung (Wild- vs Impfviren) an NRZ Poliomyelitis übergeben
- Wildvirusisolat zur Genomsequenzanalyse an Speziallaboratorium der WHO übergeben

- Serologie kann Wild-/Impfviren-AK nicht abgrenzen

F18

Laboratoriums-Netzwerke der WHO

- Globale Netzwerke für
- Poliomyelitis
- Masern und Rubella
- Gelbfieber
- humanes Papillomavirus (HPV)

- Details zu WHO-Netzwerken unter nachstehender Internet-Adresse
http://www.who.int/immunization monitoring/laboratory/en/index.html

F19

Therapie

- Es gibt keine spezifische Therapie der Poliomyelitis

- In der akuten Phase ist häufig Intensivtherapie zur Erhaltung der vitalen Funktionen erforderlich

- Nach Abklingen der Akutphase stehen Physiotherapie und Maßnahmen zur Wiedergewinnung/Verbesserung von Bewegung/Beweglichkeit im Vordergrund

F20

---

5 Therapie

Eine spezifische Therapie der Poliomyelitis gibt es nicht. In der akuten Phase ist häufig Intensivtherapie zur Erhaltung der vitalen Funktionen erforderlich. Nach Abklingen der akuten Phase stehen Physiotherapie und andere Maßnahmen zur Wiedergewinnung und Verbesserung von Bewegung und Beweglichkeit im Vordergrund. [F20]

6   Epidemiologie

6.1   Reservoir und Übertragungsweg

Einziges Reservoir ist der Mensch. Der Erreger wird in Ländern mit schlechten sanitären Verhältnissen in erster Linie durch Kontaktinfektion (fäkal-orale Übertragung) übertragen. Unter guten sanitären Bedingungen und bei Ausbrüchen überwiegt der oral-pharyngeale Weg der Übertragung. Die große Anzahl inapparenter Infektionen macht das Auffinden einer Infektionsquelle sehr schwierig. Ein längeres Trägertum kommt lediglich bei Immundefizienz vor, davon ausgehende Ausbrüche sind nicht bekannt. [F21]

Reservoir und Übertragungsweg

- Einziges Reservoir ist der Mensch
- Übertragung in Ländern mit schlechten sanitären Verhältnissen in erster Linie durch Kontaktinfektion (fäkal-orale Übertragung)
- Unter guten sanitären Bedingungen und bei Ausbrüchen überwiegt der oral-pharyngeale Weg
- Die große Zahl inapparenter Infektionen macht das Auffinden einer Infektionsquelle schwierig

F21

6.2   Ansteckungsfähigkeit

Erkrankte sind besonders ansteckend wenige Tage vor und nach Beginn der klinischen Symptomatik. Eine Woche nach Erkrankungsbeginn finden sich kaum noch Viren im Rachenraum, die Ausscheidung mit dem Stuhl dauert noch für 6–8 Wochen an. [F22]

Ansteckungsfähigkeit

- Erkrankte sind besonders ansteckend wenige Tage vor und nach Beginn der klinischen Symptomatik
- eine Woche nach Erkrankungsbeginn finden sich kaum noch Viren im Rachenraum, die Ausscheidung mit dem Stuhl dauert noch für 6-8 Wochen an

F22

6.3   Saisonalität

In gemäßigten Klimazonen lag der Höhepunkt des Auftretens der Poliomyelitis in den Sommermonaten. In tropischen Ländern besteht keine Saisonalität. [F23]

Saisonalität

- In gemäßigten Klimazonen lag der Höhepunkt des Auftretens der Poliomyelitis in den Sommermonaten
- In tropischen Ländern besteht keine Saisonalität

F23

6.4   Endemische und epidemische Ausbreitung – Risikogruppen

Es wird angenommen, dass Polioviren über mehrere Jahrhunderte hinweg endemisch zirkulierten und im frühen Kindesalter zu Infektion und Erkrankung führten. Im ausgehenden 19. und beginnenden 20. Jahrhundert wurde aus verschiedenen Ländern der gemäßigten Klimazone ein Wandel vom endemischen zum epidemischen Auftreten der Poliomyelitis berichtet. Verbesserungen der hygienischen und sanitären Bedingungen verschoben die Exposition ins höhere Kindesalter. Die Akkumulation empfänglicher Kinder führte zu periodischen epidemischen Ausbrüchen.

In vielen Entwicklungsländern, speziell unter tropischen Bedingungen, dominiert die endemische Zirkulation des Poliovirus weiterhin, die Exposition erfolgt im frühen Kindesalter. Die Einführung der Impfung hat dazu geführt, dass auch in einer Anzahl von Entwicklungsländern der Übergang vom endemischen zum epidemischen Auftreten der Poliomyelitis erfolgt.

6.5 Epidemiologische Situation

6.5.1 Weltweite Situation

1988 war Poliomyelitis noch in 125 Ländern der Erde endemisch und verursachte jährlich etwa 350.000 Erkrankungen an paralytischer Poliomyelitis. Im selben Jahr verabschiedete

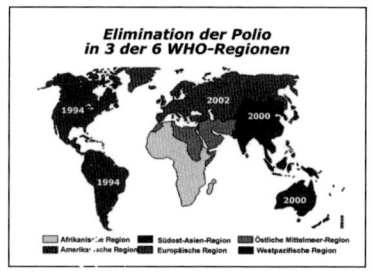

F24

die Weltgesundheitsversammlung mit der Zustimmung aller Mitgliedsländer der WHO einen Beschluss zur Eradikation der Poliomyelitis bis zum Jahr 2000. Eine internationale Partnerschaft, die 'Poliomyelitis-Eradikations-Initiative', wurde gegründet.

Elimination in 3 WHO-Regionen: Bisher konnte die Elimination der Poliomyelitis in 3 der 6 WHO-Regionen bestätigt werden: im amerikanischen Doppelkontinent (1994), in der westpazifischen (2000) und der europäischen Region (2002). Im Oktober 1999 wurde letztmalig ein Wildpoliovirus des Typs 2 isoliert, damit verbleibt die Zirkulation der Wildpolioviren Typ 1 und 3. [F24]

Das Ziel der Eradikation bis zum Jahr 2000 konnte nicht erreicht werden, und auch gegenwärtig ist es für eine Terminsetzung zu früh. Erhebliche Schwierigkeiten bereiteten die Impfprogramme in dicht bevölkerten Regionen: politische Hindernisse und Gerüchte um Gefahren der Impfung verzögerten die Impfung in einigen Ländern, militärische Auseinandersetzungen wurden zu einem weiteren Handicap.

Situation 2009: Die Mehrzahl der Erkrankungen wurde aus den 4 noch polio-endemischen Ländern Nigeria (Nordprovinzen), Indien (Bihar, Uttar Pradesh), Pakistan (Grenzregion) und Afghanistan (Grenzregion) gemeldet. Daneben kam es durch Einschleppung zu Erkrankungen und Ausbrüchen in weiteren 19 Ländern Afrikas. In Nigeria wurden die Erkrankungen durch die Wildtypen 1 und 3 sowie durch den 'vaccine-derived poliovirus type 2' verursacht. [F25]

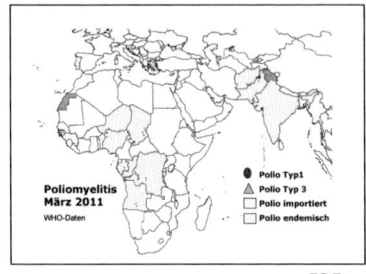

F25

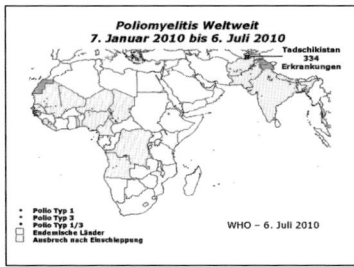

F26

Situation 2010: Die Zahl der gemeldeten Erkrankungen ging 2010 gegenüber 2009 weiter zurück, von circa 1.600 auf ca. 1.000 Erkrankungen. [F26]

In den 4 noch polio-endemischen Ländern trat nur noch etwa ein Viertel aller Poliomyelitiden auf. Das betrifft insbesondere die Entwicklung in Nigeria, in den letzten Jahren weltweit wichtigste Drehscheibe für Einschleppungen in andere, insbesondere afrikanische Länder. In Nigeria fiel auch die Anzahl von Erkrankungen durch ´circulating vaccine-derived polioviruses´ des Typs 2 (cVDPV2) von 148 im Jahre 2009 auf 8 im ersten Halbjahr 2010 ab.

Andererseits spielten Einschleppungen und sich daran anschließende Ausbreitungen in nicht endemischen Ländern eine erhebliche Rolle, unter anderem in Staaten Westafrikas, in der Republik Kongo und deren Nachbarländern Kongo und Angola, auch in die europäische Region (siehe 6.5.2). Eine dramatische Situation wird aus der Republik Kongo berichtet. Diagnostisch bestätigt sind zwar bisher nur 50 Erkrankungen, aber mehr als 540 AFP-Erkrankungen (akute schlaffe Lähmung) mit außergewöhnlich hoher Letalität lassen das Ausmaß des Ausbruchs erkennen.

6.5.2 Europäische WHO-Region

In der europäischen Region der WHO, welche neben den west-, mittel- und osteuropäischen Staaten auch die zentralasiatischen Staaten der früheren UdSSR (Kasachstan, Kirgistan, Usbekistan, Tadschikistan und Turkmenistan) umfasst, wurde im Jahre 2002 die regionale Elimination der Poliomyelitis zertifiziert.

Erste Polio-Einschleppung seit der Zertifizierung: Die vor der Zertifizierung letzte Polio-Erkrankung in Tadschikistan wurde 1997 berichtet. Die Impfquote im Rahmen des Impfkalenders lag 2008 bei 87 %. Bis Ende April 2010 wurden im südlichen Teil Tadschikistans, im Grenzgebiet zu Afghanistan, 171 Erkrankungen an akuter schlaffer Lähmung (AFP) mit 12 Todesfällen erfasst, die Mehrzahl der Fälle wurde labordiagnostisch als Poliomyelitis Typ 1 bestätigt.

Mit Stand 4. Juli 2010 (letzte Erkankung im Jahr 2010) ist die Zahl der in Tadschikistan

erfassten Erkrankungen auf 458 angestiegen, das sind fast 50 % der 2010 weltweit erfassten Poliofälle. 15 Todesfälle sind zu beklagen. 73 % der Erkrankten gehören der Altersgruppe < 6 Jahre an, 19 % der Altersgruppe 6–14 Jahre und 8 % der Altergruppe ≥ 15 Jahre.
3 andere Länder der europäischen Region berichteten 2010 Polio-Erkrankungen, zum Teil im Zusammenhang mit der Einschleppung nach Tadschikistan: Russland (14), Turkmenistan (3), Kirgistan (1).

Ein Expertenteam der WHO untersuchte den Ausbruch in Tadschikistan. Sequenzierungs-resultate der isolierten Polioviren des Typs 1 weisen auf eine enge Verwandtschaft mit einem in Uttar Pradesh, Indien, zirkulierenden Poliowildvirus hin. Mit Unterstützung internationaler Partner wurden ab Anfang Mai 2010 in Tadschikistan 4 landesweite Impfkampagnen mit monovalentem OPV-Impfstoff Typ1 (mOPV1) durchgeführt. Schwerpunkte waren die grenznahen Regionen zu Afghanistan und Pakistan und Gebiete mit einer Impfquote von < 80 %. Die angrenzenden Staaten wurden informiert und aufgefordert, Surveillance und Impfanstrengungen zu verstärken. Auch Usbekistan und Kirgistan haben Impfkampagnen durchgeführt.

6.5.3   Deutschland

Die Einführung der Routineimpfung mit attenuiertem Polio-Lebendimpfstoff (OPV) in den Jahren 1960 (Deutschland Ost – DDR) und 1962 (Deutschland West – BRD) bewirk-

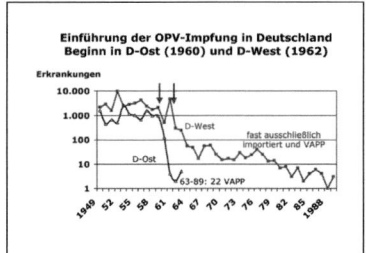

F27

te binnen weniger Jahre eine vollständige Zurückdrängung einheimischer Poliomyelitis-Erkrankungen. Es traten lediglich noch einzelne importierte (letzter Fall 1990) oder Vakzine-assoziierte Erkrankungen (Impfpoliomyelitis) auf, letztere nach dem Übergang auf inaktivierten Polio-Impfstoff (IPV) im Jahre 1998 auch nicht mehr. [F27]

Erstmals nach der Umstellung der Impfstrategie in Deutschland vom Lebend- zum Totimpfstoff (OPV/IPV) wurden 2006 vom Nationalen Referenzzentrum für Poliomyelitis und Enteroviren Daten zur Immunitätslage gegen Poliomyelitis gewonnen. Eine Stichprobe von 2.046 Seren von Kindern wurde auf das Vorhandensein von Antikörpern gegen die 3 Poliovirustypen getestet (Mikroneutralisationstest). Es konnten bei 97,4 % Typ 1-, bei 97,6 % Typ 2- und bei 93,6 % Typ 3-Antikörper nachgewiesen werden. Der Anteil von Probanden mit Antikörpern gegen alle 3 Poliovirustypen betrug über alle Altersgruppen 91,7 %. Nur 26 Probanden hatten keine nachweisbaren neutralisierenden Antikörper gegen alle 3 Serotypen (1,3 %). Die Prävalenzen von Antikörpern gegen alle 3 Poliovirusserotypen sprechen für eine hohe Populationsimmunität bei Kindern.

7 Impfung gegen Poliomyelitis

Zur Verfügung stehen attenuierte Lebendimpfstoffe und inaktivierte Impfstoffe. 1955 wurde der von Jonas Salk entwickelte inaktivierte Poliomyelitis-Impfstoff in den USA und danach ebenfalls in einer Anzahl industrialisierter Länder zugelassen. 1959 wurde der von Albert Sabin entwickelte attenuierte Lebend-Impfstoff in Großfeldversuchen in den baltischen Staaten der ehemaligen UdSSR erfolgreich erprobt und anschließend in vielen Ländern lizenziert. Der Lebendimpfstoff wurde zum Impfstoff der Wahl im Rahmen des Polio-Eradikationsprogramms.

7.1 Orale Poliovirus-Vakzine (OPV)

OPV enthält die Lebendviren der Impfstämme Sabin 1, Sabin 2 und Sabin 3, attenuiert durch vielfache Passagen von Wildpoliovirusstämmen in nicht-humanen Zellen. Die Attenuierung führte zu wesentlich verminderter Neurovirulenz und Übertragbarkeit. [F28]

Orale Poliovirus-Vakzine (OPV)

- OPV enthält die Lebendviren der Impfstämme Sabin 1, Sabin 2 und Sabin 3, attenuiert durch vielfache Passagen von Wildpolio-Virusstämmen in nicht-humanen Zellen

- Nach Attenuierung wesentlich verminderte Neurovirulenz und Übertragbarkeit

F28

Entsprechend den WHO-Requirements soll der Virustiter des OPV-Standard-Impfstoffs für den Typ 1 nicht weniger als 10^6 Infektionseinheiten (IU) pro Impfdosis betragen, $10^{5.0}$ IU pro Impfdosis für Typ 2 und $10^{5,8}$ IU pro Dosis für Typ 3.

Der trivalente Impfstoff (tOPV) war der Impfstoff der Wahl im Rahmen des Polio-Eradikationsprogramms, und tOPV wird auch gegenwärtig noch in breitem Umfang angewendet. Daneben wurden seit 2005 monovalente Impfstoffe (mOPV1 und mOPV3) zugelassen, 2009 auch bivalente Impfstoffe bOPV (Typ 1 und 3)). Ein monovalenter Impfstoff mOPV2 wurde kürzlich ebenfalls zugelassen. Mono- und bivalente Impfstoffe werden für Massenimpfungen bei einer bestimmten epidemiologischen Situation in einer Region/einem Land eingesetzt. Impfkampagnen mit dem bivalenten Impfstoff trugen wesentlich dazu bei, dass in Indien im Jahre 2010 weniger als 50 Polio-Erkrankungen auftraten.

Der Wildvirustyp 2 wurde 1999 letztmalig nachgewiesen. Ein Impfstoff gegen Typ 2 ist in erster Linie unter dem Gesichtspunkt der Vorratshaltung für spezielle Situationen zu sehen. [F29]

OPV-verschiedene Impfstoffe

- Der trivalente Impfstoff (tOPV): Impfstoff der Wahl im Rahmen des Polio-Eradikationsprogramms, wird noch in breitem Umfang angewendet
- Daneben seit 2005 monovalente Impfstoffe (mOPV1 und mOPV3) zugelassen, 2009 auch bivalenter (bOPV) Impfstoff (Typ 1 und 3)
- Mono-/bivalente Impfstoffe werden zunehmend zur gezielten lokalen/regionalen Prävention eingesetzt
- Ein Impfstoff gegen Typ 2 ist unter dem Gesichtspunkt der Vorratshaltung für spezielle Situationen bestimmt

F29

Impfpoliomyelitis

- Sehr selten nach OPV: Impfpoliomyelitis (vaccine-associated paralytic poliomyelitis – VAPP)
- Geschätzt werden weltweit jährlich 375 VAPP-Erkrankungen
- In Deutschland wurden in der Ära der OPV-Impfung 1 VAPP per 1 Million Erstimpfungen erfasst und 1 VAAP pro 2 bis4,5 Millionen Polio-Impfungen insgesamt

F30

7.1.1 Sicherheit von OPV

Impfpoliomyelitis

OPV ist ein sicherer Impfstoff. Im sehr seltenen Fall kann eine Impfpoliomyelitis (vaccine-associated paralytic poliomyelitis – VAPP) resultieren, geschätzt werden weltweit jährlich 375 VAPP-Erkrankungen. VAPP unterscheidet sich klinisch nicht von Poliomyelitis durch Wildviren. In Deutschland wurden in der Ära der OPV-Impfung 1 VAPP per 1 Million Erstimpfungen erfasst und 1 VAAP pro 2–4,5 Millionen Polio-Impfungen insgesamt. In den USA wurde im Zeitraum der alleinigen OPV-Anwendung mit 1 VAPP per 750.000 Erstimpfungen gerechnet. 25 % der von VAPP Betroffenen wiesen Immundefekte auf. Wie in anderen industrialisierten Ländern lag das Risiko bei den der Erstimpfung nachfolgenden Impfungen um etwa das 10-Fache niedriger. VAPP kann beim Geimpften (60 % in Deutschland) und ebenso bei Kontaktpersonen (40 % in Deutschland) auftreten. 60 % VAPP sind mit dem Serotyp 3 verbunden, gefolgt von Typ 2, selten mit dem Typ 1. [F30]

cVDPV-zirkulierende vaccine-derived polioviruses

Die Bedeutung von cVDPVs wurde zuerst bei einem Ausbruch im Jahr 2000 auf der Karibikinsel Hispaniola (Puerto Rico und Dominikanische Republik) erkannt. Insgesamt wurden bisher 12 derartige Ausbrüche aus 3 Kontinenten berichtet. Im Jahre 2009 wurden 175 cVDPVs aus Indien und 5 afrikanischen Ländern berichtet. Ein besonders umfangreiche Ausbruch mit 153 Isolaten, verursacht durch cVDPV Typ 2, ereignete sich in Nigeria. Es wird angenommen, dass insbesondere eine niedrige Impfrate und die Abwesenheit zirkulierender Wildviren des gleichen Serotyps sowie sozioökonomische Faktoren wie eine hohe Geburtenrate, schlechte hygienische Bedingungen und tropisches Klima ursächliche Bedeutung für die Transmission von cVDPVs besitzen. Unter diesen Bedingungen kann das Sabin-Impfvirus revertieren und die Neurovirulenz und Übertragbarkeit von Poliowildviren aufweisen. [F31]

Impfkampagnen mit OPV wurden zur cVDPV-Ausbruchskontrolle eingesetzt. Die cVDPV-Problematik unterstreicht erneut die entscheidende Bedeutung hoher Impfraten. Über die Molekularbiologie von cVDPV informiert Abschnitt 1.3.2.

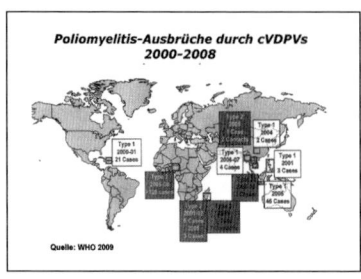

Poliomyelitis-Ausbrüche durch cVDPVs
2000-2008

Quelle: WHO 2009

F31

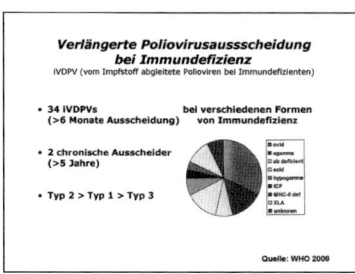

Verlängerte Poliovirusausssscheidung
bei Immundefizienz
iVDPV (vom Impfstoff abgleitete Polioviren bei Immundefizienten)

- 34 IVDPVs   bei verschiedenen Formen
  (>6 Monate Ausscheidung)   von Immundefizienz

- 2 chronische Ausscheider
  (>5 Jahre)

- Typ 2 > Typ 1 > Typ 3

Quelle: WHO 2009

F32

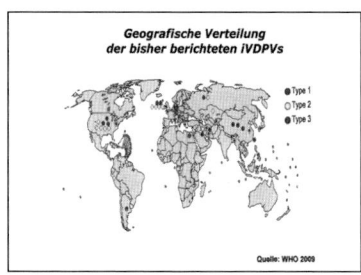

Geografische Verteilung
der bisher berichteten iVDPVs

● Type 1
○ Type 2
● Type 3

Quelle: WHO 2009

F33

iVDPV (vaccine-derived polioviruses) bei Immundefizienten

Während in der Regel die Ausscheidung von Polioviren nur von kurzer Dauer ist, kann es im sehr seltenen Fall bei bestimmten Individuen mit B-Zell-Immundefizienzen zu einer stark verlängerten Persistenz der Viren im Organismus kommen. Gefundene erhebliche Sequenzabweichungen von iVDPV zu Sabin-Elternstämmen deuten auf eine Persistenz der Poliovirusinfektion von 10 und mehr Jahren hin. Bisher gibt es keine Hinweise auf die Verbreitung von iVDPV-Stämmen im Umfeld der iVDPV-Träger. [F32] [F33]

7.1.2   Immunogenität, Wirksamkeit, Dauer des Impfschutzes

Immunogenität

Die Serokonversionsrate von 3 Dosen tOPV erreicht in industrialisierten Ländern nahezu 100 %, bei Kindern in Entwicklungsländern gegen Typ 1 73 % und gegen Typ 3 70 %. Für die suboptimale Immunantwort werden verschiedene Faktoren verantwortlich gemacht: hoher maternaler Antikörperspiegel und Durchfallerkrankungen während der Zeit der Impfung, Interferenz der Poliotypen und andere. Untersucht wurde die Immunogenität bei Beginn der Impfserie bei Geburt versus Beginn der Impfserie im Alter von 6–8 Wochen. Das erstere Schema ist mindestes gleichwertig; einige Untersuchungen wiesen nach, dass die Impfung bei Geburt die Immunogenität nachfolgender Dosen erhöht.

Dauer des Impfschutzes

Das Datenmaterial über die Dauer des impfinduzierten Schutzes ist begrenzt. Der Impfstoff veranlasst sowohl eine humorale als auch eine lokale intestinale zelluläre Immunantwort. Die Antikörperkonzentrationen sinken im Laufe der Zeit ab, teilweise bis auf nicht mehr nachweisbare Werte. Dennoch geht man nach einer kompletten Impfserie (3–4 Dosen OPV) von einem lebenslangen Schutz aus.

Wirksamkeit von OPV

Für die ausgezeichnete Wirksamkeit von Polio-Impfprogrammen mit OPV spricht neben klinischen Studien eine Fülle von eindrucksvollen Resultaten:

II die schnelle und vollständige Zurückdrängung der Polio nach Einführung qualifizierter Impfprogramme in industriell entwickelten und Entwicklungsländern

II die Elimination der Polio in 3 der 6 WHO-Regionen

II die Eradikation von Polio Typ 2

II der dramatische Rückgang der Erkrankungen (>99%) in den noch nicht als poliofrei zertifizierten 3 WHO-Regionen.

7.2 Inaktivierte Polio-Vakzine (IPV)

Für die Herstellung von IPV werden in der Regel ausgewählte Wildpoliovirusstämme verwendet: Mahoney (Salk Serotyp 1), MEF-1 (Salk Serotyp 2) und Saukett (Salk Serotyp 3). Die Virusvermehrung erfolgt entweder in VERO-Zellen oder in humanen diploiden Zellen. Die Virusernte wird mit Formaldehyd inaktiviert. Eine Impfdosis enthält mindestens 40 (Serotyp 1), 8 (Serotyp 2) und 32 (Serotyp 3) D-Antigeneinheiten. Gegenwärtige Impfstoffe sind von höherer Antigenität als ihre Vorläufer, sie werden auch als ´enhanced potency´-IPV bezeichnet. IPV wird zunehmend als Kombinationsimpfstoff verwendet, bis hin zur 6-valenten Kombination DTP-Hib-HB-IPV. [F34]

Inaktivierte Polio-Vakzine (IPV)

• Für die Herstellung von IPV werden in der Regel ausgewählte Wildpoliovirusstämme verwendet: Mahoney (Salk Serotyp 1), MEF-1 (Salk Serotyp 2) und Saukett (Salk Serotyp 3)

• Die Virusvermehrung erfolgt entweder in VERO-Zellen oder in humanen diploiden Zellen

• Die Virusernte wird mit Formaldehyd inaktiviert

• IPV wird vorwiegend in Kombinations-Impfstoffen verwendet, z. B. 6-valente Kombination DTP-Hib-HB-IPV

F34

7.2.1 Sicherheit von IPV

IPV ist einer der sichersten Impfstoffe überhaupt. Es gibt keine Evidenz für Komplikationen. Nebenwirkungen beschränken sich auf Lokalreaktionen an der Injektionsstelle. [F35]

7.2.2 Immunogenität und Wirksamkeit

IPV induziert eine sehr gute humorale, jedoch eine relativ geringe zelluläre intestinale Immunantwort. Durch IPV induzierte Antikörper sind über Jahrzehnte nachweisbar, möglicherweise lebenslang, wenngleich die Antikörpertiter absinken, zuerst Antikörper gegen Typ 3.

Sicherheit von IPV

• IPV ist einer der sichersten Impfstoffe überhaupt

• Es gibt keine Evidenz für Komplikationen

• Nebenwirkungen beschränken sich auf Lokalreaktionen an der Injektionsstelle

F35

Wirksamkeit

Am eindruckvollsten wurde die Wirksamkeit von IPV in landesweiten Programmen nachgewiesen. Island und Schweden führten die Routineimpfung mit IPV in den Jahren 1956 und 1957 ein. Nach 4 bzw. 5 Jahren wurde die jeweils letzte Polio-Erkrankung registriert.

7.3 Impfstoffwahl, Impfschemata, Impfstrategie, spezielle Indikationen

7.3.1 OPV versus IPV

Global bietet sich ein uneinheitliches Bild der Anwendung von OPV und IPV:

- Die Mehrheit der Länder, insbesondere Entwicklungsländer, wendet weiterhin OPV als alleinigen Impfstoff an;
- 61 Länder empfehlen im Impfkalender auch die Anwendung der ersten OPV-Impfung bereits bei Geburt;
- in 50 Ländern, insbesondere industriell entwickelten Ländern, ist IPV alleiniger Bestandteil des Impfprogramms;
  - davon in 12 Ländern als ´stand-alone´-Impfstoff;
  - und in 38 Ländern als Bestandteil von multivalenten Kombinationsimpfstoffen (z. B als DTP-Hib-IPV oder DTap-Hib-HB-IPV wie in Deutschland);
- eine Minderheit von Ländern empfiehlt eine sequentielle Impfung: 1 oder 2 Dosen IPV, gefolgt von mehreren Impfungen mit OPV.

Die Impfkalender der Mitgliedsländer der WHO sind untenstehender Internetadresse zu entnehmen. [F36]

Der ab 2003 von der WHO empfohlene Impfkalender ist in Abb. [F37] dargestellt.

Die WHO hat sich hinsichtlich eines einheitlichen Vorgehens, insbesondere zur Fragestellung eines Übergangs von OPV zu IPV, bisher nicht klar positioniert. Es wird von der WHO darauf hingewiesen, dass im Zusammenhang mit der Beendigung der Zirkulation von Wildpolioviren auch die Beendigung der OPV-Impfung ansteht (Risiko von VAAP und VDPV). Den Ländern obliegt dann die Entscheidung, Polio-Impfung generell zu stoppen oder zu IPV zu wechseln. [F38]

Die Begründung für den Wechsel von OPV zu IPV ist in erster Linie die Vermeidung der Impfpoliomyelitis

```
Impfkalender der WHO-Mitgliedsländer
              Update 6-2010
WHO:
Vaccine Preventable Disease Monitoring System
Immunization schedules by antigen, selection centre:

http://www.who.int/immunization_monitoring/en/
globalsummary/scheduleselect.cfm


Selection: Region: ... -
           Country: ... -
           Vaccine: OPV, IPV und 4-,5- und 6-valente
                    Kombinationen IPV mit DTaP/DTwP
```

F36

und die Möglichkeit der Optimierung des Impfkalenders mit Kombinationsimpfstoffen. Der Wechsel wurde zudem unterstützt von den Erfolgen des Polio-Eradikationsprogramms mit der Minimierung des Risikos einer Polio-Einschleppung.

In Entwicklungsländern liegen bisher nur veinzelt Erfahrungen mit der Anwendung von IPV vor.

Ein sequentielles Impfschema (IPV, gefolgt von OPV) soll die Vorteile beider Impfstoffe verbinden. Die Grundimmunisierung mit IPV verhindert oder vermindert die Impfpoliomyelitis, OPV induziert die bewährte humorale und zelluläre Immunität, und das Schema ist kostengünstiger als ein reines IPV-Schema.

Eine Reihe von klinischen Erprobungen in Entwicklungsländern verglich die Immunogenität von OPV-, IPV- oder IPV-OPV-Schemata und registrierte die besten Serokonversionsraten nach der sequentiellen Impfung.

EPI-Routineimpfkalender ab 2003

Impfstoff	Alter				
	Geburt	6 Wochen	10 Wochen	14 Wochen	9 Monate
BCG	X				
DTP		X	X	X	
OPV	X [1]	X	X	X	
Hep B	X [2]	X	X [2]	X	
Hib		X	X	X	
Gelbfieber					X [3]
Masern					X [4]

[1] in polio-endemischen Ländern [2] in Ländern mit hoher perinataler Transmission Impfungen bei Geburt, in der 6. und 14. Woche
[3] in Gelbfieber-Risiko-Ländern
[4] eine 2. Impfung im 2. Lebensjahr oder in einer Impfkampagne

F37

IPV versus OPV – WHO-Empfehlung?

- Die WHO hat sich hinsichtlich eines einheitlichen Vorgehens, insbesondere zum Übergangs von OPV zu IPV, nicht endgültig positioniert

- Die WHO weist darauf hin, dass im Zusammenhang mit der Beendigung der Zirkulation von Wildpolio-viren auch die Beendigung der OPV-Impfung ansteht (Risiko von VAAP und VDPV)

- Den Ländern obliegt dann die Entscheidung, Polio-Impfung generell stoppen oder zu IPV wechseln

F38

7.3.2   Impfschemata – WHO-Empfehlungen

OPV: Die Grundimmunisierung besteht aus 3 Impfungen entsprechend den nationalen Empfehlungen. Der Mindestabstand zwischen den Impfungen soll jeweils mindestens 4 Wochen betragen. Eine zusätzliche Impfung bei der Geburt ist insbesondere für endemische Länder empfohlen.

IPV: Ein 3- oder 4-Dosen-Schema wird empfohlen, wie bei OPV entweder im Alter von 6, 10 und 14 Wochen oder im Alter von 2, 4 und 6 Monaten; beim 4-Dosenschema, gefolgt von einer Boosterimpfung im Mindestabstand von 6 Monaten. Entweder ´stand-alone´-IPV oder als Bestandteil eines Kombinationsimpfstoffs. Die intramuskuläre Verabreichung verdient den Vorzug gegenüber der subkutanen Injektion.

Sequentielle IPV/OPV-Impfung: Entweder 1 IPV-Dosis im Alter von 2 Monaten oder 2 Dosen im Alter von 2 und 4 Monaten, gefolgt von OPV-Gaben zwischen dem 6.–18. Lebensmonat und zwischen dem 4.–6. Lebensjahr.

Sowohl IPV als auch OPV können zeitgleich mit anderen Impfstoffen verabreicht werden.

Impfung von Reisenden:

Reisende in Polio-Risikoländer mit vollständiger Grundimmunisierung sollten vor der Abreise eine ergänzende Impfung erhalten, wenn die letzte Impfung länger als 10 Jahre zurückliegt. Reisende ohne vorherige Polio-Impfung sollten eine komplette Grundimmunisierung erhalten. Reisende aus polio-endemischen Ländern sollten bereits grundimmunisiert sein und vor der Ausreise eine ergänzende Impfung erhalten, möglichst 4 Wochen vor Ausreise. Pilger sollten vor der Einreise nach Saudi-Arabien ebenfalls 1 Auffrischimpfung erhalten haben.

7.3.3   Impfstrategie

Weltweiter Impfschutz

Solange die Eradikation der Poliomyelitis nicht erreicht ist, sollen alle Kinder der Welt einen vollständigen Polio-Impfschutz aufweisen. Jedes Land soll um die Erreichung und Erhaltung einer hohen Impfquote bemüht sein.

Evaluierung des Polio-Eradikationsprogramms

Im Auftrag der Generaldirektorin der WHO führte eine unabhängige Expertengruppe eine ´Evaluierung der Hindernisse einer Unterbrechung der Poliovirus-Transmission´ durch. Die generelle Schlussfolgerung der Expertengruppe lautete, dass bei Gewährleistung aller koordinierenden, finanziellen, logistischen und technischen Voraussetzungen die Eradikation erreichbar sei. Der Bericht gibt auch die Einschätzungen vieler am Programm Beteiligter wieder, dass zu optimistische Voraussagen nicht begründet seien.

Der detaillierte Bericht vom 20.10.2009 ist einsehbar unter

>http://www.polioeradication.org/content/general/Polio_Evaluation_CON.pdf<

Zukünftige Aufgabenstellung

Die zukünftigen Aufgaben zur Erreichung der Polio-Eradikation unter besonderer Berücksichtigung des Zeitraums 2010–2012 formulierte das ´Advisory Committee on Polio Eradication´ in weitgehender Übereinstimmung mit dem eben genannten Bericht der unabhängigen Expertengruppe auf seiner Sitzung des Jahres 2009. Die ´Global Polio Eradication Initiative´ erarbeitete die Strategie für die Jahre 2010–2012 mit dem Ziel der Unterbrechung der Transmission des Wildpoliovirus in diesem Zeitraum. [F39]

Die Hauptaufgabe ist die Unterbrechung der Zirkulation der Poliowildviren. Dazu werden für die polio-endemischen und die durch Einschleppungen gefährdeten Länder länderspezifische Empfehlungen gegeben.

Vorbereitungen sind hinsichtlich der Weiterführung von Impfprogrammen nach Unterbrechung der Wildviruszirkulation zu treffen. Unter verschiedenen Optionen hat die weltweite Einstellung der Impfung mit Lebendoralimpfstoffen die Priorität. Programme mit inaktivierten Polio-Impfstoffen (IPV) würden vorerst weitergeführt. Mit der Einstellung der OPV-Impfung einhergehen müssen Absicherungsmaßnahmen, unter anderem die Weiterführung einer qualifizierten Surveillance und die Anlage von Impfstoffreserven.

Daneben muss das Eradikationsprogramm weitere Probleme berücksichtigen:

II die Vernichtung bzw. die unter den Bedingungen der biologischen Sicherheit in ausgewählten WHO-Laboratorien durchzuführende Aufbewahrung der bisher in einer Vielzahl von Laboratorien vorrätig gehaltenen Polioviren;

II die Surveillance zirkulierender, vom Impfvirus abgeleiteter Polioviren ´vaccine-derived polioviruses (VDPV)´ sowie

II die Surveillance ´chronischer Poliovirusausssscheider bei Immundefizienz (iVDPV)´.

7.3.4 Polio-Impfempfehlungen in Deutschland

Die Ständige Impfkommission (STIKO) am Robert Koch-Institut empfiehlt 2011 die Weiterführung der Impfung im Rahmen des Impfkalenders unter bevorzugter Verwendung von Kombinationsimpfstoffen. In der Praxis wird in der Regel der 6-valente DTaP-Hib-IPV-HB-Impfstoff angewendet. [F40]

Darüber hinaus gelten folgende Empfehlungen:

II *Fehlende oder unvollständige Impfung:* Der Impfschutz von Personen mit fehlender oder unvollständiger Grundimmunisierung oder ohne einmalige Auffrischimpfung soll nachgeholt oder komplettiert werden.

II *Auffrischimpfungen* sind für folgende Personengruppen indiziert:

I Reisende in Regionen mit Infektionsrisiko (die aktuelle epidemische Situation ist zu beachten, insbesondere die Meldungen der WHO);

I Personen ohne Nachweis einer Grundimmunisierung sollten vor Reisebeginn wenigstens 2 Dosen IPV erhalten.

Strategieplan 2010-2012 der Globalen Polio-Eradikations-Initiative

In Auswertung der bisherigen Erfahrungen ist der Plan insbesondere fokussiert auf

- die bessere Anpassung von Plänen und Kapazitäten an die lokalen Bedingungen und eine spezielle Taktik für unterversorgte Bevölkerungsgruppen
- die verstärkte Anwendung von bivalenter OPV (1 u 3), das lokale Monitoring und das unabhängige Monitoring von Impfquoten
- die Anwendung neuer Standards für die Bekämpfung von Ausbrüchen (outbreak response strategies)

F39

Polio-Impfempfehlung 2011 Deutschland

- Grundimmunisierung im Alter von 2, 3, 4 Monaten mit Kombinationsimpfstoff
- Auffrischimpfungen im 2. Lebensjahr und im Alter von 9 bis 17 Jahren
- Impfung für alle Personen bei fehlender oder unvollständiger Grundimmunisierung
- als vollständig geschützt gelten ≥4 Impfungen
- Auffrischimpfungen: Reisen in Risikogebiete
- Impfschutz für gefährdete Beschäftigte

F40

| Aussiedler, Flüchtlinge und Asylbewerber, die in Gemeinschaftsunterkünften leben, bei der Einreise aus Gebieten mit Polio-Risiko;

| Personal der oben genannten Einrichtungen;

| medizinisches Personal, das engen Kontakt zu Erkrankten haben kann;

| Personal in Laboren mit Poliomyelitis-Risiko.

Darüber hinaus wird eine routinemäßige Auffrischimpfung nach dem vollendeten 18. Lebensjahr nicht empfohlen.

Polio-Einschleppung: Bei einer Poliomyelitis-Erkrankung sollten alle Kontaktpersonen unabhängig vom Impfstatus ohne Zeitverzug eine Impfung mit IPV erhalten.

Ein Sekundärfall ist Anlass für Riegelungsimpfungen.

Weiterführung der Impfung gegen Poliomyelitis in Deutschland ?

- Noch bis mindestens 2018 und, abhängig vom Stand des Eradikationsprogramms, wahrscheinlich länger

- Mit IPV als dem sichersten Impfstoff überhaupt

- In der Regel als Kombinationsimpfung

- Impfquoten >90 % in allen Verwaltungsebenen

F41

Weiterführung der Polio-Impfung in Deutschland?
Beim gegenwärtigen Stand des Polio-Eradikationsprogramms ist die Weiterführung des Programms absolut geboten, unter strikter Beachtung der STIKO-Empfehlungen. [F41]

8   Meldung, Falldefinition, Surveillance

8.1   Meldepflicht

Dem Gesundheitsamt wird der Krankheitsverdacht, die Erkrankung sowie der Tod an Poliomyelitis namentlich gemeldet. Als Verdacht gilt jede akute schlaffe Lähmung (AFP), außer wenn diese traumatisch bedingt ist.

Ebenso namentlich meldepflichtig ist der direkte oder indirekte Nachweis von Poliovirus, soweit er auf eine akute Infektion hinweist.

8.2 Falldefinition

8.2.1 Klinisches Bild

Klinisches Bild einer akuten Poliomyelitis, definiert als Vorliegen **aller** drei folgenden Kriterien:

|| akut eintretende schlaffe Lähmung einer oder mehrerer Extremitäten,

|| verminderte oder fehlende Sehnenreflexe in den betroffenen Extremitäten,

|| keine sensorischen oder kognitiven Defizite.

Zusatzinformation

Es sollten auch Angaben zur Impfanamnese (Anzahl der vorangegangenen Impfungen, Art und Datum der letzten Impfung) erhoben (z. B. Impfbuchkontrolle) und übermittelt werden.

8.2.2 Labordiagnostischer Nachweis

Positiver Befund mit **mindestens einer** der drei folgenden Methoden:

- Virusisolierung **UND** serologische Typisierung,
- Nukleinsäure-Nachweis (z. B. PCR),
- deutliche Differenz zwischen **zwei** Proben beim Antikörpernachweis (z. B. NT).

Die Bewertung von Antikörpernachweisen setzt die Kenntnis eines eventuellen zeitlichen Zusammenhangs mit einer Polioimpfung voraus (serologische Nachweis sind am wenigsten aussagekräftig).

Die intratypische Differenzierung Wildvirus versus Impfvirus ist ebenfalls durchzuführen.

8.2.3 Epidemiologische Bestätigung

Epidemiologische Bestätigung, definiert als folgender Nachweis unter Berücksichtigung der Inkubationszeit:

- **Epidemiologischer Zusammenhang** mit einer labordiagnostisch nachgewiesenen Infektion beim **Menschen** (Inkubationszeit ca. 3–35 Tage).

8.3 Datenübermitlung

Vom Gesundheitsamt über die zuständige Landesbehörde an das RKI zu übermittelnder Fall:

A. Klinisch diagnostizierte Erkrankung

ohne labordiagnostischen Nachweis und ohne epidemiologische Bestätigung und mindestens eines der drei folgenden Kriterien:

- Fortbestand der Parese länger als 60 Tage nach Auftreten der Symptome,
- Tod des Erkrankten bei bis dahin fortbestehender Parese,
- weiterer Krankheitsverlauf bei bis dahin fortbestehender Parese nicht bekannt.

B. Klinisch-epidemiologisch bestätigte Erkrankung

ohne labordiagnostischen Nachweis, aber mit epidemiologischer Bestätigung.

C. Klinisch-labordiagnostisch bestätigte Erkrankung
Klinisches Bild einer akuten Poliomyelitis und labordiagnostischer Nachweis.

D. Labordiagnostisch nachgewiesene Infektion bei nicht erfülltem klinischen Bild.
Hierunter fallen auch asymptomatische Infektionen.

E. Labordiagnostisch nachgewiesene Infektion bei unbekanntem klinischen Bild.
Labordiagnostischer Nachweis bei fehlenden Angaben zum klinischen Bild (nicht ermittelbar oder nicht erhoben).

8.4 Surveillance, Beratung und Spezialdiagnostik

Nationales Referenzzentrum für Poliomyelitis und Enteroviren am Robert Koch-Institut in Zusammenarbeit mit den Landesgesundheitsbehörden (Adressen und Aufgaben nebenstehend). [F42] [F43]

Das NRZ fungiert zusätzlich als Regionales Referenzlabor der WHO/EURO für Poliomyelitis und unterstützt Länder Mittel- und Westeuropas (Polen, Ungarn, Spanien, Portugal, Frankreich, Schweiz, Belgien, Luxemburg).

Nationales Referenzzentrum für Poliomyelitis und Enteroviren

NRZ für Poliomyelitis und Enteroviren
am Robert Koch-Institut

Norufer 20
13353 Berlin
Telefon: 030-18 754-23 78
Telefax: 030-18 754-26 17
E-Mail: diedrichs@rki.de
Leitung: Frau Dr. S. Diedrich

F42

---

*Leistungsangebot des
NRZ für Poliomyelitis und Enteroviren*

• Analyse von AFP-Fällen bei Kindern <15 Jahren

• Surveillance der Populationsimmunität

• Führung und Abgabe von Referenzmaterial
(Virusstämme, Serum für Neutralisationstest)

• Intratypische Differenzierung der Polioviren
(Unterscheidung Impf- und Wildviren)

• Sowie Surveillance und Diagnostik anderer
Enteroviren

F43

---

*Postpolio-Syndrom (PPS)
in Deutschland*

• Schätzungen: 25-50 % der an paralytischer Polio mit
Restlähmungen Erkrankten können PPS entwickeln

• In der Vorimpfära wurden 1950–1963 in Deutschland
etwa 50.000 Poliomyelitiden gemeldet, Ø 500-4.000
Erkrankungen jährlich, ähnliche Zahlen 1940er-Jahre

• Von den heute etwa 70-Jährigen haben damit ~80.000
Personen eine Poliomyelitis durchgemacht, wohl mehr
als die Hälfte (>40.000) mit restierenden Lähmungen

• Aktuell: 10.000 – 20.000 PPS-Fälle annehmbar

F44

---

9 Postpolio-Syndrom (PPS)

30–40 Jahre nach einer durchgemachten paralytischen Poliomyelitis erfahren 25–50 % der damals akut Erkranken neue Muskelschmerzen und eine Verstärkung bestehender Schwäche oder neue Lähmungen und aufkommende neue Schwäche.

Das Ausmaß der Beschwerden ist abhängig vom vergangenen Zeitraum und dem Grad der zurückgebliebenen Polio-Schädigungen. Frauen sind häufiger als Männer betroffen.

Es handelt sich nicht um eine virale Reaktivierung und keinen infektiösen Prozess. PPS ist nicht ansteckend. Ursächlich wird die Hypothese einer Überlastung und einer vorzeitigen Alterung der durch Reinnervation stark vergrößerten motorischen Einheiten angenommen. Eine Schätzung der in Deutschland von PPS Betroffenen findet sich auf der vorherigen Seite. [F44]

Literatur

POLIO LABORATORY MANUAL. World Health Organization, Geneva, 2004 (WHO/IVB/04.10).

Falldefinitionen des Robert Koch-Instituts zur Übermittlung von Erkrankungs- oder Todesfällen und Nachweisen von Krankheitserregern - Ausgabe 2007. >http://www.rki.de<

DIEDRICH S, SCHREIER E. Kinder- und Jugendgesundheits-Survey (KiGGS): Immunitätslage gegen Poliomyelitis. Bundesgesundheitsblatt - Gesundheitsforschung - Gesundheitsschutz 2007; 50: 771-774.

Conclusions and recommendations of the Advisory Committee on Poliomyelitis Eradication, November 2009. Weekly Epidemiol Rec 2010; 85: 1-11.

Special consultation with polio-infected countries and global polio management team partners, Geneva, 18–19 November 2009. Weekly Epidemiol Rec 2010; 85: 1-11.

Chapter 16. Poliomyelitis In: Epidemiology and Prevention of Vaccine-Preventable Diseases. The Pink Book: Course Textbook 11th Edition (May 2009). Public Health Foundation, Washington, D.C. 2009. >http://www.cdc.gov/vaccines/pubs/pinkbook/pink-chapters.htm<

Progress towards interruption of wild poliovirus transmission worldwide, 2009. Morbid Mortal Weekly Rep 2010; 59: 545-550.

Poliomyelitis in Tajikistan – update. Weekly Epidemiol Rec 2010; 85: 165-166.

Poliovaccines and polio immunization in the pre-eradication era. Weekly Epidemiol Rec 2010; 85: 213-228.

Progress towards eradicating poliomyelitis in Nigeria.Weekly Epidemiol Rec 2010; 85: 273-280.

Empfehlungen der Ständigen Impfkommission (STIKO) am Robert Koch-Institut/Stand: Juli 2011. Epidemiol Bull RKI 2011 Nr 30. >ww.rki.de>

16 Röteln (Rubella)

Seit der Erstbeschreibung in der Mitte des 19. Jahrhunderts galten die Röteln als harmlose exanthematische Kinderkrankheit. Aufmerksamkeit erregte 1941 die Mitteilung des australischen Augenarztes Gregg über durch das Röteln-Virus verursachte Katarakte bei 78 Säuglingen, deren Mütter sich in der Frühschwangerschaft mit Röteln infiziert hatten. In den beginnenden 1960er-Jahren verursachte eine Rötelnepidemie in den USA mehr als 12 Millionen Erkrankungen mit dramatischen 20.000 Embryopathien (Taubheit, Erblindung, ZNS-Schäden) und Tausenden von Fehlgeburten und tödlichen Verläufen.

Die 'Embryopathie' (nachfolgend als kongenitales Röteln-Syndrom – KRS bezeichnet) veränderte die Auffassung über die Rötelnerkrankung entscheidend und wurden zum Auslöser der Suche nach einem Impfstoff. Aus einer Anzahl von Impfstoffen stellte sich der Rötelnimpfstoff auf der Grundlage des Rötelnimpfstamms 'RA 27/3' durch seine hohe Sicherheit und Wirksamkeit als besonders geeignet heraus. 2007 wurde Rötelnimpfstoff in 125 Ländern angewendet, meist in Form der zweifachen MMR-Impfung. Die amerikanische und die europäische WHO-Region haben sich das Ziel einer Elimination der Röteln gesetzt.

1   Erreger – Rötelnvirus

Das Rötelnvirus ist ein umhülltes einsträngiges RNA-Virus (Genus Rubivirus) aus der Familie der Togaviren mit einer Größe von 50–70 nm. Die Lipidhülle besteht aus den Glykoproteinen E1 und E2 und einem isometrischen Nukleokapsid. Das Strukturprotein E1 besitzt Hämagglutininfunktion und ist deshalb einerseits für die Infektion der Wirtszellen, andererseits für die Diagnostik von großer Bedeutung. Es bildet im reifen Virion Heterodimere mit E2 und ist in dieser Konfiguration Ziel neutralisierender und hämagglutinationshemmender Antikörper. Es existiert nur ein Serotyp, der mit anderen Togaviren nicht kreuzreagiert. [F1]

Erreger: Rötelnvirus

- Das Rötelnvirus ist ein umhülltes einsträngiges RNA-Virus (Genus Rubivirus) aus der Familie der Togaviren mit einer Größe von 50–70 nm

- Es existiert nur ein Serotyp, der mit anderen Togaviren nicht kreuzreagiert

- Das Rötelnvirus ist relativ instabil und durch Solventien, Formalin, UV-Licht, Hitze und niedrigen pH-Wert zu inaktivieren

F1

Das Rötelnvirus ist relativ instabil und durch Solventien, Formalin, UV-Licht, Hitze und niedrigen pH-Wert zu inaktivieren.

2 Pathogenese

Nach Aufnahme im Respirationstrakt vermehrt sich das Virus in Nasen-Rachenraum und regionalen Lymphknoten. Nach etwa 5–7 Tagen kommt es zur virämischen Ausbreitung im Organismus. Bei Schwangeren führt die Virämie zur Infektion der Plazenta und des Embryos bzw. Fetus. [F2]

Pathogenese

- Nach Aufnahme im Respirationstrakt vermehrt sich das Virus in Nasen-Rachen-Raum und regionalen Lymphknoten
- Binnen 5-7 Tagen kommt es zur virämischen Ausbreitung im Organismus
- Bei Schwangeren führt die Virämie zur Infektion der Plazenta und des Fötus

F2

3 Klinisches Bild

3.1 Postnatale Röteln

Die Inkubationszeit beträgt durchschnittlich 18 Tage mit einer Schwankungsbreite von 12–23 Tagen.

Bei jungen Kindern ist das Exanthem in der Regel das zuerst auftretende Symptom. Ältere Kinder, Jugendliche und Erwachsene weisen dagegen häufig ein Prodromalstadium von wenigen Tagen mit Temperaturerhöhung, Krankheitsgefühl, respiratorischen Symptomen und Lymphknotenschwellungen auf. Das makulopapulöse Exanthem tritt etwa 2 Wochen nach Exposition auf, beginnt meist im Gesicht, juckt gelegentlich und breitet sich in distaler Richtung aus. Verglichen mit dem Masernexanthem ist das Rötelnexanthem schwächer ausgeprägt, fließt nicht zusammen und hält etwa 3 Tage an. Die Lymphknotenschwellungen (hinter den Ohren, subokzipital, hintere Halsregion) können bereits einige Tage vor Exanthemauftritt beginnen und für einige Wochen tastbar bleiben. Arthralgie und Arthritis sind so häufig bei Erwachsenen, dass man sie eher als zugehörige Symptomatik bei normalem Verlauf denn als Komplikation auffasst.

Postnatale Röteln — Klinisches Bild

- Inkubationszeit 18 Tage (12-23 Tage)
- Bei jungen Kindern Exanthem meist erstes Symptom
- Ältere: häufig unspezifisches Prodromalstadium
- Makulopapuläres Exanthem etwa 2 Wochen nach Exposition, beginnt meist im Gesicht, breitet sich in distaler Richtung aus, hält etwa 3 Tage an
- Lymphknotenschwellungen (hinter den Ohren, subokzipital, hintere Halsregion) können bereits vor Exanthem auftreten und für Wochen tastbar bleiben
- Arthralgie und Arthritis sind häufig bei Erwachsenen (eher zugehörige Symptomatik denn Komplikation)
- Bis 50 % der Infektionen subklinisch oder inapparent

F3

Bis zu 50 % der Infektionen verlaufen subklinisch oder inapparent. [F3]

3.2 Komplikationen der postnatalen Röteln

Die weit überwiegende Zahl der Erkrankungen heilt komplikationslos aus. Komplikationen sind selten. Wenn diese auftreten, dann meist bei Erwachsenen:

II Arthralgie oder Arthritis (Finger, Hand-, Kniegelenke) wurde bereits erwähnt, häufig bei Frauen, selten bei Männern und Kindern; die Schmerzen beginnen mit dem Exanthem oder wenig später, sie können bis zu einem Monat persistieren; chronische Arthritis ist äußerst selten.

II Enzephalitis (1/6.000 Erkrankungen) betrifft ebenfalls eher Frauen.

Postnatale Röteln — Komplikationen

- Komplikationen sind selten, eher bei Erwachsenen:
  - Arthralgie/Arthritis (Finger-, Hand-, Kniegelenke) häufiger bei Frauen, können bis zu einem Monat persistieren; chronische Arthritis äußerst selten
  - Enzephalitis (1/6.000 Erkrankungen), eher bei Frauen
  - Hämorrhagische Verläufe (1/3.000 Erkrankungen), meist als Thrombozytopenia purpura, selten innere Organe betreffend, eher bei Kindern; Symptome können Tage bis Monate andauern, meist ausheilend
  - Orchitis und Neuritis in Einzelfällen

F4

II Hämorrhagische Verläufe (1/3.000 Erkrankungen), meist als Thrombozytopenia purpura, sehr selten den Magen-Darm-Kanal oder innere Organe betreffend, werden eher bei Kindern beobachtet. Vorschädigungen (niedrige Thrombozytenzahl oder Gefäßschädigungen) wurden in diesem Zusammenhang berichtet. Hämorrhagische Symptome können Tage bis Monate andauern, meist ausheilend.

II Orchitis und Neuritis wurden in Einzelfällen berichtet. [F4]

3.3 Pränatale Infektion

Pränatale Infektion — Infektionszeitpunkt und Risiko

- Die Rötelninfektion unmittelbar vor der Empfängnis oder in den ersten 4 Wochen der Schwangerschaft resultiert zu 85 % in einem kongenitalen Rubella-Syndrom (KRS), oft auch in Fehlgeburten und Totgeburten

- Infektion im 2. Schwangerschaftsmonat 20-30 %, im 3. und 4. Monat 5 % KRS

- Nach der 16. Woche der Schwangerschaft sinkt das Risiko erheblich ab; gelegentlich bis zur 20. Woche noch isolierte Taubheit

F5

Die Rötelninfektion unmittelbar vor der Empfängnis oder in den ersten 4 Wochen der Schwangerschaft resultiert zu 85 % in einem kongenitalen Röteln-Syndrom (KRS), oft auch in Fehlgeburten und Totgeburten. Die Infektion im 2. Schwangerschaftsmonat verzeichnet 20–30 % und im 3. und 4. Monat 5 % KRS. Nach der 16. Woche der Schwangerschaft sinkt das Risiko erheblich ab. Gelegentlich kommt es bis zur 20. Woche noch zu isolierter Taubheit. [F5]

Kongenitales Röteln-Syndrom (KRS)

- Defekte an allen Organsystemen möglich, besonders
  - am Auge (Glaukom, Katarakt, Chorioretinitis)
  - am Ohr (Taubheit)
  - am Herzen (offener Ductus Botalli, Pulmonalstenose)
  - am ZNS (Mikrozephalie, geistige Retardierung)

- Ferner neonatale klinische Erscheinungen wie Meningoenzephalitis, Hepatosplenomegalie, Hepatitis, Thrombozytopenie oder radiologische Auffälligkeiten an den langen Röhrenknochen

F6

Das KRS kann sich an allen Organsystemen manifestieren. Die häufigsten Defekte finden sich am Auge (Glaukom, Katarakt, Mikrophthalmie, Retinopathie, Chorioretinitis), am Ohr (Taubheit), am Herzen (offener Ductus arteriosus, Pulmonalstenose, Kammerseptum-defekt), am ZNS (Mikrozephalie, geistige Retardierung). [F6]

Die Rötelninfektion kann ebenfalls zu neonatalen klinischen Erscheinungen wie Meningoenzephalitis, Hepatosplenomegalie, Hepatitis, Thrombozytopenie oder radiologischen Auffälligkeiten an den langen Röhrenknochen führen. [F6]

Wird die Neugeborenenperiode überstanden, verbleiben oft schwere Entwicklungsstörungen (Seh- und Hörstörungen, Entwicklungsverzögerung). Eine fortschreitende und an SSPE (Subakute Sklerosierende Panenzephalitis) erinnernde Enzephalitis wurde beobachtet. Die Häufigkeit von Autismus bei Kindern mit pränataler Rötelninfektion ist höher als die zu erwartende Häufigkeit.

Das Auftreten der Symptomatik eines KRS kann um 2–4 Jahre verzögert sein, beispielsweise ein Diabetes mellitus Typ 1.

4 Diagnose und Differentialdiagnose

Die ausschließlich klinische Diagnose exanthematischer Krankheitsbilder ist unsicher. Für die Routinepraxis spielt dies eine untergeordnete Rolle. Bei Rötelnkontakt oder Krankheitsverdacht einer Schwangeren oder dem Verdacht auf ein KRS ist die Labordiagnostik unbedingt einzubeziehen. Ebenfalls kommt der Bestimmung des Immunstatus in der Schwangerschaft gemäß Mutterschafts-Richtlinie (siehe Anmerkung unter Abschnitt 9, Schwangerenfürsorge) Bedeutung zu.

4.1 Serologie

Die Diagnose einer akuten Infektion wird durch den Nachweis von virusspezifischen IgM-Antikörpern (z. B. mittels ELISA) gestellt. Allerdings können falsch positive Befunde auftreten. Die Anwendung von micro-capture assays zum IgM-Nachweis, die Testung der Avidität des Rötelnvirus-spezifischen IgG und der Immunoblot zum Nachweis der Antikörper gegen die einzelnen Strukturproteine des Rötelnvirus können zur Sicherung der Diagnose beitragen.

Der ≥ 4-fache Anstieg virusspezifischer IgG-Antikörper in einem Serumpaar zeigt ebenfalls eine akute Infektion an.

Zur Bestimmung des Immunstatus werden der Haemagglutinationshemmungstest (HHT) (Immunität anzunehmen bei Titer ≥ 1:32) und/oder der ELISA (Immunität anzunehmen bei Anti-Rötelnvirus-IgG > 15 IU/ml) eingesetzt. [F7]

Diagnose und Differentialdiagnose

- Die ausschließlich klinische Diagnose ist unsicher, für Routinepraxis ausreichend
- Bei Rötelnkontakt oder Krankheitsverdacht einer Schwangeren oder KRS-Verdacht Labordiagnostik unbedingt einbeziehen
- Serologie
  - Nachweis spezifischer IgM-AK
  - ≥4facher Anstieg spezifischer IgG-AK (Serumpaar)
- Bemühung um den Nachweis von Rötelnvirus (mittels Zellkultur und PCR)

F7

Neugeborene mit KRS weisen meist niedrige HHT-Titer, aber hohe neutralisierende Antikörpertiter auf, wobei letztere über Jahre persistieren können.

4.2 Virusnachweis

Die Isolierung des Rötelnvirus (bei postnatalen Röteln oder KRS) aus Rachenspülflüssigkeit, Blut, Urin, Liquor und anderen Sekreten wird in Speziallaboratorien durchgeführt; bei fraglicher oder gesicherter Rötelninfektion einer Schwangeren Bemühung um den Nachweis von Rötelnvirus (mittels Zellkultur und PCR) aus Chorion-Biopsiematerial oder Amnionflüssigkeit (pränatale Frühdiagnostik) sowie ab der 22. Schwangerschaftswoche zusätzlich Untersuchung von Fetalblut (IgM-Test, PCR).

5 Therapie

Eine spezifische Therapie steht nicht zur Verfügung. Wenn erforderlich, symptomatische Behandlung von Fieber, Arthritiden oder Arthralgien mit Antipyretika und Analgetika. [F8]

> **Therapie**
>
> - **Eine spezifische Therapie steht nicht zur Verfügung**
>
> - **Wenn erforderlich, symptomatische Behandlung von Fieber, Arthritiden oder Arthralgien mit Antipyretika und Analgetika**

F8

6 Epidemiologie

6.1 Infektionsquelle und Übertragungsweg

Der Mensch ist der einzige bekannte natürliche Wirt für das Rötelnvirus. Die Übertragung erfolgt aerogen durch Tröpfcheninfektion oder durch direkten Kontakt mit Nasen-Rachen-Sekreten eines Infizierten (klinisch oder asymptomatisch Erkrankten). [F9]

> **Infektionsquelle und Übertragungsweg**
>
> - **Der Mensch ist der einzige bekannte natürliche Wirt für das Rötelnvirus**
>
> - **Die Übertragung erfolgt aerogen durch Tröpfcheninfektion oder durch direkten Kontakt mit Nasen-Rachen-Sekreten eines Infizierten (klinisch oder asymptomatisch Erkrankten)**

F9

6.2 Ansteckungsfähigkeit

Röteln sind weniger übertragbar als Masern. Das Virus wird von 7 Tagen vor bis etwa 1 Woche nach Exanthembeginn ausgeschieden, am höchsten ist die Kontagiosität mit dem Auftreten des Ausschlags.

Sektion II

Neugeborene mit KRS scheiden das Virus mit Körpersekreten für einen Zeitraum bis zu einem Jahr aus und können den Erreger auf empfängliche Pflegepersonen übertragen. [F10]

6.3 Der **Häufigkeitsgipfel** der weltweit verbreiteten Röteln lag in der Periode vor Einführung der Impfung in entwickelten Ländern in der Altersgruppe der 6- bis 12-Jährigen (bzw. der Altersgruppe der 2- bis 8-Jährigen in städtischen Zentren von Entwicklungsländern). Epidemien traten in wechselnden Intervallen und unterschiedlichem Ausmaß auf, in entwickelten Ländern der gemäßigten Klimazone im Abstand von 5–9 Jahren. Untersuchungen von Erwachsenen in verschiedenen Ländern und Altersgruppen zeigten differente Ergebnisse, in einigen Studien lag die Seroprävalenz unter 50 %. Das höchste KRS-Risiko besteht verständlicherweise in Ländern mit hohen Empfänglichkeitsraten der Frauen im gebärfähigen Alter.

6.5 Saisonalität

In den Ländern der gemäßigten Klimazonen liegt der Erkrankungsgipfel im späten Winter und zeitigen Frühjahr.

6.6 Epidemiologische Situation

6.6.1 Weltweite Situation: Röteln und KRS

Postnatale Röteln: Meldedaten zu Röteln liegen aus einer größeren Anzahl von Ländern vor; sie spiegeln Trends und nicht das tatsächliche Ausmaß der Inzidenz wider. In den USA wurden Röteln 1966 meldepflichtig. 1969 wurde die höchste Inzidenz mit 58 Erkrankungen/100.000 der Bevölkerung verzeichnet. Nachdem 1969 der Rötelnimpfstoff zugelassen und die Routineimpfung eingeführt wurde, ging die Inzidenz dramatisch zurück. [F11]

Kongenitales Röteln-Syndrom (KRS): Verlässliche Statistiken zu KRS liegen zwar in vielen entwickelten Ländern, aber kaum in Entwicklungsländern vor. Schätzungen gehen von etwa 100.000 KRS-Fällen pro Jahr allein in Entwicklungsländern aus.

Kongenitales Röteln-Syndrom (KRS)

- Verlässliche Statistiken in einer Reihe entwickelter Länder, aber kaum in Entwicklungsländern
- Schätzungen gehen von etwa 100.000 KRS-Fällen/Jahr in Entwicklungsländern aus
- Vor Einführung der Impfung in endemischen Perioden KRS-Rate von 0,1–0,2/1.000 Lebendgeburten geschätzt
- Für epidemische Perioden Schwankungen zwischen 1 bis 4/1.000 Lebendgeburten veranschlagt

F12

**Nationale Impfkalender
Globale Übersicht 2008**

WHO:
Vaccine Preventable Disease Monitoring
System Stand 6/2010

http://who.int/immunization_monitoring/en/
globalsummary/scheduleselect.cfm

Selection: Region ... -
                  Country...-
                  Vaccine: MMR/MMRV/MR/Rubella

F13

**WHO Surveillance für
impfpräventable Krankheiten**

- Die wichtigsten Bestandteile der Überwachung eines Impfprogramms sind
  - das Monitoring der Impfraten
  - die Surveillance der Krankheit
  - die Surveillance von Impfnebenwirkungen
- Daten zu Bevölkerung, Inzidenz, Impfraten, gegliedert nach Regionen und Ländern 2009:
  http://www.who.int/immunization/documents/
  WHO_IVB_2009/en/index.html

F14

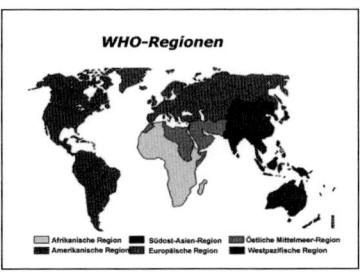

WHO-Regionen

Afrikanische Region   Südost-Asien-Region   Östliche Mittelmeer-Region
Amerikanische Region   Europäische Region   Westpazifische Region

F15

Es wird angenommen, dass in endemischen Perioden vor Einführung der Impfung sowohl in entwickelten als auch in Entwicklungsländern die KRS-Rate zwischen 0,1 und 0,2/1.000 Lebendgeburten schwankte. Für epidemische Perioden wurden Schwankungen zwischen 1 bis 4/1.000 Lebendgeburten veranschlagt. [F12]

Bisher hat weit mehr als die Hälfte der Mitgliedsländer der WHO die Impfung eingeführt, in den letzten Jahren überwiegend als 2-malige MMR-Impfung. Einzelheiten zu den nationalen Impfkalendern der Mitgliedsländer der WHO sind der nebenstehenden Internetadresse zu entnehmen. [F13]

In Ländern mit landesweiten Impfprogrammen und hohen Impfraten sank die Rötelninzidenz dramatisch ab. In einigen Ländern (Finnland, USA) sind Röteln nicht mehr endemisch. Einzelheiten zu Erkrankungszahlen und Impfraten in den Ländern der Welt sind unter der nebenstehenden Internetadresse zu finden. [F14]

6.6.2   Europäische Region [F15]

Neben dem Ziel der Eliminierung der einheimischen Masern (2010) hat das Regionalkomitee der europäischen WHO-Region einen Beschluss zur Eliminierung der Röteln (< 1/1.000.000 der Bevölkerung) und zur Prävention des KRS (< 1 Fall von KRS pro 100.000 Lebendgeburten) verabschiedet. Die Surveillance des KRS ist erheblich verbesserungsbedürftig. Für die Jahre 2000 bis 2004 wurden 123 Fälle von KRS gemeldet, für das Jahr 2004 17 KRS. Lediglich 27% der Länder meldeten KRS.

In 48 der 52 Mitgliedsländer der europäischen WHO-Region ist die Rötelnimpfung Bestandteil des Impfkalenders, 80% der Länder empfehlen

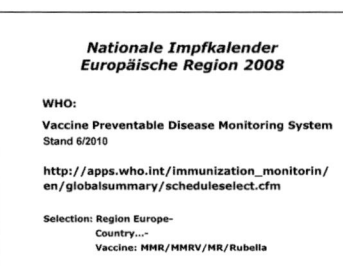

**Nationale Impfkalender
Europäische Region 2008**

WHO:

Vaccine Preventable Disease Monitoring System
Stand 6/2010

http://apps.who.int/immunization_monitorin/
en/globalsummary/scheduleselect.cfm

Selection: Region Europe-
Country...-
Vaccine: MMR/MMRV/MR/Rubella

F16

die 2-malige MMR-Impfung. Einzelheiten zu den nationalen Impfkalendern der Mitgliedsländer der europäischen WHO-Region sind der nebenstehenden Internetadresse zu entnehmen. [F16]

6.6.3   Deutschland

Seroprävalenzstudien weisen aus, dass die Impfungen in der weiblichen Bevölkerung Immunitätslücken zunehmend schließen konnten. 1998 waren bei den 18- bis 30-jährigen Frauen nur bei 0,8–3 % keine Antikörper gegen das Rötelnvirus nachzuweisen. Bei den Männern gleichen Alters waren 5–13 % seronegativ.

Die Erfassung von KRS ist auch in Deutschland von Untererfassung gekennzeichnet. 1999 wurden 4, im Jahr 2000 5 KRS gemeldet. Um die Problematik bemühte Laborärzte schätzen die tatsächliche Zahl der Erkrankungen deutlich höher ein. Nach Einführung der Meldepflicht von konnatalen Rötelninfektionen nach dem Infektionsschutzgesetz (IfSG) im Jahr 2001 wurde in den Jahren 2001 und 2002 je ein KRS gemeldet.

Die Rötelnimpfung wurde 1974 in Deutschland (West) eingeführt und insbesondere für zielgruppenorientierte Impfprogramme (Frauen im gebärfähigen Alter) in einigen Bundesländern genutzt. Ab 1989 wurde schrittweise auf den MMR-Impfstoff zur Anwendung im Rahmen des Impfkalenders übergegangen, der nach der Vereinigung auch in den östlichen Bundesländern eingesetzt wurde.

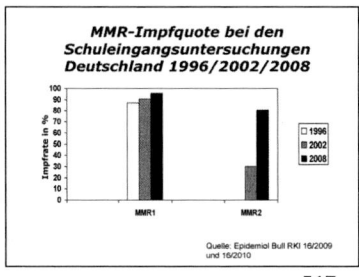

F17

Die Impfraten der 1. und 2. MMR-Impfung haben sich in den vergangenen Jahren deutlich erhöht und betrugen 2008 bei der Einschulungsuntersuchung 95,9 % für die erste und 81 % für die zweite Impfung. [F17] Einschränkend ist zu bemerken, dass die regionalen Unterschiede der Impfraten noch erheblich sind und die Impfungen häufig verspätet und nicht zu den empfohlenen Terminen durchgeführt werden.

Neben dem MMR-Impfstoff wird in Deutschland zunehmend ein 4-fach-Lebendimpfstoff gegen Masern, Mumps, Röteln und Varizellen (MMR-V) angewendet, ebenfalls als 2-malige Impfung.

7 Prävention und Kontrolle durch Impfung

7.1 Impfstoffe

Rötelnimpfstoffe wurden in verschiedenen Ländern (USA,. China, Japan) entwickelt und angewendet.

> **Röteln-Impfung**
>
> • Rötel-Impfstoffe sind attenuierte Lebendimpfstoffe
> • Sie unterscheiden sich hinsichtlich Impfstämmen, Vermehrungssubstraten und Herstellungstechnologien
> • Neben monovalenten Rötel-Impfstoffen sind weltweit 2-valente (MR) und vorrangig 3-valente (MMR)-Kombinationsimpfstoffe verfügbar
> • Neuerdings auch 4-valente Kombinationsimpfstoffe unter Einschluss der Varizellenkomponente (MMR-V)
>
> F18

Rötelnimpfstoffe sind attenuierte Lebendimpfstoffe. Sie unterscheiden sich hinsichtlich der Impfstämme, unterschiedlichen Vermehrungssubstraten und Herstellungstechnologien.

Neben monovalenten Rötelnimpfstoffen sind dies 2-(MR) und vorrangig 3-valente (MMR) Kombinationsimpfstoffe, neuerdings auch 4-valente Kombinationsimpfstoffe unter Einschluss der Varizellenkomponente (MMR-V). [F18]

7.2 Rötelnimpfstämme

Die Mehrzahl der gegenwärtig zugelassenen Impfstoffe basiert auf dem attenuierten Lebendimpfstamm RA 27/3. Der Stamm wurde 1965 im Wistar-Institut, Philadelphia, von einer mit Röteln infizierten Fehlgeburt isoliert, in verschiedenen Passagen attenuiert und 1979 als Rötelnimpfstoff lizensiert.

> **Röteln-Impfstämme**
>
> • Die Mehrzahl der gegenwärtigen Impfstoffe basieren auf dem attenuierten Lebendimpfstamm RA 27/3
> • Der Stamm wurde 1965 im Wistar-Institut von einer mit Röteln infizierten Fehlgeburt isoliert, attenuiert und 1979 als Rötelnimpfstoff lizensiert
> • RA 27/3-Rötel-Impfstoffe werden auf humanen Diploidzellen produziert (enthalten kein Hühnereiweiß)
> • Andere attenuierte Lebendimpfstoffe basieren auf den Impfstämmen Matsuba, DCRB 19, Takahashi, Matsuura and TO-336 (vorwiegend in Japan verwendet) und dem ImpfstammBRD-2 (in China angewendet)
>
> F19

Die RA 27/3-Rötelnimpfstoffe werden auf humanen Diploidzellen produziert und enthalten kein Hühnereiweiß.

Andere attenuierte Lebendimpfstoffe basieren auf den Impfstämmen Matsuba, DCRB 19, Takahashi, Matsuura and TO-336 (vorwiegend in Japan verwendet) und dem Impfstamm BRD-2 (in China angewendet). [F19]

7.3 Impfstoffe zur Verhütung der Röteln in Deutschland

In Deutschland ist der monovalente Rötelnimpfstoff – ´Rötelnimpfstoff HDC Merieux®´ zugelassen, daneben 3- und 4-valente Kombinationsimpfstoffe:

II zwei Kombinationsimpfstoffe gegen Masern, Mumps und Röteln (MMR-Impfstoff): ´Priorix®´und ´MMRvaxPro®´ sowie

II zwei Kombinationsimpfstoffe gegen Masern, Mumps, Röteln und Varizellen (MMR-V-Impfstoff): ´Priorix-Tetra®´ und ´ProQuad®´. [F20]

Die in Deutschland verfügbaren Impfstoffe enthalten [F21]

II als Rötelnimpfvirus den Stamm ´Wistar RA 27/3´.

Des Weiteren enthalten diese Kombinationsimpfstoffe

II als Masernimpfviren die Impfstämme ´Schwarz´ oder ´Edmonston/Enders´,

II als Mumpsimpfviren die Impfstämme ´Jeryl Lynn´ oder ´RIT 4385´

II und im Falle der MMR-V-Impfstoffe als Varizellen-Impfstamm den Stamm ´OKA´ oder ´OKA Merck´.

Der Rötelnimpfstoff sowie der Varizellenimpfstoff werden in unterschiedlichen humanen Diploidzellen, die Masern- und Mumpsimpfstoffe in Kulturen embryonierter Hühnerzellen produziert. [F22]

7.4 Immunogenität, Effektivität, Schutzdauer

Rötelnimpfstoffe auf der Grundlage des Impfstammes RA 27/3 erzielen nach einmaliger Impfung von Personen ≥ 12 Lebensmonate nach 3–4 Wochen eine Serokonversionsrate von 95–100 %. Auch die Impfung im Alter von 9 Monaten erzielt Konversionsraten von > 95 %. 15 Jahre nach der MMR-Impfung wies eine Studie noch bei 97 % der Untersuchten Seropositivität nach. [F23]

Landesweite Routine-Impfprogramme auf der Grundlage eines 2-Dosen-Schemas und mit stabilen Impfraten von ≥ 95% haben in den letzten Jahren in vielen entwickelten und einigen Entwicklungsländern zu drastischer

Reduktion von Röteln und KRS geführt, in einigen Ländern sind Röteln nicht mehr endemisch. [F24]

Einige Beobachtungen über klinische Reinfektion und fötale Infektion wurden bei Frauen mit Impfimmunität berichtet. Ebenfalls sehr selten wurden Fälle von KRS bei Neugeborenen von Müttern publiziert, die einen Nachweis über Rötelnimmunität vor Eintritt der Schwangerschaft besaßen.

Effektivität der Röteln-Impfung

- Landesweite Routine-Impfprogramme (2-Dosen-Schema und stabile Impfraten von ≥95%) führten in vielen entwickelten und einigen Entwicklungs-Ländern zu drastischer Reduktion von Röteln und KRS

- In einigen Ländern sind Röteln im Ergebnis des Impfprogramms nicht mehr endemisch und KRS wird nicht mehr beobachtet

F24

7.5 Indikationen, Impfschemata, Gegenindikationen

7.5.1 Strategien

Für die Einführung der Rötelnimpfung sind 2 Strategien zu unterscheiden:

- ‖ Impfung der jugendlichen Mädchen und Frauen im gebärfähigen Alter oder
- ‖ Routineimpfung beider Geschlechter im Kindesalter.

Die erstere Strategie kann die Epidemiologie der postnatalen Röteln nicht beeinflussen, denn die Mehrzahl der Infektionen tritt vor dem Impfalter auf. Die Inzidenz des KRS sinkt linear zur erreichten Impfrate ab. Eine Elimination des KRS ist so nicht erreichbar.

Impfziel: Elimination des Kongenitalen Röteln-Syndroms

- Routine-Impfprogramme im Kindesalter beeinflussen bei hohen Impfraten wesentlich die Zirkulation des Rötelnvirus und dehnen das interepidemische Intervall erheblich aus

- Die Strategie der 2-maligen Impfung mit stabilen hohen Impfraten unterbindet das endemische Auftreten der Röteln

- Die Elimination des kongenitalen Röteln-Syndroms ist nur durch eine solche Strategie erreichbar

F25

Routineimpfprogramme für beide Geschlechter im Kindesalter können bei hohen Impfraten die Zirkulation des Rötelnvirus wesentlich beeinflussen und das interepidemische Intervall erheblich ausdehnen. Es wurde bereits darauf hingewiesen, dass die Strategie der 2-maligen Impfung mit stabilen hohen Impfraten das endemische Auftreten der Röteln weitestgehend unterbinden kann. Eine Elimination des KRS ist nur durch eine solche Strategie erreichbar. [F25]

7.5.2 Impfschemata

In der Mehrzahl der Länder wird der Kombinationsimpfstoff MMR angewendet. Die 1. Impfung wird zu Beginn des 2. Lebensjahrs nach Vollendung des 12. Lebensmonats verabreicht. Der Zeitpunkt der Zweitimpfung differiert, entweder gegen Ende des 2. Lebensjahrs oder im Vorschul- oder Schulalter. Für die Entscheidung des Zeitpunktes der 2. Impfung spielen nationale immunologische Überlegungen und logistische Voraussetzungen die wesentliche Rolle. Der Mindestabstand zwischen beiden Impfungen muss 4 Wochen betragen.

7.5.3 Impfempfehlungen in Deutschland

Die Ständige Impfkommission am Robert Koch-Institut empfiehlt die erste MMR- oder MMR-V-Impfung zwischen dem 11.–14. Lebensmonat, gefolgt von einer zweiten MMR- oder MMR-V-Impfung zwischen dem 15. und 23. Lebensmonat. Die 2. Hälfte des 2. Lebensjahrs wurde gewählt, da die Erreichbarkeit der Kinder durch den Kinderarzt noch weitgehend gewährleistet ist. Als Mindestabstand zwischen beiden Impfungen sind 4 Wochen einzuhalten. [F26]

Empfehlung der Ständigen Impfkommission (STIKO)

- 1. MMR-Impfung 11-14 Lebensmonate
- 2. MMR-Impfung 15- 23 Lebensmonate
Mindestabstand zwischen beiden Impfungen 4-6 Wochen

Vor Aufnahme in eine Kindereinrichtung kann die 1. Impfung vor dem 12. Lebensmonat, jedoch nicht vor 9 Lebensmonaten, erfolgen; in diesem Falle die 2. Impfung sofort zu Beginn des 2. Lebensjahrs geben

F26

Bei bevorstehender Aufnahme in eine Kindereinrichtung kann die Impfung vor dem 12. Lebensmonat, jedoch nicht vor dem 9. Lebensmonat, erfolgen. In diesem Falle soll die 2. Impfung sofort zu Beginn des 2. Lebensjahrs durchgeführt werden.

Indikationsimpfung

Empfohlen wird die MMR-Impfung auch für alle ungeimpften Personen im Gesundheitsdienst, in Gemeinschaftseinrichtungen und Kinderheimen sowie bei der Betreuung von Immundefizienten.

Maßnahmen für Patienten und Kontaktpersonen

Alle exponierten ungeimpften oder nur einmal geimpften Personen in Gemeinschaftseinrichtungen sollten möglichst frühzeitig eine MMR-Impfung erhalten. Ein Ausschluss von Erkrankten oder Kontaktpersonen von Gemeinschaftseinrichtungen aus epidemiologischen Gründen ist nicht erforderlich.

Eine postexpositionelle Rötelnprophylaxe mit Impfstoff oder Immunglobulin ist nicht effektiv. Allerdings spricht auch nichts gegen eine Impfung bei Exposition, sie induziert einen Schutz für die Zukunft.

Erkrankungsfälle in Kindereinrichtungen und Schulen sollten deshalb grundsätzlich dazu genutzt werden, den Impfstatus im Umfeld zu kontrollieren und ggf. durch Impfung zu aktualisieren.

Nachholimpfungen

Bis zum vollendeten 18. Lebensjahr sollten nicht durchgeführte MMR-Impfungen nachgeholt werden. Darüber hinaus gibt es für die in diesem Kapitel genannten Impfstoffe keine Altersbegrenzung.

Röteln-Impfschutz für Frauen

Für alle Frauen im gebärfähigen Alter, die keinen Nachweis einer Röteln-Impfung haben, wird das Nachholen dieser Impfung empfohlen:

– zweimalige Impfung bisher ungeimpfter Frauen oder Frauen mit unklarem Impfstatus
– einmalige Impfung bisher einmal geimpfter Frauen
– jeweils bei entsprechender Indikation mit MMR-Impfstoff

F27

Für alle Frauen im gebärfähigen Alter, die keinen Nachweis einer Rötelnimpfung haben, wird das Nachholen dieser Impfung (Röteln- oder MMR-Impfstoff) empfohlen. [F27]

2010 traten aktualisierte STIKO-Empfehlungen in Kraft: In diesen wurden erweiterte Indikationsimpfungen gegen Masern (vorzugsweise mit MMR-Impfstoff) für nach 1970 Geborene empfohlen, siehe unter ´Nachholimpfungen´ des Abschnitts 7.2.3 des Kapitels 10 Masern.

Die exakten Anwendungsvorschriften und Altersbegrenzungen für die unterschiedlichen Impfstoffe sind den jeweiligen Fachinformationen zu entnehmen.

Kontraindikationen

• Überempfindlichkeit gegen im Impfstoff enthaltene Bestandteile
• beeinträchtigte Immunfunktion
  – angeborene oder erworbene Immundefekte, schwere HIV-Infektion, Leukämie oder Lymphom; Behandlung mit hoch dosierten Steroiden, alkylierenden Substanzen, Antimetaboliten
• Schwangerschaft
• Immunglobuline können die Wirksamkeit des Impfstoffs für 3-11 Monate beeinträchtigen, nach Impfung sollte eine solche Gabe frühestens nach 2 Wochen erfolgen

F28

Impfung und akute Erkrankung oder leichte Infekte

• Bei einer akuten ernsthaften Erkrankung sollte die Impfung auf einen späteren Zeitpunkt verschoben werden

• Leichte Infekte, auch mit geringer Temperaturerhöhung, stellen im Allgemeinen keine Kontraindikation dar

F29

7.5.4 Gegenindikationen

Die Impfung ist kontraindiziert

|| bei Überempfindlichkeit gegen im Impfstoff enthaltene Bestandteile,

|| bei beeinträchtigter Immunfunktion (angeborene oder erworbene Immundefekte, schwere HIV-Infektion, Leukämie oder Lymphom, Malignom; Behandlung mit hoch dosierten Steroiden, alkylierenden Substanzen oder Amtimetaboliten,

|| die Gabe von Immunglobulinen kann die Wirksamkeit des Impfstoffs für 3–11 Monate beinträchtigen, nach Impfung sollte eine solche Gabe frühestens nach 2 Wochen erfolgen. [F28]

Bei einer akuten ernsthaften Erkrankung sollte die Impfung auf einen späteren Zeitpunkt verschoben werden. Leichte Infekte, auch mit geringer Temperaturerhöhung, stellen im Allgemeinen keine Kontraindikation für eine Impfung dar. [F29]

Hühnereiweißallergie: In Kulturen embryonierter Hühnerzellen hergestellte Impfstoffe (Masern- und Mumpskomponente im Kombinationsimpfstoff) können minimale Mengen von Hühnereiweiß enthalten. Anaphylaktische Reaktionen nach diesen Impfstoffen sind eine außerordentliche Seltenheit. Personen, die in der Anamnese eine Überempfindlichkeitsreaktion vom Soforttyp nach dem Verzehr von Hühnereiweiß angeben, können nach entsprechender Aufklärung geimpft werden. Für den Fall einer anaphylaktischen Reaktion sollte Vorsorge getroffen werden (Nachbeobachtung, vorbereitete Behandlungsmaßnahmen).

Im Schrifttum gibt es keine Hinweise darauf, dass der Rötelnimpfstoff den Embryo bzw. Fetus schädigt. Schwangere und Frauen mit der Absicht schwanger zu werden, sollten dennoch nicht geimpft werden, und auch nach der Impfung sollte nach Möglichkeit eine Schwangerschaft innerhalb der nächsten 4 Wochen vermieden werden.

Sicherheit der Impfung

- Übersicht zu Reaktionen und Komplikationen der Röteln-/MMR-Impfung findet sich in den
- ´Hinweisen der STIKO für Ärzte zum Aufklärungsbedarf über unerwünschte Wirkungen bei Schutzimpfungen/Stand 2007´

http://www.rki.de

F30

**Röteln-Impfung
Reaktionen und Komplikationen**

- Häufigste Reaktionen: Fieber, Lymphadenopathie, Arthralgie, temporäre Arthritis
- Wesentlich häufiger bei Erwachsenen und insbesondere bei Frauen
- Seltene Nebenwirkungen sind Paraesthesien und periphere neuritische Beschwerden
- Auftreten 1-3 Wochen nach der Impfung für 1-3 Wochen, rekurrierende Beschwerden sind selten
- Kausalzusammenhang zwischen Röteln-Impfung und chronischer Arthritis fraglich

F31

7.6   Sicherheit, Reaktogenität und Komplikationen

In diesem Abschnitt wird speziell auf den Rötelnimpfstoff bzw die Rötelnkomponente von Kombinationsimpfstoffen eingegangen. Eine ausführliche Darstellung der möglichen unerwünschten Nebenwirkungen nach Kombinationsimpfstoffen findet sich unter den entsprechenden Abschnitten der Kapitel Masern- bzw Mumpsimpfung. Ebenfalls ist dies unter der nebenstehenden Internetadresse zu finden. [F30]

Die häufigsten Reaktionen nach der Rötelnimpfung bzw. der Rötelkomponente in einem Kombinationsimpfstoff sind Fieber, Lymphadenopathie, Arthralgie und temporäre Arthritis. Sie werden wesentlich häufiger von Erwachsenen und da wiederum vermehrt von Frauen berichtet. Seltene Nebenwirkungen sind Paraesthesien und periphere neuritische Beschwerden. In der Regel treten die beschriebenen Symptome 1–3 Wochen nach der Impfung auf und halten für 1–3 Wochen an. Rekurrierende Beschwerden sind selten. Ein kausaler Zusammenhang zwischen Rötelnimpfung und chronischer Arthritis ist fraglich. Bei Kindern ist Arthralgie/Arthritis selten. [F31]

7.7   Übertragbarkeit des Impfvirus

Rötelnimpfviren sind ebenso wie Masern- und Mumps-Impfviren nicht auf Kontaktpersonen übertragbar. Die Übertragbarkeit erscheint theoretisch möglich, wurde aber in der Praxis bisher nicht beobachtet. (Zur Übertragbarkeit des im 4-fach-Impfstoff MMR-V enthaltenen Varizellen-Impfvirus siehe Kapitel 19 Varizellen).

8   Meldepflicht

Nach § 7 Abs. 3 des Infektionsschutzgesetzes (IfSG) ist der direkte oder indirekte Nachweis des Rubellavirus bei konnatalen Infektionen (nicht namentlich) direkt an das Robert Koch-Institut zu melden. Meldepflichtig sind die Leiter der Einrichtungen, an denen die Erregerdiagnostik durchgeführt wurde.

In Brandenburg, Mecklenburg-Vorpommern. Sachsen, Sachsen-Anhalt und Thüringen besteht eine Arzt- und Labormeldepflicht für Röteln auf der Basis einer Länderverordnung.

> **Mutterschaftsrichtlinien und Vorsorge hinsichtlich Rötelninfektion**
>
> • Richtlinien des Bundesausschusses der Ärzte und Krankenkassen über die ärztliche Betreuung während der Schwangerschaft und nach der Entbindung (Mutterschafts-Richtlinien) zuletzt geändert am 18.02.2010 Bundesanzeiger 2010, Nr. 75: S. 1784) in Kraft getreten am 21.05.2010
>
> http://www.g-ba.de/downloads/62-492-429/RL_Mutter-2010-02-18.pdf

F32

9   Schwangerenfürsorge

Die Hinweise zu Vorsorgeuntersuchungen in der Schwangerschaft (Mutterschaftsrichtlinien), einschließlich der Vorsorge hinsichtlich einer Rötelninfektion, sind unter der nebenstehenden Internetadresse zu finden. [F32]

> **Zweimalige Röteln-Impfung vor Schwangerschaft**
>
> • Der Nachweis einer zweimaligen Röteln-Impfung korreliert mit einer soliden Immunität
> • Bei 2-mal geimpften Frauen im gebärfähigen Alter ist die Überprüfung des Serostatus nicht mehr erforderlich, auch nicht mehr bei einer Schwangerschaft

F33

Unter Berücksichtigung der aktualisierten STIKO-Empfehlungen 2010 korreliert der Nachweis einer 2-maligen Rötelnimpfung mit einer soliden Immunität. Eine weitere Überprüfung des Rötelnimmunstatus ist in diesem Fall nicht mehr erforderlich.

Diese STIKO-Empfehlung wurde mit dem für die Mutterschaftsrichtlinie verantwortlichen Gemeinsamen Bundesausschuss (G-BA) abgestimmt. [F33]

> **Beratung und Spezialdiagnostik**
>
> Nationales Referenzzentrum für Masern, Mumps, Röteln
>
> Robert Koch-Institut, Nordufer 20, 13353 Berlin
>
> Leitung: Frau PD Dr. A. Mankertz
> Tel.: +49 (0)30 - 18754–2516, – 23 08;
> Fax: +49 (0)30 - 18754–2598
> E-Mail: mankertza@rki.de

F34

10 Beratung und Spezialdiagnostik

durch das Nationale Referenzzentrum für Masern, Mumps, Röteln. [F34]

Beratung

‖ zur Diagnostik akuter Infektionen mit Masern-, Mumps-, Rötelnviren, insbesondere bei atypischen, subklinischen und komplizierten Verläufen,

‖ zu Fragen der Immunität nach natürlicher Krankheit und Impfung,

‖ zu Impfkomplikationen oder zum Impfversagen.

Unterstützung

‖ bei der labordiagnostischen Abklärung von Ausbrüchen und Infektketten sowie bei fraglichen Masern-, Mumps-, Rötelnerkrankungen. Das NRZ führt die genotypische Differenzierung von Wild- und Impfviren durch.

Literatur

Rubella vaccines. WHO position paper. Weekly Epidemiol Rec 2000; 75: 161–169.

RKI-Ratgeber Infektionskrankheiten – Merkblätter für Ärzte. Röteln (Rubella). Aktualisierte Fassung 2003. >http://www.rki.de< (Zugang 16–6–2010).

Eliminierung von Masern und Röteln und Prävention der kongenitalen Rötelninfektion. Strategie der Europäischen Region der WHO 2005–2010. WHO 2005. >http://www.euro.who.int/__data/assets/ pdf_file/ 0009/79029/E87772G.pdf< (accessed June 16, 2010).

Mitteilung der Ständigen Impfkommission (STIKO) am RKI: Hinweise für Ärzte zum Aufklärungsbedarf über mögliche unerwünschte Wirkungen bei Schutzimpfungen/ Stand: 2007. Epidemiol Bull RKI 2007 Nr 25. >http://www.rki.de< (Zugang 16–6–2010).

WHO, UNICEF, World Bank. State of the world's vaccines and immunization, 3rd ed. Geneva, World Health Organization, 2009.

Chapter 18. Rubella. In: Epidemiology and Prevention of Vaccine-Preventable Diseases. The Pink Book: Course Textbook 11th Edition (May 2009). Public Health Foundation, Washington 2009. >http:// www.cdc.gov/vaccines/pubs/pinkbook/pink-chapters.htm< (accessed June 16, 2010).

WHO vaccine-preventable disease monitoring system: Immunization schedules by antigen, selection centre (6/2010). >http://who.int/immunization_monitoring/ en/globalsummary/scheduleselect. cfm< (accessed June 16, 2010).

WHO vaccine-preventable disease monitoring system – 2009 global summary. >http://www.who.int/ immunization/documents/ WHO_IVB_2009/en/index.html< (accessed June 16, 2010).

Richtlinien des Bundesausschusses der Ärzte und Krankenkassen über die ärztliche Betreuung während der Schwangerschaft und nach der Entbindung („Mutterschafts-Richtlinien") zuletzt geändert am 18. Februar 2010, veröffentlicht im Bundesanzeiger 2010, Nr. 75: S. 1784 in Kraft getreten am 21. Mai 2010. > http://www.g-ba.de/downloads/62–492–429/RL_Mutter-2010-02-18.pdf < (Zugang 16–6–2010).

Empfehlungen der Ständigen Impfkommission (STIKO) am Robert Koch-Institut/Stand Juli 2011. Epidemiol Bull RKI 30/2011. > http://www.rki.de <

Mitteilung der Ständigen Impfkommission (STIKO) am Robert Koch-Institut. Änderung der Empfehlungen zur Impfung gegen Röteln. Epidemiol Bull RKI 2010 Nr 32, S. 322–25.

17 Rotavirus-Erkrankungen

1 Erreger

1.1 Rotavirus (RV)

RV-Erkrankungen werden durch zur Familie der Reoviridae (Reo: respiratory enteric – orphan) gehörenden Rotaviren hervorgerufen. Es handelt sich um nichtumhüllte Viruspartikel (Durchmesser etwa 75 nm), deren Genom aus 11 Segmenten doppelsträngiger RNA besteht, welches von einem dreischaligen Kapsid umgeben ist. Bei Doppelinfektionen können durch diese Segmentierung über einen Segmentaustausch (Reassortment) neue RV-Varianten entstehen.

1.2 Serogruppen

Es werden 7 Serogruppen (A–G) unterschieden, wobei nur die Gruppen A, B und C menschenpathogen sind. Der Gruppe A kommt die weltweit größte epidemiologische Bedeutung zu. Für den Aufbau der Immunität sind 2 Oberflächenproteine verantwortlich: G-Proteine (VP7) und P-Proteine (VP4), die die Bildung spezifischer, neutralisierender Antikörper induzieren und eine Einteilung der Viren in Serotypen (Genotypen) ermöglichen. Es werden 14 VP7-Typen (G-spezifisch) und 20 VP4-Typen (P-spezifisch) unterschieden. [F1] Zur weltweiten Serogruppenverteilung siehe unter 6.5.2.

```
┌─────────────────────────────────────┐
│           Rotavirus                 │
│                                     │
│   • RNA-Virus                       │
│                                     │
│   • 7 Serogruppen (A – G)           │
│                                     │
│   • Oberflächenproteine G und P     │
│     ermöglichen eine Einteilung in Serotypen │
│                                     │
└─────────────────────────────────────┘
```

F1

1.3 Charakterisierung

Das erstmals 1973 aus Dünndarmschleimhaut und Stuhlproben von Kindern isolierte Virus zeigt in elektronenmikroskopischen Aufnahmen eine radspeichenähnliche Struktur des Kapsids und erhielt daher den Namen Rotavirus (lat. rota = Rad).

2 Pathogenese

Nach der Infektion replizieren sich die Rotaviren in den differenzierten Epithelzellen in den Spitzen der Dünndarmzotten. Durch die anschließende Nekrose (Untergang absorptiver Enterozyten) mit darauf folgender reaktiver Hyperplasie kommt es zur verstärkten

Sekretion in den Krypten der Darmschleimhaut. Die Folge ist das Bild einer Gastroenteritis, die von leichten Diarrhoen bis hin zu schwersten Verläufen mit Dehydratation führen kann. Die Inkubationszeit beträgt in der Regel 1–3 Tage. [F2]

3 Klinisches Bild

Die besonders bei Kindern unter 5 Jahren akut auftretende Gastroenteritis (AGE) ist durch die folgenden Symptome gekennzeichnet: Durchfall (oft bis zu 20 Episoden/Tag), Erbrechen und Fieber. In über der Hälfte aller Fälle sind unspezifische respiratorische Symptome zu beobachten. In der Regel klingen die Krankheitserscheinungen binnen 2–6 Tagen ab.

Rotavirus-Gastroenteritiden (RVGE) verlaufen in der Regel länger und schwerer als Gastroenteritiden anderer Genese. Dies bestätigt auch eine europäische 7-Länder-Studie (einschließlich Deutschland) bei Kindern unter 5 Jahren: Durchfall, Erbrechen, Fieber ≥ 38 °C und Verhaltensänderungen (z. B. Reizbarkeit, Apathie, Krämpfe) traten bei RV-positiven Kindern häufiger auf als bei RV-negativen Kindern. Eine weitere, nur in Deutschland durchgeführte Studie, bestätigte diese Ergebnisse und zeigte auch, dass die genannten Symptome bei RV-positiven Kindern länger andauerten. [F3]

Über schwere Komplikationen wird in Einzelfällen berichtet: nekrotisierende Enterokolitis und Apnoen bei Frühgeborenen, postenteritisches Malabsorptionssyndrom, sekundäre Septikämie und Krampfanfälle. Signifikant häufiger tritt bei RVGE eine schwere hypertone Dehydratation auf, die besonders in Entwicklungsländern schnell zum Tod führt.

Erkrankungen im Erwachsenenalter verlaufen in der Regel milder. Schwerere Verläufe gewinnen erst im höheren Lebensalter wieder an Bedeutung. Letale Verläufe in Deutschland sind selten. Pro Jahr werden dem Robert Koch-Institut 4–8 Todesfälle gemeldet.

4 Diagnose und Differentialdiagnose

Methode der Wahl ist der direkte Erregernachweis (Nachweis eines gruppenspezifischen Antigens) aus dem Stuhl des Patienten mittels Enzym-Immuntest (EIA). Auch Schnelltests stehen zur Verfügung, die innerhalb von 15 Minuten eine Diagnose ermöglichen.

Diagnostik

- Antigennachweis mittels EIA aus Stuhlproben (Schnelltests möglich)
- Elektronenmikroskopie und Virusanzucht sind keine Routinemethoden
- RT-PCR zur Genotypisierung geeignet
- Keine serologischen Standardtests vorhanden

F4

Eine Elektronenmikroskopie zum direkten Virusnachweis wird wegen des hohen Aufwandes nur noch selten durchgeführt, ermöglicht jedoch eine breite virale Differentialdiagnostik.

Die Virusanzüchtung ist schwierig und gehört nicht zu den Routinemethoden. Zum Nachweis von Infektketten eignen sich molekularbiologische Untersuchungsverfahren: RT-PCR: Reverse Transkriptions-PCR (Polymerasekettenreaktion) und Sequenzierung des Amplifikats. Serologische Standardtests sind nicht vorhanden. [F4]

5 Therapie

Flüssigkeits- und Elektrolytersatz ist primäres Therapieziel, in der Regel orale Rehydratation. Eine intravenöse Rehydratation ist bei starkem Wasserverlust (häufiges Erbrechen und/oder hohe Stuhlfrequenz) erforderlich. Es gibt keine medikamentöse virustatische Therapie. Antibiotika und Mittel zur Hemmung der Darmmobilität sind nicht indiziert.

Therapie

- Schnelle Gabe von oralen Rehydratationslösungen
- Bei hohem Flüssigkeitsverlust i. v.-Zufuhr von Flüssigkeiten und Elektrolyten
- Bei stationärer Behandlung strenges Hygieneregime zur Verhinderung nosokomialer Infektionen einhalten

F5

Die Schwere des Krankheitsbildes macht häufig eine stationäre Behandlung erforderlich. Zur Verhütung einer nosokomialen Übertragung sind strenge Hygienevorschriften einzuhalten: Isolierung des Patienten, Tragen von Schutzkleidung, intensivierte Händehygiene, häufige Desinfektion mit Präparaten mit viruzider Wirksamkeit zur Unterbrechung des fäkal-oralen Übertragungsweges. [F5]

6   Epidemiologie

6.1   Reservoir und Übertragungsweg

Hauptreservoir ist der Mensch. Obwohl Rotaviren auch bei Haus- und Nutztieren nachgewiesen wurden, besitzen sie keine Bedeutung für Erkrankungen des Menschen. Rotaviren werden direkt von Mensch zu Mensch fäkal-oral übertragen (Schmierinfektion, kontaminierte Gegenstände), aber auch durch kontaminiertes Trinkwasser und andere Lebensmittel. Auch eine aerogene Übertragung ist während der akuten Phase der Erkrankung möglich, da das Virus mit den Sekreten der Atemwege ausgeschieden wird. [F6]

Reservoir und Übertragungsweg

- Hauptreservoir ist der Mensch
- Übertragung fäkal-oral durch Schmierinfektionen und über kontaminiertes Wasser/Lebensmittel
- Während der akuten Erkrankungsphase aerogene Übertragung möglich

F6

Durch subklinische Verläufe wird eine Vielzahl von Infektionen nicht erkannt, so z. B. durch das Auftreten von ´Ammenstämmen´ (Stämme mit niedriger Pathogenität) bei Neugeborenen. Diese können nosokomial bedingte Erkrankungen auf Neugeborenen-Stationen auslösen.

6.2   Ansteckungsfähigkeit

Ansteckungsfähigkeit besteht während des akuten Krankheitsstadiums und solange das Virus mit dem Stuhl ausgeschieden wird (1 bis maximal 2 Wochen). Bei Frühgeborenen und Immunsupprimierten kann diese Zeit mehrere Wochen bis Monate betragen. [F7]

Ansteckungsfähigkeit

- Besteht während der akuten Erkrankungsphase und solange Virus ausgeschieden wird (1, max. 2 Wochen)
- Ausscheidung bei Immunsupprimierten Wochen bis Monate
- Virus sehr resistent gegen Umwelteinflüsse
- Die Aufnahme weniger Viruspartikel reicht zur Infektion aus

F7

Das Rotavirus ist sehr resistent gegen Umwelteinflüsse (Hitze, Kälte, Austrocknung) und bleibt im biologischen Material (Stuhl), im Wasser und auf Oberflächen (z. B. Spielzeug) Tage bis Wochen nachweisbar. Bei akut Infizierten werden 10^9 bis 10^{11} Viren/g Stuhl ausgeschieden – bereits 10 Viruspartikel reichen aus, um ein Kind zu infizieren.

6.3   Risikofaktoren und Risikogruppen

Rotavirus-Infektionen treten überwiegend bei Kindern bis zum 5. Lebensjahr auf, besonders betroffen sind Säuglinge und Kinder im Alter von 6 Monaten bis zu 2 Jahren, da sie

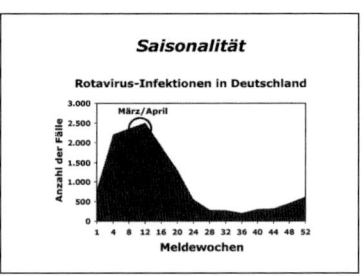

Risikofaktoren und Risikogruppen

- RV-Infektionen treten besonders im Alter von 6– 24 Lebensmonaten auf
- Im höheren Lebensalter steigt das Risiko der Erkrankung wegen nachlassender Immunität wieder an

F8

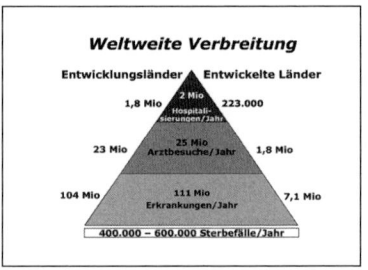

Saisonalität

Rotavirus-Infektionen in Deutschland

F9

Weltweite Verbreitung

F10

wegen einer noch fehlenden Immunität sehr empfänglich für RV-Infektionen sind. Bis Ende 2. Lebensjahr hat nahezu jedes Kind mindestens eine RV-Infektion durchgemacht.

Die Infektion hinterlässt nur eine Teilimmunität, sodass Re-Infektionen mit anderen Serotypen häufiger vorkommen, diese jedoch milder verlaufen.

RV-Infektionen im Erwachsenenalter treten vor allem als Reisediarrhoe, bei Eltern erkrankter Kinder oder im Rahmen von Ausbrüchen in Altenheimen auf. [F8]

6.4 Saisonalität

RV-Infektionen kommen in tropischen Regionen ganzjährig vor, in den Ländern der gemäßigten Klimazone wird eine deutliche 'Wintersaisonalität' beobachtet. Die Erkrankungen verlaufen in der Regel von November bis Mai eines jeden Jahres mit einem Gipfel in den Monaten März/April. [F9]

6.5 Epidemiologische Situation

6.5.1 Weltweite Verbreitung

Rotaviren sind weltweit die Hauptursache für akute Gastroenteritiden bei Kindern unter 5 Jahren. Nach WHO-Schätzungen sind sie für über 111 Mio. Erkrankungen jährlich verantwortlich, von denen etwa 25 Mio. Patienten ambulant und 2 Mio. stationär betreut werden. Die Zahl der jährlichen Todesfälle wird auf 400.000 bis 600.000 geschätzt. In Entwicklungsländern werden deutlich mehr Krankheits- und Todesfälle beobachtet. RV-Infektionen sind in diesen Ländern die dritthäufigste Todesursache bei Kindern. [F10]

6.5.2 Serotypenverteilung

Die Serotypen G1P1[8], G2P1[4], G3P1[8], G4P1[8] und G9P1[8] sind weltweit am häufigsten vertreten und verursachen über 90 % aller RVGE in Europa. Der G1-Serotyp wird mit über 70 % am häufigsten beobachtet, jedoch variiert die Prävalenz der Serotypen innerhalb von Regionen und Jahreszeiten.

Die im Rahmen der REVEAL-Studie in den Jahren 2004/2005 durchgeführte RV-Genoty-

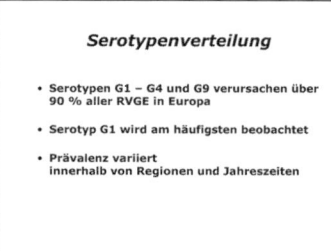

F11

pisierung aus Stuhlproben von Kindern unter 5 Jahren ergab in Großbritannien, Spanien und Schweden eine Dominanz des G-Serotyps, in Italien und Frankreich war der G9-Serotyp vorherrschend, in Deutschland (Mecklenburg/Vorpommern) der Serotyp G4. [F11]

Zuvor publizierte Studienergebnisse über Stuhluntersuchungen bei Kindern aus verschiedenen Regionen Deutschlands ergaben die Dominanz des Serotyps G1. Der Serotyp G9, bis 2001 in Deutschland nicht nachweisbar, nimmt weltweit zu und ist mit 4 % der vierthäufigste in verschiedenen Industrieländern beobachtete Serotyp.

6.5.3 Europäische Union (EU)

RV-Infektionen spielen auch in den Industrieländern wegen der hohen Krankheitslast,

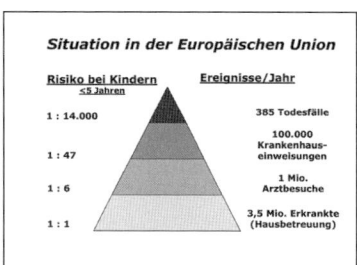

F12

zahlreichen Arztkonsultationen, Hospitalisierungen und nosokomialen Infektionen eine große Rolle. Daten aus einer epidemiologischen Studie in 7 europäischen Ländern zeigen, dass 28–52 % der akuten Gastroenteritiden bei Kindern unter 5 Jahren auf RV-Infektionen zurück-zuführen sind. Die Zahl der Todesfälle in der EU ist im Vergleich zu den Entwicklungsländern jedoch wesentlich geringer und wird (berechnet nach einem CDC-Modell für die EU) mit durchschnittlich 385 pro Jahr angegeben. [F12]

6.5.4 Deutschland

RV-Infektionen sind in Deutschland nach dem Infektionsschutzgesetz (IfSG) seit dem 1.1.2001 meldepflichtig. Jährlich werden dem Robert Koch-Institut zwischen 37.000 und 73.000 Erkrankungen gemeldet (Inzidenz: 46–94/100.000 Einwohner). Ein deutlicher Inzidenzgipfel mit einer Dominanz des männlichen Geschlechts findet sich mit etwa 2.000 Infektionen/100.000 Einwohner im Alter von 6–24 Lebensmonaten. Etwa 75 % aller RV-Infektionen treten bei Kindern unter 5 Jahren auf.
In den neuen Bundesländern werden ca. 4–5-mal höhere Erkrankungszahlen beobachtet (unterschiedliches Melde- und Diagnoseverhalten?). Generell muss auch in Deutschland von einer deutlichen Untererfassung ausgegangen werden, da eine RV-Diagnostik in der Regel nur bei schweren Verläufen oder bei Erkrankungshäufungen erfolgt. [F13] [14]

Situation in Deutschland

- Gemeldete Erkrankungen/Jahr:
  37.000-73.000

- Geschätzte Fallzahl/Jahr:
  500.000 Erkrankungen

- 1/4 bis 1/3 aller AGE bei Kindern <5 Jahre
  werden durch RV verursacht

- 4-5 von 100 Kindern <5 Jahre
  erkranken an RVGE

- Für 2/3 aller Hospitalisierungen von Kindern
  <5 Jahren mit AGE sind RV verantwortlich

F13

RV-bedingte Krankheitslast
in Deutschland
- Daten aus epidemiologischen Studien -

4-8
St
16-18.000
nosokomiale
Infektionen
ca. 22.000
Hospitalisierungen
ca. 145.000
Arztbesuche
ca. 256.000 Erkrankungen
ohne Arztbesuch

F14

Daten aus verschiedenen epidemiologischen Studien zeigen, dass in Deutschland mit etwa 500.000 Erkrankungen/Jahr gerechnet werden muss. 0,5 % der Erkrankten werden hospitalisiert, die Letalität liegt unter 0,1 %.

Jährlich erkranken 4–5 von 100 Kindern unter 5 Jahren an einer RVGE. Etwa ein Viertel bis ein Drittel aller akuten Gastroenteritiden bei Kindern unter 5 Jahren werden durch Rotaviren verursacht, und für etwa zwei Drittel aller Hospitalisierungen von Kindern dieser Altersgruppe mit akuter Gastroenteritis sind RV-Infektionen verantwortlich.

7   Rotavirus-Impfung

7.1   Impfstoffe

Der Impfstoff Rotashield®

Im August 1998 wurde der erste RV-Impfstoff für Säuglinge in den USA zugelassen – ein tetravalenter reassortierter oraler Rhesus-Rotavirus-Lebendimpfstoff. Reassortiert bedeutet, dass in dem Rhesus-Rotavirus eines der 11 Segmente durch ein Segment eines humanpathogenen Rotavirus ersetzt wurde.

Der Impfstoff war in klinischen Studien hocheffektiv gegen schwere RV-Erkrankungen. Bei sorgfältiger (post-marketing) Surveillance nach der Zulassung des Impfstoffs zeigte sich jedoch eine zeitliche Assoziation mit dem Auftreten von Invaginationen nach der ersten Impfstoffgabe. Invaginationen wurden vermehrt bei Säuglingen diagnostiziert, die älter als 3 Monate, zum Teil sogar über 6 Monate alt waren.

Sorgfältige Analysen und Vergleiche mit den Inzidenzdaten von Invaginationen in der ungeimpften kindlichen Population führten zu der Entscheidung der US-amerikanischen Zulassungsbehörde, den Impfstoff im Oktober 1999 wieder vom Markt zu nehmen.

Aktuelle Impfstoffe

Nach außerordentlich umfangreichen Wirksamkeits- und vor allem Sicherheitsstudien wurden in Europa 2006 von der Europäischen Zulassungsbehörde (European Medicines Agency – EMA) zwei neue orale Lebendimpfstoffe lizensiert: RotaTeq® und Rotarix®. Die US-amerikanische Zulassungsbehörde FDA (Food and Drug Administration) lizensierte RotaTeq® ebenfalls 2006 und Rotarix® 2008. [F15]

Impfstoffe

- Ein in den USA zugelassener Impfstoff wurde 1999 wegen Assoziation mit Invaginationen wieder vom Markt genommen
- 2006 sind in Europa 2 neue Impfstoffe zugelassen:
  - ein monovalenter und
  - ein pentavalenter Impfstoff

F15

Rotarix® ist ein **monovalenter** attenuierter humaner Lebendimpfstoff, der den Serotyp G1P1[8] enthält. Durch Kreuzimmunität wird die in klinischen Studien beobachtete Wirksamkeit gegen andere RV-Serotypen erklärt.

Der **pentavalente** Impfstoff RotaTeq® ist ein human-bovin reassortierter Impfstoff. Grundlage ist der attenuierte bovine Virusstamm WC3, der durch genetische Reassortierung dahingehend verändert wurde, dass er Oberflächenproteine der häufigsten humanen RV-Serotypen G1P1[8], G2P[4], G3P1[8], G4P1[8] und G9P1[8] trägt.

7.1.1   Immunogenität, Dauer des Impfschutzes, Effektivität

Für beide Impfstoffe wurden multizentrische, doppelblind- und placebokontrollierte Zulassungsstudien bei jeweils über 60.000 Säuglingen durchgeführt, in denen neben Immunogenität und Effektivität auch Sicherheit und Verträglichkeit der Impfstoffe geprüft wurden. Ein direkter Vergleich der Ergebnisse aus beiden Studien ist nicht möglich, da unterschiedliche Klassifizierungen der Schwere einer RV-Erkrankung vorgenommen wurden.

Aus der Fachinformation für den **monovalenten** Impfstoff geht hervor, dass während des 1. Lebensjahres nach Abschluss der Impfung RV-bedingte Hospitalisierungen zu 100 % (95 % KI: 82–100) verhindert werden können. Der Impfstoff schützt zu 96 % (95 % KI: 90–99) vor schweren RVGE und zu 87 % (95 % KI: 80–92) vor jeglicher RVGE. Die typspezifische Schutzwirkung ist gegen die Serotypen G1, G3, G4, G9 nachweisbar.

Der **pentavalente** Impfstoff ergab eine Wirksamkeit von 74 % (95 % KI: 67–80) bei der Verhinderung von RVGE jeglichen Schweregrades und eine Wirksamkeit von 98 % (95 % KI: 88–100) bei der Senkung schwerer Krankheitsverläufe. Die Abnahme der Inzidenz von RVGE bezog sich auf die Serotypen G1–G4 und G9.

Noch bis 2 Jahre nach Abschluss der Impfung konnte die Rate an Krankenhaus- und Notfallbehandlungen um 95 % (95 % KI: 91–97) für die Serotypen G1–G4 und um 100 % (95 % KI: 70–100) für den G9-Serotyp gesenkt werden. [F16]

Beide Impfstoffe induzieren die Bildung von Serum-Antikörpern (Anti-RV-IgA), jedoch ist eine Korrelation zwischen Antikörperantwort und Schutz vor Erkrankung bisher noch nicht nachgewiesen.

Wirksamkeit der Impfstoffe (Zulassungsstudien)

- Die Impfstoffe schützen Säuglinge zu >95 % vor schwerer RVGE
- >95 % der Krankenhaus- und Notfallbehandlungen wegen RVGE konnten vermieden werden
- Die Impfstoffe zeigen eine typspezifische Schutzwirkung gegen die häufigsten in Europa vorkommenden Serotypen
- Die Schutzdauer nach Impfung beträgt mindestens 2-3 RV-Saisons
- Frühgeborene profitieren besonders von der Impfung

F16

Die hohe Wirksamkeit der Impfstoffe konnte bisher über einen Zeitraum von 2 Jahren bzw. in einer finnischen Studie noch 3 Jahre nach Abschluss der Impfung nachgewiesen werden.

Bei Frühgeborenen war die Wirksamkeit der Impfung mit den zum Termin geborenen Säuglingen vergleichbar. Beide Impfstoffe decken über 90 % der in Deutschland vorherrschenden Serotypen ab. Positiv wirkt sich die Kreuzimmunität zwischen den verschiedenen Serotypen aus.

Im Jahre 2007 empfahl die WHO bereits den Ländern die Einführung der Impfung, in denen Effektivitätsstudien einen signifikanten Einfluss auf die Kontrolle der Krankheit zeigten. Für die Länder Asiens und Afrikas sollten vor einer Empfehlung weitere Studien zur Wirksamkeit und Sicherheit des Impfstoffs durchgeführt werden. Ergebnisse qualifizierter Studien liegen jetzt aus afrikanischen (Malawi, Südafrika), asiatischen (China, Hongkong, Taiwan, Singapur) und lateinamerikanischen (El Salvador, Nicaragua) Ländern vor. Die Wirksamkeit und Sicherheit der Impfstoffe wurde bestätigt, ein erhöhtes Risiko für Invaginationen nicht nachgewiesen. In den USA wurde für die eingeführte Routineimpfung eine Effektivität von 85–95 % nachgewiesen.

7.1.2   Reaktogenität, Komplikationen

Beide Impfstoffe erwiesen sich in umfangreichen klinischen Studien als gut verträglich. Als häufigste Nebenwirkungen traten Fieber, Durchfall und Erbrechen auf. Leichte systemische Reaktionen, wie z. B. Erkrankungen der Atemwege und der Haut, sind beschrieben worden.

Das Risiko einer intestinalen **Invagination**, der besonders im Fokus stehenden Komplikation, wurde in Sicherheitsstudien mit jeweils über 30.000 Kindern sorgfältig untersucht. Das Risiko wurde in der Gruppe der geimpften Kinder nicht höher als in der Placebogruppe gefunden.

In Deutschland wurde seit Januar 2006 ein bundesweites Erfassungssystem von Invaginationen durch ESPED (Erhebungseinheit seltener pädiatrischer Erkrankungen in Deutschland) eingerichtet (post-marketing-Studie). Das im zeitlichen Zusammenhang mit RV-Impfungen vereinzelt aufgetretene **Kawasaki-Syndrom** wurde in der Impfgruppe nicht signifikant häufiger beobachtet als in der Placebogruppe. [F17]

Reaktogenität, Komplikationen

- Beide Impfstoffe sind gut verträglich

- Häufigste Nebenwirkungen: Fieber, Durchfall, Erbrechen

- Kawasaki-Syndrom und Invaginationen wurden in der Impfgruppe nicht häufiger beobachtet als in der Placebogruppe

F17

Bekannt ist die Ausscheidung von Impfviren über den Stuhl, vor allem nach der 1. Dosis bis zum 7. Tag nach der Impfung. Die Impfviren können auf seronegative Kontaktpersonen übertragen werden, jedoch ohne klinische Relevanz. Trotzdem sollten immunsupprimierte Personen, die engen Kontakt zu kurz vorher geimpften Säuglingen haben, aus Vorsichtsgründen eine sorgfältige Händehygiene beachten.

7.1.3   Gegenindikationen

Überempfindlichkeit gegen im Impfstoff enthaltene Bestandteile sowie anamnestisch angegebene Invaginationen und angeborene Fehlbildungen des Gastrointestinaltrakts. Bei akuter schwerer fieberhafter Erkrankung bzw. Durchfall/Erbrechen sollte die Impfung erst nach 14 Tagen vorgenommen werden. Keine Gabe des Lebendimpfstoffs bei immundefizienten Säuglingen. Aus den USA und einigen anderen Ländern wurden 8 Impf-assoziierte Rotavirus-Erkrankungen bei Säuglingen mit schwerer kombinierter Immundefizienz berichtet. [F18]

Gegenindikationen

- Überempfindlichkeit gegen Wirkstoffe/Bestandteile des Impfstoffs

- Invaginationen in der Anamnese und angeborene Fehlbildungen des Gastrointestinaltrakts

- Akute hoch fieberhafte Erkrankungen

- Immunsuppression

F18

7.1.4   Impfschema

Beide Schluckimpfstoffe werden Säuglingen ab vollendeter 6. Lebenswoche als 2 (monovalenter Impfstoff) bzw. 3 (pentavalenter Impfstoff) Dosen im Mindestabstand von 4 Wochen verabreicht. Die Impfung sollte bis zum Alter von 24 Wochen bzw. bis zur Vollendung der 26. Lebenswoche abgeschlossen sein. Sie kann zeitgleich mit DTaP-, Hib-, IPV-, HBV- Impfstoffen, den 10- und 13-valenten konjugierten Pneumokokken-Vakzinen sowie MenC-Impfstoff verabreicht werden. [F19]

Impfschema

- Säuglinge ab vollendeter 6. Lebenswoche erhalten 2 bzw. 3 Dosen im Mindestabstand von 4 Wochen

- Abschluss der Impfung mit der 24. bzw. 26. Lebenswoche

- Synchron-Impfungen mit DTaP-, Hib-, IPV-, HBV-Impfstoffen sowie den 10- und 13-valenten konjugierten Pneumokokken-Impfstoffen und MenC-Impfstoff möglich

F19

7.2   Impfstrategie und Ausblick

In Deutschland gibt es bisher keine STIKO–Empfehlung zur generellen RV–Impfung aller Säuglinge.

In einer auf der Mai-Sitzung 2010 verabschiedeten Stellungnahme der Ständigen Impfkommission (STIKO) am Robert Koch-Institut wird ausgesagt, dass die vorhandenen Daten zur Epidemiologie der Erkrankung in Deutschland sowie zur Wirksamkeit und Sicherheit der Impfung noch nicht für eine generelle Empfehlung ausreichen würden, auch sei die Kosten-Nutzen-Relation zu berücksichtigen. Bemerkenswert ist bei der Stellungnahme unter anderem eine Nicht-Berücksichtigung bzw. Fehlinterpretation der aktualisierten WHO-Empfehlungen. Allerdings wird in der Stellungnahme auch festgestellt, dass in den Bundesländern Sachsen, Brandenburg, Mecklenburg-Vorpommern und Thüringen die Impfung bereits öffentlich empfohlen ist, viele Ärzte in Deutschland die Impfung durchführen und viele Krankenkassen auch die Kosten übernehmen.

Deshalb sollte im Einzelfall immer geprüft werden, ob eine Impfung empfehlenswert ist. Dem Wunsch der Mutter oder der Eltern sollte ebenfalls gefolgt werden. Auch eine fehlende STIKO-Empfehlung hindert den Arzt nicht an einer begründeten Impfung mit einem zugelassenen Impfstoff.

Seit 2008 empfehlen die Europäischen Fachgesellschaften für Pädiatrische Infektiologie (ESPID) bzw. für Pädiatrische Gastroenterologie, Hepatologie und Ernährung (ESPG-HAN) die RV-Impfung allen gesunden Säuglingen in Europa (Evidenzgrad 1A). Die Deutsche Akademie für Kinder- und Jugendmedizin e. V. (DAKJ) und die Gesellschaft für Pädiatrische Gastroenterologie und Ernährung (GPGE) unterstützen in ihren Stellungnahmen ausdrücklich die Empfehlungen der Europäischen Fachgesellschaften.

Auch im Ergebnis der Evaluierung einer großen Anzahl weiterer epidemiologischer Studien und klinischen Erprobungen (siehe unter 7.1.1) empfahl die Strategic Advisory Group of Experts (SAGE) auf der Sitzung im April 2009 die Einführung der Rotavirus-Impfung für alle Länder. Diese Empfehlung wurde als besonders dringend für Länder mit einer durch Magen-Darm-Krankheiten bedingten Mortalität von $\geq 10\,\%$ bei unter 5-Jährigen ausgesprochen. Das ´2009-Update der WHO zur Rotavirus-Impfung´ übernahm diese Empfehlung. [F20]

Impfstrategie und Ausblick

- In Deutschland gibt es noch keine STIKO-Empfehlung für eine Standardimpfung

- Im Bundesland Sachsen wird die Impfung generell ab 01.01.2008 als Standardimpfung empfohlen, aktuell auch in weiteren 3 neuen Bundesländern

- Die RV-Impfung wird ein einer zunehmenden Zahl von Staaten in den Impfkalender aufgenommen

- In den USA sowie einigen europäischen Staaten zeigte sich bereits 2 Jahre nach genereller Einführung der Impfung ein deutlicher Inzidenzrückgang der RVGE

F20

Bereits 2 Jahre nach Impfstoffzulassung in den USA nahm die Inzidenz während des Erkrankungsgipfels um über 50 % bei Impfraten von 56 % ab.

In Österreich sank die Zahl der Hospitalisierungstage wegen einer RV-bedingten Gastroenteritis bei Kindern unter 15 Jahren binnen 18 Monaten nach Einführung der Impfung (Impfrate ~80 %) um 45 %.

Hinweise auf eine Herdenimmunität (herd immunity) haben jüngst veröffentlichte Daten ergeben. Ob es bei genereller Impfung der Säuglinge zu einer Zunahme der Erkrankungen in höheren Altersgruppen kommt, ist nicht bekannt. Ebenso besteht die theoretische Möglichkeit, dass nach allgemeiner Einführung der Impfung nicht im Impfstoff enthaltene Serotypen vermehrt auftreten (Replacement) sowie eine Reassortantenbildung zwischen Impfstoff- und Wildtyp-RV eintreten könnte. Dies wurde bisher nicht beobachtet, eine sorgfältige laborgestützte Surveillance ist jedoch auch weiterhin erforderlich. [F21]

Offene Fragen

- Ausbildung einer Herdenimmunität?
- Verschiebung der Erkrankung in das höhere Lebensalter?
- Serotypen-Replacement?
- Reassortantenbildung zwischen Impf- und Wildvirustyp?

F21

8 Meldung, Falldefinition, Surveillance

Meldepflicht: Nach § 7 IfSG wird dem Gesundheitsamt der labordiagnostische Nachweis von RV gemeldet, sofern er auf eine akute Infektion hinweist. [F22]

Nach § 6 IfSG unterliegen Krankheitsverdacht und Erkrankung der Meldepflicht, wenn die erkrankte Person eine Tätigkeit im Sinne des § 42 IfSG ausübt (z. B. Tätigkeit im Lebensmittelbereich, in Küchen von Gaststätten) oder wenn ≥ 2 gleichartige Erkrankungen in epidemiologischem Zusammenhang auftraten.

Nach § 34 IfSG dürfen Kinder unter 6 Jahren, die an einer infektiösen Gastroenteritis erkrankt oder darauf verdächtig sind, Gemeinschaftseinrichtungen nicht besuchen.

Meldepflicht

Besteht bei

- labordiagnostischem Nachweis (§ 7 IfSG)
- Auftreten einer Erkrankung bei Personen, die Tätigkeiten entspr. § 42 IfSG ausüben

F22

Ermittlung der Meldedaten

Das Gesundheitsamt übermittelt an die zuständige Landesbehörde nur Erkrankungs- oder Todesfälle bzw. Erregernachweise, die der Falldefinition des Robert Koch-Instituts entsprechen (www.rki.de).

Spezialdiagnostik

Diese wird im Konsiliarlaboratorium für Rotaviren im Robert Koch-Institut in Berlin durchgeführt.

Literatur

BORTE M, ET AL. Pädiatrische Rotavirusgastroenteritis – Symptome und Häufigkeit. Pädiat. Prax. 2007/2008; 71: 249–258.

EHLKEN B, ET AL. Prospective population based study on rotavirus disease in Germany. Acta Paediatr. 2002; 91: 769–775.

FORSTER J, ET AL. Krankheitslast durch akute Rotavirus-Gastroenteritis in Deutschland: Ein Vergleich offieller Statistiken mit epidemiologischen Daten. Gesundheitswesen. 2007; 69: 227–232.

VAN DAMME P, ET AL. Multicenter prospective study of the burden of rotavirus acute gastroenteritis in Europe: The REVEAL-Study. J Infect Dis. 2007; 195 (Suppl 1): 4–16.

WIESE-POSSELT M, ET AL. Rotaviren in Deutschland (2001–2006). Monatsschr Kinderheilkd. 2007; 155: 167–175.

Meeting of the Strategic Advisory Group of Experts (SAGE), April 2009.

Weekly Epidemiol Rec 2009; 84: 232–236.

WHO. Rotavirus vaccine-Update. Weekly Epidemiol Rec 2009; 84: 533–540.

Stellungnahme der STIKO zur Rotavirusimpfung. Epidemiol Bull RKI 2010 Nr 33, 335.

PAULKE-KORINEK M ET AL. Universal mass vaccination against rotavirus gastroenteritis: Impact on hospitalization rates in Austrian children. Pediatr Infect Dis J 2010; 29: 319–323.

Addition of severe combined immunodeficiency as a contraindication for administration of rotavirus vaccine. Morbid Mortal Epidemiol Rep 2010; 59: 687–688.

18 Tetanus

Tetanus (Wundstarrkrampf) ist eine bakterielle Infektionskrankheit von weltweiter Bedeutung. Tetanus wird durch das Toxin Tetanospasmin des Bakteriums *Clostridium tetani* hervorgerufen. Die Erkrankung ist Folge einer Wundinfektion und gekennzeichnet durch krampfartige Muskelstarre mit hoher Letalität. In vielen Entwicklungsländern spielt der Neugeborenen-Tetanus eine gesundheitspolitisch bedeutsame Rolle.

Tetanus war schon den Ärzten des Altertums bekannt. Detaillierte Krankengeschichten finden sich im ´Corpus Hippocratum´ (4.–3. Jahrhundert v. Chr.) und in den Schriften des griechischen Arztes Aretaios aus Kappadokien um 50 n. Chr. Die Ursache der Erkrankung blieb aber Jahrhunderte verborgen. Die Schritte auf dem Wege der Aufklärung der Ätiologie sind in der nebenstehenden Abbildung dargestellt. Kitasato, damals Assistent Robert Kochs im Hygiene-Institut Berlin, stellte 1889 den Erreger in Reinkultur dar. [F1]

Von Behring und Kitasato (1890) waren die Begründer der Serumtherapie (passive Immunisierung) von Tetanus und Diphtherie.

Ramon bereitete 1924 mit seinen Untersuchungen über die immunisierende Wirkung des durch Formalin entgifteten Tetanus-Toxins (Toxoid) der aktiven Immunisierung gegen Tetanus (prophylaktische Schutzimpfung) den Weg. [F2]

Historie der Tetanusimpfung 1

Antike: Hippokrates beschrieb Krankheit

1884: Carle und Rathone übertragen Tetanus vom Menschen auf Kaninchen

1884: Nicolaier beweist infektiöse Natur des Tetanus

1889: Kitasato züchtet den Erreger in Reinkultur, Koch'sche Postulate erfüllt

F1

Historie der Tetanusimpfung 2

1890 Toxinnachweis durch Faber, von Behring und Kitasato, passive Immunisierung mit Tierseren

1926 Ramon und Zoeller: Einführung der aktiven Immunisierung mit Tetanus-Toxoid

2. Weltkrieg: Beweis der Wirksamkeit der aktiven Immunisierung bei Verletzungen in der britischen und der US-Armee

ab 1945: Einführung der Tetanus-Impfung weltweit

F2

---

1 Erreger – *Clostridium tetani*

1.1 Morphologie, Klassifizierung

Clostridium tetani ist ein grampositives, sporenbildendes, obligat anaerob wachsendes Bakterium von schlanker stäbchenförmiger Gestalt. Seine Größe beträgt 0,4–0,6 x 4,0–8,0 µm. Die Sporen sitzen endständig, was die Form eines ´Trommelschlägels´ ergibt. Die

F3

vegetative Form ist lebhaft beweglich durch peritrich angeordnete Geißeln. Die Kultur gelingt auf üblichen bakteriologischen Nährböden unter strikten anaeroben Bedingungen. Taxonomisch gehört der Tetanus-Erreger zur Familie *Bacillaceae, Genus Clostridium, Spezies Clostridium tetani.* [F3]

1.2 Antigenvariation, Molekularbiologie

Unterschiedliche Serotypen spielen bei Tetanus in praxi ebenso wie molekularbiologische Methoden zur Diagnostik keine Rolle.

1.3 Resistenz gegenüber Umwelteinflüssen

Tetanus-Sporen sind resistent gegen Hitze und die gebräuchlichsten Desinfektionsmittel. Sie überleben im Erdreich und in geeigneten Medien Jahre bis Jahrzehnte. Die Abtötung gelingt durch Sterilisieren in trockener oder feuchter Hitze (180° C für 30 Minuten, Autoklavieren bei 121° C für 15 Minuten) oder durch Chemikalien (Wasserstoffperoxyd 6 %, Formalin 3 %, Phenol 5 %, Chloramin 1 %) mit Einwirkungszeiten von bis zu 24 Stunden.

2 Pathogenese

Sind Tetanus-Sporen durch Verletzungen in den Körper eingedrungen, können sie sich im nekrotischen Gewebe und bei Vorliegen anaerober Verhältnisse in toxin-produzierende Erreger verwandeln. Das Krankheitsbild wird durch das potente Neurotoxin Tetanospasmin verursacht.

Tetanospasmin ist ein sogenanntes AB-Toxin. Die schwere B-Kette (100 KD) bindet spezifisch an die Rezeptoren der motorischen Neurone und bewirkt damit auch die spezifische Ankopplung der leichten A-Kette des Tetanospasmins (50 KD) an das Neuron. Die leichte A-Kette ist eine Metalloprotease. Diese gelangt retroaxonal innerhalb des motorischen Neurons in die Vorderhörner des Rückenmarks. Dort wird die Protease von Hemmneuronen aufgenommen und zerstört Proteinkomponenten (sogenannte Synap-

F4

tobrevine). Die Hemmneuronen setzen keine Neurotransmitter mehr frei, und die inhibitorischen Impulse auf die motorischen Vorderhornzellen werden ausgeschaltet. Die Folge sind Tonuserhöhungen und Spasmen der quergestreiften Skelettmuskulatur. [F4]

Tetanospasmin gehört zu den stärksten Giften. 0,3 ng/kg töten ein Meerschweinchen, 1,0 ng/kg eine Maus und 2,5 ng/kg KG einen Menschen (=175 ng einen 70 kg schweren Menschen).

3 Klinisches Bild

Klinik des Tetanus

Inkubationszeit: 3-21 (0-60, im Mittel 7) Tage

Vier klinische Verlaufsformen:

- lokal
- zephalisch (selten)
- neonatal
- generalisiert (häufigste Form):

F5

Klinik des Tetanus

- Anfangs Spannungsgefühle, Kopfschmerzen, Schweißausbrüche, Kiefersperre (Trismus)

- Gespannte Gesichtsmuskulatur (Risus sardonicus), Dysphagien, Muskelstarre des Nackens und Rumpfes (Opisthotonus), Krämpfe, Kontrakturen

F6

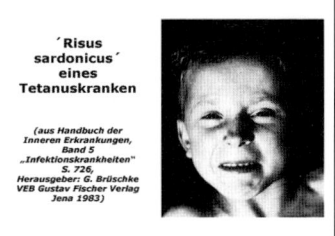

´Risus sardonicus´ eines Tetanuskranken

(aus Handbuch der Inneren Erkrankungen, Band 5 „Infektionskrankheiten" S. 726, Herausgeber: G. Brüschke VEB Gustav Fischer Verlag Jena 1983)

F7

Die Inkubationszeit beträgt 3 Tage bis 3 Wochen mit erheblichen Variationen (0 bis 60 Tage, im Mittel 7 Tage).

3.1 Variationen des klinischen Bildes

Es werden vier Formen unterschieden: der generalisierte, der lokalisierte, der zephalische und der neonatale Tetanus. [F5]

3.1.1 Generalisierter Tetanus

Bei der am häufigsten auftretenden generalisierten Form beginnt die Krankheit mit Krämpfen infolge erhöhten Muskeltonus, oft ausgelöst durch optische oder akustische Reize. Im Kopf- und Gesichtsbereich kommt es zur Verkrampfung der mimischen Gesichtsmuskulatur und der Kaumuskeln: **Risus sardonicus** (´sardonisches Lachen´– das grimmige Hohngelächter eines Zornigen bei eigenem Schaden oder eigenem Schmerz, ein fixiertes Lächeln mit hochgezogenen Augenbrauen [siehe Abbildung]), **Trismus** (Kieferklemme), Dysphagie und eventuell Laryngospasmen (ein Stimmritzenspasmus kann zum plötzlichen Tod führen). Die Körperhaltung ist überstreckt, opisthoton. Es können Kontrakturen und Krämpfe der verschiedenen Muskelgruppen in Minutenabstand dazukommen. Im Thoraxbereich führt dies durch Sekretstau, Obstruktion der Atemwege, Atelektasen und evtl. Pneumonien zur Ateminsuffizienz. Hinzu kommen Blutdruckschwankungen und Durchblutungsstörungen. Das Bewusstsein ist voll erhalten. [F6-8]

Komplikationen des Tetanus

- Laryngospasmen, Aspirationen, Atelektasen, Pneumonien
- Knochenfrakturen
- Lungenembolien, Bluthochdruck
- Nosokomiale Infektionen
- Letalität: 20-30 %, beim neonatalen Tetanus 90 %

F8

3.1.2 Zephalischer Tetanus
Bei der zephalischen Form kommt es infolge Kopfverletzung zum Befall der motorischen Hirnnerven mit entsprechender Symptomatik.

3.1.3 Beim **lokalen Tetanus** bleiben die Tonussteigerungen, Spasmen und evtl. Krämpfe auf den Bereich der Inokulationsstelle beschränkt. Diese Form ist Folge einer bestehenden Teilimmunität.

Neonataler Tetanus

Infektion über Nabelwunde durch unsterile Manipulationen

Nach 3-10 Tagen Trinkschwierigkeiten, Trismus, Rigidität, tetanische Spasmen, Zyanose

F9

3.1.4 Neonataler Tetanus
Die Symptome treten nach 3–14 Tagen nach der Geburt auf: Trinkschwierigkeiten, Trismus, allgemeine Rigidität, wozu sich rasch schwere tetanische Spasmen gesellen, Risus sardonicus und Spasmen der Respirationsmuskeln mit Zyanose. Differentialdiagnostisch müssen unter anderen Hirnblutung, Sepsis und purulente Meningitis ausgeschlossen werden. [F9]

Eine überstandene Tetanus-Erkrankung hinterläßt keine zuverlässige Immunität.

3.2 Letalität
Die Letalität des generalisierten und zephalischen Tetanus beträgt trotz moderner Therapie 20–30 %.
An neonatalem Tetanus erkrankte Neugeborene sterben bis zu 90 %.

4 Diagnose
Die Diagnose Tetanus wird anhand des typischen klinischen Bildes gestellt. Im Wangen-, Kiefer- und Gesichtsbereich sind differentialdiagnostisch Zahn- und Kieferaffektionen, Verletzungen, Misshandlungen (bei Kindern), Entzündung des Mittelohres, Mumps u. a. in die Überlegung einzubeziehen. Ein Tetanus ist nicht wahrscheinlich bei dokumentierter

---

Diagnostik des Tetanus

- Tetanus ist eine klinische Diagnose

- Toxinnachweis und Kultur sollten versucht
  werden (keine Ausschlusskriterien)

- Falldefinition des RKI beachten

- Antitoxinnachweis im ELISA (selten Tierversuch notwendig)

F10

vollständiger Grundimmunisierung und fristgemäßen Auffrischimpfungen. [F10]

Der Nachweis des Toxins im Serum oder Wundmaterial (vor Gabe eines Antitoxins) kann im klassischen Tierversuch (Maus oder Meerschweinchen) mit Neutralisationstest zur Sicherung der Diagnose versucht werden. Er ist kein Ausschlusskriterium. Die Kultur von Wundmaterial gelingt nur selten. Molekularbiologische Nachweise haben in der Tetanus-Diagnostik bisher keine Bedeutung erlangt.

Der Nachweis von spezifischen Antikörpern ist für die Diagnose ohne Bedeutung. Der Nachweis von schützenden Antikörpern nach Impfung (≥ 0,1 IE/ml) mittels ELISA ist möglich. Nur in den seltensten Fällen ist die Antitoxinbestimmung im Tierversuch angezeigt (z. B. Tetanus trotz positivem Antitoxinnachweis im ELISA).

5   Therapie

Notwendig ist die schnellstmögliche adäquate Versorgung jeder Wunde, um das Angehen

Therapie des Tetanus 1

- Wundversorgung, tägliche Wundtoilette

- Tetanus-Immunglobulin bis 10 000 IE

- Aktive Tetanusimpfung

- Gabe von GABA-Agonisten (z. B. Benzo-
  diazepine); bei Ausbleiben des Erfolges
  andere Sedierung oder Relaxation

F11

einer Infektion einschließlich Tetanus zu verhindern. Bei Tetanus-Verdacht und Tetanus-Erkrankung ist eine sofortige und tägliche Wundtoilette erforderlich.

Bei klinischem Verdacht auf Tetanus ist bei Ungeimpften (nach evtl. Blutentnahme zu diagnostischen Zwecken) unverzüglich humanes Tetanus-Immunglobulin (HTIG) bis 10:000 IE (je nach konkretem Fall) intramuskulär zu verabreichen. Einige Autoren empfehlen auch eine lokale Infiltration der Wundränder.

Simultan zu dieser passiven Immunisierung erfolgt die aktive Impfung. Eine überstandene Tetanus-Erkrankung hinterlässt keinen Schutz. [F11]

Eine frühzeitige Antibiotikagabe kann eine Abtötung der Keime bewirken und so eine Toxinbildung unterbinden. Das Mittel der Wahl stellt Penicillin G dar (100.000 IE/kg KG/Tag als Kurzinfusion 4 x am Tag). Alternativ kann Metronitazol (30 mg/kg/KG/Tag) verabfolgt werden.

Intensivpflege und Intensivtherapie sind je nach Krankheitsverlauf und Stadium erforderlich: Erhaltung der vitalen Funktionen (parenterale Ernährung und Flüssigkeitszufuhr, evtl.

Tracheotomie und mechanische Beatmung), Sedierung, Muskelrelaxation, Abschirmung von Umgebungsreizen, Prophylaxe von Dekubitus und Pneumonien. [F12]

Therapie des Tetanus 2

- Chemo-/Antibiotikatherapie
  (Metronidazol oder Penicilline)
- symptomatische Therapie
- intensive Überwachungs- und
  Pflegemaßnahmen (Herz-Kreislauf-
  und Atemfunktionskontrollen,
  Dekubitusprophylaxe u. a.)

F12

---

6 Epidemiologie

6.1 Reservoir und Übertragungswege

Tetanus-Sporen sind weltweit ubiquitär verbreitet und kommen in allen Böden vor, insbesondere in warmen und feuchten Regionen. Die Sporen lassen sich im humusreichen Erdreich, aber auch in Abwasser und in den Faezes von Mensch und vielen warmblütigen Tieren nachweisen (Pferde, Rinder, Schafe, Katzen, Ratten, Mäuse, Kaninchen, Wildtiere u. a.).

Tetanus-Sporen dringen mit Verletzungen (oder bei Durchtrennung der Nabelschnur eines Neugeborenen mit unsterilen Instrumenten) in den Körper ein, besonders dann, wenn die Wunden mit Schmutz, Erdreich, Kot usw. verunreinigt sind. Auch kaum sichtbare Bagatell-verletzungen können im Ausnahmefall infiziert sein.

6.2 Ansteckungsfähigkeit

Tetanus ist nicht von Mensch zu Mensch übertragbar. Absonderungs- oder Vorsichtmaß-nahmen bei der Behandlung und Pflege sind nicht erforderlich.

6.3 Risikofaktoren und Risikogruppen

Jede Verletzung und jeder medizinische Eingriff mit unsterilem Instrumentarium stellt für nichtimmune Personen ein Risiko dar. Insbesondere in ländlichen Regionen von Entwicklungsländern mit ungenügendem Hygienestandard und unsterilen Prozeduren bei Hausgeburten besteht für Neugeborene von nicht immunen Müttern ein hohes Tetanus-Risiko.

6.4 Epidemiologische Situation

6.4.1 Globale Situation

Tetanus ist besonders in tropischen Ländern und in Ländern mit schlechter medizinischer Versorgung und unzureichenden hygienischen Lebensbedingungen verbreitet. Darüber hinaus spielen routinemäßig implementierte Impfprogramme eine entscheidende Rolle. Nach Angaben der WHO wurden 2008 von den Mitgliedsländern insgesamt 16.628 Tetanus-Erkrankungen gemeldet, dabei handelt es sich mit Sicherheit um eine erhebliche

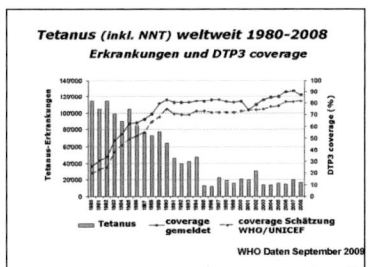

Tetanus (inkl. NNT) weltweit 1980-2008
Erkrankungen und DTP3 coverage

F13

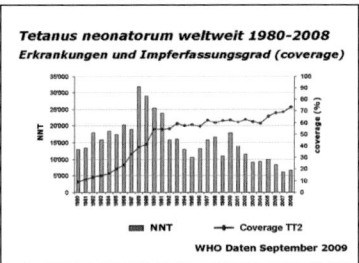

Tetanus neonatorum weltweit 1980-2008
Erkrankungen und Impferfassungsgrad (coverage)

F14

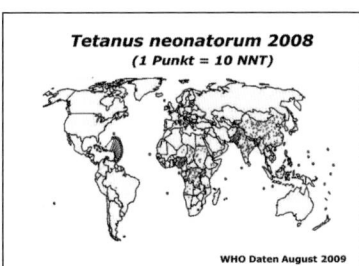

Tetanus neonatorum 2008
(1 Punkt = 10 NNT)

WHO Daten August 2009

F15

**Tetanus in Ländern
mit langfristigen Impfprogrammen**

➤ USA: 40-50 Erkrankungen pro Jahr
➤ Frankreich: <30 Erkrankungen pro Jahr
➤ Großbritannien: <10 Erkrankungen pro Jahr
➤ Australien/Kanada: seltene Einzelfälle

F16

Untererfassung. Die Anzahl der Todesfälle wurde auf 163.000 geschätzt, die überwiegende Anzahl auf den Tetanus des Neugeborenen und der Mutter entfallend. [F13]

Im Jahr 2008 wurden der WHO 6.658 Erkrankungen an Tetanus des Neugeborenen (*tetanus neonetorum*) berichtet. Hausgeburten unter unsterilen Bedingungen, insbesondere in ländlichen Regionen von Entwicklungsländern, sind die Ursache. In Ländern mit effektiven Impfprogrammen und gutem hygienischen Standard ist der Tetanus des Neugeborenen eine Seltenheit. Spezielle Programme zur Vorbeugung gegen neonatalen Tetanus sind inzwischen erfolgreich. 2008 erhielten 74 % der gefährdeten Frauen eine zweimalige Impfung mit Tetanus-Toxoid. [F14, 15]

6.4.2 Industriell entwickelte Länder

In entwickelten Ländern mit über mehrere Dekaden durchgeführten Routine-Impfprogrammen für Kinder und Jugendliche gehört der Tetanus zu den seltenen Erkrankungen. Einzelfälle treten noch bei älteren oder nicht oder unvollständig immunisierten Personen auf. So melden beispielsweise die USA 40–50 Erkrankungen/Jahr, Frankreich < 30 Erkrankungen/Jahr, Großbritannien < 10 Erkrankungen/Jahr, Australien und Kanada nur noch sehr seltene Einzelfälle. Länder mit regional ungenügenden Impfraten wie Italien erfassen jährlich bis zu 100 Erkrankungen. [F16]

6.4.3   Deutschland

In Deutschland (alte BRD) liegen verwertbare Daten erst seit Inkrafttreten des Bundes-Seuchengesetzes 1962, in den neuen Bundesländern (ehemals DDR) seit 1951 vor. Mit Inkrafttreten des Infektionsschutzgesetzes am 1.1.2001 wurde die Meldepflicht wieder aufgehoben (Deutschland gehört zu den wenigen Ländern in der Welt, die keine Tetanus-Daten mehr erfassten), sodass aktuelle epidemiologische Analysen sehr erschwert werden.

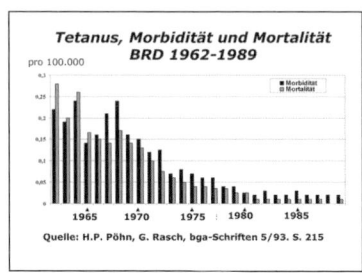

Tetanus, Morbidität und Mortalität BRD 1962-1989
pro 100.000
Quelle: H.P. Pöhn, G. Rasch, bga-Schriften 5/93. S. 215

F17

Die höchste Inzidenz der Erkrankungs- und Todesfälle während des genannten Zeitraums wurde registriert
II   in der BRD 1968: 132 Erkrankungen mit 102 Sterbefällen (0,24 bzw 0,17 pro 100.000 Einwohner, Letalität 71,3 %),
II   in der DDR 1963: 77 Erkrankungen mit 35 Sterbefällen (0,45 bzw 0,20 pro 100.000 Einwohner, Letalität 45,5 %). [F17] [F18]

Tetanus in Deutschland Erkrankungs-/Sterbefälle		
Jahr	BRD	DDR
1975	45/24	23/11
1980	15/10	6/2
1985	12/6	6/5
1990	14/6	4/4
1995	12/2	
2000	8/2	
ab 2001	nicht mehr meldepflichtig	

F18

In den nachfolgenden Jahren ging in Deutschland Ost und West die Zahl der Erkrankungen und Todesfälle erheblich zurück.

Die neuen Bundesländer (Brandenburg, Mecklenburg-Vorpommern, Sachsen, Sachsen-Anhalt, Thüringen) und Berlin haben sich durch Ländergesetzgebung die Meldepflicht erhalten: Von 2001 bis 2008 wurden in diesen Bundesländern insgesamt nur 3 Erkrankungen registriert.

6.4.4   Ursachenanalyse des Tetanus

Eine Ursachenanalyse der in der DDR im Zeitraum 1977–1988 gemeldeten Tetanus-Erkrankungen (88) und darin enthaltenen Todesfälle (56) erbrachte die für das praktische Vorgehen wertvolle Erkenntnis, dass in 53 % der Fälle (47 Erkrankungen) Bagatellverletzungen, in 11 % (10 Erkrankungen) ein Ulkus cruris bzw. eine Vorderfußgangrän die Ursachen waren, also keine akuten Verletzungen vorlagen, die zu ärztlicher Intervention und Immunprophylaxe/-therapie Anlass gegeben hätten. Die Letalität war deutlich alterskorreliert: keine Erkrankungen bei < 20-Jährigen, aber 70 % (62 Erkrankungen) bei über 60-Jährigen mit einer Letalität von 71 %. Ähnliche Ergebnisse wurden bei der Analyse von 1.277 Tetanus-Erkrankungen (1972–1989) aus den USA berichtet.

7 Prävention

7.1 Allgemeine Präventionsmaßnahmen

Die Prävention jeder Infektionskrankheit ist möglich durch Ausschaltung mindestens eines Elementes des epidemischen Prozesses in der dreigliedrigen Infektkette (Infektions-quelle, Übertragungsweg, empfängliches Individuum). Wie geschildert, ist der Erreger ubiquitär insbesondere im Erdreich weltweit verbreitet; die Infektionsquelle ist damit nicht ausschaltbar. Die Minimierung oder Ausschaltung des 2. Elementes der Infektkette, die Übertragung, ist teilweise beeinflussbar: keine Verwendung unsterilen Instrumentariums bei Eingriffen, Schutz vor Verletzungen, sichere Entbindungspraktiken. Die wichtigste Präven-tionsmaßnahme setzt am 3. Element der Infektkette an, dem empfänglichen Menschen. Dies wird nachfolgend detailliert ausgeführt.

7.2 Tetanus-Impfung

Nachdem die passive Immunisierung bereits seit 1890 (von Behring und Kitasato) bekannt war, wurden die Grundlagen der aktiven Immunisierung (Impfung) 1924 durch Ramon und Mitarbeiter geschaffen: irreversible Umwandlung des Tetanus-Toxins in Tetanus-Toxo-id (Anatoxin) und damit Herstellung eines sicheren Impfantigens.

Üblicherweise werden zur Impfstoffherstellung toxische Stämme von *Clostridium tetani* in einem die Toxinproduktion befördernden Flüssigmedium kultiviert, das Toxin wird durch Filtration gewonnen und mittels Formaldehydzugabe detoxifiziert. Verschiedene Reini-gungs- und Sterilisationsschritte schließen sich an. Zur Erhöhung der Immunogenität wird das Tetanus-Toxoid an Aluminium- oder Kalziumsalze adsorbiert.

Der Impfstoff ist sehr stabil und verträgt ohne signifikanten Potenzverlust Temperaturen von 20° C über Monate und eine Lagerung bei 37 °C für einige Wochen. Vorschriftsmäßig wird der Impfstoff im Kühlschrank bei 2–8 °C gelagert. Gefrorener Impfstoff darf nicht verwendet werden. Eine 2-stündige Erhitzung auf 56 °C zerstört den Impfstoff.

7.2.1 International verfügbare Impfstoffe

Die Potenz des Tetanus-Impfstoffs wird in Internationalen Einheiten (IE) ausgedrückt. Ein monovalenter Tetanus-Impfstoff soll entsprechend den Forderungen der WHO (WHO requirements) mindestens 40 IE/Impfdosis (0,5 ml) enthalten. Auf dem internationalen Markt ist monovalenter Tetanus-Toxoid-Impfstoff (TT) verfügbar oder in Kombinations-impfstoffen mit Diphtherie- und (Vollbakterien- oder azellulären) Pertussis-Komponenten

(DTwP, DTaP, dTaP, dTap). Ferner gibt es DTaP/DTwP-Kombinationsimpfstoffe, die zusätzlich noch inaktivierte Poliovirus-, Hepatitis B- und Hib-Komponenten enthalten (tetra-, penta- und hexavalente Kombinationsimpfstoffe).

7.2.2 Impfstoffe auf dem deutschen Markt

Nach der Roten Liste sind gegenwärtig in Deutschland Tetanus-Impfstoffe mit zwei verschiedenen Toxoidgehalten im Handel:

- ≥ 40 IE Toxoid pro Dosis zur Grundimmunisierung für Kinder bis zum vollendeten 5.–6. Lebensjahr (je nach Impfstoffzulassung),
- Impfstoffe mit verringertem Antigengehalt (> 20 IE pro Dosis) sind bestimmt für ältere Kinder, Jugendliche und Erwachsene, vorwiegend für die Boosterung.

Beide Impfstoffe sind als monovalente Impfstoffe oder als bi-, tri-, tetravalente Kombinationsimpfstoffe im Handel; für Säuglinge und Vorschulkinder (Altersbegrenzung siehe Fachinformation) auch als penta- und hexavalente Kombinationsimpfstoffe.
Die folgenden Abbildungen enthalten die Details der Impfstoffe. [F19–26]

Monovalente Tetanusimpfstoffe (TT)
(Rote Liste - Stand Juli 2011)

Gehalt an Tetanus-Toxoid pro Dosis	Hersteller	Handelsname
≥ 40 IE	Novartis Behring	Tetanol pur®
≥ 40 IE	Sanofi Pasteur MSD	Tetanusimpfstoff Merieux®

F19

Trivalente Impfstoffe (DTaP) zur Grundimmunisierung ab 2. Lebensmonat

(Rote Liste - Stand Juli 2011)

Gehalt an		Gehalt an Pertussis-Komponente pro Dosis	Hersteller	Handels-name
Diphtherie toxoid	Tetanus toxoid			
≥30 IE	≥40 IE	FHA 25 µg PT 25 µg Pertactin 8 µg	Glaxo Smith Kline	Infanrix®

F20

Pentavalente Impfstoffe (DTaP-IPV-Hib) zur Grundimmunisierung ab 2 Lebensmonaten
(Rote Liste – Stand Juli 2011)

Antigengehalt pro Dosis	Hersteller	Handels-name
≥ 20 IE Di-Toxoid; ≥ 40 IE Tet-Toxoid; Pertussis-Antigen: 25 µg PT, 25 µg FHA; IPV: Typ1 40 DE; Typ2: 8 DE; Typ3: 32 DE; HIB: 10 µg PRP konjugiert an Tet-Toxoid	Sanofi Pasteur MSD	Pentavac® (bis 48 Lebensmonate)
≥ 30 IE Di-Toxoid; ≥ 40 IE Tet-Toxoid; Pertussis-Antigen: 25 µg PT, 25 µg FHA, 8 µg Pertactin; IPV: Typ1: 40 DE; Typ2: 8 DE; Typ3: 32 DE; HIB: 10 µg PRP konjugiert an Tet-Toxoid	Glaxo Smith Kline	Infanrix-IPV-HIB® (bis 36 Lebensmonate)

F21

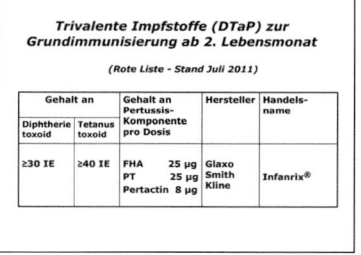

Hexavalenter Impfstoff (DTaP-IPV-Hib-HB)
für Kinder von 2 bis 36 Monaten
Rote Liste - Stand Juli 2011

Zusammensetzung Antigengehalt pro Dosis	Hersteller	Handelsname
≥ 30 IE Diphtherietoxoid; ≥ 40 IE Tetanustoxoid; Pertussisantigene: 25 µg PT; 25µg FHA; 8 µg Pertactin; IPV Typ 1: 40 DE; Typ 2: 8 DE; Typ 3: 32 DE; HIB: 10 µg PRP konjugiert an Tetanustoxoid; Hepatitis B-Antigen 10 µg	Glaxo Smith Kline	Infanrix hexa®

F22

Td-Kombinationsimpfstoffe
Rote Liste - Stand Juli 2011

Antigengehalt pro Dosis		Hersteller	Handelsname
Diphtherie-toxoid	Tetanus-toxoid		
≥ 2 IE	≥ 20 IE	Novartis Behring	Td-pur® (ab 6. Lebensjahr)
≥ 2 IE	≥ 20 IE	Sanofi Pasteur MSD	Td-Impfstoff Merieux® (ab 6. Lebensjahr)
≥ 2 IE	≥ 20 IE	Glaxo Smith Kline	Td-Rix® (ab vollendetem 6. Lebensjahr)

F23

Trivalente Tdap-Impfstoffe zur Boosterung
für Schulkinder, Jugendliche, Erwachsene
Rote Liste – Stand Juli 2011

Antigengehalt pro Dosis			Hersteller	Handels-name
Diphtherie-toxoid	Tetanus-toxoid	Pertussis antigene		
≥ 2 IE	≥ 20 IE	5 µg FHA 2,5 µg PT 3 µg Pertactin 5 µg FIM 2u3	Sanofi Pasteur MSD	Covaxis® (ab 4. Lebens-jahr)
≥ 2 IE	≥ 20 IE	8 µg FHA 8 µg PT 2,5 µg Pertactin	Glaxo Smith Kline	Boostrix® (ab vollend. 4. Lebensjahr)

F24

Trivalenter Td-IPV-Impfstoff zur Boosterung
für Schulkinder ab dem 6. Lebensjahr,
Jugendliche, Erwachsene
Rote Liste – Stand Juli 2011

Antigengehalt pro Dosis			Hersteller	Handels-name
Diphtherie toxoid	Tetanus toxoid	IPV Antigene		
≥ 2 IE	≥ 20 IE	Typ 1 40 DE Typ 2 8 DE Typ 3 32 D	Sanofi Pasteur MSD	Revaxis®

F25

Tetravalente Tdap-IPV Impfstoffe
zur Boosterung (Kinder ab 3 Jahren, Jugendliche,
Erwachsene)
Rote Liste - Stand Juli 2011)

Antigengehalt pro Dosis				Her-steller	Handels-name
Tet-Toxoid	Di-Toxoid	Pertussis-Antigene	IPV-Antigene		
≥ 20 IE	≥ 2 IE	2,5 µg PT 5 µg FHA 3µg Pertactin 5 µg FIM 2u3	Typ1 40 DE Typ2 8 DE Typ3 32 DE	Sanofi Pasteur MSD	Repevax®
≥ 20 IE	≥ 2 IE	8 µg PT 8 µg FHA 2,5µg Pertactin	Typ1 40 DE Typ2 8 DE Typ3 32 DE	Glaxo Smith Kline	Boostrix Polio®

F26

Nicht mehr verfügbar sind in Deutschland einige Impfstoffe mit Tetanus-Antigengehalt ≥ 40 IE (bivalente DT-Impfstoffe und tetravalente DTPa-IPV- oder DTPa-HIB-Impfstoffe) sowie monovalente Tetanus-Impfstoffe mit einem Tetanus-Antigengehalt ≥ 20 IE.

7.2.3   Immunogenität, Effektivität, Schutzdauer

Tetanus-Adsorbatimpfstoffe sind hoch immunogen. Bei Immungesunden wird durch eine komplette Grundimmunisierung bei nahezu 100 % der Geimpften ein stabiler Schutz erzielt. Als schützend gilt ein Antitoxingehalt von ≥ 0,1 IE/ml Serum. Die Schutzdauer beträgt mindestens 10 Jahre. Alle 10 Jahre, im Kindesalter alle 5 Jahre, sollte eine Booster-impfung erfolgen (s. auch Tetanus-Impfung im Verletzungsfall, 7.3).

Die Effektivität der Schutzimpfung zeigte sich deutlich im Vergleich der Tetanus-Häufigkeit der Soldaten der britischen und US-Armee in beiden Weltkriegen. Die Anzahl der Teta-nus-Erkrankungen pro 10.000 Verwundete betrug bei beiden weitestgehend vollständig geimpften Armeen im 2. Weltkrieg nur 1/13 (britische Armee) bzw. 1/30 (US-Armee) der Erkrankungshäufigkeit der ungeimpften Armeen im 1. Weltkrieg. In einer Vielzahl klini-scher Studien wurden Effektivitätsraten der Tetanus-Impfung von 80–100 % bestätigt.

7.2.4 Sicherheit, Reaktogenität und Komplikationen

Die gesetzlich vorgeschriebene Prüfung des Herstellungsprozesses der Impfstoffe, die Prüfung des gereinigten Tetanus-Toxoidbulks auf die Abwesenheit von Tetanus-Toxin und Irreversibilität des Toxoids (Rückverwandlung in pathogenes Toxin) im Impfstoff, die Prüfung auf Reinheit, Identität, Wirksamkeit, Sterilität, die Bestimmung der Wirksamkeit von Tetanus-Adsorbat-Impfstoffen (Belastung von Meerschweinchen und Mäusen, Antikörperbestimmung) sind im Europäischen Arzneibuch im Detail geregelt.

Reaktogenität: Reaktionen auf Tetanus-Impfungen sind meist geringfügig.
Die Lokalsymptome innerhalb der ersten 3 Tage bestehen in Druckschmerz, leichter Schwellung und Rötung an der Injektionsstelle. Bei Impflingen mit bereits bestehendem hohen Antitoxintiter (z. B. nach wiederholten ungezielten Impfungen wegen Fehlens der Impfdokumentationen) können verstärkt Lokalreaktionen auftreten: Erythem > 3 cm, Induration, Schmerzen, lokale Lymphknotenschwellung.
An Allgemeinsymptomen können 1 bis 3 Tage nach der Impfung Müdigkeit, Kopf- und Gliederschmerzen, Appetitlosigkeit und subfebrile Temperaturen auftreten.

Impfreaktionen/-Komplikationen der Tetanusimpfung

- Verstärkte Lokalreaktionen
  (Erythem, Induration > 3 cm)
- Neuritiden / GBS
- Thrombozytopenie
- Glomerulonephritis
- allergische/anaphylaktische Reaktionen
- Hyperimmunisierung bei > 6 IE/ ml

F27

Komplikationen

Komplikationen nach Tetanus-Impfungen sind selten:

- Neuritiden
- Thrombozytopenie
- Glomerulonephritis
- allergisch/anaphylaktische Reaktionen
- Gullain-Barre-Syndrom (ursächlicher Zusammenhang fraglich). [F27]

7.2.5 Impfschemata

Wie bei den meisten Impfungen wird unterschieden in Grundimmunisierung und Boosterimpfung. Die Grundimmunisierung besteht im Säuglingsalter aus der Applikation von 3 Injektionen Adsorbatimpfstoff mit einem Tetanus-Toxoidgehalt von ≥ 40 IE pro Dosis in 4-wöchigen Abständen, Beginn ab vollendetem 2. Lebensmonat, und einer 4. Injektion im 2. Lebensjahr (Impfschema: 3+1).

Standardimpfung nach STIKO
(Grundimmunisierung Kleinkinder)

Impfstoff	Impfung	Alter	Abstand
6- o 5-fach Kombi-I	1.	2 Mo	
6- o 5-fach Kombi-I	2.	3 Mo	≥4 Wo
6- o 5-fach Kombi-I	3.	4 Mo	≥4 Wo
6- o 5-fach Kombi-I	4.	11-14 Mo	≥6 Mo

F28

Es ist allgemein üblich, 5- oder 6-valenten Kombinationsimpfstoff zu verwenden (DTPa-IPV-HIB oder DTPa-IPV-HIB-HBV). [F28]

Eine inkomplette oder fehlende Grundimmunisierung im Säuglings- bzw. Kleinkindalter ist spätestens bis zum Ende des Vorschulalters zu komplettieren oder nachzuholen. Bei irregulären Impfschemata gilt der Grundsatz: Es zählt jede Impfung, unabhängig vom meist nachlässig verursachten größeren Abstand; der Abstand zwischen der 3. und 4. Impfung sollte nicht weniger als 6 Monate betragen, die Minimalabstände sind einzuhalten.

Impfung von Personen ab 6 Jahre ohne nachweisbaren Tetanusimpfschutz[1] - Grundimmunisierung und Auffrischung -		
Impfstoff	Impfung	Abstand
Td/TT[2]	1.	
Td/TT[2]	2.	> 4 Wo
Td/TT[2]	3.	6-12 Mo
Td/TT[2]	4.	alle 10 J

[1] keine Dokumentation nachweisbar, kein Antitoxingehalt bestimmt/nicht bestimmbar oder nicht schützender Titer nachgewiesen
[2] monovalenter Impfstoff (TT) sollte in der Regel durch Kombinationsimpfstoff Td, die erste Impfung durch Kombinationsimpfstoff Tdap ersetzt werden, um den gleichzeitigen Schutz gegen Diphtherie (und Pertussis) zu gewährleisten

F29

Die Grundimmunisierung von über 6-jährigen Kindern, Jugendlichen oder Erwachsenen (wenn diese meist aus Fahrlässigkeit nicht früher grundimmunisiert wurden) erfolgt nach dem Schema 2+1 (2 Injektionen im Abstand von 4 Wochen, gefolgt von einer 3. Impfung nach 6 Monaten). Dafür wurden bisher monovalente Tetanus-Impfstoffe (TT) verwendet. Von der STIKO empfohlen werden auch in diesem Fall Kombinationsimpfstoffe mit gleichzeitigem Schutz vor Diphtherie und Pertussis (TdaP/Tdap). [F29]

Standardimpfung nach STIKO (Auffrischimpfungen)			
Impfstoff	Dosis	Alter	Abstand
Tdpa	5.	5-6 J	~5 J
Tdpa-IPV	6.	9-17 J	~5-<10 J
Td*	7.-	25 J	alle 10 J

* beim nächstfälligen Booster oder bei bestehender Indikation Tdpa oder Tdpa-IPV applizieren

F30

Booster-(Auffrisch)-Impfungen erfolgen im Kindesalter nach dem Impfplan der Ständigen Impfkommission am Robert-Koch-Institut (STIKO) Stand Juli 2008:
1. Boosterung im 5.–6. Lebensjahr (vor der Einschulung) mit Kombinationsimpfstoff Tdpa.
2. Boosterung im 9.–17. Lebensjahr (Regelabstand 5 Jahre zur 1. Boosterung) mit Kombinationsimpfstoff Tdpa-IPV.
3. weitere Boosterung alle 10 Jahre mit einem Kombinationsimpfstoff. [F30]

Hinsichtlich der Wahl der Kombinationsimpfstoffe bei der Boosterung insbesondere in der Notfallmedizin (Notfallchirurgische Ambulanzen) sei nochmals dringend auf die STIKO-Empfehlungen verwiesen: ´Die Impfung gegen Tetanus sollte in der Regel in Kombination mit der gegen Diphtherie (Td) durchgeführt werden, falls nicht bereits ein aktueller Impfschutz gegen Diphtherie besteht.
Jede Auffrischimpfung mit Td (auch im Verletzungsfall) sollte Anlass sein, eine mögliche Indikation einer Pertussis-Impfung zu überprüfen und ggf. einen Kombinationsimpfstoff (Tdap) einzusetzen.´

7.2.6 Impfung Schwangerer

Tetanus-Infektionen im Zusammenhang mit der Schwangerschaft spielen in Entwicklungsländern noch eine erhebliche Rolle. Infektionsursache sind oft mechanische Eingriffe zur vorzeitigen Beendung der Schwangerschaft unter Verwendung unsteriler, verunreinigter Instrumente oder pflanzlicher Fremdkörper.

Jede Schwangere sollte auch immun sein, um diaplazentar antitoxische Antikörper auf ihr Kind zu übertragen und es so vor neonatalem Tetanus und vor Tetanus in den ersten Lebensmonaten zu schützen. Die Ergebnisse des ´ WHO vaccine-preventable disiase monitoring system´ belegen eindeutig die erwünschte Korrelation zwischen Durchimpfungsgrad der Schwangeren und dem Sinken der Fallzahlen von neonatalem Tetanus.

Auch in Deutschland ist es daher Aufgabe eines jeden Arztes, der Schwangere betreut (Schwangerenberatung), aber auch jeder medizinische Kontakt mit Schwangeren insbesondere aus Ländern mit noch hoher Inzidenz von neonatalem Tetanus, die Immunität der Schwangeren anhand des Impfausweises zu überprüfen und gegebenenfalls aktiv zu impfen (s. auch Kapitel 34).

7.2.7 Impfung bei Immunsupression

Die Immunität ist serologisch (ELISA-Test) zu überprüfen, und es sind eventuelle zusätzliche Impfungen durchzuführen bei:

- Personen vor und/oder nach Organtransplationen
- Personen mit HIV-Infektion
- Patienten nach Chemo- oder Strahlentherapie
- Dialysepatienten
- onkologischen Patienten
- Asplenie

7.2.8 Drogenabhängige

Aus westlichen Industrienationen ist bekannt, dass der intravenöse Drogenkonsum einen Risikofaktor für Einzelfälle darstellt. Jeder ärztliche Kontakt mit diesem Klientel sollte daher Anlass sein, den Tetanus-Impfstatus zu kontrollieren und gegebenenfalls zu komplettieren.

7.2.9 Impfstrategien

WHO-Strategie: Die WHO empfiehlt weltweit eine Immunisierung für alle Personen bereits im Kindesalter, ebenfalls mit Kombinationsimpfstoffen mit mindestens 3 Dosen. Der derzeitige Stand des weltweiten Impferfassungsgrades (DTP3) ist aus der nebenstehenden Abbildung ersichtlich. [F31]

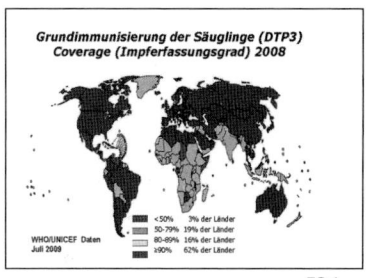

Grundimmunisierung der Säuglinge (DTP3)
Coverage (Impferfassungsgrad) 2008

WHO/UNICEF Daten
Juli 2009

<50%	3% der Länder
50-79%	19% der Länder
80-89%	16% der Länder
≥90%	62% der Länder

F31

Impfkalender WHO-Mitgliedsländer

- Die Impfkalender der Mitgliedsländer der
  WHO sind einsehbar unter:
  >http://www.who.int/immunization_monitoring/en/
  globalsummary/scheduleselect.cfm<

- Dabei ist die Tetanusimpfung wie auch im
  deutschen Impfkalender Bestandteil von
  Kombinationsimpfstoffen

F32

Die Impfpläne (Impfkalender) der Mitgliedsländer der WHO sind einsehbar unter: >http://www.who.int/immunization_monitoring/en/globalsummary/scheduleselect.cfm<. [F32]

Dabei ist die Tetanus-Impfung wie auch im deutschen Impfkalender Bestandteil von Kombinationsimpfstoffen.

7.3 Tetanus-Impfung im Verletzungsfall, passive Immunisierung

Jede Wunde kann die Eintrittspforte von Tetanus sein, auch Bagatellverletzungen. Der Arzt ist bei jeder Verletzung verpflichtet, den Impfstatus gegen Tetanus zu überprüfen. Eine lege artis durchgeführte Grundimmunisierung und evtl. Boosterung nach oben dargestellter Impfempfehlung garantiert bei Immungesunden fast zu 100 % einen Tetanus-Immunschutz über 10 Jahre (=antitoxischer Antikörper im Serum von ≥ 0,1 IE/ml). Nur in seltenen Fällen und bei immundefizienten Personen kann der Titer vorher unter die Schutzgrenze absinken. Liegt die letzte Impfung der Grundimmunisierung oder die Boosterung länger als 10 Jahre zurück, ist eine Boosterimpfung zeitgleich mit der Wundversorgung angezeigt.

Liegen besondere Umstände und Wundverhältnisse vor (schwere Verletzungen, gestörte Durchblutung im Wundareal, starker Blutverlust, hohes Lebensalter, bekannte oder vermutete Immundefizienz, z. B. bei Tumorpatienten, Verschmutzung der Wunde mit Erde, Holz, Unrat usw., ist eine Boosterimpfung im Verletzungsfalle bereits nach 5 Jahren angezeigt.

Da sehr häufig bei Verletzungen seitens der Patienten kein Impfdokument vorgelegt werden kann, sollte der behandelnde Arzt den Patient auffordern, dieses Dokument binnen 24 Stunden beizubringen, um eine evtl. notwendige Impfung dann noch applizieren zu können. Es wird angeraten, diese stattgehabte Belehrung sich unterschriftlich bestätigen zu lassen. Ist der Patient dazu nicht bereit, ist wie bei fehlender aktiver Impfung sofort eine Simultanprophylaxe erforderlich.

Bei unbekannter Tetanus-Impfung oder nur 1 oder 2 dokumentierten Schutzimpfungen ist eine passiv-aktive Simultanprophylaxe angezeigt (gleichzeitig an unterschiedlichen Körperstellen).

Bei der passiven Immunisierung werden spezifische humane Tetanus-Immunglobuline verabreicht (Präparate siehe untenstehende Abbildung), die einen sofortigen Schutz für die nächsten Wochen gewährleisten.

Die Empfehlungen der STIKO zur Tetanus-Immunprophylaxe im Verletzungsfall werden im Folgenden wiedergegeben. [F33-36]

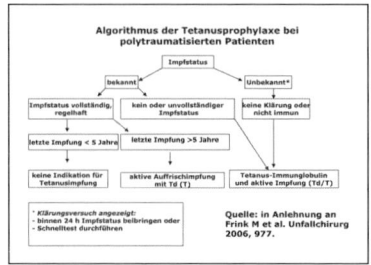

F33

F34

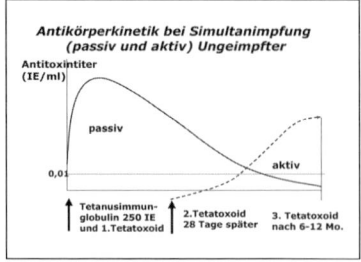

F35

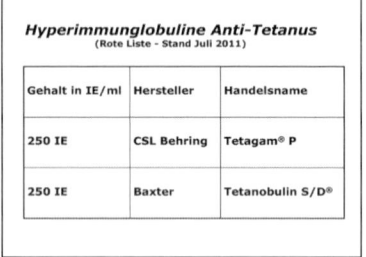

F36

8   Surveillance

In Deutschland gibt es seit 2001 keine Meldepflicht mehr nach dem Infektionsschutzgesetz (IfSG). In den neuen Bundesländern besteht Meldepflicht aufgrund von Ländergesetzen nach § 15 Abs. 3 IfSG. Dies hat zur Folge, dass aussagefähige epidemiologische Analysen in Deutschland nur noch bedingt erstellt werden können, dies beschränkt sich auf Einzelfälle. Ein regelmäßige Surveillance auf Tetanus-Antitoxintiter der Bevölkerung findet in Deutschland nicht statt.

Die Falldefinition einer Tetanus-Erkrankung ist in Deutschland seit 2002 einheitlich geregelt. Tetanus ist klinisch definiert mit erhöhtem Muskeltonus, schmerzhafter Kontraktur der Hals-, Kopf- oder Rumpfmuskulatur und generellen Muskelspasmen. Ein labordiagnostischer Nachweis von Toxin im Serum bestätigt die Diagnose, ein negativer Nachweis schließt sie nicht aus.

9 Tetanus-Prophylaxe in Deutschland – welchen Diskussionsbedarf gibt es?

Zur Erhaltung des Standes der Tetanus-Prophylaxe in Deutschland sollten folgende Anregungen diskutiert werden. [F37]

Tetanusprophylaxe in Deutschland Diskussionsbedarf?

- Wiedereinführung der Meldepflicht oder Etablierung eines Tetanus-Surveillance

- Ergänzung der Impfempfehlungen der STIKO: 'Es gibt hinsichtlich eines Tetanusrisikos keine sauberen geringfügigen Wunden'

- Inverkehrbringen eines Tetanus-Fluidimpfstoffs

- Anwendung von Kombinationsimpfstoffen statt monovalentem TT-Impfstoff auch in chirurgischen Notfallambulanzen

F37

Literatur

Statistik meldepflichtiger übertragbarer Krankheiten. PÖHN HP, RASCH G; bga-Schriften 5/1993.Ratgeber Infektionskrankheiten – Merkblätter für Ärzte. Tetanus. Aktualisierte Fassung Juni 2004.>http//www.rki.de< (Zugang 17.2.2010)<

HEININGER U, DESGRANDCHAMPS D, SCHOLZ H. Tetanus. In: Deutsche Gesellschaft für Pädiatrische Infektiologie (DGPI e. V.): Handbuch Infektionen bei Kindern und Jugendlichen. 5. Aufl. Thieme-Verlag. Stuttgart 2009; 502–504.

WASSILAK S ET AL. Tetanus toxoid. In: PLOTKIN S, ORENSTEIN W, P.OFFIT P (eds). Vaccines. 5th edition. Saunders-Elsevier-Verlag, 2008, pp 805–839.

Empfehlungen der Ständigen Impfkommission (STIKO) am Robert Koch-Institut/Stand Juli 2010. Epidemiol Bull RKI. Nr. 30, 2010.

Tetanus. In: Red Book: 2009 Report of the Committee on Infectious Disease, 28th edition. American Academy of Pediatrics 2009, p 655–660.

Fachinformationen. Rote Liste. >https://www.rote-liste.de/Online< (Zugang 22.2.2010)

WHO. Immunization Surveillance, assessment and monitoring: neonatal tetanus. >http://www.who.int/immunization_monitoring/diseases/ neonatal_tetanus/en/index.html< (accessed February 22, 2010)

WHO. Vaccine preventable diseases monitoring system: Immunization schedules: >http://www.who.int/immunization_monitoring/en/globalsummary/scheduleselect.cfm<. (accessed February 22, 2010)

Empfehlungen der Ständigen Impfkommission (STIKO) am Robert Koch-Institut/Stand Juli 2010 u. 2011. Epidemiol Bull RKI 2010 Nr. 30 und 2011 Nr. 30. >www.rki.de<

19 Varizellen

Varizellen sind in gemäßigten Klimazonen eine hoch ansteckende Kinderkrankheit, die nahezu jeder erleidet. In Deutschland haben mehr als 90 % der 9- bis 11-Jährigen die Infektion bereits durchgemacht. In tropischen und subtropischen Regionen erfolgt die Durchseuchung zu einem späteren Zeitpunkt. Die meisten Infektionen verlaufen unkompliziert. In etwa 5 % der Fälle muss jedoch auch bei immunkompetenten Personen mit schweren Krankheitsverläufen gerechnet werden.

Seit 1984 steht ein wirksamer Lebendimpfstoff zur Verfügung, der zunächst nur für Risikopatienten zum Schutz vor schweren Erkrankungen zugelassen war. Im Jahre 2004 hat die STIKO die Varizellen-Impfung für alle Kinder empfohlen.

1 Erreger – *Varicella-Zoster-Virus (VZV)*

1.1 Varizellen (Windpocken) und Zoster (Gürtelrose)

werden durch das VZV hervorgerufen, das zusammen mit den beiden Typen des Herpessimplex-Virus die Subfamilie der alpha-Herpesviren bildet. Das Virus hat einen Durchmesser von 200 nm und besteht aus einem Core mit linearer doppelsträngiger DNA, das von einem icosaedrischen Kapsid mit 162 Kapsomeren, einem polypeptidhaltigen Tegument sowie einer glycoprotein- und lipidhaltigen Hülle umgeben ist. Es kodiert für mehr als 30 Polypeptide, zu denen 6 Glykoproteine gehören, die eine wichtige Rolle bei der Immunabwehr spielen. [F1]

Varicella-Zoster-Virus (VZV)

- Alpha-Herpesvirus (DNA), hochkontagiös
- Erstinfektion ➡ Varizellen
- Etablierung einer latenten Infektion in Ganglienzellen
- Reaktivierung, begünstigt durch Abschwächung der zellvermittelten Immunität ➡ Herpes zoster

F1

1.2 Genotypen

Vom VZV ist nur ein serologischer Typ bekannt. Man unterscheidet jedoch 5 Genotypen, die regional unterschiedlich verteilt sind.

2 Pathogenese

2.1 Primärinfektion

Das VZV dringt über die Schleimhäute des oberen Respirationstraktes und die Konjunktiven in den empfänglichen Organismus ein. Es wird angenommen, dass es sich zunächst im lokalen lymphatischen Gewebe repliziert, bevor es, an Lymphozyten gebunden, in einer ersten virämischen Phase am 4.–6. Tag p. i. andere Organe erreicht. Wahrscheinlich findet in den retikuloendothelialen Zellen der Leber eine effektive Virusvermehrung statt.

Varizellen — Pathogenese	In einer zweiten virämischen Phase 10–14 Tage p. i. überschwemmen diese neugebildeten, zellassoziierten Viren den gesamten Organismus und erreichen so auch die Haut. Die Infektion greift von den Endothelzellen der Hautkapillaren auf die Epithelzellen über und löst eine lokale Entzündungsreaktion mit den typischen Effloreszenzen aus. Über infizierte Endothelzellen kann das VZV auch das ZNS erreichen und zu einer Vaskulitis der Zerebralarterien führen. Die Inkubati-

- Infektion über Schleimhäute
- Replikation im lokalen lymphatischen Gewebe
- 1. Virämie ➡ Replikation im RES
- 2. Virämie ➡ Hautmanifestation, Exanthem am Kopf beginnend
- Inkubationszeit: 14 (10) bis 16 (21) Tage

F2

onszeit beträgt in der Regel 14 (10)–16 (21) Tage, bei Immunglobulingabe kann sie bis zu 21 Tagen dauern. [F2]

2.2 Latenzstadium

Das VZV wird nach der akuten Infektion nicht eliminiert, sondern es verbleibt lebenslang latent in Neuronen der hinteren Wurzeln der Spinal- und Hirnnervenganglien. Möglicherweise sind auch Satellitenzellen befallen. Ob die Viren auf hämatogenem Weg oder vom Exanthem ausgehend über Nervenbahnen zu ihrem Latenzort gelangen und welche molekularen Mechanismen der Etablierung der latenten Infektion zugrunde liegen, ist unbekannt. Eine entscheidende Rolle bei der Aufrechterhaltung der Latenz spielt die zellvermittelte Immunität.

2.3 Reaktivierung

Latente VZV können bei Nachlassen der Immunität durch noch weitgehend unbekannte Prozesse wieder aktiviert werden und die Replikation in Gang setzen. Die Reaktivierung kann subklinisch ablaufen und nur eine immunologische Reaktion auslösen oder sie manifestiert sich als Zoster.

3 Klinisches Bild
3.1 Typischer Krankheitsverlauf

Varizellen beginnen meist plötzlich mit einem leicht bis stark juckenden Exanthem, bei einem Drittel der Patienten mit Fieber, das oft nur mäßig ausgeprägt ist. Das Exanthem manifestiert sich reglos an Haut und Schleimhaut, stärker in zentralen als peripheren Körperpartien. Es besteht anfangs aus kleinen stecknadelkopf- bis linsengroßen roten Flecken, die sich über Papeln zu wasserklaren Bläschen, gelblichen Pusteln und Krusten weiterentwickeln, bis sie bei unkompliziertem Verlauf narbenlos abheilen. Innerhalb von 4–5 Tagen erfolgen mehrere Schübe von Effloreszenzen, sodass verschiedene Stadien des Exanthems gleichzeitig nebeneinander zu finden sind. Dieses Bild des 'Sternenhimmels' ist differentialdiagnostisch ein Charakteristikum der Varizellen.

Die ersten Effloreszenzen erscheinen oft am Kopf und am gleichen Tag am Rumpf, und sie gehen dann auf die Extremitäten über. Handteller und Fußsohlen bleiben fast immer frei. Die Schleimhäute, v. a. die der Mundhöhle, sind ebenfalls betroffen. Die Anzahl der Effloreszenzen beträgt durchschnittlich 250–500. Das Exanthem besteht ca. 5–6 Tage. Bis zum Abfallen der Krusten vergehen ungefähr 2 Wochen.

3.2 Komplikationen

Obwohl Varizellen meist einen milden Verlauf nehmen, sind schwere Erkrankungen bei immungesunden Kindern keine Seltenheit. Besonders gefährdet für komplizierte oder gar lebensbedrohliche Erkrankungen sind neben immunsupprimierten Patienten Schwangere, Jugendliche und junge Erwachsene.

Varizellen — Komplikationen

- bakterielle Superinfektion der Haut
- Zerebellitis, Enzephalitis, Pneumonie, Thrombozytopenie
- schwere Erkrankungen: 3,6-5,7 %
- Hospitalisationen (<17-Jährige): ca. 2.600 Patienten/Jahr
- Todesfälle auch bei immungesunden Kindern

F3

Die häufigste Komplikation der Varizellen ist eine bakterielle Superinfektion der Haut. Andere Komplikationen wie Zerebellitis (gute Prognose) oder Enzephalitis, interstitielle Pneumonie (besonders Schwangere und Raucher) sowie Thrombozytopenie mit Haut- und Schleimhautblutungen nehmen mit dem Alter zu. Besonders gefährdet sind Patienten mit Immunschwäche, bei denen es zu progredienten Krankheitsverläufen mit schweren Komplikationen kommen kann. Immundefiziente Kinder mit hämatologisch-onkologischen Grunderkrankungen können nach Zweitinfektion erneut an Windpocken erkranken. [F3]

3.3 Fetales Varizellensyndrom (Varizellen-Embryofetopathie)

Varizellen in der 5.–20. (24.) Schwangerschaftswoche führen in etwa 2 % der Fälle zu Fehlbildungen des Feten. Im Vordergrund der Symptomatik stehen narbige Hautdefekte,

Augenanomalien (Chorioretinitis, Katarakt, Mikrophthalmus, Anisokorie), neurologische Defekte und Skeletthypoplasien. Die intrauterine VZV-Infektion kann aber auch asymptomatisch bleiben. Diese Kinder erkranken häufig im frühen Kindesalter an einem Zoster. Bei der Zoster-Erkrankung einer Schwangeren besteht kein Risiko für das ungeborene Kind.

3.4   Neonatale Varizellen

Erkrankt eine schwangere Frau in der Zeit von 5 Tagen vor bis 2 Tage nach der Entbindung an Varizellen, muss mit einer intrauterinen Infektion gerechnet werden. Das Neugeborene erkrankt zwischen dem 5. und 10. (–12.) Lebenstag meist schwer an neonatalen Varizellen. Bei einem früheren Infektionszeitpunkt der Schwangeren kann das Kind mit Varizellen geboren werden oder es erkrankt innerhalb der ersten 4 Lebenstage. In diesen Fällen ist die Prognose meist gut. [F4]

Prä- und perinatale VZV-Infektion

- fetales Varizellensyndrom, wenn Schwangere bis zur 20. Woche erkranken
- neonatale Varizellen, wenn Schwangere 5 Tage vor bis 2 Tage nach der Entbindung erkranken
- exogen erworbene Varizellen in der Perinatalperiode – Erkrankungen nach dem 12. Lebenstag

F4

3.5   Exogen erworbene Varizellen in der Neonatalperiode

Varizellen nach dem 10. (–12.) Lebenstag sind exogen erworben und haben bei Reifgeborenen eine gute Prognose. Für Frühgeborene mit unreifem Immunsystem kann die Erkrankung in den ersten 6 Lebenswochen jedoch bedrohlich sein.

4   Diagnose und Differentialdiagnose

Varizellen lassen sich in der Regel klinisch an den typischen Hauteffloreszenzen diagnostizieren. Differentialdiagnostisch sind generalisierte Zoster-Erkrankungen oder disseminierte Herpes-simplex-Virus-Infektionen auszuschließen.

Laboruntersuchungen werden nur in bestimmten Fällen erforderlich, wie z. B bei atypischen Krankheitsbildern, ZNS-Erkrankungen, Pneumonien, Infektionen während der Schwangerschaft und des Neugeborenen sowie der Unterscheidung zwischen Impfvarizellen und natürlich erworbenen Varizellen.

Methode der Wahl zum Virusnachweis ist die Polymerase-Kettenreaktion (PCR). Als Untersuchungsmaterial sind Bläscheninhalt, Liquor, bronchoalveoläre Lavage und EDTA-Blut geeignet. Zum Nachweis einer intrauterinen Infektion sollten Chorionzotten, Fruchtwasser oder fetales Blut auf VZV-DNA untersucht werden. Serologische Methoden (ELISA, FAT) werden zur Bestimmung des Immunstatus und zur Erfassung des akuten Infektionsstadiums (IgM-Nachweis oder Anstieg des IgG-Antikörpertiters) eingesetzt. [F5]

Diagnose

- ´Varizellen´ – klinische Diagnose
- Labordiagnose in Ausnahmefällen: atypisches Krankheitsbild, ZNS-Beteiligung, Pneumonie, Infektionen in der Schwangerschaft
- Virusnachweis mittels PCR
- Antikörperbestimmung : ELISA, FAT (Immunstatus bei Schwangeren nach Exposition)

F5

---

5 Therapie und Management

Varizellen bei immungesunden Kindern werden im Allgemeinen nur symptomatisch behandelt. Austrocknende Schüttelmixturen reduzieren den Juckreiz und fördern das Abheilen der Effloreszenzen. Die Therapie bakterieller Superinfektionen erfolgt mit Antibiotika, die gegen A-Streptokokken und *Staphylococcus aureus* wirksam sind. Kinder mit Varizellen sollten keine Salicylate erhalten, weil dadurch das Risiko eines Reye-Syndroms erhöht wird.

Antivirale Therapie

- Mittel der Wahl: Aciclovir i.v. 3 x 10 mg (-15mg)/kg KG/Tag über 7 Tage
- Indikationen
  - neonatale Varizellen, Varizellen bei abwehrgeschwächten Kindern, Patienten ab 16 Jahren
  - alle VZV-bedingten Komplikationen

F6

Indikationen für eine spezifische antivirale Therapie mit Aciclovir sind neonatale Varizellen, Varizellen bei Frühgeborenen in den ersten 6 Lebenswochen, Varizellen bei abwehrgeschwächten Kindern und evtl. Patienten > 16 Jahre. Außerdem erfordern alle durch VZV bedingten Komplikationen (mit Ausnahme der Zerebellitis) eine antivirale Therapie.

Aufgrund der geringen Bioverfügbarkeit (15–30 %) muss Aciclovir immer ausreichend hoch dosiert werden; d. h. 3 x 10 (–15) mg/kg KG/Tag i. v. (maximal 2,5 g/Tag) oder in Ausnahmefällen 4 x 20 mg/kg KG/Tag p. o. (maximal 5 x 800 mg/Tag) für ca. 7 Tage. [F6]

6 Epidemiologie

6.1 Infektionsquelle und Übertragungsweg

Das VZV ist ein hoch kontagiöses Virus, mit dem sich nahezu jeder infiziert. Infektionsquelle sind akut an Varizellen erkrankte oder infizierte Personen am Ende der Inkubationszeit. Diese scheiden das Virus bereits 1–2 Tage vor Ausbruch des Exanthems über Speichel und Konjunktivalflüssigkeit aus. Hoch infektiös ist auch die Bläschenflüssigkeit der Haut-

Varizellen — Epidemiologie

- Infektionswege: aerogen, direkter Kontakt mit den Effloreszenzen
- Ansteckungsfähigkeit: 1 bis 2 Tage vor bis 5 Tage nach Beginn des Exanthems
- Immunsupprimierte können länger kontagiös sein

F7

VZV-Seroprävalenz in Deutschland

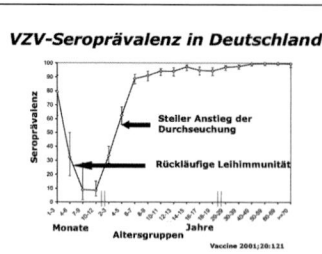

Vaccine 2001;20:121

F8

Erhöhtes Risiko für Komplikationen

- Personen ab 16 Jahren
- junge Säuglinge VZV-seronegativer Mütter
- ungeborene Kinder VZV-seronegativer Schwangerer bis 5. Monat
- Neugeborene, wenn Mutter 5 Tage vor bis 2 Tage nach Geburt erkrankt
- Patienten mit Abwehrschwäche

F9

Varizellen — Krankheitslast

- ohne Impfprogramm ca. 750.000 Erkrankungen pro Jahr
- schwere Erkrankungen: 3,6-5,7 %
- Hospitalisationen (< 17-Jährige): ca. 2.600 Patienten/Jahr
- Todesfälle auch bei immungesunden Kindern
- fetales Varizellensyndrom

F10

effloreszenzen. Von Patienten mit Zoster kann in der Regel nur eine Übertragung ausgehen, wenn Kontakt zu infektiösem Zosterbläscheninhalt besteht. Die Übertragung erfolgt überwiegend aerogen. Nach Haushaltskontakten oder bei Ausbrüchen in Kindereinrichtungen erkranken mehr als 90 % aller empfänglichen Personen. In Schulen liegt die Erkrankungsrate bei 10–35 %. [F7]

6.2 Die Ansteckungsfähigkeit endet

in der Regel 5 Tage nach Beginn des Exanthems.

6.3 Der Häufigkeitsgipfel der Varizellen

liegt im frühen Kindesalter. Säuglinge erkranken in den ersten 6 Lebensmonaten aufgrund der Leihimmunität selten. Wie die Seroprävalenzraten zeigen, haben über 85 % der Kinder im Alter von 7–8 Jahren die Infektion mit VZV bereits durchgemacht und sind immun. Eine nahezu 100 %ige Durchseuchung wird erst mit 40 Jahren erreicht. Die Seroprävalenzrate bei Frauen im gebärfähigen Alter beträgt etwa 95 %. [F8]

6.4 Risikofaktoren und Risikogruppen

Ein erhöhtes Risiko für schwere Krankheitsverläufe und Komplikationen haben seronegative Erwachsene, junge Säuglinge VZV-seronegativer Mütter, Patienten mit Abwehrschwäche, ungeborene Kinder bei Erkrankung der Schwangeren in den ersten 5–6 Monaten und Neugeborene, wenn die Mutter 5 Tage vor bis 2 Tage nach der Geburt an Varizellen erkrankt. [F9]

6.5 Saisonalität

Erkrankungen sind ganzjährig möglich. Der Erkrankungsgipfel liegt in den gemäßigten Klimazonen im Winter und im zeitigen Frühjahr. In Abständen von 3–4 Jahren, wenn die Kohorte empfänglicher Kinder entsprechend groß ist, kann es zu lokalen Epidemien kommen.

6.6   Epidemiologische Situation

In Deutschland erkrankten vor Einführung der allgemeinen Varizellen-Impfung jährlich etwa 750.000 Menschen (eine Geburtskohorte) an Varizellen. Surveillance-Daten der Arbeitsgemeinschaft Masern und Varizellen (AGMV) am Robert Koch-Institut zeigen mit zunehmender Impfrate eine fallende Tendenz der Erkrankungszahlen. [F10]

7   Prävention und Kontrolle
7.1   Allgemeine Präventionsmaßnahmen

Wegen der hohen Kontagiosität der Varizellen und der Virusausscheidung vor Exanthemausbruch ist eine Expositionsprophylaxe nur bedingt erfolgreich. Kinder mit unkomplizierten Windpocken (oder Zoster) können die Kindereinrichtung oder Schule wieder besuchen, wenn die kontagiöse Periode vorüber ist. Das ist in den meisten Fällen der 6. oder 7. Krankheitstag.

Im stationären Bereich sind Kinder mit floriden Varizellen bis zur Verkrustung aller Effloreszenzen zu isolieren. Nosokomiale Varizellen werden am effektivsten durch gründliche

Händedesinfektion vor Verlassen des Patientenzimmers vermieden. Das ´Auslüften´ ist eine sinnlose Maßnahme!

> **Varizellen —**
> **Expositionsprophylaxe**
>
> - Besuchsverbot für Gemeinschafts-einrichtungen während der kontagiösen Phase (bis 5 Tage nach Exanthembeginn)
> - Klinik: Isolierung der Patienten bis zur Verkrustung aller Effloreszenzen
> - Klinik: Absonderung nichtimmuner Patienten vom 8.-21. Tag (28. Tag bei VZIG-Gabe) nach Exposition

F11

In der Klinik sind Neugeborene von Müttern mit Varizellen bis zum 28. Tag post partum zu isolieren. Eine Trennung von Mutter und Kind ist nicht erforderlich. Stillen ist erlaubt. [F11]

Alle exponierten, nichtimmunen Patienten sollten vom 8. bis 21. Tag (nach Verabreichung von Varicella-Zoster-Immunglobulin bis zum 28. Tag) nach Beginn der Exposition abgesondert oder – falls medizinisch vertretbar – nach Hause entlassen werden.

7.2   Entwicklung der Impfung

In Deutschland erfolgte 1984 die Erstzulassung eines Varizellen-Impfstoffes, der allerdings bei –20° C gelagert werden musste. Die Anwendungsgebiete erstreckten sich auf Patienten mit einem hohen Risiko für schwere Varizellen-Erkrankungen (z. B. seronegative Patienten mit akuter Leukämie) und deren nahe Kontaktpersonen sowie medizinisches Personal in Fachkliniken. Nachdem 1994 eine lyophilisierte Formulierung dieses Impfstoffes die

Zulassung erhalten hatte, wurde die Impfindikation in den folgenden Jahren auf gesunde Kinder bis zum vollendeten 6. Lebensjahr und seronegative Frauen mit Kinderwunsch erweitert. 2001 empfahl die STIKO die Impfung allen 12- bis 15-jährigen Jugendlichen ohne Varizellen-Anamnese, und 2004 wurde die allgemeine Varizellen-Impfung in den Impfkalender aufgenommen.

In einem Positionspapier zur Varizellen-Impfung empfiehlt die WHO die routinemäßige Impfung gegen Windpocken allen Ländern, in denen Varizellen ein wichtiges Gesundheits- und Kostenproblem darstellen und die Mittel verfügbar sind.

7.2.1 Impfstoffe

Varizellen-Impfstoffe sind attenuierte Lebendvakzine. Sie basieren auf dem Oka-Stamm des VZV, der Anfang der 1970er-Jahre in Japan aus Bläscheninhalt eines Kindes mit Varizellen isoliert und durch wiederholte Passagen in humanen und tierischen Zellkulturen in seiner Virulenz abgeschwächt wurde.

Varizellen-Impfstoffe

- attenuierte Lebendimpfstoffe
- verfügbar als
  - Einzelkomponente – ´monovalenter´ Varizellenimpfstoff
  - Kombinationsimpfstoff Masern-Mumps-Röteln-Varizellen — MMRV
- zugelassen für Personen ab 9 bzw. 12 Monaten (produktabhängig)

F 12

Oka-Varizellen-Impfstoffe werden von verschiedenen Firmen hergestellt. Sie unterscheiden sich in der Anzahl der Viruspassagen, im Gehalt an vermehrungsfähigem Virus und im Zusatz von Stabilisatoren. Sie enthalten mehr als 1.350 plaquebildende Einheiten (PFU) VZV-Oka-Impfvirus in 0,5 ml und sind frei von Konservierungsmitteln.

In Deutschland sind neben 2 monovalenten Varizellen-Impfstoffen seit 2006 2 Kombinationsimpfstoffe gegen Masern, Mumps, Röteln und Varizellen (MMR-V) zugelassen. [F12]

Wirksamkeit der Impfung

- Wirksamkeit (1 Dosis)
  - Infektion ca. 75 %
  - Schwere Erkrankungen ca. 95 %
- Dauer der Immunität (1 Dosis)
  - >10 Jahre
  - bei zahlreichen Impflingen nachlassend
  - Durchbruchserkrankungen
- 2. Dosis verstärkt die Immunantwort, reduziert Durchbruchserkrankungen

F 13

7.2.2 Immunogenität, Effektivität, Schutzdauer

Etwa 95 % der gesunden Kinder reagieren auf die Verabreichung einer Impfdosis innerhalb 6–8 Wochen mit der Bildung von Antikörpern (Serokonversion). Wird eine 2. Impfstoffdosis im Abstand von mindestens 4–8 Wochen verabreicht, haben die Impflinge höhere Antikörpertiter und eine stärker ausgeprägte T-Zell-Antwort als nach einer Impfung. Die Kombinations-Impfstoffe MMR-V führen nach 2-maliger Applikation zu einer ähnlich ausgeprägten anamnestischen Reaktion gegenüber der Varizellen-Komponente wie die monovalenten Impfstoffe. [F13]

Bei Jugendlichen und Erwachsenen sowie bei immundefizienten Kindern sind 2 Impfstoffdosen erforderlich, um eine Serokonversionsrate von über 90 % zu erreichen.

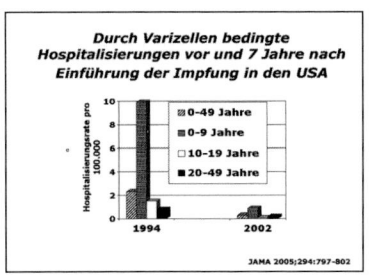

F14

Die seit 1996 in den USA praktizierte allgemeine Varizellen-Impfung hat zu einem Rückgang der schweren Varizellen-Erkrankungen (Hospitalisierungen und Todesfälle) um > 95 % geführt. Die Impfung (1 Dosis für Kinder bis 12 Jahre) erzeugte eine ausgeprägte Herdenimmunität mit Rückgang der Varizellen-Morbidität um 80–90 % in allen Altersgruppen. [F14]

Die bei Ausbrüchen in Kindereinrichtungen und Schulen vorwiegend in den USA untersuchte Wirksamkeit (´Effectiveness´) der einmaligen Varizellen-Impfung lag zwischen 44 % und 86 %, in einer Metaanalyse von 14 Studien wird sie mit 72,5 % angegeben. Für eine Einschätzung der Effektivität des Zwei-Dosen-Impfschemas unter Feldbedingungen, das in den USA seit 2006 auch für die monovalenten Impfstoffe empfohlen wird, ist es noch zu früh.

Die **Dauer des Impfschutzes** ist gegenwärtig noch nicht sicher zu beurteilen. Wurde zunächst entsprechend der Studienlage angenommen, dass eine Impfdosis Kindern einen Langzeitschutz verleiht, mehren sich Berichte, die dies in Frage stellen. So kommt es in den USA weiterhin zu Varizellen-Ausbrüchen in Schulen und Kindertagesstätten trotz hoher Impfraten.

Durchbruchserkrankungen, d. h. Varizellen, die nach dem 42. Tag nach Impfung auftreten, verlaufen meist deutlich milder als natürliche Varizellen. Die Betroffenen haben häufig weniger als 50 Effloreszenzen. In etwa der Hälfte der Impfdurchbrüche bleibt das Exanthem makulopapulös, und die typischen Bläschen fehlen. Die Patienten sind aber potenziell kontagiös.
Erkenntnisse aus neueren Studien belegen, dass zum Aufbau eines wirksamen und länger anhaltenden Impfschutzes Varizellen-Impfstoffe 2-mal im Abstand von mindestens 4–6 Wochen verabreicht werden sollten. Durchbruchserkrankungen werden damit zwar auch

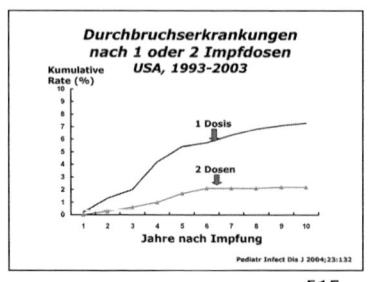

F15

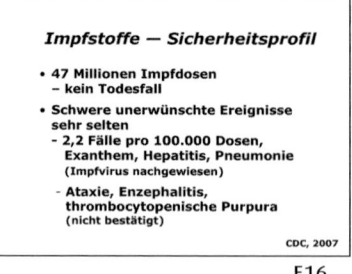

F16

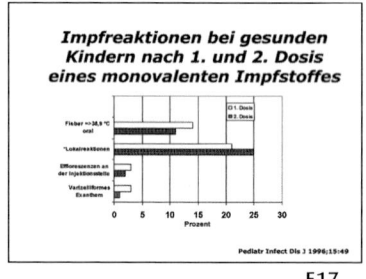

F17

nicht in allen Fällen zu verhindern sein, die 2-malige Impfung bietet jedoch einen signifikant besseren Schutz vor Varizellen als eine Dosis. [F15]

7.2.3 Sicherheit, Reaktogenität und Komplikationen

Varizellen-Impfstoffe sind im Allgemeinen gut verträglich, sowohl im Ein- als auch im Zwei-Dosen-Regime. Impfreaktionen sind nach der 2. Impfstoffdosis mit Ausnahme von Lokalreaktionen nicht häufiger oder stärker ausgeprägt als nach der 1. Dosis, wie eine Studie an gesunden Kindern im Alter von 12 Monaten bis 12 Jahren belegt. Schwerwiegende unerwünschte Ereignisse wurden dabei nicht beobachtet.

Die häufigsten unerwünschten Ereignisse sind Lokalreaktionen an der Impfstelle wie Rötung, Schwellung und Schmerz. Circa 3 % der geimpften Kinder entwickeln an der Impfstelle lokalisierte Effloreszenzen oder es kommt zu einem varizelliformen Exanthem. Mit Fieber (≥38,9 °C) reagieren bis zu 15 % der geimpften Kinder. Als Komplikationen wurden in seltenen Fällen auch allergische Reaktionen beschrieben. Es gibt einzelne Berichte über allergische Sofortreaktion, Pneumonien und die Übertragung des Impfvirus auf empfängliche, meist immunsupprimierte Kontaktpersonen. [F16] [F17]

In den USA wurde bei jungen Kindern eine beim Vergleich mit der getrennten Verabreichung von MMR- und Varizellen-Impfstoff erhöhte Rate von Fieberkrämpfen nach MMR-V-Impfung beobachtet (s. auch Kapitel 20 Kombinationsimpfstoffe, S. 381, MMR-V).

Impfvarizellen: Bei 1–3 % der Impflinge kommt es 1-4 Wochen nach Impfung zu varizellenartigen Hauterscheinungen mit meist nur wenigen Effloreszenzen. Mehr als 300 Effloreszenzen wurden bisher extrem selten beobachtet. Bei Jugendlichen und Erwachsenen treten Effloreszenzen etwa doppelt so häufig auf wie bei Kindern.

Eine **Übertragung des Impfvirus** von immungesunden Geimpften auf empfängliche Kontaktpersonen kommt sehr selten vor. Sie ist nur möglich, wenn der Impfling ein Exanthem mit Vesikeln entwickelt. Die Infektion der Kontaktperson verläuft in der Regel mild oder subklinisch. Gefährdet sind jedoch immundefiziente Kontaktpersonen, da bei ihnen Impfvarizellen schwer verlaufen können. Immundefiziente Personen mit generalisierten Impfvarizellen scheiden Impfviren auch über den Oropharynx und die Konjunktiven aus. In diesen Fällen besteht ein erhöhtes Übertragungsrisiko.

Latenz des Impfvirus: Da von Patienten mit Zoster in seltenen Fällen Oka-Impfvirus isoliert wurde, ist davon auszugehen, dass die attenuierten Viren auch zu einer latenten Infektion der Neurone in den Dorsalganglien führen können. Ob dies immer der Fall ist oder unter welchen Bedingungen eine Infektion stattfindet, ist noch unklar. Nach der derzeitigen Hypothese geht die Infektion der Neurone von der Haut aus und erfordert nichtzellgebundene Viruspartikel. Diese finden sich in hoher Konzentration nur in den Bläschen der Effloreszenzen. Da nach Impfung meist keine Effloreszenzen auftreten, ist anzunehmen, dass Impfviren in aller Regel nicht in die Ganglien gelangen. Neben der begrenzten Replikationsfähigkeit in der Haut wird ferner eine geringere Fähigkeit des Impfvirus diskutiert, aus dem latenten Infektionsstadium in das Stadium einer aktiven Infektion überzugehen.

7.2.4   Impfschemata, Indikationen, Gegenindikationen

Nach ausführlicher Analyse der in Deutschland und international vorliegenden Daten hat die Ständige Impfkommission (STIKO) auf ihrer Sitzung am 21. April 2009 die Empfehlung zu einer 2. Varizellen-Impfung im Kindesalter verabschiedet.

Begründung:. In epidemiologischen Studien konnte gezeigt werden, dass Durchbruchserkrankungen bei 2 mal gegen Varizellen geimpften Personen weniger häufig auftreten als bei einmal Geimpften. Immunogenitätsdaten weisen ferner darauf hin, dass nach 2 Dosen Varizellen-Impfstoff passager deutlich höhere VZV-Antikörpertiter aufgebaut werden können als nach einer Dosis.

Standardimpfungen: Die Ständige Impfkommission (STIKO) am Robert Koch-Institut empfiehlt eine 2-malige Varizellen-Impfung. [F18]
Die 1. Impfung soll in der Regel im Alter von 11 bis 14 Monaten durchgeführt werden, entweder simultan mit der 1. MMR-Impfung oder frühestens 4 Wochen nach dieser. Die simultane Verabreichung kann durch einen MMR-Varizellen-Impfstoff (MMR-V-Kombinationsimpfstoff) ersetzt werden. Die 2. Impfung gegen Varizellen sollte im Alter von 15 bis

23 Monaten erfolgen, ebenso wieder simultan mit der MMR-Impfung oder mit den Kombinationsimpfstoff MMR-V. Der Mindestabstand zwischen 2 Impfungen mit Varizellen- oder MMRV-Impfstoff sollte 4–6 Wochen betragen. Zu beachten sind die jeweiligen Fachinformationen.

Zur **Vervollständigung des Impfschutzes** wird empfohlen, allen bisher nur einmal Geimpften Kindern und Jugendlichen ohne Varizellen-Anamnese* eine 2. Impfstoffdosis zu verabreichen. Dies sollte möglichst vor Aufnahme in eine Kindereinrichtung oder vor der Einschulung erfolgt sein. (Anmerkung: *im Gegensatz zu anderen exanthematischen Krankheiten wie Masern oder Röteln ist die anamnestische Angabe ´Windpocken durchgemacht´ verwertbar, wie serologische Nachuntersuchungen zeigen).

Nachholimpfungen für bisher Ungeimpfte ohne anamnestische Angabe einer durchgemachten Varizellen-Erkrankung sollten im Alter von 9 bis 17 Jahren mit 2 Impfungen (Herstellerangaben beachten) erfolgen.

Indikationsimpfungen werden empfänglichen Personen empfohlen, für die Varizellen ein besonderes Risiko darstellen: seronegative Frauen mit Kinderwunsch, Patienten vor einer geplanten immunsuppressiven Therapie oder Organtransplantation und Patienten mit schwerer Neurodermitis. Eine Impfung ist ebenfalls für empfängliche Personen indiziert, die Kontakt zu Risikopatienten haben oder in speziellen Bereichen des Gesundheitsdienstes tätig sind (insbesondere in den Bereichen Pädiatrie, Onkologie, Gynäkologie/Geburtshilfe, Intensivmedizin, Betreuung von Immundefizienten). Die Impfung wird auch bei Neueinstellungen in Gemeinschaftseinrichtungen für das Vorschulalter empfohlen. [F19]

Postexpositionelle Impfung: Die Impfung kann bei engem Kontakt (im Haushalt, ≥1 Stunde in einem Raum) von empfänglichen Personen zu Varizellen innerhalb von 5 Tagen nach Exposition oder innerhalb von 3 Tagen nach Beginn des Exanthems beim Indexpatienten erwogen werden. Eine Absonderung gegenüber Risikopersonen hat trotzdem zu erfolgen.

Zwei-Dosen-Impfschema

- Riegelungsimpfungen
  für alle Empfänglichen bei Varizellen-
  Ausbrüchen

- Als empfänglich gelten Ungeimpfte
  bzw. nur einmal Geimpfte ohne
  Varizellenanamnese

Dtsch Ärztebl 2008;105,567

F20

Abwehrgeschwächte Personen

- Schutz vor Varizellen durch hohe
  Impfrate der Allgemeinbevölkerung
  ➡ Unterbrechung der
      Wildviruszirkulation
  ➡ Herdenimmunität
- Impfung mit Lebendimpfstoffen
  frühestens 6 Monate nach Ende der
  Chemotherapie

F21

Schwangerschaft

Nach heutigem Wissensstand besteht
kein erhöhtes Risiko von pränatalen
Fehlbildungen, wenn während der
Schwangerschaft oder kurz zuvor
versehentlich eine Varizellenimpfung
vorgenommen wurde
(Schwangerschaftsregister, Impfstoff-
Hersteller)

F22

Riegelungsimpfungen: Zur Kontrolle von Varizellen-Ausbrüchen wird von Experten die Impfung aller empfänglichen Personen empfohlen. Als empfänglich gelten Ungeimpfte bzw. nur einmal Geimpfte ohne Varizellen-Anamnese. [F20]

Kontraindikationen: Die Impfung ist kontraindiziert

II für Personen mit bekannter Überempfindlichkeit gegen Bestandteile des Impfstoffes,

II alle Personen mit intensiver immunsuppressiver Therapie wie in der Anfangsphase der Leukämiebehandlung oder unter Strahlentherapie,

II Personen mit inkompetentem zellulären Immunsystem (Richtwert: Lymphozytenzahl unter 1.500/µl Blut; bei HIV: CD4-positive Lymphozytenzahl weniger als 25 % des altersentsprechenden Normalwertes) [F21],

II Personen, die hohe Dosen von Kortikosteroiden (> 2 mg/kg KG oder > 20mg/Tag) länger als 2 Wochen erhalten haben,

II Personen mit akuten, insbesondere mit Fieber (> 38,5 °C) einhergehenden Infekten,

II schwangere Frauen und Frauen 3 Monate vor einer geplanten Schwangerschaft; ist eine Impfung erfolgt, sollte eine Schwangerschaft bis zu 3 Monate nach Impfung verhütet werden [F22],

II Personen, die Blutprodukte (Blut oder Immunglobuline) während der zurückliegenden 5 Monate erhalten haben,

II Personen aus Familien mit konnataler oder hereditärer Immundefizienz bei Verwandten 1. Grades bis zum Nachweis der Immunkompetenz.

Geimpft werden können immunkompetente Kinder mit Kortikosteroidbehandlung topisch oder inhalativ. Bei systemischer Behandlung in einer Dosierung von < 2 mg/kg KG oder < 20 mg pro Tag, über weniger als 14 Tage verabreicht, kann ebenfalls geimpft werden. Bei einer höheren Dosis sollte die Impfung erst 3 Monate nach Absetzen der Kortikosteroide erfolgen.

In den USA empfiehlt das CDC (Centers for Disease Control and Prevention), vor der 1. Impfung bei Kindern mit eigener oder familiärer Krampfanamnese abzuwägen, ob eine MMR-V-Impfung oder eine separate Verabreichung von MMR- und Varizellen-Impfstoff angebracht ist.

In Deutschland empfiehlt ein Hersteller von MMR-V-Impfstoff bei einer Krampfanamnese des Kindes eine engmaschige Überwachung. Nach MMR-V-Impfung sei innerhalb von 4 bis 12 Tagen häufiger ein Fieberkrampf berichtet worden als nach getrennter Verabreichung.

7.3   Passive Immunprophylaxe

Die Prophylaxe von Varizellen ist mit spezifischem Varicella-Zoster-Immunglobulin (VZIG) möglich, wenn das Präparat innerhalb der ersten 72 bis maximal 96 Stunden nach Exposition verabreicht wird. Die Schutzrate bei immunsupprimierten Patienten beträgt ca. 90 %. Kommt es dennoch zu Durchbrüchen, was bei massiver Exposition möglich ist, verläuft die Erkrankung i. d. R. mild. Die Dauer der Schutzwirkung beträgt mindestens 14, maximal 28 Tage. [F23]

Indikationen für VZIG nach Varizellen-Exposition

- abwehrgeschwächte Personen
- Schwangere ohne Varizellenanamnese
- Neugeborene, deren Mütter 5 Tage vor bis 2 Tage nach der Geburt an Varizellen erkrankten
- Frühgeborene (<28 Gestationswochen oder <1.000 g Geburtsgewicht) innerhalb der ersten 6 Lebenswochen, unabhängig vom VZV-Immunstatus der Mutter

F23

Die Gabe von VZIG erfolgt i. m. (Dosierung 0,2–0,5 ml/kg KG; maximal 5 ml) oder i. v. (1 ml/kg KG). Das i. v. zu verabreichende Präparat ist immer vorzuziehen, wenn eine hämorrhagische Diathese vorliegt (z. B. Thrombozytopenie bei Leukämie) oder wenn es bei hoher Gefährdung notwendig ist, sofort hohe Antikörperspiegel im Blut aufzubauen.

Eine passive Immunisierung wird für Personen mit erhöhtem Risiko für Varizellen-Komplikationen empfohlen:

 II   für ungeimpfte Schwangere ohne Varizellenanamnese,

 II   immundefiziente Personen mit unbekannter oder fehlender Varizellen-Immunität,

 II   Neugeborene, deren Mutter 5 Tage vor bis 2 Tage nach der Entbindung an Varizellen erkrankte.

7.4   Ausblick

Die Auswirkungen der allgemeinen Varizellen-Impfung auf die Epidemiologie der Varizellen und des Herpes zoster sind sorgfältig zu beobachten, um gegebenenfalls eine Anpassung des Impfprogrammes vornehmen zu können.

7.5   Chemoprophylaxe

Die Prophylaxe einer exponierten Person ist grundsätzlich auch mit Aciclovir möglich (Dosierung: 4 x 10 (–20) mg/kg KG/Tag p. o. über 5–7 Tage). Bei Beginn der virustatischen Prophylaxe in der 2. Woche der Inkubation scheint die Effektivität höher zu sein, als bei einem Beginn in den ersten Tagen nach Exposition.

8   Meldung, Maßnahmen bei Ausbrüchen, Sentinel

Eine generelle Meldepflicht für Ärzte und Laboratorien ist nicht vorgeschrieben. Leiter von Gemeinschaftseinrichtungen sind gemäß IfSG verpflichtet, das zuständige Gesundheitsamt über das Auftreten von Varizellen unverzüglich zu informieren und dazu krankheits- und personenbezogene Angaben zu machen. Gehäuft auftretende nosokomiale Varizellen müssen unverzüglich als Ausbruch an das zuständige Gesundheitsamt gemeldet werden. Erkrankte dürfen Gemeinschaftseinrichtungen nicht besuchen. Eine Wiederzulassung zu Kindertageseinrichtungen, Schulen u. a. ist eine Woche nach Beginn einer unkomplizierten Erkrankung möglich.

Konsiliarlaboratorium
Herpes-simplex-Virus, Varicella-Zoster-Virus

- Institution: Universitätsklinikum Jena
  Institut für Virologie und Antivirale Therapie
  Hans-Knöll-Str.2 07745 Jena
- Ansprechpartner:
  - Herr Prof. Dr. P. Wutzler
  - Herr Prof. Dr. A. Sauerbrei
- Telefon: 0 36 41.93 95 700
- Telefax: 0 36 41.93 95 702
- E-Mail:
  - peter.wutzler@med.uni-jena.de
  - andreas.sauerbrei@med.uni-jena.de
  - virologie@med.uni-jena.de

F24

Das Robert Koch-Institut hat zur Surveillance von Varizellen und Zoster ein Sentinel eingeführt, das von der ´Arbeitsgemeinschaft Varizellen´ durchgeführt wird. Beratung und Spezialdiagnostik: Konsiliarlaboratorium für HSV und VZV in Zusammenarbeit mit dem Robert Koch-Institut und den Landesgesundheitsbehörden. [F24]

Literatur

Robert Koch-Institut: Begründung der STIKO für eine allgemeine Varizellenimpfung. Epid Bull 49/2004; 421–23.

WUTZLER P, SAUERBREI A (Hrsg.): Varicella-Zoster-Virusinfektionen: Aktuelle Therapie und Prophylaxe (2. Auflage). Bremen: UNI-MED 2007; 32–41.

LIESE JG, GROTE V, ROSENFELD E, FISCHER R, BELOHRADSKY BH, KRIES RV; and the ESPED Varicella Study Group: The burden of varicella complications before the introduction of routine varicella vaccination in Germany. Pediatr Infect Dis J 2008; 27: 119–24.

Robert Koch-Institut: Mitteilung der Ständigen Impfkommission (STIKO) am RKI zur Impfung gegen Varizellen. Epid Bull 41/2008; 355.

WUTZLER P, KNUF M, LIESE J. Varizellen: Besserer Schutz durch zweimalige Impfung im Kindesalter. Dtsch Ärztebl 2008;105(33): 567–72.

Mitteilung der Ständigen Impfkommission (STIKO) am Robert Koch-Institut. Impfung gegen Varizellen im Kindesalter: Empfehlung einer zweiten Varizellenimpfung – Empfehlung und Begründung. Epid Bull 32/2009; 328-336.

Empfehlungen der Ständigen Impfkommission (STIKO) am Robert Koch-Institut/Stand Juli 2010 und 2011 Epid Bull 2010 No 30, 2011 No 30. >www.rki.de<

Recommendations of the Advisory Committee on Immunization Practices. Use of combination measles, mumps, rubella, and varicella vaccine. Morbid Mortal Wekly Rep 2010; 59 No.RR-3.

20 Kombinationsimpfstoffe

Kombinationsimpfstoffe enthalten Impfstoffe gegen mehrere Infektionskrankheiten. Diese werden in einer Injektion an einer Impfstelle verabreicht. Instabile Mischungen werden als Lyophilisat, stabile Produkte als Suspension gelagert.

Impfstoffe können auch ko-administrativ verabreicht werden. Die Gabe erfolgt simultan und zeitgleich, aber an verschiedenen Injektionsstellen.

Besonders im frühen Kindesalter werden durch den Einsatz von Kombinationsimpfstoffen die Akzeptanz und die Durchimpfungsraten erheblich gesteigert. Die Gründe dafür sind in erster Linie die gleichzeitige Applikation mehrerer Impfstoffe in einer Injektion und damit weniger Arztbesuche. Die Belastung des zu Impfenden ist im Vergleich zu den sonst notwendigen vielfachen Einzelimpfungen stark reduziert. Impfungen werden auch seltener vergessen.

1   Zulassung von Kombinationsimpfstoffen

Kombinationsimpfstoffe gibt es für Säuglinge, Kinder, Jugendliche und Erwachsene. Diese differieren in der Anzahl der Komponenten von 2 bis 6, in unterschiedlichen Kombinationen, Darreichungsformen, Patenten verschiedener Firmen und Generika.

Wie für alle Impfstoffe existieren auch für Kombinationsimpfstoffe unterschiedliche Zulassungsmodalitäten. Die rein nationale Zulassung spielt in der Europäischen Union keine Rolle mehr, da die aufwendige Entwicklung eines Impfstoffs bei der Zulassung für nur ein Land die Entwicklungskosten nicht deckt. Das ist anders bei nationalen Zulassungen der ´Food and Drug Administration´ (FDA) für den großen Arzneimittelmarkt der USA.

In der Europäischen Union kommen das ´Verfahren der gegenseitigen Anerkennung einer in einem EU- Mitgliedsstaat bereits erteilten Zulassung´, das ´Dezentrale Zulassungsverfahren´ und insbesondere das ´Zentrale Zulassungsverfahren´ in Betracht. Letzteres wird von der ´European Medicines Agency´ (EMA), der zentralen europäischen Agentur für Arzneimittel mit Sitz in London, koordiniert. Fast alle neuen Impfstoffe werden mittlerweile über das zentrale Verfahren zur Zulassung eingereicht. [F1]

> ### Zulassung neuer Impfstoffe
>
> Fast alle neuen Impfstoffe, einschließlich neuer Kombinationsimpfstoffe, werden nicht mehr national sondern durch das ´Zentrale Zulassungsverfahren´ von der ´European Medicines Agency´ (EMA), der Europäischen Agentur für Arzneimittel mit Sitz in London, geprüft und bei positiver Bewertung für die Mitgliedsländer der EU zugelassen
>
> F1

377

Einzelheiten sind dem Kapitel 42 ´Die Zulassung von Impfstoffen´zu entnehmen.

Fach- und Gebrauchsinformationen sowie öffentliche Beurteilungsberichte finden sich im PharmNet, dem Portal für Arzneimittelinformationen des Bundes und der Länder > http://www.pharmnet-bund.de < oder in der ROTEN LISTE > http://www.rote-liste.de/Online <. [F2]

Weitere Informationen zur Zulassung oder unter anderem zum Ruhen der Zulassung eines Impfstoffes sind auf den Internetseiten der Europäischen Arzneimittelagentur (EMA) einzusehen, die für die Europäische Union die Zulassungen im zentralisierten Verfahren durchführt > http://www.ema.europa.eu/<.

Das wissenschaftliche Komitee der EMA, Committee for Medicinal Products for Human Use (CHMP), hat neben allgemeinen Regeln für die Untersuchung neuer Impfstoffe in der ´Note for guidance on clinical evaluation of new vaccines´ spezielle Anforderungen für die Zulassung von Kombinationsimpfstoffen festgelegt:

- Die Wirksamkeit jeder Einzelkomponente und die Sicherheit der Kombination muss festgestellt sein, gleich ob die Kombination aus zuvor lizensierten oder nicht lizensierten Impfstoffen besteht
- Studien sollten randomisiert und kontrolliert sein
- Studien zur Sicherheit und Immunogenität sollten einen Vergleich in 3 Teilen enthalten:
  - die Kombination
  - gleichzeitige (simultane) Gabe der Impfstoffe an verschiedenen Injektionsstellen
  - getrennte Administration (unterschiedliche Zeiten) oder ausreichende Rechtfertigung, warum diese Kontrollgruppe nicht notwendig ist oder nicht eingeschlossen ist.
- Das Risiko für klinisch relevante ungünstige Beeinflussung zwischen den Impfstoffen muss ausgeschlossen sein.

Wenn im Ausnahmefall die Antikörperkonzentration, die der Gabe von Kombinationsimpfstoffen folgt, niedriger ist als die nach getrennter oder simultaner Gabe an unterschiedlichen Injektionsstellen, muss dies klinisch nicht relevant sein.

2 Sicherheit von Kombinationsimpfstoffen

In den letzten drei Jahrzehnten verdoppelte sich die Anzahl der durch Impfungen vermeidbaren Erkrankungen. Dies bedeutet jedoch auch eine Zunahme an Injektionen und Arztkontakten zur Verabreichung, führt zu einer Kostenzunahme und teilweise schlechterer Akzeptanz bei Impflingen und Eltern. Umso wünschenswerter ist die Kombination von Impfstoffen zur Begrenzung der Injektionen.

Anzahl der Proteine in Impfstoffen Deutschland 1900-1960

	1900		1960		
Impfstoff	Proteine	Impfungen	Impfstoff	Proteine	Impfungen (Proteine)
Pocken	~200	2	Pocken	~200	2 (400)
			Di-Tet	2	4 (8)
			Pertuss Voll-B-I	~3.000	4 (12.000)
total	~200	~400		~3.200	~12.400

F3

Kombinationsimpfstoffe verringern die Anzahl an Injektionen und die Kosten. Aber auch hier gibt es Vorbehalte. Diese begründen sich auf Befürchtungen, Kombinationimpfstoffe mit einer Vielzahl an Antigenen könnten das Immunsystem überfordern und vermehrte Impfreaktionen auslösen. Nach einer Längsschnitt-Untersuchung ab dem Jahr 1900 (Offit et al) nahm jedoch die Menge der in Impfstoffen enthaltenen Proteine im Verlauf der letzten Jahrzehnte deutlich ab, zu danken insbesondere der Ablösung des Pertussis-Vollbakterien-Impfstoffs durch den azellulären Pertussis-Impfstoff.

Proteine/Polysaccharide in Impfstoffen Deutschland 1980-2008

	1980		2008		
Impfstoff	Proteine	Impfungen	Impfstoff	Proteine PS	Impfungen (Prot/PS)
DT	2	4 (8)	Di-Tet	2	5 (10)
Pertuss Voll-B-I	~3.000	4 (12.000)	Pertuss (azell-I)	2-5	4 (8-20)
Polio	15	4 (60)	Polio	15	4 (60)
Masern	10	2 (20)	MMR	24	2 (48)
Mumps	9	2 (18)	Hib	2	4 (8)
Röteln	5	2 (10)	Hep B	1	4 (4)
			Variz	69	2 (138)
			Meningo	2	1 (2)
			Pneumo	8	4 (32)
	~3.040	~12 100		~125	~320

F4

Die (nach Offit et al) modifizierten Abbildungen weisen aus, dass sich bei Durchführung aller in Deutschland gegenwärtig für das Kindesalter empfohlenen Impfungen die Anzahl der in den Impfstoffen enthaltenen Proteine von ~12 000 im Jahr 1980 auf ~320 Proteine/Polysaccharide im Jahr 2008 reduzierte. [F3] [F4]

Demgegenüber müssen sich Neugeborene und heranwachsende Kinder vom ersten Tag an mit einer ungleich größeren Zahl von Antigenen, Bakterien und Viren in der Umwelt und insbesondere der Nahrung auseinandersetzen.

3 Wirksamkeit von Kombinationsimpfstoffen

Die Wirksamkeit der Einzelkomponenten von Kombinationsimpfstoffen wird vor der Zulassung in Studien untersucht, in Langzeitstudien auch in einer Nachbeobachtungszeit, um Aussagen über einen dauerhaften Schutz treffen zu können und seltene Nebenwirkungen zu erkennen (Surveillance- und post-marketing-Studien). Eine mit großer Fallzahl durchgeführte Überprüfung ist durch die Erfassung von einzelnen Erkrankungen und Ausbrüchen durch die Ärzte und Gesundheitsämter und die nachfolgende Impfbefragung möglich. Diese erlauben eine Differenzierung zwischen Impfdurchbrüchen oder nicht vollständig durchgeführten Impfungen sowie mangelnden Boosterimpfungen und können die Grundlagen für neue oder geänderte Impfempfehlungen bieten.

4 Reaktogenitiät von Kombinationsimpfstoffen

Die für Deutschland zugelassenen Impfstoffe sind in ihrer Reaktogenität vergleichbar mit denen der Einzelimpfstoffe. Ein Kombinationsimpfstoff enthält nicht das Vielfache an Begleitstoffen, entsprechend der Anzahl der Impfstoffe, sondern nur eine anteilige Menge. Es werden insgesamt weniger Adjuvantien, Konservierungsstoffe und andere Hilfsstoffe injiziert als bei Einzelimpfungen. Damit reduziert sich auch die Möglichkeit einer Allergisierung sowie allergischer und anaphylaktischer Reaktionen.

5 Immunogenität von Kombinationsimpfstoffen

Die Immunogenität einzelner Komponenten kann in der Kombination beeinträchtigt sein. Deshalb muss vor der Zulassung für jede Einzelkomponente eines Kombinationsimpfstoffes die Immunogenität in einer Studie neu bestimmt werden. Unterschiedliche Immunantworten in Studien, auch zu gleichen Impfstoffkombinationen verschiedener Hersteller, werden dabei sicher auch durch den unterschiedlichen Gehalt an Antigenkomponenten, die Methode der Detoxifizierung des Toxoidanteils sowie den Zusatz von Adjuvantien, Stabilisatoren und verschiedenen Konzentrationen und Arten von Konservierungsmitteln beeinflusst.

5.1 MMR-V-Impfstoff — Masern-Mumps-Röteln-Varizellen-Impfstoff

Der tetravalente MMR-V-Impfstoff wird seit 2006 für die Impfung von Kindern im Alter von 9 Monaten bis zu 12 Jahren empfohlen. Es sollen 2 Dosen im Abstand von 4–6 Wochen geimpft werden. Dadurch wird die Einführung der Impfung gegen Varizellen erleichtert und hohe Impfraten können erreicht werden. Durch die 2. Dosis erzielt man höhere Serokonversionsraten sowie höhere mittlere geometrische Titer (GMT), und Impfdurchbrüchen wird besser vorgebeugt (3).
Die Serokonversionsraten und Antikörpertiter nach der 1. und 2. Dosis sind jeweils vergleichbar mit der ko-administrativen Gabe von MMR- und Varizella-Impfstoffen.

Die Antikörperpersistenz zeigte, dass auch 3 Jahre nach der Impfung der Impfstoff hoch immunogen war. Lokale und Allgemeinreaktionen sind mit MMR- und Varizella-Impfstoff vergleichbar, mit Ausnahme der höheren Rate moderater Temperaturerhöhung nach der 1. MMR-V-Impfung, nach der 2. Dosis gibt es keine Differenz. Laut aktualisierter Fachinformation des Vierfachimpfstoffs weist eine Metaanalyse von Daten aus klinischen Studien darauf hin, dass Fieberkrämpfe im Zeitraum von 5-12 Tagen nach der 1. Impfung häufiger auftreten als nach gleichzeitiger Verabreichung der separaten Impfstoffe (MMR und V). Kein erhöhtes Risiko zeigt sich beim Vergleich der jeweils 2. Impfung.

Die STIKO äußert sich dazu im Epidemiologischen Bulletin Nr. 38/2011: Für die 1. Impfung gegen Masern, Mumps, Röteln und Varizellen sollte die getrennte Gabe von MMR- und Varizellenimpfstoff bevorzugt werden; die 2. Impfung kann mit einem MMRV-Kombinationsimpfstoff erfolgen. Beim Vergleich intramuskulärer oder subkutaner Verabreichung ergaben sich keine Unterschiede hinsichtlich Immunogenität, Reaktogenität und Schmerz an der Injektionsstelle.

5.2   DTaP-Impfstoff zur Grundimmunisierung im Kindesalter

Nach Einführung des azellulären Impfstoffes gegen Pertussis und verminderter Nebenwirkungen im Vergleich zum Ganzkeim-Impfstoff stieg die Impfbereitschaft ab Mitte der 1990er Jahre wieder deutlich an.

5.3   DTaP-IPV-Hib-Impfstoff

Die letzte in Deutschland erworbene Erkrankung an Poliomyelitis durch ein Wildvirus wurde 1990 erfasst. Die letzten beiden importierten Fälle (aus Ägypten und Indien) wurden 1992 registriert. In Zusammenhang mit der oralen Polio-Lebendimpfung kam es in Deutschland jährlich zu 1–2 Vakzine-assoziierten paralytischen Poliomyelitis-Erkrankungen. 1998 wurde die Empfehlung zur Anwendung von OPV aufgehoben und stattdessen der generelle Einsatz von inaktiviertem Polio-Impfstoff (IPV) durch die STIKO empfohlen, der in Kombinationsimpfstoffe integriert wurde.

5.4   DTaP-HepB-IPV-Hib-Impfstoff

Im Jahr 2000 erfolgte die Zulassung von 2 hexavalenten Impfstoffen in der Europäischen Union. Die Kombination ermöglicht den Schutz vor Diphtherie, Tetanus, Pertussis, Hepatitis B, Polio und *Haemophilus influenzae* Typ B. Die Grundimmunisierung soll im 2., 3. und 4. Monat erfolgen, gefolgt von einer Booster (Auffrisch-) Impfung zwischen dem 11. und 14. Monat, also 4 Injektionen statt 24 Einzelimpfungen.

Die Bildung von Antikörpern gegen bekapselte Bakterien ist in den ersten 2 Lebensjahren unzureichend, gerade in der Zeit der stärksten Gefährdung für systemische Erkrankungen durch Bakterien wie *Haemophilus influenzae*, Pneumokokken und Meningokokken. Die unzureichende Antikörperbildung gilt auch für die Impfstoffe der 1. Generation, reine Polysaccharid-Impfstoffe, gegen diese Erreger. Die Entwicklung von Konjugat-Impfstoffen der 2. Generation (Bindung der Polysaccharide an ein Trägerprotein) ermöglichte auch den Schutz sehr junger Kinder. Der erste Konjugat-Impfstoff war der konjugierte Hib-Impfstoff.

Einzelheiten siehe Kapitel 21 ´Polysaccharid- und Konjugat-Impfstoffe´.
Im Jahre 1991 wurde in Deutschland die Hib-Impfung mit monovalenten Konjugat-Impfstoffen als Routineimpfung des Impfkalenders empfohlen, ab 1996 in unterschiedlichen 4- und 5-valenten Kombinationen auf der Basis des DTaP-Impfstoffs. Ende des Jahres 2000 kamen hexavalente Impfstoffe mit Hib-Komponente auf den Markt. Der Impfstoff wurde zum ´Impfstoff der Wahl´.

Ebenso wie für 4- und 5-valente Impfstoffe ist die Wirksamkeit von hexavalenten Impfstoffen gegen Hib in Deutschland sehr gut. Einzelheiten siehe Kapitel 5 ´*Haemophilus influenzae* Typ b (Hib)-Erkrankungen´.

2005 wurde für einen der beiden hexavalenten Impfstoffe das Ruhen der Zulassung empfohlen. Nicht, wie in diesem Zusammenhang immer wieder erwähnt wurde, wegen des Auftretens von ungeklärten Todesfällen im Säuglingsalter nach erfolgter Impfung, sondern aufgrund einer verminderten Immunogenität der Hepatitis-B-Komponente, die möglicherweise zu vermindertem Langzeitschutz gegen Hepatitis-B führen kann. In ersten Auswertungen von initiierten Studien scheint sich dieses nicht zu bestätigen. Hinsichtlich der im zeitlichen Zusammenhang aufgetretenen Todesfälle konnte der Kausalzusammenhang mit den Impfungen ausgeschlossen werden.
Der hexavalente Impfstoff kann ko-administrativ mit mulitvalenten Pneumokokken-Impfstoffen angewendet werden.

5.5 Tdap-Impfstoff mit reduziertem Diphtherie- und azellulärem Pertussis-Antigengehalt

Die Wirksamkeit, Sicherheit und Immunogenität eines Tdap-Impfstoffes zur Auffrischimpfung bei Jugendlichen und Erwachsenen wurde in Studien bestätigt. Da der Impfschutz gegenüber Pertussis nach 4–8 Jahren für die Ganzkeimvakzine und 5–6 Jahren für die azelluläre Vakzine abnimmt, bietet der Kombinationsimpfstoff die Möglichkeit, den Impfschutz bei Jugendlichen und Erwachsenen aufrecht zu erhalten. Ebenfalls konnte mit einer

Dosis bei ungeimpften Jugendlichen ein Impfschutz nachgewiesen werden. In diesem Falle ist anzunehmen, dass vor der Impfung stattgehabte Auseinandersetzungen mit natürlich zirkulierenden Erregern eine unterstützende Rolle spielen.

6 Koadministration von Impfstoffen

Nicht für jede allgemeine oder individuelle Impfindikation können Kombinationsimpfstoffe entwickelt werden. Impfstoffe können auch koadministrativ verabreicht werden. Die Gabe erfolgt simultan und zeitgleich, aber an verschiedenen Injektionsstellen.

Als ein Beispiel für die Notwendigkeit der gleichzeitigen Durchführung verschiedener Impfungen seien die aus differierenden epidemiologischen Gegebenheiten resultierenden Impfindikationen für Reisende genannt.

Für eine große Anzahl, aber nicht für jede mögliche simultane Verabreichung, liegen entsprechende Studiendaten vor.

Im Allgemeinen ist davon auszugehen, dass verschiedene inaktivierte Impfstoffe simultan verabreicht werden können. Dies gilt auch für die gleichzeitige Verabreichung zweier inaktivierter Impfstoffe oder eines Lebend- und eines inaktivierten Impfstoffs. Unterschiedliche Lebendimpfstoffe dürfen nur zeitgleich oder mit 4 Wochen Abstand geimpft werden. Auf der vollständig sicheren Seite befindet man sich beim Vorliegen von Daten zur Wirksamkeit und Sicherheit der gleichzeitigen Anwendung. Ausgewählte Daten nebst Quellennachweis finden sich nebenstehend. [F5] [F6]

Studien zur Koadministration von Kombinationsimpfstoffen (Auswahl)

	DTPa-IPV-Hib	DTPa-IPV-Hib-HepB	andere
MMR	DTPa-IPV+1	+2,10	
MMRV		+2	
Varizella		+	MMR+9
PCV7-Konjugat	+3,4	+5,6	Rota +11
HepB	+12		
HepA/B	+7		MMR+7
Men C	+8	+8	
Rota (Rotarix®)		+11	

F5

Koadministration von Kombinationsimpfstoffen (Literatur)

1. Marshall H et al. Vaccine 2006; 24: 6120-6128.
2. Dhillon S, Curran MP. Paediatr Drugs 2008; 10: 337-47.
3. Schmitt HJ et al. Vaccine 2003; 21: 3653-3662.
4. Käythy H et al. Pediatr Infect Dis J 2005; 24: 108-114.
5. Knuf M et al. Vaccine 2006; 24: 4727-4736.
6. Olivier C et al. Vaccine 2008; 26: 3142-3152.
7. Usonis et al. Vaccine 2005; 23: 2602-2606.
8. Tedejor JC et al. Pediatr Infect Dis J 2006; 25: 713-720.
9. Knuf M et al. Pediatr Infect Dis J 2006; 25: 12-18.
10. Zepp F et al. Eur J Pediatr 2007; 166: 857-864.
11. Dennehy PH et al. Pediatrics 2008; 122: e1062-1066
12. Aristegui J et al. Vaccine 2003; 21: 3593-3600.

F6

Literatur

OFFIT PA ET AL. Adressing parents' concerns: Do multiple vaccines overwhelm or weaken the infant's immune system? Pediatrics 2002; 109: 124–129.

KNUF M ET AL. A combination vaccine against measles, mumps, rubella and varicella. Drugs Today 2008; 44 (4): 279–292.

Empfehlungen der Ständigen Impfkommission (STIKO) am Robert Koch- Institut/Stand Juli 2010. Epidemiol Bull RKI 2010 Nr. 30. >www.rki.de<

Mitteilung der STIKO zur Kombinationsimpfung gegen Masern, Mumps, Röteln und Varizellen (MMRV), Epidemiol Bull RKI 2011 Nr. 38:352-353

21 Polysaccharid- und Konjugat-Impfstoffe

Weltweit und ebenfalls in Deutschland sind *Streptococcus pneumoniae, Neisseria meningitidis* und *Haemophilus influenzae* die 3 wichtigsten Erreger invasiver bakterieller Erkrankungen (Meningitis, Sepsis, Bakteriämie). Sie verursachen in Ländern und Regionen ohne effektive Impfprogramme 75–80 % dieser oft lebensbedrohlichen Erkrankungen, wobei die Relation der Erreger von Region zu Region und in unterschiedlichen zeitlichen Perioden variiert.

1 Gereinigte und konjugierte Polysaccharid-Impfstoffe

Die Entwicklung von Polysaccharid-Impfstoffen bis hin zu den heutigen modernen Konjugat-Impfstoffen prägt die Prävention dieser Krankheiten entscheidend.

1.1 Erste Generation – gereinigte Polysaccharid-Impfstoffe

In den 1970er- und 1980er-Jahren wurden gegen verschiedene durch bekapselte Bakterein verursachte invasive Erkrankungen Impfstoffe auf der Grundlage gereinigter Kapselpolysaccharide von *N. meningitidis, Streptococcus pneumoniae* und *Haemophilus influenzae* entwickelt:

1.1.1 Meningokokken-Polysaccharid-Impfstoffe

der Serogruppen A und C wurden am Walter Reed Hospital entwickelt; der letztgenannte Impfstoff wurden seit Anfang der 1970er-Jahre Rekruten der US-Armee routinemäßig verabreicht und führte zur weitestgehenden Zurückdrängung der Erkrankung. Die Immunität des Impfstoffs bei jungen Kindern unter 2 Jahren war ungenügend, die Immunantwort nach Boosterimpfungen reduziert. Danach wurden 2-valente (Serogruppen A,C), 3-valente (Serogruppen A,C,W135) und 4-valente (Serogruppen A,C, W135,Y) Polysaccharid-Impfstoffe entwickelt, denen auch heute noch eine Bedeutung für Reiseimpfungen und zur Epidemiekontrolle zukommt. [F1]

Meningokokken-Polysaccharid-Impfstoffe (PS)

- in Deutschland (auch weltweit) ab vollendetem 2. Lebensjahr zugelassen:
  - bivalenter A,C-PS-Impfstoff
  - tetravalenter A,C,W135,Y-PS-Impfstoff

- für Epidemie-/Ausbruchskontrolle in Afrika:
  - **trivalenter A,C,W135-PS-Impfstoff**

F1

1.1.2 Pneumokokken-Polysaccharid-Impfstoffe

Bereits 1911 entwickelte Wright einen inaktivierten Ganzbakterien-Impfstoff gegen Pneu-

> **Pneumokokken
> Polysaccharid-Impfstoff**
>
> • gereinigtes
>   Kapselpolysaccharid-Antigen
>   von 23 Serotypen
>
> • diese 23 Serotypen
>   repräsentieren etwa 88 % der
>   Erreger von bakteriämischen
>   Pneumokoken-Erkrankungen
>
> F2

mokokken-Erkrankungen und testete ihn an Arbeitern der Goldminen in Südafrika. Ende der 1940er-Jahre stand ein 4-valenter und später 6-valenter Polysaccharid-Impfstoff zur Verfügung, konnte sich jedoch gegen die Antibiotikabehandlung nicht durchsetzen. Pneumokokken-Polysaccharid-Impfstoffe, entwickelt von A. und J. Gold, wurden ab 1977 (14-valent) und 1983 (23-valent) für die Impfung von Erwachsenen zugelassen. [F2]

1.1.3 *H. influenzae* Typ b-Polysaccharid-Impfstoffe

Nachdem Pitman *Haemophilus influenzae* Typ b als wichtigsten Erreger invasiver Erkrankungen des frühen Kindesalters charakterisiert und die Zusammensetzung der Kapsel als Polymer von Ribosylribitol-Phosphat (PRP) identifiziert hatte, begannen Entwicklungs-

> **Polysaccharid-Impfstoffe
> Nachteile**
>
> • Polysaccharide induzieren eine T-unabhängige
>   Immunantwort
> • bei Kindern unter 2-3 Jahren ist die Immun-
>   antwort ungenügend und der Schutz verkürzt
> • PS-Impfstoffe induzieren kein
>   immunologisches Gedächtnis
> • sie beeinflussen nicht die
>   Langzeit-Trägerrate (carriage)
> • nach wiederholter Gabe kann
>   ´hyporesponsiveness´ auftreten
>
> F3

arbeiten zu einem *H. influenzae* Typ b-Impfstoff, der ab 1985 zugelassen wurde. Der Impfstoff war nicht effektiv bei jungen Kindern unter 18 Monaten, der Altersgruppe mit der höchsten Gefährdung.

1.1.4 Polysaccharid-Impfstoffe

wirken als T- (Thymus-) unabhängige Antigene mit den entsprechenden immunologischen Defiziten. [F3]

1.2 Zweite Generation – Konjugat-Impfstoffe
gegen durch bekapselte Bakterien verursachte Erkrankungen –
Konjugierte Polysaccharid-Impfstoffe

Insbesondere der ungenügende Schutz vor schweren invasiven bakteriellen Erkrankungen des jungen Kindes, die eine besonders wichtige Risikogruppe darstellen, führte zur Entwicklung von Konjugat-Impfstoffen.

Im Jahre 1929 führten Avery und Goebel den Nachweis, dass durch die Bindung des Kapselpolysaccharids von *Streptococcus pneumoniae* an ein Trägerprotein die Immunogenität des Konjugates erhöht wurde. Zu Beginn der 1980er-Jahre entwickelten Schneerson, Robbins und Mitarbeiter durch Bindung des PRP (Polyribosylribitolphosphats) von *H. influenzae* an

Diphtherietoxoid den ersten Konjugat-Impfstoff gegen bekapselte Bakterien. Der Impfstoff wurde 1987 in den USA für Kinder ≥15 Lebensmonate zugelassen. Die Immunogenität bei jüngeren Kindern erwies sich jedoch ebenfalls als ungenügend.

Vorteile von Konjugat- gegenüber Polysaccharid-Impfstoffen

Eigenschaften	Konjugat (Protein)	Polysaccharid (Saccharid)
T-Zell-abhängige Immunantwort	+	-
gute Immunogenität auch bei Säuglingen und Kleinkindern	+	-
Aufbau eines immunologischen Gedächtnisses	+	-
verlängerte Schutzdauer	+	-
Reduktion der Trägerrate	+	-
Aufbau einer „herd immunity"	+	-
Hyporesponsiveness: verminderte Immunantwort bei wiederholter Impfung	-	+

F4

Grundprinzip der Konjugation: ein spezifisches Polysaccharid wird mit einem Trägerprotein gekoppelt (konjugiert). Die Fähigkeit des Proteins, eine T- (Thymus-) abhängige-Immunität zu induzieren, wird auf das Polysaccharid-Hapten übertragen. Damit verfügt der konjugierte Impfstoff über die Eigenschaften eines T-(Thymus-) abhängigen Proteinantigens. Die Vorteile eines Konjugat-Impfstoffs gegenüber einem Polysaccharid-Impfstoff sind nebenstehend dargestellt. [F4]

Unterstrichen sei, dass die Verminderung der Trägerrate und die Entwicklung einer ́herd immunity ́ von besonderer Bedeutung für die Kontrolle der Erkrankungen ist. Ein hoher Impferfassungsgrad ist dafür eine Grundvoraussetzung.

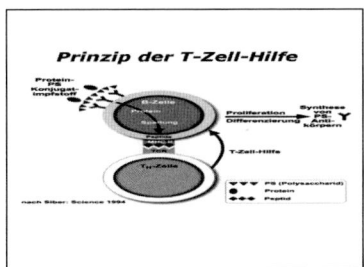

F5

F5 zeigt die T-Helfer-Zell-abhängige Aktivierung von B-Lymphozyten durch an Protein konjugiertes Polysaccharidantigen (T-Zell-Hilfe). An ein Protein-Antigen konjugiertes Polysaccharid-Antigen wird von den Oberflächen-Rezeptoren der B-Zelle erkannt und aufgenommen. Proteolytisch gespaltene Peptide werden in Gemeinsamkeit mit MHC II Molekülen an der Oberfläche der B-Zelle dargeboten und führen zu einer Interaktion zwischen B-Zelle und TH-Zelle, resultierend in der Abgabe von Zytokinen. Unter deren Einfluss reift die B-Zelle zu einer Antikörper-sezernierenden B-Zelle heran, proliferiert und differenziert sich und produziert sowohl hoch affine IgG-Antikörper gegen das Polysaccharid als auch Gedächtniszellen (memory cells). Diese können bei erneutem Kontakt mit Antigen innerhalb kurzer Zeit IgG-Antikörper produzieren. [F5]

Zulassung von Konjugat-Impfstoffen: In Deutschland wurden Hib-Konjugat-Impfstoffe zuerst im Jahre 1991 zugelassen, danach in den Jahren 1999 und 2000 durch die European Medicines Agency (EMA) die ersten Konjugat-Impfstoffe gegen Meningokokken- und

Tabelle 1 zeigt die gegenwärtig durch die European Medicines Agency (EMA) und die (US) Food and Drug Administration (FDA) auf der Grundlage unterschiedlicher Trägerproteine zugelassenen Konjugatimpfstoffe gegen Erkrankungen durch bekapselte Bakterien.

	Zielkrankheit	Produkt	Serogruppe/ Serotyp	EMA-Zulassung	FDA-Zulassung
CRM$_{197}$[1]					
	Hib	Hib-Titer	Hib Typ b		2-71 M
	Meningokokken-E	**Meningitec**	C	ab 2. M	
		Menjugate	C	ab 2 M	
		Menveo	ACW135Y	ab 11 J	11-55 J
	Pneumokokken-E	**Prevenar13**[2]	13Serotypen	6W-5J	
		Prevnar13[2]	13 Serotypen		6 W-71 M
Tetanustoxoid					
	Hib	ActHib	HibTyp b	2-18 M	
		Infanrix-IPV+Hib	Hib Typ b	ab 2 M-36 M	
		Pentavac	Hib Typ b	ab 2 M-5 J	
		Infanrix hexa	Hib Typ b	ab 2 M-36 M	
	Meningokokken-E	NeissVac-C	C	ab 2 M	
Diphtherie-toxoid					
	Hib	ProHIBIT	Hib Typ b		18 M-5 J
	Meningokokken-E	Menactra	ACW135Y		2-55 J
OMP[3]					
	Hib	PedvaxHIB	Hib Typ b		2-71 M
		COMVAX	Hib Typ b		6 W-15 M
Protein D[4]					
	Pneumokokken	Synflorix[5]	10 Serotypen	6 W-23 M	

Anmerkungen:
durch EMA zugelassene Impfstoffe: Fettdruck
1) CRM197: atoxische Mutante des Diphtherietoxins
2) unterschiedlicher Name des gleichen Produkts in Europa und USA
3) OMP: outer membrane protein von Neisseria meningitidis serogroup B
4) Protein D: Oberflächenprotein von nicht typisierbarem Haemophilus influenzae
5) Synflorix: 8 Serotypen konjugiert mit Protein D, je 1 mit Tetanus- und Diphtherietoxoid

Abkürzungen: W-Lebenswoche, M-Lebensmonat, J-Lebensjahr

Pneumokokken-Erkrankungen. Handelte es sich bei den ersten Meningokokken-Konjugaten um monovalente Impfstoffe der Serogruppe C, so waren die Pneumokokken-Impfstoffe bereits multivalente Konjugate, anfänglich 7 und gegenwärtig 13 Serotypen enthaltend. 2010 wurde der erste multivalente Meningokokken-Konjugat-Impfstoff durch die EMA zugelassen (Serogruppen A,C,W135,Y), vorerst ab einem Alter von 11 Jahren. Der Impfstoff ist aktuell von der (US) Food and Drug Administration (FDA) bereits ab einem Alter von 2 Jahren lizensiert, der Hersteller beabsichtigt, demnächst die Zulassungsunterlagen ab einem Alter von 2 Monaten bei der EMA einzureichen.

1.2.1 *Haemophilus influenzae* Typ b-Konjugat-Impfstoffe

Drei weiter entwickelte Konjugat-Impfstoffe erwiesen sich hinsichtlich ihrer Immunogenität deutlicher verbessert als der an Diphtherietoxoid konjugierte Impfstoff; sie verwendeten andere Trägerproteine und induzierten auch beim sehr jungen Kind eine schützende Immunantwort:

Hib-Konjugat-Impfstoffe		
Impfstoff	Länge Polysaccharid	Carrier-Protein
PRP-D	mittel	Diphtherie-Toxin
HbOC	klein	CRM_{197} Mutante
PRP-OMP	mittel	*N. meningitidis* Protein: Outer Membrane Complex
PRP-T	groß	Tetanus-Toxoid

F6

II PRP-T-Hib-Impfstoff, Trägerprotein: Tetanustoxoid

II PRP-OMP-Hib-Impfstoff, Trägerprotein: äußeres Membranprotein von *N. meningitidis* der Serogruppe B

II HbOC-Impfstoff, Trägerprotein: eine atoxische Variante des Diphtherietoxins CRM197. [F6]

Als Einzelimpfstoff oder in Kombinationen bilden diese Konjugate die Grundlage der Impfprävention von Erkrankungen durch Haemophilus influenzae Typ b (Hib). In Deutschland ist (leider) nur noch ein Kombinationsimpfstoff mit Hib-Komponente verfügbar.

1.2.2 Meningokokken-Konjugat-Impfstoffe

Ende 1999 wurde der erste Meningokokken-Konjugat-Impfstoff (Serogruppe C) in Großbritannien zugelassen und im Rahmen eines außerordentlich erfolgreichen Routineimpfprogramms angewendet. Unterschiedliche Konjugat-Impfstoffe verwenden CRM197 oder Tetanustoxoid als Trägerprotein.

Im Jahre 2005 wurde in den USA ein 4-valenter (Serogruppen A,C,W135,Y) Konjugat-Impfstoff (konjugiert an Diphtherietoxoid) zugelassen, der Impfstoff kann gegenwärtig ab einem Alter von 2 Jahren angewendet werden. [F7]

Ein weiterer 4-valenter Konjugat-Impfstoff (konjugiert an CRM197) wurde im Februar

2010 von der europäischen Zulassungsbehörde EMA ab einem Alter von 11 Jahren zugelassen. [F8] Die Erweiterung der Zulassung ab einem Alter von 2 Monaten wird angestrebt.

Mit breiter internationaler Unterstützung (Meningitis Vaccine Project – MVP) wurde ein weniger kostenintensiver MenA-Konjugat-Impfstoff MenAfriVacTM (Tetatoxoid als Trägerprotein) im Serum Institute of India entwickelt und produziert. Die klinischen Erprobungen bestätigten seine gute Immunogenität und Sicherheit. Im Juni 2010 wurde dem Impfstoff von der WHO bescheinigt, dass er den empfohlenen WHO-Standards entspricht. Im Dezember 2010 wurde die Impfkampagne für 12 Millionen Menschen in Burkina Faso begonnen und soll bis zum Jahr 2015 in 25 Ländern des afrikanischen Meningitisgürtels weitergeführt werden.

1.2.3   Pneumokokken-Konjugat-Impfstoffe

Im Jahre 2000 wurde ein 7-valenter Konjugat-Impfstoff (Serotypen 4, 6B, 9V, 14, 18C, 19F, 23F; konjugiert mit CRM197) für Kinder ab dem vollendeten 2. Lebensmonat bis zu einem Alter von 5 Jahren in den USA und später in vielen anderen Ländern zugelassen. Die Routineanwendung in den USA reduzierte die Häufigkeit invasiver Pneumokokken-Erkrankungen bei den geimpften Jahrgängen deutlich und führte darüber hinaus durch Ausbildung einer ´herd immunity´ auch zu einem Rückgang der Erkrankungen bei Erwachsenen.

Der 7-valente Konjugat-Impfstoff wurde im Dezember 2009 durch einen 13-valenten Konjugat-Impfstoff (in Ergänzung zum 7-valenten Impfstoff die Serotypen 1,3,5,6A,7F,19A enthaltend) abgelöst, der ebenfalls mit CRM197 konjugiert ist und für Kinder ab dem vollendeten 2. Lebensmonat (ggf. ab 6 Wochen) bis zu einem Alter von 5 Jahren angewendet werden soll.

Bereits zu Beginn des Jahres 2009 wurde ein 10-valenter Konjugat-Impfstoff (in Ergänzung zum 7-valenten Impfstoff die Serotypen 1,5,7F enthaltend) für Kinder ab einem Alter von 6 Wochen bis zum vollendeten 2. Lebensjahr zugelassen. 8 der 10 Serotypen sind mit Protein D (Oberflächenlipoprotein, das in allen *H. influenzae*-Stämmen vorkommt einschließlich der nicht-typisierbaren *H. influenzae*-Stämme) und weitere 2 mit jeweils Diphtherie- oder Tetanustoxoid konjugiert. [F9]

Pneumokokken-Konjugat-Impfstoffe			
Impfstoff	Serotypen	Trägerproteine	Zulassung durch EMA
Prevenar	7 ST: 4,6B,9V,14, 18C,19F,23F	CRM₁₉₇	2001 Herstellung wird 2009 eingestellt
Synflorix	10 ST: 7 plus 3 ST: 1,5,7F	ST 18C: Tetanustoxoid ST19F: Diphtherietoxoid alle anderen ST: Protein D	3/2009
Prevenar 13	13 ST: 10 plus 3 ST: 3,6A,19A	CRM₁₉₇	12/2009

F9

Die Erweiterung der in den Impfstoffen enthaltenen Serotypen deckt in Deutschland etwa 70 % bzw. 80 % der im Kindesalter zirkulierenden Serotypen ab (7-valenter Impftoff etwa 65%). Die Zulassung multivalenter Konjugat-Impfstoffe wird auch für andere Altersgruppen angestrebt. Nach einer ´positive opinion´ des CHMP (Komitee für medizinische Produkte zur Anwendung beim Menschen) der EMA vom 22.9.2011 wird die EMA Prevenar13® Ende 2011 für ≥50-Jährige zulassen.

2 Pro und Contra unterschiedlicher Trägerproteine

Nach dem anfänglich vorwiegend verwendeten Trägerprotein DT (Diphtherietoxoid) stehen gegenwärtig das Trägerprotein CRM197, das Trägerprotein TT (Tetanustoxoid) und das Trägerprotein PD oder Protein HiD (abgeleitet von nicht typisierbarem *Haemophilus influenzae* NTHi-Protein D) im Vordergrund.

Unser Wissen über Vor- und Nachteile der differenten Trägerproteine, mögliche Interferenzen insbesondere bei der Verwendung in Kombinations-Impfstoffen oder bei der Ko-Administration mit anderen Impfstoffen ist noch unvollständig. Bisher wurden folgende Ergebnisse vorgelegt und Fragestellungen diskutiert:

Impfstoffe mit dem Trägerprotein DT stellten sich im Vergleich zu Impfstoffen mit anderen Trägerproteinen als weniger immunogen heraus. Als Ursache wird auch der unterschiedliche Herstellungsprozess von Trägerproteinen angenommen. Eine Detoxifikation mit Formaldehyd oder Glutaraldehyd kann bei nachfolgender Konjugation zu Epitopmodifikationen führen. Der Konjugationsprozess sollte einen schonenden Umgang mit den Epitopen der T-Helferzellen gewährleisten und damit die strukturelle Identität der Oligosaccharide bewahren.

Die Entwicklung multivalenter Konjugat-Impfstoffe wirft spezielle Probleme auf: Die Konjugatdosierung muss reduziert werden, von etwa 10 µg für monovalente Hib- oder Meningokokken-Impfstoffe auf 1–5 µg für die entsprechenden multivalenten Impfstoffe. Zu beachten ist die Balance zwischen optimaler Antipolysaccharid- und Anti-Trägerprotein-Antwort und dies in einem komplizierten immunologischen Umfeld, in welchem naive B-Zellen vom gleichen Trägerprotein eine T-Zell-Hilfe erfordern.

Es gilt am Beispiel von Prevenar3® als erwiesen, dass die Trägerproteine CRM197 oder PD für bis zu 13 Anti-Polysaccharid-Antworten benutzt werden können. Im Gegensatz dazu

391

wies ein multivalenter Impfstoff auf Grundlage des Trägerproteins TT bei einer Koadministration mit DTPa-basierten Kombinations-Impfstoffen ein höheres Risiko für eine niedrigere Anti-Polysaccharid-Antwort auf, vermutlich durch die Konkurrenz der unterschiedlichen
B-Zell-Klone bei limitierten TT-spezifischen T-Helferzellen.

Die Koadministration verschiedener Impfstoffe mit dem gleichen Trägerprotein kann zu
Interferenzmechanismen führen; unterschiedliche Trägerproteine könnten eine solche Interferenz vermeiden. Interferenzphänomene sind mit Wahrscheinlichkeit dosisabhängig.

Diese Ausführungen machen deutlich, dass weitere Untersuchungen zur Art und Dosierung
von Trägerproteinen notwendig sind. Sie haben Bedeutung für die zukünftige Auswahl von
Impfstoffen für nationale Impfprogramme und die Gestaltung von Impfkalendern. Neu
entwickelte Trägerproteine sind unter dem Aspekt sorgfältig zu evaluieren.

3 Immunogenität und Effektivität von Polysaccharid-Impfstoffen

3.1 Hib-Polysaccharid-Impfstoff

3.1.1 Immunogenität

Der 1985 in den USA zugelassene Polyribosylribitol-phosphat (PRP)-Impfstoff, extrahiert
und gereinigt aus dem Überstand von *H. influenzae* Typ b-Kulturen wurde in einem großen
Feldversuch in Finnland erprobt. Etwa 50.000 Kinder im Alter von 3 Monaten bis zu 5
Jahren erhielten im Jahre 1974 2 Dosen Impfstoff und wurden bis zu 4 Jahren nachunter-
sucht. Die Ergebnisse waren von hoher Bedeutung insbesondere für Aussagen zur Immunogenität und Effektivität von Polysaccharid-Impfstoffen im frühen Kindesalter:

Altersabhängige Persistenz der Immunantwort nach Hib-PS-Impfung

Impfalter	Zeitpunkt der Nachkontrolle	GMT
18-23 Monate	1,5 Jahre später	Abfall auf GMT Ungeimpften vergleichbar
24-35 Monate	3,5 Jahre später	Abfall auf GMT Ungeimpften vergleichbar
3-4 Jahre	3,5 Jahre später	signifikant höhere Werte als Ungeimpfte

Peltola H et al. NEJM 1984; 310: 1566

F10

‖ Nur 45 % der im 12.–17. Lebensmonat geimpften
Kinder erreichten den als schützend anzusehenden
Antikörpertiter von >1 µg/mL;
bei den im 18.–23. Lebensmonat geimpften
Kindern erreichten 50–75 % den schützenden
Antikörpertiterbereich;

‖ Impflinge im Alter von 24–34 Lebensmonaten
wiesen zu 90 % schützende Antikörpertiter auf.

Die altersabhängige Persistenz der Immunantwort nach der Hib-PS-Impfung zeigt die
nebenstehende Abbildung. [F10]

3.1.2   Effektivitätsschätzung

Eine im Rahmen der Untersuchung ebenfalls durchgeführte Analyse von 956 bakteriämischen Hib-Erkrankungen über einen 5-Jahreszeitraum wies 98 % der Fälle bei unter 10-Jährigen aus, wobei 40 % bei Kindern unter 18 Monaten registriert wurden. Die Autoren schätzten aufgrund ihrer Ergebnisse, dass eine Routine-Impfung mit PRP-Polysaccharid-Impfstoff 60 % der Erkrankungen verhüten kann.

3.2   Meningokokken-Polysaccharid-Impfstoff

3.2.1   Immunogenität

Meningokokken-PS-Impfstoff der Serogruppe A führt bei fast allen Erwachsenen zu einer als schützend angesehenen Konzentration bakterizider Serumantikörper (SBA). Der Antikörperspiegel nimmt mit zunehmendem Alter langsamer ab. Mekka-Pilger wiesen nach 5 Jahren keine als schützend angesehenen SBA-Konzentrationen mehr auf.
Meningokokken-PS-Impfstoff der Serogruppe C ist weniger immunogen als MenA-PS-Impfstoff. Der Titerabfall erfolgt schneller als nach MenA-PS-Impfstoff. In einer Studie konnten 4 Jahre nach der Impfung keine Antikörper mehr nachgewiesen werden.
MenW135- und MenY-PS-Impfstoff führt bei Kindern im Alter von mehr als 2 Jahren und bei Erwachsenen binnen 2 Wochen zu einer ausreichenden Immunantwort. Angaben über schützende Titer fehlen, die Antikörperspiegel fallen schnell ab.

3.2.2   Effektivität

Bei durch Meningokokken der Serogruppe A verursachten Epidemien und Ausbrüchen in afrikanischen, arabischen und asiatischen Ländern sowie in Finnland und Neuseeland wurde eine Effektivität der Impfung zwischen 70 und 100 % ermittelt. In Burkina Faso 1981 erfolgte eine Nachbeobachtung über 3 Jahre, die jeweiligen Effektivitätsraten fielen von 87 % im ersten Jahr auf 70 % im zweiten Jahr und auf 54 % im dritten Jahr ab.
Die Effektivität von MenC-PS-Impfstoff wurde bei Rekruten nachgewiesen: 87–91% Effektivität in den USA (1969–70) und Italien (1987–1989). Eine 1995 in Texas durchgeführte Fall-Kontroll-Studie ermittelte eine Effektivität von 85 %.

3.3   Pneumokokken-Polysaccharid-Impfstoff

3.3.1   Immunogenität

Vorausschicken muss man allen Immunogenitätsstudien zu Pneumokokken-Polysaccharid-Impfstoffen den Hinweis auf die Schwierigkeit der Interpretation der Ergebnisse, da ein definiertes immunologisches Korrelat für den Schutz beim Erwachsenen fehlt.

Bei immunkompetenten Erwachsenen einschließlich der Senioren induziert der Impfstoff signifikante Anstiege der Serotypspezifischen Antikörperkonzentrationen. Die Hälfte der Geimpften bildet Antikörper gegen mindestens 15 Serotypen, nur 4 % der Geimpften gegen alle Serotypen. Die Immunantwort bei immunkompetenten Personen mit chronischen Erkrankungen des Herzens, der Lunge oder mit Diabetes ist vergleichbar.

Die Wiederimpfung von Senioren nach 4 oder mehr Jahren führt zu einem signifikanten Anstieg der antikapsulären Antikörpertiter. Besorgnis erregt die Beobachtung, dass nach einer zweiten Impfung (allerdings im Abstand von 6 Monaten) mit Meningokokken-PS-Impfstoff der Serogruppe C das Phänomen der 'hyporesponsiveness' beobachtet wurde (Absinken der Antikörpertiter und der Serokonversionsraten).

Pneumokokken-Polysaccharide sind wie andere Polysaccharide T-Zell-unabhängige Antigene und deshalb sehr schlechte Immunogene beim jungen Kind unter 2 Jahren. Sie wurden deshalb in dieser Altersgruppe nicht angewendet und sind inzwischen durch Konjugat-Impfstoffe ersetzt. Ältere Kinder entwickeln nach PS-Impfung einen signifikanten Titeranstieg.

Immundefiziente Personen sind häufig besonders durch invasive Pneumokokken-Erkrankungen gefährdet, reagieren jedoch meist mit einer abgeschwächten Immunantwort von kürzerer Dauer. Nach Knochenmarkstransplantation verbessert sich die Immunantwort mit zunehmendem Abstand vom Eingriff, deshalb werden 2 Impfungen nach 12 und 24 Monaten empfehlen.
Patienten mit nephrotischem Syndrom und anderen chronischen Nierenkrankheiten reagieren vergleichbar zu gesunden Impflingen, jedoch meistens mit schnell abfallenden Antikörpertitern.
Bei Patienten mit funktioneller oder anatomischer Asplenie hängt die Antikörperantwort wesentlich von der Immunkompetenz ab.
Pneumokokken-Konjugat-Impfstoffe könnten bei immundefizienten Personen eine gute Alternative sein, wie erste Ergebnisse vermuten lassen.

3.3.2 Effektivität

Einzelne Studien in verschiedenen Ländern und Patientenkollektiven haben immer wieder positive Effekte der Polysaccharid-Impfung in unterschiedlichen Alterssegmenten und für diverse Endpunkte (z. B. Mortalität, Hospitalisierung) gezeigt.
Cochrane Meta-Analyse 2008: Die Schlussfolgerungen aus der Analyse von 15 randomisierten und 7 nicht randomisierten Kontrollstudien lauten:

II Evidenz für eine Effektivität gegen invasive Erkrankungen;

II Evidenz ist weniger deutlich hinsichtlich der Effektivität bei Erwachsenen mit chronischen Erkrankungen;

II ungenügende Evidenz hinsichtlich Effektivität gegen Pneumonien (aller Ursachen) und Mortalität.

Die Aussagen werden limitiert durch Mängel einzelner Studien.

Alternative der Zukunft: Konjugat-Impfstoffe.

4 Sicherheit von Polysaccharid-Impfstoffen

Die Nebenwirkungen von Polysaccharid-Impfstoffen betreffen vor allem Lokal- und systemische Reaktionen. Gelegentlich kommt es innerhalb von 1–3 Tagen, selten länger andauernd, an der Impfstelle zu Schmerz, Rötung und Schwellung. Schwerere Lokalreaktionen sind selten, unter anderem bei fälschlicherweise intrakutaner Injektion. Allgemeinsymptome wie Fieber, Kopfschmerz, Abgeschlagenheit, Muskel-/Gelenkschmerz sowie gastrointestinale Beschwerden sind ebenfalls möglich. Selten sind Überempfindlichkeitsreaktionen wie Urtikaria oder Serumkrankheit; anaphylaktoide Sofortreaktionen wurden in Einzelfällen berichtet.

Verstärkte Impfrektionen nach Wiederimpfung mit Pneumokokken-Polysaccharid-Impfstoff haben die STIKO 2009 veranlasst, die Indikation für ein- oder mehrmalige Wiederimpfungen (nach frühestens 3 Jahren bei Kindern und nach 5 Jahren bei Erwachsenen) auf Individuen mit chronischen Nierenkrankheiten (nephrotisches Syndrom) und angeborenen oder erworbenen Immundefekten mit T- und/oder B-zellulärer Restfunktion zu beschränken.

5 Indikationen für Polysaccharid-Impfstoffe

Polysaccharid-Impfstoffe gegen Hib-Erkrankungen spielen seit Jahren keine Rolle mehr. Gegenwärtig sind Polysaccharid-Impfstoffe gegen Meningokokken-Erkrankungen noch unverzichtbar. Sie werden in Impfkampagnen bei Ausbrüchen und Epidemien in den Ländern des afrikanischen Meningitisgürtels eingesetzt, ferner zum individuellen Schutz von Reisenden und Angehörigen von Risikogruppen (enge Kontaktpersonen zu akuten Erkrankungen; gesundheitlich Vorgeschädigte, Pilger, Militärangehörige, Studenten, gefährdetes Laborpersonal). Die Ablösung durch multivalente Meningokokken-Konjugat-Impfstoffe bzw. monovalenten Meningokokken-Konjugat-Impfstoff der Serogruppe A in afrikanischen und anderen Entwicklungsländern steht unmittelbar bevor.

Pneumokokken-Polysaccharid-Impfstoff wird weiterhin für Senioren und gesundheitlich Vorgeschädigte ab einem Alter von 5 Jahren angewendet. Mittelfristig wird es auch dabei zur Ablösung durch Konjugat-Impfstoffe kommen.

6 Immunogenität und Effektivität von Konjugat-Impfstoffen

Nach bisheriger Auffassung beruht der durch Konjugat-Impfstoffe induzierte Schutz vor Erkrankung in erster Linie auf dem immunologischen Gedächtnis: Eine weitere Impfung oder eine natürliche Infektion führen schnell zu protektiven Antikörpertitern. Diese Auffassung ist nach englischen Untersuchungen, zumindestens für die Impfung des Säuglings mit Meningokokkenkonjugat-Impfstoff der Serogruppe C, nicht unwidersprochen geblieben. Die Persistenz der Antikörper und die Induktion einer 'herd immunity' werden als bedeutsamer für den Langzeitschutz der Impfung angesehen.

Für alle Konjugat-Impfstoffe zur Prävention invasiver Erkrankungen im Kindesalter hat eine Vielzahl von Untersuchungen zu der Erkenntnis geführt, dass die Grundimmunisierung im frühen Säuglingsalter einer Boosterimpfung im 2. Lebensjahr bedarf.

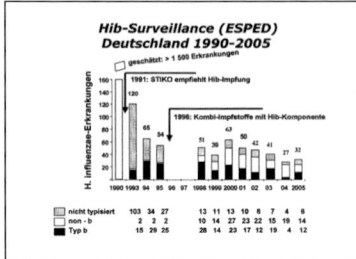

F11

Konjugat-Impfstoffe konnten bereits in Routineimpfprogrammen von industriell entwickelten Ländern und einer zunehmenden Zahl anderer Länder gegen invasive Erkrankungen durch *H. influenzae*, Meningo- und Pneumokokken mit hoher Effektivität eingesetzt werden. Die nebenstehende Abbildungen sollen diese Aussage zur Effektivität verdeutlichen:

‖ Effektivität der Hib-Impfung in Deutschland [F11]

‖ Effektivität von MenC-Impfprogrammen in europäischen Ländern [F12]

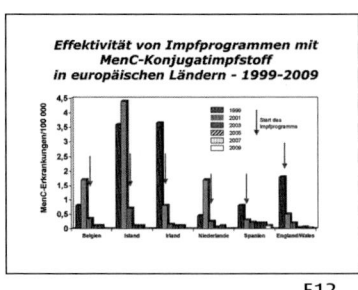

F12

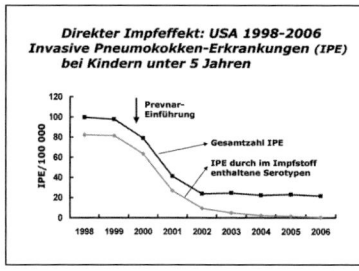

F13

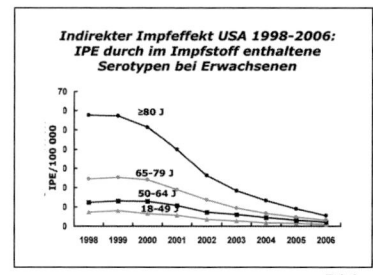

F14

|| Effektivität der Pneumokokken-Impfung in den USA, dargestellt am Inzidenzrückgang der Geimpften [F13] und dem Inzidenzrückgang bei Erwachsenen als Ausdruck einer durch das Programm induzierten ´herd immunity´. [F14]

7 Verweis auf die speziellen Krankheitskapitel

Weitere Aussagen zur Epidemiologie und Impfprävention von Erkrankungen durch bekapselte Bakterien, auch zur Immunogenität und Sicherheit von Konjugat-Impfstoffen, finden sich in den Kapiteln

|| **5** Erkrankungen durch *Haemophilus influenzae* Typ b,

|| **11** Meningokokken-Erkrankungen und

|| **14** Pneumokokken-Erkrankungen dieses Buches.

8 Ausblick

Konjugat-Impfstoffe haben die Prävention invasiver bakterieller Erkrankungen, einer im globalen Maßstab bedeutsamen Krankheitsgruppe, revolutioniert. Neuen Trägerproteinen und der Erforschung von Interferenz und Dosierung der Trägerproteine kommt hohe Bedeutung zu. Es ist zu hoffen, dass Konjugat-Impfstoffe zukünftig auch für die Bevölkerung von Entwicklungsländern zur Verfügung stehen werden. Mittelfristig werden Konjugat-Impfstoffe die gegenwärtig noch nicht vollständig verzichtbaren Polysaccharid-Impfstoffe ersetzen und auch für die Prävention von Pneumokokken-Erkrankungen im Erwachsenen- und Seniorenalter eine prioritäre Rolle spielen.

Literatur

PELTOLA H, KAYHTY H, VIRTANEN M, MAKELA PH. Prevention of Hemophilus influenzae type b bacteremic infections with the capsular polysaccharide vaccine. NEJM 1984; 310: 1561-65.

SIBER GR. Pneumococcal disease: prospects for a new generation of vaccines. Science 2 September 1994: 1385-87.

DAGAN R, ESKOLA J, LECLERC C, LEROY O. Reduced response to multiple vaccines sharing common protein epitopes that are administered simultaneously to infants. Infect Immun 1998; 66(5):2093-8.

MOBERLEY SA, HOLDEN J, TATHAM DP, ANDREWS RM. Vaccines for preventing pneumococcal infection in adults. Cochrane Database Syst Rev 2008.

PLOTKIN SL, PLOTKIN SA. A short history of vaccination. In: Plotkin SA, Orenstein WA, Offit PA (eds). Vaccines. 5th edition. Saunders Elsevier 2008, pp 1-16.

CHANDRAN A, WATT JP, SANTOSHAM M. Haemophilus influenzae vaccines. In: Plotkin SA, Orenstein WA, Offit PA (eds) Vaccines. 5th edition. Saunders Elsevier 2008, pp 157-176.

GRANOFF DM, HARRISON HL, BORROW R. Meningococcal vaccines. In: Plotkin SA, Orenstein WA, Offit PA (eds) Vaccines. 5th edition. Saunders Elsevier 2008, pp 399-434.

BLACK S, ESKOLA J, WHITNEY C, SHINEFIELD H. Pneumococcal conjugate vaccine and pneumococcal common protein vaccines. In: Plotkin SA, Orenstein WA, Offit PA (eds) Vaccines. 5th edition. Saunders Elsevier 2008, pp 531-568.

JACKSON LA, NEUZIL KM. PNEUMOCOCCAL POLYSACCHARIDE VACCINES. In: Plotkin SA, Orenstein WA, Offit PA (eds) Vaccines. 5th edition. Saunders Elsevier 2008, pp 569-604.

CAMPBELL H, BORROW R, SALISBURY D, ELIZABETH MILLER E. Meningococcal C conjugate vaccine: The experience in England and Wales. Vaccine 2009; 27S: B20–B29.

PACE D, POLLARD AJ, NANCY E. MESSONIER NE. Quadrivalent meningococcal conjugate vaccines. Vaccine 2009; 27S: B30–B41.

SHINEFIELD HR. Overview of the development and current use of CRM197 conjugate vaccines for pediatric use. Review. Vaccine 2010; 28: 4335.

DAGAN R, POOLMAN J, SIEGRIST C-A. Glycoconjugate vaccines and immune interference: A review. Vaccine 2010; 28: 5513.

DITTMANN S, SCHNEEWEISS B. Prävention bakterieller Erkrankungen mit Konjugat-Impfstoffen. Pharm. Zeitung 2011 Nr 17.

22 Impfungen im Arbeitsleben

Schon im 17. Jahrhundert wusste man, dass bestimmte Tätigkeiten im Arbeitsleben mit einem erhöhten Infektionsrisiko einhergehen. Bernardo Ramazzini, der Begründer der Arbeitsmedizin, schildert im 19. Kapitel seines Buchs über die ´Krankheiten der Künstler und Handwerker´ die Infektionsrisiken bei der Geburtshilfe (´De obstetricum morbis´). 160 Jahre später musste Ignaz Semmelweiß mit ansehen, wie ein Kollege, der sich bei einer Sektion verletzt hatte, an einer Sepsis starb. In Deutschland nahm Gottfried Benn nach dem Ende des Ersten Weltkriegs die erste wissenschaftliche Untersuchung zum Thema vor, als er sich dem Syphilisrisiko bei Beschäftigten im Gesundheitsdienst widmete.

1   STIKO-Empfehlungen zum beruflichen Risiko

Trotz der Kenntnis zahlreicher ähnlicher Risiken in der Arbeitswelt ging es in den ersten Jahren nach der Gründung der STIKO (heute: Ständige Impfkommission am Robert Koch-Institut) im Jahre 1972 bei der Erstellung von Impfplänen zunächst einmal um die Etablierung der notwendigen Immunisierungsmaßnahmen im Säuglings-, Kinder- und Jugendlichenalter. Erst Anfang der 1980er-Jahre wurden – insbesondere nach Erscheinen des ersten Impfstoffs gegen Hepatitis B – einige Indikationen für Erwachsene formuliert. Einzig und allein die Standardimpfungen gegen Tetanus und Diphtherie waren von Anfang an unumstritten – wenngleich der Diphtherie-Impfung, die von den meisten Ärzten schlichtweg ignoriert wurde, dadurch ´auf die Sprünge geholfen´ werden musste, dass man sie regelhaft bei der Postexpositionsprophylaxe gegen Tetanus als zusätzlichen Merkposten in den Impfkalender schrieb.

Während der zweiten Hälfte der 1990er-Jahre, als auch Impfungen gegen Masern, Mumps, Röteln und Windpocken als wichtige Impfmaßnahmen im Erwachsenenalter etabliert wurden, wurde bei den STIKO-Impfindikationen [F1] der Buchstabe ´B´ in die Empfehlungen aufgenommen: Neben ´S´(Standardimpfung), ´R´(Reiseimpfung), ´P´(Postexpositionsprophylaxe) und ´I´ (Indikationsimpfung) sollten die dort unter dem Stichwort ´B(erufliches Risiko)´ zusammengefassten Impfungen dazu dienen, Impfschutz ´aus hygienischen Gründen bzw. zum Schutz Dritter´ als Ziel der STIKO zu erreichen.

Kategorisierung der Impfungen gemäß STIKO-Empfehlung

- **S = Standardimpfung:** allgemeine Anwendung
- **A = Auffrischimpfung**
- **I = Indikationsimpfung** bei individuell erhöhtem Expositions-, Erkrankungs-, Komplikationsrisiko
- **B = bei erhöhtem beruflichen Risiko:** nach Gefährdungsbeurteilung (BiostoffV)
- **R = Reiseimpfungen**
- **P = postexpositionelle Impfungen/Riegelungsimpfungen** bei Kontaktpersonen in Familie oder Gemeinschaft

F1

Wie eng die egoistische (Selbstschutz aus arbeitsmedizinischer Sicht) und die altruistische Indikation (Patientenschutz, Verbraucherschutz) dabei zusammenhängen können, sei an dieser Stelle kurz am Beispiel der Impfungen gegen Hepatitis A und Hepatitis B erläutert: Einerseits sind alle im Gesundheitsdienst Beschäftigten durch Blutkontakte – und dabei bereits durch kleinste Mengen selbst unterhalb von einem Mikroliter – gefährdet. So kann beispielsweise im Rahmen einer Kanülenstichverletzung genügend infektionstüchtiges Virusmaterial vom infektiösen ´Spender´ (Patienten) der Verletzung auf den ´Empfänger´ (Beschäftigten) übergehen. Die hohe Antikörper-Seroprävalenz bei dieser Berufsgruppe erklärt sich daraus. Deshalb werden seit mehr als 25 Jahren die Beschäftigten im Gesundheitsdienst erfolgreich gegen Hepatitis B geimpft.

Da aber andererseits weltweit auch mehr als 700 Übertragungsfälle in der umgekehrten Richtung dokumentiert worden sind – infektiöser Beschäftigter infiziert nichtimmunen Patienten – muss die vorbeugende Impfung der Beschäftigten gleichzeitig auch als Patientenschutzmaßnahme verstanden werden: Wird etwa ein angehender Herzchirurg, der keine Antikörper gegen das Hepatitis-B-Virus aufweist (anti-HBc-negativ), erfolgreich geimpft, kann er in Zukunft seine Patienten nicht mehr durch die Übertragung einer Hepatitis-B-Virusinfektion gefährden.

Ähnlich verhält es sich mit der Impfung gegen Hepatitis A: Ist ein im Lebensmittelsektor Beschäftigter – zum Beispiel ein Konditor – erfolgreich geimpft, kann er sich nicht mehr, etwa bei einer Auslandsreise in Ägypten oder anderen Risikogebieten, selbst infizieren und unter ungünstigen Umständen den Erreger an die Konsumenten seiner Backwaren weitergeben.

Solche Fälle wurden nicht nur in Deutschland mehr als 100mal objektiviert, sondern auch in der internationalen Literatur immer wieder dokumentiert. Dies bedeutet, dass man in vielen Fällen (so auch im Falle von Masern, Mumps, Röteln, Influenza etc.) die arbeitsmedizinische Indikation nicht von der hygienischen oder am Verbraucherschutz orientierten Indikation trennen kann.

Dass die STIKO mit ihren Indikationen zur beruflich indizierten Erwachsenen-Impfung ihrer Zeit gelegentlich etwas voraus ist, zeigt die Tatsache, dass auch heute noch nicht nur in Laienkreisen der Begriff ´Impfung´ in der Regel mit ´Pädiatrie´ (mit dem Kinderarzt) assoziiert wird und dass man in der Allgemeinmedizin gerade erst angefangen hat, sich der Bedeutung des Themas bewusst zu werden.

Dass demnächst auch von der gynäkologischen Facharzteschaft mehr in Sachen Impfschutz getan werden wird, liegt unter anderem auch an der mittlerweile erfolgten Zulassung der ersten Impfstoffe, die sich gegen Infektionen mit humanen Papillomaviren richten und damit Erfolge beim Kampf gegen das Zervixkarzinom versprechen.

2 Arbeitsmedizin und Impfungen

Die Bedeutung der Impfung in der Arbeitsmedizin ist außerordentlich groß, aber das Potenzial wurde bislang schlecht genutzt.

Deutlich wird dies unter anderem, wenn man sich die Tatsache vor Augen hält, dass Jahr für Jahr etwa 15 % der dem Robert Koch-Institut übermittelten Hepatitis-B-Fälle aus dem arbeitsmedizinischen Bereich (v. a. Gesundheitsdienst) stammen – und dies 30 Jahre nach Einführung des ersten Hepatitis-B-Impfstoffs.

Darüber hinaus wird auch bei der Lektüre der weltweit mehr als 30 zum Thema ´Influenza-Impfung im Gesundheitsdienst´ durchgeführten Impfstudien deutlich, dass die Durchimpfungsraten gerade in diesem sensiblen Bereich des Arbeitslebens mit regelhaft 10–20 % mehr als zu wünschen übrig lassen.

Nicht nur die Tatsache, dass der Zugang der Betriebsärzteschaft zum ´gesunden´ Teil der Bevölkerung ein einzigartiges Privileg in Sachen Impfung darstellt, sondern auch der Umstand, dass bei fast allen im Impfkalender auftauchenden Indikationen auch das ´B´ eine wichtige Rolle spielt, sollte alle betriebsärztlich Tätigen dazu motivieren, das Thema ´Impfung´ bei jedem arbeitsmedizinischen Kontakt anzusprechen – sei es anlässlich einer Vorsorgeuntersuchung, sei es während einer Betriebsbegehung (die meist eine sehr genaue Gefährdungsbeurteilung zulässt).

Tabelle 1 (siehe Folgeseite) zeigt die heute bei den verschiedensten Immunisierungsmaßnahmen von der STIKO formulierten ´B´-Indikationen (im Falle des Typhus zusätzlich vom ´Berufsgenossenschaftlichen Grundsatz G 42´ definiert, im Falle der Hepatitis-A-Impfung bei im Lebensmittelverkehr Beschäftigten vom RKI postuliert).

3 Biostoffverordnung / Verordnung zur arbeitsmedizinischen Vorsorge

Darüber hinaus sollte beachtet werden, dass die eigentliche gesetzliche Grundlage für Impfungen im Arbeitsleben (die vom Arbeitgeber zu finanzieren sind) die Biostoffverordnung und die Verordnung zur arbeitsmedizinischen Vorsorge sind.

Dort heißt es: ´Untersuchungen aufgrund einer Tätigkeit mit impfpräventablen biologischen Arbeitsstoffen müssen nicht durchgeführt werden, wenn der Beschäftigte über einen ausreichenden Immunschutz gegenüber diesem biologischen Arbeitsstoff verfügt. Ansonsten

Tabelle 1 Übersicht über die im Arbeitsleben wichtigen Impfungen

Krankheit	Impfstoff	Wer sollte geimpft werden?
Diphtherie	T, KI	Auffrischimpfung alle 10 Jahre; bei Ausbruch/Epidemie alle Beschäftigten
FSME	T	Garten-/Waldarbeiter, Landwirte, Straßenwärter in Risikogebieten gefährdetes Laborpersonal (Aerosolbildung)
Hepatitis A	T, ggf KI	Gesundheitsdienst (inkl. Küche, Labor, technischer und Reinigungs- bzw. Rettungsdienst, psychiatrische und Fürsorgeeinrichtungen, Behindertenwerkstätten, Asylbewerberheime); Klärwerker, Kanalarbeiter; Beschäftigte im Vollzug, in Einrichtungen der Kinderbetreuung, in Betrieben bei Arbeiten mit Lebensmitteln, die das Risiko einer Übertragung beinhalten
Hepatitis B	T, ggf KI	anti-HBc-negative Beschäftigte im Gesundheitsdienst (inkl. Labor, technischer, Reinigungs-/Rettungsdienst sowie Personal psychiatrischer/ Fürsorgeeinrichtungen/Behindertenwerkstätten, Asylbewerberheime), bei Arbeiten mit möglichem Blut-/Körperflüssigkeiten-Kontakt, im Recyclingbereich, bei industriellem Umgang mit Blutprodukten, Kanalreiniger, Klärwerker, Vollzugsangestellte, ehrenamtliche Ersthelfer, Polizisten, Sozialarbeiter
Influenza	T	Gesundheitsdienst; Beschäftigte mit umfangreichem Publikumsverkehr, direktem Kontakt zu Geflügel/Wildvögeln
Masern	L, KI	nach 1970 Geborene mit unklarem Impfstatus, nur einer oder keiner Impfung im Gesundheitsdienst, bei der Betreuung von Immundefizienten oder in Gemeinschaftseinrichtungen
Meningokokkenerkrankungen	T	gefährdetes Laborpersonal (Risiko eines *N. menigitidis*-Aerosols)
Mumps	L, KI	Ungeimpfte bzw. empfängliche Beschäftigte im Gesundheitsdienst (Pädiatrie), in Gemeinschaftseinrichtungen (Vorschulalter) und in Kinderheimen
Pertussis	T, KI	Beschäftigte ohne Impfnachweis (d. h. keine Impfung oder Impfung vor mehr als 10 Jahren) im Gesundheitsdienst und in Gemeinschaftseinrichtungen
Poliomyelitis	T, KI	Gesundheitsdienst: bei möglichem Kontakt zu Erkrankten (Infektionsmedizin, Neurologie), Laborpersonal mit Polio-Risiko; Wohlfahrtspflege: Kontakt mit Einreisenden aus Polio-Risikogebieten
Röteln	L, KI	Ungeimpfte bzw. empfängliche Beschäftigte im Gesundheitsdienst (Pädiatrie, Gynäkologie, Geburtshilfe, Schwangerenbetreuung), in Gemeinschaftseinrichtungen
Tetanus	T, KI	Beschäftigte im gärtnerischen und technischen Bereich, ansonsten als Standardimpfung eine Auffrischimpfung alle zehn Jahre
Tollwut	T	Waldarbeiter, Beschäftigte in Forstbetrieben, Jäger, Tierärzte in Gebieten mit neu aufgetretener Wildtier-Tollwut, Beschäftigte in Laboratorien mit Tollwutrisiko; Beschäftigte mit beruflichem Kontakt zu Fledermäusen
Typhus	T, L , ggf KI	Gesundheitsdienst (Beschäftigte in Laboratorien, die Stuhluntersuchungen durchführen)
Varizellen	L	Ungeimpfte bzw. empfängliche Beschäftigte im Gesundheitsdienst (seronegatives Personal in Pädiatrie, Kinderbetreuung, Onkologie, Gynäkologie/Geburtshilfe, Schwangerenbetreuung, Intensivmedizin, Betreuung von Immundefizienten), in Einrichtungen der Kinderbetreuung

* T = Tot-/Toxoidimpfstoff, L = Lebendimpfstoff, KI = Kombinationsimpfstoff

hat der Arbeitgeber zu veranlassen, dass dem Beschäftigten im Rahmen der Untersuchung die entsprechende Impfung angeboten wird. Dabei hat der Arzt die Beschäftigten über die zu verhütende Krankheit, über den Nutzen der Impfung und über mögliche Nebenwirkungen und Komplikationen aufzuklären´ (BiostoffV. § 15 a).

Dies bedeutet, dass einerseits bei hierzulande zugelassenen Impfstoffen die Empfehlungen der STIKO greifen. Auf der anderen Seite dürfen aber auch bei bestehender Gefährdung Impfstoffe zur Anwendung gelangen, die keine entsprechende (deutsche oder europäische) Zulassung besitzen; unter der Voraussetzung, dass es sich um einen sicheren und effizienten Impfstoff handelt. Dies könnte beispielsweise für den Schutz vor Milzbrand eine Rolle spielen.

Literatur

HOFMANN, F, KRALJ N, HASSELHORN HM Zur HBV-, HCV- und HIV-Infektion von Patienten durch medizinisches Personal. Ergomed 2001; 2: 70-74.

NN. Zu einem lebensmittelassoziierten Hepatitis-A-Ausbruch. Epidemiol Bull RKI 2004; 33:274-275.

Verordnung über Sicherheit und Gesundheitsschutz bei Tätigkeiten mit biologischen Arbeitsstoffen (Biostoffverordnung) vom 27. Januar 1999 (BGBl. I S. 50), zuletzt geändert durch Artikel 3 der Verordnung vom 18. Dezember 2008 (BGBl. I S. 2768).

Berufskrankheiten-Verordnung (BKV) vom 31. Oktober 1997 (BGBl. I S. 2623), zuletzt geändert durch Artikel 1 der Verordnung vom 11. Juni 2009 (BGBl. I S. 1273).

Empfehlungen der Ständigen Impfkommission (STIKO) am Robert Koch-Institut/Stand Juli 2011. Epidemiol Bull RKI 2011 Nr. 30. >www.rki.de<

Weiterführende Literatur

HOFMANN F (2003 – 2010) Handbuch der Infektionskrankheiten, Loseblattwerk, 4 Bände. ecomed-Verlag Landsberg.

Sektion III

23 Allgemeine Reise-Impfberatung

1   Reiseplanung

Bei der Planung einer Fernreise ist Vieles zu berücksichtigen. Nicht nur die unterschiedlichen konstitutionellen Voraussetzungen des Reisenden, auch die Jahreszeit, in der die Reise stattfinden soll, die Dauer des Aufenthaltes, die Reisebedingungen – Fünf-Sterne-Hotel oder Rucksackreise – und natürlich das Reiseland. All diese Punkte haben Einfluss auf die Zusammenstellung des individuellen Impfplanes.

Ausgewählte Impfungen nach Regionen (1)

	Tetanus	Diph-therie	Polio	Hep. A	Typhus	Gelb-fieber	Malaria*
Nordafrika	x	x	x	x	(x)	-	-
Zentralafrika	x	x	x	x	x	x	x
Südl. Afrika	x	x	x	x	(x)	-	(x)
Nordamerika	x	x	-**	-	-	-	-
Mittelamerika	x	x	-**	x	(x)	-	(x)
Karibik	x	x	(x)	x	(x)	-	(x)
Tropisches Südamerika	x	x	-**	x	x	x	(x)
Subtropisches Südamerika	x	x	-**	x	(x)	-	(x)

(x) = abhängig von Reiseart, Reiseziel, Jahreszeit
*Medikamentöse Prophylaxe oder Stand-by-Therapie
**ausreichender Standard-Impfschutz sollte stets vorhanden sein

F1

Ausgewählte Impfungen nach Regionen (2)

	Tetanus	Diph-therie	Polio	Hep. A	Typhus	Gelb-fieber	Malaria*
Asien (Ost-, Südost-, Südzentral und Südwestasien)	x	x	x	x	(x)	-	(x)
Australien/ Neuseeland	x	x	-**	-	-	-	-
Ozeanien	x	x	-**	x	(x)	-	x
Nordeuropa	x	x	-**	-	-	-	-
Süd- und Osteuropa	x	x	-**	x	-	-	-

(x) = abhängig von Reiseart, Reiseziel, Jahreszeit
*Medikamentöse Prophylaxe oder Stand-by-Therapie
**ausreichender Standard-Impfschutz sollte stets vorhanden sein

F2

Für die Häufigkeit mancher Erkrankungen, z. B. Malaria oder Gelbfieber, ist aber nicht nur die Jahreszeit entscheidend oder das persönliche Risiko aufgrund der Reisegegebenheiten. Auch die einzelnen Regionen eines Reiselandes können ein unterschiedlich hohes Infektionsrisiko bergen. Denn wie in Deutschland FSME-Endemiegebiete regional verschieden verteilt sind, gibt es vor allem in vielen Ländern Asiens und Südamerikas ganz unterschiedliche Malaria-Risikogebiete. So ist z. B. in Brasilien das Risiko im Amazonasgebiet hoch, in den Küstenregionen dagegen gar nicht vorhanden. Ähnliches gilt für das Vorkommen von Gelbfieber in Südamerika (im Norden südlich des Panamakanals bis hin zu den Iguaçu-Wasserfällen im Süden) und in Afrika (Zentralafrika von der West- bis zur Ostküste). Eine Reise-Impfberatung ist daher immer eine sehr individuelle Beratungsleistung. Eine allgemeine Orientierung bieten die nebenstehenden Abbildungen, sie können aber die individuellen Gegebenheiten nicht berücksichtigen. [F1] [F2]

Ein ausführliches persönliches Gespräch sollte bei einer Reiseberatung zentraler Punkt sein. In manchen Situationen sollte man unbedingt von Tropenreisen abraten. Dies gilt in der Regel für Schwangere, aber auch für Säuglinge und Kleinkinder.

2 Impfungen bei gebuchten Reisen (Pauschalurlaub)

Die Palette der zu empfehlenden Impfungen ist bei einer typischen 'Pauschalreise' deutlich geringer als bei der 'Rucksack'- bzw. 'Trekkingtour'. Doch ganz ohne Vorbereitung sollte auch eine derartige Reise nicht angetreten werden. Zunächst gilt es, den Impfstatus zu erheben, beginnend mit den Standardimpfungen. Zu überprüfen ist im Einzelnen:

2.1 Liegen beim Erwachsenen die Standard-Impfungen vor?

- Diphtherie: letzte Impfung vor weniger als 10 Jahren?
- Tetanus: letzte Impfung vor weniger als 10 Jahren?
- Poliomyelitis: sind eine Grundimmunisierung (in der Regel 3 Impfungen) und eine Auffrischimpfung dokumentiert?
- wurde bei den Auffrisch-Impfungen gegen Diphtherie und Tetanus (bzw. auch gegen Poliomyelitis) die Empfehlung berücksichtigt, einmalig die Pertussis-Impfung einzubeziehen: Tdap- bzw. Tdap-IPV-Impfstoff?
- wurden die jährliche Influenza-Impfung und die einmalige Pneumokokken-Impfung bei ≥ 60-Jährigen verabreicht? [F3]

> **Impfberatung: Erwachsene**
>
> **Liegen die Standardimpfungen vor?**
>
> ☒ Diphtherie: letzte Impfung vor weniger als 10 Jahren?
> ☒ Tetanus: letzte Impfung vor weniger als 10 Jahren?
> ☒ Poliomyelitis: eine Grundimmunisierung und eine Auffrischimpfung dokumentiert?
> ☒ Pertussis-Impfung (als Tdap bzw. Tdap-IPV) einmalig verabreicht?
> ☒ Influenza- und Pneumokokken-Impfung bei ≥60-Jährigen?
> ☒ MMR-Impfung für nach 1970 Geborene mit weniger als 2 Masern-Impfungen oder unklarem Impfstatus
>
> F3

2.2 Bei Reisen mit Kindern: Sind alle Standard-Impfungen nach dem STIKO-Impfkalender verabreicht worden?

- 2 Impfungen gegen Masern, Mumps und Röteln sowie Varizellen
- die Grundimmunisierung gegen Diphtherie, Tetanus, Poliomyelitis, Pertussis, *Haemophilus influenzae* Typ B (Hib) und Hepatitis B
- die Grundimunisierung gegen Pneumokokken bei Kindern bis 2 Jahre (in der Regel 3 plus 1)
- 1 Meningokokken-C-Impfung
- wurden notwendige Auffrisch- (gegen Diphtherie, Tetanus, Pertussis, Poliomyelitis) bzw. Nachhol-Impfungen (gegen Meningokokken C, Hepatitis B, Varizellen, MMR) im Vorschul-, Schul- und Jugendlichenalter durchgeführt
- HPV-Impfung (3 Impfungen) für Mädchen von 12 bis 17 Jahren. [F4]

> **Impfberatung: Kinder**
>
> **Wurde nach dem STIKO-Impfkalender 2011 geimpft?**
>
> ☒ 2 Impfungen gegen Masern, Mumps und Röteln?
> ☒ 2 Impfungen gegen Varizellen?
> ☒ Grundimmunisierung gegen Diphtherie, Tetanus, Poliomyelitis, Pertussis, Hib und Hepatitis B?
> ☒ Pneumokokken-Impfung bei Kindern bis 2 Jahre?
> ☒ Meningokokken-C-Impfung?
> ☒ HPV-Impfung (3x) für Mädchen von 12-17 Jahren?
>
> Fehlende Impfungen sollten bis zum 18. Geburtstag nachgeholt werden
>
> F4

Den aktuellen Impfkalender der STIKO findet man unter www.rki.de ➡ Infektionsschutz ➡ Impfen.

Eine Reise ist ein sinnvoller Anlass, Impflücken zu schließen. Werden sehr kleine Kinder (bis 6 Monate) mit auf die Reise genommen, ist auch eine Impfung gegen Rotaviren empfehlenswert.

2.3 Speziell indizierte Reise-Impfungen

Nach den Standardimpfungen müssen die Reise-Impfungen unter die Lupe genommen werden. Im Einzelnen sind das die Impfungen gegen:

|| Hepatitis A
|| Gelbfieber
|| Typhus
|| FSME
|| Meningokokken,

Speziell indizierte Reiseimpfungen

• Mögliche Reiseimpfungen gegen
 - Hepatitis A
 - Gelbfieber
 - Typhus
 - Frühsommer-Meningoenzephalitis (FSME)
 - Meningokokken

 - Nicht vergessen: Malariaprophylaxe

F5

wobei jeweils die epidemiologische Situation und die hygienischen Bedingungen im Ziel- oder Transitland, die Art der Reise, die individuelle gesundheitliche Situation des Reisenden sowie eventuelle offizielle Impfempfehlungen oder -forderungen in die Überlegungen einzubeziehen sind. [F5]

Einzelheiten zur jeweiligen Krankheit und der entsprechenden Impfprophylaxe sind den speziellen Kapiteln zu entnehmen.

|| Nicht zu vergessen: Malariaprophylaxe und Mückenschutz!

2.3.1 Hepatitis A

Von der Häufigkeit her ist das Hepatitis-A-Infektionsrisiko am höchsten einzuschätzen, sodass diese Impfung als klassische Reiseimpfung gilt. Die Gefahr einer Hepatitis-A-Infektion kann durch hygienische Maßnahmen stark reduziert werden. Neben der persönlichen Hygiene empfiehlt sich beim Aufenthalt in tropischen und subtropischen Gebieten ein Verhalten, das auch für die Verhütung anderer viraler und bakterieller Darminfektionen wichtig ist: Vermeidung aller rohen Speisen, ausschließlich Trinken von abgekochtem Wasser, Verzicht auf Eis oder Eiswürfel, Genuss nur von geschältem Obst.

An spezifischen Präventionsmaßnahmen stehen die aktive (und die passive) Immun-prophylaxe zur Verfügung (siehe Kapitel 6 Hepatitis A).

2.3.2   Gelbfieber

Ob die Gelbfieber-Impfung nötig ist, hängt in erster Linie vom Reiseziel ab. Die Gelbfieber-Impfung ist (neben der Meningokokken-Impfung für Mekka-Reisende) die einzige Impfung, die bei der Einreise in ein Land als Pflichtimpfung verlangt werden kann.

Bei die Impfung fordernden Staaten handelt es sich fast ausschließlich um Länder mit Vorkommen von Gelbfieber, und die Impfforderung gilt nur für Einreisende aus Infektionsgebieten. Einige asiatische Staaten, in denen die Erkrankung zwar nicht vorkommt, jedoch die übertragenden Mücken vorhanden sind, fordern ebenfalls von Einreisenden aus Infektionsgebieten die Impfung. Mit dieser Maßnahme soll die Einschleppung der Krankheit verhindert werden. Einige Länder, vor allem in Zentralafrika, verlangen das Zertifikat auch bei direkter Einreise aus Deutschland. Der Impfnachweis kann auch gefordert werden, wenn die Einreise zwar aus Deutschland, jedoch über ein für Gelbfieber endemisches Transitland erfolgt. Einreisende können sogar in Quarantäne genommen werden, wenn das Impfzertifikat fehlt.

Die Impfung und das bestätigende Impfzertifikat darf nur in offiziell zugelassenen Gelb-fieber-Impfstellen durchgeführt bzw. ausgestellt werden. **Diese Impfstellen sind auch der kompetente Ansprechpartner in allen Zweifelsfragen.**

Im Übrigen gilt: Unabhängig davon, ob für die Einreise ein Impfnachweis gefordert oder nicht geltend gemacht wird, im Interesse des individuellen Schutzes vor einer lebensgefährlichen Erkrankung sollten für Gelbfieber endemische Gebiete nicht ohne Impfschutz bereist werden. Andererseits sollte die Impfung im Interesse des persönlichen Schutzes auch nur in Anspruch genommen werden, wenn tatsächlich Risikogebiete aufgesucht werden.

Einzelheiten zur Erkrankung und zur Prophylaxe siehe Kapitel 26 Gelbfieber.

2.3.3   Typhus

Das Typhus-Infektionsrisiko ist niedriger als das Hepatitis-A-Risiko zu bewerten, dennoch kann auch bei einer Pauschalreise eine Impfung sinnvoll sein. Zu bedenken ist, dass die Erreger durch Wasser und andere Lebensmittel übertragen werden oder dass Dauerausscheider in der Hotelküche beschäftigt sein können. Ob eine Impfung empfehlenswert ist, sollte individuell auf das persönliche Risiko des einzelnen Reisenden abgestimmt werden.

2.3.4   Frühsommer-Meningoenzephalitis (FSME)

Die Impfung gegen FSME wird bei Reisen in FSME- Endemiegebiete innerhalb und außerhalb Deutschlands empfohlen. Vor geplanten Reisen in Endemiegebiete sollte rechtzeitig an den Impfschutz gedacht werden.

Einzelheiten zur Erkrankung und zur Prophylaxe siehe Kapitel 25 FSME.

2.3.5   Meningokokken-Erkrankung

Die Impfung ist indiziert bei Reisenden in epidemische oder hoch endemische Länder, dazu gehören in erster Linie Länder des afrikanischen Meningitisgürtels bzw. Länder, für die aufgrund von akuten Ausbrüchen oder Epidemien eine besondere Gefährdung, beispielsweise durch die WHO, signalisiert wird. Die saudiarabischen Gesundheitsbehörden fordern den Nachweis der Impfung für alle zur Hajj (Pilgerfahrt nach Mekka) einreisenden Pilger.

Einzelheiten zur Erkrankung und zur Prophylaxe siehe Kapitel 11 Meningokokken-Erkrankung.

3   Zusätzliche Impfungen bei Trekkingtouren

Reisen unter schlechten hygienischen Bedingungen oder in abgelegene Gebiete, wo medizinische Hilfe nicht sofort erreichbar ist, längere Trekkingtouren und natürlich Aufenthalte im Rahmen von Entwicklungsdiensten erfordern einige zusätzliche Schutzimpfungen:

Mögliche zusätzliche Reiseimpfungen können die folgenden Impfungen sein:
Impfungen gegen

|| Hepatitis B
|| Tollwut (präexpositionell)
|| Japanische Enzephalitis
|| Cholera. [F6]

Und auch hier gilt: Malariaprophylaxe und Mückenschutz nicht vergessen!

Impfberatung Trekkingreise

• **Mögliche zusätzliche Reiseimpfungen**
 - **Hepatitis B**
 - **Tollwut (präexpositionell)**
 - **Japanische Enzephalitis**
 - **Cholera**

 - **Nicht vergessen: Malariaprophylaxe**

F6

3.1   Hepatitis B

Eine erhöhte Gefährdung besteht bei Reisen und besonders Langzeitaufenthalten mit engen Kontakten zur einheimischen Bevölkerung in Regionen mit hoher Hepatitis-B-Prävalenz: Zentral- und Südafrika, Osteuropa, zentralasiatische Republiken der früheren UdSSR, Südost-Asien.

Übertragung insbesondere durch Sexualkontakte, invasive Eingriffe, Übertragung von Blut, Blutbestandteilen.

Einzelheiten zur Erkrankung und zur Prophylaxe siehe Kapitel 7 Hepatitis B.

3.2   Tollwut

Eine präexpositionelle Impfung (d. h. Impfung vor Reiseantritt und nicht erst nach der Exposition durch ein verdächtigs Tier im Reiseland) wird von der WHO empfohlen für folgende Reisende:

- Aufenthalt im Freien in ländlichen Gebieten, z. B. Camper, Trekking-Reisende, Radfahrer, auch bei kurzdauernden Reisen
- Kinder, die in Endemiegebiete mitgenommen werden, weil sie ein hohes Expositionsrisiko haben (z. B. erhöhtes Risiko für kopfnahe Tierbisse)
- Aufenthalt in entlegenen Gebieten und Regionen, wo ärztliche Hilfe nicht kurzfristig erreichbar ist
- Aufenthalt in Regionen, in denen kein moderner Zellkultur-Impfstoff zur Verfügung steht, sondern lediglich in der EU nicht zugelassene Impfstoffe mit unzureichender Wirksamkeit und hoher Nebenwirkungsrate verfügbar sind.

Einzelheiten zur Erkrankung und zur Prophylaxe siehe Kapitel 28 Tollwut.

3.3   Japanische Enzephalitis (JE)

In den folgenden 3 geografischen Regionen stellt die JE die führende Ursache viraler Enzephalitiden dar: China, Korea; Indischer Subkontinent (Indien, Bangladesh, Nepal, Sri Lanka); Südost-Asien: Burma, Thailand, Kambodscha, Laos, Vietnam, Malaysia, Indonesien, Philippinen.

Sporadische Fälle das ganze Jahr, saisonal im Sommer/Herbst in gemäßigten Zonen, während der Regenzeit in subtropischen/tropischen Regionen; Übertragung von infizierten Tieren durch den Stich infizierter blutsaugender Mosquitos auf den Menschen; Vermehrung der Mücken in Gewässern, Tümpeln, Pools, gefluteten Reisfeldern; Hauptgefährdung: Schweinezucht und Reisfelder.

Gefährdet sind beruflich Reisende/Experten (Landwirtschaft, Viehzucht), Touristen in ländlichen Gebieten, Reisende bei Langzeitaufenthalten.

2009 wurde durch die Europäische Zulassungsbehörde EMA ein wirksamer und sicherer JE-Impfstoff für alle Mitgliedsländer der EU lizensiert.

Einzelheiten zur Erkrankung und zur Prophylaxe siehe Kapitel 27 Japanische Enzephalitis.

3.4   Cholera

Die Cholera-Impfung ist zu erwägen für Reisende
  - II   in Cholera-Epidemiegebiete
  - II   die sich längerfristig in risikoreichen Ländern aufhalten
  - II   mit Vorerkrankungen; insbesondere Magen-Darm-Erkrankungen; Personen, die regelmäßig ´Magensäureblocker´ einnehmen
  - II   für Katastrophen- und Entwicklungshelfer.

Die STIKO-Empfehlung von 2011 nennt als Indikationen für die Impfung: Aufenthalte in Infektionsgebieten, speziell unter mangelhaften Hygienebedingungen bei aktuellen Ausbrüchen, beispielsweise in Flüchtlingslagern und bei Naturkatastrophen.

Seit 2004 steht ein wirksamer Oralimpfstoff zur Verfügung.

Einzelheiten zur Erkrankung und zur Prophylaxe siehe Kapitel 24 Cholera.

Literatur

Empfehlungen der Ständigen Impfkommission (STIKO) am Robert Koch-Institut/Stand: Juli 2011, Epidemiologisches Bulletin des RKI Nr. 30, 2011.
World Health Organization. International travel and health, WHO Geneva 2011.
  > http://www.who.int/ith/en/ < (accessed 10–2–2011) Hinweise und Empfehlungen zu Reiseimpfungen, Deutsche Gesellschaft für Tropenmedizin und Internationale Gesundheit e. V., Januar 2009.
  > http://www.dtg.org/impfungen.html <

24 Cholera

Bereits im 6. Jahrhundert vor Christi wurde die Cholera in Indien beschrieben. Ab dem 19. Jahrhundert breitete sich die Cholera von ihren Ursprungsgebieten im Delta des Ganges in 6 Pandemien weltweit aus und verursachte Millionen von Todesopfern. 1831/32 erreichte sie auch Deutschland. 1892 kam es in Hamburg zu einer explosionsartigen Ausbreitung der Seuche. 1883 entdeckte Robert Koch den Erreger der Cholera.

Die 7. und bis in die Gegenwart anhaltende Pandemie, die nicht wie die vorangegangenen 6 Epidemien durch den klassischen Biotyp *Vibrio cholerae*, sondern durch den Biotyp *Vibrio cholerae El Tor* verursacht wird, begann 1961 in Südasien, erreichte 1971 Afrika und 1991 den amerikanischen Doppelkontinent.

Heute ist Cholera in Ländern mit schlechten hygienischen Bedingungen mit mangelndem sauberen Trinkwasser und in Katastrophengebieten verbreitet, vor allem in Afrika und Asien, in geringerem Ausmaß auch in Südamerika. Immer wieder werden regionale Epidemien berichtet, z.B. seit Ende 2008 in Simbabwe. 2010 brach in dem von einer Erdbebenkatastrophe verwüsteten Haiti eine schwere Epidemie aus, die auch 2011 noch anhält.

1   Erreger – *Vibrio cholerae*

Vibrio cholerae sind streng humanpathogene, gramnegative, gekrümmte (kommaförmige) hochbewegliche Stäbchen mit einer polaren Geißel. Man unterscheidet mehr als 200 Serogruppen, wobei lediglich den Serogruppen 01 und 0139 Bedeutung für die epidemische

Cholera zukommt. Die Serogruppe 01 wird in Biotypen *V. cholerae* (klassischer Biotyp) und cholerae *El Tor* unterteilt. Beide Biotypen weisen die Serogruppen Ogwa und Inaba auf.

V. cholerae 01 verursacht die Mehrzahl der Ausbrüche weltweit. *V. cholerae* O139 wurde 1992 zuerst in Bangladesh nachgewiesen und beschränkt sich bisher nur auf Süd- und Südostasien. [F1]

Vibrio cholerae: Charakterisierung

- streng humanpathogen
- gramnegative, gekrümmte (kommaförmige) hochbewegliche Stäbchen mit einer polaren Geißel
- Serogruppen 01 und 0139
  - Serogruppe 01 mit den Biotypen *V. cholerae* und *V. cholerae El Tor*, unterteilt in die Serotypen INABA, OGAWA

F1

413

In Teilen Afrikas und Asiens wurden jetzt besonders virulente 01-Stämme nachgewiesen, Sorgen bereiten auch neu aufgetretene gegen Antibiotika resistente Stämme.

2 Pathogenese

Die äußere Hülle der Vibrionen besteht aus Lipopolysacchariden, die polare Geißel garantiert die Beweglichkeit und das Durchdringen der Schleimschicht. Über die Fimbrien haften sich die Bakterien an die Epithelzellen an. Die Choleravibrionen bilden verschiedene extrazelluläre Produkte (Choleratoxin, Neuraminidase und Muzinase), wobei das Choleratoxin den hauptsächlichen Virulenzfaktor darstellt. [F2]

Pathogenese

Extrazelluläre Produkte
- Choleratoxin
  - verursacht im Dünndarmepithel eine Störung des Ionen-Wasser-Transportes mit der Folge eines massiven Wasserverlustes
- Neuraminidase
  - legt weitere Toxinrezeptoren frei
- Muzinase
  - macht die Schleimschicht durchlässiger

F2

Das von den Vibrionen gebildete Choleratoxin verursacht im Dünndarmepithel eine Störung des Ionen-Wasser-Transportes, sodass Kalium, Chlorid und Bikarbonat ins Dünndarmlumen sezerniert und Natrium-Ionen nicht rückresorbiert werden mit der Folge eines massiven Wasserverlustes. Weitere extrazelluläre Produkte von *V. cholerae* sind die Neuraminidase, die weitere Toxinrezeptoren freilegt, und die Muzinase, welche die Schleimschicht durchlässiger macht.

3 Klinisches Bild

Die meisten Cholera-Infektionen verlaufen asymptomatisch oder als milde Gastroenteritis. Bei Infektionen mit den klassischen *Vibrio cholerae* beträgt das Verhältnis von asymptomatischer Infektion zu symptomatischer Erkrankung 2:1, bei der El-Tor-Cholera 4:1. Ansonsten unterscheiden sich die klinischen Verläufe nicht. 80 % der symptomatischen Erkrankungen verlaufen leicht oder moderat.

Schwere Verläufe (10–20 %) sind gekennzeichnet durch zunächst breiige oder auch plötzlich auftretende wässrige Durchfälle von meist milchig-weißer Färbung ohne Blutbeimengungen ('Reiswasserstuhl'), Schwindel und Erbrechen. Fieber tritt eher bei Kindern auf. Die Stuhlmenge kann bis zu 25 Liter pro Tag bzw. bei Kindern bis zu 200 ml/kg Körpergewicht betragen. Die schwere Deyhdratation kann innerhalb weniger Stunden zu Schock, Kreislauf- und Nierenversagen führen. Als Komplikationen werden daneben sekundäre bakterielle Sepsis mit Bronchopneumonie, Zystitis und Endokarditis gesehen. [F3]

```
                Klinisches Bild

• meist asymptomatisch oder milde
  Gastroenteritis
• schwere Verläufe mit plötzlich auftretenden
  wässrigen Durchfällen ('Reiswasserstuhl'),
  Schwindel und Erbrechen
• Fieber vor allem bei Kindern
• Gefahr schwerer Deyhdratation mit Schock/
  Kreislaufversagen innerhalb weniger Stunden
• Komplikationen: Nierenversagen, sekundäre
  bakterielle Sepsis mit Bronchopneumonie,
  Zystitis und Endokarditis

                                        F3
```

```
                   Letalität

• bei rechtzeitiger Behandlung – vor allem
  durch Substitution von Flüssigkeit und
  Elektrolyten – unter 1 Prozent

• bei Unterernährung, bei Kindern und älteren
  Menschen führt die unbehandelte Cholera in
  bis zu 50 Prozent zum Tod

                                        F4
```

Bei rechtzeitiger Behandlung – vor allem durch Substitution von Flüssigkeit und Elektrolyten – liegt die Letalität unter 1 %. Bei Unterernährung, bei Kindern, älteren Menschen und eventuell gleichzeitigem Befall mit Malaria oder Amöben führt die unbehandelte Cholera in bis zu 50 % zum Tod. [F4]

Immunität nach Erkrankung: Die überstandene Erkrankung hinterlässt nur eine Immunität von begrenzter Dauer.

4 Diagnose und Differentialdiagnose

4.1 Diagnose

Bei schweren Verläufen und in Endemie- oder Epidemiegebieten gelingt die Diagnosestellung meist bereits auf Grund des klinischen Bildes.

Labordiagnose: Zur bakteriologischen Labordiagnose eignen sich Stuhl, Duodenalsaft und Erbrochenes. Der **Erregernachweis** erfolgt mittels Dunkelfeldmikroskopie, Methode der Wahl ist die Anzucht des Erregers auf Spezialnährmedien mit anschließender Typisierung. Zum Nachweis des Choleratoxins ist die PCR geeignet.

Antikörpernachweis: Serologisch sind spezifische Antikörper etwa ab dem 10. Tag nach Krankheitsbeginn nachweisbar, z. B. mittels ELISA- oder Agglutinationstests. [F5]

```
               Labordiagnostik

• aus Stuhl, Erbrochenem und Duodenalsaft:
  - Erregernachweis durch
    Dunkelfeldmikroskopie, Methode der Wahl:
    Anzucht des Erregers auf Spezialnährmedien
    mit anschließender Typisierung
  - Nachweis des Choleratoxins mittels PCR

• Antikörpernachweis: ab dem 10. Tag nach
  Krankheitsbeginn, z. B. mittels ELISA- oder
  Agglutinationstests

                                        F5
```

4.2 Differentialdiagnose

Differentialdiagnostisch kommen Infektionen durch andere Darmbakterien (z. B. Salmonellen, Shigellen, EHEC, ETEC) sowie durch andere bakterielle Toxine (Botulinus-, Staphylokokkentoxin), durch Gifte von Pilzen sowie Viren in Frage.

5 Therapie und Management

Vordringlich ist die orale (bei milden oder moderaten Verläufen) oder in schweren Fällen intravenöse Rehydratisierung zur Wiederherstellung der Flüssigkeits- und Elektrolytbalance mittels glukosehaltigen Elektrolytlösungen.

Die Weltgesundheitsorganisation (WHO) empfiehlt folgende Zusammensetzung für die orale Rehydratation (ORS), die als Fertigprodukt angeboten und in 1 Liter sauberem Trinkwasser aufgelöst wird:

- 13,5 g Glukose
- 2,9 g Natriumcitrat
- 2,6 g Natriumchlorid
- 1,5 g Kaliumchlorid

Therapie

- schnelle Gabe von oralen Rehydratationslösungen (Glukose-Elektrolytlösung)
- bei hohem Flüssigkeitsverlust intravenöse Zufuhr von Flüssigkeit und Elektrolyten
- bei schweren Verlaufsformen Antibiotika für 5 Tage (Co-Trimoxazol, Tetracyclin oder Ciprofloxacin)

F6

Antibiotika sind bei schweren Verlaufsformen angezeigt, sie verkürzen die Dauer und Intensität der Durchfälle und vermindern die Keimausscheidung. Geeignet ist Co-Trimoxazol, Tetracyclin oder Ciprofloxacin oral für 5 Tage. Regionale Resistenzentwicklungen sollten beachtet werden. [F6]

6 Epidemiologie

Reservoir und Übertragungsweg

- das einzige Reservoir ist der Mensch
- Übertragung fäkal-oral durch verunreinigtes Trinkwasser, kontaminierte Lebensmittel, z. B. unzureichend gekochte Meeresfrüchte, oder direkten Kontakt mit Stuhl oder Erbrochenem Erkrankter

F7

6.1 Reservoir und Übertragungswege

Das einzige Reservoir für Choleravibrionen ist der Mensch. Die Bakterien werden fäkal-oral über verunreinigtes Trinkwasser, kontaminierte Lebensmittel, z. B. unzureichend gekochte Meeresfrüchte, oder direkten Kontakt mit dem Stuhl oder Erbrochenem Erkrankter übertragen. Die Erreger behalten z. B. auch in

Ansteckungsfähigkeit

**Die Erkrankten sind ansteckend,
solange Keime mit dem Stuhl
ausgeschieden werden, im Mittel
14 Tage (maximal 40 bis 50 Tage)**

F8

*Risikofaktoren
und Risikogruppen*

Risikofaktoren
· mangelnde Versorgung mit sauberem
  Trinkwasser, schlechte Abwasserhygiene
Risikogruppen
· Patienten mit geschwächter
  Magensäurebarriere
· Entwicklungs- und Katastrophenhelfer

F9

Weltweite Verbreitung

· Vorkommen hauptsächlich in Ländern mit
  schlechten hygienischen Bedingungen sowie
  in Katastrophengebieten
· vor allem in Afrika und Asien
· Zunahme der Anzahl und des Umfangs der
  aktuell registrierten Ausbrüche/Epidemien
· weltweit jährliche Erkrankungszahlen von
  3-5 Millionen, 100.000-130.000 Todesfälle

F10

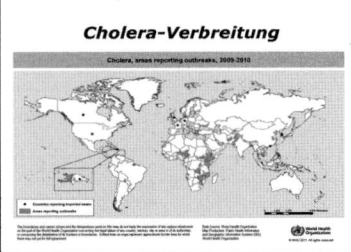

Cholera-Verbreitung

F11

Eis (Eiswürfel, Eiscreme) ihre Infektiosität, auch mit kontaminiertem Wasser gewaschene Lebensmittel oder verunreinigte Gegenstände sind infektiös. [F7]

Die Infektionsdosis beträgt 10^4 bis 10^6, die Inkubationszeit wenige Stunden bis 5 Tage.

6.2   Ansteckungsfähigkeit

Die Erkrankten sind ansteckend, solange Keime mit dem Stuhl ausgeschieden werden, im Mittel 14 Tage (maximal 40 bis 50 Tage). Die Überlebenszeit der Vibrionen in Wasser beträgt 4 bis 7 Tage. [F8]

6.3   Risikofaktoren und Risikogruppen

Risikofaktoren für eine Infektion mit Choleravibrionen sind mangelnde Versorgung mit sauberem Trinkwasser und schlechte Abwasserhygiene in Entwicklungsländern.

Fehlende Magensäure, d. h. eine geschwächte Säurebarriere, scheint eine erhöhte Anfälligkeit nach sich zu ziehen.

Besonders infektionsgefährdet sind Entwicklungshelfer in Endemie- und Katastrophengebieten, für sie ist die Impfung unbedingt empfehlenswert. [F9]

6.4   Epidemiologische Situation

Cholera tritt vorwiegend in armen Ländern mit schlechten sanitärhygienischen Verhältnissen und fehlendem sauberem Wasser sowie in von Krieg und Bürgerkrieg geschädigten Regionen mit zerbrochener Infrastruktur auf. Eine Vielzahl von Entwicklungsländern Asiens und Afrikas, in geringerem Umfang Südamerikas sind betroffen. In den meisten Ländern handelt es sich um Ausbrüche und Einzelerkrankungen. Indien ist mit jährlich einigen Tausend Erkrankungen am häufigsten vertreten. [F10] [F11]

Zunehmende Besorgnis resultiert aus der Zunahme, der Anzahl und des Umfangs der aktuell registrierten Ausbrüche und Epidemien. Man muss auch davon ausgehen, dass Cholera häufig nicht gemeldet wird, um Handelsrestriktionen zu vermeiden. Realistische Schätzungen gehen von weltweit jährlichen Erkrankungszahlen von 3–5 Millionen und 100.000–130.000 Todesfällen aus.

In Haiti war Cholera in den letzten 100 Jahren nicht nachgewiesen worden. Der die aktuelle Epidemie verursachende Stamm El Tor 01 wies zu anderen in Lateinamerika zirkulierenden Stämmen wenig genetische Ähnlichkeit auf und entsprach mehr in Bangladesh 2008 nachgewiesenen Erregern.

Importierte Einzelfälle werden aus vielen industrialisierten Ländern berichtet. In Deutschland lag die Zahl der importierten Einzelfälle in den vergangenen Jahren bei bis zu 3 pro Jahr.

7 Cholera-Impfung

7.1 Impfstoffe (Unterschiede, Impfstämme)

Die früher auch in Deutschland gebräuchlichen inaktivierten Injektions-Impfstoffe hatten eine Schutzdauer von ca. 6 Monaten und stärkere Nebenwirkungen, sodass sie nicht mehr im Handel sind.

International stehen 3 Oral-Impfstoffe zur Verfügung, einer davon (Dukoral®) auch seit

Impfstoffe
· **Oraler inaktivierter Impfstoff**
– Zusammensetzung:
· V. cholerae O1 Inaba, klassischer Biotyp und El Tor-Biotyp
· V. cholerae Ogawa, klassischer Biotyp
· rekombinante Choleratoxin-Untereinheit (rCTB)

F12

2005 in Deutschland. Bei letzterem handelt es sich um einen oralen Impfstoff (WC/rBS-Impfstoff), der die 4 wichtigsten inaktivierten Stämme von *V. cholerae* O1 (klassischer und El Tor Biotyp und Serotypen Ogawa/Inaba) und gereinigte rekombinante Cholera-Toxin-B-Untereinheiten (rCTB) enthält. Der Impfstoff vermittelt keinen Schutz gegen *Serovar* O139. [F12]

Zwei weitere Oral-Impfstoffe (Shanchol und mORC-VAX, beides bivalente ähnliche Oral-Impfstoffe von unterschiedlichen Herstellern, basierend auf den Serogruppen 01 und 0139) sind nicht in Deutschland zugelassen. Eine Variante des WC/rBs-Impfstoffs ohne rCTB wurde in Vietnam erprobt und zugelassen. Ein attenuierter Lebend-Impfstoff auf der Basis eines genetisch modifizierten *V. cholera* 01-

Stammes (CVD 103-HgR) zeigte unterschiedliche Schutzraten in Indonesien, Mikronesien und den USA und wird nicht mehr hergestellt.

7.2 Immunogenität, Effektivität, Schutzdauer

Dukoral® stimuliert sowohl antibakterielle als auch antitoxische Antikörper einschließlich von im Magen-Darm-Trakt produzierten Immunglobulin-A-Antikörpern.

Klinische Erprobungen mit Dukoral® wurden in Bangladesh, Mosambik, Peru und Schweden durchgeführt. Zwei Impfungen im Abstand von einer Woche vermittelten für einen Zeitraum von 6 Monaten eine Schutzrate v on 85–90 %. In Bangladesh fielen die Schutzraten bei jungen Kindern nach 6 Monaten steil ab, bei älteren Kindern und Erwachsenen wurde eine 60 %ige Schutzrate innerhalb von 2 Jahren ermittelt. Der Schutz beginnt etwa 8 Tage nach der 2. Impfung.

Nach Angaben der WHO schützt der Impfstoff innerhalb von 3 Monaten auch zu 60 Prozent gegen Infektionen durch enterotoxische Coli-Bakterien (ETEC). Dieser Schutz hängt mit der weitgehenden Übereinstimmung der Struktur von Cholera- und Coli-Enterotoxin zusammen; der Impfstoff erzeugt eine teilweise Kreuzimmunität. Dukoral schützt nicht vor Erkrankungen durch die Serogruppe 0139, Einzelheiten zu Schutzraten von Dukoral bei Kindern und Erwachsenen sowie zu Schutzraten der anderen beiden Oralimpfstoffe sind dem ´WHO Position paper: Choloera Vaccines, 2010´ zu entnehmen. [F13]

Wirksamkeit des Impfstoffs Dukoral®

- *Schutzrate:* Feldversuche in Bangladesh, Peru und Schweden: Schutzrate in den ersten 6 Monaten 85 bis 90 %
- *Schutzdauer:* bei älteren Kindern und Erwachsenen Schutzrate nach 2 Jahren 60 %, Schutz beginnend ca. 8 Tage nach der 2. Dosis
- Dukoral® schützt innerhalb von 3 Monaten zu 52 –71 % auch gegen Infektionen durch enterotoxische Coli-Bakterien (ETEC)

F13

Impfschema

- *Impfschema:*
  - Erwachsene: 2 Schluckimpfungen im Abstand von 1 (bis 6) Wochen
  - Kinder ab 2 Jahren bis 6. Geburtstag 3-malige Gabe
- *Auffrischung: bei erneuter Exposition*
  - Erwachsene: innerhalb von 2 Jahren 1-malige Gabe, danach neue Grundimmunisierung
  - Kinder von 2-6 Jahren: 1-malige Gabe nach 6 Monaten

F14

7.3 Impfschema

Erwachsene erhalten 2 Dosen Dukoral® im Abstand von mindestens 1, längstens 6 Wochen. Bei Kindern ab 2 Jahren bis zum 6. Geburtstag ist eine 3-malige orale Gabe erforderlich.

Bei erneuter Exposition innerhalb von 2 Jahren (bei Kindern nach 6 Monaten) ist eine 1-malige Gabe ausreichend, nach längerer Zeit muss die Grundimmunisierung erneut gegeben werden. Kinder von 2 bis 6 Jahren müssen bereits 6 Monate später eine Auffrisch-Impfung erhalten. [F14]

Sektion III

7.4 Sicherheit – Reaktogenität, Komplikationen, Gegenindikationen

Reaktogenität, Komplikationen

Lokal- und Allgemeinreaktionen:

Gelegentlich Leibschmerzen, Bauchkrämpfe,
Durchfall, selten Fieber, respiratorische
Symptome

Komplikationen:

sehr selten allergische Reaktionen

F15

Kontraindikationen

· nicht bei Kinder unter 2 Jahren anwenden

· Vorsicht bei Allergien gegen Begleitstoffe,
  z. B. bei bekannter Formaldehydallergie

· bei akuten Magen-Darm-Erkrankungen oder
  fiebrigen Erkrankungen Verschiebung bis
  zur Genesung

F16

Lokal- und Allgemeinreaktionen: Gelegentlich treten gastrointestinale Beschwerden wie Leibschmerzen, Bauchkrämpfe und Durchfall auf, selten Fieber und respiratorische Symptome.

Komplikationen: Sehr selten wurde über allergische Reaktionen berichtet. [F15]

Gegenindikationen: Bei akuter behandlungsbedürftiger Erkrankung Verschiebung bis zur Genesung. Die Cholera-Impfung ist nicht für Kinder unter 2 Jahren geeignet, Vorsicht bei Personen mit bekannter Formaldehyd-Allergie. Schwere allergische Reaktionen bei vorangegangener Impfung. [F16]

Interaktionen: Die gleichzeitige Gabe von anderen oralen Impfstoffen (z. B. Typhus) ist sicherheitshalber zu vermeiden.

7.5 Impfstrategien

Die WHO empfiehlt für Reisende keine Cholera-Impfungen mehr, gelegentlich werden sie jedoch noch von einzelnen Ländern bei der Einreise verlangt. Bei Cholera-Ausbrüchen und -Epidemien stehen die Sicherung adäquater Behandlung, die Mobilisierung der Bevölkerung der betroffenen Gemeinden sowie das Bemühen um sauberes Trinkwasser und adäquate Abwasserbehandlung im Vordergrund. Cholera-Impfungen als Massenimpfungen der gefährdeten Bevölkerung sind unter bestimmten endemischen und epidemischen Situationen in Erwägung zu ziehen, ferner für Personen im Katastropheneinsatz oder in Flüchtlingscamps.

Für Reisende ist ein Cholera-Impfschutz zu erwägen:

   II   bei Reisen in Cholera-Epidemiegebiete

   II   für Rucksacktouristen und Entwicklungshelfer

   II   für Personen, die sich längerfristig in risikoreichen Ländern aufhalten

   II   für Personen mit Vorerkrankungen; insbesondere Magen-Darm-Erkrankungen; Personen, die regelmäßig ´Magensäureblocker´ einnehmen

Die STIKO-Empfehlung von 2011 nennt als Indikationen für die Impfung: Aufenthalte in Infektionsgebieten, speziell unter mangelhaften Hygienebedingungen bei aktuellen Ausbrüchen, beispielsweise in Flüchtlingslagern und bei Naturkatastrophen.

7.6 Passive Immunisierung

Eine passive Immunisierung ist nicht möglich.

8 Allgemeine und Chemoprophylaxe

Im Vordergrund stehen Trinkwasserüberwachung, Abwasserkontrolle und Verbesserung der sanitären Verhältnisse.

Reisende sollten in den Tropen und Subtropen – unabhängig davon, ob gegen Hepatitis A, Cholera und oder Typhus geimpft – die persönlichen Hygieneregeln streng befolgen, um Erkrankungen zu vermeiden, die durch Nahrungsmittel und Getränke übertragen werden können:

- Wasser und nicht pasteurisierte Milch stets abkochen
- Rohes Obst und Gemüse immer selbst schälen (nicht bereits geschält oder aufgeschnitten kaufen (z. B. Melonen)
- Salat kann durch Kopfdüngung oder nach dem Waschen in unsauberem Wasser verunreinigt sein
- Fleisch und Fisch müssen gut gekocht oder gebraten sein, Muscheln und Meeresfrüchte meiden
- Speisen dürfen nicht bei Zimmertemperatur aufbewahrt werden
- Eiswürfel in Drinks, Speiseeis und offene Getränke meiden (nur Getränke aus original verschlossenen Flaschen zu sich nehmen, auch Wasser zum Zähneputzen!).

Das Motto: 'Boil it, peel it, cook it or forget it' sollte im Urlaub immer berücksichtigt werden.

Eine Chemoprophylaxe ist generell nicht angebracht und kann lediglich bei Patienten mit einem hohen Risiko, z. B. für Patienten nach Magenresektion, angezeigt sein. In Frage kommen Tetracyclin, Doxycyclin und Chinolone.

9   Surveillance, Meldung und Falldefinition

Gemäß internationaler Vorschriften ist die Cholera eine Quarantänekrankheit.

Falldefinition der Cholera:

Klinisches Bild der Cholera mit Durchfall und/oder Erbrechen und hohem Flüssigkeits-verlust. Erregerisolierung kulturell und Nachweis des 01- oder 0139-Antigens sowie des Cholera-Enterotoxins oder des Cholera-Enterotoxin-Gens.

Meldepflicht

bei

• labordiagnostischem Nachweis (§ 7 IfSG)

• Auftreten einer Erkrankung bei Personen, die Tätigkeiten entspr. § 42 IfSG ausüben

F17

Meldepflicht: Krankheitsverdacht, Erkrankung und Tod an Cholera sind namentlich an das Gesundheits-amt zu melden, ebenso der direkte und indirekte Nach-weis von *Vibrio cholerae* O1 oder O139. Auch nach Deutschland werden immer wieder einmal Cholerafälle von Reisenden eingeschleppt. [F17]

Leiter von Gemeinschaftseinrichtungen müssen unver-züglich das zuständige Gesundheitsamt benachrichti-gen, wenn eine Cholera-Infektion bekannt wird.

Maßnahmen bei Erkrankten/Ausscheidern: stationäre Aufnahme des Patienten mit Isolie-rung unter Einhaltung strikter Hygienemaßnahmen (laufende Desinfektion der Gegenstän-de, die mit Ausscheidungen in Kontakt gekommen sind, Kochen der Wäsche (mind. jedoch 60° C), Händedesinfektion.
Bei Verdacht, Erkrankung oder Erregernachweis besteht Tätigkeits- bzw. Besuchsverbot für Gemeinschaftseinrichtungen sowie für lebensmittelverarbeitende Betriebe wie Küchen, Restaurants, Bäckereien etc. Wiederzulassung erfolgt nach klinischer Genesung und dem Vorliegen von 3 aufeinander folgenden negativen Stuhlbefunden im Abstand von 1 bis 2 Tagen. Dies gilt auch für Ausscheider. Die 1. Stuhlprobe sollte frühestens 24 Stunden nach Beendigung der Antibiotikagabe untersucht werden. Ein schriftliches ärztliches Attest ist erforderlich.

Maßnahmen bei Kontaktpersonen: Folgende Hygienemaßnahmen sind empfohlen:
II   Persönliche Hygiene, vor allem Händehygiene, dazu gehört das Händewa-schen nach jedem Toilettengang und vor dem Zubereiten einer Mahlzeit, das Benutzen von Papierhandtüchern und anschließendem Desinfizieren mit alkoholischen Händedesinfektionsmitteln.

|| Auch für Kontaktpersonen mit an Cholera Erkrankten gilt das Tätigkeits- und Besuchsverbot von Gemeinschaftseinrichtungen.

|| Eine Wiederzulassung in Gemeinschaftseinrichtungen ist 5 Tage nach dem letzten Kontakt zum Erkrankten oder Ansteckungsverdächtigen möglich. Außerdem ist am Ende der Inkubationszeit ein negativer Stuhlbefund nachzuweisen.

|| Ein schriftliches ärztliches Attest ist erforderlich.

|| Kontaktpersonen, die bei Tätigkeiten nach § 42 IfSG, Abs. 2, mit Lebensmitteln in Berührung kommen, sollten für 5 Tage von der Tätigkeit ausgeschlossen werden. Frühestens am 5. Tag ist eine Stuhlprobe abzugeben und die Tätigkeit erst bei negativem Befund wieder aufzunehmen.

Maßnahmen bei Ausbrüchen

|| Die Infektionsquelle muss ermittelt, Infektionsketten und Übertragungswege müssen unterbrochen werden.

|| Erregertypisierung

|| Striktes Einhalten aller hygienischen Maßnahmen

Beratung und Spezialdiagnostik:

Nationales Referenzzentrum für Salmonellen und andere bakterielle Enteritiserreger
am Robert Koch-Institut (Bereich Wernigerode) FG 11 – Bakterielle Infektionen), Leitung:
Herr Dr. E. Tietze
Burgstraße 37
38855 Wernigerode
Telefon: 030 18754-4206
Telefax: 030 18754-4207
E-Mail: TietzeE@rki.de

Literatur

Currently available cholera vaccines. http://www.who.int/topics/cholera/vaccines/current/en/index.html (Zugang 31.7.2009).

Cholera: prevention and control. http://www.who.int/topics/cholera/control/en/index.html (Zugang 31.7.2009).

Potential use of cholera vaccines. http://www.who.int/topics/cholera/vaccines/use/en/ index.html (Zugang 31.7.2009) WHO position paper on oral rehydration salts to reduce mortality from cholera. http://www.who.int/cholera/technical/en/index.html (Zugang 31.7.2009).

World Health Organization. International travel and health, WHO Geneva 2011. > http://www.who.int/
    ith/en/ <(Zugang 2.2.2011)

Cholera vaccines: WHO position paper. Weekly Epidmiol Rec 2010, 85: 117-128.

Empfehlungen der Ständigen Impfkommission (STIKO) am Robert Koch-Institut / Stand: Juli 2011.
    Epidemiol Bull RKI 2011 Nr. 30. >www.rki.de>

25 Frühsommer-Meningoenzephalitis (FSME)

1 Erreger

1.1 Morphologie, Klassifizierung

Frühsommer-Meningoenzephalitis-Virus (FSMEV) (Taxonomie)

- Familie: Flaviviridae
- Gattung: Flavivirus
- Gruppe: durch Zecken übertragene Flaviviren
  - Kyasanur Forest disease virus
  - Omsk hemorrhagic fever virus
  - ...
  - Tick-borne encephalitis virus (FSMEV)
    Subtypen: Zentraleuropäischer S.
    Fernöstlicher S.
    Sibirischer S.

F1

Das FSME Virus (FSMEV) ist ein Vertreter der Gattung *Flavivirus* in der Familie *Flaviviridae*, die etwa 70 verschiedene Viren enthält. Innerhalb der Gattung *Flavivirus*, die in die beiden Gruppen der durch Zecken und durch Moskitos übertragenen Flaviviren unterteilt wird, gehört es zu den durch Zecken übertragenen Viren. Flaviviren sind kleine (50 nm), icosaederförmige, umhüllte Plusstrang-RNA Viren mit einer Genomgröße von ca. 11 kb. [F1]

Das FSMEV tritt in 3 geographisch unterschiedlich verteilten und molekularbiologisch unterscheidbaren Genotypen auf: dem Zentraleuropäischen, dem Fernöstlichen und dem Sibirischen Subtyp.

1.2 Antigenvariation, Molekularbiologie

Das Genom des FSMEV kodiert in einem offenen Leserahmen ein 3.414 Aminosäuren großes Polypeptid, welches durch virale und zelluläre Proteasen während und nach der Translation in 3 Strukturproteine (Envelope [E]-, Capsid [C]- und Präcursormembran [prM]-Protein) sowie Nichtstrukturproteine (NS1, NS2A, NS2B, NS3, NS4A, NS4B, NS5) zerlegt wird.

Das C-Protein bildet die sphärische Capsidstruktur des Virus (30 nm), die von einer Lipiddoppelmembran umhüllt wird. In diese sind das prM- und das E-Protein eingelagert. Das E-Protein ist das wichtigste Antigen, da es den Kontakt zum Zellrezeptor aufnimmt und auch als Fusionsprotein wirkt. Weiterhin ist es das Antigen, welches neutralisierende Antikörper induziert und der Ort der biologischen Inaktivierung des Virus ist, wenn solche neutralisierenden Antikörper im Blut zirkulieren.

1.3   Resistenz gegenüber Umwelteinflüssen

Alle zugelassenen Virusdesinfektionsmittel sind sehr gut wirksam. Über die Tenazität ist wenig bekannt, z. B. kann das Virus in Rahm, Butter und Rohmilchkäse 2 Monate biologisch aktiv bleiben, in Rohmilch bei 4 °C mehrere Tage. Das FSMEV ist relativ säurestabil. Die vollständige biologische Inaktivierung durch Pasteurisieren ist nicht sicher belegt, da die Inaktivierung auch in Beziehung zur Viruskonzentration steht. Man geht davon aus, dass durch das Pasteurisieren eine Titerreduzierung um 3-log-Stufen erfolgt, ob dann im Substrat noch vermehrungsfähige Viren vorhanden sind, ist nicht geprüft.

2   Pathogenese

Pathogenese

- Inkubationszeit 7-14 (3-28)Tage
- Vermehrung an der Stichstelle
- Virämie
- Organabsiedlung, Vermehrung im RES
- ZNS-Befall möglich: lokale Blutungen, ödematöse Veränderungen
- Untergänge von Nervenzellen: Rückenmark, Hirnstamm, Groß-, Kleinhirnrinde, Basalganglien
- Funktionsausfälle

In Westsibirien bei ca. 1,7 % der Patienten chronische Verläufe

F2

Die FSME ist eine akute Viruserkrankung mit einer Inkubationszeit von 7–14 Tagen (3–28 Tage) nach einem Zeckenstich oder dem Verzehr viruskontaminierter Milch. [F2]

Durch den Zeckenstich gelangt das Virus in den Organismus und vermehrt sich zunächst an der Stichstelle in Hautzellen und dann in den regionalen Lymphknoten. Über den Blutkreislauf und das Lymphsystem wird das FSMEV virämisch über den gesamten Körper verbreitet und es kommt zur Virusabsiedlung und -vermehrung in verschiedenen Organen. Durch massive Vermehrung im retikuloendothelialen System kann das stark neurotrope Virus das ZNS erreichen und dort zu lokalen Blutungen und zur Ausbildung ödematöser Veränderungen führen. Untergänge von Nervenzellen in Rückenmark, Hirnstamm, der Groß- und Kleinhirnrinde und den Basalganglien führen dann zu entsprechenden Funktionsausfällen.

3   Klinisches Bild

Die FSME wird in der Literatur unter anderem auch als **biphasische Meningoenzephalitis** bezeichnet

3.1   Variationen des klinischen Bildes

Ein hoher Anteil der humanen Infektionen verläuft klinisch inapparent, ca. 70–80 % mit mehr oder weniger ausgeprägten Fieberphasen. Solche Verläufe führen oft unerkannt zu stiller Feiung und lebenslanger Immunität. Die klinisch manifesten Erkrankungen zeigen in 20–30 % der Fälle eine Virusreplikation im ZNS. [F3]

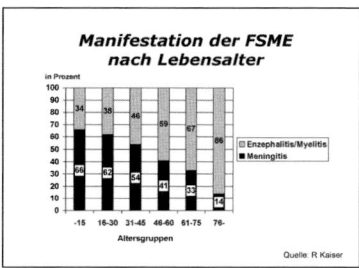

Klinische Bilder

- 2/3 der Infektionen klinisch inapparent

- In der Regel biphasischer Verlauf:
  - Prodromalstadium: Fieber, Kopf-, Hals-, Gliederschmerzen, allgemeines Krankheitsgefühl
  - nach fieberfreiem Intervall zweite Phase, hohes Fieber und Virusbefall des ZNS

- 20-30 % der klinisch manifesten Erkrankungen mit Virusreplikation im ZNS
  - ~50 % isolierte Meningitis
  - ~40 % Meningoenzephalitis
  - ~10 % Meningoenzephalomyelitis

F3

Der typische klinische Verlauf einer FSME imponiert in der Regel biphasisch, es können einzelne Phasen aber auch fehlen. Das Prodromalstadium dauert wenige Tage an und geht mit Fieber, Kopf-, Hals- und Gliederschmerzen, allgemeinem Krankheitsgefühl und oft auch gastro-intestinalen Beschwerden einher. In der Regel folgt eine kurze Phase der Besserung und Fieberfreiheit, gefolgt von der zweiten Krankheitsphase mit erneutem Fieberanstieg und Virusbefall des ZNS. Diese manifestiert sich in ca. 50 % als isolierte **Meningitis**, in ca. 40 % als **Meningoenzephalitis** und in ca. 10 % als **Meningoenzephalomyelitis**. Bei einer alimentären FSME steht der biphasische Verlauf der Erkrankung mehr im Vordergrund als bei einer Erkrankung nach Zeckenstich. Die Zahl der schweren, enzephalitischen Verläufe nimmt mit steigendem Lebensalter deutlich zu. [F4] Die FSME-Meningitis verläuft wie andere virale Meningitiden auch mit Kopfschmerzen, Fieber und

Müdigkeit, heilt in der Regel blande aus und steht bei Kindern im Vordergrund.

Bei einer Meningoenzephalitis treten meist Bewußtseins- und Koordinationsstörungen sowie Lähmungen von Extremitäten und Hirnnerven auf.

Da bei der Meningoenzephalomyelitis die Virusreplikation vor allem im Bereich der Vorderhörner abläuft, sind schlaffe Lähmungen und Hemi- und Tetraparesen die Folge. Die Patienten leiden unter Schluck- und Sprechstörungen, Lähmungen der Gesichts- und Halsmuskulatur sowie Atemlähmungen.

Selten begleiten hepatitische und karditische Beschwerden den Krankheitsverlauf.

Klinische Erkrankungen durch das FSMEV treten darüber hinaus bei Hunden und selten auch bei Pferden auf. Klinische Erkrankungen durch das FSMEV nach Zeckenstich, die der humanen FSME sehr ähneln, sind beim Affen beschrieben worden.

3.2 Letalität, Komplikationen, Folgezustände

Unterschiedliche Angaben zu Letalitätsraten im Schrifttum (in Mitteleuropa 1–2 %, in Sibirien 6,8 %, in Fernost 20–40 %) werden zuerst als von den 3 differenten Genotypen des FSME-Virus abhängige klinische Schweregrade aufgefasst, spiegeln aber wohl auch

427

unterschiedliche äußere und medizinische Bedingungen wider. Nach neueren Untersuchungen ist der Schweregrad der klinischen Verläufe deutlich weniger different als bisher angenommen.

Bei 10–20 % der Patienten mit Virusbefall des ZNS bleiben trotz Rehabilitationsmaßnahmen Restschäden in Form von Lähmungen über längere Zeit oder lebenslang zurück. Atemlähmungen, die länger als 3 Monate fortdauern, haben ein hohes Risiko für eine Persistenz. Enzephalomyelitische Verläufe haben eine sehr schlechte Prognose. Anhaltende neurologische Defizite bei Kindern (in Europa) sind sehr selten, ebenso Todesfälle. [F5]

> **Letalität und Komplikationen**
>
> - Letalität: Mitteleuropa 1-2 %, Fernost 20-40 %, Sibirien 6-8 %
> - schwerere Verläufe im höheren Lebensalter
> - 10-20 % der Patienten mit ZNS-Befall schwere Restschäden über Monate, Jahre oder lebenslang
> - Kinder meist leichterer Verlauf
>
> F5

In Westsibirien entwickeln nach neueren Befunden ca. 1,7 % der Patienten einen chronischen Verlauf der FSME.

Unerkannte Doppel- und Mehrfachinfektionen mit anderen Erregern nach Zeckenstich, die offensichtlich häufiger auftreten als bisher angenommen, können das typische klinische Bild verändern.

4   Diagnose und Differentialdiagnose

Bedingt durch den uncharakteristischen klinischen Verlauf einer FSME sind Anamnese und Labordiagnostik von entscheidender Bedeutung bei der Diagnosefindung. Eine sorgfältige Erhebung der Anamnese (Zeckenstich erinnerlich?, Aufenthalte in Risikogebieten und Reisetätigkeit im zeitlichen Zusammenhang mit der Inkubationszeit, Genuss von Rohmilch in FSME-Risikogebieten, Impfanamnese) kann bereits wegweisend sein. Nur etwa die Hälfte der Patienten erinnert sich an einen Zeckenstich, da dieser keinen Schmerz verursacht. [F6]

> **Diagnose**
>
> - Anamnese (Zeckenstich, Naturaufenthalt, Risikogebiete)
> - Impfanamnese
> - Virusnachweis im Prodromalstadium möglich, selten erfolgreich, post mortem wichtig
> - Antikörpernachweis: IgM UND IgG mittels ELISA-Techniken
> - Virusneutralisationstest beweisend
> - Blut-Hirnschranken-Funktion moderat gestört
>
> F6

Die spezifische Labordiagnostik einer FSME ist, im Vergleich zu anderen durch Zecken übertragenen Krankheiten (insbesondere Lyme Borreliose), leicht durchzuführen und zu bewerten.

Untersuchungsmaterialien sind Blut (Serum) und Liquor für den Antikörpernachweis, ebenso für den Virusnachweis im Prodromalstadium und der frühen ersten Phase der klinischen Erkrankung. Post mortem ist bei enzephalitischen Verläufen eine Virusisolierung oder der Virusnachweis mittels nested RT- oder besser real time-PCR in Hirngewebe oder anderen Organen möglich.

In der akuten Erkrankungsphase zeigen die meisten Patienten pathologisch veränderte Entzündungsparameter: Leukozytose, erhöhte Blutsenkung und erhöhtes C-reaktives Protein. Entzündungsreaktionen im ZNS können durch Analyse des Liquors verifiziert werden, wo sehr oft eine Pleozytose zu sehen ist, zunächst granulozytär, später lymphozytär. Bei 4/5 der Patienten ist eine moderate Störung der Blut-Hirnschranken-Funktion zu beobachten, erhöhtes Liquor/Serumalbumin Verhältnis, intrathekale Synthese von Immunglobulinen, insbesondere von IgM.

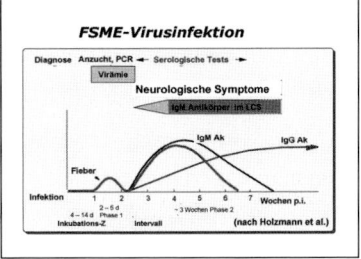

F7

In der ersten Erkrankungsphase ist der Virusnachweis mittels verschiedener Techniken prinzipiell möglich. Meist wird aber an eine FSME erst in der zweiten Erkrankungsphase gedacht, wenn der Patient mit neurologischer Symptomatik in eine Klinik eingewiesen wurde. Zu diesem Zeitpunkt sind die Viren bereits aus dem Blut verschwunden, weshalb ein Virusnachweis sehr selten erfolgreich ist. Antikörpernachweise im Blut (Serum) und Liquor mittels ELISA-Techniken (IgM UND IgG) sind hinweisend, Goldstandard ist der Virusneutralisationstest, dessen Ergebnisse beweisend sind. [F7]

Differentialdiagnose: Differentialdiagnostisch sind bakterielle und virale Meningitiden und Enzephalitiden, insbesondere durch Meningo- und Pneumokokken, Herpes-simplex-Viren, Entero- und Varizellen-Zoster-Virus, Mumps-, Masern- und lymphozytäre Choriomeningitis (LCM)-Viren, seltener durch andere Flaviviren (Virusneutralisationstest!), und andere Erkrankungen nach Zeckenstich (z. B. Anaplasmose) zu berücksichtigen. Nach erinnerlichem Zeckenstich ist auch die Meningopolyneuritis Garin-Bujadoux-Bannwart durch *Borrelia burgdorferi* s. l. auszuschließen.

Fachliche Beratung zu FSME

- **Konsiliarlabor für FSME am Robert Koch-Institut**
  Nordufer 20, 13353 Berlin
  Ansprechpartner: Prof. Dr. Matthias Niedrig
  Tel.: 030-18 754–23 70, E-Mail: NiedrigM@rki.de
  Dr. Oliver Donoso-Mantke
  Tel.: 030-18 754–23 87, E-Mail: DonosoO@rki.de

- **Nationales veterinärmedizinisches Referenzlabor für durch Zecken übertragene Erkrankungen im Friedrich-Loeffler-Institut**
  Bundesforschungsinstitut für Tiergesundheit, Standort Jena
  Naumburger Str. 96a, 07743 Jena
  Ansprechpartner: PD Dr. Jochen Süss, Direktor und Professor
  Tel.: 03641-804–2248; Fax: 03641-804–2228
  E-Mail: jochen.suess@fli.bund.de

F8

Weiterführende Diagnostik zu FSME

- **Bayerisches Landesamt für Gesundheit und Lebensmittelsicherheit**
  Dr. Hartmut Campe
  Tel. 089-315 60–114; Fax: 089-315 60–197
  E-Mail: Hartmut.Campe@lgl.bayern.de

- **Landesgesundheitsamt Baden-Württemberg**
  Dr. Rainer Oehme
  Tel. 0711-904–393 02; Fax: 0711-904–38 326
  E-Mail: rainer.oehme@rps.bwl.de

F9

Fachliche Beratung und Unterstützung in diagnostischen Fragen wird durch die Institutionen s. [F8] [F9] gewährt.

5 Therapie und Management

Eine spezifische antivirale Therapie ist gegenwärtig nicht verfügbar. Die Patienten können lediglich symptomatisch behandelt werden. Dabei stehen die Sicherung des Elektrolyt- und Flüssigkeits-Haushalts, die Gabe von Analgetika und Antipyretika und eine geeignete Nahrungs- und Vitaminzufuhr im Vordergrund. Die Gabe von Kortikosteroiden hat sich in verschiedenen Studien als wenig hilfreich erwiesen. [F10]

Therapie und Management

- antivirale Therapie nicht verfügbar
- symptomatische Therapie
- schwere ZNS-Affektionen: lebenserhaltende Maßnahmen
- Applikation von Kortikosteroiden wenig hilfreich
- Management: keine besonderen Anforderungen in der Klinik

F10

Da eine Übertragung des Virus von Mensch zu Mensch nie beobachtet worden ist, sind keine besonderen Anforderungen an das Management dieser Erkrankung in der Klinik (z. B. Isolierung) zu stellen.

6 Epidemiologie

6.1 Reservoir und Übertragungswege

Das eigentliche Reservoir für das FSMEV sind frei lebende Vertebraten, kompetente Wirte, die in der Lage sind, das Virus zu vermehren und die Infektion weiterzugeben (sog. Reservoirkompetenz). In den Naturherden, wo die ökologischen Interaktionen zwischen Zecke und Virus, Virus und Wirt sowie Zecke und Wirt ablaufen, sind diese Reservoire in hohen Zahlen vorhanden, haben eine hohe Reproduktionsrate und rasche Generationsfolge. In der Regel trifft dies für bestimmte Mäusespezies aber auch für manche Insektivoren und Karnivoren zu.

Von den weit über 300 unterschiedlichen Wirten, die Ixodes-Arten in Europa für die Blutmahlzeit nutzen können, besitzen nur wenige Arten eine Reservoirkompetenz. Von diesen reservoirkompetenten Wirten kann das Virus nach dem Stich einer infizierten Zecke aufgenommen werden, repliziert sich dort mit hohen Reproduktionsraten und hält über mehrere Tage eine virämische Phase aufrecht, ohne selbst klinisch zu erkranken. Die induzierte antivirale Immunität wird durch hohe Reproduktionsraten des Wirtes in kurzen Zeitspannen

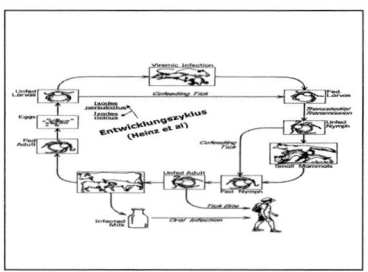

F11

unterlaufen. Durch die Blutmahlzeit in der virämischen Phase des Wirtes gelangt das Virus in die Zecke und im Falle von *Ixodes ricinus* oder *I. persulcatus* kann es deren Zellen infizieren und sich dort replizieren, insbesondere in Darmzellen, im Hämocoel und den Speicheldrüsen. Wenn es dem Virus gelungen ist, sich in den Speicheldrüsen der Zecke zu etablieren und zu vermehren, wird es während der nächsten Blutmahlzeit durch einen Saug-Pump-Mechanismus bei der Anreicherung der Blutmahlzeit, wodurch Wasser in den Wirt zurückgegeben wird, in diesen eingebracht. Solche Zeckenspezies werden als Vektoren bezeichnet. Das FSMEV kann von einem infizierten Ixodes-Weibchen transovarial vom Ei an die Larve weitergereicht werden. Dieser Vorgang ist nicht besonders effektiv und wird durch weitere Viruszugänge, durch Blutmahlzeiten an virämischen Wirten in den nächsten Entwicklungsstufen (Larve – Nymphe – Weibchen) und den Prozess des sog. cofeeding unterstützt. Beim cofeeding saugen infizierte und nicht infizierte Zeckenstadien unmittelbar nebeneinander am Wirt und dabei gelangt das Virus auf direktem Wege auch in die nicht infizierte Zecke. Eine virämische Phase ist dabei nicht notwendig. [F11]

Übertragung durch Zeckenstich

Das FSMEV wird durch den Zeckenstich auf den Menschen übertragen. Da es sich auch in den Speicheldrüsen der Zecke befindet, wird es, anders als *Borrelia burgdorferi sensu Pato*, auch schon zu Beginn der Blutmahlzeit übertragen. Das Risiko, nach einem Stich durch eine infizierte Zecke klinisch manifest zu erkranken, wird mit 1–3 % angegeben, wobei die Zecken in den Risikogebieten i. d. R. zwischen < 0,1–3 %, selten bis 5 %, infiziert sind, Messdaten aus verschiedenen Ländern zeigen gelegentlich auch höhere Werte. Generell gilt, mit höherem Entwicklungsstadium nimmt der Prozentsatz infizierter Zecken in einem Risikogebiet zu. [F12]

Virusübertragung

- **Zeckenstich (hauptsächlicher Weg)**
- **alimentär über viruskontaminierte Ziegen-, Schafs-, selten Kuhmilch (seltener Weg)**
- **Laborinfektionen (sehr selten)**

F12

Übertragung durch Milch und Milchprodukte

Der Mensch kann sich auch auf alimentärem Weg, über den Genuss virushaltiger Rohmilch oder daraus hergestellter Produkte, insbesondere von Ziegen und Schafen, seltener von Rindern, infizieren. Diese Milch stammt von Weidetieren in FSME-Risikogebieten, die nach einem Zeckenstich in der virämischen Phase Virus mit der Milch ausscheiden. Wird diese nicht abgekocht oder pasteurisiert, kann es alimentär zur Infektion und Erkrankung kommen. Von alimentärer FSME sind Kinder häufiger betroffen als Erwachsene, was rein statistisch mit dem höheren Milchkonsum im Zusammenhang steht.

6.2 Ansteckungsfähigkeit

Transmissionswege sind Zeckenstich und alimentäre Übertragung. Laborinfektionen bei Ungeimpften wurden berichtet.

6.3 Risikofaktoren und Risikogruppen

Noch vor 20 Jahren galt die FSME als eine Erkrankung der beruflich Exponierten, der Jäger und Forstbediensteten, der Beschäftigten in der Landwirtschaft, der Soldaten und Grenzschutzbeamten, also als eine Berufskrankheit. Diese Berufsgruppen sind nach wie vor gegenüber Zecken exponiert, der Anteil der Erkrankungen aus diesen Gruppen hat aber prozentual deutlich abgenommen, nicht zuletzt als Folge der Vorsorge durch Impfung. [F13]

> **Risikogruppen**
>
> - 90 % der Erkrankten durch Zecken-stichexposition in der Freizeit infiziert
> - in Risikogebieten durch nicht pasteurisierte Ziegen- und Schafsmilch (Urlaub auf dem Bauernhof)
> - beruflich Exponierte erkranken inzwischen selten, da meist geimpft

F13

Gegenwärtig infizieren sich 90 % der an FSME erkrankten Personen bei Freizeitaktivitäten, z. B. beim Wandern, Zelten, Joggen, Radfahren, Angeln, Schwimmen, Golfen, Mountainbiken, Reiten, beim Arbeiten oder Spielen im Garten, beim Spazierengehen mit dem Hund, beim Picknicken oder Pilzesammeln. Die FSME-Impfung wird daher allen empfohlen, die in einem FSME-Risikogebiet wohnen oder dorthin reisen, sich gerne in der Natur aufhalten und damit das Risiko eingehen, einen Zeckenstich zu erleiden. [F14]

> **Definition FSME-Endemiegebiet Europa (ISW-TBE-Workshop)**
>
> - Ein FSME-Endemiegebiet wird definiert als ein Gebiet, in welchem das FSME-Virus zwischen Zecken und Wirten (Vertebraten) zirkuliert
> - Diese Viruszirkulation wird angezeigt durch
>   - den direkten Nachweis des Virus in Zecken und Wirten
>   oder
>   - den Nachweis autochthoner Infektionen bei Tieren und Menschen innerhalb der letzten 20 Jahre

F14

Ein besonderes Risiko haben Menschen aus Regionen ohne FSME-Risiko, die in Risikogebiete einreisen. Diese sind meist wenig informiert, deshalb oft schlecht vorbereitet und selten geimpft.

Die FSME-Schutzimpfung wird bei bestehender Indikation besonders älteren Menschen empfohlen, da der Krankheitsverlauf mit höherem Lebensalter schwerer wird.

Noch vor einigen Jahren galten Höhenwanderer als eine nicht FSME-gefährdete Gruppe, da sowohl *I. ricinus* als auch das FSMEV in Gebirgen ≥ 800 m über N.N. nicht nachgewiesen wurde. Daten aus dem Riesengebirge (1.200 m ü.N.N.) und aus Österreich (Vorarlberg, 1.560 m ü. N.N.) zeigen, dass sich diese Situation deutlich verändert hat.

6.4 Saisonalität

Die Bezeichnung ´Frühsommer-Meningoenzephalitis´ deutet bereits an, dass die meisten Fälle an FSME beim Menschen im Frühsommer beobachtet wurden, in manchen Jahren wurde auch noch ein zweiter, meist niedrigerer Morbiditätsgipfel im Herbst beobachtet. Die Morbidität an FSME ist engstens an die Zeckenaktivität in den Habitaten und die Expositionsmöglichkeiten des Menschen gekoppelt. Bisher ging man von einer Hauptzeckenaktivität zwischen den Monaten März und September/Oktober aus. Untersuchungsreihen der letzten Jahre haben aber gezeigt, dass sich die Monate mit Zeckenaktivität ausgeweitet haben und während wärmerer Winter ganzjährig Zeckenaktivität und höhere menschliche Morbidität zu verzeichnen ist. Deshalb sind in dieser Jahreszeit auch FSME-Erkrankungen (und solche an Lyme-Borreliose) zu beobachten.

6.5 Epidemiologische Situation

6.5.1 Weltweite Verbreitung

Die FSME kommt endemisch in Regionen Europas und Asiens vor. Außerhalb Europas wurden FSME-Erkrankungen aus Nordchina, der nördlichen Mongolei, aus Kasachstan und Japan berichtet. Der Virusnachweis in Zecken und Mäusen gelang kürzlich in Südkorea, Erkrankungsfälle wurden noch nicht registriert. Auch Kirgisien wurde jüngst als Endemiegebiet identifiziert.

6.5.2 Europa

Die in den letzten 30 Jahren beobachtete stete Zunahme der FSME-Morbidität in Europa, die von 1974 bis 2003 über 400 % betrug, hat von 2004 bis 2006 nochmals in einer Reihe von FSME-Risikogebieten eine deutliche Steigerung erfahren. Dies betrifft die Tschechische Republik, Deutschland, Polen, Slowenien, Schweden und die Schweiz.

Gegen diesen Trend ist in vielen Ländern aus bisher unbekannten Gründen die Zahl der gemeldeten FSME-Erkrankungen in den Jahren 2007 und 2008 drastisch, z.T. um 40–50 % zurückgegangen und nahm 2009 wieder zu. [F15]

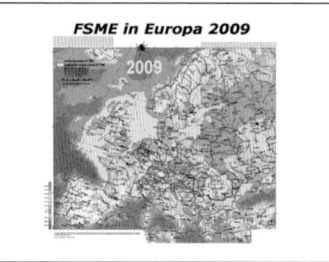

F15

Neben sozialen, politischen, ökologischen, ökonomischen und demographischen Faktoren ist es der Klimawandel, der zu einer Verbesserung der Lebensbedingungen von Zecken geführt hat und damit auch der weiteren Verbreitung von durch Zecken übertragenen Krankheiten Vorschub leistet.

Die FSME ist z. Zt. in 27 europäischen Ländern endemisch, in denen aber die Morbidität von extrem gering (Norditalien, Griechenland) bis extrem hoch (Tschechien, Russland, Baltische Länder) schwankt. FSME-frei sind unter anderem Belgien, Großbritannien, die Niederlande, Portugal und Spanien.

Die FSME ist in 16 europäischen Ländern derzeit meldepflichtig: Deutschland, Estland, Finnland, Griechenland, Lettland, Litauen, Norwegen, Österreich, Polen, Russland, Schweden, Schweiz, Slowakei, Slowenien, Tschechien, Ungarn. Aus 19 europäischen Ländern haben wir verlässliche Daten für den Zeitraum von 1976 bis 2009.
In diesen Ländern sind von 1990 bis 2009 170.151 FSME-Erkrankungen registriert worden, in Europa ohne Russland 56.517 Erkrankungen.

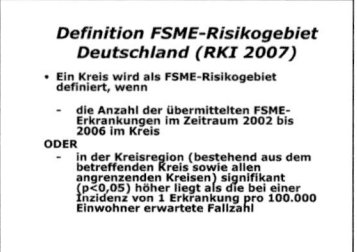

F16

In den letzten 20 Jahren (1990–2009) wurden in Europa (einschließlich Russland) jährlich durchschnittlich 8.500 autochthone FSME-Erkrankungen registriert, wobei von einer hohen Dunkelziffer ausgegangen werden muss. Hier spielen auch die Falldefinitionen und die unterschiedlichen Meldeformen (schwere Fälle, leichte Fälle etc.) eine große Rolle.
Siehe auch Tabelle 1 am Ende dieses Kapitels.

Viele epidemiologische Phänomene können wir nicht erklären, so z. B. die seit 2002 bis 2008 ablaufende kontinuierliche Reduzierung der Morbidität in Russland. Es muss angemerkt werden, dass in Russland größere Gebiete mit kontinuierlicher Zu- als auch Abnahme der Morbidität analysiert worden sind.

F17

6.5.3   Deutschland

In Deutschland wird die Karte der FSME-Risikogebiete regelmäßig vom Robert-Koch-Institut aktualisiert. Seit 1992 werden jährlich zwischen 100 und 300 autochthone FSME-Erkrankungen registriert. [F16,17]

Im Jahr 2006 wurden 546 FSME-Fälle gemeldet, was der höchste Wert ist, seitdem FSME-Fälle in Deutschland überhaupt registriert werden, und was einer Steigerung um 58 % gegenüber 2004 entsprach. In den Jahren 2007 und 2008 wurde dagegen eine deutliche Reduktion der Erkrankungsfälle (238 und 288) beobachtet, die Gründe dafür sind unbekannt. 2009 wurden 312 und 2010 256 Erkrankungen gemeldet.

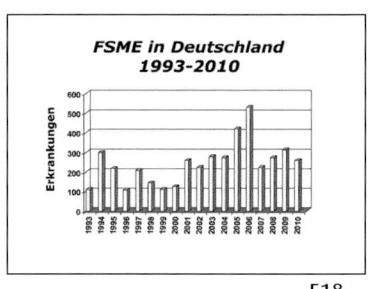

F18

Die FSME-Fälle treten vor allem in Süddeutschland auf, vor allem in Baden-Württemberg und Bayern, aber auch in Thüringen und Hessen. Ein kleines Risikogebiet existiert auch in Rheinland-Pfalz. Von 2000 bis 2009 wurden 85,9 % der FSME-Fälle in Bayern und Baden-Württemberg erworben, 6,6 % in Hessen und 1,4 % in Thüringen. [F18]

Seit 1995 ist bemerkenswert, dass immer wieder autochthone Einzelerkrankungen in Gebieten, die nicht als Risikogebiete ausgewiesen sind, auftreten, z.T. auch in Regionen, in denen noch nie oder seit Jahrzehnten keine Erkrankungen aufgetreten sind: Brandenburg, Mecklenburg-Vorpommern, Niedersachsen, Nordrhein-Westfalen, Saarland, Sachsen, Sachsen-Anhalt. Von 2000 bis 2009 entstammten ca. 5 % der FSME-Fälle sogenannten Nichtrisikogebieten.

Gegenwärtig (Stand 2010) sind 136 Landkreise von den 440 deutschen Landkreisen als FSME-Risikogebiete definiert.

6.5.4   Eradikation der FSME?

Eine Eradikation der FSME ist nicht möglich, da es sich um eine klassische virale Zoonose handelt und Bekämpfungsmaßnahmen gegenüber Zecken nur von eingeschränkter Wirksamkeit sind. Wirksamen Schutz bietet nur die Schutzimpfung.

7 Prävention

7.1 Allgemeine Präventionsmaßnahmen

|| Eine Zeckenstichexposition zu vermeiden, ist die wichtigste Präventionsmaßnahme. Eine vollständig befriedigende Lösung existiert nicht.

|| Durch geeignete helle, eng anliegende Kleidung hält man Zecken teilweise vom Körper fern und kann sie gut erkennen und entfernen.

|| Da die Zecke u. U. mehrere Stunden eine geeignete Stichstelle am Körper sucht, kann sie nach Verlassen der Zeckenhabitate durch vollständiges Entkleiden und Absuchen bei guter Beleuchtung noch vor dem Stich unschädlich gemacht werden.

Prävention und Kontrolle der FSME

- Die Schutzimpfung ist die sicherste und wirksamste Maßnahme zur Prävention
- Vermeidung der Zeckenstichexposition ist die zweitwichtigste Präventionsmaßnahme
- Wirksame Repellents, die auf dem Markt in der Minderheit sind, bieten einen gewissen Schutz
- In Risikogebieten der FSME nur erhitzte Ziegen- und Schafsmilch konsumieren, auch Rohmilchkäse kann kontaminiert sein

F19

|| Das Einsprühen der Kleidung mit Repellents, z. B. Permethrin oder N,N-diethyl-m-toluamide (DEET), hilft zusätzlich bei der Zeckenstichabwehr. Geeignete Repellents, als Lotion oder Spray auf die Haut aufgetragen, sind auf dem Markt selten, nicht oder schlecht wirkende dagegen weit verbreitet (Stiftung Warentest 2001 und 2008). [F19]

Angesogene Zecken sofort in geeigneter Weise mittels Pinzette zu entfernen, kann eine FSMEV-Übertragung nicht verhindern, nur minimieren.

|| Das Risiko der Übertragung von FSMEV durch Milch und Milchprodukte kann durch Vermeiden des Verzehrs von Rohmilch und fachgerechte Pasteurisierung vollständig beseitigt werden.

7.2 Entwicklung der Impfung

Bereits kurz nach der Identifizierung des Erregers der ´**Russischen Frühjahrs-Sommer-Enzephalitis**´ wurde mit einer Formalin-inaktivierten Suspension infizierter Mausgehirne in der Russischen Armee geimpft. Sie verhinderte zwar zu ~ 90 % eine Erkrankung; doch die hohen Myelin-Konzentrationen in diesen Präparationen führten, ähnlich wie bei den ersten Hirngewebs-Impfstoffen gegen die Tollwut, zu einer hohen Rate an häufig sehr schwer wiegenden allergischen Reaktionen.

Reinigungsversuche dieser Hirngewebs-Impfstoffe schlugen fehl, weshalb in der Sowjetunion verschiedene Zellkultur-Impfstoffe entwickelt wurden. Der niedrige Virusantigengehalt mit der Notwendigkeit langer Impfserien führte ebenfalls zu keinem Durchbruch. In den

1960er-Jahren wurde in der Tschechoslowakei der Versuch unternommen, auf Zellkulturbasis den ersten Impfstoff mit dem zentraleuropäischen Virustyp zu entwickeln.

7.2.1   Impfstoffe (Unterschiede, Impfstämme)

Entwicklung in Österreich: Die von Kunz und Keppie initiierten Arbeiten am Impfstoff begannen 1971 in Österreich unter Verwendung eines Virusisolates aus *I. ricinus*, der als Stamm Neudoerfl zum Prototyp für die zentraleuropäische Variante des FSMEV geworden ist. Die Virusanzucht erfolgte auf SPF-Hühner-Embryonalzellen (speziell pathogenfrei), Reinigung mittels Zentrifugation und Chromatographie und Inaktivierung durch Formalin. Als Adjuvans diente Aluminiumhydroxid.

Nach zweimaliger Applikation des Impfstoffs wurde bei 90 % der Probanden eine Serokonversion erreicht, wegen absinkender Antikörpertiter wurde eine dritte Applikation nach 9–12 Monaten notwendig. Auch waren nach Gabe dieses Impfstoffs relativ häufig bei den Probanden Fieber, Kopfschmerzen und allgemeines Krankheitsgefühl zu beobachten. In Zusammenarbeit mit einem Industriepartner (Immuno AG, jetzt Baxter AG, Wien) wurden effektivere Reinigungsverfahren großtechnisch eingeführt.

Einen entscheidenden Fortschritt in der Reinheit des Impfstoffs brachte die Einführung der Gradientendurchlaufultrazentrifugation. So konnte eine ca. 90-fach höhere Reinheit gegenüber dem Verfahren mit konventioneller Zentrifugation und Chromatographie erreicht werden. Dieser Impfstoff (FSME-Immun) führte bei hoher Serokonversionsrate zu einer deutlichen Senkung der Rate unerwünschter Arzneimittelwirkungen. Ab 1999 wurde das Konservierungsmittel Thiomersal nicht mehr beigefügt und im darauf folgenden Jahr ein neuer Impfstoff zugelassen (TicoVac), bei dessen Formulierung auch kein Human-Albumin mehr zugesetzt wurde. Auch die Anzüchtung des Saatvirus wurde verändert. Mit diesem veränderten Impfstoff stieg die Nebenwirkungsrate stark an, insbesondere bei Kindern wurden häufig hohe Fieber-Reaktionen und bei Kindern unter zwei Jahren auch Fieberkrämpfe beobachtet. Es konnte aufgeklärt werden, dass TicoVac ohne Albumin die Synthese von Tumornekrosefaktor α und Interleukin 1b induziert, was dann zu den beobachteten Nebenwirkungen führt. Nach Wiederzugabe von Humanalbumin 2001 wurden diese Nebenwirkungen nicht mehr beobachtet (FSME-IMMUN).

Entwicklung in Deutschland: Die Firma Behring, Marburg, (heute Novartis Vaccines and Diagnostics) entwickelte einen FSME-Impfstoff, der 1991 erstmals auf den Markt kam (Encepur). Das Impfvirus ist der K23-Stamm, ein Isolat aus Süddeutschland, welches anhand seiner Nukleinsäuresequenz als eng verwandt mit dem Stamm Neudoerfl identifiziert wurde.

Die Eckdaten bei der Herstellung waren ähnlich wie beim FSME-Immun-Impfstoff: Vermehrung des Virus auf primären Hühnerembryonalzellen, Reinigung über Gradientendurchlaufultrazentrifugation und Inaktivierung durch Formaldehyd. Als Stabilisator wurde Rindergelatine zugegeben, als Adjuvans Aluminiumhydroxyd. Eingeführt wurde auch ein Impfstoff für Kinder, welcher die halbe Dosis des Erwachsenenimpfstoffs enthielt. Nach Einführung dieses Impfstoffs 1990 kam es bei Kindern gehäuft (1:50.000) zu Nebenwirkungen, die hauptsächlich als allergische IgE-Reaktionen gegenüber dem Stabilisator Polygeline identifiziert werden konnten. Dieser Kinderimpfstoff wurde1998 vom Markt genommen. Das Problem wurde durch Zusatz von Saccharose gelöst

FSME-Impfstoffe

	FSME-Immun®	FSME-Immun® Junior	Encepur® Erwachsene	Encepur® Kinder
Virusstamm	Neudoerfl	Neudoerfl	K23	K23
Antigengehalt	2,4 µg	1,2 µg	1,5 µg	0,75 µg
Altersgruppen	≥ 16 Jahre	1-15 Jahre	≥ 12 Jahre	1-11 Jahre
Al(OH)$_3$	1 mg	0,5 mg	1 mg	0,5 mg
Stabilisator	0,5 mg HSA*	0,25 mg HSA	Saccharose	Saccharose
Lagerung (2-8 °C) und Verwendbarkeit	24 Monate	24 Monate	24 Monate	24 Monate
Dosis (ml)	0,5	0,25	0,5	0,25

* Humanserumalbumin

F20

Zusammengefasst gibt es auf dem Markt gegenwärtig FSME-Impfstoffe von zwei Herstellern (Baxter AG; Novartis Vaccines and Diagnostics), jeweils einen Impfstoff für Erwachsene und einen Impfstoff für Kinder, wobei der technische Ablauf der Herstellung im Wesentlichen gleich ist. Unterschiede bestehen hinsichtlich des verwendeten Virusstammes (Neudoerfl bei Baxter und K23 bei Novartis) und der eingesetzten Stabilisatoren (Humanalbumin bei Baxter und Saccharose bei Novartis. [F20]

In Russland werden zwei FSME-Impfstoffe produziert:

  II   der FSME-Impfstoff Moskau (Chumakov-Institut Moskau,), der den fernöstlichen Subtyp Sofjin enthält und

  II   Encevir (registriert 2001), der den Stamm 205 enthält, ebenfalls ein fernöstlicher Subtyp, hergestellt von der Microgen Corporation in Tomsk.

Der Impfstoff Moskau wurde ursprünglich für die Anwendung bei Erwachsenen zugelassen (1982), 25 Millionen Dosen wurden verimpft. Nach weiteren Reinigungsschritten ist dieser Impfstoff seit 1999 auch für die Anwendung bei Kindern zugelassen.

7.2.2   Immunogenität, Effektivität, Schutzdauer

Die Immunogenität der FSME-Impfstoffe ist sehr gut. Ergebnisse vergleichender Impfschemata bei ≥ 12-Jährigen sind den nebenstehenden Abbildungen zu entnehmen. Zur

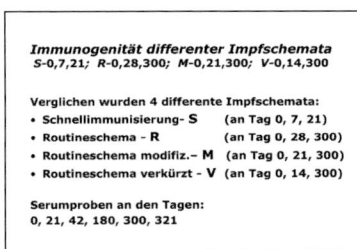

Immunogenität differenter Impfschemata
S-0,7,21; R-0,28,300; M-0,21,300; V-0,14,300

Verglichen wurden 4 differente Impfschemata:
• Schnellimmunisierung- **S** (an Tag 0, 7, 21)
• Routineschema – **R** (an Tag 0, 28, 300)
• Routineschema modifiz.– **M** (an Tag 0, 21, 300)
• Routineschema verkürzt – **V** (an Tag 0, 14, 300)

Serumproben an den Tagen:
0, 21, 42, 180, 300, 321

Schöndorf I et al. Vaccine 2007: 1470

F21

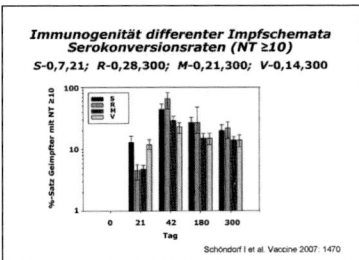

Immunogenität differenter Impfschemata
Serokonversionsraten (NT ≥10)
S-0,7,21; R-0,28,300; M-0,21,300; V-0,14,300

Schöndorf I et al. Vaccine 2007: 1470

F22

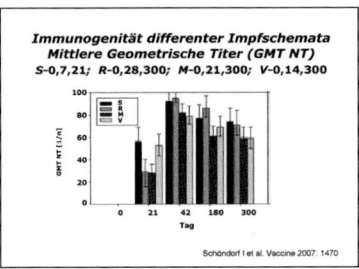

Immunogenität differenter Impfschemata
Mittlere Geometrische Titer (GMT NT)
S-0,7,21; R-0,28,300; M-0,21,300; V-0,14,300

Schöndorf I et al. Vaccine 2007: 1470

F23

Anwendung kam ein inaktivierter FSME-Impfstoff (Impfstamm K23). Das Routineschema mit Impfungen an den Tagen 0, 28, 300 ist das Schema der Wahl. Die Schnellimmunisierung an den Tagen 0, 7, 21 führt zu schnellem Schutz und stellt eine Alternative bei verspäteter Vorstellung zur Impfung dar (Schöndorf et al). Vergleichende Untersuchungen zu Kinderimpfstoffen wurden kürzlich publiziert (Wittermann et al). [F21] [F22] [F23]

Die Schutzrate nach 2- und 3-maliger Immunisierung wird mit 98 % angegeben (berechnet für die Jahre 1994–2001 in Österreich). Bei dieser Berechnung wurde davon ausgegangen, dass Geimpfte und Ungeimpfte hinsichtlich ihres Verhaltens und ihrer Expositionsmöglichkeiten gleichartig sind, was in praxi sicherlich nicht exakt so ist. Deshalb kann man diesen Wert nur mit gewisser Einschränkung betrachten. Ein einfacheres Maß für die Bewertung der Schutzrate ist der Fakt, dass Impfdurchbrüche bei vollständig Geimpften äußerst selten sind.

In einer Studie in Österreich (Heinz et al., 2007) wurde die Feldeffektivität der FSME-Impfung (2000–2006) in unterschiedlichen Altersgruppen auf der Basis der gemeldeten hospitalisierten Erkrankungsfälle bei Geimpften und Ungeimpften bestimmt. Sie beträgt bei regulär Geimpften ca. 99 % ohne statistisch fassbare Unterschiede bei den Altergruppen. Es kann nach dieser Studie die FSME-Schutzimpfung als eine der effektivsten im Bereich der Virus-Totimpfstoffe bezeichnet werden.

Sehr anschaulich kann die Wirksamkeit und die Effektivität der FSME-Impfstoffe demonstriert werden, wenn man die sehr unterschiedlichen Durchimpfungsgrade der Bevölkerung Österreichs und der benachbarten Tschechischen Republik und die Entwicklung der FSME-Inzidenz in beiden Ländern vergleicht und ins Kalkül zieht, dass in beiden Ländern die Struktur der Risikogebiete ähnlich ist. [F24] [F25]

439

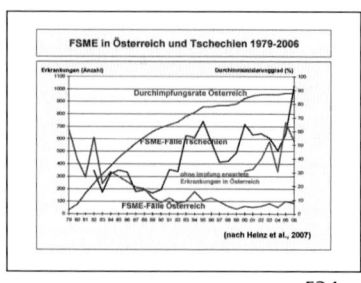

F24

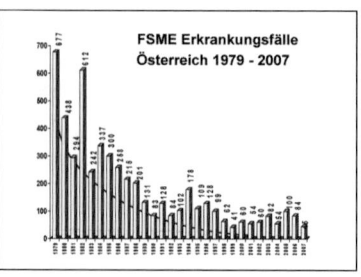

F25

Die Schutzdauer wurde in den letzten Jahren mehrfach bestimmt und konnte als deutlich verlängert eingeschätzt werden. So ist bis 2004 nach vollständiger Grundimmunisierung (FSME-IMMUN) eine Booster-Immunisierung alle 3 Jahre vorgenommen worden, nach 2004 alle 5 Jahre. Lediglich bei über 50-Jährigen (Deutschland) bzw. über 60-Jährigen (Österreich) wird weiter alle 3 Jahre geboostert. In Österreich wird bei den unter 60-Jährigen der erste Booster nach vollständiger Grundimmunisierung nach 3 Jahren gegeben, die nächsten dann alle 5 Jahre. Auch bei der Gabe von Encepur wird bei den über 50-Jährigen alle drei Jahre geboostert.

**Effektivität
der FSME-Schutzimpfung**

• Unter Feldbedingungen bei vollständiger Grundimmunisierung ~99 %

• Eine der effektivsten Anti-Virus-Schutzimpfungen

F26

Die Effektivität der FSME-Schutzimpfung konnte unter Feldbedingungen und unter Einbeziehung aller Altersgruppen bei den Impflingen, die vollständig grundimmunisiert waren, mit ungefähr 99 % berechnet werden. Damit besitzen die FSME-Impfstoffe eine sehr hohe Feldeffektivität. [F26]

Die Impfstoffe sind nicht für eine Postexpositionsprophylaxe oder eine therapeutische Impfung zugelassen. Es sind nicht genügend Daten vorhanden, um hier eine Einschätzung geben zu können. Komplikationen nach Impfen in eine Inkubationszeit hinein sind nicht bekannt geworden.

7.2.3 Sicherheit, Reaktogenität und Komplikationen

Lokal- und Allgemeinreaktionen: Als Ausdruck der normalen Auseinandersetzung des Organismus mit dem Impfstoff kann es innerhalb von 1–3 Tagen, selten auch länger anhaltend, an der Impfstelle zu Rötung, Schmerzhaftigkeit und Schwellung kommen, gelegentlich mit Anschwellung der Lymphknoten. Häufig werden innerhalb der ersten 1–4 Tage Allgemeinsymptome wie Temperaturerhöhung, Kopfschmerzen, Mattigkeit, Unwohlsein oder Magen-Darm-Erscheinungen sowie Missempfindungen wie Taubheitsgefühl und Kribbeln beobachtet. Häufig treten Arthralgien und Myalgien auf; bei Manifestation im Nackenbereich können sie mit meningitischen Zeichen verwechselt werden. Die Symptome werden vor allem nach der ersten Impfung beobachtet, nach weiteren Impfungen werden sie seltener.

In der Regel sind diese genannten Lokal- und Allgemeinreaktionen vorübergehender Natur und klingen rasch und folgenlos wieder ab.

Komplikationen

In Einzelfällen wurden allergische Reaktionen beobachtet. Ebenfalls wurden Einzelfälle von Erkrankungen des Nervensystems berichtet (Neuritis, Polyneuritis, Guillain-Barré-Syndrom, Enzephalitis).

Krankheiten/Krankheitserscheinungen in ungeklärtem ursächlichen Zusammenhang mit der Impfung

Die Verursachung oder die Auslösung eines akuten Schubs von Multipler Sklerose oder anderer demyelinisierender Erkrankungen durch die FSME-Impfung wird bei zeitlichem Zusammentreffen gelegentlich diskutiert, es gibt außer einer Studie mit begrenzter Fallzahl jedoch keine weiteren Fakten, die einen solchen Zusammenhang annehmen lassen oder ausschließen können.

Die Nebenwirkungsraten bei Kindern und Erwachsenen unterscheiden sich ebenfalls kaum, die Fieberraten sind bei jüngeren Kindern etwas häufiger als bei älteren.

Schwangerschaft und Stillen sind keine Kontraindikationen der FSME-Impfung. Es müssen aber individuelle Risiko-Nutzen-Abwägungen sorgfältig vorgenommen werden, da keine umfassenden klinischen Studien zu dieser Problematik vorliegen.

7.2.4   Impfschemata, Indikationen, Gegenindikationen

Zulassung

Gegenwärtig sind zwei Impfstoffe für die Anwendung bei Erwachsenen auf dem Markt (FSME-IMMUN Erwachsene® von Baxter Vaccines und Encepur Erwachsene® von Novartis). FSME-IMMUN Erwachsene® ist ab dem vollendeten 16. Lebensjahr zugelassen, Encepur Erwachsene® ab dem vollendeten 12. Lebensjahr.

Auch für die Anwendung bei Kindern sind gegenwärtig zwei Impfstoffe auf dem Markt (FSME-IMMUN 0,25 ml Junior® von Baxter und Encepur Kinder® von Novartis). Beide Impfstoffe sind bei Kindern ab Vollendung des ersten Lebensjahres zugelassen.

FSME-IMMUN 0,25 ml Junior® ist bis zum vollendeten 16. Lebensjahr zugelassen, Encepur Kinder® bis zum vollendeten 12. Lebensjahr. In Österreich werden, wenn erforderlich

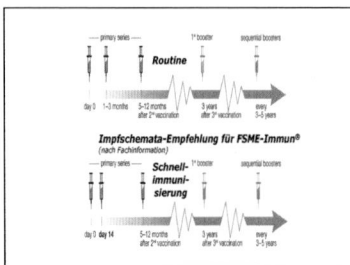

F27

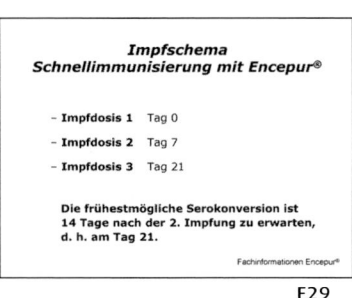

Impfschema Routine-Impfung mit Encepur®

- **Impfdosis 1** Tag 0
- **Impfdosis 2** 1–3 Monate nach der 1. Impfung
- **Impfdosis 3** 9–12 Monate nach der 2. Impfung

Die 2. Impfung kann vorgezogen werden und 2 Wochen nach der ersten Impfung erfolgen.

Fachinformationen Encepur®

F28

Impfschema Schnellimmunisierung mit Encepur®

- **Impfdosis 1** Tag 0
- **Impfdosis 2** Tag 7
- **Impfdosis 3** Tag 21

Die frühestmögliche Serokonversion ist 14 Tage nach der 2. Impfung zu erwarten, d. h. am Tag 21.

Fachinformationen Encepur®

F29

und die Eltern ihr Einverständnis gegeben haben, Kinder mit FSME-IMMUN 0,25 ml Junior® bzw. Encepur Kinder® auch bereits ab dem Alter von 6 Monaten geimpft.

Impfschemata

Man unterscheidet das Standard- und das Schnellimmunisierungsschema der Applikation.

Standardschema

Für einen vollständigen Impfkurs nach dem Standardschema werden bei Gabe von FSME-IMMUN Erwachsene® und FSME-IMMUN 0,25 ml Junior® 3 Injektionen benötigt, wobei die ersten beiden Impfungen im Abstand von 1–3 Monaten durchgeführt werden. Eine dritte Impfung nach 5–12 Monaten schließt diese Grundimmunisierung ab. Bei Anwendung von Encepur Erwachsene® und Encepur Kinder® nach dem Standardschema erfolgen die ersten beiden Injektionen auch im Abstand von 1–3 Monaten und die dritte Impfung nach 9–12 Monaten. Bei den 12–49-Jährigen (Encepur Erwachsene®) bzw. den 16–49-Jährigen (FSME-IMMUN Erwachsene®) wird die erste Boosterung nach 3 Jahren, die weitere und alle folgenden nach jeweils 5 Jahren vorgenommen. Bei den > 49-Jährigen werden Boosterinjektionen nach jeweils 3 Jahren durchgeführt. [F27] [F28]

Schnellimmunisierung

Bei einer Impfung mit Encepur Kinder® werden 3 Applikationen an den Tagen 0, 7 und 21 gegeben, eine erste Auffrischimmunisierung nach 12–18 Monaten, die nächste und alle folgenden nach 3 Jahren. Bei der Schnellimmunisierung mit Encepur Erwachsene® erfolgt die Grundimmunisierung ebenfalls an den Tagen 0, 7 und 21, gefolgt von der ersten Boosterimmunisierung nach 12–18 Monaten. Die zweite Auffrischung und alle weiteren werden bei 12–49-Jährigen alle 5 Jahre und bei > 49-Jährigen alle 3 Jahre durchgeführt. [F29]

Nach einer jüngeren Studie (FSME Immun) an Impflingen mit irregulärem Impfverlauf konnte gezeigt werden, dass ein immunologisches Gedächtnis induziert wird und unabhängig vom Lebensalter **'jede Impfung zählt'**, gleichgültig wann und in welchem Abstand sie gegeben worden ist. Wenn zwei Impfstoffapplikationen überhaupt vorliegen, wird eine dritte gegeben, damit die Grundimmunisierung abgeschlossen ist und der Proband in der Zukunft so weiter geimpft wird, wie es seinem Alter entspricht. Es liegen eindeutige Daten vor, die zeigen, dass in diesem Fall die Grundimmunisierung nicht neu begonnen werden muss.

Wenn eine Grundimmunisierung nicht abgeschlossen ist bzw. die Boosterintervalle nicht eingehalten werden, kann natürlich zwischenzeitlich ein vollständiger Schutz nicht garantiert werden.

Für Encepur liegen eine Reihe von etwas differierenden Empfehlungen vor, die auf Erfahrungen beruhen.

Eine FSME-Schutzimpfung ist eine sog. Indikationsimpfung, d. h. sie ist dann indiziert, wenn man dauerhaft in einem FSME-Risikogebiet lebt oder in ein solches einreist und ein Zeckenstichrisiko hat. Dabei ist es gleichgültig, wie lange dieser Aufenthalt dauert. Erfahrungsgemäß kann man in einem solchen Risikogebiet statistisch gesehen nach einem einzigen Zeckenstich erkranken oder auch nicht durch mehrmalige Zeckenstiche. [F30]

Gegenindikationen für eine FSME-Schutzimpfung sind behandlungspflichtige Erkrankungen, geimpft werden darf erst 14 Tage nach völliger Wiederherstellung; weiterhin Allergien gegen einzelne Impfstoffkomponenten bzw. schwere Überempfindlichkeitsreaktionen gegenüber Hühnereiweiß. Leichte allergische Reaktionen gegenüber Hühnereiweiß stellen keine Kontraindikation dar. Trotzdem sollten solche Personen nach der Impfung noch einen entsprechenden Zeitraum unter ärztlicher Aufsicht bleiben. [F31] [F32]

FSME-Schutzimpfung
Indikation

- Die Impfung ist empfohlen für Personen, die in FSME-Risikogebieten wohnen oder in solche Gebiete einreisen wollen und ein Zeckenstichrisiko haben

- Zeitdauer der Exposition ist unerheblich

F30

Kontraindikationen
der FSME-Schutzimpfung

- Akute behandlungsbedürftige Erkrankungen: Zurückstellung bis ~14 Tage nach Genesung
- Allergien gegen Impfstoffkomponenten
- Schwere Reaktionen nach vorangegangener FSME-Impfung

F31

Warnhinweise
und fehlende Kontraindikation

- Reagierten Personen nach dem Verzehr von Hühnereiweiß mit klinischen Symptomen wie Urtikaria, Lippen- und Epiglottisödem, Laryngo- oder Bronchospasmus, Blutdruckabfall oder Schock: Impfung nur unter sorgfältiger klinischer Überwachung und therapeutischer Vorsorge

- Stillen und Schwangerschaft sind keine Kontraindikationen; Impfung Schwangerer unter Nutzen/Risiko-Abwägung

F32

FSME-Impfung
bei Multipler Sklerose

In der Literatur keine Hinweise auf
Auslösung der Krankheit oder die
Induktion von Schüben:
Nutzen-Risiko-Abwägung, da nur
wenige Studiendaten vorliegen

F33

Eine Gelbfieber-Impfung oder eine Denguevirus-Infektion vor einer FSME-Impfung ist keine Kontraindikation. Es sollte nur beachtet werden, dass bei der relativ nahen Verwandtschaft dieser Flaviviren eventuell zum Erreichen der erforderlichen spezifischen Antikörpertiter gegen das FSMEV ein oder zwei weitere Impfstoffapplikationen erforderlich sein könnten. Titerkontrollen sind in solchen Fällen angebracht.

Nur wenige Studiendaten und Schrifttumsberichte liegen hinsichtlich der Auslösung einer Multiplen Sklerose oder der Induktion von Schüben vor. Sie lassen keine eindeutige Aussage zu. Eine kritische Nutzen-Risiko-Abwägung ist vor einer Impfung erforderlich. [F33]

7.2.5 Impfstrategien

Allgemeine Impfung

Das Beispiel Österreichs hat gezeigt, dass in Risikogebieten eine ca. 90 %ige Durchimpfung der Bevölkerung zu einer drastischen Reduzierung der Erkrankungsfälle führt. Ökonomische Zwänge oder mangelnde Aufklärung der Bevölkerung haben in anderen Ländern einen solchen Erfolg bisher verhindert.

Selektive Impfprogramme für Risikogruppen

In vielen Ländern, u. a. auch in Deutschland, sind beruflich Exponierte, z. B. Wald- und Forstarbeiter, Soldaten, Grenzschutzbeamte etc. auf Initiative des Arbeitgebers bzw. der

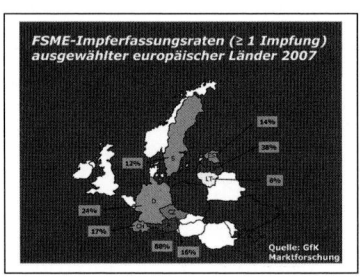

FSME-Impferfassungsraten (≥ 1 Impfung)
ausgewählter europäischer Länder 2007

Quelle: GfK
Marktforschung

F34

Berufsgenossenschaften geimpft worden. In einigen Bundesländern, z. B. Bayern, Hessen und Thüringen, haben Impfprogramme im Rahmen der Einschulungsuntersuchungen der Kinder zu guten Erfolgen geführt.

Eine Marktforschungsstudie hat sich bemüht, FSME-Impferfassungsraten aus verschiedenen europäischen Ländern zu ermitteln [F34]

WHO

Die WHO widmet der Problematik FSME aktuelle Aufmerksamkeit. Gegenwärtig wird ein entsprechendes Positionspapier erarbeitet.

Postexpositionelle Impfung

Da die FSME eine akute Infektionskrankheit mit einer mittleren Inkubationszeit von 7–14 Tagen ist, ist eine postexpositionelle Impfung erfolglos und wird deshalb nicht angewendet.

7.3 Passive Immunisierung (ggf. simultane Gabe)

Immunglobulin-Konzentrate mit einem Anteil an spezifischen Antikörpern gegen das FSMEV sind früher für eine passive Immunisierung vor oder nach der Zeckenstichexposition in Risikogebieten verabreicht worden. Für diese Präparate wurde eine Schutzrate von 60 % angegeben. Insbesondere nach Applikation bei Kindern traten einige schwerere Infektionsverläufe auf, deren kausale Beziehung zur passiven Immunisierung nicht geklärt werden konnte und damit unbewiesen geblieben ist. Dennoch wird die Methode der passiven Immunisierung in den meisten Ländern nicht mehr angewendet. Außerhalb Europas wird in manchen Ländern Immunglobulin nach Zeckenstich sehr häufig verabreicht (z. B. in Kasachstan), zu Effektivität und Komplikationen liegen keine Daten vor.

7.4 Ausblick, Neuentwicklungen

Obwohl die gegenwärtig zur Verfügung stehenden Totimpfstoffe hinsichtlich Immunogenität und Sicherheit sehr gute Produkte sind, würde eine attenuierte Lebendvakzine viele Vorteile haben, u. a. eine einmalige Applikation mit lang andauernder, belastbarer Immunität und außerdem noch geringeren Nebenwirkungen. Es sind verschiedene experimentelle Ergebnisse erzielt und in Tiermodellen überprüft worden, die diesen Weg in einigen Jahren hoffnungsvoll erscheinen lassen. Infektiöse cDNA-Klone des gesamten Virusgenoms, die durch gerichtete Mutationen sicher attenuiert werden, können die Entwicklung solcher Lebendvakzinen ermöglichen.

Gearbeitet wird auch an Vakzinen aus rekombinanten subviralen Partikeln und nackter DNA.

Experimentell erfolgreiche Ansätze zur Entwicklung einer 'Zeckenimpfung' werden international verfolgt. Das Grundprinzip ist die Verhinderung eines Zeckenstichs – der Blutmahlzeit. Durch Klonierung und Expression von Speichelproteinen der Zecke werden Impfstoffe entwickelt, die nach Applikation im Wirt Antikörper induzieren und eine Blutmahlzeit der Zecke mit möglicher Erregerübertragung verhindern sollen.

7.5 Chemoprophylaxe

Eine Chemoprophylaxe der FSME steht nicht zur Verfügung.

8 Surveillance, Meldung und Falldefinition

8.1 Labormeldepflicht

Dem Gesundheitsamt wird gemäß §7 Abs.1 Nr.14 IfSG der direkte oder indirekte Nachweis von FSMEV, soweit er auf eine akute Infektion hinweist, namentlich gemeldet. Darüber hinaus stellt das Gesundheitsamt gemäß §25 Abs.1 IfSG ggf. eigene Ermittlungen an. Das Gesundheitsamt übermittelt gemäß §11 Abs.1 IfSG an die zuständige Landesbehörde nur Erkrankungs- oder Todesfälle und Erregernachweise, die der Falldefinition gemäß §4 Abs.2 Buchst. A IfSG entsprechen.

8.2 Falldefinition des Robert Koch-Instituts, Ausgabe 2007:
Klinisches Bild einer akuten FSME,
definiert als mindestens eines der beiden folgenden Kriterien:
Grippeähnliche Beschwerden

ZNS-Symptomatik (z. B. Meningitis, Enzephalitis, Myelitis).

Zusatzinformationen:

Typisch ist ein Verlauf in zwei Phasen, mit einer initialen grippeähnlichen Symptomatik und einer nach einem symptomfreien Intervall von 4–10 Tagen einsetzenden ZNS-Symptomatik. Jedoch kann jede dieser Phasen auch für sich allein auftreten. [F35]

Falldefinition FSME

- **Klinisches Bild einer FSME, mindestens eines der beiden Kriterien:**
  - Grippeähnliche Beschwerden
  - ZNS-Symptomatik (Meningitis, Enzephalitis, Myelitis)
- **Häufig biphasischer Verlauf**
- **Direkter Virusnachweis (selten) und/oder spezifisches IgM UND IgG**

F35

Der labordiagnostische Nachweis verlangt einen positiven Befund mit mindestens einer der vier folgenden Methoden:

1. direkter Erregernachweis: Nukleinsäure-Nachweis (z. B. PCR) nur in Blut oder Liquor, post mortem Organgewebe;

2. indirekter, serologischer Nachweis: IgM- UND IgG-Antikörpernachweis (einmalig deutlich erhöhter Wert, z. B. ELISA, NT) nur in Blut oder Liquor;

3. deutliche Änderung zwischen zwei Proben beim IgG-Antikörpernachweis (z. B. ELISA, NT);

4. Nachweis intrathekal gebildeter FSMEV-spezifischer Antikörper (erhöhter Liquor/Serum-Index) (unbedingt FSME-Impfanamnese beachten).

	1990	1995	2000	2005	2006	2007	2008	2009
Österreich*	89	109	60	100	84	45	86	79
Kroatien	23	59	18	28	20	12	20	?
Tschechien	193	744	719	642	1029	542	630	816
Dänemark			3	4	?	2	1	1
Estland*	37	175	272	164	171	140	90	179
Finnland*	9	23	41	17	18	20	23	26
Frankreich	2	6	0	0	6	7	10	?
Deutschland*	?	226	133	431	546	238	285	313
Ungarn*	222	234	45	52	56	62	70	64
Italien	0	6	15	22	14	4	34	32
Lettland*	122	1341	544	142	170	171	181	328
Litauen*	9	426	419	242	462	234	220	617
Norwegen*			1	3	3	13	9	8
Polen*	8	267	170	174	316	233	202	335
Slovakei*	14	89	92	28	91	46	77	71
Slovenien*	235	260	190	297	373	199	246	307
Schweden*	54	68	133	130	163	190	224	211
Schweiz*	26	60	91	206	259	113	127	118
total	1043	4093	2947	2682	3781	2271	2535	3505
Russland*	5486	5982	5931	4551	3510	3098	2817	3721
total	6529	10075	8878	7233	7291	5369	5352	7226

* Meldepflicht

Tabelle 1: FSME-Erkrankungen 1990–2009 in Europäischen Ländern

Literatur

SÜSS J. Epidemiology and ecology of TBE relevant to the production of effective vaccines. Vaccine 2003; 21 S1: 19 – 35.

SCHÖNDORF I, BERAN J, CIZKOVA D, LESNA V, BANZHOFF A , ZENT O. Tick-borne encephalitis (TBE) vaccination: Applying the most suitable vaccination schedule. Vaccine 2007; 25: 1470–1475.

HEINZ FX, HOLZMANN H, ESSL A, KUNDI M. Field effectiveness of vaccination against tick-borne encephalitis. Vaccine 2007; 25: 7559 – 7567.

LINDQUIST L, VAPALAHTI O. Tick-borne encephalitis. The Lancet 2008; 371: 1861–1871.

RENDI-WAGNER P. Advances in vaccination against tick-borne encephalitis. Expert Rev Vaccines 2008; 7: 589–596.

SÜSS J. Tick-borne encephalitis in Europe and beyond – the epidemiological situation as of 2007. Eurosurveillance: 2008; 13/26: 1–14.

SÜSS J. Zecken – Was man über FSME und Borreliose wissen muss. IRISIANA Verlag München, 2. Auflage 2008.

WITTERMANN CH, SCHÖNDORF I, GNIEL D.

Antibody response following administration of two paediatric tick-borne encephalitis vaccines using two different vaccination schedules.

Vaccine 2009; 27: 1661–1666.

26 Gelbfieber

Gelbfieber

- durch Stechmücken übertragene
  Viruserkrankung des Menschen und
  einiger Primaten des tropischen Afrika
  und des tropischen/subtropischen
  Lateinamerika

- der Name der Erkrankung leitet sich von
  dem nicht seltenen Befall der Leber mit
  dem Symptom Gelbsucht ab

F1

Das Gelbfieber ist eine durch Stechmücken übertragene Viruserkrankung des Menschen und einiger Primaten des tropischen Afrikas und des tropischen/subtropischen Mittel-/Südamerikas. Der Name der Erkrankung leitet sich von dem nicht seltenen Befall der Leber mit dem Symptom Gelbsucht ab. [F1]

Gelbfieber hat über mehrere Jahrhunderte als gefährliche Seuche die Geschichte entscheidend beeinflusst.

So schieden die Franzosen 1803 endgültig als Kolonialmacht auf dem amerikanischen Kontinent aus, weil sie immer wieder große Teile ihrer Truppen durch Gelbfieber einbüßten. Beim Bau der 80 km langen Eisenbahnlinie über die Landenge von Panama (1853–1855) starben so viele Arbeiter, dass es später hieß, ´unter jeder Schwelle der Panamabahn sei ein Kuli begraben´.

Im Laufe der siebenjährigen Bauzeit des Panamakanals starben über 50.000 Arbeiter, die Panamakanal AG musste Konkurs anmelden. Als 1904 die USA den unterbrochenen Bau des verlassenen Kanals fortsetzten, war es den rigorosen Moskitobekämpfungsmaßnahmen zu verdanken, dass der Panamakanal 1914 eröffnet werden konnte.

Die durch die Sanierung der Kanalzone gesammelten Erfahrungen bei der Moskitobekämpfung wurden seit Beginn des 20. Jahrhunderts auch in anderen betroffenen Regionen erfolgreich angewendet.

Eine systematische Erforschung des Gelbfiebers auf dem afrikanischen Kontinent begann erst 1925 mit der Etablierung von Forschungsinstituten in Ghana und Nigeria durch die Rockefeller-Foundation.

Eine fundierte Prävention der Krankheit konnte mit der Entdeckung des Erregers und der Entwicklung eines Impfstoffes in den 1930er-Jahren beginnen. Max Theiler erhielt für seine Arbeiten 1951 den Nobelpreis. Der Gelbfieber-Impfstoff kam ab 1945 zum Einsatz.

Die Schätzung der WHO des Jahres 2003 geht von etwa 200.000 Erkrankungen mit 30.000 tödlichen Verläufen pro Jahr aus; offiziell gemeldet wird nur ein kleiner Bruchteil,

149 Erkrankungen im Jahr 2008 und 75 im Jahr 2009 mit einer durchschnittlichen Letalität von 35 %. Betroffen sind die Länder des sogenannten Gelbfiebergürtels Afrikas, ferner tropische/subtropische Länder Lateinamerikas.

1 Erreger – Gelbfiebervirus

1.1 Klassifizierung

Das Gelbfiebervirus gehört zu der Familie der *Flaviviridae*, die aus den drei Genera Flavivirus, *Pestivirus* und *Hepacivirus* besteht. Es ist eines von 70 Flaviviren und repliziert, wie die meisten Flaviviren, in einem Vertebraten-Arthropoden-Übertragungszyklus, wobei die Replikation sowohl in Vertebraten als auch in Arthropoden stattfindet. Da die Übertragung des Erregers durch Arthropoden erfolgt, wird das Gelbfiebervirus auch zu den Arboviren (arthropod-borne viruses) gezählt. [F2]

Gelbfiebervirus

- das Gelbfiebervirus gehört zur Familie der Flaviviridae
- die Replikation findet sowohl in Vertebraten als auch in Arthropoden statt
- Übertragung durch Arthropoden
- deshalb wird das Virus auch zu den Arboviren gezählt (*arthropod-borne viruses*)

F2

1.2 Molekularbiologie

Flaviviren sind kleine, behüllte RNA-Viren, die einen Durchmesser von 40–50 nm haben. Eingeschlossen wird das Genom durch ein Kapsid, das nur aus einem viralen Protein besteht. Dieses ist von einer Lipid-Bilayer-Hüllmembran umgeben, die von der Wirtsmembran stammt, in denen zwei virale Oberflächenproteine (Membran M, Envelope E) eingelagert sind.

Das E-Protein ist das größte Strukturprotein und damit die Hauptkomponente der Virusoberfläche, auf der sich auch Epitope der Antikörpererkennung befinden. Das E-Protein ist für die Vermittlung der Adsorption und für die hämagglutinierenden Eigenschaften der Flaviviren bekannt und steht auch im Verdacht, für die Virulenz verantwortlich zu sein. Durch die große biologische Bedeutung des Proteins fokussieren sich viele Studien auf dieses Protein. Das Gen für das E-Protein spielt hierbei eine besondere Rolle bezüglich der Attenuierung. Hier finden sich die variablen Regionen wieder, die sowohl im Zusammenhang mit der Pathogenität des Virus als auch mit der Immunantwort des Wirtes eine Schlüsselrolle spielen.

Genetisch differente Topotypen

- Virusstämme aus unterschiedlichen geografischen Gebieten weisen 3-5 % Aminosäure-Divergenz auf:
- Topotypen unterschiedlicher Virulenz

- mindestens 7 genetisch differente Topotypen:
2 in Südamerika, 2 in Westafrika, 1 in Zentral- und Südafrika (Angola) und 2 in Ostafrika

F3

Mittels molekularbiologischen und immunologischen Untersuchungen konnte gezeigt werden, dass Virusstämme aus unterschiedlichen geografischen Gebieten unterschiedliche RNS-Strukturen (mit 3–5 % Aminosäure-Divergenz) aufweisen: Topotypen unterschiedlicher Virulenz. Das unterschiedliche Potenzial zur epidemischen Ausbreitung und die unterschiedlich schweren klinischen Verläufe lassen sich damit zumindest teilweise erklären. Bis heute sind mindestens 7 genetisch unterschiedliche Topotypen identifiziert worden: 2 in Südamerika, 2 in Westafrika, 1 in Zentral- und Südafrika (Angola) und 2 in Ostafrika. [F3]

Durch Passagen in Nagern, Hühnerembryonen oder in Zellkulturen erfolgt eine Attenuierung der Wildvirusstämme, wobei die viszerotropen und überwiegend auch die neurotropen Eigenschaften dieser Viren verloren gehen können und diese somit als potenzielle Impfstoffkandidaten infrage kommen.

1.3 Umweltresistenz

Das Virus ist temperatursensitiv. Erhöhte Temperaturen (56° C/30 min, 37° C/1–2 Wochen) sowie Formalin und Oxidantien inaktivieren das Virus schnell. Lösungsmittel und Detergentien führen dagegen nicht zu einer vollständigen Inaktivierung.

2 Pathogenese

Mit dem Stich einer infektionstüchtigen Mücke gelangt das Gelbfiebervirus bei den schweren Verlaufsformen nach einer lokalen Vermehrung im lymphatischen Gewebe in den Blutkreislauf, über den sich das Virus im gesamten Körper ausbreiten kann. Die Organlokalisation bestimmt den weiteren Krankheitsverlauf. [F4]

Pathogenese

- mit dem Stich einer Mücke gelangt das Gelbfiebervirus bei den schweren Verlaufsformen nach einer lokalen Vermehrung im lymphatischen Gewebe in den Blutkreislauf
- über den sich das Virus im gesamten Körper ausbreiten kann
- die Organlokalisation bestimmt den weiteren Krankheitsverlauf

F4

Dies ist bei dem attenuierten Impfstamm 17D und bei wenig virulenten Wildvirusstämmen nicht der Fall. Sie infizieren nur die Lymphknoten, die Milz und das Knochenmark.

Bei den klassischen Verlaufsformen der Erkrankung hält die virämische Phase 3–4 Tage an, während sich das Virus in Leber, Nieren, Myokard und anderen Organen vermehrt und dann die entsprechenden pathologischen und klinischen Symptome auslöst.

Während die meisten Personen sich nach 3 bis 4 Tagen erholen, geht bei etwa 15 % die Krankheit in eine toxische Phase über. Die weitere Zerstörung der Hepatozyten durch die Viren hat einen starken Transaminasenanstieg zur Folge. Die hohen GOT-Werte, die deutlich über den GPT-Werten liegen, werden aber nicht nur als Zeichen der Leberzellschädigung, sondern auch als Zeichen von Myokard- und Skelettmuskelschädigung interpretiert. Die Intoxikation zeichnet sich auch durch eine disseminierte intravasale Gerinnung aus, deren Ursache in einer deregulierten Überexpression von Zytokinen durch aktivierte Makrophagen und Granulozyten vermutet wird. Leberzellzerstörung und verringerte Bildung von Blutgerinnungsfaktoren können zu schweren Blutungen im Brustraum, Verdauungstrakt, Lungen, Milz und Nieren führen. Die Pathogenese für die in vielen Organen feststellbare hämorrhagische Diathese ist noch ungeklärt.

Als pathologisch-anatomisches Substrat finden sich in erster Linie epitheliale und myokardiale Zellschädigungen. In der Leber kommt es neben einer fettigen Degeneration zu ausgedehnten Nekrosen der Leberzellen. Da die Hepatozyten um die Zentralvene und in den peripheren Zonen der Läppchen weniger betroffen sind, führt das große Regenerationsvermögen der intakt gebliebenen Zellen zu einer ´restitutio ad integrum´. In den Nieren finden sich ebenfalls fettige Degenerationen und Nekrosen der Epithelzellen der Glomeruli und Tubuli, die massive Permeabilitätsstörungen bedingen. Fettige Degenerationen finden sich auch in den Zellen des Myokards und der Nebennieren.

3   Klinisches Bild

In der Mehrzahl der Infektionen kommt es bei den in den Endemiegebieten lebenden Menschen, insbesondere bei Kindern, zu asymptomatischen Verläufen oder zu Erkrankungen mit einer relativ milden Symptomatik.

Klinisches Bild

- die Mehrzahl der Infektionen führt bei den in den Endemiegebieten lebenden Menschen, insbesondere bei Kindern, zu asymptomatischen Verläufen oder zu milden Erkrankungen

- schwere Verlaufsformen finden sich vor allem bei ungeimpften Migranten und Reisenden, die aus nicht-endemischen Gebieten stammen

F5

Schwere Verlaufsformen finden sich vor allem bei ungeimpften Migranten und Reisenden, die aus nicht-endemischen Gebieten stammen. Aus diesem Grund sollte bei Personen, die in Gelbfieber-Endemiegebieten leben oder aus diesen einreisen bzw. zurückkehren, bei auftretenden Blutungen im Bereich von Mund, Nase, Konjunktiven und Haut an ein hämorrhagisches Fieber gedacht werden. [F5]

Beim klassischen Gelbfieber verläuft die Erkrankung nach einer Inkubationszeit von 3–6 Tagen in folgenden Stadien: [F6]

> ### Klinisches Bild
>
> - beim klassischen Gelbfieber verläuft die Erkrankung nach einer Inkubationszeit von 3-6 Tagen in folgenden Stadien:
> - Initialstadium
> - bei der Mehrzahl der Patienten tritt nach diesem Stadium die Genesung ein
> - bei etwa 15 % der Erkrankten entwickelt sich jedoch innerhalb von 24 Stunden ein toxisches Stadium:
> - Intoxikationsstadium
>
> F6

3.1 Initialstadium

Nach plötzlichem Beginn mit hohem Fieber (39–40° C), Schüttelfrost, Myalgien, Kopfschmerzen, Übelkeit, Erbrechen, relativer Bradykardie und beginnender Blutungsneigung kommt es innerhalb von 3–4 Tagen zu einem Rückgang der klinischen Symptome. Bei der Mehrzahl der Patienten tritt eine Genesung ein. [F7]

Bei etwa 15 % der Erkrankten entwickelt sich jedoch innerhalb von 24 Stunden eine toxische Phase (Intoxikationsstadium).

> ### Klinik – Initialstadium
>
> - Nach plötzlichem Beginn mit hohem Fieber (39-40ºC), Schüttelfrost, Myalgien, Kopfschmerzen, Übelkeit, Erbrechen, relativer Bradykardie und beginnender Blutungsneigung kommt es innerhalb von 3-4 Tagen zu einem Rückgang der klinischen Symptome
>
> - Bei der Mehrzahl der Patienten tritt in diesem Stadium die Genesung ein
>
> F7

3.2 Intoxikationsstadium

Das Fieber steigt bei fallendem Puls (bis 40/min) wieder an und es kommt zu einer rapiden Verschlechterung des Allgemeinzustandes. Es treten kaffeesatzartiges Bluterbrechen (Vomito negro), Meläna oder blutige Durchfälle und Blutungen aus verschiedenen Körperöffnungen, in Organe und in die Haut auf. Es kommt zum Ikterus, der jedoch meist weniger intensiv ist, als es der Krankheitsname vermuten lässt. Hinzu kommen Nierenfunktionsstörungen, die von einer Albuminurie und Oligurie bis zur kompletten Anurie reichen können.

> ### Klinik – Intoxikationsstadium
>
> - bei etwa 15 % der Erkrankten entwickelt sich innerhalb von 24h ein toxisches Stadium
> - erneuter Fieberanstieg, Bradykadie, rapide Verschlechterung des Allgemeinzustandes, kaffeesatzartiges Bluterbrechen, Melaena oder blutige Durchfälle und Blutungen aus verschiedenen Körperöffnungen, in Organe und in die Haut, Ikterus, Nierenfunktionsstörungen, von Albuminurie und Oligurie bis zu kompletter Anurie
>
> F8

Gelegentlich treten als Ausdruck einer metabolischen Enzephalopathie sowie eines zerebralen Ödems zentralnervöse Störungen auf, die sich in Sprachschwierigkeiten, Nystagmus, Bewegungsstörungen, Tremor und Krämpfen äußern können. [F8]

Der Tod tritt zwischen dem 7. und 10. Krankheitstag unter den Zeichen des Nieren- und Leberversagens, im Delirium oder Koma bei schwerer Blutungsneigung im hypovolämischen Schock ein. Durch Herzversagen und metabolische Azidose bedingte Todesfälle treten dagegen erst 10 – 15 Tage nach Krankheitsbeginn auf. [F9]

sektion III

Nur etwa die Hälfte der Patienten im Intoxikationsstadium überlebt.

Die Gesamtletalität des Gelbfiebers beträgt, abhängig von der jeweiligen Virus-Variante, 20–50 %.

Ein Überstehen der Krankheit, aber auch eine inapperente Infektion, führen zu einer lebenslangen Immunität. [F10]

4   Diagnose und Differentialdiagnose

Bei Personen, die in Gelbfieber-Endemiegebieten leben oder aus diesen einreisen bzw.

zurückkehren, sollte bei Fieber und auftretenden Blutungen im Bereich von Mund, Nase, Konjunktiven und Haut differentialdiagnostisch an ein hämorrhagisches Fieber gedacht werden. [F11]

Milde Verläufe sind ohne Laboruntersuchungen kaum zu diagnostizieren. In den ersten Tagen finden sich virustypische Blutbildveränderungen mit Granulozyto- und Thrombozytopenie sowie aktivierten Lympho- und Monozyten. In der zweiten Woche weisen bei schwereren Verläufen extrem erhöhte Bilirubinwerte und Transaminasen sowie ein Abfall der Serumproteine, eine Hypoglykämie, eine erhebliche Proteinurie und Zeichen der Niereninsuffizienz auf ein drohendes Multiorganversagen hin.

Zur raschen Diagnose eines Gelbfiebers ist heute der Nachweis viraler RNA mittels Polymerasekettenreaktion (RT-PCR) die Methode der Wahl. Die PCR ist in der Regel bereits am ersten Krankheitstag positiv. Mit Hilfe eines ´real-time´ Assays kann ein Gelbfieber-

Nachweis sogar in weniger als 3 Stunden erbracht werden. Ein direkter Virusnachweis aus dem Blut gelingt dagegen meist erst im Verlauf der Erkrankung (3.–8. Fiebertag). [F12]

Bestätigung der Diagnose

- zur raschen Diagnose eines Gelbfiebers ist der Nachweis viraler RNA mittels Polymerase-kettenreaktion (RT-PCR) die Methode der Wahl

- die PCR ist in der Regel bereits am 1. Krankheitstag positiv

F12

Antikörper der IgM- und IgG-Klassen können erst 5–10 Tage nach Krankheitsbeginn mit konventionellen immunologischen Verfahren (Immunfluoreszenz, ELISA, HHT, Neutralisationstest) im Serum nachgewiesen werden. Während IgM-Antikörper nach 6 – 12 Monaten wieder verschwinden, persistieren neutralisierende IgG-Antikörper lebenslang und schützen vor Reinfektionen. Kreuzreaktionen mit Antikörpern gegen andere Flaviviren (Erreger von Denguefieber, Japanischer Enzephalitis, West-Nil-Fieber, FSME) müssen beachtet werden.

Differentialdiagnose

- im Initialstadium sind Malaria, Dengue-Fieber, Virushepatitis, Leptospirose, Rückfallfieber, Typhus und Q-Fieber in Betracht zu ziehen

- bei hämorrhagischen Verläufen ist an Lassa- und Ebolafieber, die Marburg-Virus-Krankheit, an Junin- und Machupo-Virus-Infektionen und an Vergiftungen zu denken

F13

Differentialdiagnostisch ist im Initialstadium Malaria, Dengue-Fieber, Virushepatitis, Leptospirose, Rückfallfieber, Typhus und Q-Fieber in Betracht zu ziehen. Bei hämorrhagischen Verläufen ist an Lassa- und Ebolafieber, die Marburg-Virus-Krankheit, an Junin- und Machupo-Virus-Infektionen und an Vergiftungen zu denken. [F13]

5   Therapie und Management

Bei entsprechendem Krankheitsverdacht sollte sofort eine stationäre Einweisung in eine Klinik mit tropenmedizinischen Erfahrungen und der Möglichkeit einer intensivmedizinischen Betreuung erfolgen. Eine kausale Therapie steht derzeit nicht zur Verfügung, sodass nur supportiv symptomatisch behandelt werden kann. [F14]

Therapie und Management

- bei Krankheitsverdacht sollte sofort eine stationäre Einweisung in eine Klinik mit tropenmedizinischen Erfahrungen und der Möglichkeit einer intensiv-medizinischen Betreuung erfolgen

- eine kausale Therapie steht nicht zur Verfügung, so dass nur supportiv symptomatisch behandelt werden kann

F14

Sektion III

6 Epidemiologie

6.1 Reservoir und Übertragungsweg

Reservoir sind Primaten und Stechmücken, die sich wechselnd infizieren. Nach Infektion einer Mücke bleibt diese infektiös und kann den Erreger über die Eier auf die Nachkommen weitergeben (Stechmückenzyklus). Durch diesen Vorgang kann es zum Überleben der Erreger in Trockenperioden bis zur nächsten Regenzeit kommen. Eine Übertragung ist ausschließlich über baumhöhlen- und bodenbrütende Stechmücken der Gattungen Aedes und Haemagogus (letztere nur in Amerika) möglich. [F15]

Es werden drei Übertragungszyklen unterschieden:

Sylvatischer Zyklus (Dschungel-Gelbfieber)
Die Infektionen spielen sich zwischen Affen und Mücken ab, Menschen werden bei entsprechender Exposition nur sporadisch infiziert. [F16]

Urbaner Zyklus
wird in einer menschlichen Population durch infizierte Mücken und den Menschen als Infektionsquelle unterhalten und kann zu einer Epidemie führen. [F17]

Intermediärer Zyklus
stellt die aus epidemiologischer Sicht gefährliche Verbindung zwischen beiden Zyklen dar. Vorkommen in waldnahen kleinen Siedlungen, in denen Vektoren und Wirte (Menschen und Affen) eng nebeneinander leben. [F18]

6.2 Ansteckungsfähigkeit

Gelbfieber ist eine ausschließlich durch Stechmücken übertragene Viruserkrankung. Eine Übertragung von Mensch zu Mensch ist nur im Ausnahmefall durch Blutspenden möglich.

Reservoir und Übertragungsweg

- Reservoir sind Primaten und Stechmücken, die sich wechselnd infizieren

- Es werden 3 Übertragungszyklen unterschieden:
  - Sylvatischer Zyklus (Dschungel-Gelbfieber)
  - Urbaner Zyklus
  - Intermediärer Zyklus

F15

Sylvatischer Zyklus (Dschungel-Gelbfieber)

Die Infektionen spielen sich zwischen Affen und Mücken ab, Menschen werden nur sporadisch infiziert

F16

Urbaner Zyklus

Dieser Zyklus wird in einer menschlichen Population durch infizierte Mücken und den Menschen als Infektionsquelle unterhalten und kann zu einer Epidemie führen

F17

Intermediärer Zyklus

Dies stellt die aus epidemiologischer Sicht gefährliche Verbindung zwischen beiden Zyklen dar; Vorkommen in waldnahen kleinen Siedlungen, in denen Vektoren und Wirte (Menschen und Affen) eng nebeneinander leben

F18

6.3   Risikofaktoren und -gruppen

Die Risikofaktoren und -gruppen von Gelbfieber in Süd-Amerika und Afrika sind aufgrund der jeweiligen epidemiologischen Situation sehr unterschiedlich.

In Afrika sind in Baumhöhlen brütende Aedes-Mücken für die Transmission des Gelbfiebervirus zwischen Affe und Affe oder Affe und Mensch verantwortlich. Während der Regenzeit steigt die Mückenpopulationsdichte in den Savannen stark an, wobei bestimmte Mückenarten wie *Aedes africanus* dann auch in Dörfer und Häuser eindringen. In Gelbfieber-Endemiegebieten nimmt die Prävalenz der natürlichen Immunität schnell mit dem Alter zu. Das erklärt auch, warum in Afrika Kinder das höchste Erkrankungsrisiko haben.

In Süd-Amerika, wo sich die Infektionen meist zwischen Affen und Mücken in den Regenwäldern abspielen (Dschungel-Gelbfieber), werden Menschen nur dann infiziert, wenn sie Kontakt mit diesem Biozyklus haben (z. B. Waldarbeiter, Straßenbauer etc.). Aus diesem Grund erkranken meist junge Menschen, von denen 70–90 % Männer sind. Die Antikörperprävalenz in diesen Regionen übersteigt die der Frauen um das 2,5 bis 7,5-fache. Im Stadium der nur 1 – 3 Tage, selten länger anhaltenden Virämie, kann der Mensch den Erreger in eine nicht immune, siedlungsgebundene Bevölkerung mit Nähe zu bodenbrütenden, antropophilen Aedes-Mücken verschleppen. Der Mensch wird zum Reservoir, baut einen sogenannten Urbanen Zyklus auf, der in einer empfänglichen Population zu einer Epidemie führen kann, die in Süd-Amerika im Unterschied zum *Sylvatischen Zyklus* mit einer hohen Infektionsprävalenz bei Kindern und Frauen einhergeht. [F19]

Infektions- und Erkrankungsrisiko

- Risiko ungeimpfter Reisender abhängig von Reiseziel und -dauer, Jahreszeit, Aktivitäten, Mückenexposition, Virusübertragungs-Intensität

- höchstes Risiko in Afrika während einer Epidemie: Inzidenz/Mortalität während 2 Wochen Aufenthalt auf 1:267/1:1.333 geschätzt; Risiko in endemischen Perioden nicht auszuschließen

- Risiko in Süd-Amerika niedriger als in Afrika. Inzidenz/Mortalität während eines 2-wöchigen Aufenthaltes auf 1:20.000/1:100.000 geschätzt

F19

Auch wenn die Datenlage nur begrenzt ist, gibt es Hinweise darauf, dass bei Säuglingen, Kleinkindern und alten Menschen mit schwereren Krankheitsverläufen zu rechnen ist. Die im Alter zunehmende Schwere einer Erkrankung ist auch bei anderen Flavivirus-Infektionen wie z. B. der Japanischen Enzephalitis, der St. Louis-Enzephalitis und der West Nile-Enzephalitis bekannt.

Als Determinanten für das Erkrankungsrisiko von ungeimpften Reisenden gelten in erster Linie Reiseziel, Jahreszeit, Reisedauer, die Vor-Ort-Aktivitäten und die davon abhängige Mückenexposition sowie die Intensität der Virus-Transmission zum Zeitpunkt der Reise.

Basierend auf epidemiologischen Untersuchungen besteht für ungeimpfte Reisende das höchste Risiko in Afrika während einer Epidemie: Inzidenz und Mortalität während eines 2-wöchigen Aufenthaltes werden in dieser Zeit auf 1:267 und 1:1.333 geschätzt. In den endemischen Perioden gibt es wegen der jetzt recht hohen Gelbfieber-Impfraten der Bevölkerung keine Evidenz für eine Transmission, sie lässt sich jedoch nicht ausschließen. Auf eine ansonsten indizierte Gelbfieber-Impfung sollte nicht verzichtet werden.

Bei ungeimpften Reisenden, die sich in ländlichen Gebieten Afrikas in der Hauptrisikozeit zwischen Juli und Oktober mit nur unzureichendem Mückenschutz aufhalten, werden Gelbfieber-Inzidenz und -Mortalität auf 1:1.000 bzw. 1:5.000 pro Monat geschätzt.

Das Infektionsrisiko für Reisende ist in Süd-Amerika etwa 10 mal niedriger als in Afrika. Gelbfieber-Inzidenz und -Mortalität während eines 2-wöchigen Aufenthaltes werden auf 1:20.000 und 1:100.000 geschätzt, bei Abhängigkeit von Aufenthaltsort und Jahreszeit.

6.4   Epidemiologische Situation

6.4.1   Weltweite Verbreitung

Gelbfieber tritt heute in 33 Ländern des tropischen Afrikas zwischen dem 15. nördlichen bis zum 10. südlichen Breitenkreis (Gelbfiebergürtel) auf. Mehr als 90 % aller Erkrankungen ereignen sich in Afrika. Über 500 Millionen Menschen sind dem Gelbfieber-Risiko ausgesetzt. Die Endemiegebiete Süd-Amerikas befinden sich in 13 Ländern zwischen 20° nördlicher und 40° südlicher Breite, insbesondere in Bolivien, Brasilien, Kolumbien, Ecuador und Peru sowie einigen karibischen Inseln.

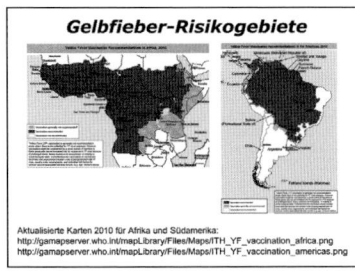

Gelbfieber-Risikogebiete

Aktualisierte Karten 2010 für Afrika und Südamerika:
http://gamapserver.who.int/mapLibrary/Files/Maps/ITH_YF_vaccination_africa.png
http://gamapserver.who.int/mapLibrary/Files/Maps/ITH_YF_vaccination_americas.png

F20

Als Gelbfieber-Endemiegebiete gelten Länder oder Teile eines Landes, in denen Erkrankungen bei Menschen oder Affen auftreten und kompetente Vektoren vorkommen. Die endemische Situation führt häufig zu epidemischer Ausbreitung. [F20]
Bis zum Beginn des 20. Jahrhunderts kam es auch in Ländern Europas und Mittel-/Nord-Amerikas zu Gelbfieberausbrüchen. (siehe auch Anmerkung am Schluss des Kapitels!)
In Asien und Australien kommt Gelbfieber bis heute nicht vor, obwohl es dort auch die für den Biozyklus wichtigen Affen und Mücken gibt.

Neben den in den Gelbfieber-Endemiegebieten lebenden Menschen setzten sich jährlich auch über 3 Millionen Reisende einem Gelbfieber-Risiko aus.

Die in der Vergangenheit vor allem in Süd-Amerika erfolgreich durchgeführten Kontrollprogramme zur Mückenelimination wurden in den letzten 30 Jahren weniger engagiert durchgeführt. Die Gefahr der Ausbreitung bestehender Endemiegebiete sowie des Wiederauftretens von Epidemien ist deutlich angestiegen. Zwischen 2005 und Mai 2009 wurden Ausbrüche in Afrika aus Burkina Faso, Elfenbeinküste, Guinea, Kongo, Liberia, Mali, Senegal, Sierra Leone, Sudan, Togo und der Zentralafrikanischen Republik; in Süd-Amerika aus Argentinien, Brasilien, Paraguay (erstmals wieder seit 1974) und Peru sowie aus dem karibischen Trinidad (erstmals wieder seit 1995) gemeldet.

6.4.2 Importierte Erkrankungen von Reisenden

Importierte Erkrankungen von Reisenden

- Zwischen 1970 und 2007 wurden 8 Todesfälle bei ungeimpften Reisenden aus Amerika und Europa bekannt
- Die Infektionsquellen befanden sich in West-Afrika (Senegal, Elfenbein-küste, Gambia) und Süd-Amerika (Brasilien, Venezuela)

F21

Zwischen 1970 und 2007 wurden 8 Todesfälle bei ungeimpften Reisenden aus Amerika und Europa bekannt. Die Infektionsquellen befanden sich in West-Afrika (Senegal, Elfenbeinküste, Gambia) und Süd-Amerika (Brasilien, Venezuela). [F21]

6.4.3 Deutschland

Der erste und einzige tödlich endende und dokumentierte Fall einer Gelbfieber-Erkrankung in den letzten 50 Jahren ereignete sich 1999 bei einem ungeimpften 48-jährigen Deutschen, der sich zuvor in der Elfenbeinküste aufgehalten hatte.

7 Prävention und Kontrolle

7.1 Allgemeine Präventionsmaßnahmen

Allgemeine Präventionsmaßnahmen

- Mückenkontrollprogramme haben sich als sehr wirksam erwiesen
- als Individualprophylaxe Schutz vor Mückenstichen, zumal dadurch neben dem Gelbfieber auch vor anderen durch Mücken übertragbaren Krankheiten (Dengue, Malaria) geschützt wird

F22

Mückenkontrollprogramme haben sich in der Vergangenheit als sehr wirksam erwiesen. Als Individualprophylaxe sollte der Schutz vor Mückenstichen eine wichtige Rolle spielen, zumal dadurch neben dem Gelbfieber auch vor anderen durch Mücken übertragbaren Krankheiten (Dengue, Malaria) geschützt wird. [F22]

7.2   Gelbfieber-Impfung

Die Gelbfieber-Impfung ist heute die einzige Impfung, auf welche in den im Jahre 2005 komplett revidierten (in Kraft getreten 15. Juni 2007) Internationalen Gesundheitsvorschriften (International Health Regulations) der WHO detailliert verwiesen wird. Das alljährlich von der WHO aktualisierte Dokument ´International travel and health´ enthält die Anforderungen aller Länder für die Gelbfieberimpfung von Einreisenden. Die Anforderungen haben das Ziel, die Verschleppung von Gelbfieberviren in Gebiete zu verhindern, in denen es zwar die Vektoren gibt, aber Gelbfieber bisher nicht endemisch vorkommt. [F23]

Gelbfieber-Impfung

- Gegenwärtig die einzige Impfung, auf welche in den 2005 revidierten (in Kraft getreten 15. Juni 2007) Internationalen Gesundheitsvorschriften (International Health Regulations) der WHO detailliert verwiesen wird
- Das alljährlich von der WHO aktualisierte Dokument ´International travel and health´ enthält die Anforderungen aller Länder für die Gelbfieberimpfung von Einreisenden

F23

7.2.1   Impfstoffe (Unterschiede, Impfstämme)

Die sogenannte ´French neurotropic vaccine´ basierte auf einem Virus, das am Institut Pasteur in Dakar isoliert und in Mäusehirn passagiert wurde. Der Impfstoff wurde zwischen 1939 und 1952 in den frankophonen Ländern Westafrikas 40 Millionen Mal verimpft, was praktisch zum Verschwinden der Erkrankung in diesen Regionen führte. Eine hohe Rate von Enzephalitis-Fällen bei Kindern führte aber schließlich zur Einstellung dieser Impfung.

Die heute verwendeten attenuierten Lebendimpfstoffe (17D-Impfstamm) sind aus einem Wildvirus entwickelt worden, das 1927 in Ghana von einem Patienten isoliert wurde. Das Wildvirus wurde in verschiedenen Affenarten, danach in embryonalem Mäusegewebe, Hühnerembryo-Gewebe und abschließend in bebrüteten Hühnereiern passagiert. Daraus wurden die für die Impfstoffproduktion weltweit verfügbaren attenuierten 17D Impfstämme (17D-204, 17D-213 und 17DD) entwickelt. Aktuell werden weltweit nur die Stämme 17DD und 17D-204 verwendet. [F24]

Gelbfieber-Impfstoff

- die heutigen attenuierten Lebendimpfstoffe (17D-Impfstamm) sind aus einem Wildvirus entwickelt worden

- der derzeit in Deutschland erhältliche Gelbfieber-Impfstoff Stamaril® basiert auf dem Stamm 17D-204

F24

Der derzeit in Deutschland erhältliche Gelbfieber-Impfstoff (Stamaril®) basiert auf dem Stamm 17D-204.

Nachdem es 1966 zu einer Kontamination mit dem Avian leukosis Virus (ALV) kam, verwenden alle Impfstoffhersteller seit den 70er-Jahren nur noch einen ALV-freien Saatimpfstoff. 1987 publizierte die WHO neue Stabilitätskriterien für den Gelbfieber-Impfstoff, die heute für alle Hersteller verbindlich sind. Durch den Zusatz geeigneter Stabilisatoren kann der Potenzverlust des lyophilisierten Impfstoffes bei 14-tägiger Lagerung bei 37° C oder über 6 Monate bei 20–25° C um 80 % reduziert werden. Nach der Rekonstitution mit dem Lösungsmittel muss der Impfstoff kühl gelagert und vor direktem Licht geschützt innerhalb von einer Stunde verimpft werden. Dies ist bei den in Deutschland verfügbaren Einzeldosen des Impfstoffs Stamaril® problemlos.

7.2.2   Immunogenität, Effektivität, Schutzdauer

Der Nachweis neutralisierender Gelbfieber-Antikörper gilt allgemein als Surrogat für eine protektive Immunität gegen Gelbfieber. Die protektive Immunität wird in über 95 % der Geimpften induziert. Neutralisierende Antikörper erscheinen in der Regel zwischen dem 7. und 10. Tag. Eine Gelbfieber-Impfung induziert in der Regel einen Schutz, der Dekaden und möglicherweise sogar lebenslang anhält.

Immunogenität, Effektivität, Schutzdauer

- Neutralisierende Gelbfieber-Antikörper gelten als Surrogat für eine protektive Immunität gegen Gelbfieber; sie erscheinen in der Regel zwischen dem 7. und 10. Tag
- eine protektive Immunität wird in über 95 % der Geimpften induziert
- der Schutz hält in der Regel Dekaden, wahrscheinlich lebenslang an
- in den letzten 50 Jahren ist nur ein Impfversager publiziert worden (spanische Touristin, die 1988 West-Afrika bereiste)

F25

Die Annahme, dass junge Kinder oder > 60-Jährige eine schlechtere Immunantwort und einen schnelleren Verlust der Immunität aufweisen, hat sich nicht bestätigt. Auch andere durchgemachte Flavivirusinfektionen wie Dengue, die St. Louis- oder die Japanische Enzephalitis scheinen keinen wesentlichen Einfluss auf die Serokonversionsraten von 17D-Impfstoffen zu haben. In den letzten 50 Jahren ist nur ein einziger Impfversager bei einer spanischen Touristin publiziert worden, die 1988 West-Afrika bereiste. [F25]

Gültigkeit der Gelbfieber-Impfung

Nach einer Gelbfieber-Erstimpfung beginnt die formale Gültigkeit erst ab dem 10. Tag und endet nach 10 Jahren

F26

Nach einer Gelbfieber-Erstimpfung beginnt die formale Gültigkeit erst ab dem 10. Tag und endet nach 10 Jahren. Neutralisierende Antikörper werden aber noch über 35 Jahre nach der Impfung nachgewiesen. Dennoch rät die WHO zur Impfauffrischung nach 10 Jahren. [F26]

7.2.3   Sicherheit – Reaktogenität, Komplikationen

Weltweit sind bisher über 500 Millionen Dosen 17D-Impfstoff verimpft worden. Der Impfstoff gilt als sicher und hoch wirksam. 3–7 Tage nach der Erstimpfung kommt es bei der überwiegenden Zahl der geimpften Personen zu einer sehr milden subklinischen

Virämie. Dabei kann aufgrund der geringen Virämie der Geimpften keine Transmission des Impfvirus über Mosquitos stattfinden.

Reaktionen

Bei ca. 5 % der Erstimpfungen kommt es nach etwa 5–6 Tagen zu Allgemeinreaktionen mit leichtem Fieberanstieg, Kopfschmerzen und Übelkeit. Nur 0,2 % werden kurz arbeitsunfähig. Nach wiederholter Impfung tritt keine Virämie auf und die Reaktionen auf dem Impfstoff fallen noch geringer aus. [F27]

Komplikationen

In den letzten Jahren verbreitete sich das Wissen um Komplikationen der Gelbfieberimpfung. Wesentlich sind die Gelbfieber-Impfstoff-assoziierte neurologische Erkrankung (YEL-AND) und vor allem die Gelbfieber-Impfstoff-assoziierte viszerale Erkrankung (YEL-AVD). Schätzungen des Risikos liegen bei ca. 2 – 5 schweren Komplikationen pro einer Million verabreichter Impfdosen.

Bei der YEL-AND kommt es nach der Impfung mit einer Rate von einem Fall pro 20 Millionen Empfänger zu einer Enzephalitis. Diese wird fast nur bei Säuglingen berichtet. Daher rührt die Kontraindikation für Säuglinge unter 9 Monaten.

In den Jahren 1996 bis 2005 wurden 34 YEL-AVD-Fälle registriert, von denen 17 (50 %) gestorben sind. Bis Dezember 2007 gelangten weltweit 37 YEL-AVD-Erkrankungen zur Kenntnis. Im Oktober 2007 starben in Peru 4 Geimpfte, 3 dieser Todesfälle wurden bestätigt. Dabei zeigten die Impflinge 3–9 Tage nach der Impfung unterschiedlich schwere Ausprägungen der Gelbfieber-Symptomatik. Nach der Virämie, die mit Fieber, Kopfschmerzen, Schüttelfrost und Übelkeit einhergeht, zeichnen sich die Erkrankungen je nach Schweregrad vor allem durch Ikterus, Albuminurie, Oligurie, Atemnot, Blutungen, Muskel- und Gelenkschmerzen aus, also die typischen Charakteristika des Gelbfiebers. [F28]

Die Ursache dieser Komplikationen ist bisher nicht geklärt. Bei Patienten mit typischer Gelbfieber-Symptomatik und Histopathologie konnte der Impfstamm 17D isoliert und teilsequenziert werden, wobei keine relevanten Mutationen gegenüber dem Impfstamm festgestellt werden konnten. Es ist anzunehmen, dass die Komplikationen durch andere individuelle wirtsspezifische Eigenschaften ausgelöst wurden.

Die Analyse aller bekannten Daten der Erstimpflinge mit YEL-AVD in den letzten 10 Jahren kann für die Indikationsstellung wichtig sein. Danach betrug das Durchschnittsalter der Erstimpflinge mit YEL-AVD 48,8 Jahre (4–79 Jahre), wobei auffallend viele über 60 Jahre alt waren. Auch Kinder unter 5 Jahren scheinen häufiger betroffen zu sein, sodass man von einem altersabhängigen Auftreten ausgehen muss. Außerdem hatten 17 % der Betroffenen eine Thymuserkrankung mit einer erfolgten Thymektomie. Seltener waren auch völlig unbelastete, junge Reisende von schwerem, viszeralem Impf-Gelbfieber mit tödlichem Ausgang betroffen.

Das altersabhängige Risiko für Personen über 60 Jahre wird mit 21–45 Komplikationen pro Million abgegebener Impfdosen eingeschätzt und soll bei einem Alter über 75 Jahre sogar 18-fach erhöht sein.

7.2.4   Impfschemata, Indikationen, Gegenindikationen

Generell gilt: Die Indikation ist in jedem Falle streng zu stellen, mit besonderer Beachtung von Personen über 60 Jahre und bei Hinweisen auf eine Gegenindikation.

Erwachsene und Kinder ab dem vollendeten 9. Lebensmonat erhalten eine Einzeldosis des rekonstituierten Impfstoffs (0,5 ml) vorzugsweise subkutan appliziert. Der Impfstoff muss mindestens 10 Tage vor Einreise in ein Endemiegebiet verabreicht werden. Bei Kindern zwischen dem vollendeten 6. und dem vollendeten 9. Lebensmonat wird die Impfung gegen Gelbfieber nicht generell empfohlen, darf aber unter besonderen Umständen und in Übereinstimmung mit den jeweils gültigen offiziellen Impfempfehlungen durchgeführt werden. Gegebenenfalls wird die gleiche Dosis wie bei älteren Kindern und Erwachsenen verabreicht. Säuglinge dürfen vor Vollendung des 6. Lebensmonats nicht geimpft werden. [F29]

Indikation und Anwendung

- Die Indikation ist in jedem Falle streng zu stellen, mit besonderer Beachtung von Personen über 60 Jahre und unter Beachtung von Gegenindikationen
- Erwachsene und Kinder ab dem vollendeten 9. Lebensmonat erhalten eine Einzeldosis des rekonstituierten Impfstoffs (0,5 ml) vorzugsweise subkutan appliziert

F29

Impfstellen und Dokumentation

- Gelbfieber-Impfstoffe müssen in einer von der Weltgesundheitsorganisation (WHO) anerkannten Gelbfieber-Impfstelle verabreicht werden
- Die Impfung muss in einen Internationalen Impfausweis eingetragen werden, welcher den ´Internationalen Gesundheitsvorschriften´ entspricht

F30

Zur Einhaltung geltender internationaler Impfvorschriften müssen Gelbfieber-Impfstoffe von einer von der Weltgesundheitsorganisation (WHO) anerkannten Gelbfieber-Impfstelle verabreicht werden. Die Impfung

Sektion III

muss in einen Internationalen Impfausweis eingetragen werden, welcher den internationalen Gesundheitsvorschriften entspricht. Das Impfzertifikat ist ab dem 10. Tag nach der Impfung für 10 Jahre gültig und nach einer Wiederimpfung innerhalb der laufenden 10-Jahresfrist sofort. [F30]

Impfforderung

Die Gelbfieber-Impfung wird von den Einreise- oder Transitländern entsprechend den alljährlich aktualisierten nationalen Verlautbarungen in der WHO-Broschüre ´International travel and health´ gefordert. Meist gilt die Forderung nur für aus Gelbfieber-Endemiegebieten Einreisende.

Impfempfehlung

Die Impfung wird sämtlichen Reisenden empfohlen, die in Gelbfieber-Endemiegebiete oder von der WHO aktuell bekannt gegebenen Gelbfieber-Risikogebiete reisen.
Darüber hinaus ist die Impfung für Personen angezeigt, die mit Gelbfieberviren oder mit Gelbfieber-Impfstoff arbeiten, weil eine massive Aspiration von Impfstoffaerosol zur Erkrankung führen kann.
Keinesfalls indiziert ist die Gelbfieber-Impfung für Aufenthalte außerhalb der Endemiegebiete. Häufig wurden Reisende vor Asienreisen geimpft. Impfvorschriften bei der Einreise sind jedoch zu beachten.

Gegenindikationen

Als Kontraindikation gelten bekannte Überempfindlichkeitsreaktionen gegen Hühnereiweiß oder gegen sonstige Bestandteile des Impfstoffes.

Gegenindikationen

- Überempfindlichkeit gegen Hühnereiweiß oder sonstige Bestandteile des Impfstoffs
- schwere Überempfindlichkeitsreaktionen (z. B. Anaphylaxie) nach einer früheren Gabe eines Gelbfieber-Impfstoffs
- Immunsuppression
- symptomatische HIV-Infektion, asymptomatische HIV-Infektion bei verminderter Immunfunktion
- Alter <6 Lebensmonate
- akute Erkrankungen

F31

Als weitere Kontraindikationen gelten schwerwiegende Überempfindlichkeitsreaktionen wie z. B. Anaphylaxie nach einer früheren Gabe eines Gelbfieber-Impfstoffs, Immunsuppression (kongenital oder idiopathisch, oder nach Behandlung mit systemischen Steroiden in einer höheren als der Standard-Dosierung von topischen oder inhalativen Steroiden, nach Bestrahlung oder nach Behandlung mit Zytostatika, Dysfunktion des Thymus in der Anamnese einschließlich Thymom und Thymektomie, symptomatische HIV-Infektion, asymptomatische HIV-Infektion bei nachgewiesener verminderter Immunfunktion, d. h. CD4-Lymphozyten $\leq 200/\mu L$), Alter unter 6 vollendeten Lebensmonaten sowie akute, schwere, fieberhafte Erkrankungen.

Da Patienten mit Immundefizienz nicht geimpft werden können, sollten sie solche Reisen unterlassen. [F31]

Zeugnis über Impfbefreiung

Bei dringender Reisenotwendigkeit in ein Risikogebiet kann bei bestehender Gegenindikation ein Zeugnis über Impfbefreiung entsprechend den Empfehlungen der WHO in den Internationalen Impfausweis eingetragen werden: ´Exemption certificate´ in Englisch oder

---

Zeugnis über Impfbefreiung

- Bei dringender Reisenotwendigkeit in ein Risikogebiet kann bei bestehender Gegenindikation ein Zeugnis über Impfbefreiung entsprechend den Empfehlungen der WHO in den Internationalen Impfausweis eingetragen werden:
- ´Exemption certificate´ in Englisch oder Französisch

F32

Französisch. [F32]

Schwangerschaft und Stillzeit sind aus theoretischen Überlegungen eine relative Kontraindikation. Daten über eine begrenzte Anzahl von exponierten Schwangeren lassen nicht auf negative Auswirkungen einer Impfung auf die Schwangerschaft oder den Feten/das Neugeborene schließen. Dennoch sollten Schwangere nur bei eindeutiger Indikation und nur nach sorgfältiger Nutzen-Risiko-Abwägung geimpft werden. Auch wenn es keine Berichte über die Übertragung des Impfvirus von der stillenden Mutter auf den Säugling gibt, sollte die Impfung an stillende Mütter nur verabreicht werden, wenn dies unvermeidbar ist.

7.2.5   Impfstrategien

Seit 1988 (in Südamerika seit 1998) empfiehlt die **WHO/UNICEF Technical Group on Immunization** die Durchführung der Gelbfieber-Impfung im Rahmen der Routineimpfung für Kinder gemeinsam mit der Masern-Impfung im 9.–12. Lebensmonat. Zusätzlich ist die konsequente Kontrolle der Überträgermücke *Aedes aegyptii* in den urbanen Zentren erforderlich. Darüber hinaus ist die Etablierung eines empfindlichen und zuverlässigen YF-Surveillancesystems einschließlich ausreichender Laborkapazitäten zur Analyse und Bestätigung verdächtiger Fälle erforderlich, um ggf. schnell Massenimpfungen aller Altersgruppen in Gebieten mit besonders hohem Risiko durchführen zu können. Notfallmäßige Impfkampagnen im Fall eines Ausbruchs stellen jedoch die meisten afrikanischen Länder vor enorme logistische Probleme und sind mit deutlich höheren Kosten als eine Routine-Impfung verbunden.

7.2.6   Impferfolge

Bis Ende 2007 haben 22 von 33 Ländern mit Gelbfieberrisiko in Afrika die Empfehlungen der WHO/UNICEF umgesetzt und nur 9 der 22 Länder erreichten dabei Durchimpfungsraten von mindestens 80 %. Insgesamt wurden 47 % der Bevölkerung in Gelbfieberrisikogebieten geimpft. In den YF-Endemiegebieten Afrikas und Südamerikas ist abhängig von

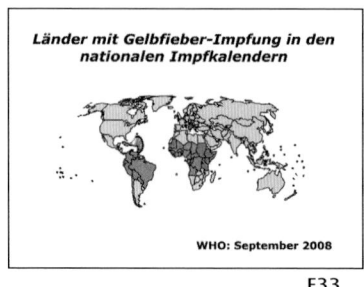

Länder mit Gelbfieber-Impfung in den nationalen Impfkalendern

WHO: September 2008

F33

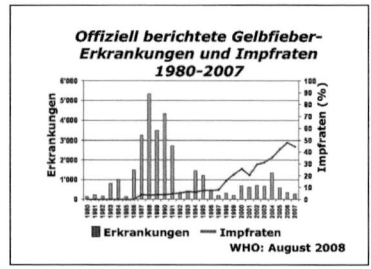

Offiziell berichtete Gelbfieber-Erkrankungen und Impfraten 1980-2007

■ Erkrankungen — Impfraten
WHO: August 2008

F34

Vektordichte und -kompetenz eine Herdimmunität zwischen 60 und 90 % erforderlich, um Epidemien zu verhindern. Diese Raten werden in vielen endemischen Gebieten nicht erreicht, sodass das Risiko von Epidemien weiterhin besteht. [F33] [F34]

Eine Eradikation des Gelbfiebervirus ist nicht möglich, da das Virus unabhängig vom Menschen in Primaten und Mosquitos zirkuliert.

7.3 Passive Immunisierung

Mit der Einführung der Impfung wurde 1936 die passive bzw. passiv-aktive Immunisierung, die im 19. Jahrhundert noch weit verbreitet war, eingestellt.

7.4 Ausblick, Neuentwicklungen

Da die Gelbfieber-Impfung die herausragende Fähigkeit besitzt, eine Langzeitimmunität mit einer einzigen Impfung zu induzieren, wird seit einiger Zeit daran gearbeitet, diesen Impfstoff als Vector für andere Gene einzusetzen. Mittels der ´infectious clone´-Technologie wird dabei das für die Virushülle kodierende Gen vom Gelbfieber-17D-Stamm durch die entsprechenden Gene anderer Flaviviren, wie dem Japanischen Enzephalitis-Virus, dem Dengue-Virus und dem West Nile-Virus, ersetzt. Dies könnte die Entwicklung neuer rekombinanter Lebendimpfstoffe ermöglichen.

Das Gelbfiebervirus wurde auch auf seine Biowaffenfähigkeit getestet. Obwohl die Herstellung des Virus in Zellkulturen relativ einfach ist und Gelbfieber schwer verlaufen kann, ist der Erreger für einen terroristischen oder militärischen Einsatz aufgrund der geringen Infektiösität und des Fehlens der Vektoren in Europa und vielen anderen Teilen der Welt kaum geeignet.

7.5 Chemoprophylaxe

YF gilt als nicht von Mensch zu Mensch übertragbar. Maßnahmen für Kontaktpersonen sind deshalb nicht erforderlich. Die allgemein üblichen Vorsichtsmaßnahmen beim Umgang mit Blut (z. B. bei der Entnahme oder im Labor) sind daher ausreichend. Allerdings ist in der virämischen Phase das Virus im Blut vorhanden und könnte über Nadelstich-Verletzungen oder Bluttransfusionen übertragen werden. Spezifische antivirale Medikamente stehen nicht zur Verfügung.

8 Meldung, Falldefinition, Surveillance

Meldepflicht

Dem Gesundheitsamt ist gemäß Infektionsschutzgesetz (IfSG) der Krankheitsverdacht, die Erkrankung sowie der Tod an virusbedingtem hämorrhagischen Fieber sowie der direkte oder indirekte Nachweis von Gelbfiebervirus, soweit er auf eine akute Infektion hinweist, namentlich zu melden. Das Gesundheitsamt ermittelt.

Übermittlung

Das Gesundheitsamt übermittelt der zuständigen Landesbehörde nur Erkrankungs- oder Todesfälle und Erregernachweise, die der Falldefinition entsprechen. Die Informationen werden danach unverzüglich dem Robert Koch-Institut übermittelt, welches die Informationen auch an die die WHO weitergibt.

Falldefinition

Die gemäß IfSG vom Robert Koch-Institut zu erstellenden Falldefinitionen zur Übermittlung von Erkrankungs- odcr Todesfällen und Nachweisen von Krankheitserregern finden sich unter folgender Internetadresse: >http://www.rki.de/cln_151/nn_467542/DE/Content/Infekt/IfSG/Falldefinition/Falldefinition.html<

Surveillance, Beratung und Spezialdiagnostik

Nationales Referenzzentrum für tropische Infektionserreger am Bernhard-Nocht-Institut für Tropenmedizin
Bernhard-Nocht-Straße 74
20359 Hamburg
Telefon: 040 428 18-401
Telefax: 040 428 18-400
E-Mail: MZD@bni-hamburg.de
Homepage: http://www.bni-hamburg.de
Leitung: Herr Prof. Dr. B. Fleischer, in Zusammenarbeit mit dem Robert Koch-Institut und den Landesgesundheitsbehörden. [F35]

Surveillance, Beratung und Spezialdiagnostik

- **Nationales Referenzzentrum für tropische Infektionserreger am Bernhard-Nocht-Institut für Tropenmedizin**
  Bernhard-Nocht-Straße 74
  20359 Hamburg
  Telefon: 040-428 18-401
  Telefax: 040-428 18-400
  E-Mail: MZD@bni-hamburg.de
  Leitung: Herr Prof. Dr. B. Fleischer in Zusammenarbeit mit Robert Koch-Institut und Landesgesundheitsbehörden

F35

Literatur

4 Todesfälle (2007) nach Gelbfieberipfung in Peru. >http://www.who.int/immunization_safety/aefi/ ivestigations_yellow_fever_Peru_2Nov07/en/< (accessed 11.1.2001).

Yellow fever in Africa and Central and South America, 2008-2009. Weekly Epideminol Rec 2011; 86:25-36.

Conference Report. 17D yellow fever vaccines: New insights. Vaccine 25 (2007): 2758–2765.

MONATH TP, CETRON MS, TEUWEN DE. Yellow fever vaccine. In: Plotkin SA, Orenstein WA, Offit PA (Hrsg.). Vaccines. Saunders, Philadelphia (2008) pp 959–1056.

GÜNTHER S, BURCHARD G, SCHMIDT-CHANASIT J. Virale hämorrhagische Fieber. In: Löscher T, Burchard G (Hrsg.). Tropenmedizin in Klinik und Praxis, Thieme Verlag, Stuttgart (2009).

Robert Koch-Institut. Infektionskrankheiten von A–Z. Gelbfieber-Merkblatt > http://www.rki.de < (Zugang 23.9.2009).

International travel and health. WHO 2011. >http://www.who.int/ith/en<

Aktuelle Anmerkung

Die WHO hat in ´International travel and health 2011´ ihre Impfempfehlungen aktualisiert und unterscheidet jetzt für bestimmte Regionen

- || Impfung empfohlen
- || Impfung nicht empfohlen
- || Impfung generell nicht empfohlen

Letztere Empfehlung beinhaltet, dass bei Risikofaktoren (höhere Gefährdung bei Langzeitaufenthalten, erhöhtes Moskito-Aufkommen, fehlender Moskitoschutz) die Impfung in Erwägung zu ziehen ist. Dabei sollte stets das individuelle Gelbfieberrisiko und das persönliche Risiko für schwere Impfnebenwirkungen (z. B. Alter und Immunstatus) gegeneinander abgewogen werden.

Die entsprechenden Karten für Afrika und Lateinamerika sind zugriffsfähig unter
>http://gamapserver.who.int/mapLibrary/Files/Maps/ITH_YF_vaccination_africa.png<
>http://gamapserver.who.int/mapLibrary/Files/Maps/ITH_YF_vaccination_americas.png<

Ferner wird eine interaktive Karte angeboten, mit deren Hilfe die für ein spezielles Land geltenden Empfehlungen für die Gelbfieberimpfung aufgerufen werden können:
>http://apps.who.int/tools/geoserver/www/ith/index.html<

27 Japanische Enzephalitis

Japanische Enzephalitis

- die Japanische Enzephalitis (JE) ist eine virale Zoonose

- sie verursacht die wichtigste virale Enzephalitis des Menschen in Asien

- praktisch alle südostasiatischen Länder sind betroffen, ganz gleich ob sie sich in gemäßigten, subtropischen oder tropischen Klimazonen befinden.

F1

Krankheitslast (burden of disease)

Es wird geschätzt, dass jährlich auftreten:

- etwa 50.000 klinische Erkrankungen des Menschen; in endemischen Ländern insbesondere bei Kindern unter 15 Jahren, in hoch endemischen Ländern bereits bei unter 10-Jährigen

- mit etwa 10.000 Sterbefällen und

- etwa 15.000 neuropsychiatrischen Restschäden

F2

Prävention der Japanischen Enzephalitis

- die Moskitobekämpfung und Verbesserungen in der Praxis der Landwirtschaft trugen zur Vorbeugung gegen die Krankheit bei;

- von prioritärer Bedeutung ist die Einführung der Impfung in landesweiten Impfprogrammen

F3

Die Japanische Enzephalitis (JE) ist eine virale Zoonose. Sie verursacht die wichtigste virale Enzephalitis des Menschen in Asien. Praktisch alle südostasiatischen Länder sind betroffen, ganz gleich ob sie sich in gemäßigten, subtropischen oder tropischen Klimazonen befinden. [F1]

Die Übertragung erfolgt durch Stechmücken, meist vom Hausschwein oder von Wasservögeln. Schätzungen gehen pro Jahr von etwa 50.000 klinischen Erkrankungen des Menschen, insbesondere bei Kindern unter 10 Jahren, mit 10.000 Sterbefällen und 15.000 neuropsychiatrischen Restschäden aus. Selten kommt es zu Erkrankungen bei nicht Einheimischen (Touristen, Entwicklungshelfer, Landwirtschaftsspezialisten). [F2]

Die Moskitobekämpfung und Verbesserungen in der Praxis der Landwirtschaft trugen zur Vorbeugung gegen die Krankheit bei.

Von wesentlicher Bedeutung ist jedoch die Einführung der Impfung. Verschiedene inaktivierte Impfstoffe (Virusvermehrung im Mäusehirn oder in der Zellkultur) sowie attenuierte Lebendvirusimpfstoffe werden in asiatischen Ländern hergestellt und mit Erfolg angewendet. [F3]

Im Jahre 2009 wurde ein von Interzell, Wien, entwickelter Japanischer Enzephalitis-Impfstoff von der European Medicines Agency (EMA) für die Europäische Union und von der Food and Drug Administration (FDA) für die USA zugelassen.

1 Erreger – Japanisches Enzephalitis-Virus (JEV)

**Japanisches B-Enzephalitis-Virus
ein Flavivirus**

- das Kapsid der Flaviviren (Flaviviridae) ist umhüllt und enthält einzelsträngige RNA
- die Gruppe der Flaviviren beinhaltet über fünfzig Vertreter, etwa die Hälfte kann Erkrankungen beim Menschen auslösen
- die Übertragung erfolgt durch Mücken und Zecken
- die an ihre Überträger gebundenen Krankheiten kommen regional begrenzt vor

F4

Flaviviren

Die wichtigsten Flaviviren sind neben dem Erreger der Japanischen Enzephalitis:

– Gelbfiebervirus
– Denguevirus
– FSME-Virus (Zentraleuropa)
– Russian Spring-Summer-Encephalitis-Virus (Russland)
– St.-Louis-Enzephalitis-Virus
– West-Nile-Fieber-Virus

F5

Pathogenese

- nach dem Stich einer infizierten Stechmücke erfolgt die Virusreplikation in lokalen und regionalen Lymphknoten

- wahrscheinlich auf dem Blutweg kommt es zur Invasion in das Zentralnervensystem und damit zur Enzephalitis

F6

1.1 Klassifizierung

JEV gehört zur Familie der Flaviviren. Das Kapsid der Flaviviren (*Flaviviridae*) ist umhüllt und enthält einzelsträngige RNA. [F4]

Andere Mitglieder dieser Familie sind das

- Gelbfiebervirus
- Denguevirus
- FSME-Virus (Zentraleuropa)
- Russian Spring-Summer-Encephalitis-Virus (Russland)
- St.-Louis-Enzephalitis-Virus
- West-Nile-Fieber-Virus.

JEV ist antigenetisch ähnlich dem Dengue-Virus und dem West-Nil-Virus. [F5]

1.2 Molekularbiologie

Die wichtigsten Genotypen des JEV sind geografisch unterschiedlich verteilt, gehören jedoch alle zum gleichen Serotyp und sind sich bezüglich Virulenz und Wirtspräferenz ähnlich.

2 Pathogenese

Nach dem Stich einer infizierten Stechmücke erfolgt die Virusreplikation in lokalen und regionalen Lymphknoten. Wahrscheinlich auf dem Blutweg kommt es zur Invasion in das Zentralnervensystem. [F6]

3 Klinisches Bild

Die weit überwiegende Mehrzahl der Infektionen in endemischen Gebieten verläuft subklinisch. Eine symptomatische Erkrankung manifestiert sich selten; eine Enzephalitis etwa in 1 von 250–500 Infizierten. [F7]

3.1 Initiale Symptomatik und milder Verlauf

Nach einer Inkubationszeit von 4–14 Tagen kommt es in der Regel zu einem akuten Beginn mit Fieber, Frösteln, Muskelschmerzen, Verwirrtheit und manchmal etwas Nackensteifigkeit.

Kinder leiden an Leibschmerzen und Erbrechen, Krämpfe treten häufig auf.

Milde Verläufe führen zu schneller und komplikationsloser Genesung. [F8]

3.2 Beteiligung des Zentralnervensystems

Die initiale Symptomatik kann schnell in eine schwere Enzephalitis mit Verwirrtheit und Somnolenz, allgemeinen oder fokalen neurologischen Schädigungen übergehen.

Die Letalität der Enzephalitis beträgt etwa 20 %, und etwa 30 % der Überlebenden verbleiben mit neurologischen oder psychischen Restschäden. [F9]

3.3 JE in der Schwangerschaft

Bisher gibt es lediglich einen Bericht aus Uttar Pradesh (Indien), der auf das Risiko von Fehlgeburten nach JE-Infektion in den ersten beiden Trimestern der Schwangerschaft hinweist.

4 Diagnose

Die ätiologische Diagnostik der JE basiert in erster Linie auf dem innerhalb von 7 Tagen nach Erkrankungsbeginn erfolgenden serologischen Nachweis von spezifischem IgM in Liquor oder Blut mittels IgM-capture ELISA. Daneben werden konventionelle Antikörper-Assays mit Serumpaaren zum Nachweis

---

Krankheitsbild

- Inkubationszeit: 4-14 Tage
- die weit überwiegende Mehrzahl der Infektionen führt zu subklinischen Bildern
- Bewohner endemischer Gebiete infizieren sich meist vor dem Alter von 15 Jahren
- etwa 1 von 250-500 Infektionen resultiert in einer Enzephalitis
- Enzephalitis: 20-30 % Letalität, 25-40 % schwere neurologische Restschäden

F7

Initiale Symptomatik und milder Verlauf

- akuter Beginn mit Fieber, Frösteln, Muskelschmerzen, Verwirrtheit und manchmal etwas Nackensteifigkeit
- Kinder leiden an Leibschmerzen und Erbrechen, Krämpfe treten häufig auf
- milde Verläufe führen zu schneller und komplikationsloser Genesung

F8

Übergang in Enzephalitis

- die initiale Symptomatik kann schnell in eine schwere Enzephalitis mit Verwirrtheit und Somnolenz, allgemeinen oder fokalen neurologischen Schädigungen übergehen
- die Letalität der Enzephalitis beträgt etwa 20 % und etwa 30 % der Überlebenden verbleiben mit neurologischen oder psychischen Restschäden

F9

Bestätigung der Diagnose

- Methode der Wahl: serologischer Nachweis von spezifischem IgM in Liquor oder Blut mittels IgM-capture ELISA (4-7 Tage nach Erkrankungsbeginn)
- oder konventionelle Antikörper-Assays mit Serumpaaren zum Nachweis eines signifikanten Titeranstiegs von JE-Antikörpern
- der Virusnachweis aus Blut oder Liquor gelingt selten, gelegentlich aus dem Hirngewebe nach Autopsie
- der Nachweis viraler RNA des JEV kann ebenfalls nur selten geführt werden

F10

Sektion III

Beratung und Spezialdiagnostik

- Nationales Referenzzentrum für tropische Infektionserreger am Bernhard-Nocht-Institut für Tropenmedizin
  Bernhard-Nocht-Straße 74
  20359 Hamburg
  Telefon: 040-428 18-401
  Telefax: 040-428 18-400
  E-Mail: MZD@bni-hamburg.de
  Leitung: Herr Prof. Dr. B. Fleischer

F11

Therapie

- eine spezifische antivirale Therapie steht nicht zur Verfügung
- in kontrollierten klinischen Erprobungen hatte der Einsatz von Kortikosteroiden, Ribavirin oder Interferon alpha-2a keinen Einfluss auf den Krankheitsverlauf
- die Therapie kann nur symptomatisch geführt werden

F12

Reservoir und Übertragungswege

- Reservoir: verschiedene Tierarten, insbesondere Hausschwein, Wasservögel
- Transmission: von infizierten Tieren durch Stich infizierter blutsaugender Mücken auf den Menschen; Vermehrung der Mücken in Gewässern, Tümpeln, Pools, gefluteten Reisfeldern
- Übertragung von Mensch zu Mensch äußerst selten berichtet: durch infizierte Blutprodukte
- Hauptgefährdung: in ländlichen Regionen mit Schweinezucht und Reisfeldern
- Erkrankungen in urbanen Zentren und deren Umgebung selten

F13

eines signifikanten Titeranstiegs von JE-Antkörpern durchgeführt. [F10]

Der Virusnachweis aus Blut oder Liquor gelingt selten, gelegentlich aus dem Hirngewebe nach Autopsie. Der Nachweis viraler RNA des JEV kann ebenfalls nur selten geführt werden.

In allen diagnostischen Fragen unterstützt das Nationale Referenzzentrum für tropische Infektionserreger am Bernhard-Nocht-Institut für Tropenmedizin, Hamburg. [F11]

5 Therapie

Symptomatische Behandlung. Eine spezifische antivirale Therapie steht nicht zur Verfügung.

In kontrollierten klinischen Erprobungen hatte der Einsatz von Kortikosteroiden, Ribavirin oder Interferon alpha-2a keinen Einfluss auf den Krankheitsverlauf. [F12]

6 Epidemiologie

6.1 Reservoir und Übertragungsweg

Die das Virus von Hausschweinen, Wasservögeln und gelegentlich anderen Tierarten auf den Menschen übertragenden Stechmückenarten vermehren sich in Tümpeln, Teichen und überfluteten Reisfeldern. Deshalb treten menschliche Erkrankungen auch meist in ländlichen Gebieten auf, jedoch werden Erkrankungen auch aus dem Umland und den Zentren der Städte berichtet. [F13]

6.2 Ansteckungsfähigkeit

JEV wird nicht von Mensch zu Mensch übertragen, seltene Ausnahmen sind Übertragungen durch infizierte Blutprodukte.

6.3 Die Risikofaktoren und -gruppen

In Regionen mit erst kürzlich erfolgter Transmission des JE-Virus sind alle Altersgruppen gefährdet. Dagegen weisen serologische Studien aus, dass es in endemischen Gebieten zur Infektion im Kindes- und Jugendlichenalter (bis zu 15 Jahren) kommt, in hyperendemischen Regionen bereits bis zu einem Alter von 10 Jahren.

In Ländern mit einem umfassenden Impfprogramm für Kinder wurde ein ansteigender Anteil von Erkrankungen bei älteren Kindern und Erwachsenen beobachtet.

Gefährdet sind Angehörige des Militärs, deren Einsatz sich auf endemische Gebiete erstreckt.
Ein erhöhtes Risiko besteht für Reisende in hoch endemischen Gebieten. [F14]

Massive Überschwemmungskatastrophen einschließlich der Folgen eines Tsunami haben bisher keinen Einfluss auf das Auftreten von JE ausgeübt.

6.4 Saisonalität

In der gemäßigten Klimazone treten Erkrankungen zwischen April und Oktober auf. In den Tropen und Subtropen ist die Saisonalität weniger ausgeprägt, bedeutsamer während der Regenzeit. [F15]

6.5 Epidemiologische Situation

6.5.1 Verbreitung in Asien

Fast 3 Milliarden Menschen leben in durch JE gefährdeten Regionen Asiens. Die jährliche Inzidenz klinischer Erkrankungen schwankt zwischen den verschiedenen endemischen Ländern und auch innerhalb dieser Länder von < 10/100.000 bis > 100/100.000 der Bevölkerung. [F16]

Risikofaktoren und -gruppen

- in Regionen mit erst kürzlich erfolgter Transmission des JE-Virus sind alle Altersgruppen gefährdet
- in endemischen Gebieten Infektion im Kindesalter, in Hyperendemiegebieten bei <10-Jährigen
- in Ländern mit Impfprogrammen für Kinder sind Jugendliche und Erwachsene gefährdeter
- gefährdet sind Angehörige des Militärs, deren Einsatz sich auf endemische Gebiete erstreckt
- ein erhöhtes Risiko besteht für Reisende in hyperendemischen Gebieten
- massive Überschwemmungskatastrophen hatten bisher keinen Einfluss auf das Auftreten von JE

F14

Saisonalität

- in der gemäßigten Klimazone Asiens treten Erkrankungen zwischen April bis Oktober auf
- in den tropischen und subtropischen Regionen Asiens ist die Saisonalität weniger ausgeprägt, bedeutsamer ist das Risiko während der Regenzeit

F15

Epidemiologische Situation in Asien

- die jährliche Inzidenz klinischer Erkrankungen schwankt zwischen den verschiedenen endemischen Ländern und auch innerhalb dieser Länder von <10/100.000 bis >100/100.000 der Bevölkerung
- immer wieder hyperendemische Regionen (in Intervallen von 2-15 Jahren) sind Nord-Indien, Teile Süd- und Zentralindiens sowie Süd-Nepal, der Norden Vietnams und Kambodscha
- umfangreiche Präventionsmaßnahmen haben die Erkrankungen in Japan, Südkorea und Teilen Chinas zurückgedrängt

F16

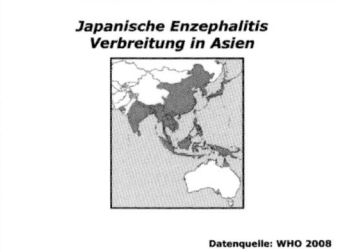

**Japanische Enzephalitis
Verbreitung in Asien**

Datenquelle: WHO 2008

F17

JE-Risiko von Reisenden

• das Risiko für Reisende aus nicht-endemischen Ländern ist abhängig vom Reiseziel, von Reise-Dauer, Reisezeit und den Reisebedingungen

• Reisende mit längerem Aufenthalt in ländlichen Gebieten mit aktiver Transmission des JE-Virus sind stärker gefährdet; extensiver Aufenthalt im Freien und zur Nachtzeit erhöht das Risiko

• bei Kurzzeit-Aufenthalten in großen urbanen Zentren ist das Risiko für Reisende sehr gering

F18

Reise- oder Tätigkeits-assoziierte Erkrankungen

• im Zeitraum 1973 bis 2008 wurden im Schrifttum 55 Reise-assoziierte JE-Erkrankungen bei Personen aus nicht-endemischen Ländern berichtet; 10 Erkrankungen verliefen tödlich und bei 24 Erkrankten verblieben Restschäden; keiner dieser Erkrankten war gegen JE geimpft

• vor 1973 wurden mehr als 300 Erkrankungen bei Angehörigen der US-Armee oder ihren Familienmitgliedern bekannt

F19

Immer wieder hyperendemische Regionen (in Intervallen von 2–15 Jahren) sind Nord-Indien, Teile Süd- und Zentralindiens sowie Süd-Nepal, der Norden Vietnams und Kambodscha. Umfangreiche Präventionsmaßnahmen haben die Erkrankungen in Japan, Südkorea und Teilen Chinas zurückgedrängt. Nebenstehende Abbildung zeigt die Verbreitung in den asiatischen Ländern. [F17]

Die Japanische Enzephalitis ist eine bisher auf Asien beschränkte Erkrankung. Nur gelegentlich kommt es zu einer episodenhaften Einschleppung in nicht-endemische Regionen, beispielsweise in die zwischen der Nordspitze Australiens und Papua-Neuguinea gelegenen Torres Strait Inseln.

6.5.2   JE-Risiko von Reisenden

Das Risiko für Reisende aus nicht-endemischen Ländern, beim Aufenthalt in asiatischen Ländern an Japanischer Enzephalitis zu erkranken, ist abhängig vom Reiseziel, von der Dauer der Reise, der Reisezeit und den Reisebedingungen. Reisende mit längerem Aufenthalt in ländlichen Gebieten mit aktiver Transmission des JE-Virus sind ähnlich gefährdet wie die einheimische Bevölkerung. Extensive Exposition bei Aufenthalt im Freien und zur Nachtzeit bedeutet erhöhtes Risiko. Andererseits haben Reisende bei Kurzzeit-Aufenthalten in großen urbanen Zentren nur ein sehr geringes Risiko. [F18]

Im Zeitraum 1973–2008 wurden im Schrifttum 55 Reise-assoziierte JE-Erkrankungen bei Personen aus nicht-endemischen Ländern berichtet. 10 Erkrankungen verliefen tödlich und bei 24 Erkrankten verblieben Restschäden. Keiner dieser Erkrankten war gegen JE geimpft. Vor 1973 wurden mehr als 300 Erkrankungen bei Angehörigen der US-Armee oder ihren Familienmitgliedern bekannt. [19]

7   Prävention und Kontrolle

7.1   Allgemeine Präventionsmaßnahmen

Die Anwendung von Insektiziden sowie Änderungen im Landwirtschaftsregime haben in einigen Ländern zum Rückgang der JE-Verbreitung beigetragen.

Als Individualprophylaxe spielt der Schutz vor Mückenstichen eine Rolle, zumal dadurch auch vor anderen durch Mücken übertragbaren Krankheiten (Dengue, Malaria) geschützt wird.

7.2   Impfung gegen Japanische Enzephalitis

7.2.1   Impfstoffe (Unterschiede, Impfstämme)

Drei verschiedene Impfstoffe werden gegenwärtig in asiatischen Ländern hergestellt und in landesweiten Programmen angewendet:

- II   ein inaktivierter Impfstoff mit dem in Mäusehirn vermehrten Impfstämmen Nakayama oder Beijing;

- II   ein inaktivierter Impfstoff mit dem in der Zellkultur vermehrten Impfstamm Beijing P-3;

- II   ein attenuierter Lebendimpfstoff mit dem in der Zellkultur vermehrten Impfstamm SA 14-14-2 des JE-Virus. [F20]

Impfstoffe gegen JE

3 verschiedene Impfstoffe werden gegenwärtig in asiatischen Ländern hergestellt und in landesweiten Programmen angewendet:
- ein inaktivierter Impfstoff mit dem in Mäusehirn vermehrten Impfstämmen Nakayama oder Beijing;
- ein inaktivierter Impfstoff mit dem in der Zellkultur vermehrten Impfstamm Beijing P-3;
- ein attenuierter Lebendimpfstoff mit dem in der Zellkultur vermehrten Impfstamm SA 14-14-2

F20

7.2.1.1   Der inaktivierte Mäusehirn-Impfstoff ist weit verbreitet und Bestandteil von Routine-Impfprogrammen in der Koreanischen Republik, in Thailand und in Teilen Malaysias, Sri Lankas und Vietnams. Der wichtigste (japanische) Produzent des Impfstoffs hat die Herstellung beendet. Andere Hersteller haben eine nur limitierte Kapazität.

7.2.1.2   Die Zellkultur-Impfstoffe werden in China produziert und in erheblichem Umfang angewendet. Der attenuierte Lebendimpfstoff ersetzt dabei nach und nach den inaktivierten Impfstoff. Der Lebendimpfstoff wurde 1989 in China zugelassen. Gegenwärtig werden jährlich mehr als 50 Millionen Dosen hergestellt. Inzwischen ist der Lebendimpfstoff auch in Indien, Nepal, der Koreanischen Republik und Sri Lanka zugelassen. In China hat der Gebrauch der JE-Impfstoffe zu einer Reduktion der Inzidenz von 2,5/100.000 im Jahre 1990 auf 0,5/100.000 der Bevölkerung im Jahre 2004 geführt.

F21

F22

7.2.1.3 2009 wurde der von Interzell entwickelte **inaktivierte Japanische Enzephalitis-Impfstoff Ixiaro®** (Vermehrung des SA 14-14-2-Stammes in Verozellen) für ≥ 18-Jährige von der European Medicines Agency (EMA) für die Europäische Union und von der Food and Drug Administration (FDA) für die USA zugelassen.

Es ist dies der erste in Deutschland zugelassene JE-Impfstoff. Die Zulassung für < 18-Jährige wird vom Hersteller angestrebt. [F21] [F22]]

Bisher stand bei Bezug über Auslandsapotheken der Impfstoff JE-Vax (Mäusehirn-Impfstoff) zur Verfügung. Der japanische Hersteller hat die Produktion eingestellt.

7.2.2 Immunogenität, Effektivität, Schutzdauer

Der Schutz gegen die Erkrankung beruht auf der Entwicklung neutralisierender Antikörper. Als Grenzwert ist ein Titer neutralisierender Antikörper von ≥ 1:10 akzeptiert.

Studien mit in asiatischen Ländern hergestellten Impfstoffen ergaben Serokonversionsraten von 95 %. Studien bei Soldaten der US-Armee wiesen eine Persistenz hoher Antikörpertiter für mehr als 3 Jahre nach.

Sowohl der Mäusehirn-Impfstoff als auch die Zellkultur-Impfstoffe werden als wirksam eingeschätzt, der Mäusehirn-Impfstoff weist jedoch eine verminderte Schutzdauer auf, häufige Boosterimpfungen sind erforderlich.

Schutz nach der Gabe von Mäusehirn-Impfstoff besteht während der gesamten Kindheit mit dem unter 7.2.4 dargestellten Impfschema.
Eine ebenfalls gute Schutzwirkung erzielt eine Impfung mit einem attenuierten Lebendimpfstoff, gefolgt von einer zweiten Impfung etwa 1 Jahr später.

In den Zulassungsstudien für Ixiaro® wurde dieser Impfstoff mit dem Mäusehirn-Impfstoff JE-Vax verglichen.

Ixiaro®-Immunogenität

- in den Zulassungsstudien für Ixiaro® wurde dieser Impfstoff mit dem Mäusehirn-Impfstoff JE-Vax® verglichen:
- 56 Tage nach der Impfung betrugen die Serokonversionsraten 96,4 % (Ixiaro®) bzw. 93,85 (JE-Vax®) und die mittleren geometrischen Titer (GMT) 243,6 (Ixiaro®) bzw. 102,0 (JE-Vax)
- es gab keinen signifikanten Unterschied zwischen <50-Jährigen und >50-Jährigen

F23

---

56 Tage nach der Impfung betrugen die Serokonversionsraten 96,45 % bzw. 93,85 % (JE-Vax) und die mittleren geometrischen Titer (GMT) 243,6 bzw. 102,0 (JE-Vax). Es gab keinen signifikanten Unterschied zwischen < 50-Jährigen und > 50-Jährigen. [F23]

Zwölf Monate nach der 2-maligen Impfung mit Ixiaro® betrug die Serokonversionsrate 83,4 %, der GMT 41,2. Die Abnahme des GMT entspricht weitgehend den Ergebnissen mit anderen JE-Impfstoffen. Untersucht wurde auch die Immunantwort nach gleichzeitiger Verabreichung von Ixiaro® und Hepatitis A-Impfstoff. Es wurden keine Unterschiede hinsichtlich der Serokonversionsraten bei gleichzeitiger oder Einzelanwendung der beiden Impfstoffe gefunden.

Wirksamkeitsstudien für Ixiaro® liegen noch nicht vor.

7.2.3   Sicherheit (Reaktogenität, Komplikationen)

Das Sicherheitsprofil der in Asien hergestellten und angewendeten Impfstoffe wird generell als akzeptabel für Kinder bezeichnet.

Mäusehirn-Impfstoff

Allerdings wurden sowohl aus JE-endemischen Ländern als auch bei Reisenden aus nicht-endemischen Ländern nach Impfung mit Mäusehirn-Impfstoff sehr seltene Fälle akuter disseminierter Enzephalomyelitis (ADEM) sowie Hypersensitivitätsreaktionen berichtet. 2005 wurde in Japan die Verwendung des Hirngewebs-Impfstoffs wegen des möglichen ursächlichen Zusammenhangs mit ADEM ausgesetzt. Das Global Advisory Commitee on Vaccine Safety (GACVS) sah jedoch keine Evidenz für einen kausalen Zusammenhang. Überempfindlichkeitsreaktionen, auch als schwere generalisierte Urtikaria verlaufend, wurden insbesondere bei Geimpften in nicht-endemischen Ländern berichtet.

Attenuierter Lebendimpfstoff

Die Attenuierung des virulenten SA 14-14-2-Stamms des JE-Virus basiert auf 57 Nukleotid-Veränderungen und 24 Aminosäure-Substitutionen, dies macht eine Reversion der Neurovirulenz unwahrscheinlich. Im Zeitraum 1979–1998 wurde kein Fall einer Impfstoff-assoziierten JE berichtet.

Über 200 Millionen Dosen des attenuierten Zellkultur-Lebendimpfstoffs auf der Grundlage des SA 14-14-2-Stammes des JE-Virus wurden in China ohne ernste Nebenwirkungen an Kinder verabreicht, insbesondere wurden keine Fälle von Enzephalitis, Meningitis oder ADEM berichtet. In Südkorea wurden in einer klinischen Studie mit 522 Kindern nur Lokal- und Fieberreaktionen ermittelt.

Hinsichtlich des attenuierten Zellkultur-Lebendimpfstoffs liegen nur wenige Beobachtungen zur Wirksamkeit und Verträglichkeit bei Immundefizienten, Schwangeren und Säuglingen sowie zur simultanen Verabreichung mit anderen Impfstoffen vor. Die simultane Verabreichung mit der Masernimpfung wurde mit zufriedenstellenden Ergebnissen untersucht. Offen ist die Frage der Virusausscheidung bei Geimpften.

Inaktivierter Zellkultur-Impfstoff Ixiaro®

Die Unbedenklichkeit des Impfstoffes wurde in kontrollierten klinischen Studien mit 3.558 gesunden Erwachsenen geprüft. Nebenwirkungen traten üblicherweise innerhalb der ersten drei Tage nach Verabreichung des Impfstoffs auf. Sie verliefen im Normalfall mild und verschwanden innerhalb weniger Tage wieder. Es wurde keine Zunahme an unerwünschten Nebenwirkungen von der ersten auf die zweite Impfung beobachtet. Die häufigsten gemeldeten Nebenwirkungen waren Kopfschmerzen und Myalgie, welche in 20 % beziehungsweise 13 % der Fälle bemerkt wurden.

Sehr häufig kam es zu Reaktionen an der Injektionsstelle (Rötung, Schwellung, Druckschmerz, Juckreiz); häufig traten Müdigkeit, grippeähnliche Symptome und Fieber auf. [F24]

Ixiaro® — Reaktogenität

- kontrollierte klinische Studien; 3.558 Erwachsene:
- Nebenwirkungen verliefen im Normalfall mild und verschwanden innerhalb weniger Tage wieder
- sehr häufig kam es zu Reaktionen an der Injektionsstelle (Rötung, Schwellung, Druckschmerz, Juckreiz)
- häufig Müdigkeit, grippeähnliche Symptome und Fieber; Kopfschmerzen bei 20 % und Myalgie bei 13 %
- keine Zunahme an unerwünschten Nebenwirkungen von der 1. auf die 2. Impfung

F24

7.2.4 Impfschemata, Indikationen, Gegenindikationen

Impfschemata

Impfschema für Mäusehirn-Impfstoff: Grundimmunisierung mit 2 Dosen im Abstand von 1–4 Wochen und einer Boosterimpfung 1 Jahr später, in manchen Ländern gefolgt von weiteren Boosterimpfungen alle 3 Jahre bis zum Erreichen des 15. Lebensjahrs.

Der attenuierte Lebendimpfstoff wird einmal verabreicht, gefolgt von einer zweiten Impfung etwa 1 Jahr später.

Der inaktivierte Zellkultur-Impfstoff Ixiaro® wird ab dem 18. Lebensjahr durch 2 Impfungen im Abstand von 28 Tagen verabreicht.

Indikationen

Die Impfempfehlungen verschiedener Länder sind sich weitgehend ähnlich

Das Advisory Committee on Immunization Practices (ACIP) der USA empfiehlt die Impfung (mit Ixiaro oder JE-Vax, wobei darauf hingewiesen wird, das die Herstellung dieses letzteren Impfstoffs ausläuft) für

- Reisende in ein endemisches Gebiet mit einer Reisedauer von ≥ 1 Monat
- Reisende in ein endemisches Gebiet mit einer Reisedauer von < 1 Monat während der definierten JE-Saison, wenn ländliche Gebiete mit erhöhtem Expositionsrisiko aufgesucht werden
- Reisende in ein Gebiet mit aktuellem JE-Ausbruch
- Reisende in ein endemisches Gebiet, wenn spezielle Aufenthaltsorte, Aktivitäten oder die Reisedauer nicht klar sind.

Die Impfung wird nicht empfohlen für Kurzreisende, die sich nur in städtischen Zentren aufhalten, oder wenn die Reise außerhalb der definierten JE-Saison stattfindet.

Stellungnahme der Deutschen Gesellschaft für Tropenmedizin und Internationale Gesundheit (DTG):

Die Impfung (mit Ixiaro®) sollte grundsätzlich empfohlen werden für

- Langzeitaufenthalte über Jahre in endemischen Ländern
- eine oder mehrere Reisen in endemische Länder mit einer Gesamtdauer von mehr als vier Wochen und geplanten Aufenthalten oder Ausflügen auch außerhalb von Großstädten
- Reisen auch unter 4 Wochen Dauer in Hochendemieländern, wenn ländliche Gebiete bereist werden und dort Aktivitäten im Freien (Camping, Trekking, Angeln, Arbeit in landwirtschaftlichen Betrieben, Katastrophenhelfer, etc.) sowie Übernachtungen in Räumen ohne Klimaanlage bzw. Moskitonetze vorgesehen sind
- Reisen in Gebiete mit bekanntem JE-Ausbruch. [F25]

Über die Impfung sollte individuell entschieden werden bei

Aufenthalten in endemischen Ländern, auch von unter 4 Wochen Dauer, wenn ein oder mehrere individuelle Risikofaktoren vorliegen wie Alter > 50 Jahre, bekannter Hypertonus, Diabetes mellitus, Nireninsuffizie Immundefekte, Zustand nach Organtransplantation, Defekte der Bluthirnschranke wie z. B. bei Cochlea-Implantaten. [F26]

Endemieländer sind (DTG-Angaben):

Bangladesh, Brunei, China (außer den Provinzen Qinghai, Xinkiang und Tibet), Guam, Indien, Indonesien, Kambodscha, Malaysia, Myanmar, Nordkorea, Laos, Pakistan, Papua-Neuguinea, Singapore, Südkorea, Taiwan, Vietnam.

Hochendemieländer sind:

Bangladesh, Indonesien, Kambodscha, Myanmar, Nordkorea, Laos, Pakistan, Papua-Neuguinea, Vietnam, Indien (nur Andhra Pradesh, Assam, Bihar, Goa, Haryana, Karnataka, Kerala, Mahrashtra, Manipur, Tamil Nadu, Uttar Pradesh, West Bengal und Nagaland sowie Andamanen und Nikobaren – also nicht in den Bundesstaaten Arunachal Pradesh, Chhattisgarh, Gujarat, Himachal Pradesh, Jammu und Kashmir, Jharkhand, Meghalaya, Orissa, Punjab, Rajasthan, Sikkim, Tripura, Uttarakhand).

Gegenindikationen sind:

- ‖ schwere allergische Reaktion nach vorheriger Gabe des Impfstoffs oder gegen einen Bestandteil des Impfstoffs
- ‖ Schwangerschaft
- ‖ klinisch bedeutsame akute Erkrankung: Die Impfung ist zu verschieben.

7.2.5 Impfstrategien

Bewährt haben sich in endemischen Ländern initiale Impfkampagnen für die Zielpopulation, gefolgt von Routineimpfungen im Rahmen des nationalen Impfprogramms.

7.2.6 Impferfolge

Langjährige Impfprogramme haben in Japan und Südkorea, auch in Regionen Chinas, zu einem deutlichen Rückgang der JE-Erkrankungen geführt.

Beigetragen zum Erfolg haben verbesserte sozioökonomische Bedingungen, zentralisierte Schweinehaltung und der Gebrauch von Insektiziden.

7.2.7   Ausblick, Neuentwicklungen

Der Hersteller des Lebendimpfstoffs erweitert gegenwärtig seine Produktionskapazität. Neuentwicklungen von JE-Impfstoffen auf der Grundlage der Zellkulturtechnik und rekombinanter Technologien befinden sich in fortgeschrittenen Stadien.

8   Meldepflicht und Spezialdiagnostik

Weder Verdacht, Erkrankung oder Todesfall an Japanischer Enzephalitis sind gemäß Infektionsschutzgesetz (IfSG) meldepflichtig, ebenso nicht der direkte oder indirekte Nachweis des Krankheitserregers.

Im Interesse möglicher Auswirkungen auf eine Modifizierung der Impfempfehlungen sollte jedoch vom behandelnden oder anderweitig diagnostizierenden Arzt bei einer Erkrankung an Japanischer Enzephalitis eine Information an die Gesundheitsbehörden gegeben werden. [F27]

Meldepflicht für JE?

- weder Verdacht, Erkrankung oder Todesfall an Japanischer Enzephalitis sind gemäß Infektionsschutzgesetz (IfSG) meldepflichtig, ebenso nicht der direkte oder indirekte Nachweis des Krankheitserregers
- im Interesse möglicher Auswirkungen auf eine Modifizierung der Impfempfehlungen sollte jedoch vom behandelnden oder anderweitig diagnostizierenden Arzt bei einer Erkrankung an Japanischer Enzephalitis eine Information an die Gesundheitsbehörden gegeben werden

F27

Spezialdiagnostik und Beratung bei Verdacht auf Japanische Enzephalitis:
Nationales Referenzzentrum für tropische Infektionserreger am Bernhard-Nocht-Institut für Tropenmedizin, Hamburg, in Zusammenarbeit mit dem Robert Koch-Institut und den Landesgesundheitsbehörden.

Literatur
GLOBAL ADVISORY COMMITTEE ON VACCINE SAFETY.
    Safety of SA-14-14-2 Japanese encephalitis vaccine. Weekly Epidemiol Rec 2005; 80: 242–243.
JAPANESE ENCEPHALITIS VACCINES. WHO Position Paper.
    Weekly Epidemiol Rec 2006, 81: 331–340.
FACHINFORMATION IXIARO®. Stand April 2009. Rote Liste. >http://www.rote-liste.de<
JAPANESE ENCEPHALITIS VACCINES.
    Recommendations of the Advisory Committee on Immunization Practices (ACIP). Morbid Mortal Weekly Rep 2010; 59: RR-1.
IMPFSTOFF GEGEN JAPANISCHE ENZEPHALITIS. Stellungnahme der Deutschen Gesellschaft für Tropenmedizin und Internationale Gesundheit e. V. vom 15.2.2010.
    >http://www.dtg.org/uploads/media/JE-Impfung_DTG_01.pdf< (Zugang 27.4.2010).

28 Tollwut

Tollwut, auch Lyssa oder Rabies genannt, ist eine seit dem Altertum bekannte Krankheit. Damals war jedoch der Zusammenhang mit einem eventuell bereits lange zurückliegenden Tierbiss und dem Auftreten der Symptome nicht klar. Lyssa bedeutete ´Tobsuchtsanfälle, bei denen sich die Erkrankten wölfisch gebärdeten´.

Mitte des 15. Jahrhunderts wurde Europa, allen voran Frankreich, von großen Tollwut-epidemien heimgesucht, die vor allem auf den Biss tollwütiger Hunde und das enge Zusammenleben von Mensch und Tier zurückgingen. Als Konsequenz wurden herrenlose Hunde totgeschlagen (´Hundeschlagen´ vor allem in den Städten), um die Epidemien einzudämmen, allerdings mit nur geringem Erfolg.

Der Durchbruch kam mit Louis Pasteur und seinen Mitarbeitern Roux, Chamberland und Thuillier. Die Gruppe arbeitete seit 1881 an der Herstellung einer Vakzine.
1885 wurde der Impfstoff erstmals am Menschen erprobt und rettete einem 9-jährigen Jungen, der 14 Bisse eines tollwütigen Hundes aufwies, das Leben.

Ausgangsmaterial für den Impfstoff war getrocknete Rückenmarkssuspension tollwutinfi-zierter Kaninchen. Innerhalb von 10 Tagen wurden 13 Injektionen verabreicht, beginnend mit avirulenter Suspension und sich danach steigernder Virulenz der Inokulate.
Die Methode setzte sich durch, erlitt aber auch erhebliche Rückschläge und erfuhr teilweise harsche Kritik, insbesondere wegen der Verwendung virulenten Materials am Ende der Impfserie.

Die zweite Impfstoffgeneration beinhaltete die Herstellung inaktivierter Impfstoffe unter Vermehrung des Virus in tierischem Nervengewebe. Diese Impfstoffe sind wirksam, jedoch mit hohen Raten zentralnervöser Komplikationen belastet. Sie werden aus Kostengründen noch heute in vielen Entwicklungsländern verwendet.

Moderne Impfstoffe bedienen sich nicht mehr des Nervengewebes sondern der Zellkultur für die Virusvermehrung. Sie sind hoch wirksam und dabei sehr gut verträglich. Die zum Teil starken Nebenwirkungen der Hirngewebs-Impfstoffe geistern immer noch als Vorurteil durch manche Köpfe und beeinflussen die empfohlene Anwendung als Reiseimpfung. Deutschland gilt seit 2008 als frei von Wildtiertollwut.

1   Erreger – *Lyssavirus*

Das Rabiesvirus, Genus Lyssavirus, ist ein Rhabdovirus, ein einsträngiges, umhülltes RNA-Virus. Innerhalb der Klassifikation der Lyssaviren gibt es verschiedene Genotypen (quasi Spezies):

- Lyssavirus Typ 1 (das klassische Tollwutvirus), weltweit verbreitet
- die Typen 2–7 (2 Lagos-Virus, 3 Mokola-Virus, 4 Duvenhage-Virus, 5–6 Europäisches Fledermausvirus 1 und 2 – European Bat Virus EBL 1 und 2, 7 Australisches Fledermausvirus – ABL) wurden primär meist bei Fledermäusen in Afrika, Europa und Australien isoliert, rufen jedoch auch Erkrankungen beim Menschen hervor.
- weitere Tollwutvirus-ähnliche Agentien werden berichtet, deren Bedeutung für Erkrankungen noch ungeklärt ist.

Lyssaviren sind relativ widerstandsfähig gegenüber Kälte, jedoch empfindlich gegenüber Wärme und Detergentien. [F1]

Rabiesvirus: Charakterisierung

Rabiesvirus (Genus Lyssavirus), ein Rhabdovirus, einsträngiges, umhülltes RNA-Virus

Verschiedene Genotypen (quasi Species):

- **Lyssavirus Typ I (klassisches Rabiesvirus) weltweit verbreitet**

- **Typen 2–7: primär bei Fledermäusen isoliert, rufen auch menschliche Erkrankungen hervor (2 Lagos-, 3 Mokola- 4 Duvenhage-, 5–6 Europäisches Fledermaus-Virus 1 u 2; 7 Australisches Fledermaus-Virus)**

F1

Pathogenese

- **Virusvermehrung zunächst an der Eintrittspforte in Muskel- und Nervenzellen**

- **Zentripedale Ausbreitung der Viren über Nervenfasern und Synapsen in Rückenmark und Gehirn; weitere Virusvermehrung**

- **Danach gelangen Erreger zentrifugal in peripheres Nervengewebe, terminal auch in nicht-neurale Gewebe und Organe; Befall der Nervenplexus der Speicheldrüsen: mögliche Weiterverbreitung durch Biss**

F2

---

2   Pathogenese

Das Rabiesvirus ist hinsichtlich seiner pathogenen Wirkung neutrotrop. Die Virusvermehrung erfolgt zunächst an der Eintrittspforte in Muskel- und Nervenzellen. Die Viren breiten sich über Nervenfasern und Synapsen zentripedal ins Rückenmark und schließlich ins Gehirn aus. Hier kommt es zu einer weiteren Virusvermehrung, bevor die Erreger zentrifugal in peripher neurales Gewebe, im Endstadium auch in nicht-neurale(s) Gewebe und Organe gelangen. Besonders wichtig ist der Befall der Nervenplexus der Speicheldrüsen, dies kann durch den Biss zur Weiterverbreitung der Infektion führen.

Erkrankungen nach Organtransplantationen zeigen, dass das Virus terminal auch nicht-neurale Organe befällt. [F2]

3   Klinisches Bild

3.1   Die Inkubationszeit

Die Inkubationszeit schwankt zwischen einigen Wochen bis zu einigen Monaten, im Ausnahmefall kann sie nur eine Woche oder mehr als ein Jahr betragen. Die Zeitdauer wird beeinflusst von der inokulierten Virusmenge (Infektionsdosis), dem Grad der Innervation der Eintrittsstelle und dem Abstand von Eintrittsstelle zum Zentralnervensystem. [F3]

Inkubationszeit

- **Inkubationszeit: Wochen bis Monate**
  Ausnahmefall: 1 Woche bis >1 Jahr

- **Je näher die Bissstelle am ZNS und je höher die Infektionsdosis (relativ hohe Virusmenge nötig), desto kürzer die Inkubationszeit**

- **5 bis 60 % der Exponierten erkranken**
  (nach Lokalisation und Tiefe des Bisses)

F3

Zur Infektion eines Menschen ist eine relativ hohe Virusmenge erforderlich. Etwa 5–60 % der Personen, die mit einem infizierten Tier Kontakt hatten, erkranken, je nach Lokalisation und Tiefe des Tierbisses (60 % bei mehreren tiefen Bissstellen im Gesicht, bis zu 10 % bei oberflächlichen Verletzungen im Gesicht und bis zu 5 % bei oberflächlichen Bisswunden an der Hand).

3.2   Das Prodromalstadium

Das Prodromalstadium von 2–10 Tagen ist durch uncharakteristische Beschwerden gekennzeichnet: Hyperästhesie, Jucken und Brennen an der Stelle der Bisswunde, allgemeines Krankheitsgefühl mit Kopfschmerzen, Übelkeit, Appetitlosigkeit und Fieber.

3.3   Akute neurologische Phase

Man unterscheidet die enzephalitische und die paralytische Form. [F4]

Bei der **enzephalitischen** Form können zunächst die Symptome mit denen einer Psychose verwechselt werden, z. B. Erregungs- und Angstzustände im Wechsel mit Depressionen sowie Halluzinationen. Es beginnen schmerzhafte Krämpfe der Schlundmuskulatur, die

---

Klinisches Bild

- **Prodromalstadium von 2 bis 10 Tagen mit uncharakteristischen Symptomen**

- **Akute neurologische Phase mit**
  - enzephalitischer und
  - paralytischer Form

F4

---

durch das Schlucken ausgelöst werden. Es kommt zu einer ausgeprägten Hydrophobie und vermehrter Speichelbildung. Der Speichel wird aus Angst nicht mehr geschluckt und tropft aus dem Mund. Die Empfindlichkeit gegenüber Licht, Luftzug und Geräuschen nimmt zu und führt zu Krampfanfällen und Erregungszuständen. Aggressive Zustände treten auf ('rasende Wut'). Das Fieber steigt an. An neurologischen Symptomen kommt es zu Muskelkrämpfen,

Enzephalitische Form

- Symptome ähnlich einer Psychose
- Fieber, schmerzhafte Krämpfe der Schlundmuskulatur, Hydrophobie
- Zunehmende Empfindlichkeit gegenüber Licht, Luftzug, Geräusch
- Krampfanfälle, Erregungs- und aggressive Zustände ('rasende Wut')
- Muskelkrämpfe, Koordinationsstörungen
- Tod an Herz-Kreislaufversagen

F5

Paralytische Form

- Bei ca. 30 Prozent der Patienten geht das Prodromalstadium in die paralytische Form über, mit zunehmenden Lähmungen vor allem der Hirnnerven
- Symptome Guillain-Barré-Syndrom-ähnlich
- Verlauf weniger dramatisch ('stille Wut') dennoch ebenfalls tödlich

F6

Letalität

- Die einmal ausgebrochene Erkrankung verläuft immer tödlich
- Jährlich sterben weltweit zwischen 55.000 und 60.000 Menschen, allein in Indien 30.000
- Die Zahl der postexpositionellen Tollwutbehandlungen wird weltweit auf bis zu 10 Millionen geschätzt

F7

Koordinationsstörungen, Tremor, Abschwächung der Muskeleigenreflexe. Der Tod tritt binnen weniger Tage durch Herzkreislaufversagen ein. [F5]

Die **paralytische Form** betrifft etwa 30 % der Erkrankungen. Das Prodromalstadium geht direkt in die paralytische Symptomatik über. Es treten zunehmende Lähmungen vor allem der Hirnnerven auf, der Verlauf ähnelt einem Guillain-Barré-Syndrom und wird auch als 'stille Wut' bezeichnet. Obwohl die paralytische Form weniger dramatisch verläuft und deshalb gelegentlich nicht diagnostiziert wird, verläuft sie ebenfalls tödlich. Zwischen den ersten Symptomen der Tollwut und dem Tod liegen in der Regel etwa 7 Tage, die Letalität beträgt 100 %. [F6,7]

3.4   Immunantwort nach Erkrankung

Neutralisierende oder komplementbindende Antikörper können ca. 8–10 Tage nach Krankheitsbeginn auftreten, sie sind aber aufgrund des Krankheitsverlaufs nicht von Bedeutung.

4   Diagnose und Differentialdiagnose

Eine begründete Verdachtsdiagnose muss sich auf die Anamnese (Biss eines verdächtigen Tieres bei entsprechenden epizootologischen Informationen) und die klinischen Symptome stützen. Letztere sind nicht immer einfach von anderen neuralen Erkrankungen abzugrenzen. Hinweisend können Schmerzen und Paraesthesien in der Umgebung der Verletzung, Hydrophobie, Aerophobie übermäßige Speichelproduktion, Hyperaktivität und Hyperventilation sein. [F8]

4.1   Labordiagnose

Es gibt keine Tests, welche Tollwut vor dem Einsetzen der klinischen Symptome diagnostizieren können.

Diagnose

Die begründete Verdachtsdiagnose
stützt sich auf
- **Anamnese**
  (Biss eines verdächtigen Tieres bei
  entsprechender Epizootologie)
- **und klinisches Bild**

F8

Labordiagnostik

- Gesicherte Diagnose erst im
  späteren Krankheitsverlauf,
  frühestens nach 5 Tagen

- Diagnostischer Standard:
  Nachweis von Virusantigenen im
  Hirngewebe mittels ELISA oder
  Immunfluoreszenz

F9

Eine gesicherte Diagnose gelingt erst im späteren Krankheitsverlauf (im Einzelfall nach 5 Tagen): Nachweis von Virusantigen oder Negri-Körperchen im infizierten Hirngewebe; durch PCR (z. B. aus Speichel); durch Antikörpernachweis im Liquor oder im Serum (nicht Geimpfter); durch Virusisolierung aus Hirngewebe, Speichel und anderem infizierten Material. Mittels Immunfluoreszenztechnik kann Virusantigen aus der Kornea oder aus Hautbiopsiematerial (am Haaransatz des Nackens) nachgewiesen werden.

Als diagnostischer Standard gilt der Nachweis von Virusantigen im Hirngewebe mittels ELISA oder Immunfluoreszenz, was allerdings nicht in jedem Fall gelingt. [F9]

Die Proben sollten auf dem schnellsten Weg zur Untersuchung in ein Speziallabor zur Tollwutdiagnose beim Menschen gesendet werden, mit dem bereits bei Verdacht Kontakt aufgenommen werden sollte. Häufig kann eine zuverlässige Diagnose erst post mortem gestellt werden.

4.2   Maßnahmen beim tollwutverdächtigen Tier

Nach der Exposition durch ein tollwutverdächtiges Tier wird dieses – wenn möglich – 10 Tage unter die Beobachtung eines Amtstierarztes gestellt. Die postexpositionelle Tollwutprophylaxe beim Exponierten wird sofort begonnen. Erweist sich das Tier nach 10 Tagen als gesund, kann die Behandlung abgebrochen werden. Beim lebenden Tier erfolgt der Antigennachweis im Speichel- oder Kornealabstrich, beim toten Tier aus dem Gehirn. Eine Virusanzucht erfolgt auch beim Tier mittels Zellkultur in Neuroblastomzellen.

4.3   Differentialdiagnose

Virale Enzephalitiden (z. B. durch Herpes- und Arboviren) sind in Betracht zu ziehen, aber auch Tularämie, Tetanus, raumfordernde zerebrale Erkrankungen. Bei paralytischer Verlaufsform ist unter anderem an Guillain-Barré-Syndrom, Poliomyelitis und Japanische Enzephalitis zu denken.

Wichtig ist die Anamnese einer möglichen Tollwutexposition, die nach Literaturangaben aber nur bei 71–84 % der Tollwutpatienten erhoben werden konnte.

5 Therapie und Management

5.1 Behandlung im Erkrankungsfall

Eine virusspezifische Therapie nach Ausbruch der Erkrankung ist nicht verfügbar. Die Patienten werden isoliert und intensivmedizinisch betreut. Eine Behandlung kann nur symptomatisch erfolgen. [F10]

5.2 Postexpositionelle Therapie

Bei Kontakt mit einem tollwutverdächtigen Tier muss aufgrund des Fehlens einer kausalen Therapie schnellstmöglich mit der postexpositionellen Immunisierung (passiv–aktiv) begonnen werden (s. 7, Tollwut-Immunisierung). Zunächst erfolgt jedoch eine gründliche Wundbehandlung:

Therapie

- Eine virusspezifische Therapie ist nicht verfügbar
- Behandlung nur symptomatisch
- Intensivmedizinische Betreuung

F10

Management Exponierter

Gründliche Wundbehandlung:
- Reinigung der Wunde mit reichlich Wasser und Seife oder Detergens
- Anschließendes Spülen mit 70%igem Alkohol oder Jodtinktur
- Bissverletzungen nicht nähen!
- Tetanus-Impfschutz überprüfen
- Antibiotikatherapie (gegen Superinfektion)

Schnellstmöglicher Beginn mit post-expositioneller aktiv-(passiver) Immunisierung

F11

‖ Reinigung der Wunde mit reichlich Wasser und Seife oder Detergens
‖ anschließendes Spülen mit 70%igem Alkohol oder Jodtinktur, alternativ andere Desinfektionslösungen
‖ Bissverletzungen dürfen nicht genäht werden
‖ Stets auch den Tetanus-Impfschutz überprüfen
‖ Antibiotikatherapie wegen der Gefahr einer Superinfektion. [F11]

6 Epidemiologie

6.1 Reservoir und Übertragungswege

Tollwut kann alle Säugetiere befallen. In Deutschland kamen als Infektionsquellen Wildtiere wie Füchse, Dachse, Marder, Rehe, Hirsche, aber auch Haustiere wie z. B. Schafe, Ziegen, Rinder, Pferde sowie ungeimpfte Hunde und Katzen in Frage. Deutschland gilt seit 2008 als frei von Wildtiertollwut.

Weltweit sind Hunde das Hauptreservoir des Erregers, in Europa meist Füchse und zunehmend auch Fledermäuse. [F12]

Reservoir und Infektionsquellen

- Wildtiere wie Füchse, Dachse, Marder, Rehe, Hirsche
- Haustiere wie Schafe, Ziegen, Rinder, Pferde, ungeimpfte Hunde und Katzen
- Weltweit sind Hunde die wichtigste Infektionsquelle
- In Europa meist Füchse, zunehmend Fledermäuse

F12

Übertragungsweg

- Durch den Speichel eines infizierten Tieres bei Biss- oder Kratzverletzungen
- Fledermaustollwut auch durch Einatmen von infiziertem Staub, zum Beispiel in Höhlen

F13

Infektiosität von Tieren

- Füchse, Hunde und Katzen sind 3 bis 7 Tage vor Auftreten der klinischen Symptome infektiös
- Fledermäuse vermutlich monatelang
- Auch tote Tiere und Kadaver sind noch infektiös!

F14

Risikofaktoren und Risikogruppen

Besonders gefährdet sind Personen mit Kontakt zu Tieren, vor allem Wildtieren:

- Tierärzte, Tierpfleger
- Jäger, Förster, Forstarbeiter
- Personen bei Umgang mit Tieren in Gebieten mit Wildtiertollwut
- Personen mit beruflichem oder sonstigem Kontakt zu Fledermäusen

F15

Das Virus wird über den Speichel eines infizierten Tieres bei Biss- oder Kratzverletzungen, Fledermaustollwut auch durch Einatmen von infiziertem Staub z. B. in Höhlen übertragen. Auch durch oberflächliche Abschürfungen und kleinste Verletzungen der Haut sowie die unverletzten Schleimhäute von Lippen, Nase und Auge kann das Virus eindringen. [F13]

6.2 Ansteckungsfähigkeit

Beginn/Dauer der Ansteckung bei Tieren:
Füchse, Hunde und Katzen: 3 bis 7 Tage vor Auftreten der klinischen Symptome, Fledermäuse vermutlich monatelang.
Auch tote Tiere und Kadaver sind noch infektiös. [F14]

6.3 Risikofaktoren und Risikogruppen

Besonders gefährdet sind Personen, die Kontakt zu Tieren, vor allem Wildtieren haben, also Tierärzte, Tierpfleger, Jäger, Förster, Forstarbeiter und ähnliche Berufsgruppen, Personen bei Umgang mit Tieren in Gebieten mit Wildtiertollwut sowie ähnliche Risikogruppen (z. B. Personen mit beruflichem oder sonstigem engen Kontakt zu Fledermäusen). [F15]

6.4 Epidemiologische Situation

Die Zoonose kommt mit wenigen Ausnahmen weltweit vor, konnte jedoch in Westeuropa durch Impfung der Füchse deutlich zurückgedrängt werden. Nachdem 2006 die letzte Erkrankung eines Fuchses aufgetreten war, konnte 2008 die Fuchsimpfung in Deutschland eingestellt werden. Gelegentlich wird noch Fledermaustollwut diagnostiziert, selten Tollwut bei illegal aus Südosteuropa importierten Hunden. Die bisher letzte menschliche Tollwuterkrankung trat bei einem deutschen Reisenden nach dem Biss eines streunenden Hundes in Marokko auf.

Sektion III

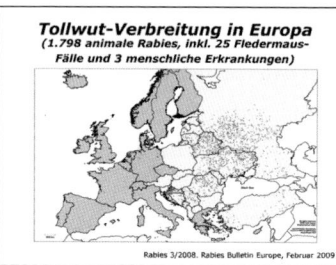

Tollwut-Verbreitung

- Nahezu weltweites Vorkommen
- In Europa Rückgang durch Fuchs-Impfung
- 2010: 3 Fälle beim Menschen gemeldet (aus Russland)

- Deutschland:
  - Seit 2008 frei von Wildtiertollwut (nicht Fledermaustollwut)
  - 3 Fälle von Tollwut bei Fledermäusen 2010
  - Wildtollwut zuletzt 2006
  - 2005 starben 3 Personen nach einer Organtransplantation (Spenderin mit nicht erkannter, in Indien erworbener Tollwut)

F16

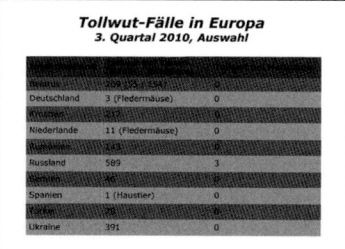

Tollwut-Verbreitung in Europa
(1.798 animale Rabies, inkl. 25 Fledermaus-Fälle und 3 menschliche Erkrankungen)

Rabies 3/2008. Rabies Bulletin Europe, Februar 2009

F17

Tollwut-Fälle in Europa
3. Quartal 2010, Auswahl

Belarus	209 (25 + 134)	0
Deutschland	3 (Fledermäuse)	0
Kroatien	212	0
Niederlande	11 (Fledermäuse)	0
Rumänien	143	0
Russland	589	3
Serbien	86	0
Spanien	1 (Haustier)	0
Türkei	78	0
Ukraine	391	0

F18

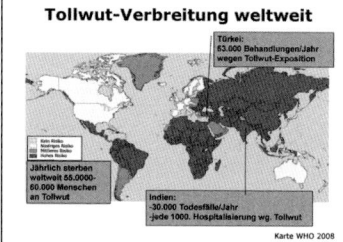

Tollwut-Verbreitung weltweit

Türkei:
63.000 Behandlungen/Jahr wegen Tollwut-Exposition

Kein Risiko
Niedriges Risiko
Mittleres Risiko
Hohes Risiko

Jährlich sterben weltweit 55.000-60.000 Menschen an Tollwut

Indien:
-30.000 Todesfälle/Jahr
-jede 1000. Hospitalisierung wg. Tollwut

Karte WHO 2008

F19

Im Jahre 2005 starben 3 Menschen nach einer Organtransplantation. Die Spenderin, deren Tollwuterkrankung nicht diagnostiziert worden war, hatte sich 2 Monate zuvor in Indien einen Hundbiss zugezogen. [F16]

In Europa wurden 2010 3 Fälle beim Menschen gemeldet, und zwar aus Russland, wo auch die Wildtiertollwut und die Tollwut bei Haustieren noch stark verbreitet ist. Auch in der Ukraine, Weißrussland, Rumänien, Serbien und Kroatien werden noch zahlreiche Fälle gemeldet (s. Tabelle). In der Türkei spielt Tollwut eine große Rolle. [F17] [F18]

Jährlich sterben weltweit zwischen 55.000 und 60.000 Menschen an Tollwut, allein in Indien 30.000. Schätzungen der WHO gehen sogar von 300.000 Erkrankungsfällen aus. Die Zahl der postexpositionellen Tollwut-Impfserien wird auf bis zu 10 Millionen geschätzt. [F19]

7 Tollwut-Immunisierung

Die in Deutschland verfügbaren Impfstoffe zeichnen sich durch gute Wirksamkeit und Verträglichkeit aus. Hirngewebsimpfstoffe, die mit einer relativ hohen Nebenwirkungsrate bei begrenzter Wirksamkeit (schwächere Immunantwort) einhergehen, werden zwar teilweise aus finanziellen Gründen noch in Entwicklungsländern eingesetzt, sind in Deutschland und der gesamten EU aber nicht mehr zugelassen. Wurde ein Reisender mit einem nicht bekannten oder einem in der EU nicht zugelassenen Impfstoff im Reiseland vorbehandelt, beginnt man sofort eine postexpositionelle Tollwut-Grundimmunisierung und gibt simultan Tollwut-Immunglobulin. Ansonsten ist eine sichere Immunität nicht gewährleistet.

Zu ergänzen ist, dass Tollwut-Impfstoffe sicher vor der durch das klassische Tollwutvirus (Lyssavirus Typ 1) hervorgerufenen Erkrankung schützen. Die Kreuzprotektion ist ebenfalls gut gegenüber den Typen 5–7 und damit gut schützend gegen die europäische Fledermaus-Tollwut. Der Schutz ist geringer gegenüber den anderen Virustypen.

7.1 Impfstoffe (Unterschiede, Impfstämme)

Impfstoffe

In Deutschland stehen 2 gut verträgliche und wirksame Impfstoffe zur Verfügung (mit mindestens 2,5 I.E. inaktiviertem Antigen)

- **HDC-Impfstoff**
  - auf humanen diploiden Zellen vermehrt
  - Impfstamm WISTAR PM/WI 38-1503-3M

- **PCEC-Impfstoff**
  - in Hühnerfibroblasten-Zellkulturen vermehrt
  - Impfstamm Flury LEP

F20

In Deutschland stehen 2 auf Zellkulturen basierende Impfstoffe zur Verfügung. Die Impfstoffe enthalten mindestens 2,5 I. E. inaktiviertes Tollwutantigen.

Ein Impfstoff wird auf humanen diploiden Zellen (**HDC-Impfstoff**) gezüchtet, Impfstamm ist WISTAR PM/WI 38-1503-3M.

Der andere Impfstoff wird in gereinigten Hühnerfibroblasten-Zellkulturen (PCEC) vermehrt (**Hühnerfibroblasten-Impfstoff**), Impfstamm ist Flury LEP. Beide Impfstoffe sind nicht adjuvantiert. [F20]

In vielen Ländern der Welt müssen aus finanziellen Gründen noch die mit hohen Komplikationsraten behafteten Hirngewebs-Impfstoffe angewendet werden. Die WHO empfiehlt allen Ländern, den Übergang auf die risikoarmen Zellkultur-Impfstoffe anzustreben.

7.2 Immunogenität, Effektivität, Schutzdauer

Präexpostionelle Impfung

Die Wirkung der präexpositionellen Impfung ist bei allen geimpften Personen etwa 1 bis 2 Wochen nach der 3. Impfung vorhanden und hält mindestens 1 Jahr an.

Postexpositionelle Impfung

Die Impfstoffe rufen innerhalb von 7 bis 14 Tagen einen nahezu 100-prozentigen Schutz hervor (von der WHO als schützend definierter Wert: 0,5 IE/ml Serum), sofern das von der WHO empfohlene Impfschema von 5 i.m.-Injektionen mit je 1 ml an den Tagen 0, 3, 7, 14, 28 eingehalten wurde. Die Kombination mit einer simultanen Tollwut-Immunglobulingabe am Tag 0 verursacht keine relevanten Titersenkungen.

Laut Studienlage bleibt der schützende Wert bei 95 % der Geimpften mindestens 1 Jahr erhalten. [F21]

7.3 Impfschema

Tollwut-Impfstoff **muss stets** in den M. deltoideus injiziert werden (niemals in den M. glutaeus), bei Kleinkindern ggf. in den M. vastus lateralis. Bei Impfung in den Gesäßmuskel werden niedrigere neutralisierende Antikörpertiter erreicht, sodass die Wirksamkeit eingeschränkt ist. [F22]

Präexpositionelle Gabe

Die Impfungen werden nach dem Schema 0–7–21 (28) Tage verabreicht.

Auffrischimpfungen

Der HDC-Impfstoff wird nach 1 Jahr und danach alle 5 Jahre mit einer Dosis aufgefrischt. Bei dem Hühnerfibroblasten-Impfstoff erfolgen Auffrischungen mit einer Dosis alle 2–5 Jahre.

Bei Personen mit hohem Expositionsrisiko

(Tierärzte und deren Assistenten, Förster, Jäger) werden regelmäßige Antikörperkontrollen zumindest alle 2 Jahre empfohlen. Eine Auffrischimpfung ist bei einer Antikörperkonzentration von kleiner als 0,5 IE/ml Serum erforderlich, oder wenn es bei einer 1:5-Verdünnung des Serums nicht zu einer vollständigen Virus-Neutralisation kommt (im RFFIT, Rapid Fluorescent Focus Inhibition Test).

Bei Personen mit ständigem Expositionsrisiko

(z. B. Personal von Tollwutlaboratorien) ist eine halbjährliche Antikörperkontrolle empfohlen, bei Personen mit gelegentlichem Expositionsrisiko (Umgang mit Tieren in Gebieten mit geringem Auftreten von Tollwut, Reisende in Hochrisiko-Regionen) kann auf eine Antikörperbestimmung verzichtet und können die Auffrischimpfungen nach oben genanntem Schema je nach Impfstoff durchgeführt werden. Generell empfiehlt die WHO, der serologischen Kontrolle den Vorzug vor Boosterimpfungen zu geben.

Postexpositionelles Impfschema

5 Impfungen werden im Schema 0–3–7–14–28 Tage verabreicht, die 1. Impfung eventuell simultan mit Tollwut-Immunglobulin.

Empfehlungen der Stiko 2011

Grad der Exposition	Art der Exposition		Immunprophylaxe* (Fachinformation beachten)
	durch ein tollwutverdäch-tiges oder tollwütiges Wild- oder Haustier **	durch einen Tollwut-Impfstoffköder	
I	Berühren/Füttern von Tieren, Belecken der intakten Haut	Berühren von Impfstoffködern bei intakter Haut	keine Impfung
II	oberflächliche, nicht blutende Kratzer durch ein Tier, Hautabschürfungen, Knabbern, Belecken der nicht-intakten Haut	Kontakt mit der Impfflüssigkeit eines beschädigten Impfstoffköders mit nicht-intakter Haut	Impfung s. Schema A
III	jegliche Bissverletzung oder Kratzwunden, Kontamination von Schleimhäuten mit Speichel (z. B. durch Lecken, Spritzer), Verdacht auf Biss, Kratzen durch Fledermaus oder Schleimhautkontakt mit Fledermaus	Kontamination von Schleimhäuten und frischen Hautverletzungen mit der Impfflüssigkeit eines beschädigten Impfstoffköders	Impfung und einmalig simultan mit der 1. Impfung passive Immunisierung mit Tollwut-Immunglobulin (20 IE/kg KG), s. Schema B

*   Die einzelnen Impfungen und die Gabe von Tollwut-Immunglobulin sind sorgfältig zu dokumentieren.

**   Als tollwutverdächtig gilt auch eine Fledermaus, die sich anfassen lässt oder ein sonstiges auffälliges oder aggressives Verhalten zeigt oder tot aufgefunden wurde.

Vorgehen bei der postexpositionellen Behandlung ungeimpfter oder unvollständig geimpfter Personen* bzw. bei unklarem Impfstatus:

Schema A	Schema B
Je 1 Dosis Tollwutimpfstoff i. m. an den Tagen 0, 3, 7, 14, 28	Impfung nach Schema A + 1 x 20 IE/kg KG Tollwut-Immunglobulin vom Menschen gleichzeitig mit der 1. Impfstoffgabe (möglichst viel um die Wundregion infiltrieren und den Rest in den Gesäßmuskel injizieren**). Falls eine gleichzeitige Gabe mit der 1. Dosis versäumt wurde, sollte dies spätestens bis zum 7. Tag nach der 1. Impfung (nicht später als mit der 3. Impfung) nachgeholt werden.

*   Als unvollständig geimpft gelten Personen, die mit einem Impfstoff von zweifelhafter Qualität geimpft wurden,
die mit einem nicht in der EU zugelassenen Impfstoff geimpft wurden,
mit begonnener oder abgebrochener Impfserie, die nicht sicher zur Grundimmunisierung geführt hat.

** Wenn bei Auslandsaufenthalten versäumt, Immunglobulingabe spätestens bis zum 7. Tag nach der 1. Impfstoffgabe (= nicht später als mit der 3. Impfung), Titerbestimmung nach 2 Wochen.

Liegt bei einer vollständig grundimmunisierten Person eine aktuelle Tollwutexposition vor, sind weitere Impfungen zu verabreichen (im Allgemeinen 2 Impfungen an den Tagen 0 und 3). Im Einzelfall empfiehlt es sich, die aktuellen Fachinformationen zu Rate zu ziehen. Als vollständig geimpft gelten Personen, die sowohl eine vollständige Grundimmunisierung (3 Injektionen) bzw. eine postexpositionelle Tollwut-Prophylaxe als auch alle notwendigen Auffrischimpfungen erhalten haben.
Auch bei länger zurückliegender Exposition ist das Impfschema genau einzuhalten.

Immunsupprimierte Patienten und Patienten mit besonders hohem Tollwut-Risiko,
z. B. bei multiplen oder kopfnahen Bisswunden wird bei Expositionsgrad II und III eine

Simultanprophylaxe begonnen (Impfschema 0–3–7–14–28 + Immunglobulin mit der 1. Dosis). Bei immunsupprimierten Patienten wird eine Antikörperbestimmung 14 Tage nach der 1. Impfung empfohlen. Wenn der Antikörperspiegel unter 0,5 IE/ml liegt, ist die Gabe weiterer Impfstoffdosen (1 bis 2, Herstellerangaben beachten) angezeigt.

7.4 Sicherheit – Reaktogenität, Komplikationen, Gegenindikationen

Lokal- und Allgemeinreaktionen

Bei 1–10 % der Geimpften kann es innerhalb von 1–3 Tagen nach der Impfung an der Impfstelle zu Rötung, Schmerzhaftigkeit und Schwellung kommen, gelegentlich auch verbunden mit Beteiligung der zugehörigen Lymphknoten. Ebenfalls innerhalb von 1–3 Tagen können Allgemeinsymptome wie leichte bis mäßige Temperaturerhöhung, grippeähnliche Symptomatik (Frösteln, Kopf- und Gliederschmerzen, Müdigkeit, Kreislaufbeschwerden) oder Magen-Darm-Beschwerden (Appetitlosigkeit, Übelkeit, Erbrechen, Durchfall) auftreten. Auch über Arthralgien und Arthritiden wird berichtet. In der Regel sind diese genannten Lokal- und Allgemeinreaktionen vorübergehender Natur und klingen rasch und folgenlos wieder ab.

Komplikationen

Selten sind Reaktionen im Sinne einer Serumkrankheit, sie treten eher nach Auffrischimpfungen auf. Allergische Reaktionen (meist auf im Impfstoff enthaltene Begleitstoffe wie Gelatine oder Antibiotika) sind sehr selten. Über Einzelfälle von allergischen Sofortreaktionen (anaphylaktischer Schock) wurde in der medizinischen Fachliteratur berichtet.

Gegenindikationen

Bei der postexpositionellen Therapie gibt es keine Kontraindikationen. Die präexpositionelle Anwendung des Hühnerfibroblasten-Impfstoffs sollte bei Patienten mit schwerer Hühnereiweißallergie unterbleiben. Bei diesen Patienten sollte auch bei der postexpositionellen Anwendung dem HDC-Impfstoff der Vorzug gegeben werden. Bei akuten, behandlungsbedürftigen fieberhaften Infektionen sollte die präexpositionelle Impfung bis ca. 14 Tage nach Genesung aufgeschoben werden. [F23]

Gegenindikationen

- **Postexpositionelle Impfung:**
  keine Kontraindikationen!

- **Präexpositionelle Impfung:**
  - Hühnerfibroblasten-Impfstoff nicht bei Personen mit schwerer Hühnereiweißallergie anwenden (bei diesen Personen auch bei postexpositioneller Anwendung dem HDC-Impfstoff der Vorzug geben)
  - Akute behandlungbedürftige fieberhafte Erkrankung

F23

7.5   Impfempfehlungen

Die Tollwut-Impfung ist hierzulande präexpositionell für Jäger, Tierärzte, Forstpersonal in Gebieten mit neu aufgetretener Wildtiertollwut und andere Gruppen einschließlich Laborpersonal mit erhöhtem Risiko empfohlen. Dies gilt auch für Personen, die beruflich oder anderweitig mit Fledermäusen in Kontakt kommen.

Mit Tollwutvirus arbeitendes Laborpersonal sollte halbjährlich auf neutralisierende Antikörper untersucht werden. Eine Auffrischimpfung ist bei einem Titer von < 0,5 IE/ml indiziert. Auch andere Personen mit weiter bestehendem Expositionsrisiko sollten regelmäßige Auffrischimpfungen erhalten.

Daneben ist die Impfung präexpositionell für Reisende in Regionen mit hoher Tollwutgefährdung empfohlen

Die WHO empfiehlt die präexpositionelle Tollwutimmunisierung für folgende Reisende:

- Aufenthalt im Freien in ländlichen Gebieten, z. B. Camper, Trekking-Reisende, Radfahrer, auch bei kurz dauernden Reisen
- Kinder, die in Endemiegebiete mitgenommen werden, weil sie ein hohes Expositionsrisiko haben (z. B. erhöhtes Risiko für kopfnahe Tierbisse)
- Aufenthalt in entlegenen Gebieten und Regionen, wo ärztliche Hilfe nicht kurzfristig erreichbar ist
- Aufenthalt in Regionen, in denen kein moderner Zellkultur-Impfstoff zur Verfügung steht, sondern lediglich in der EU nicht zugelassene Impfstoffe mit unzureichender Wirksamkeit und hoher Nebenwirkungsrate verfügbar sind.

Postexpositionell ist die Impfung bei Exposition durch ein tollwutverdächtiges oder tollwütiges Tier (Haus- oder Wildtier) empfohlen.

7.6   Passive Immunisierung

Tollwutimmunglobulin vom Menschen wird stets intramuskulär und gleichzeitig mit der 1. Impfstoffgabe verabreicht. Dabei wird möglichst viel um die Wundregion infiltriert und der Rest in den Gesäßmuskel oder den *M. vastus lateralis* injiziert. Bei größeren Gesamtdosen (> 2 ml bei Kindern, > 5 ml bei Erwachsenen) ist es zweckmäßig, das Immunglobulin auf verschiedene intramuskuläre Injektionsorte zu verteilen. Wenn dies bei Auslandsaufenthalten versäumt wurde, kann das Immunglobulin noch bis 7 Tage nach der 1. Impfstoffgabe, aber nicht später als mit der 3. Impfdosis verabreicht werden. Nach 2 Wochen ist eine Titerbestimmung notwendig.

Bei Kindern kann es, vor allem bei multiplen Wunden, sinnvoll sein, die benötigte Dosis Tollwut-Immunglobulin mit dem Zwei- bis Dreifachen an 0,9 %iger Kochsalzlösung zu verdünnen, um alle Wunden ausreichend mit Immunglobulin infiltrieren zu können.

Bei postexpositioneller passiv-aktiver Immunisierung kommt es auf die exakte Dosierung des Hyperimmunglobulins an. Die Dosierung für Kinder und Erwachsene beträgt 20 IE/kg Körpergewicht. Zu niedrige und zu hohe Dosierung gefährden den Patienten, weil einerseits die passiv zugeführten Antikörper zur Neutralisation der Viren nicht ausreichen und andererseits die Impfwirkung verzögert werden kann.

8 Allgemeine Prophylaxe

Reisenden in endemische Regionen sollte unbedingt die Tollwutgefahr durch einen Tierbiss vor Augen geführt werden. Der Kontakt mit Tieren ist in Endemiegebieten so weit wie möglich zu meiden. Wurde keine präexpostionelle Tollwut-Impfung verabreicht, sollte der Reisende über die Maßnahmen im Falle eines Tierbisses aufgeklärt werden: sofortige Reinigung der Wunde (natürlich auch bei Geimpften!), schnellstmögliche postexpositionelle passiv-aktive Immunisierung mit einem sicheren und wirksamen Impfstoff.
Routinemäßige Impfung aller Tiere, die eine Infektion übertragen können: Hunde, Katzen sowie Schluckimpfung bei Füchsen. Strenge Isolierung eines Erkrankten.
Impfung aller nahen Kontakt- und Pflegepersonen.

Individueller Schutz: Meiden von eventuell infizierten Tieren. Nach tollwutverdächtiger Verletzung Wunde unverzüglich großzügig mit viel Wasser, Detergentien oder Seife auswaschen. Sofort danach postexpositionelle Behandlung einleiten.

9 Surveillance, Meldung und Falldefinition

9.1 Falldefinition der Tollwut
Klinisches Bild
Klinisches Bild der Tollwut, definiert als mindestens 2 der 7 folgenden Kriterien:

- Schmerzen oder Parästhesien (Empfindungsstörungen) im Körperteil der Bissstelle
- Erregtheit mit Spasmen der Schluckmuskulatur
- Lähmungen

- II Delirien
- II Krämpfe
- II Angstzustände
- II Hydrophobie (Wasserscheu).

Labordiagnostischer Nachweis

Positiver Befund mit mindestens einer der drei folgenden Methoden:

- II Virusisolierung
- II Nukleinsäure-Nachweis (z. B. PCR)
- II Antigennachweis (z. B. IFT).

Meldepflicht

- Verdacht, Erkrankung, Tod eines Menschen an Tollwut
- Verletzung eines Menschen durch ein tollwutkrankes, -verdächtiges oder ansteckungsverdächtiges Tier
- Berührung eines solchen Tieres oder Tierkörpers
- Der direkte oder indirekte Labornachweis von Tollwutviren

F24

Meldepflicht

Krankheitsverdacht, Erkrankung und Tod an Tollwut sind meldepflichtig. Meldepflicht besteht außerdem für die Verletzung eines Menschen durch ein tollwutkrankes, -verdächtiges oder -ansteckungsverdächtiges Tier sowie die Berührung eines solchen Tieres oder Tierkörpers. Der direkte oder indirekte Labornachweis von Tollwutviren ist ebenfalls meldepflichtig. [F24]

Beratung und Spezialdiagnostik

Universitätsklinikum Essen
Institut für Virologie
Hufelandstraße 55
45122 Essen

Ansprechpartner:

Herr PD Dr. R. Roß
Herr Prof. Dr. M. Roggendorf
Telefon: (02 01) 7 23-35 61 oder -35 50
Telefax: (02 01) 7 23-59 29
E-Mail: roggendorf@uni-essen.de
         stefan.ross@uni-due.de
Homepage: http://www.uni-essen.de/virologie/konsi.html

Literatur

Empfehlungen der ständigen Impfkommission (STIKO) am Robert-Koch-Institut / Stand: Juli 2011. Epidemiol Bull RKI 2011 Nr. 30. >www.rki.de<

PLOTKIN SA, KOPROWSI H, RUPPRECHT CHE. Rabies vaccines.

H, RUPPRECHT CHE. In: Vaccines (eds Plotkin SA, Orenstein WA, Offit PA) 5th edition 2008. Elsevier Inc. (USA), p 687.

Rabies Bulletin Europe. >http://www.who-rabies-bulletin.org< (Zugang 4.5.2011).

Fachinformationen Tollwut-Impfstoff (HDC), Rapipur, Berirab und Tollwutglobulin Mérieux. ROTE LISTE®Online. >http://www.rote-liste.de<

Handbuch Infektionen bei Kindern und Jugendlichen. Hrsg. Deutsche Gesellschaft für pädiatrische Infektiologie e. V. (DGPI). 5. Auflage 2009. Thieme Stutgart. S.505.

World Health Organization. International travel and health, WHO Geneva 2011. >http://www.who.int/ith/en/< (accessed 4-5-2011).

Robert Koch Institut, Epi. Bulletin Nr. 2/2011, 28.2.2011, Tollwut in Deutschland.

sektion III

29 Typhus

Noch Ende des 19. Jahrhunderts war Typhus – ebenso wie die Cholera – ein ständiger Gast in europäischen und deutschen Städten. Auch im Gefolge von Kriegen und Naturkatastrophen wurde und wird Typhus häufig gesehen. In Ländern mit guten sanitärhygienischen Verhältnissen spielt der Typhus keine Rolle mehr, wird aber gelegentlich eingeschleppt, nur noch selten im Inland übertragen. Gesundheitlich weiterhin sehr bedeutsam ist Typhus in Regionen Süd- und Ostasiens einschließlich der zentralasiatischen Republiken der früheren UdSSR, in Regionen Afrikas und Südamerikas.

1884 gelang es Gaffky, einem Schüler Robert Kochs, erstmals, *Salmonella typhi* anzuzüchten.

Die Therapie des Typhus wird zunehmend erschwert durch das vermehrte Auftreten multiresistenter *S. typhi*.

Die Impfung von Hochrisikogruppen ist eine effektive Kontrollstrategie für Typhus, ansonsten stellt sie eine Reiseimpfung dar.

1   Erreger – *Salmonella typhi*

Salmonella enteritica, Serotyp *typhi* (Familie *Enterobacteriaceae*) ist streng humanpathogen, ein gramnegatives, peritrich begeißeltes, fakultativ anaerob wachsendes Stäbchen, das keine Sporen bildet. Es ist obligat pathogen.

O- und H-Antigen-Nachweise sind für epidemiologische Studien sinnvoll, zusätzlich tragen einige *S. typhi*-Stämme das Vi-Antigen (Vi: Virulenz, wurde früher als Virulenzfaktor angesehen), ein Polysaccharid.

S. typhi ist resistent gegenüber Kälte (Einfrieren) und Galle und kann in Wasser lange überleben.

Salmonella typhi als Erreger einer systemischen und zyklisch verlaufende Allgemeinerkrankung ist von über 2.500 anderen Salmonellen-Serovaren abzugrenzen, die in der Regel Lokalinfektionen des Darms (Enteritis) verursachen. [F1]

Salmonella typhi Charakterisierung

- Streng humanpathogen
- Obligat pathogen
- Gramnegatives, peritrich begeißeltes, fakultativ anaerob wachsendes Stäbchen
- Bildet keine Sporen
- Unempfindlich gegenüber Kälte
- Überlebt längere Zeit im Wasser

F1

---

2   Pathogenese

S. typhi durchdringt die Intestinalschleimhaut und vermehrt sich zunächst in den Peyer-schen Plaques und den mesenterialen Lymphknoten. Von dort verbreiten sich die Erreger über die Blutbahn (primäre Bakteriämie). Zielzellen sind mononukleäre Zellen wie Makrophagen. Dort vermehren sich die Bakterien während der 10- bis 21-tägigen Inkubationszeit. Wird eine kritische Erregerzahl in den Phagozyten überschritten, sterben diese ab und *S. typhi* gelangt erneut in die Blutbahn (sekundäre Bakteriämie mit höherer Erregerzahl). Befallen werden verschiedene Organe wie Leber, Milz, Gallenblase, Gehirn, Nieren, Herz, quergestreifte Muskulatur, Haut, Knochenmark sowie erneut die Peyerschen Plaques. Klinisch äußert sich der Befall von Milz und Leber als Hepatosplenomegalie. Diese Generalisationsphase dauert etwa eine Woche und ist durch treppenförmig ansteigendes hohes Fieber gekennzeichnet. [F2]

Pathogenese

- Vermehrung in den Peyerschen Plaques und den mesenterialen Lymphknoten, primäre Bakteriämie
- Vermehrung in Makrophagen während der Inkubationszeit, sekundäre Bakteriämie mit höherer Erregerzahl
- Befall verschiedener Organe wie Leber, Milz, Gallenblase, Gehirn, Nieren, Herz, quergestreifte Muskulatur, Haut, Knochenmark sowie erneut die Peyer'schen Plaques

F2

Gegen Ende der 1. Woche nach Krankheitsbeginn treten Antikörper im Blut auf, die die Phagozytose der Erreger verbessern (Opsonierung), sodass die Bakteriämie im Verlauf der 2. Woche verschwindet. Allerdings entwickeln sich in den Organen sogenannte Typhome – Granulome aus Makrophagen und Lymphozyten.

3   Klinisches Bild

Klinisches Bild

- Beginn mit treppenförmig ansteigenden Temperaturen und allgemeinem Unwohlsein
- Continua mit Temperaturen von 39 bis 41°C, relative Bradykardie, trockener Husten, schweres Krankheitsgefühl, Benommenheit bis zum Delirium, Roseolen (vor allem am Rumpf)
- Ab der 3. Krankheitswoche erbsbreiartige Durchfälle
- Ab der 4. Woche Entfieberung mit nachfolgender langer Rekonvaleszenz

F3

Die Erkrankung beginnt mit allmählich (treppenförmig) ansteigenden Temperaturen und allgemeinem Unwohlsein, häufig auch Bauchschmerzen und Verstopfung. Es folgt dann eine Kontinua mit Temperaturen von 39–41° C, wobei die Patienten eine Bradykardie zeigen. Sie husten trocken, sind schwer krank und benommen (griechisch typhos = Nebel), später delirant. Leber und Milz sind vergrößert. Gegen Ende der 2. Woche zeigt ein Drittel der Erkrankten die typischen Roseolen, vor allem am Rumpf. Erst in der 3. Krankheitswoche treten erbsbreiartige Durchfälle auf. Ohne Behandlung kommt es ab der 4. Woche zur Entfieberung mit nachfolgender langdauernder Rekonvaleszenzphase. [F3][F4]

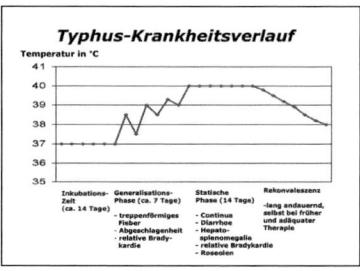

Typhus-Krankheitsverlauf

Temperatur in °C

F4

**Immunität und
Daueraussscheidung**

• Die Typhuserkrankung hinterlässt in
der Regel eine lebenslange
Immunität, Reinfektionen sind selten

• Bei 1 bis 4 Prozent der Erkrankten
persistieren die Erreger im Darm oder
in der Gallenblase (selbst unter
Antibiotikatherapie): Dauerausscheider

F5

Letalität

• Unter Antibiotikatherapie 1 Prozent

• Ohne Behandlung 10 Prozent

F6

Der frühzeitige Einsatz von Antibiotika macht einen solchen Krankheitsverlauf jedoch zur Seltenheit.

Komplikationen können schwere Darmblutungen, Darmdurchbruch, Bauchfellentzündung, septische Streuung mit Organbeteiligung (Herz, Hirnhaut, Lunge, Knochen), Entzündungen der ableitenden Harnwege und der Gallenwege sein. Ursache vieler Komplikationen ist das Einschmelzen der Typhome in den verschiedenen Organen. Selten sind Thrombosen und Lungenembolien.

Auch unter Antibiotikatherapie kann es bei 1–4 % der Erkrankten zum Persistieren der Erreger im Intestinaltrakt oder der Gallenblase für Monate oder Jahre, auch lebenslang, kommen: meist symptomlose Ausscheidung der Erreger. Diese sogenannten Dauerausscheider stellen eine ständige Infektionsquelle dar. [F5]

Letalität: Unter Antibiotikatherapie 1 %, ohne 10 %. [F6]

Immunität nach Erkrankung: Die Typhuserkrankung hinterlässt in der Regel eine lebenslange Immunität. Reinfektionen sind selten.

4 Diagnose und Differentialdiagnose

4.1 Diagnose

Die Diagnose des Typhus ist wegen der Variabilität und unspezifischen Symptomatik nicht einfach. Verdächtig ist eine über 4 Tage anhaltende Kontinua von 39–41° C, Hepatosplenomegalie und Roseolen können den Verdacht erhärten, typisch ist auch eine relative Bradykardie. Unspezifische Blutwerte können sein: Leukopenie (Neutropenie), normozytäre, normochrome Anämie, transitorische Thrombozytopenie, Linksverschiebung des Blutbildes, Aneosinophilie.

Bedeutsam ist auch die Reiseanamnese, wobei ein fehlender Auslandsaufenthalt die Diagnose nicht ausschließt, da auch in Deutschland jährlich einige hier erworbene Fälle beschrieben werden. Frühzeitige Diagnose und Therapie sind essenziell zur Vermeidung von Komplikationen und weiterer Ausbreitung der Erkrankung.

Labordiagnose: Die Diagnose Typhus wird durch die Isolierung des Erregers bestätigt. Eine Erregeranzucht gelingt aus Blutkulturen und ggf. Kulturen aus Knochenmark, Urin, Duodenalsaft, Abzessmaterial und Hautbiopsien aus Roseolen.

In den Frühstadien der Erkrankung ist die Erreger-Isolierung sowohl aus Blut als auch aus Darmsekreten und Knochenmarkspunktat anzustreben und zu 90 Prozent erfolgreich. Die alleinige Blutkultur hat dagegen nur eine Erfolgsrate von 50–70 %. Der Nachweis aus dem Stuhl ist gegen Ende der 2. Erkrankungswoche bei der Hälfte der Patienten positiv, Erregernachweis aus Knochenmarkspunktat gelingt häufig noch nach über 6–10 Wochen und auch nach antibiotischer Behandlung. [F7]

Labordiagnostik

- Die Diagnose wird durch den Erregernachweis gesichert
- Erregeranzucht aus Blutkulturen und ggf. Kulturen aus Knochenmark, Urin, Duodenalsaft, Abzessmaterial und Hautbiopsien (aus Roseolen)
- Während der 1. und 2. Krankheitswoche: Erregerisolierung aus der Blutkultur
- Gegen Ende der 2. Erkrankungswoche: Nachweis aus dem Stuhl und aus Knochenmarkpunktaten

F7

Die Widalsche Agglutinationsreaktion ist allenfalls als Ergänzung zum bakteriologischen Erregernachweis sinnvoll. Sie weist Antikörper gegen O- und H-Antigene im Patientenserum nach.

4.2   Differentialdiagnose

Differentialdiagnostisch kommen Paratyphus, andere invasive enteritische Salmonellosen, Brucellose, Rickettsiosen, Tuberkulose, Tularämie und Malaria tropica in Frage.

Bei jeder über 4 Tage anhaltenden hoch fieberhaften Erkrankung ohne zunächst feststellbaren Organbefund ist differentialdiagnostisch auch an Typhus zu denken.

5   Therapie und Management

Eine sofortige Gabe von Antibiotika ist unbedingt angezeigt, denn sie verringert die Komplikations- und Letalitätsrate (10 % vs. 1 %) entscheidend. Mittel der Wahl sind Chinolone, z. B. 2 x 500 mg Ciprofloxacin pro Tag über 2 Wochen (nicht bei Kindern anwenden), Cefotoxim mit 6 g / Tag, Ceftriaxon mit 2 g / Tag. Geeignet sind auch Amoxicillin und Cotrimoxazol.

Therapie

- Sofortige Antibiotikagabe verringert die Komplikations- und Letalitätsrate (15 Prozent vs. 1 Prozent) entscheidend
- Präparate:
  - Chinolone
  - Ciprofloxacin
  - Cefotoxim
  - Amoxicillin und Cotrimoxazol

F8

Therapie

- Sanierung von Dauerausscheidern:
  - Ciprofloxacin
  - Ceftriaxon

F9

Weltweit werden seit einigen Jahren zunehmend Resistenzen gegen orale Antibiotika berichtet, die aus praktischen Gründen am meisten verordnet werden. Resistenz findet sich auch gegen Chinolone und Cephalosporine der 3. Generation. Besorgniserregend ist insbesondere der zunehmende Anstieg multiresistenter Stämme. [F8]

Zur Sanierung von Dauerausscheidern kann 2 x 500–750 mg Ciprofloxacin pro Tag über 4 Wochen verabreicht werden. Gute Erfolge werden auch nach einer Therapie mit Ceftriaxon für 2 Wochen berichtet. Die Kombination von Gallenblasenexstirpation und Antibiotikatherapie wird ebenfalls angewendet. [F9]

6 Epidemiologie

6.1 Reservoir und Übertragungswege

Das einzige Reservoir für *S. typhi* ist der Mensch.
´Den Typhus isst oder trinkt man´, heißt es in der Kulturgeschichte der Seuchen. Besser kann man den Übertragungsweg dieser bakteriellen Infektionskrankheit nicht beschreiben. Die Bakterien werden fäkal-oral über verunreinigtes Trinkwasser (auch Eiswürfel) sowie kontaminierte Lebensmittel (z. B. rohe oder nicht ausreichend erhitze Speisen wie Blatt-

---

Reservoir und Übertragungsweg

- Das einzige Reservoir für *S. typhi* ist der Mensch
- Fäkal-orale Übertragung über verunreinigtes Trinkwasser (auch Eiswürfel) sowie kontaminierte Lebensmittel (Übertragung auch durch Fliegen)
- Infektionsdosis: 10^5 Keime
- Inkubationszeit Ø 8 bis 14 Tage

F10

---

oder Feinkostsalate, Meeresfrüchte, Obst und Obstsäfte, Milch und Milchprodukte) übertragen. Auch durch Fliegen können die Keime auf Lebensmittel gelangen. Eine direkte fäkal-orale Übertragung von Mensch zu Mensch ist selten.
Die **Infektionsdosis** beträgt 10^5 Keime, die **Inkubationszeit** im Mittel 7–21 Tage, gelegentlich nur 3 oder bis zu 60 Tagen. [F10]

Sektion III

Ansteckungsfähigkeit

- **Die Erkrankten sind ab Symptombeginn über Urin und Stuhl ansteckend**

- **Die Erregerausscheidung kann sich noch mehrere Wochen nach Genesung hinziehen**

F11

Risikofaktoren

- **Mangelnde Versorgung mit sauberem Trinkwasser**

- **Ungenügende Lebensmittelhygiene**

F12

Risikofaktoren

- **Mangelnde Versorgung mit sauberem Trinkwasser**

- **Ungenügende Lebensmittelhygiene**

F13

Weltweite Verbreitung

- **Geschätzt werden weltweit jährlich etwa 22 Millionen Krankheits- und ca. 200.000 Todesfälle**

- **In Ländern mit unzureichenden hygienischen Verhältnissen wiederholt Ausbrüche und Epidemien**

- **In Deutschland jährlich zwischen 50 und 100 Erkrankungen, rund 90 Prozent davon importiert**

F14

6.2 Ansteckungsfähigkeit

Die Erkrankten sind ab Symptombeginn über Urin und Stuhl ansteckend. Die Erregerausscheidung kann sich auch noch mehrere Wochen nach Genesung hinziehen. Ein erhebliches Problem besteht durch klinisch inapparent erkrankte Personen und Dauerausscheider. [F11]

6.3 Risikofaktoren und Risikogruppen

Alter, Immunitätslage und bestehende Grunderkrankungen sowie der pH-Wert des Magens beeinflussen die Empfänglichkeit des Patienten für *S. typhi*. Bei diesen Menschen ist die erforderliche Infektionsdosis geringer und die Letalität höher. Risikofaktoren für eine Infektion mit *S. typhi* sind mangelnde Versorgung mit sauberem Trinkwasser und schlechte Lebensmittelhygiene. [F12] [F13]

6.4 Epidemiologische Situation

Typhus abdominalis ist weltweit verbreitet. Geschätzt werden weltweit jährlich etwa 22 Millionen Krankheitsfälle, wovon ca. 200.000 letal verlaufen. In Ländern mit unzureichenden hygienischen Verhältnissen sind Ausbrüche und Epidemien wiederholt zu beobachten. [F14]

In Deutschland treten jährlich zwischen 50 und 100 Fälle auf. Die meisten davon (rund 90 %) sind importiert.
Reisende, die mit schlechten hygienischen Bedingungen konfrontiert sind, haben ein erhöhtes Infektionsrisiko, vor allem in den einleitend genannten Regionen.

Im Jahre 2008 wurden dem Robert Koch-Institut 69 Typhus-Erkrankungen gemeldet, davon waren 28 vermutlich in Indien erworben, jeweils 9 im Irak, in

Typhus in Deutschland
~90 % der Fälle sind eingeschleppt

Meldejahr	Zahl der Erkrankungen
2001	89
2002	59
2003	66
2004	82
2005	80
2006	75
2007	59
2008	69
2009	65
2010	71

Quelle: Robert Koch-Institut / SurvStat 2011, 4.5.2011

F15

Infektionsländer 2009
(Mehrfachnennungen möglich, Angaben für 65 Erkrankungen)

Infektionsland	Nennungen	Anteil in %
Indien	23	34
Deutschland	9	13
Pakistan	7	10
Nepal	5	7
Ägypten	3	4
Bangladesch	2	3
Afghanistan	2	3
Irak	2	3
Marokko	2	3
Peru	2	3
Türkei	2	3
Andere	8	12
Summe	67	100

Quelle: Robert Koch-Institut, Epi. Bull Nr. 38 /2010

F16

Impfstoffe

* **Mono-Impfstoffe**
  - Oraler, attenuierter Lebendimpfstoff
    (*Salmonella typhi* Stamm Ty 21a Berna)

  - Inaktivierter Impfstoff zur Injektion
    (gereinigte Vi-Kapselproteine von
    Salmonella typhi Stamm Ty2)

* **Kombinations-Impfstoffe Typhus-Hepatitis A**
  (Vi-Kapselproteine von *Salmonella typhi*
  Stamm Ty2 und inaktiviertes Hepatitis-A-
  Virus [Stamm GBM bzw. HM175])

F17

Pakistan und Deutschland. Ein 8-jähriges Mädchen starb an Typhus, nachdem es sich in Indien infiziert hatte. [F15] [F16]

2009 und 2010 gelangten 63 bzw. 71 Erkrankungen zur Meldung.

7 Typhus-Immunisierung

7.1 Impfstoffe (Unterschiede, Impfstämme)

Der älteste Impfstoff ist ein durch Hitze und Phenol inaktivierter Vollbakterien-Impfstoff. Impfschema: 2 Impfungen im Abstand von 4 Wochen und eine Auffrischimpfung nach 3 Jahren. Infolge hoher Reaktogenität wird er in industriell entwickelten Ländern nicht mehr angewendet, aus Kostengründen jedoch noch immer in einigen Entwicklungsländern.

Es stehen 2 moderne Impfstoffe zur Verfügung, ein oraler, attenuierter Lebendimpfstoff sowie zwei zu injizierender Totimpfstoffe.

Der Schluckimpfstoff Typhoral® enthält *Salmonella typhi* Stamm Ty21a Berna, die Injektions-Impfstoffe Typhim Vi® und Typherix® gereinigte Vi-Polysaccharide von *Salmonella typhi* Stamm Ty2. Außerdem sind Kombinations-Impfstoffe gegen Typhus und Hepatitis A verfügbar (ViATIM® und Hepatyrix®), sie enthalten ebenfalls Vi-Kapselproteine von *Salmonella typhi* Stamm Ty2 und inaktiviertes Hepatitis-A-Virus (Stamm GBM bzw. HM175). [F17]

7.2 Immunogenität, Effektivität, Schutzdauer

Für den Injektions-Impfstoff wiesen Feldversuche in Nepal und Südafrika Schutzraten zwischen 55 und 75 % aus. Der Schutz setzt nach 7 Tagen ein, eine Wiederimpfung wird nach 3 Jahren empfohlen.

F 18

F 19

Der Oralimpfstoff wurde insbesondere in Chile erprobt und vermittelte einen Schutz für 7 Jahre bei 62 % der Impflinge. Der Schutz tritt 7 Tage nach der dritten Dosis ein, eine Wiederimpfung ist nach 3 Jahren empfohlen. [F18]

7.3 Impfschema

Bei injizierbarem Typhus-Einzelimpfstoff erhalten Kinder ab 2 Jahren, Jugendliche und Erwachsenen 1 Impfung.

Der Schluckimpfstoff ist für Kinder ab 1 Jahr, Jugendliche und Erwachsene zugelassen, die 3 Magensaftresistenten Kapseln werden im Abstand von je 2 Tagen eingenommen, jeweils 1 Stunde vor einer Mahlzeit.

Die Typhus-Hepatitis-A-Kombinationsimpfstoffe sind ab 15 bzw. 16 Jahren zugelassen und werden 1 Mal injiziert; im Abstand von 6–12 Monaten soll eine Dosis Hepatitis-A-Einzelimpfstoff verabreicht werden, um den Langzeitschutz gegen Hepatitis A zu erreichen. [F19]

7.4 Sicherheit – Reaktogenität, Komplikationen, Gegenindikationen

7.4.1 Schluckimpfstoff

Lokal- und Allgemeinreaktionen: Gelegentlich treten Magen-Darm-Beschwerden mit Übelkeit, Erbrechen Bauchschmerzen und Durchfall auf, ebenfalls Kopf- und Gliederschmerzen sowie leichte bis mäßige Temperaturerhöhung.

F20

Komplikationen: In Einzelfällen wurde über allergische Hautreaktionen (Pruritus, Urtikaria) oder allergische Reaktionen der Bronchien berichtet.

Gegenindikationen: Bei akuter behandlungsbedürftiger Erkrankung Verschiebung bis zur Genesung. Schluckimpfstoff bei Immunmangelzuständen meiden. [F20]

Hinweis: Zur Malariaprophylaxe muss bei Verwendung des Schluckimpfstoffes ein Abstand von 3 Tagen eingehalten werden.

Während des Applikationszyklus des oralen Impfstoffes können die attenuierten Keime kurzzeitig über den Darm ausgeschieden werden.

7.4.2 Polysaccharid-Injektionsimpfstoff

Lokal- und Allgemeinreaktionen: Häufig (1–10 %) treten innerhalb von 1–3 Tagen, selten länger anhaltend, Rötung und Schwellung an der Impfstelle auf. Ebenfalls häufig werden Allgemeinsymptome wie leichte bis mäßige Temperaturerhöhung, Frösteln, Kopf- und Gliederschmerzen sowie Müdigkeit gesehen. Magen-Darm-Beschwerden mit Erbrechen, Durchfall und Bauchschmerzen sind selten. Nach Wiederholungs-Impfungen wurde eine Zunahme der Häufigkeit lokaler Reaktionen beobachtet.

Komplikationen: Sehr selten wurden allergische Hautreaktionen (Pruritus, Urtikaria) oder allergische Reaktionen der Bronchien beschrieben. Über anaphylaktoide Sofortreaktionen wurde nur in Einzelfällen berichtet.

Gegenindikationen: Bei akuter behandlungsbedürftiger Erkrankung Verschiebung bis zur Genesung. Schwere allergische Reaktionen bei vorangegangener Impfung.

7.4.3 Kombinationsimpfstoff Typhus/Hepatitis A

Lokal- und Allgemeinreaktionen: Sehr häufig (> 10 %) treten innerhalb von 1–3 Tagen, selten länger anhaltend, Rötung, Schmerzen und Schwellung an der Impfstelle auf. Allgemeinsymptome wie leichte bis mäßige Temperaturerhöhung, Abgeschlagenheit, Kopf-, Glieder- und Gelenkschmerzen sowie Juckreiz sind ebenfalls häufig. Selten werden Störungen des Magen-Darm-Traktes mit Erbrechen und Durchfall gesehen.
Hinweis: Bei Hepatitis-A-Impfstoffen wurde im zeitlichen Zusammenhang selten eine Erhöhung der Leberenzymwerte beschrieben.

Komplikationen: Sehr selten wurden allergische Hautreaktionen (Pruritus, Urtikaria) beschrieben. Über anaphylaktoide Sofortreaktionen wurde in Einzelfällen berichtet.

Gegenindikationen: Bei akuter behandlungsbedürftiger Erkrankung Verschiebung bis zur Genesung. Schwere allergische Reaktionen bei vorangegangener Impfung.

7.5 Impfstrategien

In Regionen von Ländern, in denen Typhus ein bedeutsames Gesundheitsproblem darstellt, insbesondere bei bekannten Resistenzproblemen, ist die Impfung von Risikogruppen und Risikopopulationen in Erwägung zu ziehen.

Ansonsten ist die Impfung gegen Typhus eine Reiseimpfung für Reisende in Endemiegebiete oder in Regionen mit aktuellen Ausbrüchen oder bekannter Antibiotikaresistenz.

7.6 Passive Immunisierung

Eine passive Immunisierung ist nicht möglich.

8 Allgemeine und Chemoprophylaxe

Im Vordergrund stehen Trinkwasserüberwachung, Abwasser- und Lebensmittelkontrolle und Verbesserung der sanitären Verhältnisse, ebenso die Überwachung aller Personen, die im Bereich der Lebensmittel- oder Trinkwasserverarbeitung tätig sind. Solange sie Salmonellen ausscheiden, gilt ein Berufsverbot.
In vielen Entwicklungsländern sind diese Anforderungen nur schwer zu realisieren.

Reisende sollten in den Tropen und Subtropen – unabhängig davon, ob gegen Hepatitis A, Cholera und oder Typhus geimpft – die persönlichen Hygieneregeln streng befolgen, um Erkrankungen zu vermeiden, die durch Nahrungsmittel und Getränke übertragen werden können. ´Boil it, peel it, cook it or forget it´.

9 Surveillance, Meldung und Falldefinition

Falldefinition des Typhus: Klinisches Bild mit mehrere Tage anhaltendem, unbehandelt hohem Fieber, relativer Bradykardie, schwerem Krankheitsgefühl, Obstipation oder Durchfall sowie unproduktivem Husten.

Labordiagnostischer Nachweis: Erreger-Isolierung aus Blut, Stuhl, Urin oder anderen klinischen Materialien.

Meldepflicht: Krankheitsverdacht, Erkrankung und Tod an Tyhus sind namentlich an das Gesundheitsamt zu melden, ebenso der direkte Nachweis von *S. typhi*.
[F21]

Meldepflicht

- Krankheitsverdacht, Erkrankung und Tod an Typhus sind namentlich an das Gesundheitsamt zu melden, ebenso der direkte Nachweis von *S. typhi*
- Leiter von Gemeinschaftseinrichtungen müssen unverzüglich das zuständige Gesundheitsamt benachrichtigen, wenn eine Typhus-Infektion bekannt wird

F21

Leiter von Gemeinschaftseinrichtungen müssen unverzüglich das zuständige Gesundheitsamt benachrichtigen, wenn eine Typhus-Infektion bekannt wird.

Maßnahmen bei Erkrankten/Ausscheidern: Stationäre Aufnahme des Patienten mit Isolierung unter Einhaltung strikter Hygienemaßnahmen (laufende Desinfektion der Gegenstände, die mit Ausscheidungen in Kontakt gekommen sind, Kochen der Wäsche – mindestens jedoch 60° C, Händedesinfektion).
Bei Verdacht, Erkrankung oder Erregernachweis besteht Tätigkeits- bzw. Besuchsverbot
für Gemeinschaftseinrichtungen sowie für lebensmittelverarbeitende Betriebe wie Küchen,
Restaurants, Bäckereien etc. Wiederzulassung erfolgt nach klinischer Genesung und dem
Vorliegen von 3 aufeinander folgenden negativen Stuhlbefunden im Abstand von 1 bis
2 Tagen. Die 1. Stuhlprobe sollte frühestens 24 Stunden nach Beendigung der Antibiotikagabe untersucht werden. Ein schriftliches ärztliches Attest ist erforderlich.

Maßnahmen bei Kontaktpersonen: Folgende Hygienemaßnahmen sind empfohlen:
  - persönliche Hygiene, vor allem Händehygiene, dazu gehört das Händewa-
    schen nach jedem Toilettengang und vor dem Zubereiten einer Mahlzeit,
    das Benutzen von Papierhandtüchern und anschließendem Desinfizieren mit
    alkoholischen Händedesinfektionsmitteln
  - auch für Kontaktpersonen mit an Typhus Erkrankten gilt das Tätigkeits- und
    Besuchsverbot von Gemeinschaftseinrichtungen
  - eine Wiederzulassung in Gemeinschaftseinrichtungen kann erst nach Vor-
    liegen von 3 aufeinander folgenden negativen Stuhlproben im Abstand von
    1–2 Tagen erfolgen. Ausnahme von dieser Regel kann das Fehlen von typhus-
    verdächtigen Symptomen und Einhalten der empfohlenen Hygienemaßnah-
    men sein; ein schriftliches ärztliches Attest ist erforderlich
  - Kontaktpersonen, die Tätigkeiten nach § 42 IfSG nachgehen, sollten durch
    3 Stuhlproben untersucht werden, mindestens jedoch eine negative Probe am
    Ende der Inkubationszeit aufweisen sowie festgelegte Hygienemaßnahmen
    einhalten.

Maßnahmen bei Ausbrüchen
  - Infektionsquellen-Ermittlung, Infektionsketten und Übertragungswege unter-
    brechen
  - Bestimmung der Serovare veranlassen
  - striktes Einhalten aller hygienischen Maßnahmen.

Maßnahmen für Dauerausscheider

II Erfassen von neu diagnostizierten Dauerausscheidern durch das Gesundheitsamt

II Bereitschaft zur aktiven persönlichen Mitarbeit (Hygiene, Speisezubereitung,
Wäsche); keine Mitarbeit im Lebensmittelbereich nach § 42 IfSG, Meldung
des Wohnungswechsels an das Gesundheitsamt, Mitteilung an Krankenhäuser
und Hebammen

II Ausschluss von der Blutspende.

Beratung und Spezialdiagnostik:

Nationales Referenzzentrum für Salmonellen und andere bakterielle Enteritiserreger
am Robert Koch-Institut (Bereich Wernigerode) FG 11 – Bakterielle Infektionen), Leitung:
Herr Dr. E. Tietze
Burgstraße 37
38855 Wernigerode
Telefon: 030 18754–4206
Telefax: 030 18754–4207
E-Mail: TietzeE@rki.de

Literatur

BITZAN M, HANDRICK W, HEININGER U, SCHOLZ H, TSCHÄPE H. Typhus und Paratyphus.
Handbuch Infektionen bei Kindern und Jugendlichen. Hrsg. Deutsche Gesellschaft für pädiatrische
Infektiologie (DGPI). 4. Auflage 2003. Futuramed München S. 723–727.
Robert Koch-Institut, Infektionsepidemiologisches Jahrbuch meldepflichtiger Krankheiten für 2009,
Berlin, 2010.
LANG W, LÖSCHER TH. Tropenmedizin in Klinik und Praxis. 3. Auflage, Thieme, Stuttgart 2000,
S. 206–211.
RKI-Ratgeber Infektionskrankheiten – Merkblätter für Ärzte, Typhus abdominalis, Paratyphus, Stand 1
2008. http://www.rki.de/cln_160/nn_504582/DE/Content/Infekt/EpidBull/Merkblaetter/
Ratgeber__Mbl__Typhus__Paratyphus.html (Zugang 21.4.2011)
Typhoid vaccines. WHO position paper. Weekly Epidemiol Rec 2008; 83: 49–60.
World Health Organization. International travel and health, WHO Geneva 2011.
> http://www.who.int/ith/en/ < (accessed 4–2–2011)
Epidemiologisches Bulletin Nr. 38, 27. Febr. 2010. Reiseassoziierte Infektionskrankheiten 2009.

30 Zoster

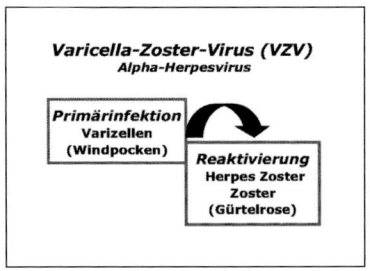

Varicella-Zoster-Virus (VZV)
Alpha-Herpesvirus

Primärinfektion
Varizellen
(Windpocken)

Reaktivierung
Herpes Zoster
Zoster
(Gürtelrose)

F1

Zoster (Herpes zoster, Gürtelrose) wird durch die Reaktivierung des latent in den Ganglienzellen persistierenden *Varicella-Zoster-Virus* (VZV) verursacht. Die Erstinfektion, die sich klinisch als Windpocken (Varizellen) manifestiert, findet in über 90 % der Fälle im Kindesalter statt. Der Zoster ist eine typische Erkrankung älterer Menschen. [F1]

Der erste und bisher einzige Impfstoff gegen Zoster wurde 2006 in den USA und der EU zugelassen [1]).

1 Erreger – *Varicella-Zoster-Virus* (VZV)

Siehe Kapitel Varizellen

2 Pathogenese

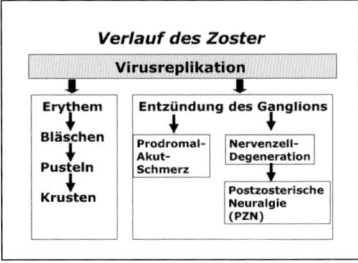

Verlauf des Zoster

Virusreplikation

Erythem
Bläschen
Pusteln
Krusten

Entzündung des Ganglions

Prodromal-Akut-Schmerz

Nervenzell-Degeneration

Postzosterische Neuralgie (PZN)

F2

Der akute Zoster ist eine entzündliche Erkrankung der Kranial- oder Spinalganglien und der Haut. Er entsteht, wenn die immunologische Kontrolle des Organismus versagt, die das nach der Erstinfektion in Ganglienzellen persistierende VZV in einem latenten Zustand hält. Die einsetzende Virusreplikation hat Zellschädigungen zur Folge, die die akuten Krankheitssymptome sowie mögliche Folgeerscheinungen bewirken. [F2]

3 Klinisches Bild

3.1 Typischer Krankheitsverlauf

Dem akuten Zoster geht meist eine 2–5 Tage andauernde Prodromalphase mit milden uncharakteristischen Allgemeinsymptomen wie leichtem Fieber, Müdigkeit und Abgeschla-

---

[1]) Das Kapitel Zoster und Zosterimpfung wird hier in der Sektion III Indikationsimpfungen abgehandelt, obwohl es zum gegenwärtigen Zeitpunkt in Deutschland nicht als Indikations- oder Standardimpfung empfohlen ist.

genheit voraus. Typisch sind brennende Schmerzen oder Sensibilitätsstörungen im Bereich von einem bis drei benachbarten Dermatomen. In seltenen Fällen bleiben Schmerzen das einzige Symptom (*Zoster sine herpete*). Im Unterschied zu Erwachsenen sind bei Kindern die Allgemeinsymptome meist stärker ausgeprägt, während intensive Schmerzen häufig fehlen.

In dem betroffenen Hautareal zeigt sich ein Erythem, gefolgt von charakteristisch gruppiert angeordneten Papeln, aus denen sich innerhalb weniger Stunden Bläschen entwickeln. Die Bläschenbildung hält 1–5 Tage an. Danach trocknen diese über 7–12 Tage aus, sodass der Zoster bei immungesunden Patienten nach 2–4 Wochen abgeheilt ist. Bei abwehrgeschwächten Patienten kann die Erkrankung chronisch mit monatelang bestehenden Hautläsionen und wiederholt auftretenden Bläschen verlaufen.

Der Zoster ist vorwiegend im Bereich der thorakalen Dermatome lokalisiert. Mit zunehmendem Alter werden häufiger Innervationsgebiete des *Nervus trigeminus* befallen, vor allem der erste Trigeminusast. In seltenen Fällen ist auch die Mundhöhle betroffen.

3.2   Komplikationen

Sekundäre bakterielle Infektionen der Bläschen können den Heilungsprozess des Zoster-Exanthems verzögern. Besonders schwere Krankheitsverläufe gehen mit hämorrhagischen und nekrotischen Hautveränderungen einher, die oft unter Narbenbildung abheilen. Das Auftreten segmentunabhängiger ′aberrierender Bläschen′ zeigt eine beginnende Disseminierung an, die bis zum Bild des Zoster generalisatus fortschreiten kann und die differenzialdiagnostisch von Varizellen abzugrenzen ist. Gelegentlich treten Beschwerden seitens innerer Organe auf.

In ca. 20 % der Fälle ist der Zoster am Kopf lokalisiert. Bei mehr als der Hälfte dieser Patienten kommt es zur Mitbeteiligung des Auges mit Konjunktivitis, Episkleritis und Skleritis bis zur Uveitis und Iridozyklitis (*Zoster ophthalmicus*). In seltenen Fällen können eine nekrotisierende Retinitis und eine Schädigung des Sehnerven auftreten. Ein wichtiges klinisches Zeichen, das auf die Augenbeteiligung hinweist, sind Hauterscheinungen an der Nasenspitze durch den Befall des *Ramus nasociliaris* des *Nervus trigeminus*. [F3]

Seltener werden neurologische Komplikationen wie Myelitis, Enzephalitis, Fazialisparese, granulomatöse Arteriitis und Guillain-Barré-Syndrom beobachtet.

Zoster — Komplikationen

- *akut*
  Z. ophthalmicus, Z. oticus
  Enzephalitis, Meningitis, Paresen
  Pneumonie u. a.
- *chronisch*
  Postzosterische Neuralgie (PZN)
  Myelitis
  Keratitis
  Vaskulitis
  Opticusatrophie u. a.

F3

Segmentale Paresen können u. a. zu Zwerchfelllähmung, Bauchwandhernie und Harnblasendysfunktion führen. Diagnostische Schwierigkeiten bereiten neurologische Symptome, die beim *Zoster sine herpete*, d. h. bei fehlenden Hauterscheinungen, auftreten können.

Über einen auffallend engen Zusammenhang zwischen Gürtelrose und Schlaganfall haben vor kurzem taiwanesische Forscher berichtet. Von 658 Patienten mit Gürtelrose trat bei 8 % innerhalb eines Jahres nach der Diagnose ein Schlaganfall auf. In einer Kontrollgruppe mit knapp 2.000 Personen ohne Zoster waren es nur 2 %. Besonders stark war der Zusammenhang zwischen *Zoster ophthalmicus* und Schlaganfall. Hier sei die Schlaganfall-Rate um den Faktor vier erhöht gewesen. Die taiwanesischen Forscher hatten bereits 2009 eine Studie (7.760 Patienten mit und 23.280 Patienten ohne Zoster) mit ähnlichen Ergebnissen publiziert. Die Auswertung ergab damals ein erhöhtes Risiko für einen ischämischen oder einen haemorrhagischen Schlaganfall. Die Ergebnisse könnten ein weiteres Argument für eine Impfprophylaxe sein.

3.3   Postzosterische Neuralgie (PZN)

Bei einem Teil der Patienten bildet sich der akute Zosterschmerz nach Abheilung des Exanthems nicht zurück oder Schmerzen treten nach einem beschwerdefreien Intervall erneut auf. Dieser chronische Schmerz wird als postzosterische Neuralgie (PZN; synonym: postherpetische Neuralgie; PHN) bezeichnet. Sie ist die häufigste und schwerwiegendste Zoster-Komplikation bei immunkompetenten Patienten. [F4]

Postzosterische Neuralgie (PZN)

Definition: Schmerz, anhaltend >1 Monat (3, 4, oder 6 Monate)

- ca. 10-20 % der Zoster-Patienten erleiden eine PZN
- Persistenz der PZN bei älteren Patienten
  >3 Monate bei 30-50 %
  >1 Jahr bei ≥ 20 %

F4

Die PZN wird als anhaltender oder wiederkehrender Schmerz definiert, der mindestens 3 Monate nach Abheilung der Hauteffloreszenzen persistiert. Vielfach werden auch andere Definitionen verwendet. Verursacht wird die PZN durch eine irreversible Zellnekrose, die Folge der Virusinfektion ist. Man zählt diese chronische Schmerzsymptomatik daher zu den neuropathischen Schmerzen. Typisch sind ohne äußeren Reiz auftretende, meist als brennend empfundene Dauerschmerzen. Die Patienten leiden aber auch unter einschießenden Schmerzen.

Häufigkeit und Dauer der PZN sind stark vom Alter der Patienten abhängig. In klinischen Studien aus der Zeit vor Einführung der antiviralen Zoster-Therapie trat bei 30–45 % der über 60-jährigen Patienten eine PZN auf, die 6 Monate oder länger persistierte. In einer aktuellen populationsbasierten Zoster-Studie in den USA wurde bei 5 % der Personen unter

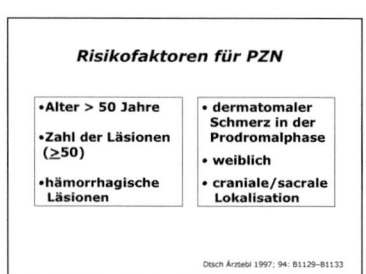

Risikofaktoren für PZN

•Alter > 50 Jahre	• dermatomaler Schmerz in der Prodromalphase
•Zahl der Läsionen (≥50)	• weiblich
•hämorrhagische Läsionen	• craniale/sacrale Lokalisation

Dtsch Ärztebl 1997; 94: B1129–B1133

F5

60 Jahren, bei 10 % der 60- bis 69-Jährigen und bei 20 % der ≥ 80-Jährigen eine PZN nachgewiesen. Die chronischen Schmerzen persistierten bei 6 % der ≥ 50-Jährigen länger als ein Jahr. [F5]

Weitere Risikofaktoren für die Entwicklung einer PZN sind neben dem höheren Alter mehr als 50 Läsionen im Dermatom, hämorrhagische Läsionen, kraniale oder sakrale Lokalisation des Zoster, dermatomaler Schmerz in der Prodromalphase sowie das weibliche Geschlecht.

Die PZN ist schwierig zu behandeln, und sie kann die Lebensqualität der Patienten erheblich beeinträchtigen. Mit zunehmender Alterung der Bevölkerung ist auch mit einer Zunahme der Zoster-Erkrankungen und speziell der PZN zu rechnen.

4 Diagnose und Differentialdiagnose

In aller Regel wird ein Zoster klinisch an den typischen, dermatomal lokalisierten Hautef-floreszenzen diagnostiziert, die halbseitig begrenzt auftreten und mit Empfindungsstörun-gen und Schmerzen einhergehen. Schwierig ist die Diagnose zu stellen, wenn das Exanthem fehlt und nur neurologische Symptome vorhanden sind (*Zoster sine herpete*).

Differentialdiagnostisch ist vor allem ein atypisch lokalisierter *Herpes simplex* abzugrenzen. Ein generalisierter Zoster unterscheidet sich von Varizellen darin, dass in den meisten Fällen das primär befallene Dermatom zu erkennen ist.

Bei atypischen Krankheitsbildern mit generalisiertem Exanthem und bei Beteiligung visze-raler Organe können Laboruntersuchungen erforderlich sein. Die Methode der Wahl zum Virusnachweis ist die Polymerase-Kettenreaktion (PCR). Als Untersuchungsmaterial sind Bläscheninhalt und bei ZNS-Beteiligung Liquor geeignet. Mittels Genotypisierung kann eine Unterscheidung zwischen Wildvirustyp und Impfvirus vorgenommen werden. Serolo-gische Methoden (ELISA, FAT) können retrospektiv zur Diagnosesicherung (IgA-Nachweis oder Anstieg des IgG-Antikörpertiters) eingesetzt werden.

5 Therapie und Management

5.1 Antivirale Therapie

Zur antiviralen Behandlung des Zoster bei immunkompetenten erwachsenen Patienten sind in Deutschland Aciclovir (i. v.; oral), Brivudin (oral), Famciclovir (oral) und Valaciclovir (oral) zugelassen. Diese Präparate sind bezüglich ihrer Wirksamkeit auf die kutanen Zoster-Läsionen als nahezu gleichwertig einzuschätzen. Klinische Studien weisen in Bezug auf die Dauer des Zoster-assoziierten Schmerzes (akuter Zoster-Schmerz und PZN) eine signifikant bessere Wirkung von Brivudin, Famciclovir und Valaciclovir im Vergleich zu Aciclovir (oral) aus. Während Brivudin 1 mal täglich (1 x 125 mg) verabreicht wird, sind Famciclovir (3 x 250 mg), Valaciclovir (3 x 1.000 mg) und Aciclovir (5 x 800 mg) mehrfach anzuwenden. [F6]

Standardtherapie des Zoster bei immunsupprimierten Patienten ist Aciclovir, intravenös verabreicht. Zur oralen Behandlung von Patienten ab dem 25. Lebensjahr ist auch Famciclovir zugelassen.

Mit der Behandlung muss innerhalb von 72 Stunden nach Krankheitsbeginn begonnen werden. Ein späterer Therapiebeginn ist noch sinnvoll, solange frische Bläschen erkennbar sind, wenn Anzeichen einer viszeralen Ausbreitung bestehen, bei floridem *Zoster ophthalmicus* und *Zoster oticus* sowie generell bei Immunsupprimierten. Die Behandlung ist über 7 Tage fortzuführen, bei Immusupprimierten beträgt die Behandlungsdauer mindestens 10 Tage. [F7]

**Antivirale Zoster-Therapie
Immunkompetente Patienten**

Beginn: ≤ 72 h nach Auftreten der Hautsymptome
Dauer: 7 Tage
- Aciclovir (5 x 800 mg)
- Valaciclovir (3 x 1.000 mg)
- Famciclovir (3 x 250 mg)
- Brivudin (1 x 125 mg)

F6

Antivirale Zoster-Therapie

Dringende Indikationen
- Patienten ab dem 50. Lebensjahr
- Zoster im Kopf-Hals-Bereich
- Schweres Krankheitsbild
- immungeschwächte Patienten
- Patienten mit schwerer Dermatitis atopica und Ekzemen
- Kinder unter Salicylat-/Kortison-Dauertherapie

F7

Die frühzeitige antivirale Behandlung des Zoster bewirkt eine Verkürzung der akuten Krankheitsphase, die Linderung des akuten Zosterschmerzes und die Reduktion der Komplikationsrate einschließlich der PZN. Mit der antiviralen Behandlung kann aber nicht immer die Entwicklung einer PZN verhindert werden. So geben ca. 20 % der über 50-jährigen Patienten 6 Monate nach Auftreten des Zoster noch Schmerzen an, obwohl sie adäquat mit Valaciclovir oder Famciclovir behandelt wurden.

5.2   Schmerztherapie

Um einer möglichen Chronifizierung des Schmerzes vorzubeugen, muss in der Akutphase des Zoster bei auftretenden Beschwerden unverzüglich mit der Schmerztherapie begonnen werden. Die Behandlung sollte mit ausreichend dosierten Analgetika (nicht-steroidalen Antiphlogistika bis hin zu hochpotenten Opioiden) eingeleitet werden. Häufig ist bereits früh eine Kombination aus verschiedenen Substanzklassen mit unterschiedlichen Angriffspunkten notwendig. So werden z. B. Antikonvulsiva und trizyklische Antidepressiva, die das endogene deszendierende schmerzhemmende System stärken, erfolgreich beim neuropathischen Schmerz-Syndrom eingesetzt. In mehreren Studien ist u. a. die Wirksamkeit von Lidocain-Pflastern sowie Opioiden bei der PZN nachgewiesen worden.

6   Epidemiologie

6.1   Infektionsquelle und Übertragungsweg

Der Zoster ist die Zweitmanifestation einer VZV-Infektion und somit die Folge der endogenen Reaktivierung latent im Organismus persistierender Viren. Eine exogene Infektion mit VZV kann bei Personen, die bereits Varizellen hatten, eine Boosterung der Immunität bewirken, jedoch niemals einen Zoster auslösen.

> **Infektionsquelle Zoster-Patient**
>
> Übertragung des VZV von Patienten mit Zoster auf empfängliche Personen:
>
> - durch Schmierinfektion nach Kontakt mit Zostereffloreszenzen
> - Kontaktpersonen erkranken an Varizellen und <u>nicht</u> an Zoster
> - Zoster-Patienten scheiden über Sekrete des Respirationstraktes kein VZV aus
>
> F8

Von Patienten mit Zoster können die Viren auf empfängliche Personen übertragen werden, die dann an Varizellen erkranken. Die Übertragung erfolgt meist durch Schmierinfektion nach Kontakt mit den Zostereffloreszenzen. Das Infektionsrisiko ist im Vergleich zu Varizellen deutlich niedriger, da Zoster-Patienten kein Virus über Sekrete des Respirationstraktes ausscheiden. [F8]

Bei Zoster-Erkrankungen in der Schwangerschaft besteht kein Risiko für das ungeborene Kind, da mütterliche Antikörper die Viren neutralisieren können.

6.2   Ansteckungsfähigkeit

Ein Zoster gilt als infektiös, solange Bläschen auf der Haut nachweisbar sind.

6.3   Risikofaktoren und Risikogruppen

Jeder Mensch, der latent mit dem VZV infiziert ist, kann an Zoster erkranken. Das individuelle Risiko, einen Zoster zu bekommen, hängt vor allem vom Lebensalter und vom Immunstatus des Betreffenden ab. [F9]

Zoster – Risikofaktoren

Alter	Abwehrschwäche bei HIV-Infektion
Infektionen	Malignem Tumor
Stress	Transplantation
Trauma	Radiotherapie Chemotherapie
Alkohol-Abusus	Kortison hochdosiert
Chirurgische Eingriffe	

F9

Immundefiziente Personen aller Altersgruppen haben ein besonders hohes Erkrankungsrisiko. Gefährdet sind vor allem Patienten unter immunsuppressiver Therapie, HIV-Infizierte, Empfänger von Organtransplantaten und Patienten mit malignen lymphoproliferativen Erkrankungen. Bei dieser Personengruppe werden auch Zoster-Rezidive beobachtet, die bei immungesunden Menschen nur sehr selten auftreten.

Nach intrauteriner Infektion oder Windpocken im ersten Lebensjahr besteht aufgrund der schwächeren Immunantwort ein deutlich erhöhtes Risiko, bereits im Kindesalter an einem Zoster zu erkranken.

Bedingt durch den demographischen Wandel und die zunehmende Anzahl von Immunsupprimierten muss mit einem weiteren Anstieg der Zoster-Inzidenz gerechnet werden.

6.5   Saisonalität

Die Erkrankungen treten ganzjährig auf.

6.6   Epidemiologische Situation

Der **Häufigkeitsgipfel** des Zoster liegt in Ländern der gemäßigten Klimazonen im höheren Lebensalter. Bei immungesunden Menschen ist die Inzidenz bis zum Ende der 4. Lebensdekade mit 2–3 Erkrankungen pro 1.000 Personen jährlich relativ niedrig. Zwischen dem 50. und 59. Lebensjahr kommt es fast zu einer Verdopplung der Fallzahlen im Vergleich zu den 40- bis 49-Jährigen. Danach erfolgt ein weiterer Anstieg der Inzidenzraten auf etwa 10–12 Erkrankungen pro 1.000 Personen pro Jahr bei über 75-Jährigen. Das heißt auch, jeder Zweite, der das 85. Lebensjahr erreicht, erkrankt zu irgendeinem Zeitpunkt seines Lebens an Zoster. Auf die Gesamtbevölkerung bezogen liegt das Erkrankungsrisiko bei 20–30 %.

Untersuchungen, die nach 1995 in Frankreich und den USA durchgeführt wurden und auf größeren Fallzahlen beruhen, weisen Inzidenzraten zwischen 3,6 und 4,8 Erkrankungen pro 1.000 Personen pro Jahr aus. Auf Deutschland übertragen, bedeutet dies, dass jährlich etwa 350.000 Menschen an Zoster erkranken. [F10] [F11] [F12] [F13]

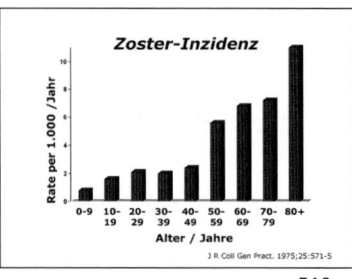

F10

Zunahme der Zoster-Inzidenz

...als Folge der anwachsenden Gruppe von ´empfänglichen´ Personen bedingt durch
- **Alterung der Bevölkerung**
- **Einsatz immunsuppressiver Therapien**
- **steigende Anzahl der HIV-Infektionen**

F11

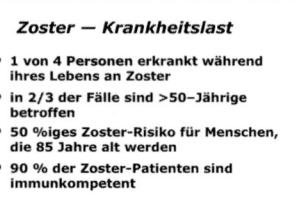

Zoster — Krankheitslast

- **1 von 4 Personen erkrankt während ihres Lebens an Zoster**
- **in 2/3 der Fälle sind >50–Jährige betroffen**
- **50 %iges Zoster-Risiko für Menschen, die 85 Jahre alt werden**
- **90 % der Zoster-Patienten sind immunkompetent**

F12

Jährliche Krankheitslast durch Zoster

- **ca. 350.000 Erkrankungen in Deutschland**
- **ca. 1,8 Millionen Erkrankungen in der EU**
- **ca. 12.000 Hospitalisierungen in der EU**

Vaccine 2006;24:3946-52;
Eurostat database 2002

F13

Untersuchungen über die Zoster-Inzidenz in tropischen und subtropischen Ländern liegen nicht vor.

7   Prävention und Kontrolle

7.1   Allgemeine Präventionsmaßnahmen

Um eine Übertragung des VZV auf empfängliche Personen zu vermeiden, muss der Kontakt zu den Zoster-Effloreszenzen verhindert werden. Im häuslichen Milieu sind die Abdeckung der Läsionen und gründliches Händewaschen ausreichend.

Unter stationären Bedingungen muss bei Einhaltung der Standardhygiene und Abdeckung der Läsionen eine strikte Isolierung der Patienten nur dann erfolgen, wenn ein Kontakt mit abwehrgeschwächten Personen nicht ausgeschlossen werden kann.

7.2   Entwicklung der Impfung

Immunkompetente Personen erkranken in der Regel nur einmal im Leben an Zoster. Wahrscheinlich führt die Erkrankung zu einer nachhaltigen Auffrischung der zellvermittel-

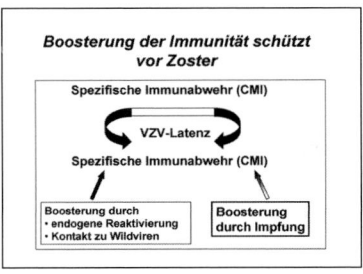

<table>
<tr><td>F 14</td><td>F 15</td></tr>
</table>

ten Immunität gegen VZV, die vor einem erneuten Zoster schützt. Dass eine Boosterung der Abwehr durch erneuten Kontakt mit dem Virus bewirkt wird, zeigen auch Beobachtungen, nach denen ältere Menschen, die mit Kindern leben, ein geringeres Zoster-Risiko haben als allein lebende Senioren. Mehrfacher beruflicher Kontakt mit Varizellen wie z. B. bei Kinderärzten scheint ebenfalls vor Zoster zu schützen. Studien an kleineren Kollektiven immunkompetenter Erwachsener und Patienten nach allogener Knochenmarktransplantation zeigten, dass eine Auffrischung der Abwehrreaktionen gegen VZV auch durch Impfung erzielt werden kann. Die Stärke der Immunreaktion war allerdings von der Menge der verabreichten Viren abhängig. Auf Basis dieser Erkenntnisse wurde ein Zoster-Impfstoff entwickelt, der sich von den zur Windpocken-Prophylaxe zugelassenen Varizellen-Impfstoffen durch eine wesentlich höhere Konzentration des Impfvirus unterscheidet. [F14] [F15]

7.2.1 Impfstoff

Die Zoster-Vakzine ist ein attenuierter VZV-Lebendimpfstoff (Oka-Stamm), der auf humanen, diploiden Zellen gezüchtet wurde. Er enthält eine mindestens 14-fach höhere Konzentration an vermehrungsfähigem Impfvirus als die zur Windpocken-Prophylaxe zugelassenen Varizellen-Impfstoffe.

Die bisher einzige Zoster-Vakzine wurde 2006 unter dem Warenzeichen ΄Zostavax΄® sowohl von der Food and Drug Administration (FDA) als auch von der Europäischen Zulassungsbehörde European Medicines Agency (EMA) zur Prävention von Zoster und postzosterischer Neuralgie zugelassen (FDA: ab 60., EMA für Personen ab 50. Lebensjahr).

7.2.2 Immunogenität, Effektivität, Schutzdauer

Die Impfung gegen Zoster unterscheidet sich prinzipiell von den bisher angewandten Impfungen. Sie soll nicht vor Infektion und Erkrankung durch einen neuen, dem Immunsystem unbekannten Erreger bzw. dessen Toxin schützen, sondern die endogene Reaktivierung einer bereits bestehenden, latenten Infektion verhindern. Der Zoster-Impfstoff frischt nachweislich die VZV-spezifische Immunität auf.

In einer groß angelegten klinischen Studie (´Shingles Prevention Study´) mit 38.546 immunkompetenten Personen, die 60 Jahre oder älter waren, wurde die Zostervakzine randomisiert und doppelblind gegenüber Placebo getestet. Die Voraussetzung für die Aufnahme der Probanden in die Studie war eine positive Varizellen- und negative Zoster-Anamnese. Primärer Studienendpunkt war die Belastung durch die Erkrankung und ihre Folgen. Als sekundäre Endpunkte wurden das Auftreten eines Zoster sowie einer PZN ausgewertet. Die PZN wurde in der Studie als klinisch signifikanter Zoster-Schmerz definiert, der 90 Tage nach Ausbruch des Exanthems oder länger persistierte oder neu auftrat. Der durchschnittliche Beobachtungszeitraum betrug mehr als 3 Jahre.

Die Impfung verringerte im Vergleich zu Placebo die Inzidenz von Zoster signifikant um insgesamt 51 % (315 Fälle vs. 642 Fälle). Der Rückgang der Inzidenzrate betrug bei Probanden zwischen 60 und 69 Jahren 64 % und bei Probanden ab 70 Jahren 38 %.

Mit der Impfung ließ sich das Auftreten einer PZN um 67 % (27 Fälle vs. 80 Fälle) reduzieren. Bezogen auf die Probanden, die an Zoster erkrankten, war das Risiko, anschließend eine PZN zu entwickeln, in der Verumgruppe mit 9 % (27/315) signifikant geringer als in der Placebogruppe, in der es bei 13 % (80/642) der Probanden zu einer PZN kam. Die Krankheitsbelastung, die sowohl Inzidenz als auch Schwere und Dauer der Zoster-assoziierten Schmerzen sowie andere Beschwerden berücksichtigte, wurde durch die Impfung signifikant um 61,1 % reduziert ($p < 0,001$). [F16]

Zoster-Präventionsstudie

Zoster-Impfstoff *versus* Placebo:
• verringert die **Zoster-Inzidenz**
  um 51%
• vermindert die **Inzidenz der PZN**
  um 67 %
• reduziert die **Krankheitsbelastung**
  von Zoster um etwa 61 %

N Engl J Med 2005;352:2271-84

F16

Die bisherigen Ergebnisse der Nachbeobachtung einer Subpopulation der ´Shingles Prevention Study´ weisen auf eine Dauer des Impfschutzes von bis zu 7 Jahren hin.

In einer kontrollierten Doppelblindstudie bei Personen ab 50 Jahren wurde gezeigt, dass der Zoster-Impfstoff gleichzeitig mit einem inaktivierten Influenza-Spaltimpfstoff verabreicht werden kann. Eine entsprechende Zulassung durch die europäische Zulassungsbehörde ist erfolgt.

In einer Kaiser-Permanente-Studie in Kalifornien (durchgeführt im Zeitraum 1.1.2007–31.12.2009, nach der Zulassung des Impfstoffs und unter Praxisbedingungen) wurden 75.761 gegen Zoster geimpfte Personen ≥60 Jahre mit 227.283 ungeimpften Personen der gleichen Altersgruppe verglichen.

Die Zoster-Inzidenz war in der geimpften Gruppe mit 6,4 Erkrankungen/1.000 Personenjahre deutlich niedriger als in der ungeimpften Gruppe mit 13.0 Erkrankungen/1.000 Personenjahre. Diese Risikoreduktion betraf alle Teilaltersgruppen und auch Personen mit chronischen Erkrankungen.

Impfstoff-Nebenwirkungen
Zoster-Präventionsstudie

Reaktionen an der Injektionsstelle
Erytheme, Schmerz, Schwellungen,
Hämatome, Pruritus, Überwärmung u.a.
Impfstoff vs. Placebo
48 % vs. 17 %

Systemische Nebenwirkungen
in beiden Gruppen in gleicher
Häufigkeit (25 % vs. 24 %)

F17

7.2.3 Sicherheit – Reaktogenität und Komplikationen

Wie die Überprüfung des Nebenwirkungsprofils der Vakzine an mehr als 20.000 Erwachsenen zeigte, wird der Zoster-Impfstoff generell gut vertragen. Als Nebenwirkungen traten vor allem lokale Reaktionen an der Injektionsstelle auf. So kam es bei Probanden der Impfstoffgruppe signifikant häufiger an der Injektionsstelle zu Erythemen, Schmerz bzw. Druckempfindlichkeit, Schwellungen, Hämatomen, Pruritus, und/oder Überwärmung als bei den Placeboempfängern (48 % vs. 17 %). Systemische Nebenwirkungen traten in beiden Gruppen in gleicher Häufigkeit auf (25 % vs. 24 %) auf. [F17]

Im Verlauf der 'Shingles Prevention Study' wurde über zwei Impfstoff-bezogene schwerwiegende Nebenwirkungen nach Gabe von Zoster-Impfstoff (exazerbiertes Asthma und *Polymyalgia rheumatica*) und drei schwerwiegende Nebenwirkungen nach Gabe von Placebo (Goodpasture-Syndrom, anaphylaktische Reaktion und *Polymyalgia rheumatica*) berichtet. Im Rahmen von Sicherheitsstudien zur Zulassung der Vakzine sind auch seronegative Personen mit dem Zoster-Impfstoff geimpft worden. Sie haben den Impfstoff gut vertragen, es kam lediglich zu einer stärkeren Reaktion an der Impfstelle.

7.2.4 Impfschemata, Indikationen, Gegenindikationen

Der Impfstoff wird subkutan als Einmalgabe verabreicht. Die Zoster-Impfung kann gleichzeitig mit der Influenza-Impfung (inaktivierter Influenza-Impfstoff) vorgenommen werden. Die beiden Impfstoffe müssen einzeln und an unterschiedlichen Körperstellen injiziert werden.

Sektion III

Bisher steht der Impfstoff auf dem deutschen Markt noch nicht zur Verfügung, deshalb steht auch eine Entscheidung der STIKO über die Empfehlung der Impfung noch aus. In den USA wird die Impfung seit 2008 allen Personen ab 60 Jahren empfohlen. [F18] [F19] Derzeit ist nicht bekannt, ob und wann eine Wiederimpfung mit der Zoster-Vakzine erforderlich ist.

Nicht geimpft werden sollten

- Personen mit bekannter Überempfindlichkeit gegen Bestandteile des Impfstoffes
- Personen mit angeborener und erworbene Immundefizienz
- Personen unter immunsuppressiver Therapie (einschließlich hoher Dosen von Kortikosteroiden)
- schwangere Frauen
- Personen mit akuter, unbehandelter Tuberkulose

Geimpft werden können immunkompetente Personen unter topischer oder inhalativer Kortikosteroidbehandlung. Bei niedrig dosierter systemischer Behandlung oder unter Kortikosteroid-Substitutionstherapie (z. B. bei Nebenniereninsuffizienz) kann ebenfalls geimpft werden.
Es liegen keine Daten zur Unbedenklichkeit und Wirksamkeit des Zoster-Impfstoffes bei HIV-infizierten Erwachsenen mit oder ohne Immunsuppression vor.

Für Personen, die noch keine VZV-Infektionen durchgemacht haben (weniger als 1 % der älteren Menschen), stellt eine Impfung mit der Zostervakzine kein Risiko dar.

7.3   Passive Immunprophylaxe

Die Gabe von Immunglobulin hat keinen Einfluss auf den Krankheitsverlauf.

7.4   Chemoprophylaxe

Bei der Behandlung von malignen Erkrankungen, die zu einer ausgeprägten T-Zellsuppression führen (z. B. allogene Stammzelltransplantation, Gabe von antineoplastischen Substanzen oder immunmodulierenden Mitteln), besteht ein stark erhöhtes Risiko für schwere Zoster-Erkrankungen. Mit der prophylaktischen Anwendung von Aciclovir oder Valaciclovir kann das Auftreten eines Zoster verhindert werden. Angaben über Dosierung und Therapiedauer sind dem jeweiligen Therapieprotokoll zu entnehmen.

8   Meldung, Sentinel, Spezialdiagnostik

Für Zoster besteht keine Meldepflicht. Zoster-Erkrankungen bei Kindern und Jugendlichen werden durch das vom Robert Koch-Institut zur Surveillance von Varizellen etablierte Sentinel (Arbeitsgemeinschaft Masern und Varizellen, AGMV) sowie durch das Bayerische Varizellen-Surveillance-Projekt (BaVariPro) miterfasst.

Beratung und Spezialdiagnostik Konsiliarlaboratorium für HSV und VZV in Zusammenarbeit mit dem Robert Koch-Institut und den Landesgesundheitsbehörden.

Literatur
OXMAN MN et al: A vaccine to prevent herpes zoster and postherpetic neuralgia in older adults. N Engl J Med. 2005;352:2271–84.

Interdisziplinäres Expertengremium: Prophylaxe und Therapie des Herpes zoster. Arzneimittelther 2006; 24: 351–5.

WASSILEW S: Varicella-Zoster-Virusinfektionen – Teil 1: Windpocken und Gürtelrose. MMW Fortschr Med 2006; 1(CME Spezial Nr 1/22): 1–5.

WUTZLER P, SAUERBREI A (Hrsg.): Varicella-Zoster-Virusinfektionen: Aktuelle Therapie und Prophylaxe (2. Auflage). Bremen: UNI-MED 2007; 32–41.

Recommendation of the Advisory Committee on Immunization Practices (ACIP). Prevention of Herpes zoster. Morbid Mortal Weekly Rep 2008; 57: 1-30.

TSENG HF, SMITH N, HARPAZ R, BIALEK SR, SY LS, JACOBSEN SJ. Herpes zoster vaccine in older adults and the risk of subsequent herpes zoster disease. JAMA 2011; 305:160-166.

HERNG-CHING LIN, CHING-WEN CHIEN, AND JAU-DER HO. Herpes zoster ophthalmicus and the risk of stroke: A population-based follow-up study. Neurology 2010; 74:792-797.

31 Impfungen bei chronisch Kranken

Impfindikation für chronisch Kranke

- chronisch Kranke sollen alle von der STIKO empfohlenen Standardimpfungen erhalten

- sowie zusätzlich, in Abhängigkeit von der individuellen Grundkrankheit, bestimmte Indikationsimpfungen

F1

Ausführliches Aufklärungsgespräch

Vor Impfungen bei chronisch Kranken ist ein ausführliches erläuterndes Aufklärungsgespräch erforderlich, welches die individuelle Situation des Patienten und seiner Krankheit berücksichtigt.

F2

In den STIKO-Empfehlungen heißt es: ´Indizierte Impfungen sollen auch bei Personen mit chronischen Krankheiten durchgeführt werden, da diese Personen durch schwere Verläufe und Komplikationen impfpräventabler Krankheiten besonders gefährdet sind. [F1]

Personen mit chronischen Krankheiten sollen über den Nutzen der Impfung im Vergleich zum Risiko der Impfung aufgeklärt werden. Es liegen keine gesicherten Erkenntnisse darüber vor, dass eventuell zeitgleich mit der Impfung auftretende Krankheitsschübe ursächlich durch eine Impfung bedingt sein können.´ [F2]

1   Standard- und Indikationsimpfungen

1.1   Standardimpfungen

Von wenigen Ausnahmen abgesehen (spezifische Kontraindikationen wie z. B. Lebendimpfungen bei immunsupprimierten Patienten, s. Kapitel 33 ´Impfung bei Immundefizienz´) sollen chronisch Kranke alle von der STIKO empfohlenen Standardimpfungen in vollem Umfang und zeitgerecht erhalten.

1.2   Indikationsimpfungen

Über die Standardimpfungen hinaus sind, in Abhängigkeit von der jeweiligen Grundkrankheit, bestimmte Indikationsimpfungen empfohlen.

Diese können verschiedene Ziele verfolgen:

‖ Reduktion des **Komplikationsrisikos** aufgrund der Grundkrankheit (z. B. durch invasive Pneumokokken-Infektion bei chronischer Herz- oder Lungenkrankheit) [F3]

‖ Reduktion des **Infektionsrisikos** aufgrund erhöhter Expositionsgefahr (z. B. Hepatitis-B-Impfung bei Dialysepatienten) [F4]

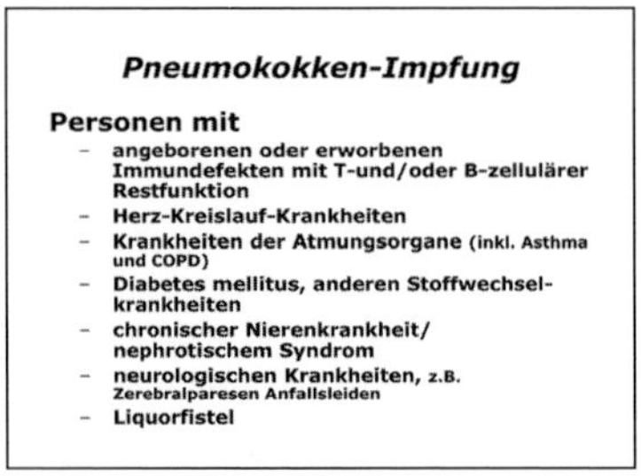

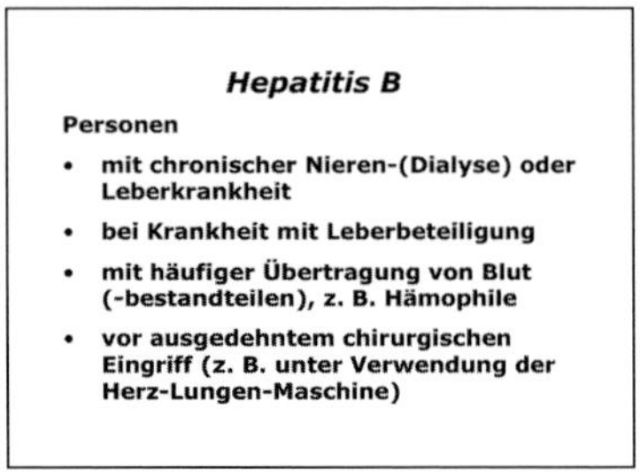

‖ Reduktion des Risikos für eine anhaltende **Verschlimmerung des Grundleidens** (z. B. Hepatitis-A- und -B-Impfung bei Patienten mit chronischer Leberkrankheit) [F5]

‖ Fernhalten einer möglichen **zusätzlichen Schädigung** bei bereits bestehender chronischer Krankheit, auch wenn keine der o. g. Risiken bestehen (z. B. Pneumokokken-Impfung bei zerebralem Anfallsleiden)

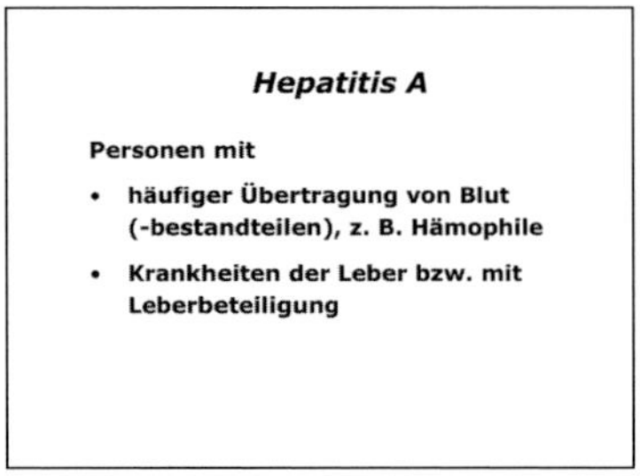

Durch die STIKO empfohlene Indikationsimpfungen für chronisch Kranke sind auf den nebenstehenden Abbildungen zusammengefasst.
Ferner wird die Varizellen-Impfung auch für empfängliche (=VZV-IgG-Antikörer negative) Personen mit engem Kontakt zu den Gefährdeten empfohlen wie z. B. Haushaltmitglieder. Dadurch kann der individuelle Schutz von Hochrisikopersonen wie z. B. chronisch Kranken **indirekt** optimiert werden: Das Risiko für eine Ansteckung aus dem engsten Umfeld wird im Sinne einer Riegelimpfung reduziert. [F6]

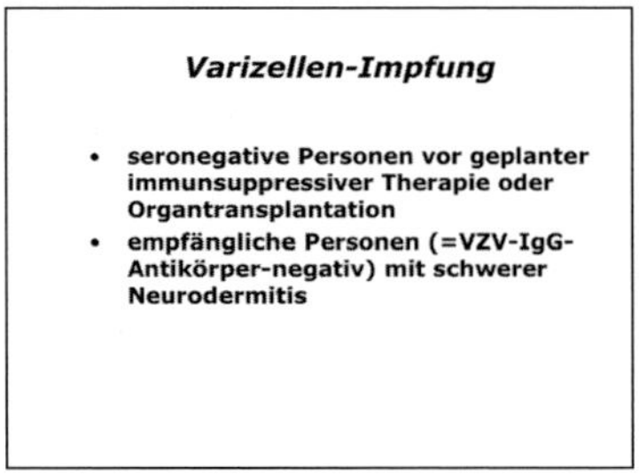

Auch die jährliche Influenza-Impfung kann für ansonsten gesunde Kontaktpersonen von chronisch Kranken sinnvoll sein. Die STIKO grenzt dies zwar auf Personen ein, die als mögliche Infektionsquelle für von ihnen betreute **ungeimpfte** Risikopersonen fungieren können. [F7]

Influenza-Impfung

Personen mit
- **chronischen Krankheiten der Atmungsorgane (inklusive Asthma und COPD)**
- **chronischen Herz-Kreislauf-, Leber- und Nierenkrankheiten**
- **Diabetes, anderen Stoffwechselkrankheiten**
- **chronischen neurologischen Krankheiten, z. B. Multiple Sklerose mit durch Infektionen getriggerten Schüben**
- **angeborenen/erworbenen Immundefekten mit T-und/oder B-zellulärer Restfunktion**

F7

Dennoch kann die Influenza-Impfung auch für Kontaktpersonen von **geimpften** Risikopersonen sinnvoll sein, weil gerade die Influenza-Impfung keinen sehr zuverlässigen individuellen Impfschutz bietet (ca. 50–90 % je nach Alter, Grundkrankheit und individueller Übereinstimmung der saisonalen Epidemie-Virustypen mit denjenigen im Impfstoff, ´match´ bzw. ´mismatch´).

Die zusätzliche Impfung der Kontaktpersonen kann auch dort das individuelle Infektionsrisiko im Sinne einer Riegelungsimpfung reduzieren. Dies ist konform mit den STIKO-Empfehlungen unter Berücksichtigung der Aussage, dass ´neben den von der STIKO empfohlenen Impfungen auf der Basis der existierenden Impfstoff-Zulassungen weitere Impfindikationen möglich sind [...], die für den Einzelnen seiner individuellen (gesundheitlichen) Situation entsprechend sinnvoll sein können´.

2 Verträglichkeit, Immunogenität, Wirksamkeit

Die Verträglichkeit der o. g. Indikationsimpfungen bei chronisch Kranken ist im Allgemeinen gut und unterscheidet sich nicht in nennenswertem Maße von der bei primär Gesunden.

Impfung chronisch Kranker und Nebenwirkungen

Unerwünschte Ereignisse im zeitlichen Zusammenhang mit der Impfung eines chronisch Kranken erfordern eine besonders sorgfältige differentialdiagnostische Abklärung.

F8

Ein zentrales Problem in der Beurteilung der Verträglichkeit und Sicherheit von Impfstoffen ist die Unterscheidung von Koinzidenz und Kausalität. Unerwünschte Ereignisse im zeitlichen Zusammenhang von Impfungen erfordern eine eingehende differentialdiagnostische Abklärung, als ob keine Impfung stattgefunden hätte. Nur wenn diese keine plausible Ursache für das Ereignis ergibt, darf der Verdacht auf eine Impfnebenwirkung ausgesprochen werden. [F8]

Gerade bei chronisch Kranken kann es im Einzelfall schwierig bis unmöglich sein, eine zeitlich mit der Impfung koinzidierende Verschlimmerung des Grundleidens bzw. Neuauftreten von Symptomen der Impfung kausal zuzuschreiben. Dieser Problematik muss durch ein ausführliches erläuterndes Aufklärungsgespräch Rechnung getragen werden.

sektion IV

Zur Immunogenität von Indikationsimpfungen bei chronisch Kranken liegen folgende Erkenntnisse vor:

2.1   Hepatitis-A-Impfung

Die Seroprotektionsraten nach Immunisierung sind bei chronisch Kranken ähnlich gut wie bei primär Gesunden, die Antikörpermittelwerte jedoch signifikant niedriger. Dies kann eine Beeinträchtigung der Schutzdauer (normal: mindestens 15–20 Jahre) bewirken. Klinische Studien zur Wirksamkeit liegen nicht vor.

2.2   Hepatitis-B-Impfung

Die Seroprotektionsraten nach Immunisierung sind bei chronisch Kranken, insbesondere bei Dialysepatienten, niedriger als bei primär Gesunden, ebenso die Antikörpermittelwerte. Für diese Patienten steht ein Impfstoff mit höherem Antigengehalt zur Verfügung. Die klinische Schutzrate beträgt bei geimpften chronisch Kranken 80–100 % und korreliert mit einem Anti-HBs-Wert ≥ 10 IE/l Serum.

2.3   Influenza-Impfung

Die Serokonversionsraten nach Immunisierung sind bei chronisch Kranken, in Abhängigkeit von der Art der Grundkrankheit, oftmals niedriger als bei primär Gesunden, ebenso die Antikörpermittelwerte. Klinische Schutzraten sind jedoch in Studien nachgewiesen und betragen für Schutz vor schweren Verläufen ca. 30–80 %.

2.4   Pneumokokken-Impfung

Die Serokonversionsraten nach Immunisierung mit der 23-valenten Pneumokokken-Polysaccharidimpfung sind bei chronisch Kranken, in Abhängigkeit von der Art der Grundkrankheit, meist niedriger als bei primär Gesunden, ebenso die Antikörpermittelwerte. Ferner ist das Ansprechen auf Boosterimpfungen eingeschränkt. Dennoch lässt sich für die meisten Indikationen (bei bestehender Immunkompetenz) eine klinische Wirksamkeit gegen invasive Pneumokokken-Infektionen nachweisen. Diese variiert jedoch in Abhängigkeit von Studiendesign, Falldefinition, Altersstruktur u. a. zwischen 13 und 94 %.

Die Immunisierung mit dem 13-valenten Konjugatimpfstoff (zugelassen bis zum Alter von 5 Jahren) von Kleinkindern mit Asthma zeigt im Vergleich zu primär Gesunden keine wesentliche Beeinträchtigung der Immunantwort, wohingegen die Impfung bei Kindern mit Beeinträchtigung des Immunsystems (HIV-positive, Sichelzellanämie, Asplenie u. a.) eine geringere Immunogenität im Vergleich zu Immunkompetenten aufweist.

2.5 Varizellen-Impfung

Die Varizellen-Impfung (1 Dosis) hat sich in einer Studie bei Kindern im Alter von 1–9 Jahren mit atopischer Dermatitis als gut verträglich und immunogen erwiesen (Serokonversionsrate 94 %). Während des Beobachtungszeitraums von 2 Jahren hatten 44 % der geimpften Kinder Kontakt zu Varizellen, ohne selbst zu erkranken.

Über die langfristige Schutzdauer der Impfung bei diesem Studienkollektiv sind keine Ergebnisse bekannt, jedoch wird das nunmehr generell empfohlene 2-Dosen-Impfschema gegen Varizellen auch bei chronisch Kranken die Schutzrate und möglicherweise auch -dauer vermutlich erhöhen.

Literatur

KEEFFE EB, IWARSON S, MCMAHON BJ, LINDSAY KL, KOFF RS, MANNS M, BAUMGARTEN R, WIESE M, FOURNEAU M, SAFARY A, CLEMENS R, KRAUSE DS. Safety and immunogenicity of hepatitis A vaccine in patients with chronic liver disease. Hepatology 1998;27: 881–6.

KRETH HW, HOEGER PH; The Members of the VZV-AD study group. Safety, reactogenicity, and immunogenicity of live attenuated varicella vaccine in children between 1 and 9 years of age with atopic dermatitis. Eur J Pediatr 2006;165: 677–83.

Empfehlungen der Ständigen Impfkommission(STIKO) am Robert Koch-Institut/Stand: Juli 2011. Epid Bull RKI 2011 Nr 30. >www.rki.de<

Sektion IV

32 Impfungen bei Frühgeborenen

Frühgeborene

Frühgeborene sind Kinder,
die vor der vollendeten
37. Schwangerschaftswoche (SSW)
geboren werden

F1

**Impfzeitpunkt
bei Frühgeborenen**

- die Impfzeitpunkte bei Frühgeborenen
  werden wie bei Reifgeborenen gemäß
  dem *chronologischen* Alter festgelegt

- Korrekturen bezüglich des *biologischen
  (Reife-) Alters* sind unbegründet und
  würden zu einer unnötigen Verzögerung
  und einem für das Kind nachteiligen
  Impfbeginn führen

F2

*Allgemein empfohlene Impfungen
auch für Frühgeborene*

Frühgeborene sollten die allgemein
empfohlenen Impfungen in gleicher
Anzahl und zum gleichen Zeitpunkt
wie reif geborene Kinder erhalten

F3

In den STIKO-Empfehlungen heißt es: ´Frühgeborene sollten unabhängig von ihrem Reifealter und aktuellen Gewicht entsprechend den empfohlenen Impfzeitpunkten geimpft werden.´ [F1–3]

1 Zeitpunkt der Impfungen

Die empfohlenen Impfzeitpunkte im ersten Lebensjahr beruhen auf folgenden Überlegungen:

II Die für den initialen Schutz erforderlichen Impfungen (i. d. R. 3 Dosen) sollen stattgefunden haben, wenn die diaplazentar übertragenen maternalen IgG-Antikörper (Nestschutz) abgebaut sind.

II Die Impfungen sollen zu Zeitpunkten stattfinden, wenn die Säuglinge ohnehin Arztkontakt haben, d. h. während der Vorsorgeuntersuchungen.

Da der transplazentare Transfer von maternalen Antikörpern endet, wenn das Neugeborene abgenabelt ist, entsprechen die Impfzeitpunkte bei Frühgeborenen denjenigen der Reifgeborenen; das Körpergewicht spielt dabei keine Rolle. Da der Nestschutz von Frühgeborenen quantitativ geringer ausgeprägt ist als der von Reifgeborenen, ist der zeitgerechte Impfbeginn und -abschluss von besonderer Bedeutung.

Der empfohlene Impfzeitpunkt von Lebendimpfstoffen (MMR und VZV) ist einerseits von der immunologischen Reife und andererseits vom Abbau der mit dem Impferfolg interferierenden maternalen IgG-Antikörper abhängig. Diese werden intrauterin transplazentar übertragen, ein aktiver Prozess, der zwischen der 14. und 16. Schwangerschaftswoche (SSW) beginnt und ca. ab der 28. SSW quantitativ bedeutsam ist.

In Abhängigkeit von der Schwangerschaftsdauer sind daher also eher niedrigere maternale Antikörperwerte vorhanden als bei Reifgeborenen. Deshalb sollten Frühgeborene Lebend-

Sektion IV

impfungen zum frühestmöglichen Zeitpunkt (ab dem Alter von 11 Monaten, bei drohender Exposition ab 9 Monaten) erhalten.

Individuelle Risiko-Nutzen-Abwägungen können eine MMR-Impfung mit 6–8 Monaten ausnahmsweise begründen. Liegen Gründe vor, die für die Masern-Impfung eines Säuglings mit 6–8 Monaten sprechen, soll zum Aufbau einer langfristigen Immunität die Gabe von 2 weiteren MMR-Impfdosen, wie allgemein empfohlen mit 11–14 und 15–23 Monaten, erfolgen.

2 Verträglichkeit, Immunogenität und Wirksamkeit

Wirksamkeit und Verträglichkeit der Impfung Frühgeborener

Impfungen sind bei Frühgeborenen ebenso verträglich, immunogen und wirksam wie bei Reifgeborenen

F4

Untersuchungen haben gezeigt, dass Impfungen bezüglich ihrer Verträglichkeit, Immunogenität und Wirksamkeit keine wesentlichen Unterschiede zwischen Früh- und Reifgeborenen zeigen. Eine willkürliche Dosisreduzierung (z. B. 1/2 Impfdosis), wie manchmal praktiziert, ist unbegründet und nicht zulassungskonform. [F4]

Bei Frühgeborenen mit medizinischen Problemen (z. B. Z. n. Hypoxie, zerebralen Krampfanfällen, Apnoen, Hirnblutung, Langzeitbeatmung mit bronchopulmonaler Dysplasie u. a.) wird manchmal der Impfbeginn hinausgeschoben. Dies ist weder medizinisch noch physiologisch sinnvoll und muss als Kunstfehler bezeichnet werden, da gerade bei diesen Kindern impfpräventable Infektionskrankheiten, wie z. B. Pertussis, besonders schwer verlaufen können.

Überwachung nach Impfung sehr unreifer Frühgeborener

Bei sehr unreifen Frühgeborenen (geboren vor vollendeter 28. Schwangerschaftswoche) **ist eine Überwachung der Atmung für 48-72 Stunden nach Impfungen im ersten Lebensjahr zu erwägen**

F5

Seit Anfang 2008 empfiehlt die Europäische Zulassungsbehörde für Impfstoffe (EMA), bei extrem Frühgeborenen (vor 28. SSW) eine Überwachung der Atmung für 48–72 Stunden nach Impfungen im ersten Lebensjahr zu erwägen. Die Kommission für Infektionskrankheiten und Impffragen der Deutschen Akademie für Kinder- und Jugendmedizin hat dazu eine Stellungnahme erarbeitet. [F5]

Sie empfiehlt:

‖ Bei sehr unreifen Frühgeborenen (geboren vor der vollendeten 28. SSW) die erste Impfdosis DTPa-IPV-Hib/HBV und Pneumokokken-Konjugatimpfstoff ab dem Alter von 2 Monaten unabhängig von Zeichen einer unreifen Atmung in der Vorgeschichte noch während des stationären Aufenthalts unter Überwachung der Atmung (und ggf. Herzfrequenz) zu verabreichen;

‖ sofern nach den ersten Impfungen keine Apnoen und/oder Bradykardien auftreten und das Kind zum Zeitpunkt der 2. Impfungen klinisch unauffällig ist, diese ambulant zu verabreichen;

‖ sofern nach den 1. Impfungen erstmals oder erneut Apnoen und/oder Bradykardien auftraten, zum Zeitpunkt der 2. Impfungen eine adäquate Überwachung der Atmung (und ggf. Herzfrequenz) für 48–72 Stunden sicherzustellen, vorzugsweise im Rahmen einer vorübergehenden Hospitalisierung.

Analog dazu ist das Vorgehen bei den 3. Impfungen.

3   Indikationsimpfungen

Neben den Standard-Impfungen empfiehlt die STIKO weitere Impfungen in besonderen Risikosituationen, wie z. B. bei chronischen Grundkrankheiten:

Beispielsweise wird die jährliche Influenza-Impfung (ab dem Alter von 6 Monaten) für Personen mit chronischen Krankheiten der Atmungsorgane (inklusive Asthma und COPD – chronisch obstruktive Lungenerkrankung) und chronischen Herz-Kreislauf-, Leber- und Nierenkrankheiten empfohlen.

Da diese bei Frühgeborenen erfahrungsgemäß häufiger vorkommen als bei Reifgeborenen, ist die Impfindikation sorgfältig zu prüfen.

Eine Besonderheit besteht bei HBs-Antigen-exponierten Frühgeborenen mit einem Geburtsgewicht < 1.000 g. Bei ihnen empfiehlt die STIKO (Epid Bull 10/2000), den Impferfolg bereits 4 Wochen nach der 2. Impfung (im Alter von 1 Monat, nach der aktiv-passiven Simultanimpfung bei Geburt) zu überprüfen.

Beträgt der anti-HBs-Wert < 100 IE/l, so soll die 3. Impfdosis nicht erst nach 5 Monaten sondern sofort verabreicht werden. Wiederum 4 Wochen später folgt eine weitere Bestimmung der anti-HBs-Konzentration. Beträgt der Wert > 100 IE/l, folgt die 4. Impfdosis in 9 Monaten, ansonsten sofort.

Sektion IV

Literatur

Empfehlungen der Ständigen Impfkommission (STIKO) am Robert Koch-Institut/Stand: Juli 2011. Epid Bull RKI 2011 Nr 30 >www.rki.de<

SCHULZKE S, HEININGER U, LÜCKING-FAMIRA M, FAHNENSTICH H: Apnoea and bradycardia in preterm infants following immunisation with pentavalent or hexavalent vaccines. Eur J Pediatr 2005;164: 432–35

33 Impfung bei Immundefizienz

Immundefiziente Kinder und Erwachsene benötigen nicht weniger sondern mehr Impf-schutz! Sie haben ein erhöhtes Infektionsrisiko und eine erhöhte Gefährdung durch impfpräventable Erkrankungen und deren Komplikationen. Alle Impfungen für Kinder, Jugendliche und Erwachsene sollten zeitgerecht nach den Empfehlungen der Ständigen Impfkommission (STIKO) am Robert Koch-Institut durchgeführt werden – am besten vor Beginn der immunsuppressiven Therapie und unter Berücksichtigung der jeweils vorliegen-den immunologischen Funktionsstörung.

1   STIKO-Empfehlung zur Impfung Immundefizienter

Da die Patienten nicht einer einheitlichen Gruppe zuzuordnen sind, sondern die Im-mundefekte unterschiedliche Grundlagen und Auswirkungen auf die Immunkompe-tenz haben, gibt es keine einheitliche Vorgehensweise. Eine Expertenkommission hat unter Federführung der STIKO spezielle ´Hinweise zu Impfungen für Patienten mit Immundefizienz´(Stand 11–2005) erarbeitet.

Die evidenzbasierte Bewertung beruhte, soweit vorhanden, auf publizierten Studien und Daten. Da die Patienten sehr unterschiedliche Störungen des Immunsystems aufweisen, sind meist nur sehr kleine Patientenzahlen einbezogen und/oder nicht prospektiv randomi-sierte, sondern retrospektive Studien. Bei Fehlen auch dieser Daten, wurden Erfahrungsbe-richte immunologischer Zentren verwertet.

Zu unterscheiden sind Patienten mit primären und sekundären Immundefekten. Patienten mit primären Immundefekten sind überwiegend Kinder, Patienten mit sekundären Immundefekten sowohl Kinder als auch Jugendliche und Erwachsene. [F1]

Primäre Immundefekte
A   Immundefekte, bei denen ein Antikörpermangel im Vordergrund steht
B   (Schwere) kombinierte Immundefekte und Immundefekte, bei denen ein T-Zelldefekt im Vordergrund steht
C   Komplementdefekte
D   Defekte der Granulozyten und Makrophagen

F1

Nachfolgende Abbildungen informieren in summa-rischer Form über Impfungen bei speziellen Formen primärer und sekundärer Immundefizienz. Es wird darüber hinaus empfohlen, für Detailfragen die erwähnten ´Hinweise zu Impfungen für Patienten mit Immundefizienz´ zu Rate zu ziehen.

1.1 Impfungen bei primärer Immundefizienz

Eingegangen wird auf Impfungen bei den nachfolgenden primären Immundefekten:

A   Immundefekte, bei denen ein Antikörpermangel im Vordergrund steht [F2] [F3]

B   (Schwere) kombinierte Immundefekte und Immundefekte, bei denen ein T-Zelldefekt im Vordergrund steht [F4]

C   Komplementdefekte [F5]

D   Defekte der Granulozyten und Makrophagen [F6]

Impfungen bei primären ID:
Antikörpermangel im Vordergrund
A- oder schwere Hypo-Globulinämie

- Totimpfstoffe:
  entsprechend allgemeiner Impfempfehlung,
  jedoch Impfschutz unsicher
- Lebendimpfstoffe:
  individuelle Impfindikation in Absprache mit
  behandelndem Immunologen

F2

Impfungen bei primären ID:
Antikörpermangel im Vordergrund
z. B. Selektiver IgA-Mangel oder
IgG-Subklassen-Mangel

- Lebend- und Totimpfstoffe:
  entsprechend allgemeiner Impfempfehlung,
  Impfschutz eventuell abgeschwächt
- Konjugatimpfstoffe:
  bei humoraler Restfunktion indiziert
- Influenza-Impfung indiziert

F3

Impfungen bei primären ID:
Kombinierte ID oder ID mit
vordergründigem T-Zelldefekt

- Totimpfstoffe:
  entsprechend allgemeiner Impfempfehlung,
  wenn immunologische Restfunktion
  vorhanden, jedoch Impfschutz unsicher
- Lebendimpfstoffe:
  kontraindiziert
- Konjugatimpfstoffe und Influenza-Impfstoff
  indiziert bei immunologischer Restfunktion
- im Einzelfall individuelle Indikation in
  Abstimmung mit behandelndem Immunologen

F4

Impfungen bei primären ID:
Komplementdefekte

- Totimpfstoffe und Lebendimpfstoffe:
  entsprechend allgemeiner Impfempfehlung
- Konjugatimpfstoffe und Influenza-Impfstoff
  indiziert

F5

Impfungen bei primären ID:
gestörte Phagozytenfunktion

- Totimpfstoffe und virale Lebendimpfstoffe:
  entsprechend allgemeiner Impfempfehlung
- Die Varizellenimpfung ist speziell indiziert
  (erhöhtes Risiko der Varizellen für kutane
  Superinfektionen)
- Bakterielle Lebendimpfstoffe:
  kontraindiziert
- Konjugatimpfstoffe und Influenza-Impfstoff:
  indiziert

F6

1.2 Impfungen bei sekundärer Immundefizienz

Hinweise zur Impfung bei nachfolgenden Formen sekundärer Immundefizienz [F7] beinhalten:

A   HIV/AIDS [F8]

B   Anatomische oder funktionelle Asplenie Zustand nach Splenektomie [F9]

C   Onkologische Erkrankungen [F10] [F11]

D   Pharmakologische Immunsuppression [F12]

E   Transplantation (autologe und allogene Stammzelltransplantation (SZT) und allogene (solid) Organ-Transplantation (SOT)

Sekundäre Immundefekte

A   HIV/AIDS

B   Anatomische oder funktionelle Asplenie
    Zustand nach Splenektomie

C   Onkologische Erkrankungen

D   Pharmakologische Immunsuppression

E   Transplantation (autologe und
    allogene Stammzelltransplantation (SZT)
    und allogene (solid)
    Organ-Transplantation (SOT)

F7

**Sekundäre Immundefekte:
HIV/AIDS**

• hohes Risiko für impfpräventable Erkrankungen

• so frühzeitig wie möglich impfen

• Totimpfstoffe unbedenklich, Immunität unsicher

• MMR-Impfung indiziert, bei noch guter Immunfunktion oder nach antiretroviraler Therapie;
  kontraindiziert bei schwerer Immunsuppression

• Varizellenimpfung wenn CD_4 >25 % der Gesamt-
  lymphozytenzahl

• Influenza-Impfung indiziert

F8

**Sekundäre Immundefekte:
Anatomische/funktionelle Asplenie
Zustand nach Splenektomie**

• alle Impfungen entsprechend allgemeinen
  Impfempfehlungen

• sehr hohes Risiko für bakterielle Sepsis und
  OPSI (overwhelming postsplenectomy infection):

• deshalb frühzeitig Impfungen mit Konjugat-
  Impfstoffen (Hib, Pneumo-, Meningokokken)

• Influenza-Impfung ist indiziert

F9

**Sekundäre Immundefekte
Onkologische Erkrankungen**

• Impfungen entsprechend allgemeinen
  Impfempfehlungen

• abhängig von der Immunsuppression
  eingeschränkte Impfantwort

• Totimpfstoffe ~3 Monate nach Chemotherapie

• Lebendimpfstoffe unter Chemotherapie/
  Immunsuppression kontraindiziert;
  nach Therapie in Remission (≥12 Monate)
  wenn Lymphozytenzahl ≥1.500/µl es zulässt

F10

**Sekundäre Immundefekte
Onkologische Erkrankungen**

• bei M. Hodgkin und Leukämie bei Kindern
  Konjugat-Impfstoffe (Hib, Pneumo- und
  Meningokokken) empfohlen, Impfung
  möglichst 10-14 Tage vor bzw. >3 Monate
  nach Therapie

• MMR, Varizellen unter Therapie/Immun-
  suppression kontraindiziert;
  nach Therapie in Remission wenn
  Lymphozytenzahl ≥1.500/µl

• Influenza-Impfung empfohlen

F11

**Sekundäre Immundefekte
Pharmakologische Immunsuppression**

• außerhalb onkologischer Erkrankungen sollten
  vor Beginn einer langfristigen immunsuppressiven Behandlung ausstehende
  Impfungen durchgeführt/aufgefrischt werden

• Totimpfstoffe unbedenklich, bei suboptimaler
  Immunantwort erneute Impfung nach Therapie

• Lebendimpfstoffe bei relevanter
  Immunsuppression kontraindiziert;
  Detailhinweise zu topischer/niedriger
  Steroidtherapie und kurzzeitigen hohen
  Steroiddosen beachten

F12

Sektion IV

Eine Stammzelltransplantation (SZT) geht mit tiefgreifender passagerer humoraler und zellulärer Immundefizienz einher. Spezifische Antikörper früherer Impfungen nehmen nach SZT rapide ab. Daher ist die Wiederholung von Impfungen nach SZT sinnvoll.

Stammzell-/Knochenmark-Spender und -Empfänger sollten vor Transplantation gegen Hepatitis B, Hib und Pneumokokken geimpft werden.

Bei (allogener) SZT ist in der Regel nur eine vorübergehende Immunsuppression erforderlich. Bei regelgerechtem Verlauf wird erwartet, dass die Patienten nach 1–2 Jahren über ein funktionsfähiges Immunsystem verfügen. [F13]

In den Hinweisen zur Impfung von Patienten mit Immundefizienz werden autologe und allogene SZT gemeinsam behandelt, da keine publizierten Daten vorliegen, die bezüglich des Umfangs der Impfungen ein unterschiedliches Vorgehen für beide Gruppen rechtfertigen.

Bei ´solid organ transplantation´ (SOT) ist zu berücksichtigen, dass eine Impfung die Transplantatabstoßung fördern kann, daher, wenn möglich, vor Transplantation Impfschutz komplettieren.

Klinische Studien zum Vergleich von unterschiedlichen Impfabständen liegen nicht vor.

Totimpfstoffe sind unbedenklich, aber die Immunantwort ist direkt nach der Transplantation eingeschränkt, daher sind ggf. mehrfache Impfungen empfehlenswert.

Lebendimpfstoffe

Zur Zeit liegen keine hinreichenden Daten für die Verimpfung von Lebendimpfstoffen bei dieser Patientengruppe vor.

Entsprechend den Vorschlägen der Fachgesellschaften sollen Lebendimpfungen frühestens 2 Jahre nach einer Knochenmarktransplantation und in Abwesenheit einer immunsuppressiven Therapie bzw. aktiven chronischen Graft-versus-Host-Disease (GvHD) sowie ausreichender Lymphozytenzahl (>1.500/µl) geplant werden. [F14]

2   Planung von Impfungen

Auf jeden Fall sollte die Planung von Impfungen bei immundefizienten Personen in Zusammenarbeit mit einem immunologisch kompetenten Arzt oder einem entsprechenden Zentrum erfolgen.

Für die Bewertung des zu erwartenden Impferfolges und der Abschätzung von Infektionsrisiken versus Impfrisiken ist die Zuordnung zur entsprechenden immunologischen Störung entscheidend.

Zur Kontrolle des Impferfolges bei Patienten unter immunsuppressiver Therapie wird eine Titerbestimmung empfohlen. Wenn auch nicht für jeden Impfstoff aufgrund des Nachweises oder Fehlens einer Antikörperantwort eine Ausssage zur Protektion gegenüber der impfpräventablen Infektion gemacht werden kann, so dient ein Antikörpernachweis doch als Surrogatmarker für die Bewertung der Auseinandersetzung des Körpers mit dem Impfantigen.

Bei akuten behandlungsbedürftigen Erkrankungen sollte die Impfung verschoben und 2 Wochen nach Genesung geimpft werden. Eine Impfung während der Erkrankung könnte zur Verschlechterung des Krankheitsbildes führen und dem Impfstoff angelastet werden. Bei Transplantationen ist der Zeitpunkt der Impfung absolut entscheidend für Risiko oder Nutzen.

3   Impfungen mit unterschiedlichen Impfstoffen

3.1   Lebendimpfstoffe

(Masern, Mumps, Röteln, Varizellen) sollten nur nach Kenntnis der speziellen immunologischen Restfunktion des jeweiligen Patienten appliziert werden. Statt des oralen Impfstoffs gegen Typhus sind die entsprechenden Totimpfstoffe zu verwenden. Die Tuberkuloseimpfung ist in Deutschland generell nicht mehr empfohlen. Von einer Gelbfieberimpfung für immundefiziente Patienten wird abgeraten.

Bei schwerem Defekt der Immunabwehr der B- oder T-Zellen besteht das Risiko einer Erkrankung durch den attenuierten Erreger einschließlich lebensbedrohlicher Komplikationen.

Es ist zu berücksichtigen, dass auch nach schweren Infektionskrankheiten, wie Masern oder Infektionen durch Ebstein-Barr-Viren (EBV), Zytomegalie-Viren (CMV), Varizella-Zoster-Viren (VZV), Hepatitis-B-Viren und Influenza-Viren vorübergehend eine Abwehrschwäche (T-Zell-Suppression) bestehen kann. Lebendimpfungen sollten daher mit einem Abstand von 6–12 Wochen erfolgen.

Sektion IV

Bei gleichzeitiger Gabe von Medikamenten und Behandlungen, die das körpereigene Abwehrsystem schwächen, z.B. Kortikosteroide, Chemotherapie oder Bestrahlung bei Krebserkrankung besteht ebenfalls das Risiko, durch den Lebendimpfstoff zu erkranken.

ACTH oder ´Kortison´ unterdrücken das Immunsystem, sodass einerseits der Impferfolg gefährdet sein kann, andererseits Lebendimpfungen für den Impfling gefährlich sein könnten.

3.2   Totimpfstoffe

können in der Regel nach den Empfehlungen der STIKO durchgeführt werden. Ein besonderes Risiko besteht nicht. Die spezifische Immunantwort kann jedoch eingeschränkt oder nicht vorhanden sein, in Abhängigkeit vom Ausmaß der vorhandenen immunologischen Störung. Trotz einer verminderten humoralen Immunantwort kann durch die Stimulation einer T-zelluären Immunantwort eine Teilimmunität erreicht werden.

Bei gleichzeitig Gabe von Medikamenten, die das körpereigene Abwehrsystem schwächen, z. B. Kortikosteroide, oder Chemotherapie und/oder Bestrahlung bei Krebskranken besteht das Risiko, dass Totimpfstoffe unwirksam sind.

3.3   Kombinationsimpfstoffe

Auch für die Patientengruppe der Immundefizienten bieten Kombinationsimpfstoffe die gleichen Vorteile wie für die anderen Impflinge. Weniger Einzelinjektionen, vollständiger Schutz und weniger Arztkontakte.

3.4   Konjugatimpfstoffe

können bei eingeschränkter humoraler Immunfunktion für die Impfung gegen Pneumokokken und *Haemophilus influenzae* Typ B hilfreich sein. Das Konjugat induziert eine Aktivierung spezifischen T-Helfer-Zellen, die die Entwicklung von B-Gedächtniszellen bewirkt. Die Konjugatimpfstoffe wurden zur Überbrückung der mangelnden Immunantwort auf Polysaccharid-bekapselte Bakterien in den ersten zwei Lebensjahren entwickelt. Sie sind in Deutschland bisher nur für die Applikation bis zum 5. Lebensjahr zugelassen. Im Einzelfall kann eine Impfung jedoch auch außerhalb dieser Altersbegrenzung sinnvoll sein, z. B nach Knochenmarktransplantation.

3.5   Influenza und polyvalente Pneumokokken-Impfstoffe

Bei humoraler und/oder zellulärer immunologischer Restfunktion (Ausnahme: schwere kombinierte Immundefekte) ist eine jährliche Impfung gegen Influenza sinnvoll. Wenn keine regelmäßigen Immunglobulinsubstitution erfolgt und eine humorale Restfunktion besteht, kann polyvalenter Pneumokokkenimpfstoff verabreicht werden.

4 Umgebungs-, Expositions-und Postexpositions-Prophylaxe

Familienmitglieder, Betreuer, Pflegende und Ärzte von immundefizienten Patienten sollten vollständig geimpft sein, um diese nicht durch eine impfpräventable Infektionskrankheit zu gefährden. Die Umgebungsprophylaxe und Postexpositionsprohylaxe ist besonders für die Patienten wichtig, bei denen der Impferfolg nicht vorhersehbar ist und/oder bestimmte Impfungen kontraindiziert sind (z. B. Lebendimpfungen). Eine Übertragung von Impfstämmen wurde für Varizellen, orale Poliovakzine und orale Typhusvakzine beschrieben.

> **Impfung der Haushaltskontakt-Personen von Immundefizienten**
>
> - Haushaltskontaktpersonen (HKP) sind wichtige Infektionsquellen für Immundefizienter: daher Impfung der HKP zum Schutz der Patienten
> - Totimpfstoffe: nach Standard-Impfempfehlung
> - Influenza: jährliche Impfung aller HKP ≥6 LM
> - Lebendimpfstoffe:
>   – MMR: Keine Übertragung nach MMR-Impfung, daher für alle HKP indiziert
>   – Varizellen: Übertragung des Impfvirus extrem selten (nur bei Impf-Varizellen); Impfung für HKP ohne Varizellen-Anamnese indiziert

F15

Das ist bei der Umgebungsimpfung zu bedenken. Eine Umgebungsprophylaxe ist oftmals die einzige Schutzmöglichkeit, wenn ein Patient mit Immundefizienz (vorübergehend) nicht geimpft werden kann! [F15]

Indikationsimpfungen /Reiseimpfungen: Gegen Totimpfstoffe wie FSME und Hepatitis A bestehen keine Einwände. Frühsommermeningoenzephalitis (FSME) ist indiziert bei Aufenthalt mit Ansteckungsgefahr (Aufenthalt im Wald) in Risikogebieten (z. B. Baden-Württemberg, Bayern) und Hepatitis A für Personen mit chronischer Leberkrankheit und in Fürsorgeeinrichtungen. Typhus, Gelbfieber und Cholera wurden bei Lebendimpfstoffen besprochen.

5 Übersicht zu Impfungen bei Kindern mit Immundefizienz

Eine tabellarische Übersicht zu Impfungen für Kinder mit Immundefizienz findet sich in den nebenstehenden Abbildungen. [F16] [F17] [F18]

Impfungen für Kinder mit primären Immundefekten (ID)

	Ser *	HB	Pneu **	Men ***	MMR	VZV	Flu	Evidenz grad
Humorale ID	A	A/I	I°	I	E	E	I	III/IV
Kombinierte u T-Zell-ID	A°	A°/I°	I°	I°	K	K	I°	III/IV
Komplement ID	A	A/I	I	I	A	A	I	III
Gestörte Granulozyten funktion	A	A/I	I	I	A	A	I	III/IV

* DTaP-IPV-Hib-Impfstoff; ** Pneumokokken-Impfstoff;
*** Meningokokken-Impfstoff; I Indiziert; K kontraindiziert
A entsprechend allgemeiner Empfehlung; E Einzelfall-Entscheid
o falls immunologische Restfunktion vorhanden

F16

Impfungen für Kinder mit sekundären Immundefekten (ID)

	Ser *	HB	Pneu **	Men ***	MMR	VZV	Flu	Evidenz grad
HIV	A	A/I	I	I	A/I	E	I	III/IV
Asplenie	A	A/I	I	I	K	K	I°	III/IV
Onkologische Erkrankung	I	I	I	I	A	A	I	III
in Remission nach Therapie					A	A	I	III/IV
Pharmakolog Immun-suppression	A/I	I	I	I				

* DTaP-IPV-Hib-Impfstoff; ** Pneumokokken-Impfstoff;
*** Meningokokken-Impfstoff; I Indiziert; K kontraindiziert
A entprechend allgemeiner Empfehlung; E Einzelfall-Entscheid

F17

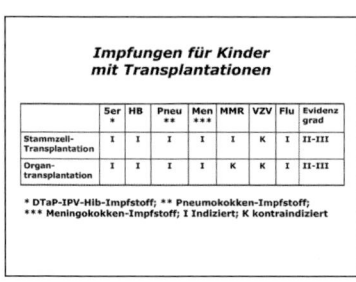

Impfungen für Kinder mit Transplantationen

	Ser *	HB	Pneu **	Men ***	MMR	VZV	Flu	Evidenz grad
Stammzell-Transplantation	I	I	I	I	I	K	I	II-III
Organ-transplantation	I	I	I	I	K	K	I	II-III

* DTaP-IPV-Hib-Impfstoff; ** Pneumokokken-Impfstoff;
*** Meningokokken-Impfstoff; I Indiziert; K kontraindiziert

F18

6 Evidenzbewertung

Die Bewertung der verfügbaren Evidenz in den ´Hinweisen zu Impfungen für Patienten mit Immundefizienz´erfolgte anhand international akzeptierter Kriterien:

I. Evidenz nachgewiesen durch mindestens eine adäquat randomisierte, kontrollierte Studie

II. Evidenz nachgewiesen durch nicht randomisierte, kontrollierte Studien

III. Expertenkonsens aufgrund klinischer Erfahrung oder eigener Beobachtungen oder Empfehlungen aus Expertengremien

IV. Offene Frage in der Fachliteratur; eine Empfehlung kann nicht abgegeben werden

V. Empfehlung aufgrund gesetzlicher Regelungen oder aufgrund sonst unmittelbar geltenden Rechts.

Literatur

Empfehlungen der Ständigen Impfkommission (STIKO) am Robert Koch-Institut / Stand: Juli 2011, Epidemiologisches Bulletin 2011 Nr 30. >www.rki.de<

Mitteilungen der STIKO am RKI: Hinweise zu Impfungen bei Patienten mit Immundefizienz. Epidemiol Bull. 2005; 39: 353–364.

34 Impfungen in Schwangerschaft und Stillzeit

1 Impfungen in der Schwangerschaft

Für Impfungen in der Schwangerschaft gibt es einen Leitsatz: So viel wie nötig und so wenig wie möglich. Eine Schwangerschaft ist sicherlich nicht der ideale Zeitpunkt, um alle vergessenen Impfungen nachzuholen. Doch wenn eine Indikation dafür besteht, können und sollen die notwendigen Impfungen gegeben werden. Mit einer Einschränkung: Die meisten Lebendimpfstoffe sind während der Schwangerschaft kontraindiziert. [F1] [F2]

Impfungen in der Schwangerschaft

**So viel wie nötig
und so wenig wie möglich!**

F1

Impfungen in der Schwangerschaft

· **Attenuierte Impfstoffe sind im Allgemeinen kontraindiziert.**

· **Inaktivierte Impfstoffe sind bei strenger Indikationsstellung im Allgemeinen erlaubt.**

F2

Das Risiko für Mutter und Kind ist bei Impfungen in der Schwangerschaft ein theoretisches. Es gibt keinerlei Beobachtungen, dass die Impfung Schwangerer mit inaktivierten viralen oder bakteriellen Vakzinen irgendwelche Risiken birgt. Daher ist der Nutzen von Impfungen in der Schwangerschaft immer dann gegeben, wenn ein hohes Expositionsrisiko besteht, wenn die zu verhindernde Infektion für Mutter oder Kind gefährlich und der verwendete Impfstoff ohne Risiko anwendbar ist. Das – zumindest theoretische – Risiko der Übertragung auf den Fetus besteht nur bei attenuierten Impfstoffen.

Selbstverständlich gibt es keine gezielten Impfstudien bei Frauen während der Schwangerschaft, auch nicht mit inaktivierten Impfstoffen. Dennoch verfügt man bei lange im Handel befindlichen Impfstoffen über viele Erfahrungen, z. B. aufgrund von versehentlich in der Frühschwangerschaft durchgeführten Impfungen, also zu einem Zeitpunkt, als die Frau noch nichts von ihrer Schwangerschaft wusste. Oder wenn es aufgrund von epidemiologischen Gegebenheiten keine andere Wahl gibt, als eine Impfung durchzuführen, um die Frau (und damit ihr Ungeborenes) zu schützen.

1.1   Inaktivierte Impfstoffe (Totimpfstoffe)

Die meisten Totimpfstoffe sind für die Schwangere und das ungeborene Kind ungefährlich. In der Regel sollte dennoch nicht im ersten Trimenon geimpft werden, damit etwaige Entwicklungsstörungen nicht fälschlich der Impfung angelastet werden.

Unbedingt indiziert sind alle Impfungen mit vitaler Indikation, also die passiv-aktive Tollwut-Immunisierung bei Kontakt zu einem tollwutverdächtigen Tier, die Tetanus-Impfung im Verletzungsfall oder eine passiv-aktive Immunisierung gegen Hepatitis B bei einer Nadelstichverletzung, falls die betreffende Schwangere nicht aufgrund ihrer beruflichen Tätigkeit bereits ausreichend geimpft wurde. [F3]

Inaktivierte Impfstoffe

Unbedingt indiziert sind alle Impfungen bei vitaler Indikation:
- postexpositionelle Tollwut-Prophylaxe
- Tetanus-Impfung nach Verletzung, falls keine ausreichende Immunisierung vorliegt
- Hepatitis-B-Simultanprophylaxe, zum Beispiel nach Nadelstichverletzung

F3

Inaktivierte Impfstoffe

Indiziert sind auch:
- Influenza-Impfung vor Influenza-Saison oder bei pandemischer Gefährdung
   ➡ Empfehlung der STIKO 2010
- Tetanus-Impfung (auch ohne Verletzung), wenn der Impfschutz unzureichend ist

F4

Seit 2010: Influenza-Impfung für Schwangere empfohlen

Empfohlen für alle Schwangeren ab 2. Trimenon

Bei erhöhter gesundheitlicher Gefährdung infolge eines Grundleiden: bereits ab 1. Trimenon

Grund: erhöhtes Komplikationsrisiko bei Erkrankung in der Schwangerschaft

F5

Die **Impfung gegen Influenza** in der Schwangerschaft ist nach in den letzten Jahren gewonnenen Erkenntnissen, insbesondere auch den im Rahmen der sogenannten Schweinegrippe-Pandemie (H1N1v) gewonnenen Daten, indiziert. Zwar wird von den Herstellern darauf verwiesen, dass gezielte Studien bei Schwangeren nicht durchgeführt wurden. Studien aus den USA, Kanada und anderen Ländern haben jedoch gezeigt, dass Schwangere, die an Influenza erkranken, ein erhöhtes Risiko für Hospitalisierung, influenzabedingte Pneumonie, intensivmedizinische Behandlung und Tod haben. Die 2009/2010 aufgetretenen Erkankungs- und Todesfälle von Schwangeren im Rahmen der H1N1v-Pandemie haben diese Gefährdung bestätigt. Europaweit konnte nicht nachgewiesen werden, dass die Impfung das Risiko einer Fehl- oder Totgeburt erhöht. Langzeitdaten zur Nachbeobachtung von Kindern geimpfter Mütter liegen noch nicht vor. Es wurde keine Evidenz dafür gefunden, dass die Effektivität der Impfung bei Schwangeren niedriger als bei Nicht-Schwangeren ist.

Die STIKO hat in Wertung der vorliegenden Informationen 2010 die Influenza-Impfung für Schwangere ab dem zweiten Trimenon empfohlen, bei erhöhter gesundheitlicher Gefährdung infolge eines Grundleidens bereits ab dem ersten Trimenon. [F4] [F5]

Auch eine **Tetanus-Impfung** kann und soll in der Schwangerschaft gegeben werden, wenn die letzte Impfung länger als 10 Jahre zurückliegt oder der Impfschutz unvollständig ist. Die Impfung der Mutter schützt auch das Neugeborene während der ersten Lebenswochen.

1.1.1 Neue Impfstoffe

Hier ist in erster Linie an die beiden HPV-Impfstoffe zu denken. Bei neuen Impfstoffen wird grundsätzlich abgewartet, bis ausreichend Erfahrungen mit der Anwendung in der Schwangerschaft vorliegen. So lautet auch die Empfehlung bei den HPV-Impfstoffen. Wie bei jedem anderen Impfstoff auch, wurden natürlich keine Studien zur Verabreichung bei schwangeren Frauen durchgeführt. Im Rahmen der klinischen Entwicklungsprogramme vor Erteilung der Zulassung der beiden Impfstoffe berichteten jedoch etwa 4.000 Frauen (je etwa die Hälfte in der Impfstoff- und Placebogruppe) jeweils über eine Schwangerschaft. Impfstoffbedingte Fehlbildungen wurden dabei nicht beobachtet. Tierexperimentelle Studien lassen nicht auf direkte oder indirekte schädliche Auswirkungen auf Schwangerschaft, embryonale/fetale Entwicklung, Geburt oder postnatale Entwicklung schließen. Dennoch reichen diese Daten nicht aus, die Anwendung von HPV-Impfstoffen während der Schwangerschaft zu empfehlen. Die Impfung sollte daher erst nach Ende der Schwangerschaft durchgeführt bzw. eine begonnene Impfserie unterbrochen und erst nach der Geburt fortgesetzt werden. Sollte versehentlich in der Schwangerschaft geimpft worden sein, besteht jedoch **keine** Indikation für einen Abbruch. [F6]

In den USA ist eine Hotline eingerichtet worden, an die sowohl Schwangere als auch Mediziner jeden Fall einer HPV-Impfung während der Schwangerschaft berichten sollten, damit zukünftig eine verbesserte Datenlage verfügbar ist.

Neue Impfstoffe

HPV-Impfstoffe
- Es liegen noch keine ausreichenden Erfahrungen vor
- Eine begonnene Impfserie soll NACH der Geburt weitergeführt werden
- Bei versehentlicher Impfung besteht KEIN Grund für einen Schwangerschaftsabbruch

F6

Attenuierte Impfstoffe

- **Kontraindiziert:** Impfungen mit attenuierten, vermehrungsfähigen Impfviren gegen *Masern, Mumps* und *Röteln* sowie *Varizellen*

- **Im Einzelfall anwendbar:** *Gelbfieber-Impfung* (bei dringender Indikation) und die orale *Typhus-Impfung* (jedoch inaktivierte Typhus-Impfstoffe bevorzugen)

F7

1.2 Attenuierte Impfstoffe (Lebendimpfstoffe)

Lebendimpfstoffe wie die gegen **Masern, Mumps, Röteln** oder **Varizelle**n sind für Schwangere kontraindiziert, denn es kommt temporär zu einer Virämie. Obwohl bisher niemals Fruchtschäden nach versehentlichen Impfungen während der Schwangerschaft auftraten, besteht ein zumindest theoretisches Risiko. [F7]

Eine **Interruptio** wegen versehentlicher Impfung mit Lebendvakzinen, z. B. der Röteln-Impfung, kurz vor oder sogar während der Schwangerschaft ist **nicht indiziert**. Darauf wies die Bundesärztekammer bereits 1985 hin, und auch das Center for Disease Control and Prevention (CDC) gibt dieselbe Empfehlung. In Einzelfällen wurde zwar im Abrasions-oder Abort-Material Röteln-Impfvirus nachgewiesen. Es kam aber nie zu Fehlbildungen beim Kind, wenn die Schwangerschaft bestehen blieb. Hierfür gibt es inzwischen zahlreiche Beobachtungen. [F8] In den USA hat man übrigens aufgrund der Datenlage den – aus rein theoretischen Erwägungen festgelegten – Sicherheitsabstand von drei Monaten zwischen der Impfung mit einem Lebendimpfstoff und dem Eintritt einer Schwangerschaft bereits auf vier Wochen verkürzt.

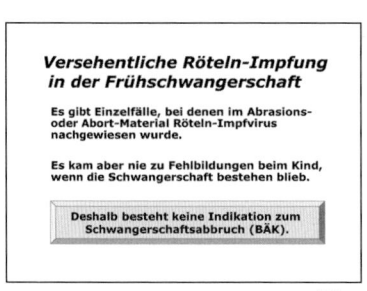

Versehentliche Röteln-Impfung in der Frühschwangerschaft

Es gibt Einzelfälle, bei denen im Abrasions- oder Abort-Material Röteln-Impfvirus nachgewiesen wurde.

Es kam aber nie zu Fehlbildungen beim Kind, wenn die Schwangerschaft bestehen blieb.

Deshalb besteht keine Indikation zum Schwangerschaftsabbruch (BÄK).

F8

Eine Ausnahme unter den zu injizierenden Lebendvakzinen ist die **Gelbfieber-Impfung**, denn sie kann unter strenger Indikationsstellung auch in der Schwangerschaft gegeben werden, allerdings nicht im ersten Trimenon. Im zweiten und dritten Trimenon ist sie im Einzelfall durchführbar. Die Kinder sollten aber nach der Geburt den Empfehlungen der CDC zufolge engmaschig untersucht werden, auch wenn keine Schädigung des Kindes zu erwarten ist. In Gelbfieber-Endemiegebieten muss die Impfung auch bei Schwangeren gezwungenermaßen breit angewendet werden, dennoch wurde nie eine Schädigung des Kindes beobachtet. Auch das Gelbfiebervirus selbst führt offenbar zu keinen embryonalen oder fetalen Schäden.

Wenn der Aufenthalt in einem Gebiet, in dem Gelbfieber endemisch ist, wirklich unvermeidbar ist, kann die Gelbfieber-Impfung – ausnahmsweise – erfolgen. Bei Reisen in Länder, die zwar die Impfbescheinigung bei der Einreise aus Sicherheitsgründen verlangen, in denen die Krankheit jedoch nicht endemisch ist, kann eine Bescheinigung ausgestellt werden, dass die Impfung nicht durchgeführt werden darf.
Ist der Aufenthalt jedoch aufschiebbar, sollte diese Lösung vorgezogen werden, auch wegen der anderen Risiken in tropischen Gebieten, z. B. dem Hepatitis-E- und Malaria-Risiko. Unnötige Reisen in Gelbfieber- oder Malaria-Endemiegebiete sollten daher in der Schwangerschaft unterbleiben.

Auch die **Typhus-Schluckimpfung** kann unter strenger Indikationsstellung in der Schwangerschaft angewendet werden, da jedoch auch inaktivierte Impfstoffe zur Verfügung stehen, ist diesen der Vorzug zu geben.

Impfungen in der Schwangerschaft

Impfung	indiziert	nicht kontra-indiziert	vermeiden	kontra-indiziert
Cholera		x		
Diphtherie		x		
FSME		x		
Gelbfieber			x	
Hib		x		
Hepatitis A		x		
Hepatitis B		x		
HPV			x*	
Influenza	x			
Jap-Enzeph				x
Masern				x

*keine Erfahrungen

F11

Impfungen in der Schwangerschaft

Impfung	indiziert	nicht kontra-indiziert	vermeiden	kontra-indiziert
Meningok.		x		
Mumps				x
Pertussis			x	
Pneumok.		x		
Polio		x		
Röteln				x
Tetanus	x			
Tollwut	x (postexpositionell)	x (präexpositionell)		
Typhus		x (parenteral)	x (oral)	
Varizellen				x

F12

1.3 Impfungen von Angehörigen der Wohngemeinschaft

Es besteht kein Grund, andere Familienmitglieder nicht zu impfen, nur weil sich eine Schwangere in der Wohngemeinschaft befindet. Alle Impfungen mit Totimpfstoffen sind möglich, und auch die attenuierten Impfstoffe können an die Mitbewohner verabreicht werden. [F9]

So kann ein Kind beispielsweise problemlos die Masern-Mumps-Röteln-Impfung bekommen, wenn die Mutter wieder schwanger sein sollte, denn die Impf-viren bei der MMR-Impfung werden grundsätzlich nicht auf Dritte übertragen. Selbst wenn (bei etwa zwei Prozent der geimpften Kinder) im Abstand von etwa zehn Tagen eine ´Impfkrankheit´ auftreten sollte, also ein abgeschwächtes Masern- oder Rötelnexanthem oder eine Schwellung der Parotis, ist dies nicht ansteckend. [F10]

Lediglich bei der Impfung gegen Varizellen wurden in der Literatur bisher wenige Einzelfälle beschrieben, in denen aus einem Varizellen-Impfexanthem, das ledig-lich bei 1–3 % der Impflinge auftritt, die Impfviren tatsächlich auf Dritte übertragen wurden. Dabei traten leichte exanthematische Verläufe auf. Andere Impfre-aktionen beinhalten kein Übertragungsrisiko. Bei der Varizellen-Impfung von Familienmitgliedern sollte eine seronegative schwangere Frau auf diese – wenn auch ex-trem seltene Möglichkeit – hingewiesen werden. Wenn beim Geimpften tatsächlich ein Impfexanthem auftritt, sollte sie den direkten Kontakt mit den Pusteln meiden, bis die ersten Schorfe abgefallen sind. Meist treten auch nur wenige Impfpusteln auf, die ggf. auch abgedeckt werden können. Eine Wildvirusinfektion wäre für die Mutter und das ungeborene Kind wesentlich gefährli-cher, daher sollte auch die Varizellen-Impfung in der

Sektion IV

Wohngemeinschaft einer seronegativen Schwangeren in der Regel durchgeführt werden. Eine zusammenfassende Übersicht zu Impfungen in der Schwangerschaft zeigt die nebenstehende Grafik (entnommen aus: ´Schwierige Impffragen kompetent beantwortet´, siehe Literaturverzeichnis). [F11] [F12]

2   Impfungen in der Stillzeit

Alle Impfungen können und sollen bei entsprechender Indikation gegeben werden. Manche Impfungen sind in dieser Zeit besonders wichtig, zum Beispiel die Pertussis-Impfung. Seit Juli 2004 ist die Impfung für alle engen Kontaktpersonen des Neugeborenen – in erster Linie natürlich die Eltern – empfohlen. Im Idealfall erhält die Frau die Impfung bereits vor Beginn der Schwangerschaft; wurde dies versäumt, sollte die Impfung möglichst in den ersten Tagen nach der Geburt nachgeholt werden. Der Säugling verfügt über keinerlei Nestschutz und kann sofort an Keuchhusten erkranken. Durch die Impfung der engen Kontaktpersonen wird das Neugeborene wirksam geschützt. [F13]

Impfungen in der Stillzeit

- Alle Impfungen können und sollen bei entsprechender Indikation gegeben werden

- Dies gilt für die Frau selbst, ihr Kind und alle Kontaktpersonen

F13

Röteln-negative Frauen sollten nach der Geburt des Kindes eine MMR-Impfung erhalten (mit anschließender Röteln-Titerkontrolle). Dasselbe gilt für die Varizellen-Impfung bei seronegativen Frauen.

Literatur
QUAST U, LEY-KÖLLSTADT S, ARNDT U. Schwierige Impffragen kompetent beantwortet. Verlag im Kilian 2008, S. 250–258.
Empfehlungen der Ständigen Impfkommission (STIKO) am Robert-Koch-Institut / Stand: Juli 2011. Epidemiol Bull RKI 2011 Nr 30. >www.rki.de<
Mitteilung der Ständigen Impfkommission (STIKO) am Robert-Koch-Institut: Änderung der Empfehlungen zur Impfung gegen Influenza. Epidemiol Bull RKI Nr 31 2010. >http.//www.rki.de<
http://www.cdc.gov/vaccines/pubs/prcg-guide.htm

35 Moderne Technologien

In den letzten beiden Jahrzehnten des vergangenen Jahrhunderts wurden die Grundlagen für eine biotechnologische Revolution bei der Entwicklung zukünftiger Impfstoffe geschaffen. Diese Grundlagen sind im Wesentlichen

Moderne Grundlagen der Impfstoffentwicklung

- reverse Vakzinologie
- Konjugation an Trägerproteine
- neue Zellsubstrate
- neue Adjuvantien

F1

II   die reverse Vakzinologie

II   die Konjugation an Trägerproteine

II   neue Zellsubstrate

II   neue Adjuvantien. [F1]

1   Reverse Vakzinologie

Die konventionelle Impfstoffentwicklung stützt sich auf den Erreger selbst. Im Gegensatz dazu benutzt die reverse (umgekehrte) Vakzinologie als Ausgangspunkt das sequenzierte Genom des Erregers.

Bisher wurden die Genome von weit über 300 Bakterienarten sequenziert. In Bakterien, die wichtige Erkrankungen des Menschen verursachen, wurden die Gene identifiziert, welche mit Wahrscheinlichkeit mit konservierten Antigenen des Erregers übereinstimmen. Identi-

Reverse Vakzinologie

- Die konventionelle Impfstoffentwicklung stützt sich auf den Erreger selbst; die reverse Vakzinologie geht vom sequenzierten Genom des Erregers aus
- in Bakterien, die wichtige Erkrankungen verursachen, werden Gene identifiziert und auf die Fähigkeit, eine protektive Immunantwort hervorzurufen, getestet
- 2012 könnte mit dem Meningokokken-Impfstoff der Serogruppe B der erste mit reverser Vakzinologie entwickelte Human-Impfstoff auf dem Markt sein

F2

fizierte Gene können in einen anderen, sich schnell vermehrenden Organismus, (beispielsweise Saccharomyces cerevisiae) eingebracht werden, um ein Kandidaten-Antigen zu produzieren. Letztlich wird dieses Antigen auf seine Fähigkeit, eine protektive Immunantwort hervorzurufen, getestet.

Es ist wahrscheinlich, dass schon bald (2011/12) mit dem Impfstoff gegen die Serogruppe B von *N. meningitidis* der erste mit reverser Vakzinologie entwickelte Impfstoff lizensiert wird. [F2]

551

2   Konjugation an Trägerproteine

Infektionskrankheiten durch bekapselte Bakterien (*Haemophilus influenzae, Streptococcus pneumoniae, N. meningitidis*) sind insbesondere im Kindesalter gefürchtet und tragen weltweit zu hoher Morbidität und Mortalität bei. Konventionelle Impfstoffe auf der Basis von Polysacchariden (T-Zell-unabhängige Antigene) des Erregers schützen ungenügend im frühen Kindesalter, der Periode der höchsten Gefährdung, induzieren kein immunologisches Gedächtnis und keine 'herd immunity'.

Konjugation an Trägerproteine

- Polysaccharide sind T-Zell-unabhängige Antigene: sie schützen ungenügend im frühen Kindesalter, induzieren kein immunologisches Gedächtnis und keine 'herd immunity'
- Konjugation der Polysaccharide an ein Trägerprotein führt zu einem Antigen mit Proteineigenschaften, welches eine T-Zellabhängige Immunantwort induziert: früh einsetzender Schutz, immunologisches Gedächtnis und 'herd immunity'

F3

Die Konjugation der Polysaccharide der Bakterienkapsel an ein Trägerprotein (carrier), beispielsweise Tetanustoxoid oder CRM197 (atoxische Mutante des Diphtherietoxins) führt zu einem Antigen mit Proteineigenschaften, welches eine T-Zell-abhängige Immunantwort induziert. [F3]

Konjugierte Impfstoffe haben lebensgefährliche Erkrankungen des Kindesalters durch *Haemophilus influenzae* Typ b und Meningokokken der Serogruppe C in vielen industriell entwickelten Staaten weitestgehend zurückgedrängt. Ein ähnlicher Erfolg entwickelt sich mit Impfprogrammen auf der Grundlage konjugierter Pneumokokkenimpfstoffe.

Einzelheiten sind den entsprechenden Kapiteln zu entnehmen: 3 *Haemophilus influenzae* Typ b, 11 Meningokokken-Erkrankungen, 14 Pneumokokken-Erkrankungen, 21 Polysaccharid- und Konjugat-Impfstoffe.

3   Neue Zellsubstrate

Vermehrungssubstrate menschlichen und tierischen Ursprungs werden insbesondere bei der Herstellung von Virusimpfstoffen seit Jahrzehnten genutzt. Problematisch sind dabei unter anderem die Beschaffung des Ausgangsmaterials (beispielsweise Tiere, Hühnereier), die teils nur geringe Ausbeute an Virusmaterial, die mögliche Kontamination des Ausgangsmaterials mit anderen Erregern, oder die Veränderung des Saatmaterials während der Vermehrung.

Forschung und technologischer Fortschritt haben zur Erprobung alternativer Zellsubstrate geführt, darunter neben anderen Tierarten auch zur Nutzung von Pflanzen und Insekten sowie weiteren lebenden Organismen. Besondere Aufmerksamkeit wird immortalisierten

Neue Zellsubstrate

- Alternative Zellsubstrate (andere Tierarten, Pflanzen, Insekten, weitere lebende Organismen) können Impfstoffherstellung verbessern: Ausgangsmaterial leichter verfügbar, höhere Virusausbeute, keine Kontamination oder Saatmaterial-Veränderung bei Vermehrung
- Aufmerksamkeit gilt auch *immortalisierten Zellsubstraten*, die kontinuierlich und jederzeit zugriffsfähig aufbewahrt werden können

F4

Zellsubstraten gewidmet, die kontinuierlich und jederzeit zugriffsfähig aufbewahrt werden können. [F4]

4   Adjuvantien

Adjuvantien haben das Ziel, die Immunantwort eines Impfstoffs zu verstärken, zu verbreitern oder schneller wirksam werden zu lassen. Sie werden seit Beginn der Impfstoffentwicklung in inaktivierten Impfstoffen und insbesondere in Form von Aluminiumsalzen erfolgreich und mit nur geringen Nebenwirkungen eingesetzt.

Die Entwicklung moderner Adjuvantien ist eine wesentliche Komponente der Impfstoffforschung. Gegenwärtig lenken Adjuvantien insbesondere bei HPV- und pandemischen Influenza-Impfstoffen die wissenschaftliche und auch kritische Aufmerksamkeit der Öffentlichkeit auf sich.
Auch bei der Entwicklung des wohl aussichtsreichsten Malariaimpfstoffs spielen Adjuvantien eine wichtige Rolle.

Neue Adjuvantien

- Adjuvantien verstärken oder erweitern die Immunantwort eines Impfstoffs oder führen zu schnellerer Wirksamkeit
- Aluminiumsalze haben sich langzeitig bewährt
- Die Entwicklung moderner Adjuvantien ist eine wesentliche Komponente der Impfstoffforschung:
  – Das Adjuvans MF59 (Squalen) wurde bisher bei mehr als 40 Millionen Impfungen eingesetzt
  – Weitere zugelassene Adjuvantien mit bisher unauffälligem Sicherheitsprofil:
  - ASO3 (Squalen, Tocopherol, Polysorbat 80)
  - ASO4 (Monophosphoryllipid-MPL)

F5

Das Adjuvans MF59 besteht aus Squalen, es wurde bisher bei mehr als 40 Millionen Impfungen eingesetzt. Ein ähnliches Adjuvans ist AS03, das neben Squalen noch Polysorbat und Vitamin E enthält. Die Substanzen kommen auch im menschlichen Stoffwechsel vor und gelten daher als unbedenklich. Beide Adjuvantien wurden von der europäischen Zulassungsbehörde EMA lizensiert und kamen in pandemischen Influenzaimpfstoffen zum Einsatz. [F5]

Darüber hinaus haben bisher nur wenige der modernen Adjuvantien die Zulassung durch die Lizensierungs-Behörden erhalten. Es bedarf jedoch keiner Prophetie, um modernen Adjuvantien eine bedeutende Zukunft vorauszusagen.

5   Impfstoffentwicklung

Gegenwärtig befinden sich etwa 80 Impfstoffkandidaten in den letzten Stufen der klinischen Erprobung, darunter 30 gegen Krankheiten wie Malaria und Dengue-Fieber, die bisher nicht impfpräventabel sind. 50 Entwicklungen sind auf die Verbesserung existierender Impfstoffe gerichtet wie beispielsweise gegen Cholera, Japanische Enzephalitis, Hepatitis A und Pneumokokken-Erkrankungen.

Die Entwicklung innovativer Technologien in der Impfstoffentwicklung führt zu einer zunehmenden Arbeitsteilung zwischen akademischen sowie anderen forschenden Institutionen und der Impfstoffindustrie. Basisforschung und teilweise auch angewandte Forschung entfallen auf erstere, während die Industrie in erster Linie für die Evaluierung einer Entwicklung, die vorbereitenden Arbeiten für eine Lizensierung, die Überführung von Entwicklungen in die Produktion und die Markteinführung die federführende Rolle spielt.

Literatur

SERRUTOA D, RAPPUOLI R. Post-genomic vaccine development. FEBS Letters 2006; 580(12):2985–2992.

The Jordan report: accelerated development of vaccines, 2007. U.S. Department of Health and Human Services, National Institutes of Health, National Institute of Allergy and Infectious Diseases, 2007.

New Generation Vaccines. 4th ed. (eds Levine MM, Kaper JB, Rappuoli R, Lui MA). Dekker, New York 2008.

WHO, UNICEF, World Bank. State of the world's vaccines and immunization, 3rd ed. Geneva, World Health Organization, 2009.

36 HIV/AIDS und HIV-Impfstoff

Innerhalb der vergangenen 25 Jahre hat sich die HIV-AIDS-Infektion zu einem dramatischen weltweiten Gesundheitsproblem entwickelt. 33 Millionen Menschen werden als infiziert eingeschätzt. Trotz sehr beachtenswerten Fortschritten in der Therapie der Krankheit und der Vorbeugung durch Verhaltensänderung stellt ein sicherer und wirksamer Impfstoff den Kern einer HIV/AIDS-Präventionsstrategie dar.

Die einzigartigen Charakteristika der HIV-Infektion machen die Entwicklung eines Impfstoffs zu einer gewaltigen Herausforderung. Das Virus greift das Immunsystem an und damit direkt die Verteidigung des Organismus gegen Infektionen. HIV ist von extremer genetischer Variabilität und Rekombinationsfähigkeit. Bisher wurden mehr als ein Dutzend HIV-Subtypen nachgewiesen und bis zu 24 unterschiedliche Rekombinationen.

Unterschiedliche Ansätze haben in den vergangenen Jahren zu einer Vielzahl möglicher Impfstoffkandidaten geführt. 1987 erfolgte die erste klinische Erprobung (Phase I) eines HIV-Impfstoffs. Seitdem wurden mehr als 30 Kandidatenimpfstoffe in mehr als 170 klinischen Studien (Phase I/II) getestet.

In der ersten Phase konzentrierte sich die Impfstoffentwicklung auf die Induktion neutralisierender Antikörper durch rekombinante Proteine, in der zweiten Phase auf die Stimulierung einer CD8 T-Zell-Antwort durch virale Vektoren und gegenwärtig steht die Optimierung der humoralen und zellvermittelten Immunantwort durch ´prime-boost´- Strategien im Vordergrund. Teilweise überlappen sich diese unterschiedlichen Konzepte.

Die aussichtsreichsten bisherigen Entwicklungen wurden in 3 großen Effektivitätsstudien mit enttäuschenden Resultaten getestet. [F1]

HIV-Impfstoff

Unterschiedliche Konzepte

- Induktion neutralisierender Antikörper durch rekombinante Proteine
- Stimulierung einer CD8 T-Zell-Antwort durch virale Vektoren
- Optimierung der humoralen und zellvermittelten Immunantwort durch ´prime-boost´-Strategien

F1

Ein erster Erfolg zeigte sich aktuell bei der klinischen Erprobung eines Impfstoffs auf der Grundlage der ´prime-boost´-Strategie (Rerks-Ngarm et al).

Diese gut geplante und durchgeführte klinische Studie RV144 (randomisierte plazebo-kontrollierte Doppelblindstudie) wurde im Südosten Thailands durchgeführt und bezog 16.395

Probanden der dörflichen Bevölkerung ein. Das Impfschema mit insgesamt 6 Impfungen an 4 Terminen beinhaltete eine Primärimpfung mit ALVAC HIV (attenuierter Canarypox-Vektor, gentechnisch verändert zur Abgabe von HIV gag, pol und env-Genen und einer dadurch hervorgerufenen T-Zell-vermittelten Immunantwort) und eine Boosterung mit AIDSVAX B/E (rekombinanter gp120-Impfstoff zur Induktion einer humoralen Antikörperantwort). Die Immunogene entsprachen den in Thailand prävalenten HIV-1-Subtypen. Die Impfungen waren gut verträglich.

Nachgewiesen wurde eine Effektivität des Impfstoffs von 26,2 % und 26,4 %; bei Ausschluss von zum Zeitpunkt des Studienbeginns bereits infizierten Probanden eine Effektivität von 31,2 %. Eine Reduzierung der Viruslast wurde nicht nachgewiesen. [F2]

Erstes moderat positives Ergebnis mit ´prime-boost´-Impfung
Großfeldversuch in Thailand

- Primärimpfung mit ALVAC HIV (attenuierter Canarypox-Vektor, gentechnisch verändert zur Abgabe von HIV gag, pol und env-Genen und einer dadurch hervorgerufenen T-Zell-vermittelten Immunantwort)
- Boosterung mit AIDSVAX B/E (rekombinanter gp120-Impfstoff zur Induktion einer humoralen AK-Antwort)
- Effektivität des Impfstoffs 31,2 %; Reduzierung der Viruslast nicht nachgewiesen; Impfungen gut verträglich
- Kritik: Wirksamkeit auf 1 Jahr begrenzt, keine Einbeziehung typischer Risikopersonen

F2

Der Umstand, dass ähnliche Impfstoffe wie ALVAC HIV oder AIDSVAX B/E entweder ungenügend immunogen waren oder keine Effektivität nachweisen konnten, wird damit erklärt, dass in den verschiedenen klinischen Erprobungen unterschiedliche Probandengruppen einbezogen wurden. In der moderat erfolgreichen Erprobung wurden heterosexuelle Personen mit niedrigem oder gemäßigtem HIV-Risiko einbezogen, während sich andere Erprobungen auf Personen mit hohem Risiko stützten.

Die Ergebnisse der Thailand-Studie wurden teilweise enthusiastisch gefeiert, andererseits sehr kritisch bewertet. Die Wirksamkeit sei zeitlich sehr begrenzt, die typischen Risikopersonen seien nicht einbezogen worden. Natürlich ist man vom Ziel eines sicheren und wirksamen Impfstoffs noch weit entfernt. Gezeigt wurde in jedem Fall, dass eine schützende Immunität durch einen Impfstoff erreicht werden kann. Für die weitere Forschung und Entwicklung und insbesondere auch für die Durchführung großer Feldversuche in Entwicklungsländern ergeben sich wichtige Ansatzpunkte. In einer der RV144-Studie nachfolgenden prospektiven Kohortenstudie RV152 werden die virologischen, immunologischen und klinischen Verläufe der HIV-infizierten Geimpften untersucht.

Weitere ´prime-boost´- Impfkonzepte basieren auf rekombinanten Abkömmlingen des Vacciniavirus (MVA-modifiziertes Virus Ankara oder New York Board of Health Stamm) oder weiteren viralen und bakteriellen Vektoren.

Plasmid-DNA-Impfstoffe sind allein ungenügend immunogen, sie werden ebenfalls in ´prime-boost´- Kombinationen einbezogen.

Eine Übersicht zu gegenwärtigen HIV-Impfstoffentwicklungen findet sich unter Ross et al.

Literatur

Rerks-Ngarm S, Pitisuttithum P, Nitayaphan S et al. Vaccination with ALVAC and AIDSVAX to prevent HIV-1 Infection in Thailand. NEJM 2009; 361: 2209-2220.

DOLIN R. HIV Vaccine Trial Results - An Opening for Further Research. NEJM 2009; 361: 2279-2280.

A (prime) boost for HIV vaccine research? Editorial. Lancet 2009, 374: 1119.

WHO, UNICEF, WORLD BANK. State of the world's vaccines and immunization, 3rd ed. Geneva, World Health Organization, 2009; p 19.

HIV vaccine trial. In: Conclusions and Recommendations. Meeting of the Strategic Advisory Group of Experts on immunization, April 2010. Weekly Epidemiol Rec 2010; 85: 208-209.

ROSS AL, BRÅVE A, SCARLATI G ET AL. Progress towards development of an HIV vaccine: report of the AIDS Vaccine 2009 Conference. Lancet Inf Dis 2010; 306-316.

Sektion V

37 Malaria und Malaria-Impfstoff

In der ersten Hälfte des vorigen Jahrhunderts war Malaria weltweit endemisch. Kontrollprogramme mit dem Schwerpunkt der Anwendung von Insektiziden eliminierten Malaria
in Australien, Europa und den USA. Gegenwärtig sind noch mehr als 100 Länder von
endemischer Malaria betroffen, 50 % Prozent der Weltbevölkerung leben in Malaria-
Risikogebieten. 1980 wurden weltweit 243 Millionen Erkrankungen geschätzt, davon 85 %
in den Ländern der afrikanischen WHO-Region, 10 % in der südostasiatischen und 4 %
in der östlichen Mittelmeer-WHO-Region. Fast 1 Million Erkrankungen endeten tödlich,
davon 89 % in den Ländern der afrikanischen WHO-Region. Die Mehrzahl der Todesfälle
verursachte *P. falciparum; P. vivax* trug erheblich zur Malariamorbidität in Teilen Asiens,
Mittel- und Südamerikas und in Ländern der westpazifischen WHO-Region bei.

Im September 2008 verabschiedete die partnerschaftliche Initiative ´Roll Back Malaria´
einen ´Globalen Malaria-Aktionsplan´ mit Maßnahmen und Zielen für die Kontrolle und
Elimination der Malaria bis 2010 und 2015. ´Roll Back Malaria´ist eine globale Initiative
mit Hunderten staatlicher und privater Partner zur finanziellen, materiellen und logistischen Unterstützung der Malariakontrolle in den am meisten betroffenen Ländern. ´Roll
Back Malaria´ arbeitet eng mit der Weltgesundheitsorganisation zusammen, die zu den
Mitbegründern der Initiative gehört.

Der Aktionsplan beinhaltet die 3 Teile Kontrolle, Elimination und Forschung. Die Konzentration liegt auf aggressiven Kontrollmaßnahmen in den Hochrisikoländern.
Im Teil Forschung des Aktionsplans wird auf neue und verbesserte Entwicklungen hinsichtlich Vektorkontrolle, Diagnostika, Therapeutika sowie Impfstoffe eingegangen.

Voranzustellen ist die Feststellung, dass die Entwicklung eines Malaria-Impfstoffs völliges
Neuland bedeutet. Alle bisherigen Impfstoffe wurden gegen bakterielle und virale Infektionskrankheiten entwickelt und noch nie gegen eine parasitäre Erkrankung. Der Lebenszyklus des Malaria-Parasiten ist extrem komplex und erfordert, dass ein Impfstoff diese
unterschiedlichen Entwicklungsphasen berücksichtigt. Impfstoffe werden gegen die von
P. falciparum und *P. vivax* verursachte Malaria benötigt. Der Malaria-Erreger kann schnell
mutieren und damit das Immunsystem ausbremsen.

Sektion V

Die Impfstoffentwicklung orientiert sich vorrangig an den unterschiedlichen Stadien des Lebenszyklus des Parasiten. [F1]

Zu unterscheiden sind

II Präerythrozytäre Impfstoffe: Sie richten sich gegen die Invasion der Sporozoiten in die Leber und haben das Ziel, vor der Infektion zu schützen

II Erythrozytäre Impfstoffe richten sich gegen die Blutstadien des Parasiten mit dem Ziel des Schutzes vor Erkrankung und

II Transmissions-blockierende Impfstoffe sollen die Entwicklung infektiöser Sporozoiten in den Speicheldrüsen von Anophelesmücken verhindern.

II Gearbeitet wird weiterhin an Kombinationsimpfstoffen (multiple Antigene und gegen multiple Entwicklungsphasen im Lebenszyklus des Parasiten gerichtet).

Weltweit sind etwa 40 *P. falciparum*-Impfstoffkandidaten in Entwicklung und teilweise in klinischer Erprobung, nur wenige gegen *P. vivax* gerichtete und nur einer davon vor Beginn klinischer Erprobung.

Eine Übersicht zu den gegenwärtigen Impfstoffentwicklungen findet sich unter der Internetadresse der ´Initiative for Vaccine Research (IVR)´ im Kapitel Malaria.

Die am weitesten fortgeschrittene Entwicklung (GlaxoSmithKline in Zusammenarbeit mit dem Walter Reed Army Institute of Research) ist der prä-erythrozytäre Malariaimpfstoff RTS,S/AS02, der Teile eines Oberflächenproteins (circumsporozoites Protein) der infektiösen Form von *P. falciparum* als Antigen enthält. Diese Proteinsequenz, auch RTS genannt, ist gekoppelt an das Hepatitis-B-Oberflächenantigen S. Der Impfstoff ist mit einem neuartigen Adjuvans adjuvantiert.

Er befindet sich gegenwärtig in Stufe 3 der Erprobung und könnte im günstigsten Falle innerhalb von 3–4 Jahren zur Verfügung stehen. [F2]

Studien der Stufe 2a zeigten eine protektive Effektivität von 30–40 %. Weitere Studien mit Erwachsenen in Gambia demonstrierten eine 30 %ige Effektivität für die Dauer von 15

Wochen. Freiwillige, die im folgenden Jahr vor Beginn der Malaria-Saison eine 4. Impfung erhielten, waren zu 47 % für 9 Wochen geschützt. Bei 2.022 Kindern im Alter von 1–4 Jahren in Mosambik wurde die Rate der ersten klinischen Malaria-Episode um 30 % gesenkt, ferner konnten ein 57 %iger Abfall der Inzidenz schwerer Erkrankungen und ein 37 %iger Abfall der Inzidenz von Blutparasitämie (zum Zeitpunkt 6. Monat nach Impfung) verzeichnet werden. Der Schutz hielt 18 Monate an. Der in Kenia und Tansania bei 447 jungen Kindern im Alter von 5–17 Monaten angewendete Impfstoff enthielt als Adjuvans Liposome (AS01) anstelle des Adjuvans AS02 (Öl-in Wasser-Emulsion) und schützte für 8 Monate zu 55 % und für 15 Monate zu 45,8 % gegen klinische Malaria.

Im November 2009 begann in 7 Ländern der Sub-Sahara (Kenia, Tansania, Malawi, Mosambik, Gabun, Ghana und Burkina Faso) die Erprobung dieses Impfstoffs in der Stufe III. Die Impfung wird entweder bei Kindern im Alter von 5–17 Monaten durchgeführt oder im Rahmen des regulären Impfkalenders.

Bei weiterhin erfolgreichem Verlauf wäre diese Impfstoffentwicklung ein erster Schritt auf dem Wege zur Malaria–Impfung. Der Impfstoff könnte in 3–4 Jahren zur Verfügung stehen.

Im Appendix V des Globalen Malaria-Aktionsplans wird auf den weiteren Weg erhoffter Impfstoffentwicklungen eingegangen: Impfstoffe gegen *P. falciparum* mit einer Effektivität von 80 %, Impfstoff gegen *P. vivax*, Kombinationsimpfstoff gegen *P. falciparum* und *P. vivax*, ein die Übertragung blockierender Impfstoff und ein Impfstoff für Schwangere. Die in diesem Appendix prognostizierte Zeitschiene geht von der Zulassung dieser Impfstoffe bis 2024/2028 aus.

Literatur
World malaria report. 2009. World Health Organization 2009.
>http://www.who.int/malaria/world_malaria_report_2009/en/index.html< (accessed 21-4-2011)
Global malaria action plan.http://www.rollbackmalaria.org/gmap/ (accessed 21-4 2011)
Initiative for Vaccine Research (IVR).
>http://www.who.int/vaccine_research/diseases/ soa_parasitic/en/index4.html< (accessed 3-7-2010)
OLOTU A, LUSINGU J, LEACH A. Efficacy of RTS,S/AS01E malaria vaccine and exploratory analysis on anti-circumsporozoite antibody titres and protection in children aged 5–17 months in Kenya and Tanzania: a randomised controlled trial. Lancet Infect Dis 2011; 11: 102-109.

Sektion V

38 Tuberkulose und Tuberkulose-Impfstoff

Die seit 1921 angewendete BCG-Impfung gehörte vom Beginn des Erweiterten Immunisierungsprogramms der WHO im Jahre 1974 zum festen Bestandteil des kindlichen Impfkalenders. Im Jahre 2009 erhielten 93 % (berichtete Impfquote, geschätzte Impfquote 88 %) der weltweit Neugeborenen die BCG-Impfung. Ganz offensichtlich ist der Einfluss der BCG-Impfung auf die Tuberkulose-Entwicklung jedoch sehr begrenzt.

In den letzten beiden Jahrzehnten stieg die Tuberkulose jn der Welt erneut an. Für 2009 wurden 9,4 Millionen Neuerkrankungen mit >1,5 Millionen Todesfällen registriert. 85 % der Fälle traten in Ländern der südosteuropäischen (34 %), der afrikanischen (31 %) und westpazifischen (20 %) WHO-Region auf. Die HIV/AIDS-Epidemie hat die Entwicklung wesentlich negativ beeinflusst. Durchschnittlich werden etwa 15 % der Tuberkulose-Erkrankungen bei HIV-Infizierten berichtet, in einigen südafrikanischen Staaten sind es bis zu 50/60 %. Etwa eine halbe Million Erkrankungen mit ´Multi-Drug-Resistance´, von denen 150.000 starben, verschärfen ebenfalls die Situation.

> **Wirksamkeitsstudien BCG-Impfstoff**
>
> - Mehrzahl der Studien: keine Effektivität gegen Lungentuberkulose, die wichtigste Form der Erkrankung Jugendlicher und Erwachsener
> - 64-78 % Effektivität des BCG-Impfstoffs zur Verhütung der disseminierten TB-Formen Meningitis tuberculosa und Miliartuberkulose
> - neue Impfstoffe werden insbesondere zum Schutz von Jugendlichen und Erwachsenen, und damit der überwiegenden Krankheitslast, dringend benötigt
>
> F1

Wirksamkeitsstudien mit BCG-Impfstoff liegen in großer Anzahl vor. Die Mehrzahl der Studien lässt eine Effektivität gegen Lungentuberkulose, die wichtigste Form der Erkrankung Jugendlicher und Erwachsener, vermissen. Hingegen wird die Effektivität des BCG-Impfstoffs zur Verhütung der disseminierten Formen der Tuberkulose, Meningitis tuberculosa und Miliartuberkulose, in klinischen Feldversuchen mit 64–78 % angegeben. Disseminierte Tuberkulose ist für etwa 25 % der Erkrankungen im Kindesalter verantwortlich. [F1]

In 3 WHO-Regionen (Afrikanische, Westpazifische und Südostasiatische Region) wurde die Kosteneffektivität der BCG-Impfung im Kindesalter analysiert und gezeigt, dass diese Intervention gegen schwere kindliche Tuberkulose-Erkrankungen kosteneffektiv ist.

Einigkeit besteht bei allen Beteiligtem, dass neue Tuberkulose-Impfstoffe dringend benötigt werden, um insbesondere die Tuberkulose der Jugendlichen und Erwachsenen und damit der weitaus überwiegenden Krankheitslast vorbeugen zu können. Eine Anzahl von Kandidaten-Impfstoffen wurde entwickelt und befindet sich in ersten klinischen Erprobungen. Nachfolgend wird auf die wesentlichen Entwicklungen eingegangen.

Neuentwicklungen haben entweder die Zielsetzung

II den gegenwärtigen BCG-Impfstoff durch einen wirksameren Impfstoff (rekombinante Lebendimpfstoffe) zu ersetzen oder

II mit einem Booster-Impfstoff die durch die BCG-Impfung induzierte primäre Immunantwort zu verstärken. [F2]

Tuberkulose-Impfstoff Neuentwicklungen

Zwei Konzepte:
- Ersatz des gegenwärtigen BCG-Impfstoffs durch einen wirksameren Impfstoff (rekombinante Lebendimpfstoffe)
- mit einem Booster-Impfstoff die durch die BCG-Impfung induzierte primäre Immunantwort verstärken

11 Kandidaten-Impfstoffe werden bereits in begrenztem Umfang klinisch erprobt

F2

Ersatz des BCG-Impfstoffs

Verschiedene rekombinante Lebendimpfstoff-Kandidaten basieren entweder

II auf einer Verbesserung des BCG-Impfstoffs durch Zufügung relevanter Gene (rBCG) oder

II auf der Attenuierung von *M. tuberculosis* durch Deletion der Virulenzgene. [F3]

Ersatz des BCG-Impfstoffs

Verschiedene rekombinante Lebendimpfstoff-Kandidaten basieren entweder
- auf einer Verbesserung des BCG-Impfstoffs durch Zufügung relevanter Gene (rBCG) oder
- auf der Attenuierung von *M. tuberculosis* durch Deletion der Virulenzgene

F3

Präklinische Studien haben nachgewiesen, dass rekombinante Lebendimpfstoffe potenter und sicherer als der gegenwärtige BCG-Impfstoff sind.

Boosterung der primären BCG-Impfung

Auch hier befinden sich mehrere Impfstoffe zweier unterschiedlicher Konzepte in der Entwicklung, entweder Impfstoffe auf der Grundlage

II rekombinanter Fusionsproteine, aus 2 oder 3 dominanten Antigenen von *M. tuberculosis* oder BCG bestehend, oder

Boosterung der primären BCG-Impfung

Mehrere Impfstoffe in der Entwicklung, entweder Impfstoffe auf der Grundlage
- rekombinanter Fusionsproteine, aus 2 oder 3 dominanten Antigenen von *M. tuberculosis* oder BCG bestehend oder
- lebender viraler Vektoren, welche mykobakterielle Proteine exprimieren

F4

II lebende virale Vektoren, welche ein oder mehrere mykobakterielle Proteine exprimieren. [F4]

11 Kandidaten-Impfstoffe werden bereits in begrenztem Umfang klinisch erprobt.

Im April 2009 wurde in Genf die zweite Konsenskonferenz der WHO zur Fragestellung neuer Tuberkulose-Impfstoffe durchgeführt. Mit der Feststellung, dass das Konzept der rekombinanten Lebendimpfstoffe am ehesten Erfolg verspricht, diskutierten Kliniker, Impfstoffentwickler, Vertreter von Pharmafirmen und Zulassungsbehörden aus verschiedenen Ländergruppen die sich aus der Überführung der Entwicklungen in die klinischen Erprobungen ergebenden Aufgabenstellungen.

Dies auch unter dem Gesichtspunkt, dass rekombinante Lebendimpfstoffe genetisch modifizierte Produkte sind, die von einer zunehmend kritischeren Öffentlichkeit mit Aufmerksamkeit beobachtet werden. Als zu lösende Aufgabenkomplexe wurden definiert:

- die Entwicklung von regulatorischen Anforderungen für Phase I-Studien
- die strittigen Punkte beim Übergang von Phase I auf weitere Erprobungsstufen
- die Situation der Zulassungsbehörden in für klinische Erprobungen vorgesehenen Ländern
- die Anforderungen an die Produktion der Impfstoffe
- die Beeinflussung von Erprobungen auf existierende BCG-Impfprogramme.

Literatur

WHO, UNICEF, World Bank. State of the world's vaccines and immunization, 3rd ed. Geneva, World Health Organization, 2009; pp149-150.

The second Geneva Consensus: Recommendations for novel live TB vaccines. Conference report. Vaccine 2010; 28: 2259–2270.

KAUFMANN SHE, HUSSEY G, PAUL-HENRI LAMBERT PH. New vaccines for tuberculosis. Lancet 2010; 375: 2110-2119.

Meeting of the International Task Force for Disease Eradication, January 2010 – Tuberculosis: review and recommendations. Weekly Epidemiol Rec 2010; 85, 109–116.

Global tuberculosis control 2010. >http://www.who.int/tb/publications/global_report/2010/en/index.html< (accessed 5-2-2011).

sektion V

39 Milzbrand (Anthrax) und Milzbrand-Impfstoff

Impfung gegen Milzbrand

- Vorhandene Impfstoffe gelten als effektiv; Nachteile: fehlende Standardisierung, Chargenvarianz, aufwendiges Impfschema
- Impfprävention akzentuiert durch eine vermutete terroristische Bedrohung und die mit Milzbrandsporen kontaminierten Briefsendungen 2001 in den USA
- neue Entwicklungen sind noch nicht zur Zulassung eines alternativen Anthrax-Impfstoffs gereift

F1

Bacillus anthracis, der Erreger des Milzbrands (Anthrax) infiziert nur gelegentlich den Menschen und dies meist in landwirtschaftlich genutzten Regionen von Entwicklungsländern. Eine Prävention der Krankheit konzentrierte sich deshalb vor allem auf Berufe mit entsprechendem Expositionsrisiko wie unter anderen Tierärzte, Landwirte und gefährdetes Laborpersonal. Die Fragestellung der Prävention durch Impfung erhielt in den letzten Jahren neue Akzente durch eine vermutete terroristische Bedrohung und die mit Milzbrandsporen kontaminierten Briefsendungen in den USA im Jahre 2001. [F1]

Der Anthrax-Toxinkomplex setzt sich aus drei Proteinen zusammen: Protektives Antigen (PA), Letalitätsfaktor (LF) und Ödemfaktor (EF). Die bisher verfügbaren Milzbrand-Impfstoffe (der ersten Generation) für den Menschen werden aus zellfreiem Kulturüberstand von *B. anthracis* hergestellt, welcher die schützende Antigenkomponente (PA) des Milzbrand-Toxinkomplexes enthält: ein adsorbierter Impfstoff und ein Präzipitat-Impfstoff, beide Aluminiumverbindungen als Adjuvans enthaltend. Die Impfstoffe müssen 4 mal (0, 6, 12, 19 Monate bzw. 0, 3, 6, 32 Wochen) verabreicht werden und erfordern eine jährliche Boosterung. Die Impfstoffe gelten als effektiv. Ihre wenig standardisierte Zusammensetzung, die Variationsbreite der verschiedenen Chargen und das aufwendige Impfschema waren der Anlass für die Suche nach Milzbrand-Impfstoffen der zweiten (rekombinantes PA) und dritten Generation. Insbesondere aber auch die eingangs erwähnte Zunahme der Bedrohung förderte die zuletzt genannten Entwicklungen. Ins Blickfeld rückten dabei auch neue, gentechnisch veränderte Stämme von *B. anthracis*, gegen welche der Schutz durch konventionellen Impfstoff fraglich ist.

Sektion VI

Nachfolgend ein Blick auf ausgewählte Entwicklungen:

|| anstelle der bisher als Adjuvans verwendeten Aluminiumverbindungen wurden neuartige Adjuvantien erprobt; es resultierte eine verstärkte Immunantwort;

|| Impfstoffe auf der Grundlage des rekombinanten protektiven Antigens (PA)

|| in Ergänzung zum protektiven Antigen PA wurden der Letalitätsfaktor LF und der Oedemfaktor EF inkorporiert; während beide Faktoren die Bildung toxinneutralisierender Antikörper induzierten, wies EH adjuvantierende Eigenschaften auf und verstärkte die anti-PA-Immunantwort; der Einfluss dieser Phänome auf die Protektivität des Impfstoffs blieb unklar;

|| die 3 Proteine des Toxinkomplexes wurden in verschiedenen viralen Vektoren exprimiert, die Kandidaten-Impfstoffe waren immunogen und schützten gegen das Letalitätstoxin;

|| PA wird in zugelassenen Lebend-Impfstämmen wie Ty21a exprimiert;

|| erprobt werden DNA-Impfstoffe und alternative Anwendungen wie transkutane Impfung und Schleimhautimmunisierung (intranasale Anwendung);

|| lebende unbekapselte toxische Stämme sind in Russland und China für die Anwendung beim Menschen zugelassen.

Die bisherige Entwicklung ist noch nicht zur Zulassung eines weiter entwickelten Anthrax-Impfstoffs gereift. Eine zusätzliche Schwierigkeit besteht darin, dass es keine optimalen Tiermodelle für die Erprobungen gibt, Kaninchen und Primaten sind als relativ beste Alternativen akzeptiert.

Die National Institutes of Health unterstützen gegenwärtig klinische Erprobungen eines konventionellen Impfstoffs mit neuartigem Adjuvans und von gentechnischen Impfstoffen zur oralen Anwendung (rPA eingefügt in das Trägervirus Adenovirus 4).

**Milzbrand
Impfstoff-Entwicklungen**

Die National Institutes of Health unterstützen gegenwärtig klinische Erprobungen fortgeschrittener Impfstoff-Entwicklungen

- eines konventionellen Impfstoffs mit neuartigem Adjuvans und

- von gentechnischen Impfstoffen zur oralen Anwendung: rPA eingefügt in das Trägervirus Adenovirus 4

F2

[F2]

Literatur

Friedlander AM, Little SF. Advances in the development of next-generation anthrax vaccines. Vaccine 2009; 27, Suppl 4: D28–D32.

Comer JE, Peterson JW. Chapter 41 Anthrax. In: Barrett ADT, Stanberry L. (eds) Vaccines for biodefense and neglected diseases. Elsevier 2009, pp 789-806.

40 Pest und Pest-Impfstoff

Zwei klinische Formen der Pest sind zu unterscheiden: die Bubonenpest, die in der Regel durch den Biss eines infizierten Flohs ausgelöst wird, und die schnell fortschreitende aerogen übertragene, häufig tödliche Lungenpest.

Pest-Impfstoff

• bisherige inaktivierte Vollbakterien-Pest-Impfstoffe sind effektiv gegen die bubonische Pestform; geringere oder keine Effektivität gegen die pneumonische Form

• die Produktion des Impfstoffs erfordert erhebliche und teure Sicherheitsmaßnahmen

F1

Durch Hitze inaktivierte Vollbakterien-Pest-Impfstoffe gibt es seit Jahrzehnten und modifizierte Versionen wurden noch gegenwärtig angewendet, beispielsweise bei Armeeangehörigen im Irakkrieg. Für diese Impfstoffe wurde eine Effektivität gegen die bubonische Pestform nachgewiesen, aber geringere oder keine Effektivität gegen die pneumonische Form. Außerdem ist das Impfschema aufwendig (2 Impfungen im Abstand von 1–4 Wochen und Boosterdosen aller 6 Monate) und der Impfstoff sehr reaktogen. Die Produktion des Impfstoffs erfordert erhebliche und kostenintensive Sicherheitsmaßnahmen. [F1]

Unter verschiedenen Neuentwicklungen von Pest-Impfstoffen hat sich eine rekombinante Subeinheiten-Vakzine als aussichtsreicher Kandidat erwiesen. Das Pestbakterium *Y. pestis* sezerniert eine Reihe von Virulenzfaktoren, die als Subeinheitenproteine isoliert, in rekombinanter Form exprimiert und als Impfkandidaten getestet wurden. Die Kombination von zwei Proteinen (rF1 und rV) induzierte einen wirksamen Schutz durch Hemmung der Virulenzmechanismen.

Die Proteine werden in E. coli produziert, gereinigt und an ein Aluminiumhydrogel adsorbiert. Der Kandidaten-Impfstoff wurde präklinisch und in 3 klinischen Studien der Phase I geprüft. Antikörper gegen das Protein rF1 vermittelten einen Schutz gegen die bubonische Form und Antikörper gegen das Protein rV gegen die aerogen erworbene Form. Im Tierversuch schützte der Impfstoff vor der letalen Dosis eines Aerosols von Pestbakterien. 2008 wurde die Stufe 2a der klinischen Erprobung abgeschlossen und im August 2010 begann die Stufe 2b. Man geht davon aus, dass das Impfschema 2 bis 3 Impfungen erfordern wird. Die bisherigen klinischen Erprobungen bescheinigen dem Impfstoff eine gute Verträglichkeit. [F2]

Pest-Impfstoff — Neuentwicklungen

- aussichtsreicher Kandidat: rekombinanter Subeinheiten-Impfstoff: *Yersinia pestis* sezerniert Virulenzfaktoren, die als Subeinheitenproteine (rF1 und rV) isoliert, in rekombinanter Form exprimiert und getestet wurden
- der adsorbierte Kandidaten-Impfstoff wurde präklinisch und in klinischen Studien (Stufen I und IIa) geprüft; Antikörper gegen das Protein rF1 vermittelten einen Schutz gegen die bubonische, Antikörper gegen das Protein rV gegen die aerogen erworbene Form
- gegenwärtig Stufe IIb der klinischen Erprobung

F2

Sollten weitere protektive Proteine identifiziert werden, könnten diese in den bisherigen 2-Komponenten-Impfstoff inkorporiert werden.

Literatur

WILLIAMSON ED. Plague. Vaccine 2009; 27 Suppl 4: D56-D60.

WILLIAMSON ED. Chapter 54 Plague. In: Barrett ADT, Stanberry L. (eds) Vaccines for biodefense and neglected diseases. Elsevier 2009, pp1081-98.

41 Pocken und Pocken-Impfstoff

Der auf dem lebenden Vacciniavirus basierende Pocken-Impfstoff hatte den entscheidenden Anteil am historischen Erfolg der Pocken-Eradikation. Danach wurden auf Beschluss der Weltgesundheitsversammlung alle bekannten Vorräte an Pockenviren weltweit vernichtet. In lediglich noch 2 Laboratorien in den USA (Centers for Disease Control and Prevention –CDC- in Atlanta, Georgia) und in Russland (Staatliches Zentrum für Forschung in Virologie und Biotechnologie in Novosibirsk) werden Pockenviren unter entsprechenden Biosafety- und Kontrollkriterien aufbewahrt. Die Frage, ob letztlich auch diese Pockenviren aufbewahrt oder zerstört werden sollen, wird kontrovers diskutiert und bleibt vorerst offen. Einerseits beinhaltet Eradikation nicht nur die Ausrottung der Krankheit sondern auch des Erregers und eine weitere Aufbewahrung verhindert diesen letzten Eradikationsschritt. Andererseits hat die Gefahr des Einsatzes von Pockenviren aus nicht bekannten Laboratorien als biologische Waffe die Forschung für verbesserte Impfstoffe und mögliche Therapeutika beeinflusst. Das Risiko ´biologische Waffe´ ist sicher als gering einzuschätzen, die Auswirkungen wären jedoch bedeutend. Eine Entwicklung von Impfstoffen und Therapeutika ist ohne das Pockenvirus nicht möglich. Im Januar 2011 diskutierten WHO-Vertreter und Teilnehmer aus verschiedenen Ländern erneut kontrovers die Frage der möglichen endgültigen Zerstörung des Pockenvirus. Das Executive Board der WHO entschied sich für die weitere Aufbewahrung des Pockenvirus. Im Mai 2011 wird die Fragestellung im Rahmen der Weltgesundheitsversammlung den Mitgliedstaaten zur Entscheidung vorgelegt.[F1]

Pockenimpfstoff

- der auf dem lebenden Vacciniavirus basierende Pockenimpfstoff hatte den entscheidenden Anteil am Erfolg der Pockeneradikation
- die hohen Komplikationsraten des Impfstoffs wurden angesichts der weit größeren Gefährdung durch die Pocken toleriert
- die vermutete Gefahr des Einsatzes von Pockenviren als biologische Waffe hat zur Suche nach verbesserten Impfstoffen geführt

F1

Neben den im Rahmen des Pockenausrottungs-Programms verwendeten Impfstoffen, bei denen das Virus auf der Haut von Kälbern oder anderen Tieren vermehrt wurde, lizensierte die Food and Drug Administration im Jahre 2007 den verbesserten Pocken-Impfstoff ´ACAM2000´ der Firma Acambis. Dieser Impfstoff basiert ebenfalls auf dem Vacciniavirus, wird aber mit moderner Zellkulturtechnik hergestellt und erlaubt eine Produktion größeren Umfangs und konstanter Qualität. Der Impfstoff dient der Vorratshaltung in den USA.

Sektion VI

Weitere ähnliche Zellkultur-Impfstoffe entwickelten die Firmen DynPort und Bavarian Nordic. Die bekannten Vacciniastämme 'Elstree', 'Lister' und 'New York Board of Health' wurden für die Zellkultur-Impfstoffe verwendet. Vergleichsuntersuchen mit konventionellen Pocken-Impfstoffen ergaben eine vergleichbare Reaktogenität und Immunogenität

Die Problematik der Komplikationen von Vaccinia-Impfstoffen (sie wiesen die höchsten und gesundheitlich bedeutsamsten Komplikationsraten aller Impfstoffe aus) ist mit 'ACAM2000' nicht gelöst.

Andere Kandidaten-Impfstoffe befinden sich in unterschiedlichen Entwicklungsstadien: gentechnisch veränderte attenuierte Lebend-Impfstoffe, inaktivierte oder Subunit-Impfstoffe, nachfolgend eine Auswahl:

II Das Vacciniavirus LC16m8 wurde berits 1970 in Japan durch Serienpassagen eines 'Lister'-Stammes in Kaninchennierenzellen attenuiert. Der Impfstoff war hinsichtlich 'Angehraten' (den Impferfolg anzeigende Lokalreaktion an der Impfstelle) und Bildung neutralisierender Antikörper dem Lister-Stamm vergleichbar, induzierte jedoch weniger Fieberreaktionen und sonstige Nebenwirkungen.

II Das 'Modifizierte Virus Ankara' (MVA) wurde durch Serienpassagen in Hühnerembryofibroblasten attenuiert, verlor dabei Genomanteile und die Fähigkeit der Vermehrung in Säugetierzellen. Bereits in den 1960er-Jahren wurde der Impfstoff in Deutschland erprobt und wies nur geringe Nebenwirkungen auf. Neuere Versionen von MVA-Impfstoff wurden hergestellt von Acambis, Bavarian Nordic und Therion Biologics Corporation.

II 'NYVAC', ist ein gentechnisch modifizierter hoch attenuierter Abkömmling des Vaccinia-Stamms 'Copenhagen'. Der Stamm ist ein aussichtsreicher Impfstoffkandidat, da Fremdantigene in auf diesem Stamm beruhenden Vektor inkorporiert werden können.

Neue Pockenimpfstoff-Kandidaten

• gentechnisch veränderte attenuierte Lebendimpfstoffe

• inaktivierte oder Subunit-Impfstoffe

Problem bei diesen Neuentwicklungen: sie können nicht mehr hinsichtlich Effektivität unter den Bedingungen natürlich zirkulierender Pockenviren erprobt werden; geeignete Tiermodelle fehlen bisher ebenfalls

F2

Das Problem bei allen diesen Neuentwicklungen ist bekannt. Entwicklungen wie der MVA-Impfstoff in Deutschland konnten nicht mehr hinsichtlich Effektivität unter den Bedingungen natürlich zirkulierender Pockenviren erprobt werden. Die Pocken standen bereits vor der Ausrottung. Geeignete Tiermodelle fehlen für solche Erprobungen bisher ebenfalls. [F2]

Eine theoretische Möglichkeit der Anwendung neu entwickelter und komplikationsärmerer Impfstoffe ist der Einsatz als Vorimpfung, um durch Schaffung einer Teilimmunität das Risiko der Impfung mit konventionellem Impfstoff zu senken. Allerdings wurde auch ein solches Verfahren (inaktivierter Impfstoff, so genannte Herrlich-Vakzine, vor der eigentlichen Pockenimpfung verabreicht) vor Jahrzehnten bereits erprobt und ohne Einfluss auf die Komplikationsraten.

Literatur

DITTMANN S. Die Pockenschutzimpfung und ihre atypischen Verlaufsformen. In: Atypische Verläufe nach Schutzimpfungen. Barth Leipzig 1981 S. 26-75 und191-213.

Food and Drug Administration. Acambis 2000. Approval letter, August 31, 2007. >http://www.fda.gov/ BiologicsBloodVaccines/Vaccines/ ApprovedProducts/ucm142579.htm<

KENNEDY R, OVSYANNIKOVA I, POLAND GA. Smallpox vaccines for biodefense. Vaccine 2009; 27, Suppl4 :27 D73–D79

KENNEDY R, POLAND GA. Chapter 37 Smallpox. In: Barrett ADT, Stanberry L. (eds) Vaccines for biodefense and neglected diseases. Elsevier 2009, pp 685-711.

42 Die Zulassung von Impfstoffen

1 Rechtliche Grundlagen, Richtlinien und Leitfäden zur Sicherstellung der Qualität, Wirksamkeit und Verträglichkeit von Impfstoffen und anderen biologischen Arzneimitteln

Verschiedene Institutionen auf nationaler, europäischer und globaler Ebene beschäftigen sich seit vielen Jahrzehnten mit gesetzlichen und wissenschaftlichen Regelungen zur Sicherstellung der bestmöglichen Qualität, Wirksamkeit und Verträglichkeit von Arzneimitteln.

Impfstoffe spielen in diesen Regelwerken aus zwei Gründen eine besondere Rolle. Zum einen gehören sie zur Gruppe der komplexen biologischen Arzneimittel, deren Herstellung und Prüfung eigenen Überwachungs- und Zulassungskriterien unterliegt. Zum anderen werden Impfstoffe in der Regel gesunden Personen zur Prophylaxe verabreicht, sodass von Impfstoffen ein größtmöglicher Nutzen erwartet wird und nur ein Minimum an unvermeidbaren Nebenwirkungen toleriert werden kann.

Die rasante technische Weiterentwicklung von Herstellungsverfahren und Kontrollmethoden, aber auch neue Erkenntnisse über mögliche Gefährdungen der Qualität von Arzneimitteln machen die permanente Anpassung der Regelwerke an eine mögliche Gefährdungslage notwendig.

Dazu zählen beispielsweise die mögliche Übertragung des Erregers der transmissiblen spongiformen Enzephalopathie (TSE) über zumeist bovine Roh- und Ausgangsmaterialien oder auch die mögliche Übertragung von Mikroorganismen aller Art, die über den Herstellungsprozess in Impfstoffe gelangen könnten.

Bei Gesetzen, z. B. dem Arzneimittelgesetz (AMG), ist eine Anpassung ein längerfristiges Prozedere. Rechtsverordnungen lassen dringend notwendige und gesetzlich verbindliche Kriterien zur Sicherstellung der Produktcharakteristika von Arzneimitteln auch außerhalb der Novellierungen des AMG zu.

Wesentlich flexibler ist jedoch das System der wissenschaftlichen Leitfäden ('guidelines'), die dem Stand des Wissens jederzeit und zügig angepasst werden können. Sie besitzen keine Rechtskraft, werden aber allgemein beachtet und kaum umgangen. Sie finden in der Regel

Sektion VII

internationale Anwendung. Für den Entwurf und die Pflege von Leitfäden zur Regelung der Qualität, Herstellung und Prüfung von Impfstoffen sind unterschiedliche, zumeist international besetzte Arbeitsgruppen, Ausschüsse und Komitees verantwortlich.

Auf europäischer Ebene ist hier die 'Biologics Working Party (BWP)' des 'Committee for Human Medicinal Products (CHMP)' der in London ansässigen 'European Medicines Agency (EMA)' federführend tätig. Die ständig erweiterte Sammlung der derzeit relevanten Leitfäden zur Qualität von Impfstoffen und anderen biologischen Arzneimitteln ist unter dem Link zu finden: >http://www.emea.europa.eu/htms/human/humanguidelines/biologicals.htm<

Die 'Vaccine Working Party (VWP)' der EMEA beschäftigt sich mit der Erstellung von multidisziplinären Leitfäden für die präklinischen und klinischen Aspekte der Impfstoffprüfung. >http://www.emea.europa.eu/htms/human/humanguidelines/multidiscipline.htm<

Das 'European Department for the Quality of Medicines (EDQM)' mit Sitz in Straßburg befasst sich neben der Pflege des Europäischen Arzneibuchs (Europäische Pharmakopoea) mit seiner Vielzahl von allgemeinen und spezifischen Texten und Monographien zur Herstellung von Impfstoffen >http://online.pheur.org/entry.htm< auch mit der Erstellung von Leitlinien zur Chargenprüfung von Impfstoffen, den 'batch release guidelines' >http://www.edqm.eu/site/page_527.php<.

Die Leitfäden der Weltgesundheitsorganisation (WHO) für Impfstoffe, die 'Technical Report Series Vaccines' sowie die Leitfäden der International Conference on Harmonization (ICH)' vervollständigen die derzeit von den Behörden und Impfstoffherstellern angewendeten wissenschaftlichen Grundlagen zur Sicherstellung der Qualität, Wirksamkeit und Verträglichkeit von Impfstoffen und anderen (biologischen) Arzneimitteln.

In Anbetracht der Vielzahl der Leitfäden und der zuständigen Gremien, die für deren Erstellung und Pflege zuständig sind, ist es wichtig zu verstehen, dass Leitfäden mit gleicher Thematik komplementäre und keine gegensätzlichen Informationen beinhalten. Lediglich die Fokussierung ist unterschiedlich. So muss beispielsweise ein WHO-Leitfaden globaler und damit auch allgemeiner ausgelegt sein als ein EU- oder ein nationaler Leitfaden.

2 Zulassungsverfahren für Impfstoffe in der Europäischen Union

Zu unterscheiden sind

- Nationale Zulassungsverfahren
- Verfahren der gegenseitigen Anerkennung einer in einem EU- Mitgliedsstaat bereits erteilten Zulassung
- Dezentrales Zulassungsverfahren und
- Zentrales Zulassungsverfahren [F1])

2.1 Nationale Zulassungsverfahren

Trotz der fortgeschrittenen Europäisierung der Zulassungsmodalitäten für Arzneimittel ist es immer noch möglich, Impfstoffe national, also ausschließlich für den deutschen Markt, zuzulassen.

Zwei bedeutende Kriterien bedingen aber, dass die rein nationale Route mittlerweile die unattraktivste aller Zulassungsmöglichkeiten für Impfstoffe und andere Arzneimittel ist. Zum einen lohnt es sich kaum mehr, in die Entwicklung eines neuen Impfstoffs zu investieren, um diesen anschließend nur in einem EU-Land zu vertreiben, zum anderen kann ein und derselbe Impfstoff innerhalb der EU nicht mehr über unabhängige nationale Verfahren zugelassen werden.

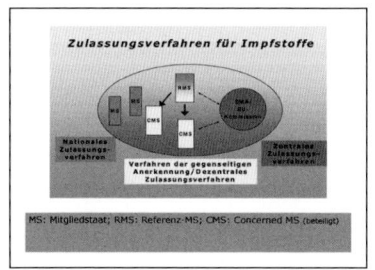

F1

Wenn in einem zweiten EU-Mitgliedsstaat ein Zulassungsantrag für einen Impfstoff eingereicht würde, für den in einem anderen Mitgliedsstaat bereits eine Zulassung erteilt wurde, tritt automatisch das Verfahren der gegenseitigen Anerkennung der zuerst erteilten Zulassung in Kraft (siehe unter 2.2.).
Somit werden nationale Zulassungen zumeist nur noch als erster Schritt angestrebt, um dann in einem zweiten Schritt andere EU- Mitgliedstaaten einzubeziehen. [F1]

2.2 Verfahren der gegenseitigen Anerkennung einer in einem EU-Mitgliedsstaat bereits erteilten Zulassung

Etwa die Hälfte der gegenwärtig in Deutschland zugelassenen Impfstoffe besitzen in weiteren oder allen EU-Mitgliedsstaaten nationale Zulassungen, die jedoch auf den gleichen wissenschaftlichen Schlussfolgerungen basieren.

Sektion VII

577

Sie sind über das Verfahren der gegenseitigen Anerkennung ('Mutual Recognition Procedure – MRP') wissenschaftlich bewertet worden.

Die Erstzulassung in einem EU-Bezugsland (dem 'Reference Member State - RMS') wird von anderen an der Zulassung interessierten Mitgliedstaaten (den 'Concerned Member States – CMS') nach einem genau festgelegten Verfahrensablauf akzeptiert. Daraus ergeben sich für die Hersteller, die nationalen Zulassungsbehörden und letztendlich den gemeinsamen EU-Markt viele Vorteile.

2.3 Dezentrales Zulassungsverfahren

Das dezentrale Verfahren ('Decentralized Procedure – DCP') zur Zulassung von Arzneimitteln ist eine weitere Entwicklungsstufe auf dem Weg von den rein nationalen zum zentralen europäischen Zulassungsverfahren (siehe unter 2.4).

Beim dezentralen Verfahren entfällt der erste Schritt der nationalen Zulassung. In allen interessierten EU-Mitgliedsstaaten werden identische Zulassungsanträge parallel eingereicht und im Rahmen eines genau festgelegten Verfahrensablaufs gemeinsam bewertet.

Wie auch bei dem 'gegenseitigen Änderungsverfahren'wird vom Hersteller ein 'Reference Member State – RMS' bestimmt, der das Verfahren federführend betreut und die Inhalte der Zulassungsunterlagen kritisch bewertet. Auf der Basis dieser Bewertung unterbreitet der RMS den interessierten Mitgliedstaaten Vorschläge für eine allgemein akzeptierte Zulassung.

Einigt man sich innerhalb der für das Verfahren vorgesehenen Frist, erfolgt die nationale Zulassung einheitlich in allen am Verfahren beteiligten Mitgliedsstaaten. Ein einheitliches Dokument, enthaltend die Charakteristika des Produkts ('Summary of Product Characteristics – SPC') gilt in allen beteiligten Ländern. (Anmerkung: SPC ist identisch mit der deutschen Fachinformation).

Schiedsverfahren: Sowohl beim Verfahren der gegenseitigen Anerkennung als auch beim dezentralen Zulassungsverfahren kann ein Schiedsverfahren nötig werden. Dies ist indiziert, wenn eine Einigung auf gemeinsame akzeptierte Zulassungskriterien innerhalb der vorgesehenen Verfahrensfrist nicht zustande kommt, da nach Ansicht einiger beteiligter Mitgliedsstaaten vermutete oder tatsächliche Gefahren für die öffentliche Gesundheit verbleiben. Schiedsverfahren enden nach Prüfung der Datenlage und dem Ablauf der Prüfungsfrist entweder mit der Erteilung der Zulassung in den ausgewählten Mitgliedsstaaten oder mit der Ablehnung des Antrags in allen ausgewählten Mitgliedsstaaten.

Im Gegensatz zu dem im folgenden Abschnitt beschriebenen zentralen Zulassungsverfahren regeln die Mitgliedsstaaten alle Zulassungs-Angelegenheiten, mit Ausnahme der Schiedsverfahren, entsprechend den unter 2.2.und 2.3 beschriebenen Abläufen eigenverantwortlich, also ohne Zuhilfenahme einer zentralen Institution.

2.4   Zentrales Zulassungsverfahren

Zentrale Zulassungsverfahren werden von der ´European Medicines Agency – EMA`, der zentralen europäischen Agentur für Arzneimittel mit Sitz in London koordiniert. Fast alle neuen Impfstoffe werden mittlerweile über das zentrale Verfahren zur Zulassung eingereicht. Ein erfolgreich durchlaufenes zentrales Bewertungsverfahren bietet den Vorteil einer ´Community Marketing Authorization`, einer in allen EU-Mitgliedsstaaten sowie in den Ländern mit Beobachterstatus (Island und Norwegen) gültigen Zulassung.

Eine EU-Zulassung wird von der EU-Kommission erteilt. Ersichtlich ist dies an der mit dem Kürzel ´EU´ beginnenden Zulassungsnummer, die Teil jeder Kennzeichnung der primären (Behältnis) und sekundären (Faltschachtel) Verpackung ist.
Maßgebliches wissenschaftliches Gremium für die Vorbereitung der Entscheidung über den Zulassungsantrag ist das bereits genannte ´Committee for Human Medicinal Products – CHMP´ (Komitee für Humanarzneimittel) der EMA, das sich aus Repräsentanten der Mitgliedsstaaten zusammensetzt. Das Komitee nimmt zu allen Fragen, die mit zentral zuzulassenden und bereits zugelassenen Arzneimitteln in Zusammenhang stehen, Stellung. Das Komitee wird von einer Reihe von ständigen Expertengruppen (´Working Parties´, ´Scientific Advisory Groups´) wissenschaftlich unterstützt.

Federführend für die wissenschaftliche Bewertung zentral eingereichter Zulassungsanträge sind ein Rapporteur und ein Co-Rapporteur, die beide vom Komitee für Humanarzneimittel aus den Reihen der Mitgliedsstaaten aufgrund ihrer Expertise und ihrer Bewerbung für ein Verfahren benannt werden. Ihnen obliegt die Erstellung der Bewertungsberichte sowie, unterstützt von Mitarbeitern der EMA, die Koordinierung des Verfahrens.

Für bestimmte Arzneimittel ist das zentrale Zulassungsverfahren zwingend vorgeschrieben, insbesondere für mit Methoden der rekombinanten Gentechnik hergestellte Impfstoffe (z. B. rekombinante Hepatitis-B-Impfstoffe oder Zervixkarzinom-Impfstoffe), oder wird dringend empfohlen, wenn neuartige Herstellungsverfahren erstmals Anwendung finden (z. B. Influenza-Impfstoffe aus Zellkulturen) oder neue Verabreichungswege vorgesehen sind (z. B. nasal verabreichte lebend attenuierte Influenza-Impfstoffe).

Für andere Impfstoffe entscheidet das Komitee für Humanarzneimittel, ob das zentrale Zulassungsverfahren anzuwenden ist. Die Erfahrung der vergangenen Jahre zeigt, dass aufgrund der Komplexität neuer Impfstoffe und deren Herstellungsmethoden fast immer das zentrale Verfahren in Anspruch genommen wird.

Nur für wenige Impfstoffe kommt das zentrale Verfahren nicht in Betracht: beispielsweise für Standardimpfstoffklassen, die bereits seit vielen Jahren in ähnlicher Form zugelassen sind und kaum innovativen Charakter haben, oder für Impfstoffe, die aufgrund epidemiologischer Gegebenheiten innerhalb der EU nur regional von Bedeutung sind, beispielsweise FSME-Impfstoffe.

Das zentrale Zulassungsverfahren ist für Impfstoffe die effizienteste und wissenschaftlich fundierteste Methode, diese Arzneimittel dem gemeinsamen Markt zur Verfügung zu stellen.

2.5 Harmonisierung des europäischen Arzneimittelmarktes

Das Ziel der unter 2.2–2.4 dargestellten Bestrebungen ist die weitestgehende Harmonisierung des europäischen Arzneimittelmarktes. Es soll verhindert werden, dass innerhalb der EU unterschiedliche wissenschaftliche Schlussfolgerungen zu identischen Impfstoffen getroffen werden. Letztendlich dient die Harmonisierung dem Abbau von Handelshemmnissen und trägt zur Sicherstellung des freien und reibungslosen Warenverkehrs bei.

2.6 Variationsverfahren (Änderungsanzeigen)

Zum Abschluss sei noch darauf hingewiesen, dass einmal erteilte Zulassungen nicht das Ende der wissenschaftlichen Bewertung eines Impfstoffs darstellen. Über die Jahre und Jahrzehnte hinweg, in denen sich neue Impfstoffe auf dem Markt befinden, werden sich Veränderungen im Herstellungsprozess oder neue Erkenntnisse aus der Praxisanwendung oder weiterführenden klinischen Studien ergeben.

Alle neuen Erkenntnisse und Veränderungen müssen in eine bestehende Zulassung integriert werden. Dies geschieht über Variationsverfahren (Änderungsanzeigen). Entsprechende Vorschriften und Mechanismen stellen sicher, dass trotz der eingetretenen Veränderungen die Produktcharakteristika noch der zum Zeitpunkt der Zulassung nachgewiesenen Qualität, Wirksamkeit und Verträglichkeit eines Impfstoffes entsprechen.

3 Harmonisierte Zulassungsunterlagen

Mindestens so wichtig wie die prozeduralen sind die inhaltlichen Aspekte, d. h. welche Daten muss ein Hersteller einreichen, damit ein Impfstoff von den EU- Mitgliedsstaaten akzeptiert wird.

Zulassungsanträge für Arzneimittel müssen, unabhängig vom Verfahren, seit einigen Jahren im Format des von der EU, Japan und den USA gleichermaßen anerkannten ´Common Technical Document – CTD´ bei den zuständigen Behörden eingereicht werden.

Das CTD besteht aus 5 Modulen mit den nachfolgend kurz zusammengefassten Inhalten. In der EU gilt Englisch als ´CTD- Sprache´. Deshalb werden hier sowie in anderen Abschnitten dieses Kapitels die englischen Bezeichnungen direkt angegeben, insbesondere dann, wenn diese gebräuchlicher sind als die deutschen Übersetzungen.

Die Modulstruktur des CTD:

‖ **Modul 1** – administrative Angaben, Vorschlag für ´Summary of Product Characteristics – SmPC´ (Fach- und Gebrauchsinformation); Pharmakovigilanz- und Risikominimierungspläne

‖ **Modul 2** – Zusammenfassung der Module 3 bis 5

‖ **Modul 3** – Beschreibung der Herstellung, Kontrolle des Prozesses, der ´drug substances´ (Produkt-Intermediate) und des ´drug products´ (Endprodukts)

‖ **Modul 4** – Präklinische Untersuchungen

‖ **Modul 5** – Klinische Untersuchungen

Für die Beurteilung der Qualität, Wirksamkeit und Verträglichkeit von Impfstoffen und anderen Arzneimitteln sind die Module 3 bis 5 ausschlaggebend, deshalb sollen deren Inhalte hier noch näher beleuchtet werden.

Modul 3 fordert präzise Angaben zum Herstellungsprozess eines Arzneimittels. Dies ist bei biologischen Arzneimitteln, zu deren Herstellung Ausgangsmaterialien biologischen Ursprungs verwendet werden, besonders wichtig. Bei dem biologischen Arzneimittel Impfstoff zählen zu den biologischen Ausgangsstoffen bakterielle und virale Saatmaterialien sowie Saatmaterialien auf der Basis rekombinanter Expressionsvektoren sowie die Substrate, die zur Virusvermehrung (Bruteier oder Zellen) verwendet werden.

Biologische Arzneimittel sind hochkomplex und können deshalb nicht wie die chemisch definierten Arzneimittel anhand physikochemischer Untersuchungen auf korrekte molekulare Struktur und unerwünschte Verunreinigungen analysiert werden. Dies geschieht stattdessen über eine Vielzahl von prozess- und produktspezifischen Kontrollen, deren Messparameter sich innerhalb möglichst enger Grenzen (Spezifikationen) bewegen sollten. Je mehr solcher Kontrollen in einen Herstellungsprozess implementiert werden und je enger die entsprechenden Spezifikationen definiert sind, umso mehr wird sichergestellt, dass jede produzierte Charge der Qualität derjenigen Chargen entspricht, für die im Rahmen der klinischen Zulassungsstudien Wirksamkeit und Verträglichkeit nachgewiesen werden konnten. Die genaue Beschreibung des Prozesses zur Herstellung von biologischen Arzneimitteln ist somit ein Äquivalent für die genaue Charakterisierung des Endprodukts.

Die allgemeinen und spezifischen Monografien des Europäischen Arzneibuchs ´European Pharmakopoea´, verschiedene Leitfäden der Europäischen Agentur für Arzneimittel (EMA), der ´International Conference on Harmonization´ sowie der Weltgesundheitsorganisation regeln, wie Prozesse zur Herstellung von Impfstoffen zu einem Produkt von geforderter Qualität führen.

Modul 4 enthält die Ergebnisse der präklinischen Untersuchungen, die für einen Influenza-Impfstoff durchgeführt wurden. Im Gegensatz zu vielen chemischen Wirkstoffen weisen Impfantigene, insbesondere wenn sie inaktiviert und hoch gereinigt sind, kaum toxische Wirkungen auf. Nachdem auch die Verträglichkeit der meisten Zusatzstoffe seit langer Zeit bekannt ist, ist der Umfang der für Impfstoffe vorgeschriebenen präklinischen Untersuchungen überschaubar, was sich auch anhand der wenigen Leitfäden ableiten lässt: CPMP/SWP/465/95 Pre-clinical pharmacological and toxicological testing of vaccines; WHO Technical Report Series, No. 927, 2005 Annex 1 WHO Guidelines on nonclinical evaluation of vaccines.

Im Mittelpunkt der Untersuchungen stehen primäre pharmakologische Studien, aus denen sich eine Dosis-Wirkungsbeziehung und ein möglicherweise auch für den Menschen geeignetes Impfschema ableiten lassen (Pharmakodynamik).

Umfangreiche sekundäre (Sicherheits-)pharmakologische Studien zur Verträglichkeit und Organstudien zur Ermittlung der Antigenverteilung bzw. Antigenanreicherung (Pharmakokinetik) in einer oder in mehreren Tierspezies werden für inaktivierte und lebend attenuierte Impfstoffe im Allgemeinen nicht verlangt, da sie keine Erkenntnisse für die richtige Dosierung liefern. Wichtig sind dagegen Kenntnisse zu den Ausscheidungseigenschaften von lebend attenuierten Impfstämmen in geimpften Personen.

Von besonderem Interesse sind darüber hinaus Studien zur lokalen und systemischen Toxizität nach einer sowie nach wiederholten Impfungen. Da einige Impfstoffe versehentlich oder beabsichtigt an Schwangere verabreicht werden können, müssen für diese auch Studien zur embryofötalen und perinatalen Toxizität durchgeführt werden.

Mutagenitäts- und Karzinogenitätsstudien sind für Impfstoffe normalerweise nicht notwendig.

Werden jedoch neue und unbekannte Substanzen, z. B. neue Adjuvantien oder neue Trägersubstanzen, bei der Impfstoffformulierung verwendet, beziehungsweise neue Verabreichungswege untersucht, z. B. die intranasale Verabreichung, wird sich das präklinische Untersuchungsprogramm in Abhängigkeit von den möglichen Risiken aufwendiger gestalten.

Der aus Tierschutzgründen mit Recht in Verruf geratene Test zur akuten Toxizität in Mäusen oder Meerschweinchen wird heute nur noch im Rahmen der Validierung neuer Herstellungsprozesse empfohlen und spielt für die Kontrolle der Routineproduktion keine Rolle mehr. Zuvor musste er mit jeder Impfstoffcharge durchgeführt werden.

Modul 5 befasst sich mit der Beschreibung der klinischen Eigenschaften, also mit der Wirksamkeit und Verträglichkeit eines Arzneimittels. Wie bereits bei der Erläuterung des präklinischen Untersuchungsprogramms angedeutet wurde, spielen die klassischen Untersuchungen zur Pharmakodynamik und Pharmakokinetik eines Wirkstoffes bei Impfstoffen kaum eine Rolle. Eine korrekte Dosierung oder ein optimales Impfschema sind über solche Studien nicht zu ermitteln, denn weder die Verteilung des Impfantigens im Körper noch dessen Bioverfügbarkeit in bestimmten Geweben sind den Impferfolg bestimmende Messgrößen. Die Antikörpertiter und die Kinetik ihres Entstehens sind für Impfstoffe bedeutsame pharmakologische Parameter. Die Bedeutung der zellulären Immunantwort oder des angeborenen Immunsystems spielt bei der klinischen Bewertung von Impfstoffen derzeit noch eine untergeordnete Rolle. Neue Impfstoffe, insbesondere solche, bei denen alternative Verabreichungswege vorgesehen sind oder neue Adjuvantien eingesetzt werden, müssen sich jedoch mit diesen Aspekten auseinandersetzen. Die Relevanz der gemessenen zellulären Immunantwort für den Impferfolg sollte gut begründet sein.

4 Klinische Studienphasen

**Klinische Studien
Phasen I und II**

- Phase I • Immunogenität und
Verträglichkeit, <100 Probanden

- Phase IIa • Dosisfindung und Verträglichkeit,
mehrere Hundert Probanden

- Phase IIb • Bestätigung von Immunogenität
und Verträglichkeit,
mehrere Tausend Probanden

F2

**Klinische Studien
Phasen III und IV**

- Phase III • Bestätigung der Wirksamkeit
und/oder Sicherheit; mehrere
Zehntausend Probanden

  daneben Nachweis der Konsistenz
  des industriemäßigen
  Herstellungsverfahrens

- Phase IV • Anwendungsbeobachtung nach
erfolgter Zulassung

F3

Klinische Studien am Menschen sind in drei Vorzulassungsphasen (I–III) und eine Nachzulassungsphase (IV) eingeteilt.

Die Abbildungen zeigen die Studienphasen zum Nachweis der Wirksamkeit und Verträglichkeit von Impfstoffen. [F2] [F3]

Die ersten beiden klinischen Prüfphasen (I und IIa) dienen dem sogenannten ´proof of concept´, also dem Nachweis, dass das gewählte Impfantigen immunogen ist und über die adäquate Dosierung bzw. Anzahl von Teildosen die Etablierung einer als schützend angesehenen Immunantwort erreicht wird.

Die späteren klinischen Versuchsphasen (IIb und III) haben den Zweck, die Verträglichkeit eines neuen Impfstoffs über groß angelegte Verträglichkeitsstudien (´safety studies´) nachzuweisen. Sie sollten so dimensioniert sein, dass auch seltene Nebenwirkungen erkannt werden können. Hierbei muss es sich nicht nur um schwerere Nebenwirkungen handeln. Auch die Kenntnis, dass im Einzelfall hohes Fieber oder verstärkte Irritationen an der Einstichstelle auftreten können, ist notwendig, um die Verträglichkeit eines Impfstoffes hinreichend gut beschreiben und das Nutzen-Risiko-Verhältnis möglichst exakt bestimmen zu können.

In jedem Fall muss der Nutzen eines Impfstoffs die mit der Impfung verbundenen Risiken bei weitem überwiegen. Eine robuste Nutzen-Risiko-Bewertung lässt sich nur über eine große oder über mehrere kleiner dimensionierte Verträglichkeitsstudien mit 3.000 bis 5.000 Probanden erzielen.

Phase III-Studien dienen auch dem Zweck, die Wirksamkeit eines neuen Impfstoffs zu bestimmen. Dies ist immer dann notwendig, wenn kein allgemein anerkannter serologischer Ersatzparameter (Surrogatparameter) existiert, der als Schutzkorrelat angesehen werden kann. Schutzkorrelate, im Allgemeinen Antikörpertiter, gibt es für eine Vielzahl von Impfstoffen. Mitunter nennt man den Schwellenwert, der noch einen Schutz garantiert und der nicht

Korrelate für Impfschutz ausgewählte Angaben		
Impfstoff gegen	**Test**	**Korrelat für Impfschutz**
Hepatitis B	ELISA	10 mIU/mL
Hib (Konjugat-I)	ELISA	0.15 mcg/mL
Influenza	Haemaggl.-Hemmungs-T.	1/40 Verdünnung
Poliomyelitis	Neutralisations-T.	1/4 - 1/8 Verdünnung
Tetanus	Toxin-Neutralisations-T.	0,1 IU/mL

F4

unterschritten werden darf bzw. über eine Auffrischimpfung rekonstituiert werden muss.

Abbildung 4 zeigt eine Auswahl anerkannter serologischer Schutzkorrelate als Surrogatparameter zum Nachweis der Wirksamkeit von Impfstoffen. [F4]

Für neuartige Impfstoffe, zu denen beispielsweise die Zoster-, Rotavirus- und Zervixkarzinom-Impfstoffe zählen, gibt es bisher keine anerkannten Schutzkorrelate, d. h. Antikörpertiter oder andere messbare Immunreaktionen können (noch) nicht mit einem Immunschutz korreliert werden. In solchen Fällen muss die Wirksamkeit eines Impfstoffs über randomisierte, kontrollierte und verblindete Studien ermittelt werden. Dies bedeutet, dass die Studienteilnehmer über einen Zufallsgenerator den Studiengruppen zugewiesen werden, die entweder den Kandidatimpfstoff oder den Vergleichsimpfstoff bzw. ein Placebo erhalten (die Kontrolle!). Zudem dürfen weder die Probanden noch diejenigen Personen, die mit der Auswertung der Immunantwort befasst sind, wissen, welche Gruppe den Impfstoff bzw. das Placebo erhalten hat. Die 'Verblindung' der Probanden und der Prüfärzte mag nicht immer möglich sein, insbesondere dann, wenn sich die Art der Anwendung grundsätzlich von der herkömmlichen Anwendungsweise von Impfstoffen unterscheidet, z. B. wenn die intranasale gegen die intramuskuläre Verabreichung geprüft werden soll. In einem solchen Fall ist besonderer Wert darauf zu legen, dass das Personal, welches mit der Laboranalyse und der statistischen Auswertung befasst ist, einer soliden 'Verblindung' unterliegt.

Nur so lässt sich die tatsächliche Wirksamkeit neuer Impfstoffe verlässlich ermitteln. Alle primären und sekundären Studienziele müssen a priori in Studienplänen festgelegt sein. Eine Festlegung der Studienziele anhand von bekannten Daten, eine sogenannte post hoc-Analyse, ist normalerweise nicht zulässig.

Phase IV- Studien werden in der Regel nach der erteilten Zulassung geplant und durchgeführt mit dem Ziel

- ‖ eventuelle sehr seltene Nebenwirkungen des Impfstoffs unter den Bedingungen der Praxisanwendung zu erfassen;
- ‖ bestimmte Risikosignale, die sich gegebenenfalls aus den Phase III- Studien ergeben haben, näher zu untersuchen
- ‖ oder um die Effektivität des Impfstoffs bei breitem Gebrauch zu bewerten.

Sektion VII

585

Für die klinische Prüfung von neuen Impfstoffen steht der EU-Leitfaden ´Clinical Evaluation of New Vaccines: CHMP/VWP/164653/05´ zur Verfügung.

5 Die Chargenprüfung und Chargenfreigabe

Die Zulassung allein reicht nicht aus, um Impfstoffe in den Verkehr zu bringen. Dazu muss jede produzierte Charge von einem zuständigen nationalen Prüflabor (´National Competent Authority – NCA´) geprüft und freigegeben werden.

In Deutschland fällt diese Aufgabe in den Zuständigkeitsbereich des Paul-Ehrlich-Instituts (PEI), dem Bundesinstitut für Impfstoffe und biomedizinische Arzneimittel (www.pei.de). Ähnlich wie die Zulassungsverfahren sind auch die Kriterien zur Chargenprüfung und -freigabe EU-weit harmonisiert.
Während für die Vereinheitlichung von Zulassungsverfahren die EU-Kommission zuständig ist, koordiniert das ´European Directorate for the Quality of Medicines – EDQM´mit Sitz in Straßburg die Prinzipien der EU-Chargenprüfung.

Die Prüflaboratorien in der EU werden als ´Official Medicines Control Laboratories - OMCL´ bezeichnet und sind in einem Netzwerk organisiert. Die Prinzipien der Chargenprüfung sind in gemeinsam erarbeiteten Leitfäden definiert, den ´Official Control Authority Batch Release (OCABR) Guidelines´. Für alle in der EU zugelassenen Impfstoffe gibt es solche Leitfäden: >http://www.edqm.eu/site/Batch-Release-Guidelines-85.html<.
Impfstoffchargen, die von einem OMCL gemäß diesen Leitfäden geprüft und den Qualitätsanforderungen entsprechend befunden wurden bekommen ein ´Official Batch Release Certificate´ erteilt, das als Grundlage der nationalen Chargenfreigabe dient. Eine erneute Prüfung derselben Charge durch einen zweiten Mitgliedsstaat der EU als Voraussetzung für die nationale Chargenfreigabe ist unter diesen Bedingungen unzulässig.

Welches Mitgliedsland als OMCL für die Laborprüfung eines Impfstoffs zuständig ist, wird bereits mit der Zulassung festgelegt. Oftmals werden zwei Mitgliedsländer bestimmt, um flexibler mit Kapazitätsengpässen seitens der Prüflabors umgehen zu können.
Das harmonisierte Verfahren zur Chargenprüfung ist zeit- und kosteneffizient und somit hilfreich für die kontinuierliche und flächendeckende Versorgung mit Impfstoffen.

6 Neue Regelungen zur Zulassung von Impfstoffen

Die vorangegangenen Abschnitte haben erkennen lassen, dass Arzneimittel, insbesondere die biologischen Arzneimittel einschließlich der Impfstoffe, komplexen Regularien unterliegen. In der Zukunft wird sich diese Komplexität noch steigern. Dies liegt an Defiziten, die dringlich beseitigt werden müssen, oder an der Erkenntnis, dass die bestehenden Regelungen nicht ausreichen, um Nutzen und Risiken neuer Technologien adäquat bewerten zu können.

Kinderarzneimittelverordnung

Ein wichtiges neues Regelwerk, welches kürzlich in Kraft trat, ist die Kinderarzneimittelverordnung. Ohne pädiatrische Prüfpläne, die von einem eigens dafür eingerichteten Komitee der EMA, dem 'Paediatric Committee, PDCO', genehmigt sein müssen, wird es für neue Impfstoffe/Arzneimittel, soweit eine Kinderindikation erkennbar ist, auch keine Zulassung für die Erwachsenenindikation mehr geben.

Impfstoffe sind von jeher Vorreiter für die Prinzipien der Kinderarzneimittelverordnung gewesen, da viele Impfstoffe ohnehin für die Impfung von Kindern bestimmt waren und in den entsprechenden Altersklassen klinisch geprüft wurden. Allerdings gibt es auch Ausnahmen, insbesondere die inaktivierten Influenza-Impfstoffe zur intramuskulären Anwendung. Ihre Anwendung bei Kindern ist klinisch oft nicht belegt. Dies wird sich in Zukunft ändern, denn mit jedem neuen Influenza-Impfstoff, der an Kindern geprüft wurde und auf den Markt kommt, wird sich die Notwendigkeit ergeben, auch die 'alten' Produkte klinisch an Kindern zu prüfen.

Nutzen-Risiko-Bewertung neuer Technologien

In Arzneimittelgruppen, die mit neuartigen Technologien hergestellt werden und/oder neuartige Therapieoptionen ermöglichen ('Advanced Therapy Medicinal Products – ATMPs'), gehören Gentransferarzneimittel, zellbasierte Arzneimittel sowie tierisches oder menschliches Gewebe unterschiedlichster Herkunft und Herstellung.

Es besteht die Möglichkeit, dass neue Impfstoffe auf der Basis eines Gentransferarzneimittels hergestellt und verabreicht werden können. Es werden nicht mehr der natürliche Erreger oder seine Teile als Impfantigen verwendet, sondern rekombinante Konstrukte, zumeist virusbasierte 'Genfähren' oder Vektoren. Sie enthalten lediglich das Gen des Impfantigens. Einmal verabreicht, soll das gewünschte Impfantigen exprimiert und dadurch eine wirksame Immunantwort induziert werden.

Erheblich einfacher erscheint auf den ersten Blick das Konzept der DNA-Impfung. Auf die Vektoreinheit wird verzichtet und ′nackte′ Plasmid-DNA, die das Gen für das gewünschte Antigen enthält, wird injiziert.

Welcher Ansatz sich durchsetzen wird, ist fraglich. Allerdings ist das Konzept der Vektor-basierten Verabreichung von Impfantigenen in einigen Fällen schon weit fortgeschritten. Moderne Ansätze können auch besondere Risiken in sich bergen. Man denke an die Integration von Plasmid-DNA in die chromosomale DNA transfizierter Zielzellen oder an die ungehemmte Vermehrung von viralen Vektoren zum Transfer des Impfantigen-Gens. Solche Risiken sind sicherlich hypothetisch, müssen aber systematisch erfasst und bewertet werden.

Ein eigens dafür eingerichtetes Komitee der EMA und des CHMP, das ′Committee for Advanced Therapy Medicinal Products-CAT′, entscheidet seit Kurzem darüber, ob der Nutzen neuartiger prophylaktischer oder therapeutischer Optionen deren Risiken überwiegt.

7   Schlussfolgerung

Die derzeitigen Entwicklungsstufen des Systems der Prüfung und Zulassung von Arzneimitteln/Impfstoffen funktionieren effizient und verlässlich. Dies führt dazu, dass die Zeiten, in denen systematischer Schaden von Impfstoffen ausgehen konnte, bereits seit Langem in Vergessenheit geraten sind.

Literatur
PFLEIDERER M. Herstellung und Qualitätskontrolle von Impfstoffen. Pharm. Unserer Zeit 2008; 37: 28-38.
PLOTKIN S.A. Correlates of Vaccine-Induced Immunity. Review. Clin Infect Dis. 2008:47:401-409. Review.

43 Globale Kontrolle impfpräventabler Krankheiten

1   Pocken-Eradikation

Im Jahre 1980 verkündete die Weltgesundheitsversammlung (WGV) die Eradikation (Ausrottung) der Pocken. [F1]

Erstmalig in der Geschichte der Menschheit war es gelungen, einer der gefährlichsten Seuchen vollständig ihren Schrecken zu nehmen. 1977 trat die letzte Erkrankung an Pocken in Somalia auf. Weltweit konnten die mit erheblichen Komplikationen belasteten Pocken-Impfungen eingestellt werden. Es war ein langer, mühevoller und erkenntnisreicher Weg, im Jahre 1958 eingeleitet mit der politischen Willenserklärung aller Mitgliedsländer der Weltgesundheitsorganisation (WHO) die Pocken zu eradizieren. [F2]

Die Umsetzung der Zielstellung erforderte einen hohen Aufwand an Koordination durch die WHO und die Kooperationsbereitschaft auf nationaler, regionaler und globaler Ebene, die Bereitstellung der finanziellen und materiellen Ressourcen, die Lösung strategischer, taktischer und logistischer Aufgaben, die Einbeziehung und Ausbildung tausender Mitwirkender und nicht zuletzt als Garanten des Erfolgs qualitativ hochwertige Impfstoffe in ausreichender Menge und zeitgerecht zur Verfügung gestellt.

Eradikation, Elimination, Kontrolle einer Krankheit

- **Eradikation:** weltweit tritt kein einziger Fall mehr auf, auch der Erreger ist ausgerottet; alle Verhütungs- und Bekämpfungsmaßnahmen können eingestellt werden
- **Elimination:** regional (Land, Kontinent, Region) tritt kein einziger Fall mehr auf, Erreger und Krankheit sind weltweit noch vorhanden, Einschleppung möglich; Weiterführung Verhütungs- und Bekämpfungsmaßnahmen
- **Kontrolle:** mit dem Ziel, Erkrankungen, Komplikationen und Todesfälle erheblich zu reduzieren; Weiterführung von Verhütungs- und Bekämpfungsmaßnahmen nötig

F1

Pockeneradikation

- 1958 Weltgesundheitsversammlung: Beschluss mit dem Ziel Pockeneradikation
- 1967 Intensivierung des Programms
- 1977: letzte Pocken-Erkrankung in Somalia
- 1980: Weltgesundheitsversammlung verkündet die Eradikation der Pocken

Bundesrepublik Deutschland:
- 1976 Verzicht auf Erstimpfungen, 1983 Pockenimpfpflicht aufgehoben

DDR:
- 1980 Verzicht auf Erstimpfungen, 1982 Pockenimpfpflicht aufgehoben

F2

2   Expanded Program on Immunization – EPI

Das auf der Grundlage einer Impfung erfolgreich verlaufende Pockeneradikationsprogramm und die gewonnenen Erkenntnisse initiierten 1974 das 'Expanded Program on Immunization' der WHO (EPI – Erweitertes Impfprogramm). Bis zum Jahr 1990 sollten 80 % der Kinder der Welt bis zum Alter von 12 Monaten einen Impfschutz gegen Tuberkulose, Poliomyelitis, Masern, Diphtherie, Tetanus und Pertussis erhalten. [F3]

In der ersten Phase des Programms standen die Infrastrukturentwicklung (Kühlkette, Transport, Ausbildung der Mitarbeiter) und der Aufbau eines Meldesystems für Impfraten im Vordergrund. Erfolge des Programms stellten sich nur schrittweise ein. Zur Unterstützung rief der Generalsekretär der Vereinten Nationen 1985

zu einer 'Universal Child Immunization'-Initiative auf. 1990 wurde das Ziel eines Impf-schutzes für 80 % der Kinder der Welt erreicht.

Expanded Programme on Immunization (EPI)

• 1974 von der WHO etabliert mit dem Ziel:

• bis zum Jahr 1990 sollen 80 % der Kinder der Welt bis zum Alter von 12 Monaten einen Impfschutz gegen Tuberkulose, Poliomyelitis, Masern, Diphtherie, Tetanus und Pertussis erhalten

• mit Unterstützung der Vereinten Nationen (1985 Initiative 'Universal Child Immunization') wurde das Ziel ereicht

F3

In den 1990er-Jahren wurden dem EPI spezielle Kontrollziele wie die Eradikation der Poliomyelitis, die Elimination von mütterlichem und neonatalem Tetanus in betroffenen Ländern sowie verstärkte Anstrengungen zur Zurückdrängung der Masern hinzugefügt.

Der ursprünglich auf 6 Impfungen beschränkte Impfkalender wurde durch die Aufnahme der Hepatitis-B-Impfung, der Impfung gegen *Haemophilus influenzae* Typ b (Hib) sowie der Gelbfieber-Impfung (in Gelbfieber-endemischen Ländern) erweitert. Nebenstehende Abbildung zeigt die WHO-Empfehlungen des Jahres 2003. Diese Empfehlungen werden in der Mehrzahl der Entwicklungsländer umgesetzt. [F4]

EPI-Routine-Impfkalender 2003

Impfstoff	Alter				
	Geburt	6 Wochen	10 Wochen	14 Wochen	9 Monate
BCG	X				
DTP		X	X	X	
OPV	X[1]	X	X	X	
Hep B	X[2]	X	X[2]	X	
Hib		X	X	X	
Gelbfieber					X[3]
Masern					X[4]

[1] in polio-endemischen Ländern [2] in Ländern mit hoher perinataler Transmission Impfungen bei Geburt, in der 6. und 14. Woche
[3] in Gelbfieber-Risiko-Ländern
[4] eine 2. Impfung im 2. Lebensjahr oder in einer Impfkampagne

F4

Die Impfkalender der industriell entwickelten Länder und einer zunehmend größer werdenden Anzahl von aufstrebenden Entwicklungsländern weichen von diesen WHO-Empfehlungen erheblich ab, beginnen meist erst im 2. Lebensmonat, beinhalten weitere Impfungen, ferner Boosterimpfungen und Impfempfehlungen auch für Jugendliche, Erwachsene und Senioren. Auch die WHO empfiehlt Ländern, in denen mindestens 80 % der Kinder grundimmunisiert wurden, die Einführung von Boosterimpfungen. Die Impfkalender aller Mitgliedsländer der WHO sind einsehbar unter nebenstehender Internetadresse. [F5]

Impfkalender der WHO-Mitgliedsländer

Die Impfkalender der Mitgliedsländer der WHO sind einsehbar unter:

http://apps.who.int/immunization
_monitoring/en/globalsummary/
scheduleselect.cfm

F5

3   Global Alliance for Vaccines and Immunization

Ein erstes Bemühen, in den 1990er-Jahren eine globale Zusammenarbeit zwischen privaten und öffentlichen Partnern zur Unterstützung von Impfprogrammen und der Einführung neuer Impfstoffe in Ländern mit niedrigem Einkommen zu organisieren (The Children´s Vaccine Initiative) war mäßig erfolgreich. Es gelang nur unzureichend, die Impfstoffhersteller einzubeziehen.

Erfolgreicher etablierte sich ab 2000 die ´Global Alliance for Vaccines and Immunisation´ (GAVI) mit der Zielstellung der Einführung neuer Impfstoffe und der Integration von Impfprogrammen in die nationalen Gesundheitssysteme. GAVI-Partner sind Regierungs-vertreter von industriell entwickelten und Entwicklungsländern, WHO, UNICEF (Kinderhilfswerk der Vereinten Nationen), die Weltbank, die Bill und Melinda Gates Foundation, einige Nicht-Regierungs-Organisationen, Impfstoffhersteller sowie technische Organisationen wie die US Centers for Disease Control and Prevention (CDC). [F6]

> **Global Alliance for Vaccines and Immunisation (GAVI)**
>
> • **Zielstellung:** Einführung neuer Impfstoffe und Integration von Impfprogrammen in die nationalen Gesundheitssysteme
>
> • **GAVI-Partner:** Regierungsvertreter zahlreicher Industrienationen und Entwicklungsländer, Bill and Melinda Gates Foundation, UNICEF, WHO, Weltbank, Impfstoffhersteller, Nicht-Regierungs-Organisationen, US Centers for Disease Control and Prevention (CDC)
>
> F6

Ein jüngstes Beispiel für die Zusammenarbeit im Rahmen von GAVI sei genannt: Im März 2010 unterzeichneten GAVI und die beiden Impfstoffhersteller Pfizer und GlaxoSmithKline einen 10-Jahresvertrag zur Übergabe von je 30 Millionen Dosen moderner Pneumokokken-Konjugat-Impfstoffe an GAVI für Impfungen in Entwicklungsländern. Der Preis liegt mit 7 USD pro Dosis für die ersten 20 % der Gesamtmenge und 3.50 USD für die verbleibenden 80 % um ein Vielfaches niedriger als der Preis auf den Märkten der Industrieländer. Das Abkommen ist das erste unter dem neu etablierten Rahmen ´Advance Market Commitment´. Garantiert wird zum einen ein Markt für den Impfstoff, zum anderen wird ein maximaler Festpreis vereinbart.

4   Global Immunization Vision and Strategy – GIVS

WHO und UNICEF entwickelten den 10-Jahresplan GIVS für die Periode 2006–2015 mit 4 Hauptzielen:

- ‖   Erzielung hoher Impfraten bei einer zunehmenden Zahl impfpräventabler Erkrankungen für Angehörige aller Altersgruppen
- ‖   Einführung neuer Impfstoffe und Impftechnologien

Sektion VII

|| Integration anderer wichtiger Interventionsstrategien mit Impfprogrammen

|| Management von Impfprogrammen unter dem Gesichtspunkt globaler gegenseitiger Abhängigkeit: jedes einzelne Land kann sich dem Einfluss globaler Ereignisse auf die Bereitstellung von Impfstoffen, deren Finanzierung, die Zusammenarbeit zwischen verschiedenen Partnern, den Informationsaustausch und die Epidemievorsorge nicht entziehen. [F7]

5 Surveillance impfpräventabler Krankheiten

Grundlage für die Beurteilung des potenziellen Nutzens einer Impfung sind neben den klinischen Studien zur Wirksamkeit und Sicherheit von Impfstoffen die als Ausgangsbasis erhobenen epidemiologischen Daten über Krankheitslast und Verbreitung der Zielkrankheit.

Surveillancedaten dienen ferner zur Feinabstimmung der Impfempfehlungen, zum Beispiel hinsichtlich der Frage des günstigsten Impfalters oder Zeitpunktes von Impfungen.

Da Impfungen außerdem als Kostenfaktor im Gesundheitssystem anzusehen sind, spielen Daten zur Krankheitslast und ihrer Beeinflussung durch Impfung ebenso eine Rolle für Kosten-Nutzen-Analysen bei der Ressourcenverteilung.

Die wichtigsten Bestandteile der Überwachung eines Impfprogramms sind

|| das Monitoring der Impfraten

|| die Surveillance der Krankheit

|| die Surveillance von Impfnebenwirkungen. [F8]

Die Daten zu Impfraten und Krankheitsinzidenz sollten auf allen administrativen Ebenen zur Verfügung stehen: Distrikt, subnationale, nationale Ebene. Surveillancedaten 2009 finden sich auf nebenstehender Internetadresse. 2 nebenstehende Tabellen enthalten die weltweit gemeldeten Krankheitsfälle sowie die Impfraten für die Jahre 1980–2007. [F9] [F10]

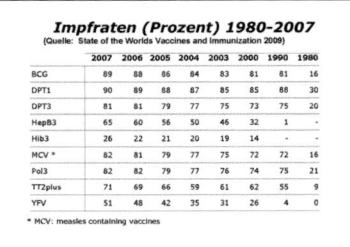

WHO: gemeldete Erkrankungen 1980-2007
(Quelle: State of the Worlds Vaccines and Immunization 2009)

	2007	2006	2005	2004	2003	2000	1990	1980
Diphtheria	4.273	3.978	12.735	10.069	6.781	11.625	23.084	97.774
Measels	280.771	373.941	601.232	509.734	680.454	852.937	1.374.083	4.211.431
Mumps	407.787	643.078	619.062	654.216	334.063	544.093		
Pertussis	161.861	119.916	135.326	244.909	110.854	190.476	476.377	1.982.384
Polio	1.385	2.021	2.032	1.258	784	2.971	23.366	52.795
Rubella	196.506	252.340	267.366	306.219	321.180	671.286		
Rubella (CRS)	225	63	37	88	99	181		
Tetanus (neonatal)	6.086	8.376	9.918	9.318	9.028	16.943	25.293	13.005
Tetanus (total)	19.867	14.646	15.980	13.772	12.857	21.242	64.378	114.248
Yellow fever	265	356	588	1.344	672	684	4.336	144

F9

Impfraten (Prozent) 1980-2007
(Quelle: State of the Worlds Vaccines and Immunization 2009)

	2007	2006	2005	2004	2003	2000	1990	1980
BCG	89	88	86	84	83	81	81	16
DPT1	90	89	88	87	85	85	88	30
DPT3	81	81	79	77	75	73	75	20
HepB3	65	60	56	50	45	32	1	-
Hib3	26	22	21	20	19	14	-	-
MCV *	82	81	79	77	75	72	72	16
Pol3	82	82	79	77	76	74	75	21
TT2plus	71	69	66	59	61	62	55	9
YFV	51	48	42	35	31	26	4	0

* MCV: measles containing vaccines

F10

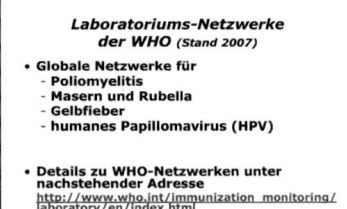

Laboratoriums-Netzwerke der WHO (Stand 2007)

• Globale Netzwerke für
- Poliomyelitis
- Masern und Rubella
- Gelbfieber
- humanes Papillomavirus (HPV)

• Details zu WHO-Netzwerken unter nachstehender Adresse
http://www.who.int/immunization_monitoring/laboratory/en/index.html

F11

Für viele Surveillanceprogramme ist die Flankierung durch Laboratoriumsnetzwerke unverzichtbar. [F11] Globale Netzwerke bestehen für Poliomyelitis, Masern und Rubella, Gelbfieber und HPV. Regionale laborgestützte Netzwerke bestehen für viele weitere impfpräventable Erkrankungen. Details zu WHO-Netzwerken siehe nebenstehende Internetadresse.

1999 wurde ein unabhängiges 'Global Advisory Committee on Vaccine Safety' etabliert mit der Zielstellung prompter und wissenschaftlich fundierter Stellungnahmen zu aufkommenden Fragen der Sicherheit von Impfstoffen von globaler Bedeutung. Die 21. Tagung des Komitees fand vom 2. bis 4. Dezember 2009 statt und beschäftigte sich mit der Sicherheit von pandemischen Influenza-Impfstoffen und Meningokokken-Konjugat-Impfstoffen der Serogruppe A sowie der weltweiten Surveillance von Impfstoffnebenwirkungen und der

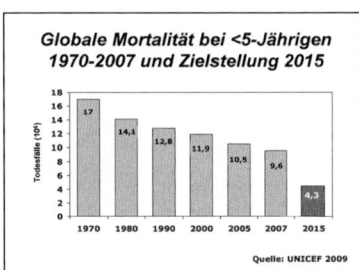

Globale Mortalität bei <5-Jährigen 1970-2007 und Zielstellung 2015

Quelle: UNICEF 2009

F12

Anwendung des BCG-Impfstoffs. >http://www.who.int/vaccine_safety/en/<
Das Kapitel 'Surveillance impfpräventabler Krankheiten' informiert im Detail über Surveillanceprogramme.

6   Ausgewählte Impfprogramme – Status und Trends

Insbesondere seit der zweiten Hälfte des vergangenen Jahrhunderts ist die Lebenserwartung weltweit gestiegen. Auch hinsichtlich der Sterblichkeit von unter 5-jährigen Kindern zeichnet sich in den vergangenen Jahrzehnten ein sinkender Trend ab. [F12]

Sektion VII

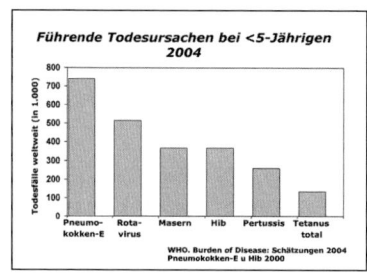

Führende Todesursachen bei <5-Jährigen 2004

F13

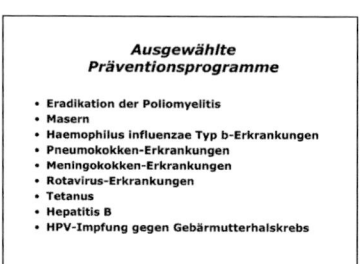

Ausgewählte Präventionsprogramme

- Eradikation der Poliomyelitis
- Masern
- Haemophilus influenzae Typ b-Erkrankungen
- Pneumokokken-Erkrankungen
- Meningokokken-Erkrankungen
- Rotavirus-Erkrankungen
- Tetanus
- Hepatitis B
- HPV-Impfung gegen Gebärmutterhalskrebs

F14

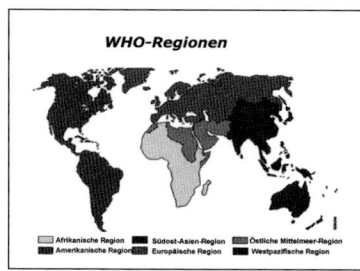

WHO-Regionen

- Afrikanische Region
- Amerikanische Region
- Südost-Asien-Region
- Europäische Region
- Östliche Mittelmeer-Region
- Westpazifische Region

F15

Noch immer erreichen jedoch fast 10 Millionen Kinder, insbesondere in den Entwicklungs-ländern, nicht das 5. Lebensjahr. Unterernährung ist die Ursache bei etwa einem Drittel der Todesfälle, bisher nicht oder nur unzureichend präventable Infektionskrankheiten wie AIDS, Malaria und Tuberkulose spielen eine wesentliche Rolle. Bis zum Jahre 2015 soll die Sterblichkeit der <5-Jährigen unter die 5-Millionengrenze sinken. Unter den führenden Todesursachen dieser Altersgruppe befinden sich mit Pneumokokken-, Rotavirus- und *Haemophilus influenzae* Typ b-Erkrankungen sowie Masern, Pertussis und neonatalem Tetanus bereits gegenwärtig durch Impfungen präventable Erkrankungen. [F13]

Nachfolgend wird aus globaler Sicht auf ausgewählte Impfungen des bis 2015 vor uns liegenden Zeitraums eingegangen. Ergänzend wird auf die entsprechenden Kapitel dieses Handbuchs verwiesen, die unsere deutschen Erfordernisse in den Vordergrund stellen. [F14] AIDS, TB, Malaria werden in den Kapiteln 36–38 behandelt.

6.1 Eradikationsprogramm Poliomyelitis

1988 war Poliomyelitis noch in 125 Ländern der Erde endemisch und verursachte jährlich etwa 350.000 Erkrankungen an paralytischer Poliomyelitis. Im selben Jahr verabschiedete die Weltgesundheitsversammlung mit der Zustimmung aller Mitgliedsländer der WHO einen Beschluss zur Eradikation der Poliomyelitis bis zum Jahr 2000. Eine internationale Partnerschaft, die ´Poliomyelitis-Eradikations-Initiative´wurde gegründet.

Elimination in 3 WHO-Regionen

2007 konnte die Eradikation der Poliomyelitis in 3 der 6 WHO-Regionen bestätigt werden: im amerikanischen Doppelkontinent (1994), in der westpazifischen (2000) und der europäischen Region (2002). [F15]

Im Oktober 1999 wurde letztmalig ein Wildpoliovirus des Typs 2 isoliert, damit verbleibt die Zirkulation der Wildpolioviren Typ 1 und 3.

Das Ziel der Eradikation bis zum Jahr 2000 konnte nicht erreicht werden und auch gegenwärtig ist es für eine Terminsetzung zu früh. Erhebliche Schwierigkeiten bereiteten die Impfprogramme in dicht bevölkerten Regionen, politische Hindernisse und Gerüchte um Gefahren der Impfung verzögerten die Impfung in einigen Ländern, militärische Auseinandersetzungen wurden zu einem weiteren Handikap.

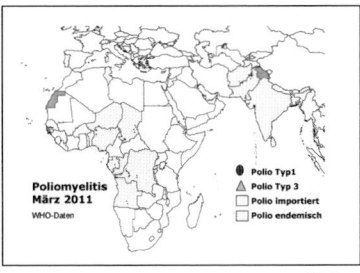

F16

Situation 2010/11

Die Zahl der gemeldeten Erkankungen ging 2010 gegenüber 2009 weiter zurück, von ~ 1.600 auf ~ 1.000 Erkrankungen. In den 4 endemischen Ländern traten nur noch etwa ein Viertel der Poliomyelitisfälle auf, dafür spielten Einschleppungen und daran sich anschließende Ausbreitungen in nicht endemischen Ländern eine erhebliche Rolle: unter anderem Westafrika; Republik Kongo und Nachbarländer Kongo und Angola; umfangreicher Ausbruch in Tadschikistan, einem Land in der Europäischen WHO-Region, die 2002 als poliofrei zertifiziert wurde. [F16]

Bisher wurden im Eradikationsprogramm ausschließlich trivalente Oralimpfstoffe (OPV) angewendet. Für zielgerichtete nationale und regionale Programme wurden zusätzlich monovalente Oralimpfstoffe der Poliotypen 1 sowie 3 und ebenfalls ein bivalenter Oralimpfstoff der Typen 1 und 3 entwickelt. Impfkampagnen mit dem bivalenten Impfstoff trugen wesentlich dazu bei, dass 2010 weniger als 50 Poliofälle in Indien auftraten.

Programm-Evaluierung

Im Auftrag der Generaldirektorin der WHO führte eine unabhängige Expertengruppe eine ´Evaluierung der Hindernisse einer Unterbrechung der Poliovirus-Transmission´durch. Die generelle Schlussfolgerung der Expertengruppe lautete, dass bei Gewährleistung aller koordinierenden, finanziellen, logistischen und technischen Voraussetzungen die Eradikation erreichbar sei. Der Bericht gibt auch die Einschätzungen vieler am Programm Beteiligter wider, dass zu optimistische Voraussagen nicht begründet seien.
Der detaillierte Bericht vom 20.10.2009 ist einsehbar unter >http://www.polioeradication. org/content/general/ Polio_Evaluation_CON.pdf<

Sektion VII

595

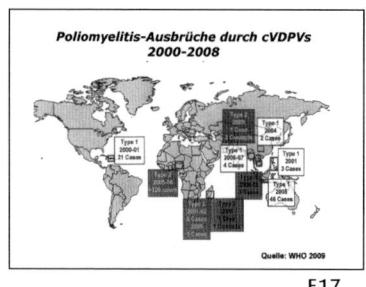

F17

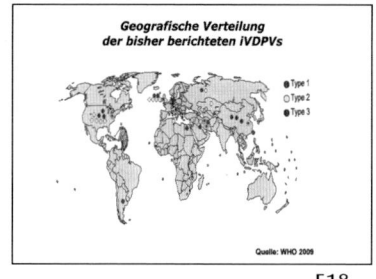

F18

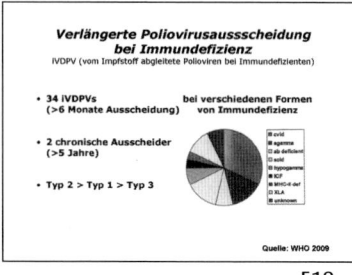

F19

Zukünftige Aufgabenstellung

Die zukünftigen Aufgaben zur Erreichung der Polioera-
dikation formulierte das ´Advisory Committee on Polio
Eradication´ in weitgehender Übereinstimmung mit
dem eben genannten Bericht der unabhängigen Expertengruppe auf seiner Sitzung des Jahres 2009.
Neben der Aufgabe der Unterbrechung der Zirkulation
der Poliowildviren muss das Eradikationsprogramm
weitere Probleme berücksichtigen:

II   die Vernichtung bzw. die unter den Bedingungen der biologischen Sicherheit
     in ausgewählten WHO-Laboratorien durchzuführende Aufbewahrung der
     bisher in einer Vielzahl von Laboratorien vorrätig gehaltenen Polioviren;

II   die Surveillance zirkulierender, vom Impfvirus abgeleiteter Polioviren ´vacci-
     ne-derived polioviruses–VDPV´ [F17,18] sowie

II   die Surveillance ´chronischer Poliovirusausssscheider bei Immundefizienz
     (iVDPV)´. [F19]

Eine besonders hohe Zahl von ca. 300 VDVP-Nachweisen wurde 2009 aus Nigeria berichtet.

Beendigung der Wildviruszirkulation und Impfung

Vorbereitungen sind hinsichtlich der Weiterführung von Impfprogrammen nach Unterbrechung der Wildviruszirkulation zu treffen. Unter verschiedenen Optionen hat die weltweite
Einstellung der Impfung mit Lebendoral-Impfstoffen die Priorität. Programme mit inaktivierten Polioimpfstoffen (IPV) würden vorerst weitergeführt. Mit der Einstellung der OPV-
Impfung einhergehen müssen Absicherungsmaßnahmen wie unter anderem die Weiterführung einer qualifizierten Surveillance und die Anlage von Impfstoffreserven.

Eine umfassende Übersicht zur Poliomyelitis und dem Polioeradikationsprogramm siehe Kapitel 15 Poliomyelitis.

6.2 Masern

In den meisten Entwicklungsländern begann die Einführung der Masernimpfung mit einer Dosis in der zweiten Hälfte der 1970er-Jahre. Industriell entwickelte Länder und viele Entwicklungsländer wenden ein 2-Dosenschema an. Die einmalige Masernimpfung führt bei hohen Impfraten zu einer Reduzierung der Masernmorbidität und -mortalität. Besteht das Ziel in der Elimination der Masern, ist die Einfügung des Termins einer zweiten Masernimpfung notwendig. Zum einen soll damit eine zweite Möglichkeit der Impfung angeboten werden, zum anderen soll der kleine Teil der Geimpften (5–10 %), die nach der ersten Impfung keine Immunantwort entwickelten, geschützt werden. In Entwicklungsländern werden zunehmend Impfkampagnen für die Zweitimpfung genutzt.

Im Jahr 2000 waren 72 % der Kinder der Welt mindestens einmal gegen Masern geimpft. 2002 verkündete der amerikanische Doppelkontinent die Elimination der einheimischen Masern, es kam lediglich noch zu importierten Erkrankungen. Drei weitere WHO-Regionen (die europäische sowie die westpazifische und die östliche Mittelmeerregion) haben sich das Ziel der Elimination der Masern (bis 2010 bzw. 2012) gesetzt.

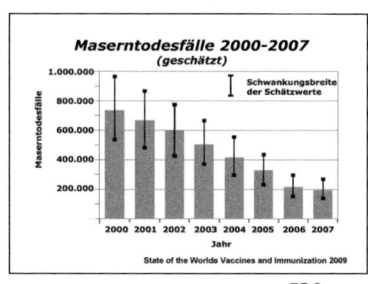

F20

Entsprechend verringerte sich die Anzahl der jährlichen Maserntodesfälle weltweit um 70 % von etwa 4,2 Millionen im Jahr 1980 auf etwa 165.000 im Jahr 2008. Noch immer gehörten dennoch die Masern bei Kindern unter 5 Jahren zu den 5 führenden Todesursachen. In Afrika wurden 60 % aller Maserntodesfälle registriert, daneben waren asiatische Länder besonders betroffen. [F20]

Im Jahre 2001 nahm eine internationale Partnerschaft (American Red Cross, UNICEF, CDC, United Nations Foundation), die 'Masern-Initiative', die Arbeit auf. Unterstützt wurden 47 Länder in Afrika und Asien. Angestrebt wurde eine Impfrate von 90 % im ersten Lebensjahr, gefolgt von Massenimpfaktionen bis zum 14. Lebensjahr und 'follow-up'-Kampagnen alle 2–4 Jahre für die bis 5-Jährigen. Unterstützt wurde die Arbeit der 'Masern-Initiative' durch Beschlüsse der Weltgesundheitsversammlung der Jahre 2003 und 2005, die Maserntodesfälle im Vergleich zur Ausgangssituation 1999/2000 bis 2005 zu halbieren bzw. bis 2010 um 90 % zu senken.

Im Jahre 2007 konnte eine Senkung der Maserntodesfälle gegenüber 2000 um etwa 70 % auf etwa 198.000 Todesfälle registriert werden (siehe Abbildung), 2008 wurde die Zahl der Todesfälle auf 164.000 geschätzt, weitere Schritte auf dem Wege, das Ziel 2010 zu erreichen.

Diskussionen, in der Zukunft auch ein Programm zur Eradikation der Masern zu verabschieden, sind noch nicht abgeschlossen. Eine solche Zielsetzung erscheint einer Reihe von Experten prinzipiell erreichbar. Andererseits muss man bedenken, dass die baldige Etablierung eines Maserneradikationsprogramms das gegenwärtige Programm der Polio-Eradikation erheblich beeinträchtigen könnte.

Eine umfassende Übersicht zu Masern und den Maserneliminations- und Kontrollprogrammen siehe unter Kapitel 10 Masern.

6.3 *Haemophilus influenzae* Typ b-Erkrankungen

Die WHO schätzte im Jahr 2000, dass weltweit jährlich 8 Millionen invasive Erkrankungen und Pneumonien bei Kindern unter 5 Jahren durch *Haemophilus influenzae* Typ b (Hib) verursacht werden, von denen fast 5 % tödlich verlaufen.

Ende der 1980er-Jahre wurden mithilfe der Konjugat-Technologie bereits im frühen Kindesalter wirksame Impfstoffe entwickelt. Eine Vielzahl von industriell entwickelten und Entwicklungsländern konnten mit Impfprogrammen im Säuglings- und Vorschulalter die Krankheit weitestgehend zurückdrängen.

**Hib-Impfprogramme
in den Ländern der Welt 1997/2008**

1997
26 Länder

2008
133 Länder
2 Länder
partiell

State of the Worlds Vaccines and Immunization 2009

F21

Seit dem Jahr 2000 unterstützt GAVI die Einführung der Impfung in 75 Entwicklungsländern. 2005 wurde die Partnervereinigung ´Hib-Initiative´ (WHO, John Hopkins School of Public Health, the London School of Hygiene and Tropical Medicine, CDC) gegründet, die mit finanzieller Hilfe von GAVI die Impfprogramme vorantrieb.

2008 hatten bereits 135 Länder Hib-Impfprogramme etabliert und weitere 25 Länder beabsichtigten die Einführung. [F21]

Eine umfassende Übersicht zu *Haemophilus influenzae*-Erkrankungen und deren Verhütung siehe unter Kapitel 5 *Haemophilus influenzae* Typ b (Hib)-Erkrankungen.

6.4   Pneumokokken-Erkrankungen

Pneumokokken gehören zu den führenden Ursachen von Erkrankung (Pneumonie, Meningitis, Sepsis) und Tod bei Kindern unter 5 Jahren. Für das Jahr 2000 wurden für diese Altersgruppe 14,5 Millionen schwere Erkrankungen (95 % Pneumonien) und etwa 800.000 Todesfälle, davon 88.000 bei HIV-Infizierten, geschätzt. Weitere Risikogruppen sind ältere und alte Personen sowie durch chronische Erkrankungen und Immundefizienz Vorgeschädigte. Alljährlich ist von insgesamt etwa 1,6 Millionen Todesfällen durch Pneumokokken-Erkrankungen auszugehen.

Seit 1983 steht ein 23-valenter Polysaccharid-Impfstoff zur Verfügung, der etwa 85–90 % der in Industrieländern dominierenden Serotypen von *S. pneumoniae* abdeckte. Ein wesentlicher Nachteil des Polysaccharid-Impfstoffs bestand in seiner ungenügenden Immunogenität und Wirksamkeit bei jungen Kindern unter 2 Jahren, der Altersgruppe mit der höchsten Gefährdung.

Die Konjugattechnologie stellte ab den frühen 1990er-Jahren einen 7-valenten Pneumokokken-Impfstoff zur Verfügung. Dieser deckte in Industrieländern 65–80 % der im Kindesalter prävalenten Serotypen ab und führte zu einem erheblichen Rückgang von Pneumokokken-Erkrankungen. Das Fehlen von für Entwicklungsländer wesentlichen Serotypen im Impfstoff erforderte eine Weiterentwicklung zu 10- und 13-valenten Konjugat-Impfstoffen, die ab 2009 bzw. 2010 zur Verfügung stehen.

Unter Punkt 3 dieses Kapitels wurde bereits das zwischen GAVI und den Impfstoffherstellern Pfizer und GlaxoSmithKline geschlossene Abkommen zur Bereitstellung von preislich reduziertem Impfstoff für Entwicklungsländer dargestellt. Es ist zu erwarten, dass bis zum Jahre 2030 mehrere Millionen kindlicher Todesfälle durch Pneumokokken-Erkrankungen vermieden werden können.

Eine umfassende Übersicht zu Pneumokokken-Erkrankungen und deren Prävention siehe unter Kapitel 14 Pneumokokken-Erkrankungen.

6.5   Meningokokken-Erkrankungen

Neisseria meningitidis ist der einzige bakterielle Erreger von Meningitis, der Epidemien auslöst. In den Industrieländern wurden mit dem Aufkommen der Antibiotika- und Intensivtherapie Epidemien seltener. Die Erkrankung verblieb endemisch, stellt jedoch mit ihrem schweren und häufig tödlichen Verlauf auch weiterhin ein Gesundheitsproblem insbesondere für Kinder und Jugendliche dar.

Schwere Meningokokken-Epidemien werden seit etwa 100 Jahren insbesondere aus den Ländern des afrikanischen ʹMeningitisgürtelsʹ berichtet, den Ländern südlich der Sahara von Senegal im Westen bis zu Äthiopien im Osten. Die größte Epidemie der Jahre 1996/97 führte zu mehr als 250.000 Erkrankungen, etwa 25.000 tödlichen Verläufen und etwa 50.000 schweren Restschäden. Auch die gegenwärtig ʹkleinerenʹ Epidemien in den 25 Ländern des Meningitisgürtels sind imstande, die ohnehin unterentwickelte Struktur des Gesundheitsdienstes zu überfordern.

Von den 13 Serogruppen der Meningokokken rufen die Serogruppen A, B, C, W135 und Y die Mehrzahl der schweren Erkrankungen und der Epidemien hervor: Serogruppe A ist dominant in Afrika und Asien, verursacht die Mehrzahl der Epidemien im Meningitisgürtel; seit einigen Jahren erlangt die Serogruppe W135 epidemische Bedeutung in Afrika und im Mittleren Osten. Die Serogruppe B spielt eine Rolle in vielen Regionen der Erde, die Serogruppe C dominiert in Nordamerika, Europa und Australien; Serogruppe Y erlangte in den letzten Jahren Bedeutung in Nordamerika.

Mitte der 1970er-Jahre standen Polysaccharid-Impfstoffe zur Verfügung, vorwiegend als bivalente (Serogruppen A und C) und tetravalente (A, C, W135, Y) Impfstoffe. Analog den Impfstoffen gegen Hib- und Pneumokokken-Erkrankungen waren diese Polysaccharid-Impfstoffe bei unter 2-Jährigen von ungenügender Immunogenität und Wirksamkeit. Nach wie vor werden sie zur Epidemiekontrolle und als Reiseimpfungen eingesetzt.

Seit 1999 gelangen Konjugat-Impfstoffe auf den Markt, zuerst monovalent gegen die Serogruppe C gerichtet, aktuell stehen ferner 2 tetravalente Konjugatimpfstoffe (A, C, W135, Y) zur Verfügung. Der monovalente Konjugat-Impfstoff der Serogruppe C hat in landesweiten Impfprogrammen für Kinder und Jugendliche mehrerer westeuropäischer Länder invasive MenC-Erkrankungen weitestgehend zurückgedrängt.

In internationaler Kooperation und mit finanzieller Unterstützung der ʹBill and Melinda Gates Foundationʹ wurde ein ʹMeningitis Vaccine Projektʹ etabliert und letztlich im Serum Institute of India ein Konjugat-Impfstoff der Serogruppe A (zu einem sehr niedrigen Preis) entwickelt. Der Impfstoff erweist sich als immunogen und sicher und soll nach Zulassung in den Ländern des afrikanischen Meningitisgürtels ab 2010/2011 zum Einsatz kommen. Das anspruchsvolle Ziel ist, bis 2015 etwa 300 Millionen Menschen vor MenA zu schützen.

Im Dezember 2010 wurde der erste, durch reverse Vakzinologie entwickelte MenB-Impfstoff zur Zulassung bei der European Medicines Agency (EMA) eingereicht. Eine umfassende Übersicht zu Meningokokken-Erkrankungen und ihrer Verhütung siehe unter Kapitel
11 Meningokokken-Erkrankungen.

6.6   Rotavirus-Erkrankungen

Das Rotavirus ist der häufigste Erreger von Durchfallerkrankungen bei jungen Kindern.
Sowohl in industrialisierten als auch in Entwicklungsländern sind nahezu alle Kinder unter
3 Jahren betroffen. In der Mehrzahl verläuft die Erkrankung leicht (wässriger Durchfall,
Erbrechen, Fieber); ein kleiner Prozentsatz der Erkrankten entwickelt eine schwere, häufig
letal verlaufende Dehydrierung.

Weltweit werden alljährlich mehr als 2 Millionen Kleinkinder wegen einer Rotavirus-Er-
krankung hospitalisiert, nach Schätzung der WHO sterben jährlich etwa 500.000 Erkrankte, die Mehrzahl davon in wenigen besonders betroffenen Entwicklungsländern einschließlich Indien.

Ende 2006 kamen 2 von westlichen Herstellern neu entwickelte Lebendimpfstoffe auf den
Markt, sie erwiesen sich als sicher und schützten 85–98 % vor schwerer Erkrankung. Noch
nicht vollständig geklärt ist die Effektivität dieser Lebendimpfstoffe unter den Bedingungen
von Entwicklungsländern. Mehrere große Feldversuche des Jahres 2009 werden die entsprechenden Daten zur Verfügung stellen. Inzwischen arbeiten auch Hersteller in Indien, China
und Indonesien an der Entwicklung von Rotavirus-Impfstoffen.

Zu klären ist unter dem Gesichtspunkt der ärmsten Entwicklungsländer die Kostenfrage,
GAVI steht auch hier zur Unterstützung bereit.

Eine umfassende Übersicht zu Rotavirus-Erkrankungen und der Verhütung siehe unter
Kapitel 17 Rotavirus-Erkrankungen.

6.7   Tetanus

1989 wurde die Elimination des neonatalen Tetanus als Zielsetzung ausgerufen, definiert als
< 1 Fall pro 1.000 Lebendgeburten. Kernpunkt der Eliminationsstrategie ist die Impfung
der Schwangeren (bzw. Impfung vor der Schwangerschaft) mit mindestens 2 Dosen Impfstoff. Die Impfstrategie wird flankiert vom Bemühen um hygienische Bedingungen bei der
Geburt und die Vermeidung traditioneller risikoreicher Praktiken bei Hausgeburten.

Im Jahre 1995 wurde die Impfstrategie verändert, der Tatsache Rechnung tragend, dass die meisten Erkrankungen in abgelegenen armen Gemeinden auftraten. In Impfkampagnen in diesen Gemeinden erhielten alle Mädchen und Frauen im gebärfähigen Alter eine Grundimmunisierung mit 3 Dosen Impfstoff. Die Kampagnen wurden wiederum mit entsprechender Aufklärung verbunden.

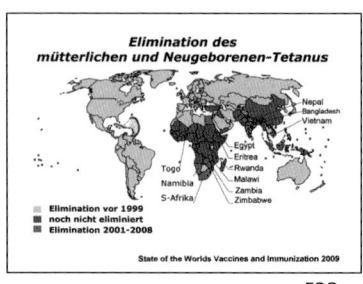

Elimination des mütterlichen und Neugeborenen-Tetanus

Nepal
Bangladesh
Vietnam

Egypt
Eritrea
Rwanda
Togo
Malawi
Namibia
Zambia
S-Afrika
Zimbabwe

Elimination vor 1999
noch nicht eliminiert
Elimination 2001-2008

State of the Worlds Vaccines and Immunization 2009

F22

Bis 2008 wurden Erfolge in vielen Ländern erreicht, das Ziel der Elimination in 46 Ländern jedoch noch verfehlt. [F22]

Weitere Anstrengungen und finanzielle Mittel sind vorerst für die Periode bis 2012 nötig.

Um die Verhütung des Neugeborenen-Tetanus langfristig zu sichern, muss auch zukünftig die Vorgabe erreicht werden, dass 80 % der Frauen im gebärfähigen Alter über einen aktuellen Tetanus-Impfschutz verfügen.. Die Ergänzung einer hohen Grundimmunisierungsrate mit tetanushaltigen Kombinationsimpfstoffen durch Boosterimpfungen im Schul-, Jugendlichen- und frühen Erwachsenenalter würde diesem Anspruch genügen.

6.8   Hepatitis B

Die gefürchtetste Folge einer Hepatitis-B-Infektion ist die chronische Infektion, die in Leberzirrhose oder Leberkrebs resultieren kann. Die WHO schätzt ein, dass gegenwärtig etwa 350 Millionen Menschen an chronischer Hepatitis B leiden.

1992 rief die WHO alle Länder dazu auf, die Hepatitis-B-Impfung in ihre Routine-Impfkalender aufzunehmen sowie die Impfung den Angehörigen von Risikogruppen anzubieten. Die Einführung der Impfung ging vorerst langsam vor sich. 1987 hatten erst 62 Länder mit einer Routineimpfung im Kindesalter begonnen. Mit Unterstützung von GAVI konnten in den armen Entwicklungsländern finanzielle Hürden überwunden werden. Am Ende des Jahres 2007 wurden in 171 von 193 Mitgliedsstaaten der WHO die Kinder grundimmunisiert.

Als Erfolg konnten viele Länder einen erheblichen Rückgang gemeldeter Hepatitis-B-Erkrankungen verzeichnen; eine Reihe von Ländern eine wesentliche Reduzierung chronischer Infektionen. China (Einführung der Impfung 1992 mit hohen Impfraten) registrierte bis 2006 bei unter 5-Jährigen eine Rückgang der Prävalenz chronischer Infektionen von 90 %.

Zu vermerken ist ebenfalls aus einigen Ländern ein Rückgang des primären Leberzellkarzinoms im Gefolge der Impfung (Taiwan und andere). Damit kann die Hepatitis-B-Impfung auch als die erste Anti-Krebs-Impfung bezeichnet werden.

Eine umfassende Übersicht zu Hepatitis-B-Erkrankungen und der Verhütung siehe unter Kapitel 7 Hepatitis B.

6.9 Humanes Papillom-Virus

Die Impfung gegen das humane Papillom-Virus (HPV) ist als zweite und vorrangig als Anti-Krebs-Impfung zu bezeichnen.

Weltweit ist der Gebärmutterhalskrebs nach dem Brustkrebs das häufigste Malignom der Frau. 2002 wurde eingeschätzt, dass etwa 500.000 Erkrankungen und über 270.000 damit verbundene Todesfälle auftraten. Mehr als 80 % der Erkrankungs- und Todesfälle treten in Entwicklungsländern auf, insbesondere in den Ländern südlich der Sahara, in Lateinamerika und Teilen Asiens.

Für den Nachweis der ursächlichen Rolle des humanen Papillom-Virus erhielt der Virologe zur Hausen 2008 den Nobelpreis.

Von den mehr als 200 Genotypen des HPV werden 13 Genotypen für 95 % der onkogenen HPV-Infektionen verantwortlich gemacht, sogenannte ′Hochrisiko-Genotypen′. Diese Genotypen sind hinsichtlich ihres Anteils relativ konstant in allen Regionen der Erde verteilt, dies trifft auch auf die Genotypen 16 und 18 zu, die in etwa 70 % der Zervixkarzinome nachgewiesen werden.

90 % der anogenitalen Warzen werden durch die ′Niedrig-Risiko-Genotypen′ 6 und 11 hervorgerufen.

In den Jahren 2006 und 2007 kamen die ersten HPV-Impfstoffe auf den Markt. Ein Impfstoff induzierte eine Antikörperantwort gegen die HPV-Genotyoen 16 und 18, der zweite Impfstoff zusätzlich gegen die Genotypen 6 und 11. Beide Impfstoffe sind hoch immunogen.

Im Jahr 2008 empfahl das Strategic Advisory Group of Experts (SAGE) on Immunization die Aufnahme der Impfung in das Routine-Impfprogramm der Länder, in denen die Vorbeugung vor Gebärmutterhalskrebs und/oder anderen HPV-assoziierten Erkrankungen eine prioritäre Aufgabe des öffentlichen Gesundheitsdienstes und die Finanzierung zu sichern sind. In erster Linie sollen Mädchen vor Aufnahme sexueller Aktivitäten (meist zwischen 9/10 bis 13 Jahren) geimpft werden, gegebenenfalls auch jugendliche Mädchen. Die Impfung von Angehörigen des männlichen Geschlechts wird nicht empfohlen. Basierend auf den Empfehlungen des SAGE wurde im April 2009 von der WHO ein Positionspapier zur HPV-Impfung veröffentlicht.

Eine umfassende Übersicht zu genitalen HPV-Infektionen siehe unter Kapitel 8 Genitale HPV-Infektionen.

Literatur

GIVS: Global Immunization Vision and Strategy 2006–2015. Geneva, World Health Organization & United Nations Children's Fund, 2005.

DITTMANN S. Future immunization strategies. In: Concepts in vaccine development (editor Kaufmann SHE). de Gruyter Berlin, New York 1996, pp 71-88.

TANGERMANN RH, NOHYNEK H, EGGERS R. Global control of infectious diseases by vaccination programs. In: Pediatric infectious diseases revisited (eds Schroten H, Wirth S). Birkhäuser Basel, Boston, Berlin 2007, pp 1-42.

WHO, UNICEF, World Bank. State of the world's vaccines and immunization, 3rd ed. Geneva, World Health Organization, 2009.

Human papillomavirus vaccine. Position paper. Weekly Epidemiol Rec 2009, 84: 118-131.

Conclusions and recommendations of the Advisory Committee on Polio Eradication, November 2009. Weekly Epidemiol Rec 2010; 85: 1-11.

44 Kontrolle impfpräventabler Krankheiten in Deutschland

1 Gesetzliche Grundlagen, Richtlinien, Empfehlungen

1.1 Gesetzliche Grundlagen

für die Durchführung von Schutzimpfungen in Deutschland ist das Gesetz zur Verhütung und Bekämpfung von Infektionskrankheiten beim Menschen (Infektionsschutzgesetz – IfSG) vom 20. Juli 2000 (BGBl I S. 1045). [F1]

**Gesetzliche Grundlage
für die Durchführung
von Schutzimpfungen in Deutschland**

Gesetz zur Verhütung und Bekämpfung von
Infektionskrankheiten beim Menschen
(Infektionsschutzgesetz - IfSG)
vom 20. Juli 2000 (BGBl I S. 1045)

F1

Im Gesetz heißt es (auszugsweise) im §20 zu ´Schutzimpfungen und anderen Maßnahmen der spezifischen Prophylaxe´:

|| Die zuständige obere Bundesbehörde, die obersten Landesgesundheitsbehörden und die von ihnen beauftragten Stellen sowie die Gesundheitsämter informieren die Bevölkerung über die Bedeutung von Schutzimpfungen und anderen Maßnahmen der spezifischen Prophylaxe (passive Immunprophylaxe oder Chemoprophylaxe zum Schutz vor Weiterverbreitung bestimmter übertragbarer Krankheiten).

**Ständige Impfkommission (STIKO)
§20 IfSG**

• Beim Robert-Koch-Institut wird eine
Ständige Impfkommission (STIKO)
eingerichtet

• Sie gibt Empfehlungen zur Durchführung
von Schutzimpfungen und anderer
Maßnahmen der spezifischen Prophylaxe
übertragbarer Krankheiten

F2

|| Beim Robert Koch-Institut wird eine Ständige Impfkommission (STIKO) eingerichtet. Sie gibt Empfehlungen zur Durchführung von Schutzimpfungen und anderer Maßnahmen der spezifischen Prophylaxe übertragbarer Krankheiten. [F2]

|| Die obersten Landesgesundheitsbehörden sollen öffentliche Empfehlungen für Schutzimpfungen oder andere Maßnahmen der spezifischen Prophylaxe auf der Grundlage der jeweiligen Empfehlun-

F3

gen der Ständigen Impfkommission (STIKO) aussprechen. [F3]

II Die obersten Landesgesundheitsbehörden können bestimmen, dass die Gesundheitsämter unentgeltlich Schutzimpfungen oder andere Maßnahmen der spezifischen Prophylaxe gegen bestimmte übertragbare Krankheiten durchführen.

Zu beachten ist das Arzneimittelgesetz: Die Empfehlungen der STIKO und der obersten Landesgesundheitsbehörden erfolgen in Übereinstimmung mit den existierenden Impfstoff-Zulassungen und den zugehörigen Fachinformationen (§11a AMG).

In Deutschland gibt es keine Impfpflicht, Impfungen werden nur auf freiwilliger Grundlage durchgeführt.

F4

Unter besonderen Bedingungen, wenn eine übertragbare Krankheit mit klinisch schweren Verlaufsformen auftritt und mit ihrer epidemischen Verbreitung zu rechnen ist, wird das Bundesministerium für Gesundheit ermächtigt, durch Rechtsverordnung und mit Zustimmung des Bundesrates für bedrohte Teile der Bevölkerung Schutzimpfungen oder andere Maßnahmen der spezifischen Prophylaxe anzuordnen (§20, Abs 6 IfSG). [F4]

Macht das Bundesministerium von dieser Ermächtigung keinen Gebrauch, sind die Landesregierungen zum Erlass einer entsprechenden Rechtsverordnung ermächtigt.

1.2 Ständige Impfkommission (STIKO) am Robert Koch-Institut und STIKO-Empfehlungen

Nach einer Rechtssprechung des Bundesgerichtshofes (15.2.2000) stellen Empfehlungen der STIKO den medizinischen Standard für das Fachgebiet dar. Ein medizinischer Standard gibt den jeweils aktuellen medizinisch-wissenschaftlichen Erkenntnisstand wider. Er kennzeichnet den Maßstab für medizinische Abläufe, der sowohl für das ärztliche Berufsrecht, für das Arzthaftungsrecht und die strafrechtliche Verantwortlichkeit als auch im sozialrechtlichen Behandlungsverhältnis gleichermaßen gilt.

STIKO-Empfehlungen werden alljährlich aktualisiert und nach Übermittlung an die obersten Landesgesundheitsbehörden in der Regel im Juli eines jeden Jahres im Epidemiologischen Bulletin des Robert Koch-Instituts veröffentlicht. Die aktuelle Empfehlung des Jahres 2011 wurde im Epidemiologischen Bulletin des Robert Koch-Instituts 2011, Nr. 30 veröffentlicht > htp://www.rki.de <.

Die STIKO gibt ´Allgemeine Impfempfehlungen´ (unter anderem für Kontraindikationen, Impfabstände und Dokumentation) [F5] sowie ´Spezielle Empfehlungen´ [F6] heraus für

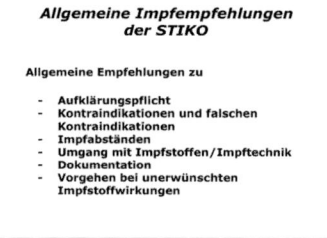

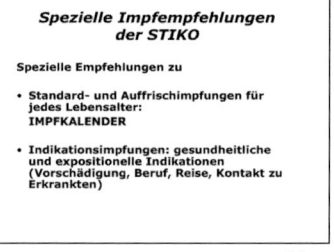

F5   S   F6   =

Standardimpfung mit allgemeiner Anwendung

A = Auffrischimpfung

I = Indikationsimpfung für Risikogruppen mit individuell erhöhtem Expositions-, Erkrankungs- oder Komplikationsrisiko

B = bei erhöhtem beruflichen Risiko: nach Gefährdungsbeurteilung (BiostoffVO)

R = Reiseimpfungen

P = postexpositionelle Impfungen/Riegelungsimpfungen sowie für andere Maßnahmen der spezifischen Prophylaxe (Immunglobuline, Antibiotika) bei Kontaktpersonen in Familie oder Gemeinschaft. [F7]

Die Grundlagen, auf deren Bewertung Empfehlungen erarbeitet werden, sind nebenstehend dargestellt. [F8]

1.3 Öffentliche Impfempfehlungen der Länder

werden im Amtsblatt des Landes veröffentlicht.

STIKO-Empfehlungen und öffentliche Impfempfehlungen der Länder stimmen weitestgehend überein. Einige Länder gehen unter Berücksichtigung epidemiologischer Besonderheiten über die Empfehlungen der STIKO hinaus. Der Freistaat Sachsen hat als einziges Bundesland eine eigene Sächsische Impfkommission etabliert.

Die öffentlichen Empfehlungen sind auch von Bedeutung für den Fall eines Gesundheitsschadens nach Impfung (siehe 1.7).

1.4 Gemeinsamer Bundesauschuss (G-BA) und Schutzimpfungsrichtlinie

Der Gemeinsame Bundesausschuss G-BA (oberstes Beschlussgremium der gemeinsamen Selbstverwaltung der Ärzte, Zahnärzte und Krankenkassen) bestimmt in Form von Richtlinien den Leistungskatalog der gesetzlichen Krankenversicherung (GKV) für ≥ 70 Millionen Versicherte.

Seit 2007 übernimmt der G-BA Schutzimpfungen in den Leistungskatalog der GKV. Diese waren vordem freiwillige Satzungsleistungen der Krankenkassen und wurden zu Pflichtleistungen der GKV. [F9]

Private Kassen beziehen sich auf die STIKO-Empfehlungen.

Voraussetzung für den G-BA ist eine Empfehlung der Schutzimpfung durch die STIKO. Der G-BA hat zur Verordnungsfähigkeit der Schutzimpfung innerhalb einer Frist von drei Monaten nach Veröffentlichung der aktuellen STIKO-Empfehlung einen Beschluss zu fassen. In begründeten Ausnahmefällen kann der G-BA von einer Empfehlung der STIKO

G-BA übernimmt Schutzimpfungen in den Leistungskatalog der GKV

Das GKV-Wettbewerbsstärkungsgesetz (GKV-WSG) macht Leistungen für Schutzimpfungen zu Pflichtleistungen der GKV (vordem freiwillige Satzungsleistungen der Krankenkassen)

Voraussetzung: STIKO-Empfehlung der Schutzimpfung; danach innerhalb von drei Monaten G-BA-Beschluss zur Verordnungsfähigkeit der Schutzimpfung; nach Prüfung und Nichtbeanstandung durch BMG Inkraftsetzung durch Bekanntmachung im Bundesanzeiger

F10

abweichen. Der Beschluss des G-BA wird dem Bundesministerium für Gesundheit (BMG) zur Prüfung vorgelegt und tritt nach Nichtbeanstandung und Bekanntmachung im Bundesanzeiger in Kraft. [F10]

Der erste G-BA-Beschluss datierte in Form einer ´Richtlinie über Schutzimpfungen´ (nach § 20d Abs, 1 SGB V) vom 18.10.2007. Die letzte Aktualisierung der Richtlinie (Beschlussdatum G-BA 16.12.2010) trat mit der Veröffentlichung im Bundesanzeiger (BAnz Nr 44 S, 1068 vom 18.3.2011) in Kraft. Die Richtlinie regelt den Anspruch der Versicherten auf Leistungen für Schutzimpfungen. Krankenkassen und impfende Ärzte haben die Versicherten über Inhalt und Umfang des Leistungsanspruchs zu informieren.

Zweckbestimmung der Schutzimpfungsrichtlinie

• Die Richtlinie regelt den Anspruch der Versicherten auf Leistungen für Schutzimpfung

• Krankenkassen und impfende Ärzte haben die Versicherten über Inhalt und Umfang des Leistungsanspruchs zu informieren

F11

Die Richtlinie regelt nicht die post-expositionelle Gabe von Impfstoffen, Seren und Chemotherapeutika; im Einzelfall ist die Leistungspflicht der GKV gegeben. [F11]

Im §11 der Richtlinie wird der Leistungsanspruch präzisiert:

1   Versicherte haben Anspruch auf Leistungen für Schutzimpfungen, die vom Gemeinsamen Bundesausschuss auf der Grundlage der Empfehlungen der STIKO in Anlage 1 zu dieser Richtlinie aufgenommen wurden.

2   Der Anspruch umfasst auch die Nachholung von Impfungen und die Vervollständigung des Impfschutzes, bei Jugendlichen spätestens bis zum vollendeten 18. Lebensjahr.

3   Von der Leistungspflicht ausgeschlossen sind Schutzimpfungen, die wegen eines durch einen nicht beruflichen Auslandsaufenthalt erhöhten Gesundheitsrisikos indiziert (sog. Reiseschutzimpfungen) sind, es sei denn, dass nach Anlage 1 zum Schutz der öffentlichen Gesundheit ein besonderes Interesse daran besteht, der Einschleppung einer übertragbaren Krankheit in die Bundesrepublik Deutschland vorzubeugen.

Einzelheiten zu Art und Umfang der Leistungen sind in einer Anlage 1 und zum einheitlichen Dokumentationsschlüssel für Impfungen in einer Anlage 2 aufgeführt.

Sektion VII

Der §10 trifft Aussagen zur Qualifikation der impfenden Ärzte: Schutzimpfungen können nur Ärzte im Rahmen ihrer berufsrechtlichen Zuständigkeit durchführen, welche über eine Qualifikation zur Erbringung von Impfleistungen gemäß Weiterbildungsordnung verfügen. Anmerkung: In einer zunehmenden Zahl von Ländern haben die Ärztekammern von den zuständigen Landesbehörden bestätigte Beschlüsse zu dieser Frage gefasst, die den Ärzten aller Fachdisziplinen nach entsprechender Weiterbildung die Durchführung von Impfungen gestatten. So heißt es beispielsweise im entsprechenden Beschluss der Berliner Ärztekammer: ´Die Prävention durch Schutzimpfungen gemäß den Empfehlungen der STIKO gehört zum Inhalt aller Fachgebiete.´

Die vom G-BA beschlossenen Richtlinien haben den Charakter untergesetzlicher Normen, das heißt, sie gelten für die gesetzlichen Krankenkassen, deren Versicherte und die behandelnden Ärzte sowie andere Leistungserbringer und sind für diese verbindlich.
Der Gemeinsame Bundesausschuss hat allerdings keine Befugnis, Einzelfallentscheidungen von Krankenkassen zu kommentieren oder zu ändern.
Krankenkassen haben nach wie vor die Möglichkeit, zusätzliche, nicht vom G-BA festgelegte Impfleistungen als Satzungsleistungen zu übernehmen.

Schutzimpfungsrichtlinie (SI-RL) und STIKO-Empfehlung stimmen bisher weitgehend überein. In einigen Fällen geht die Richtlinie insbesondere auf die Wirtschaftlichkeit bestimmter Empfehlungen ein. Beispiele sind folgende:

- Dem Kombinationsimpfstoff MMRV sollte der Vorzug vor MMR plus V gegeben werden.
- Im 5./6. Lebensjahr sollte keine Vierfach-Impfung (Tdap-IPV) sondern die Dreifachimpfung Tdap verabreicht werden, da die STIKO für dieses Lebensalter die Polioimpfung nicht empfiehlt.

1.5   Impfkalender – Impfschutz in jedem Alter

Die Impf-Empfehlungen der STIKO und die Schutzimpfungs-Richtlinie des G-BA beinhalten die Standard- und Auffrischimpfungen für alle Altergruppen, den Impfkalender, sowie die Indikationsimpfungen für bestimmte gesundheitliche oder expositionelle Risiken. Diesen **Impfkalender** für alle Altersgruppen, vom Säuglings- bis zum Seniorenalter, findet man am Ende dieses Kapitels: ´Impfschutz in jedem Alter´.
Die STIKO empfiehlt keine Impfstoffe eines bestimmten Herstellers, weder Einzelimpfstoffe noch bestimmte Kombinationsimpfstoffe, sondern Impfstoffe gegen bestimmte Krankheiten. Aus diesem Grunde ist der Impfkalender nach Impfungen gegen Krankhei-

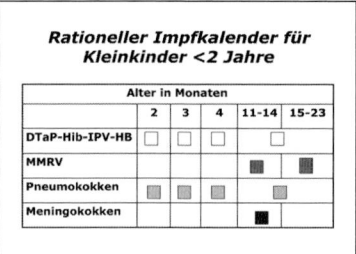

Rationeller Impfkalender

Erhöhung der Praktikabilität durch

• die generelle Empfehlung von
  Kombinationsimpfstoffen,
  resultierend in

• der Minimierung von Arztbesuchen

• und der Anzahl der Injektionen

F12

ten gegliedert. Dabei verweist die STIKO jedoch mit Nachdruck darauf hin, dass im Interesse einer rationellen Umsetzung des Impfkalenders Kombinationsimpfstoffen der Vorzug zu geben ist. [F12]

In der Praxis wird in der Regel im Kleinkindalter (mit Stand 2011) nebenstehender Impfkalender beachtet. [F13] [F14]

Rationeller Impfkalender für Kleinkinder <2 Jahre

	Alter in Monaten				
	2	3	4	11-14	15-23
DTaP-Hib-IPV-HB	☐	☐	☐	☐	
MMRV				■	■
Pneumokokken	■	■	■	■	
Meningokokken				■	

F13

Rationeller Impfkalender
Kombinations-Impfstoffe für Kleinkinder <2 Jahre

• **4 Impfstoffe**
  - DTaP-Hib-IPV-HepB
  - Pneumokokken-Konjugat
  - MMR-V
  - MenC-Konjugat
• **Schutz vor 12 Krankheiten**
• **11 Injektionen**
• **6 Impftermine**
  (maximal 2 Impfstoffe zum gleichen Termin)

F14

1.6   Kostenübernahme von Schutzimpfungen

Für die Kostenübernahme von Schutzimpfungen kommen verschiedene Träger infrage: Für Standard- (S), Auffrisch- (A) und Indikationsimpfungen (I) regelt der Gemeinsame Bundesausschuss (G-BA) den Anspruch der gesetzlich Versicherten auf Kostenübernahme in der Schutzimpfungs-Richtlinie.

Für Impfungen bei erhöhtem beruflichen Risiko (B) übernimmt in der Regel der Arbeitgeber die Kosten.
Es wurde bereits gesagt: Die Kosten für Reiseimpfungen (R) sind, soweit der Aufenthalt nicht beruflich indiziert ist, vom Reisenden zu tragen.

Der Öffentliche Gesundheitsdienst (ÖGD) ist in der Regel für die als postexpositionelle oder Riegelungsimpfungen (P) gekennzeichneten Maßnahmen finanziell zuständig, sofern die Kostenübernahme im jeweiligen Fall nicht mit den Kassen vereinbart wird.

1.7 Gesundheitsschaden durch Impfungen und andere Maßnahmen der spezifischen Prophylaxe

Schwere Nebenwirkungen oder Gesundheitsschäden nach Schutzimpfungen sind unter den heutigen Voraussetzungen mit modernen und sorgfältig geprüften Impfstoffen sowie umfangreichen Regelungen für eine qualifizierte Impfpraxis sehr seltene Ereignisse. Dennoch ist der Staat verpflichtet, für den Fall eines solchen Gesundheitsschadens entsprechende Vorkehrungen für die sachgerechte Aufklärung und Versorgung zu treffen.

§60 IfSG legt fest: 'Wer durch eine Schutzimpfung oder durch eine andere Maßnahme der spezifischen Prophylaxe, die

> **Impfschaden - Haftung des Staates**
> **(§60,1 IfSG)**
>
> • Wer durch eine Schutzimpfung oder andere Maßnahme der spezifischen Prophylaxe eine gesundheitliche Schädigung erlitten hat, erhält auf Antrag Versorgung entsprechend Bundesversorgungsgesetz
>
> • Die Impfung muss von der zuständigen Landesbehörde öffentlich empfohlen und in ihrem Bereich vorgenommen worden sein

F15

II von einer zuständigen Landesbehörde öffentlich empfohlen (siehe 1.3) und in ihrem Bereich durchgeführt wurde, [F15]

II auf Grund dieses Gesetzes angeordnet wurde (1.1.2)

II gesetzlich vorgeschrieben war (Pockenimpfung bis zur Eradikation, Pflichtimpfungen in der DDR),

II auf Grund der Verordnungen zur Ausführung der Internationalen Gesundheitsvorschriften durchgeführt worden ist,

eine gesundheitliche Schädigung erlitten hat, erhält wegen der gesundheitlichen und wirtschaftlichen Auswirkungen der Schädigung auf Antrag Versorgung nach den Vorschriften des Bundesversorgungsgesetzes.

Zur Anerkennung eines Gesundheitsschadens als Folge einer Schutzimpfung genügt die Wahrscheinlichkeit des ursächlichen Zusammenhangs.

Wenn die Wahrscheinlichkeit nur deshalb nicht gegeben ist, weil über die Ursache des festgestellten Leidens in der medizinischen Wissenschaft Ungewissheit besteht, kann mit Zustimmung der obersten Landesbehörde der Gesundheitsschaden anerkannt werden (Kann-Bestimmung).

Einzelheiten der Voraussetzungen für die Anerkennung eines Gesundheitsschadens sind dem Anlageband 'Versorgungsmedizinische Grundsätze' zu §2 der Versorgungsmedizin-Verordnung vom 10. Dezember (BGBl Teil I Nr. 57 vom 15. Dezember 2008) zu entnehmen.

Zum Versorgungsanspruch bei einem Gesundheitsschaden durch Impfung siehe auch Kapitel 48 Impfstoffsicherheit, Abschnitt 2.

1.8 Impfender Arzt – Rechtsvorschriften und Empfehlungen

Der föderale deutsche Rechtsstaat, mit generell sicherlich nicht zu wenig Regelungen und einem vielfarbigen Bild von Krankenkassen, stellt auch an den impfenden Arzt bestimmte Anforderungen, die jedoch nur auf den ersten Blick etwas verwirren.

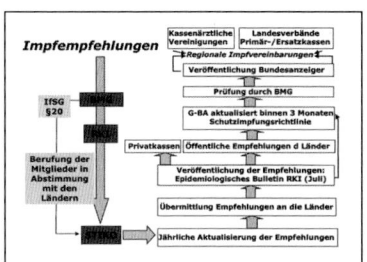

Neben den gesetzlichen Grundlagen, der STIKO-Empfehlung und der Schutzimpfungs-Richtlinie sollte der impfende Arzt auch die öffentlichen Empfehlungen seines Bundeslandes kennen, die im Detail abweichen können, beispielsweise zur FSME-Impfung in den südlichen Bundesländern oder hinsichtlich der Empfehlungen der Sächsischen Impfkommission.

F16

Das nebenstehende Schema zeigt die Entwicklung einer alljährlichen Impfempfehlung auf dem Wege STIKO über G-BA bis zur regionalen Impfvereinbarung. [F16]

2 Impfschutz in Deutschland – Stand, Probleme, Perspektiven

2.1 Gegenwärtiger Stand des Impfschutzes

In Deutschland wurden in den letzten Jahren deutliche Fortschritte beim Impfschutz erreicht. Nebenstehende Abbildung spiegelt den Anstieg der Impfquoten innerhalb der vergangenen 10–12 Jahre wider. Auch bei der erst vor wenigen Jahren eingeführten Schutzimpfung gegen Pneumokokken-Erkrankungen des frühen Kindesalters wurden Impfquoten von bis zu 80 % und ein deutlicher Inzidenz-Rückgang erzielt. Die kontinuierliche Arbeit der STIKO hat wesentlich zur Verbesserung des Impfschutzes beigetragen.

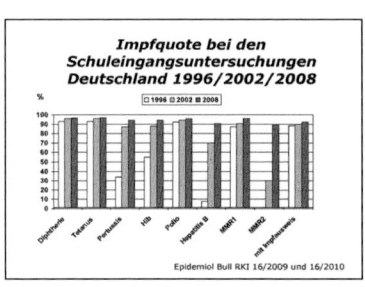

F17

[F17]

Sektion VII

Die Surveillance impfpräventabler Erkrankungen wird zum einen durch die Meldepflicht gewährleistet, wobei neben bundesweiten Verpflichtungen für ausgewählte Erkrankungen noch Meldepflichten nach Landesverordnung bestehen. [F18,19]
Selektive Erhebungsprogramme vervollständigen die Surveillance. Detailliert informiert das Kapitel 45 ´Surveillance impfpräventabler Krankheiten´ zu den Verfahrensweisen in Deutschland.

Flankiert und qualifiziert werden die Surveillanceprogramme durch die Arbeit international vernetzter Nationaler Referenzzentren (NRZ), beispielsweise für Poliomyelitis, Masern-Mumps-Röteln, Meningokokken und Pneumokokken (*Streptococcus pneumoniae*) sowie Konsiliarlaboratorien, beispielsweise für Diphtherie, (Liste aller Nationaler Referenz-Zentren und Konsiliar-Laboratorien für die Berufungsperiode 2008–2010. > www.rki.de < unter Institut/Nationale Referenzzentren/Übersicht).

2.2 Probleme

Dennoch ist Deutschland vom WHO-Ziel der Maserneliminaton noch weit entfernt und ein zu großer Anteil von jungen Kindern wird wesentlich später geimpft als empfohlen. Dazu liegen nebenstehende Daten des Kinder- und Jugendgesundheitssurveys 2003–2006 vor.

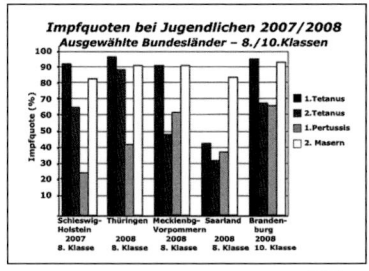

F21

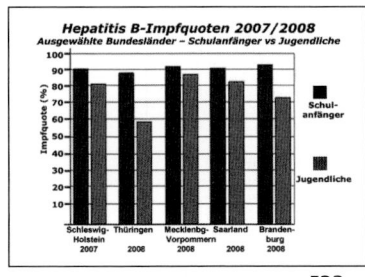

F22

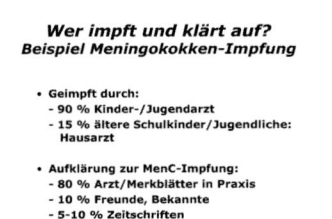

F23

Unbefriedigend ist der Impfschutz insbesondere bei Jugendlichen (aktuelle Daten für 2007/2008 nebenstehend: Ellsäßer G. Vortrag auf der 1. Nationalen Impfkonferenz März 2009, Mainz) und hinsichtlich Auffrischimpfungen bei Erwachsenen. [F20–F22]

Auch die Umsetzung der Impfung gegen Meningokokken-Erkrankungen mit Konjugat-Impfstoff der Serogruppe C läuft insbesondere im Jugendlichenalter sehr schleppend. Zwar sind bis 2010 über 70 % der 2-Jährigen und nach Angaben aus 10 Bundesländern etwa 53 % der Kinder bis zur Einschulung geimpft, insgesamt jedoch sind lediglich ein Drittel aller Kinder und Jugendlichen bis zum 18. Lebensjahr geschützt.
Bis 2008 waren bis zur Einschulung etwa 23 % der Kinder gegen Varizellen geimpft.

Kinder- und Jugendärzte tragen die Hauptlast des Impfvollzugs. [F23] Zwischen den Bundesländern und innerhalb dieser gibt es erhebliche Abweichungen in Impfstrategien und deren Realisierung, sich nicht zuletzt in immer wiederkehrenden Krankheitsausbrüchen manifestierend.

2.3   Vergleich mit anderen Ländern
Vergleicht man die Situation in Deutschland mit erfolgreichen anderen Ländern, so sind die Bestandteile eines qualifizierten Impfmanagements
- II   Programme mit Zielvorgaben: Impfziele
- II   zielgerichtete Information und Kommunikation
- II   Surveillance der Zielkrankheiten auf kommunaler, regionaler, Länder- und Bundesebene
- II   altersbezogenes Monitoring der Impfquoten auf diesen Ebenen und
- II   Koordination durch den Gesundheitsdienst

nur in Ansätzen vorhanden: [F24] [F25].

**Qualifiziertes Management
von Impfprogrammen**

Voraussetzungen

- Planung mit Zielvorgaben: Impfziele
- Zielgerichtete Information und
  Kommunikation
- Surveillance der Zielkrankheiten auf
  kommunaler, regionaler und nationaler/
  subnationaler Ebene
- Monitoring der Impfquoten auf diesen Ebenen
- Koordination durch den Gesundheitsdienst

F24

**Qualifiziertes Management von
Impfprogrammen in Deutschland?**

Impfziele	außer WHO-Zielen keine
Koordination durch Gesundheitsdienst	nur partiell
Surveillance der Zielkrankheiten auf allen administrativen Ebenen	gut, durch Falldefinitionen gestützt; Meldepflicht unvollständig; einige gute selektive Programme
computergestützte Impfeinladung	teilweise auf Praxisebene
Monitoring der Impfquoten	generell bei Einschulung; einige Bundesländer auch 2. Lebensjahr
Information und Kommunikation	zunehmend verbessert

F25

**Qualifiziertes Management
von Impfprogrammen** *(Beispiele)*

- In Europa: z. B. Finnland, Großbritannien,
  Island, Niederlande, Schweden:
  Impfquoten zwischen 92-99 %
  (Ausnahme GB: 82 % MMR1, 75 % MMR2)

- In Nordamerika: USA - Impfquoten 92-99 %

- In Südamerika: z. B. Brasilien, Chile -
  Impfquoten 92-98 %

F26

**Monitoring von Impfquoten und -lücken:
Grundlage für Programmevaluierung**

- In vielen Ländern computergestützte Meldung von
  Impfdaten, Vorrang 24/36 LM, an die Gesundheits-
  verwaltung der verschiedenen Ebenen

- USA: National Information System (NIS), Telefon-
  Interview (randomisiert ausgewählte Haushalte),
  ergänzt durch Interviews der zugehörigen Ärzteschaft:
  19-35 Monate alte Kinder, Jugendliche, andere

- In Deutschland Erfassung bei der Einschulung oder in
  Form selektiver Erhebungen

F27

Beispiele für ein qualifiziertes Management von Impfprogrammen bieten unter anderen eine Reihe von westeuropäischen Ländern, die USA sowie Länder Südamerikas. [F26]

Das Monitoring von Impfquoten und -lücken auf allen administrativen Ebenen ist eine wichtige Grundlage für Programmevaluierung und die Planung möglicher korrigierender Schritte. Die Erfassung der Impfquoten bei der Einschulung spiegelt den Impfstatus des zurückliegenden Zeitraums von vor etwa 3 Jahren wider. [F27]

2.4 Zusammenfassung und Perspektiven

Zur weiteren Verbesserung der Situation wird immer wieder auch eine gesetzliche Impfpflicht diskutiert, auch die ´no shot–no school´- Strategie in den USA. Deren Realisierung ist in der Praxis komplizierter als es auf den ersten Blick scheint (Unterschiede in Bundesstaaten, der Geltung für bestimmte Betreuungsformen; medizinisch, religiös und philosophisch bedingte Ausnahmen; letztlich bei Impfablehnung Entscheidung durch das Gericht).

Nur in wenigen Ländern der Welt gibt es eine Impfpflicht.

Länder mit erfolgreichen Impfprogrammen verzichten zugunsten einer guten Surveillance und eines qualifizierten Programm-Managements auf die Impfpflicht.

Die gesetzlichen Hürden (IfSG) für die Einführung von Pflichtimpfungen sind in Deutschland hoch (siehe 1.1.2). Eine Impfpflicht wird vom Autor dieses Kapitels nicht befürwortet, sie könnte eher kontraproduktiv sein. [F28]

Hilfreich zur Erhöhung des Impfschutzes können Festlegungen der Länder sein

    || für die Aufnahme in eine Kindereinrichtung die Kontrolle des Impfstandes zu fordern sowie

    || Pflicht-Vorsorgeuntersuchungen einschließlich Kontrolle/Vervollständigung des Impfschutzes.

Der verantwortungsbewusste niedergelassene Arzt ist die Schlüsselfigur im deutschen Impf-

konzept, im engen Zusammenwirken mit dem ÖGD und den Krankenkassen.

Dieses Zusammenwirken bedarf einer verbesserten und qualifizierten Koordination durch die Gesundheitsbehörden aller Ebenen. [F29]

Ein qualifiziertes Praxismanagement ist eine wichtige Voraussetzung für eine hohe Impfbeteiligung der Patienten und ärztlichen Rat Suchenden. [F30]

Neben dem Kinder- und Jugendarzt müssen andere Fachdisziplinen, insbesondere Allgemeinmediziner und Frauenärzte, ihre Verantwortung für den Impfschutz wesentlich erhöhen.

Sektion VII

2.4.1 Zusammenfassung des Standes der Kontrolle impfpräventabler Erkrankungen in Deutschland

Es kann festgestellt werden:

II In Deutschland besteht kein qualifiziert gemanagtes Impfprogramm;

II ungeachtet dessen haben sich die Impfquoten für Kinder kontinuierlich verbessert und wesentlich zur Zurückdrängung impfpräventabler Erkrankungen beigetragen (insbesondere Pneumokokken im Kindesalter, HepB, Hib,) bzw die erfolgreiche Zurückdrängung/Elimination aufrecht erhalten (Polio, Diphtherie)

II noch zu häufig werden die Impfungen nicht zum empfohlenen frühen Zeitpunkt verabreicht

II zwischen den Bundesländern und innerhalb dieser gibt es erhebliche Abweichungen, die sich nicht zuletzt in immer wiederkehrenden Krankheitsausbrüchen manifestieren. [F31]

> **Zusammenfassung**
> **Stand des Impfschutzes in Deutschland**
>
> • Es fehlen ein IMPFPROGRAMM und die Voraussetzungen für ein adäquates Management
>
> • Trotzdem haben sich die Impfquoten für Kinder kontinuierlich verbessert und impfpräventable Erkrankungen wesentlich zurückgedrängt
>
> • Zu häufig werden die Impfungen nicht zum empfohlenen frühen Zeitpunkt verabreicht
>
> • Zwischen den Bundesländern und innerhalb dieser gibt es noch erhebliche Abweichungen, die sich auch in Krankheitsausbrüchen manifestieren

F31

2.4.2 Was sollte zur weiteren Verbesserung des Impfschutzes in Deutschland getan werden?

Die Gesundheitsbehörden aller administrativen Ebenen sollten ihre Verantwortung für die Koordination des Impfschutzes verstärkt wahrnehmen.

Die Instrumente der Programmevaluierung, insbesondere die Erhebung der Impfquoten und der Krankheitsinzidenz, sollten weiter qualifiziert werden. Ausbruchskontrolle als wichtiger Beitrag zum Eliminationsprogramm der Masern oder der Verbesserung der Kontrolle von Meningokokken-Erkrankungen sollte zur Routine werden. Dem Impfschutz in Gemeinschaftseinrichtungen (Kita, Schule, Heime) sollte verstärkte Aufmerksamkeit gewidmet werden.

Eine Intensivierung der Zusammenarbeit zwischen Krankenkassen, dem öffentlichen Gesundheitsdienst und der niedergelassenen Ärzteschaft ist notwendig. [F32] [F33]

Die Begrenzung der personellen und finanziellen Voraussetzungen für die Realisierung dieser allseits als richtig erkannten Maßnahmen ist bekannt. Bessere Abstimmung und

---

**Impfschutz in Deutschland -
anzustrebende Verbesserungen (1)**

- Die Gesundheitsbehörden aller administrativen Ebenen sollten ihre Verantwortung für die Programmkoordination verstärkt wahrnehmen

- Periodische nationale Impfkonferenzen nach dem Beispiel anderer Länder mit föderaler Struktur nützen der Erarbeitung gemeinsamer Zielstellungen und dem Erfahrungsaustausch

- Auftakt: 1. und 2. Nationale Impfkonferenz (Mainz, Rheinland-Pfalz, 5.-7. 3. 2009 und Stuttgart, Baden-Württemberg, 8.-9.2.2011)

F32

**Impfschutz in Deutschland -
anzustrebende Verbesserungen (2)**

- Ausdehnung der Meldepflicht auf alle impfpräventablen Krankheiten

- Erweiterte Erhebung von Impfquoten (insbesondere auch am Ende des 2./3. Lebensjahres)

- Der ÖGD sollte seinen Zugang zu Gemeinschafts-einrichtungen vermehrt zum Aufspüren und Schließen von Impflücken nutzen

- Ausbruchskontrolle, z. B. bei Masern und Meningokokken-Erkrankungen, sollte ein Routineinstrument werden

F33

Zusammenarbeit ist davon jedoch nicht abhängig.

Voraussetzungen für die verbesserte Erfassung der Impfraten sind bereits jetzt gegeben, wie Beispiele aus verschiedenen Projekten zeigen. Die Schutzimpfungsrichtlinie des G-BA bietet Möglichkeiten mit einem einheitlichen Dokumentationsschlüssel.

In einem Land wie der Bundesrepublik Deutschland kann der regelmäßige Austausch über erfolgreiche Strategien förderlich sein. Basierend auf dem Vorbild anderer föderaler Staaten (Australien, Kanada, USA) wurde im Jahr 2009 unter der Federführung des Landes Rheinland-Pfalz die 1. Nationale Impfkonferenz in Mainz durchgeführt, gefolgt von der 2. Nationalen Impfkonferenz im Februar 2011 unter der Federführung des Landes Baden-Württemberg, weitere Schritte in die richtige Richtung.

620

Erläuterungen

G	Grundimmunisierung (in bis zu 4 Teilimpfungen G1–G4)
A	Auffrischimpfung
S	Standardimpfung
N	Nachholimpfung (Grundimmunisierung aller noch nicht Geimpften bzw. Komplettierung einer unvollständigen Impfserie)

Tabelle 1.1: Impfkalender (Standardimpfungen) für Säuglinge und Kleinkinder bis 2 Jahre

Impfung	Alter in Monaten				
	2	3	4	11–14	15–23
Tetanus	G1	G2	G3	G4	
Diphtherie	G1	G2	G3	G4	
Pertussis	G1	G2	G3	G4	
Haemophilus influenzae Typ b	G1	G2[a]	G3	G4	
Poliomyelitis	G1	G2[a]	G3	G4	
Hepatitis B	G1	G2[a]	G3	G4	
Pneumokokken	G1	G2	G3	G4	
Meningokokken				G1 (ab 12 Monaten)	
Masern, Mumps, Röteln				G1	G2
Varizellen				G1	G2

a) Bei Anwendung eines monovalenten Impfstoffes kann diese Dosis entfallen.

Tabelle 1.2: Impfkalender (Standardimpfungen) für Kinder ab 5 Jahren, Jugendliche und Erwachsene

Impfung	Alter in Jahren				
	5–6	9–11	12–17	ab 18	ab 60
Tetanus	A1	A1	A2	A (ggf. N) Auffrischimpfung jeweils 10 Jahre nach der letzten vorangegangenen Dosis. Die nächste fällige Td-Impfung einmalig als Tdap- bzw. bei entsprechender Indikation als Tdap-IPV-Kombinationsimpfung.	
Diphtherie	A1	A1	A2	A2	
Pertussis	A1	A1	A2	A2	
Poliomyelitis	A1	A1	A1	ggf. N	ggf. N
Hepatitis B		N			
Pneumokokken					S b)
Meningokokken		N			
Masern		N		S c)	
Mumps, Röteln		N	N		
Varizellen			N		
Influenza					S Jährliche Impfung
Humanes Papillomvirus (HPV)			G1–G3 Standardimpfung für Mädchen und junge Frauen		

b) Einmalige Impfung mit Polysaccharid-Impfstoff, Auffrischimpfung nur für bestimmte Indikationen empfohlen, vgl. Tabelle 2

c) Einmalige Impfung für alle nach 1970 geborenen Personen ≥18 Jahre mit unklarem Impfstatus, ohne Impfung oder mit nur einer Impfung in der Kindheit, vorzugsweise mit einem MMR-Impfstoff

Die STIKO weist im Epi. Bull. Nr. 38/2011 darauf hin, dass die Nachholimpfung gegen Varizellen auch in der Altersgruppe der 5- bis 6-Jährigen empfohlen ist. Darüber hinaus stellt sie klar, dass selbstverständlich alle versäumten Standardimpfungen auch bei den 2- bis 4-Jährigen nachgeholt werden können.

45 Surveillance impfpräventabler Krankheiten

Impfungen haben Einfluss auf die Gesundheit des Einzelnen wie auch der Bevölkerung und bewirken somit Änderungen der epidemiologischen Situation.

Diese Änderungen festzustellen, zu bewerten und gegebenenfalls Handlungsbedarf daraus abzuleiten, ist ein wichtiges Anliegen des Öffentlichen Gesundheitsdienstes (ÖGD), auch wenn das Impfen selbst in Deutschland vom ÖGD subsidiär durchgeführt wird.

Surveillance impfpräventabler Krankheiten

Die Vorbereitung, Einführung und Validierung eines Impfprogramms sowie notwendiger Schlussfolgerungen für Abbruch, Weiterführung oder Optimierung bedarf eines qualifizierten laborgestützten Surveillanceprogramms

F1

Surveillance ist die kontinuierliche Erhebung und Bewertung fallbezogener oder aggregierter epidemiologischer Daten. Nur durch kontinuierliche Datenerhebung und -bewertung ist es möglich, Effekte der Impfung auf die Inzidenz der Krankheit und ihrer Komplikationen zu beobachten, die Wirksamkeit der Impfung bei breiter Anwendung (Impfeffektivität, Impfversagen) festzustellen sowie die Dauer der Immunität zu prüfen. [F1]

Surveillancedaten ermöglichen Trendanalysen zur Auswirkung von Impfempfehlungen auf die öffentliche Gesundheit, und machen Probleme bei der Umsetzung und Akzeptanz von Impfempfehlungen sichtbar. Aus erkannten Trends und Problemen lassen sich Forschungshypothesen mit Relevanz für die öffentliche Gesundheit generieren, die in ergänzenden (epidemiologischen) Studien zu prüfen sind.

Gegenstand und Ziel der Surveillance impfpräventabler Krankheiten sind eng mit dem jeweiligen Stand der Einführung und der Umsetzung von Impfempfehlungen verknüpft. Grundlage für die Beurteilung des potenziellen Nutzens einer Impfung sind neben den klinischen Studien zur Wirksamkeit und Sicherheit von Impfstoffen die als Ausgangsbasis erhobenen epidemiologischen Daten über Krankheitslast und Verbreitung der Zielkrankheit. Neben der Beurteilung des epidemiologischen Nutzens dienen Surveillancedaten außerdem zur Feinabstimmung der Impfempfehlungen, zum Beispiel hinsichtlich der Frage des günstigsten Impfalters oder Zeitpunktes von Impfungen sowie der Zahl der Impfdosen.

Surveillancedaten tragen somit zur Evidenz von Impfempfehlungen bei. Da Impfungen außerdem als Kostenfaktor im Gesundheitssystem anzusehen sind, spielen Daten zur Krankheitslast und ihrer Beeinflussung durch Impfung ebenso eine Rolle für Kosten-Nutzen-Analysen bei der Ressourcenverteilung.

Im Verlauf der Umsetzung eines Impfprogramms bzw. einer Impfempfehlung kommt es zu dynamischen Wechselwirkungen zwischen Impfraten (coverage), Inzidenz und unerwünschten Nebenwirkungen nach Impfung.

Die klinischen Studien vor Zulassung und Einführung von Impfstoffen sind limitiert in Bezug auf Umfang und Variabilität der untersuchten Population sowie in Bezug auf die Beobachtungsdauer und können nur Aussagen zur Wirksamkeit einer Impfung unter diesen kontrollierten Bedingungen (efficacy) oder zu relativ häufigen Nebenwirkungen machen. Erst mit der routinemäßigen Anwendung einer Impfung können Aussagen zur Wirksamkeit in der Gemeinschaft (community effectiveness oder einfacher effectiveness) getroffen sowie sehr seltene Nebenwirkungen erfasst und ihr möglicher Zusammenhang mit der Impfung bewertet werden.

Ebenso ist ein Auftreten von Populationseffekten (wie Herdenimmunität) nur bei hohen Impfquoten zu erwarten und zu beobachten. Daten zu Impfraten sind als Informationen darüber notwendig, wie die Impfung angenommen und umgesetzt wird, sowie ob und wo es Impflücken gibt.

Die genannten Wechselwirkungen können im Verlauf der Umsetzung von Impfprogrammen aber auch dazu führen, dass Impfungen zum Opfer ihres eigenen Erfolgs werden:

Mit steigenden Impfraten und infolgedessen sinkender Krankheitshäufigkeit lässt das öffentliche Interesse an der Erkrankung und damit auch an der Impfung nach. Während Erkrankungen und ihre möglichen Komplikationen und Folgen nicht mehr gesehen werden, werden die an sich seltenen Impfnebenwirkungen von der Öffentlichkeit als ein stärkeres Risiko als das der Erkrankung wahrgenommen. Der mögliche Vertrauensverlust in die Impfung kann zu einem Rückgang der Inanspruchnahme von Impfungen und damit zum erneuten Anstieg der Erkrankungen führen.

Ein deutliches Beispiel für die Auswirkung der öffentlichen Wahrnehmung auf (vermeintliche) Impfnebenwirkungen zeigte sich in Großbritannien: Nachdem in einer wissenschaftlich umstrittenen Studie ein Zusammenhang zwischen der Impfung gegen Masern, Mumps und Röteln (MMR) und einem erhöhten Autismus-Risiko behauptet und öffentlich diskutiert wurde, gingen seit 1997/98 die MMR-Impfraten in Großbritannien innerhalb weniger Jahre um mehr als 10 % zurück.

Damit stieg der Anteil der empfänglichen Personen kontinuierlich an. Im Sommer 2008 musste konstatiert werden, dass 14 Jahre nachdem die einheimische Masernviruszirkulation in Großbritannien bereits weitestgehend unterbrochen war, Masern erneut in erheblicher Zahl endemisch auftraten.

Surveillance impfpräventabler Krankheiten

Grundpfeiler sind:

- Surveillance der Krankheit
- Monitoring der Impfraten
- Surveillance der Impfnebenwirkungen

F2

Meldesysteme

- aktive Datenerhebung
- passive Datenerhebung
- verpflichtende Teilnahme
- freiwillige Teilnahme

F3

Passive Meldesysteme

- ´System wartet auf Meldung´
- meist unvollständig
- Verzerrung: Melder entscheidet über Weitergabe
- zeitnahe Erfassung
- wertvoll bei Ausbrüchen

F4

Um die beschriebenen Wechselwirkungen zwischen Impfungen sowie Krankheitsverbreitung und Krankheitslast auf der Bevölkerungsebene nachzuvollziehen und abzubilden, sind als die drei Grundpfeiler der Impfsurveillance anzusehen:

1. die Surveillance der Krankheit,
2. das Monitoring der Impfraten sowie
3. die Surveillance von Impfnebenwirkungen. [F2]

1   Meldesysteme

Es können passive oder aktive Datenerhebungen unterschieden werden, aus der Sicht der Melder freiwillige oder verpflichtende Teilnahme. [F3]

Passive Erhebungen (´System wartet auf Meldung´) sind meist unvollständig, unterliegen oft einer Verzerrung (Berichtender entscheidet primär selbst, ob er eine Meldung weitergibt oder nicht), können dafür aber sehr zeitnah erfolgen. Passive Meldesysteme sind dort wichtig, wo schnelles Handeln durch den Öffentlichen Gesundheitsdienst (ÖGD) erforderlich ist, wie zum Beispiel in Ausbruchssituationen. [F4]

Aktive Surveillance (´System fragt nach´) erlaubt in der Regel eine größere Vollständigkeit durch Erinnerung der Melder und durch Einschluss der sogenannten ´Nullmeldung´ (Meldung, dass ein Ereignis nicht stattgefunden hat). Auch hier sind Verzerrungen nicht ganz auszuschließen. So werden zum Beispiel schwerere Krankheitsverläufe eher erinnert, was zur Überschätzung von Komplikationsraten führen kann. Außerdem besteht eine Zeitdifferenz zwischen dem Meldeereignis und der Nachfrage bzw. der daran anschließenden Meldung. [F5]

Die Quellen der Datenerfassung (´Melder´) sind Ärzte in Arztpraxen, Krankenhäusern, Laboren oder Personal in Gemeinschaftseinrichtungen. Sie können zur Beteiligung an Meldesystemen gesetzlich verpflichtet werden (Meldepflicht) oder sich im Rahmen von Studien und Projekten freiwillig beteiligen. [F6]

Surveillance bedient sich verschiedener Meldesysteme. Für jede Art von Meldungen (aktiv, passiv, verpflichtend, freiwillig) sind einheitliche Falldefinitionen eine wichtige Basis, um Daten zu vergleichbaren Sachverhalten zu sammeln und auszuwerten.

Im Folgenden sollen Systeme der Surveillance impfpräventabler Erkrankungen sowie des Monitoring der Impfraten in Deutschland vorgestellt werden.

2   Meldepflicht nach Infektionsschutzgesetz

2.1   Meldepflicht von Infektionskrankheiten und -erregern

ist im Infektionsschutzgesetz (IfSG) geregelt und dient der Vorbeugung und Bekämpfung übertragbarer Krankheiten.

Meldepflichtig sind Infektionskrankheiten und -erreger, wenn ihr Auftreten mit einer Gefährdung oder mit Einschränkungen des öffentlichen Lebens einhergeht (Seuchen, Krankheitsausbrüche) und ein Handlungserfordernis für den ÖGD besteht.

Schutzimpfungen sind im IfSG ein eigener Paragraph gewidmet (§20). Damit wird der Erkenntnis Rechnung getragen, dass sich Schutzimpfungen als effektivste Maßnahmen der Verhütung übertragbarer Krankheiten erwiesen haben.

Im IfSG ist die namentliche Meldepflicht durch den feststellenden Arzt bei Krankheitsverdacht, Erkrankung und Tod (§6 Abs.1) sowie durch die Leiter diagnostischer Einrichtungen bei Nachweisen von Infektionserregern, die auf eine akute Infektion hinweisen (§7 Abs.1), festgelegt. [F7]

> **Meldepflichten (bundesweit) für impfpräventable Erkrankungen bzw. ihre Erreger nach IfSG**
>
> - Cholera (A,L); Typhus (A,L); Rotavirus (L)
> - FSME(L); Gelbfieber (L); Hepatitis A,B (A,L)
> - Influenza (L); Masern (A,L); Tollwut (A,L)
> - Poliomyelitis (bzw. akute schlaffe Lähmung)(A,L)
> - Diphtherie (A,L);
> - Meningokokken-Meningitis oder -Sepsis (A,L)
> - Invasive *Haemophilus influenzae*-Erkrankung (L)
>
> A – Arzt; L - Labor
>
> F7

Die Meldungen sind an das für den Wohnort des Patienten zuständige Gesundheitsamt zu richten. Die Liste der meldepflichtigen Ereignisse umfasst die in der Tabelle 1 genannten (nur teilweise impfpräventablen) Krankheiten bzw. Erreger (Tabelle 1, nächste Seite).

Eine nicht-namentliche Meldepflicht besteht darüber hinaus beim indirekten oder direkten Nachweis von Rubellavirus bei konnataler Infektion (§7 Abs. 3).

> **Zusätzliche Meldepflichten für impfpräventable Erkrankungen bzw. ihre Erreger nach Landesverordnung**
>
> - in Brandenburg, Mecklenburg-Vorpommern, Sachsen, Sachsen-Anhalt und Thüringen: *Pertussis, Mumps, Röteln*
> - in Mecklenburg-Vorpommern, Sachsen, Sachsen-Anhalt und Thüringen: *Varizella-Zoster-Virus-Erkrankungen*
> - in Mecklenburg-Vorpommern, Sachsen, Sachsen-Anhalt: *invasive Pneumokokken-Erkrankungen, Tetanus*
>
> F8

Die konkrete Umsetzung des IfSG liegt in der Verantwortung der Bundesländer. Sie können über die im IfSG geregelte Meldepflicht hinaus durch Landesverordnungen Regelungen für eine weitergehende Meldepflicht schaffen. Davon haben die Bundesländer Brandenburg, Mecklenburg-Vorpommern, Sachsen, Sachsen-Anhalt und Thüringen insbesondere für impfpräventable Krankheiten und Erreger Gebrauch gemacht (siehe auch Tabelle 2, nächste Seite). [F8]

Die Gesundheitsämter fungieren als Koordinierungszentren der Meldungen von Krankheiten und Untersuchungsergebnissen. Sie führen z. B. Arztmeldungen und Labormeldungen zum selben Patienten zusammen und leiten aus Analysen und Bewertungen der Meldungen ihren Handlungsbedarf ab. Mindestens einmal wöchentlich werden von den Gesundheitsämtern die erhobenen Daten fallbezogen, aus Gründen des Datenschutzes jedoch anonymisiert, der zuständigen Landesbehörde und von dort dem Robert Koch-Institut (RKI) übermittelt.

Sektion VII

Krankheit	Erreger	Arztmeldepflicht	Labormeldepflicht
Cholera	*Vibrio Cholerae* 01 und 0139	Ja	Ja
Diphtherie	*Corynebacterium diphtheriae*, Toxin bildend	Ja	Ja
akute Virushepatitis	Hepatitis-A-Virus und Hepatitis-B-Virus	Ja	Ja
Masern	Masernvirus	Ja	Ja
Meningokokken-Meningitis oder –sepsis	*Neisseria meningitidis*: direkter Nachweis aus normalerweise sterilen Substraten	Ja	Ja
Poliomyelitis (bzw. akute schlaffe Lähmung, außer wenn traumatisch bedingt)	Poliovirus	Ja	Ja
Tollwut	Rabiesvirus	Ja	Ja
Typhus abdominalis / Paratyphus	*Salmonella typhi* und *Salmonella paratyphi*: direkter Nachweis	Ja	Ja
Frühsommer-Meningo-Enzephalitis (FSME)	FSME-Virus	Nein	Ja
Gelbfieber	Gelbfiebervirus	Nein	Ja
Invasive Erkrankung durch Haemophilus influenzae	*Haemophilus influenzae*: direkter Nachweis aus Blut oder Liquor	Nein	Ja
Influenza	Influenzaviren: direkter Nachweis	Nein	Ja
Gastroenteritis durch Rotavirus	Rotavirus	Nein	Ja

Tab. 1: Meldepflichtige impfpräventable Krankheiten und Erreger nach IfSG

Krankheit	Erreger	Meldepflicht in	Arztmeldepflicht	Labormeldepflicht
Keuchhusten	*Bordetella pertussis*	Brandenburg	Ja	Ja
		Mecklenburg-Vorpommern	Ja	Ja
		Sachsen	Ja	Ja
		Sachsen-Anhalt	Ja	Ja
		Thüringen	Ja	Ja
Wundstarrkrampf	*Clostridium tetani*	Mecklenburg-Vorpommern	Ja (nicht namentlich)	Ja (nicht namentlich)
		Sachsen	Ja	Ja
		Thüringen	Ja (nicht namentlich)	Nein
Mumps	Mumps-Virus	Brandenburg	Ja	Ja
		Mecklenburg-Vorpommern	Ja	Ja
		Sachsen	Ja	Ja
		Sachsen-Anhalt	Ja	Ja
		Thüringen	Ja	Ja
Röteln	Röteln-Virus	Brandenburg	Ja	Ja
		Mecklenburg-Vorpommern	Ja	Ja
		Sachsen	Ja	Ja
		Sachsen-Anhalt	Ja	Ja
		Thüringen	Ja	Ja
Invasive Pneumokokken-erkrankung	*Streptococcus pneumoniae*	Mecklenburg-Vorpommern	Nein	Ja
		Sachsen	Nein	Ja
		Sachsen-Anhalt	Nein	Ja
Varizella-Zoster-Virus	Windpocken	Mecklenburg-Vorpommern	Ja (nicht namentlich)	Ja (nicht namentlich)
		Sachsen	Ja (angeboren)	Ja
		Sachsen-Anhalt	Ja	Ja
		Thüringen	Nein	Ja

Tab. 2:   Nach Landesverordnungen zusätzlich meldepflichtige impfpräventable
Krankheiten und Erreger

Krankheit / Erreger	Meldesystem (Name, Betreiber)	Art	Melder	Zielstellung
Masern	Arbeitsgemeinschaft Masern und Varizellen (AGMV; DGK, RKI)	Aktiv		Laborgestützt. Welche Masernviren treten auf und woher kommen sie? Laboruntersuchungsrate bei klinischem Masernverdacht. Klärung von Impfversagern.
Varizellen	AGMV (DGK, RKI)	Aktiv	Arztpraxen	Trends der Erkrankungshäufigkeit nach Alter. Auftreten von Komplikationen der Varizellen.
Trends beim Herpes zoster. Inanspruchnahme von Impfungen und Impfdurchbrüche				
Influenza bzw. Akute respiratorische Erkrankungen	Arbeitsgemeinschaft Influenza (AGI; DGK, RKI)	Passiv	Arztpraxen NRZ Influenzaviren	Laborgestützt. Beginn und Verlauf der Influenza-Aktivität je Saison. Viruscharakterisierung für Impfstoffzusammensetzung.
Invasive Pneumokokken-Erkrankungen (IPD)	PneumoWeb (RKI)	Passiv	Mikrobiolog. Labore NRZ Streptokokken	Trends der Erkrankungshäufigkeit nach Alter, Geschlecht, Region Serotypenverteilung und ihre Veränderung über die Zeit.
IPD bei Kindern Masernkomplikationen bei Kindern	Erhebungseinheit für seltene pädiatrische Erkrankungen in Deutschland - ESPED (Forschungsstelle für Pädiatrische Epidemiologie bei der Deutschen Gesellschaft für Kinder- und Jugendmedizin e.V.)	Aktiv	Kinderkliniken	Erkrankungshäufigkeit bei Kindern 0-15 Jahre. Klinische Aspekte der Erkrankungsfälle. IPD: Serotypenverteilung.

Tab. 3: Bundesweite Sentinels zu impfpräventablen Krankheiten (Stand: Dezember 2008)

Die Datenübermittlung erfolgt nach bestimmten Kriterien, die gemäß IfSG durch das Robert Koch-Institut in Form von Falldefinitionen vorgegeben werden (§4 Abs2a). Das Gesundheitsamt entscheidet, ob eine vorliegende Meldung den Kriterien der Übermittlung an die Landesstelle bzw. das RKI entspricht.

Hier finden die übermittelten Daten Eingang in die infektionsepidemiologische Statistik, die wöchentlich im Epidemiologischen Bulletin veröffentlicht wird. Außerdem sind aktuelle Daten zu allen meldepflichtigen Krankheiten und Erregern auf der Internet-Homepage des RKI interaktiv in unterschiedlichen Aggregationsstufen abrufbar (siehe Survstat@RKI unter Infektionsschutz auf www.rki.de).

2.2   Impfnebenwirkungen

Weitere Festlegungen im IfSG betreffen Fragen der Surveillance von Impfnebenwirkungen. Der 'Verdacht einer über das übliche Ausmaß einer Impfreaktion hinausgehenden gesundheitlichen Schädigung' ist nach §6 Abs 3 durch den Arzt namentlich dem zuständigen Gesundheitsamt zu melden, damit unverzüglich Maßnahmen zur Klärung des Falles eingeleitet werden können. Das Gesundheitsamt ist nach §11 seinerseits verpflichtet, die Meldung pseudonymisiert der zuständigen Landesbehörde und dem Paul-Ehrlich-Institut (PEI) zu übermitteln. [F9]

> **Meldepflicht nach IfSG für Impfnebenwirkungen**
>
> Der 'Verdacht einer über das übliche Ausmaß einer Impfreaktion hinausgehenden gesundheitlichen Schädigung' ist dem zuständigen Gesundheitsamt zu melden
>
> F9

Neben der Meldepflicht nach IfSG besteht für den Arzt außerdem eine standesrechtliche Verpflichtung zur Meldung von 'unerwünschten Arzneimittelwirkungen' an die Arzneimittelkommission der deutschen Ärzteschaft sowie für den Zulassungsinhaber und/oder den pharmazeutischen Unternehmer eine Meldeverpflichtung nach dem Arzneimittelgesetz (AMG) an das PEI. Die letztere Verpflichtung kann der Zulassungsinhaber/pharmazeutische Unternehmer nur erfüllen, wenn er vom Arzt informiert wird.
(Anmerkung: Die vielfachen und untereinander schlecht abgestimmten Meldeverpflichtungen und Informationswege können vereinfacht werden durch Versenden von Kopien der primären Meldung an das Gesundheitsamt).

2.3   Impfstatuserhebungen zum Schuleingang

sind nach §34 Abs.11 IfSG durch Gesundheitsämter oder von ihnen beauftragte Ärzte verpflichtend. Die dabei erhobenen aggregierten und anonymisierten Daten sind über die obersten Landesgesundheitsbehörden dem RKI zu übermitteln. [F10]

Mit den verpflichtenden Erhebungen anlässlich der Schuleingangs-Untersuchungen wird regelmäßig der Impfstatus einer kompletten Alterskohorte weitgehend vollständig erfasst und jährlich publiziert. Es sind Vergleiche der Impfraten über die Zeit möglich. Die Daten zur Grundimmunisierung bei 4- bis 6-Jährigen widerspiegeln jedoch das Impfgeschehen 3–5 Jahre zuvor. Neue oder geänderte Impfempfehlungen sind erst Jahre später zu erfassen. Rückschlüsse auf altersgerechte Impfraten sowie auf soziodemografische Unterschiede sind aus diesen Daten nicht möglich.

Zu beachten ist außerdem, dass die allein auf Basis vorgelegter Impfausweise ermittelten Quoten die Realität überschätzen, wenn Kinder ohne Impfausweis (ca. 10%) wahrscheinlich einen schlechteren Impfstatus aufweisen.

Eine größere regionale und soziodemografische Differenzierung weisen die Daten zum Impfstatus auf, die vom Öffentlichen Gesundheitsdienst der Länder und auf kommunaler Ebene in Kindergärten und Schulen erhoben werden. Diese dienen in erster Linie der Bestimmung von Impflücken und Zielgruppen zur regionalen Planung von Impfinterventionen.

3 Sentinelerhebungen

Als zusätzliche bzw. ergänzende Instrumente der Surveillance von Krankheiten und Erregern sind im IfSG Sentinelerhebungen genannt.

Sentinels haben die Funktion eines Wachpostens: Bei kontinuierlicher Beobachtung des laufenden Geschehens wird über definierte Ereignisse aus dem Vollzug der gesundheitlichen Betreuung berichtet. Für diese Wachpostenfunktion werden in der Regel Stichproben aus Arztpraxen, Krankenhäusern, Laboratorien oder anderen medizinischen Einrichtungen gewonnen. [F11]

Auf freiwilliger Basis werden Beobachtungsdaten zur Häufigkeit und Verbreitung von Krankheiten und Erregern gemeldet. Stichprobendaten sind insbesondere bei häufigen Erkrankungen angezeigt, da hier die Erfassung jedes Einzelfalles ein Meldesystem überfordern würde. Seltene Ereignisse lassen sich dagegen wenig zuverlässig aus Stichproben ermitteln.

Sentineldaten ermöglichen Trendaussagen (z. B. Erkrankungshäufigkeiten nach Saison, Alter und Region), liefern aber auch sehr spezifische Informationen (zum Beispiel zur Definition von Risikogruppen, zur Verteilung und Ausbreitung von Erregertypen) und können auch über außergewöhnliche Ereignisse informieren.

Methodische Probleme von Sentinel-Erhebungen bestehen insbesondere bei der Auswahl geeigneter stabiler Melderstichproben sowie in der Definition der Bevölkerung unter Beobachtung (Grundgesamtheit), was eine Hochrechnung der Sentinel-Ergebnisse auf bevölkerungsbezogene Parameter wie zum Beispiel Inzidenzen erschwert.

Einen Überblick über die derzeitigen bundesweiten Sentinels gibt Tabelle 3. Die mit diesen Systemen erhobenen Daten tragen zur Formulierung von Impfempfehlungen und Impfzielen bei, unterstützen die Argumentation zur Förderung der Impfbereitschaft und dienen der Erfolgskontrolle bei der Umsetzung von Empfehlungen sowie zur Überprüfung und Anpassung von Impfstrategien. Diese Form der Datenerhebung ist nur mit Hilfe einer engagierten und interessierten Ärzteschaft möglich, denn die Teilnahme ist in der Regel freiwillig und unentgeltlich, jedoch immer mit zusätzlichem Aufwand verbunden.

4 Serologische Surveillance

Eine Möglichkeit, die Immunität gegen impfpräventable Krankheiten auf Bevölkerungsebene zu bestimmen, bietet die serologische Surveillance. Hierbei werden spezifische Antikörper als Marker für Immunität untersucht.

Serologische Surveillance

- randomisiert ausgewählte Stichproben aus vorliegenden Serumsammlungen ermitteln die Immunität der Bevölkerung gegen bestimmte impfpräventable Erkrankungen
- wiederholte Untersuchungen können Trends der Immunität ermitteln
- Beispiele:
  Surveys zu Masern und Poliomyelitis

F12

Auswertungen aus vorliegenden Serumsammlungen (Restseren) wurden in Deutschland zum Beispiel im Nationalen Referenzzentrum für Masern, Mumps und Röteln vorgenommen und publiziert. [F12]

Sektion VII

Systematische Serosurveys gab es in Deutschland im Rahmen des Bundesgesundheitssurveys 1998 (ab 2008 fortgesetzt als Studie zur Gesundheit Erwachsener in Deutschland – DEGS) an Erwachsenenstichproben sowie beim Kinder- und Jugend-Gesundheitssurvey (KiGGS, 2003-2006).

Nur in Verbindung mit Daten zu Impfraten sind Rückschlüsse darüber möglich, in welcher Relation Immunität durch Impfung bzw. durch natürliche Infektion erworben wurde. Mit wiederholten serologischen Untersuchungen auf spezifische Antikörper ist es möglich, Trends der Populationsimmunität zu ermitteln. Diese erlauben zum einen Rückschlüsse auf die Umsetzung von Impfungen und weisen außerdem auf seronegative bzw. Bevölkerungsgruppen mit niedriger Immunität hin, für die gezielte Impfaktionen geplant werden können.

5   Abrechnungsdaten medizinischer Leistungen

Eine alternative epidemiologische Datenquelle sind Abrechnungsdaten zu medizinischen Leistungen und Diagnosen. Diese Daten sind von hoher Aktualität. Sie werden jedoch primär nicht zu epidemiologischen Zwecken generiert, ihre Aussagekraft und Validität für epidemiologische Auswertungen ist deshalb unterschiedlich zu bewerten. [F13]

Abrechnungsdaten medizinischer Leistungen

- Abrechnungsdaten der Kassenärztlichen Vereinigungen zu Impfungen und impfpräventablen Erkrankungen
- seit 2008 bundesweit einheitlicher Dokumentationsschlüssel für Impfungen

F13

Seit 2004 werden zum Beispiel am RKI in Zusammenarbeit mit zunächst einigen und seit 2008 allen Kassenärztlichen Vereinigungen (KVen) Abrechnungsdaten zu durchgeführten Impfungen und zu impfpräventablen Erkrankungen von niedergelassenen, KV-ermächtigten Ärzten pseudonymisiert zusammengeführt.

Der 2008 in Kraft getretene bundesweit einheitliche Dokumentationsschlüssel für Impfungen wird die Aussagekraft der Abrechnungsdaten verbessern. Ziel der Erfassung von Abrechnungsdaten ist die Abschätzung der Häufigkeit von Erkrankungen wie Varizellen, Herpes zoster, Pertussis und Mumps, die nach dem IfSG nicht meldepflichtig sind, sowie von ausgewählten Impfleistungen. Bei vorausgesetzter zuverlässiger Bestimmung des Nenners ermöglicht die Auswertung der abgerechneten Impfleistungen Aussagen über die altersspezifischen Impfraten.

Diese Daten ergänzen die auf IfSG-Grundlage erhobenen Impfdaten zum Schuleingang. Diagnosespezifische Auswertungen der Abrechnungsdaten unterliegen Einschränkungen, da klassische Abrechnungsdiagnosen möglicherweise von ökonomischen Erwägungen der abrechnenden Ärzte beeinflusst und damit verzerrt sein können.

Hinzu kommen Änderungen in den Abrechnungsmodalitäten, die keinen kontinuierlichen Vergleich über die Zeit zulassen. Für den Bevölkerungsbezug von Impfleistungen wie für Diagnosen ist außerdem die Nennerbestimmung essentiell. Die Abrechnungsdaten beziehen sich auf Versicherte der gesetzlichen Krankenversicherung, welche die ärztlichen Leistungen in Anspruch genommen haben, und die die Gesamtbevölkerung in einem nicht immer genau bestimmbaren Verhältnis repräsentieren.

6 Weitere Methoden der Impfstatuserhebung

6.1 Kinder- und Jugendgesundheitssurveys

Eine repräsentative Impfstatuserhebung in einer nach Alter und Region geschichteten Stichprobe von mehr als 17.000 Kindern und Jugendlichen war Bestandteil des (KiGGS) im Zeitraum von 2003 bis 2006. [F14]

Die hierbei erhobenen Daten zeichnen sich durch ein hohes Maß an Differenziertheit, Repräsentativität und Validität aus. Wegen des hohen Aufwandes an Vorbereitung und Durchführung sind solche Erhebungen nur in größeren Zeitabständen möglich und widerspiegeln dadurch ebenfalls nicht die aktuelle Situation bzw. die neuesten Impfempfehlungen.

Impfstatuserhebung durch Kinder- und Jugendgesundheitssurvey

- nach Alter und Region geschichtete Stichprobe von Kindern und Jugendlichen (2003-2006: 17.000 Kinder)
- hoher Aufwand
- hoch repräsentative, valide und differenzierte Ergebnisse

F14

Impfstoffverkaufszahlen

- erlauben grobe Schätzungen
- keine Aussagen zu Alter, Region, Impfung der Grundimmunisierung/ Wiederimpfung/1., 2., 3. Impfung?
- verwertbar im Zusammenhang mit vorliegenden Stichproben und Marktforschungsanalysen zur gleichen Impfung

F15

6.2 Impfstoffverkaufszahlen

Die Probleme der Repräsentativität und Validität bei den Abrechnungsdaten wurden bereits beschrieben. Bei den Verkaufszahlen kommen noch Fragen hinsichtlich der Differenziertheit (Zahl, Alter und Geschlecht der mit den verkauften Dosen Geimpften) und der Verfügbarkeit (Preis, Datenaufbereitung) der Daten hinzu. [F15]

6.3   Impfregister

Eine weitere prinzipiell mögliche, in Deutschland jedoch wenig genutzte Datenquelle für das Monitoring von Impfraten sind Impfregister. In Sachsen-Anhalt sind zum Beispiel Impfungen bei Kindern bis zum vollendeten 7. Lebensjahr an das Gesundheitsamt namentlich zu melden. Ziel der Meldepflicht ist die Verbesserung und Stabilisierung der altersgerechten Durchimpfung. Bei der Umsetzung dieser Meldepflicht gibt es jedoch Schwierigkeiten. Einerseits bestehen Vorbehalte bei Ärzten und Eltern bezüglich des Datenschutzes und der rechtlichen Absicherung, andererseits gibt es Probleme aufgrund der personellen und technischen Möglichkeiten in den Gesundheitsämtern. Im Vergleich mit computerisierten Impfregistern in einigen westeuropäischen Ländern (z. B. Niederlande) gibt es erhebliche Defizite, geschuldet insbesondere der Überschätzung datenrechtlicher Bestimmungen und bereits geschilderten suboptimalen Kapazitäten des Öffentlichen Gesundheitsdienstes. [F16]

Impfregister

- namentliche Meldung von Impfungen bestimmter Alterskohorten als ärztliche Pflichtleistung
- Vorbehalte hinsichtlich Datenschutz
- Vorbehalte hinsichtlich Aufwand in unterfinanzierten Gesundheitsämtern
- computerisierte Impfregister in einigen westeuropäischen Ländern gestatten optimale Aussagen

F16

7   Zusammenfassung

Die Surveillance impfpräventabler Erkrankungen ist eine wichtige Grundlage für Entscheidungen über die Implementierung aber auch zur Evaluation von Impfstrategien. Gegenstand und Ziel dieser Surveillance sowie das konkrete Vorgehen unterscheiden sich je nach dem erreichten Stand der Einführung und Umsetzung von Impfempfehlungen sowie nach Entscheidungsebene. In Deutschland besteht mit der Meldepflicht nach IfSG grundsätzlich eine gute Grundlage für die infektions-epidemiologische Surveillance. Die Meldungen nach IfSG umfassen jedoch nicht alle impfpräventablen Erkrankungen und Erreger. Eine Ausweitung der Meldepflicht auf solche Krankheiten und Erreger, die aufgrund allgemeiner Impfempfehlungen oder wegen spezifischer Impfziele (z. B. bei erreichter oder geplanter Krankheitseradikation bzw. -eliminierung) ein besonderes öffentliches Interesse erfordern, ist dringend bundesweit anzustreben und entspricht auch dem internationalen Standard. Die Implementierung zusätzlicher epidemiologischer Erhebungen und die Nutzung von weiteren – auch alternativen – Datenquellen sind notwendige Ergänzungen zur Meldepflicht. Die Nutzung mehrerer Datenquellen zur selben Zielkrankheit bzw. zum selben Erreger erlaubt die gegenseitige Validierung von Meldungen und trägt zur Evaluation der Surveillancesysteme bei. Die Zusammenführung der Daten aus den unterschiedlichen Quellen der Impfstatus-Surveillance bei Beachtung ihrer begrenzten Vergleichbarkeit dient demselben Ziel.

Neben der Auswertung ist eine regelmäßige Veröffentlichung der Daten und Ergebnisse der Surveillance von Impfnebenwirkungen und Impfkomplikationen geboten, um nicht nur rechtzeitig Signale im Risiko-Nutzen-Verhältnis der Impfstoffe zu erkennen sondern diese auch für die Öffentlichkeit transparent zu machen.

Literatur

CHEN RT, ORENSTEIN WA: Epidemiologic methods in immunization programs. Epidemiol Rev 1996; 18: 99-117.

GERIKE E, TISCHER A, SANITBANEZ S: Einschätzung der Masernsituation in Deutschland. Ergebnisse der laborgestützten Überwachung von 1990-1998. Bundesgesundheitsbl Gesundheitsforsch Gesundheitsschutz 2000; 43:11-21.

Falldefinitionen des Robert Koch-Instituts zur Übermittlung von Erkrankungs- oder Todesfällen und Nachweisen von Krankheitserregern, Ausgabe 2007, RKI. >http://www.rki.de/cln_178/nn_468086/DE/Content/Infekt/IfSG/Falldefinition/Falldefinition.html< (Zugang21-4-2011

SIEDLER A, LEITMEYER K: Sentinels bei der Implementation und Evaluation von Impfstrategien. Bundesgesundheitsbl Gesundheitsforsch Gesundheitsschutz 2004; 47: 1136-1143.

OPPERMANN H, BORRMANN M, THRIENE B ET AL: Erfahrungen und Schwierigkeiten bei der Implementierung von Impfregistern in Sachsen-Anhalt. Bundesgesundheitsbl - Gesundheitsforsch -Gesundheitsschutz 2004; 47:1189–1195

Infectious Disease Surveillance. 1st edition. chapter 18: Nohynek H., Miller E. Vaccine preventable diseases. Blackwell publishing 2007: 229-253.

WEISSER K, MEYER C, PETZOLD D ET AL.: Verdachtsfälle von Impfkomplikationen nach dem Infektionsschutzgesetz und Verdachtsfälle von Nebenwirkungen (von Impfstoffen) nach dem Arzneimittelgesetz vom 1.1.2004 bis zum 31.12.2005. Bundesgesundheitsbl Gesundheitsforsch Gesundheitsschutz 2007; 50:1404-1417.

Gesetz zur Verhütung und Bekämpfung von Infektionskrankheiten beim Menschen (Infektionsschutzgesetz - IfSG); (BGBl. I S. 1045), zuletzt geändert durch Artikel 2 des Gesetzes vom 13. Dezember 2007 (BGBl. I S. 2904).

Poethko-Müller C, Kuhnert R, Schlaud M. Durchimpfung und Determinanten des Impfstatus in Deutschland. Ergebnisse des Kinder- und Jugendgesundheitssurveys. Bundesgesundheitsbl - Gesundheitsforsch -Gesundheitsschutz 2007; 50: 851-862.

YOON HONG CHOI, GAY N, GRAHAM FRASER G RAMSAY M. The potential for measles transmission in England. Brit Med J Publ Hlth 2008; 8: 338.

Measles once again endemic in the United Kingdom. Editorial Team, ECDC. Eurosurveillance 2008; 13.

KV-Sentinel. >www.rki.de<; siehe unter Infektionsschutz – Sentinels – KV-Sentinel (Zugang 17.8.2009).

46 Allgemeine Impfpraxis

Impfstoffe sind sensible biologische Arzneimittel, die entsprechend sachgemäß behandelt werden müssen. Eine falsche Handhabung kann die Verträglichkeit oder die Wirksamkeit von Impfungen negativ beeinflussen.

1 Laufzeit

Impfstoffe haben eine begrenzte Laufzeit, die im Allgemeinen zwischen ein bis zwei Jahren liegt. Während der gesamten Laufzeit wird – neben gleichbleibender Verträglichkeit – vor allem die gleichbleibende Wirkung garantiert. Abgelaufene Impfstoffe sind möglicherweise nicht mehr ausreichend wirksam. Vor der Impfung muss deshalb die Laufzeit kontrolliert werden, denn Impfstoffe mit überschrittener Laufzeit dürfen nicht mehr angewendet werden. [F1]

Laufzeitüberschreitung

Impfstoffe, bei denen die Laufzeit überschritten wurde, dürfen nicht mehr verwendet werden

F1

---

2 Lagerung und Transport von Impfstoffen

Die richtige Lagerung eines Impfstoffes und bei der Mehrzahl der Impfstoffe die Einhaltung der Kühlkette sind Voraussetzungen für den Impferfolg.

2.1 Lagerung

Die Lagerung erfolgt bei 2°–8° C im Kühlschrank. Dieser Kühlschrank sollte ein Minimax-Thermometer besitzen, das regelmäßig kontrolliert wird. Sowohl bei der Lagerung wie auch beim Transport dürfen Impfstoffe nicht eingefroren werden. Das gilt in jedem Falle für Impfstoffe wie Hepatitis B und IPV sowie Adsorbatimpfstoffe. Jedoch kann Einfrieren auch bei anderen Impfstoffen zu Haarrissen in Glasbehältern (Ampulle, Fertigspritze) führen mit der Gefahr einer Unsterilität.

Die häufigsten Fehler bei der Lagerung sind im nebenstehenden Diagramm aufgeführt. [F2]

Fehler bei der Lagerung

- keine regelmäßige Kühlschrankkontrolle
- Packungen zu dicht aneinander gelagert
- Packungen an Kühlschrankwand festgefroren
- Packungen zwischen Kühlaggregaten gelagert
- zu häufiges Öffnen der Kühlschranktür
- Lagerung in der Kühlschranktür
- Kühlschrank vereist
- Tür schließt nicht korrekt
- Impfstoffe im Tiefkühlfach aufbewahrt

F2

2.2   Transport

Impfstoff-Transport

- Lebendimpfstoffe werden bei
  2° bis 8°C transportiert
- Totimpfstoffe können vorübergehend
  ungekühlt, jedoch möglichst nicht bei
  über 15°C transportiert werden

F3

Transport und Lagerung

Impfstoffe, die falsch gelagert oder
transportiert wurden, dürfen nicht
mehr verwendet werden

F4

Lebendimpfstoffe sind kühlkettenpflichtig. Sie müssen in lückenloser Kühlkette transportiert werden! Der Transport der meisten inaktivierten Impfstoffe kann dagegen ungekühlt erfolgen; Temperaturen von 15 °C sollten jedoch möglichst nicht überschritten werden. Auch direkte Einwirkung von Sonnenlicht ist zu vermeiden. [F3] [F4]

Im Übrigen werden entsprechend den Vorschriften des Arzneimittelgesetzes notwendige Lagerungs- und Transport-Temperaturen auf allen Impfstoff-Packungen gut lesbar aufgedruckt. Impfstoffe, die falsch gelagert oder transportiert wurden, dürfen in der Regel nicht mehr verwendet werden. Als Dogma sollte diese Forderung jedoch nicht aufgefasst werden. Eine Unterbrechung der Kühlkette (einige Tage bei Zimmertemperatur) beim ´Endverbraucher ärztliche Praxis´ führt auch bei Lebendimpfstoffen nicht zu einem Wirksamkeitsverlust.

3   Prüfung von Indikation und Gegenindikationen – Anamneseerhebung, aktuelle Befindlichkeit

Zu prüfen ist die Indikation zur Impfung auf der Grundlage der aktuellen Impfempfehlungen, der Erhebung der Krankheits-, Berufs- und Impfanamnese sowie der Feststellung des aktuellen Gesundheitszustandes.

Liegen Gegenindikationen gegen die Impfung vor? Siehe Abbildungen [F5] [F6]

**Temporäre Gegenindikation
Zurückstellung**

- bei akuter behandlungsbedürftiger
  Erkrankung Zurückstellung bis mindestens
  2 Wochen nach Genesung

- Ausnahme: postexpositionelle Impfung
  gegen Tetanus, Tollwut, Hepatitis B

F5

Gegenindikationen

- schwere Nebenwirkungen nach vorheriger Impfung mit
  gleichem Impfstoff
- Allergien gegen Impfstoffbestandteile (z. B. Hühner-
  eiweiß, Neomycin, Streptomycin): Abklärung erforderlich
- Immundefizienz: vor Gabe von Lebendimpfstoffen
  Immunologen konsultieren
- Schwangerschaft: generell keine nicht dringenden
  Impfungen, Lebendimpfungen nur dringende Indikation
- Ausnahme: Influenza-Impfung in der Schwangerschaft
- bei progredienten ZNS-Erkrankungen Risikoabwägung

F6

Falsche Gegenindikationen

- banale Infekte (auch bei subfebrilen T $\leq$38,5°C)
- Fieberkrämpfe in Anamnese, Krampfanfälle in Familie
- nicht progrediente ZNS-Krankheiten
- Ekzem, Hautinfektionen
- Behandlung mit Antibiotika, lokalen steroidhaltigen AM
- Schwangerschaft der Mutter (Varizellen: Risikoabwägung)
- Immundefekte bei Impfung mit Totimpfstoffen (Titerkontrolle!?)
- Frühgeburtlichkeit (Impfung entsprechend Impfalter)
- chronische Krankheiten
- Exposition gegenüber Infektionskrankheiten

F7

Zu beachten ist, dass häufig Impfungen nicht durchgeführt werden, weil bestimmte Angaben fälschlicherweise als Gegenindikationen aufgefasst werden. Über ´falsche Gegenindikationen´ informiert Abbildung. [F7]

4 Aufklärungspflicht vor der Impfung

Vor Durchführung einer Schutzimpfung hat der Arzt die Pflicht, den Impfling oder den anwesenden Elternteil bzw. Sorgeberechtigten über die zu verhütende Krankheit und den Nutzen der Impfung aufzuklären, damit sie über die Durchführung der Impfung entscheiden können. Die Aufklärung sollte weiterhin umfassen: Gegenindikationen, Durchführung der Impfung, Beginn und Dauer des Impfschutzes, Verhalten nach der Impfung, mögliche unerwünschte Arzneimittelwirkungen sowie Notwendigkeit und Termine von Folge- und Auffrischimpfungen.

Für öffentliche Impftermine wird eine vorherige Aufklärung in schriftlicher Form empfohlen. Eine Gelegenheit zu weitergehenden Informationen durch ein Gespräch mit dem Arzt muss aber gegeben sein.

Für individuelle Impfungen durch die niedergelassenen Ärzte empfehlen sich Aufklärungsmerkblätter (z. B. vom Deutschen Grünen Kreuz e. V.)

Die Merkblätter enthalten auch einen zur jeweiligen Impfung adäquaten Fragebogen zum Gesundheitszustand des Impflings und zu vorausgegangenen Schutzimpfungen. Ergeben sich bei der Beantwortung Unklarheiten, ist in jedem Fall ein Gespräch mit dem Impfling oder den Eltern bzw. Sorgeberechtigten erforderlich. Die Merkblätter enthalten eine Einwilligungserklärung. Bei Minderjährigen ist die Einwilligung der Eltern bzw. Sorgeberechtigten einzuholen. Jugendliche können selbst einwilligen, wenn sie die erforderliche Einsichts- und Entscheidungsfähigkeit besitzen; das ist in der Regel mit 16 Jahren der Fall.

Die durchgeführte Aufklärung ist durch den impfenden Arzt in den Patientenunterlagen zu dokumentieren. Wird der Aufklärung ein entsprechendes Aufklärungsmerkblatt zugrunde gelegt, sollte der impfende Arzt in seiner Dokumentation darauf verweisen.

5   Vorbereitung der Impfung durch Injektion

5.1   Aufziehen des Impfstoffes

Impfstoffe sollen erst kurz vor dem Verabreichen dem Kühlschrank entnommen und – sofern nicht Fertigspritzen verwendet werden – aufgezogen werden. Zu kontrollieren ist noch einmal die Laufzeit und ob der richtige Impfstoff ausgewählt wurde.

5.2   Sichtkontrolle und Aufschütteln des Impfstoffs

Die Impfstoffe müssen zunächst genau betrachtet werden, z. B. ob sie flockig oder verfärbt sind. Adsorbat-Impfstoffe sind meist von Natur aus leicht opaleszent. Die Impfstoffbehälter müssen dann kräftig aufgeschüttelt werden. Durch das Schütteln wird der Impfstoff vollständig resuspendiert. [F8]

Bei unzureichender Resuspension kommt es zur relativen Antigen-Unterdosierung mit mangelnder Wirksamkeit. Ähnliches gilt für lyophilisierte Impfstoffe, die vor dem Aufziehen vollständig gelöst werden müssen. Überflüssige Luft wird bereits vor dem Aufsetzen der Kanüle abgespritzt, damit diese nicht mit Impfstoff benetzt wird.

Vorbereitung der Impfung

- Impfstoffe werden erst kurz vor der Verabreichung dem Kühlschrank entnommen
- und vor dem Aufziehen genau inspiziert

F8

5.3   Dosierung

Mit wenigen Ausnahmen (siehe unter 5.5) sind unsere Impfstoffe heute in Einzeldosen abgefüllt, weshalb Fehler bei der Dosierung nicht häufig sind. Dennoch muss selbstverständlich die korrekte Dosierung des Impfstoffes beachtet werden. Bei einigen Impfstoffen, z. B. gegen Influenza, FSME, Hepatitis A und B wird bei Kindern eine niedrigere Dosis verabreicht als bei Erwachsenen.

Um dem Anwender die Handhabung zu erleichtern, werden die meisten Impfstoffe je nach Alterszielgruppe bereits unterschiedlich dosiert in den Verkehr gebracht, z. B. Hepatitis-A- und -B-Impfstoffe für Kinder oder Diphtherieantigen-haltige Impfstoffe für Schulkinder und Erwachsene.

Übrigens: Falls tatsächlich einmal ein falscher Impfstoff oder eine falsche Dosierung verabreicht wird, empfiehlt es sich, dies mit dem Betroffenen klar zu besprechen und darauf hinzuweisen, dass ungewöhnliche Nebenwirkungen zwar kaum zu erwarten sind, eine sorgfältige Nachbeobachtung jedoch angebracht ist. Sicherheitshalber sollte die eigene Versicherung informiert werden.

5.4 Rekonstituierung spezieller Impfstoffe

Bei einigen ebenfalls in Einzeldosen verfügbaren Lebendimpfstoffen müssen Lyophilisat und Lösungsmittel vor der Injektion gemischt werden. Der gesamte Inhalt der Spritze mit dem Lösungsmittel wird in das Fläschchen mit dem Pulver (Lyophilisat) injiziert. Das Fläschchen wird vorsichtig geschwenkt, um den Inhalt gründlich zu mischen. Die gesamte Menge des rekonstituierten Impfstoffs wird aufgezogen und vollständig verimpft. Rekonstituierter Impfstoff darf nicht verwendet werden, wenn er Partikel enthält oder das Aussehen des rekonstituierten Impfstoffs von der Beschreibung in der Fachinformation abweicht.

Rekonstituierter Impfstoff ist zeitnah zu verwenden. Die Fachinformation enthält exakte Festlegungen, wie lange im Ausnahmefall bei Kühlschrankaufbewahrung eine Verwendung möglich ist, meist bis zu 8 Stunden.

5.5 Impfstoffe in Mehrdosenbehältern

Aus ökonomischen und logistischen Gründen werden Impfstoffe für Entwicklungsländer meist in Mehrdosenbehältnissen zur Verfügung gestellt. In Deutschland haben solche Abpackungen nur Bedeutung bei der Vorbereitung von Massenimpfungen angesichts von Epidemien oder pandemischer Influenzabedrohung.
Die Stabilität des Impfstoffs in Mehrdosenbehältnissen wird durch die Zugabe eines Konservierungsmittels gewährleistet. Die Fachinformation macht Angaben zur Dauer der möglichen Verwendung des gemischten Impfstoffs, im Allgemeinen nicht länger als einige Stunden.

5.5.1 Mehrdosenbehälter mit injektionsbereitem Impfstoff

Die Empfehlungen unter 3.1 und 3.2 gelten hier ebenfalls. Die dem Alter entsprechende Dosis Impfstoff wird entnommen. Die Nadel für die Entnahme des Impfstoffs ist durch eine andere Nadel für die Injektion zu ersetzen. Vor jeder weiteren Entnahme einer Einzeldosis ist der Impfstoff erneut gut zu schütteln.

5.5.2 Mehrdosenbehälter, die eine vorherige Mischung von Bestandteilen erfordern

Müssen beispielsweise bei einem pandemischen Influenza-Impfstoff die Suspension (Antigen) und die Emulsion (Adjuvans) gemischt werden, sollten beide Komponenten zuerst Raumtemperatur erreichen und durch Augenschein kontrolliert werden. Danach Entnahme aus dem Behältnis mit dem Adjuvans und Einbringen des Inhalts in das Behältnis mit dem Antigen. Mischen der Bestandteile durch Schütteln. Entnahme der notwendigen (dem

Alter des Impflings entsprechenden) Einzeldose. Die Nadel für die Entnahme ist durch eine andere Nadel für die Injektion zu ersetzen. Vor jeder weiteren Entnahme einer Einzeldosis ist der Impfstoff erneut gut zu schütteln.

6   Hautdesinfektion

Vor der Impfung ist die Reinigung der Haut mit einem gängigen Desinfektionsmittel angezeigt. Der Impfstoff sollte nicht mit dem Desinfektionsmittel in Kontakt kommen, da hierbei besonders Lebendimpfstoffe unwirksam werden können.

7   Applikation und Applikationsort

Bis auf die oral zu verabreichenden Impfstoffe werden die meisten Impfungen intramuskulär, einige wenige auch subkutan verabreicht. Die intramuskuläre Injektion ist insbesondere bei adsorbierten Impfstoffen angezeigt.

7.1   Intramuskuläre Injektion:

Bei der Impfung ist darauf zu achten, dass vor allem Adsorbat-Impfstoffe tatsächlich intramuskulär gegeben werden. Adsorbens, subkutan verabreicht, führt bei vielen Personen zu schmerzhaften Indurationen an der Applikationsstelle im Sinne einer Fremdkörperreaktion. Schlimmstenfalls kann dies zu lang anhaltenden oder bleibenden Knötchen, einer Zyste oder einem sterilen Abszess führen, der im Ausnahmefall sogar eine chirurgische Intervention erfordert. [F9]

Intramuskuläre Injektion

- die Injektion erfolgt in den M. deltoideus, alternativ in den M. vastus lateralis
- die Kanüle soll lang genug sein
- der Impfling sitzt bzw. liegt
- seine Muskulatur ist möglichst entspannt
- der Einstich erfolgt zügig
- vor dem Injizieren wird aspiriert
- das Injizieren soll langsam erfolgen
- nach der Injektion soll die Impfstelle kurz abgedrückt werden

F9

Neben Adsorbat-Impfstoffen gibt es auch einige Viruslebendimpfstoffe, bei denen die intramuskuläre – statt der ebenfalls erlaubten subkutanen – Gabe weniger Brennen bei der Injektion verursacht.

Als Injektionsort bei intramuskulärer Verabreichung empfiehlt die STIKO bevorzugt den M. deltoideus (auf der Seite der nichttätigen Hand), alternativ den M. vastus lateralis am Oberschenkel. Letzterer Injektionsort ist insbesondere bei Säuglingen und jungen Kindern mit fehlender Muskelmasse am Arm der Injektionsort der Wahl. Eine Injektion in den M. glutaeus entspricht heute nicht mehr dem Stand des ärztlichen Wissens. [F10] [F11] [F12] [F13]

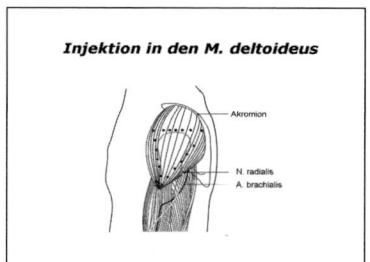

F10

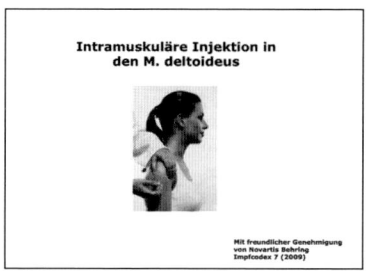

F11

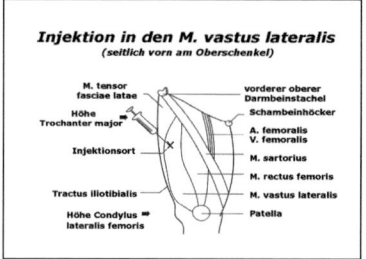

F12

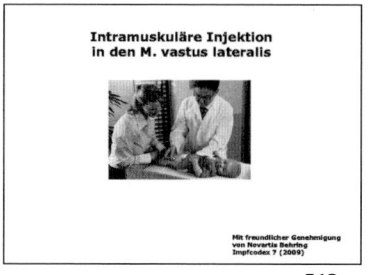

F13

Um sicher i.m. zu gelangen, ist die Kanüle entsprechend lang zu wählen. Am besten sind Kanülen Nr. 2 (Durchmesser 0,80 mm, Länge 40 mm, dunkelgrün) oder Nr. 12 (Durchmesser 0,70 mm, Länge 30 mm, schwarz) geeignet, je nach der individuellen Dicke der subkutanen Fettschicht.

Eine Schonung ängstlicher Patienten durch die Wahl einer kurzen, dünnen Nadel ist nicht sinnvoll: Es ist wichtiger, keine lang anhaltenden Beschwerden an der Impfstelle durch eine inkorrekte Gabe in die Subkutis zu erzeugen, als kurzfristig den vielleicht geringfügig stärkeren Einstichschmerz zu vermeiden.

Bei der Injektion in den M. deltoideus sollte der Patient nicht stehen, sondern locker sitzen. Am besten legt er den Arm auf eine Lehne oder den Tisch auf oder stützt ihn mit der anderen Hand ab. Dann erfolgt die Injektion möglichst senkrecht in den Muskel und relativ zügig ohne unnötiges ´Herumstochern´.

Durch Aspirieren nach dem Einstich – selbst bei der geringen Menge von meist nur 0,5 oder 1,0 ml – wird sichergestellt, dass die Kanüle nicht in ein Gefäß einsticht. Bei einer versehentlichen intravasalen Gabe kann es zu anaphylaktoiden Reaktionen bis zum Schock kommen.

Die eigentliche Applikation des Impfstoffes sollte nun langsam erfolgen und nach dem Herausziehen der Nadel die Einstichstelle leicht komprimiert werden, damit der Impfstoff nicht im Stichkanal zurückläuft.

7.2   Subkutane Injektion

Einige wenige, nicht adsorbierte Impfstoffe sollen subkutan verabreicht werden. Auch bei der subkutanen

Gabe, z. B. in der Regio deltoidea, sollte der Patient sitzen, um nicht aus Angst oder beim Einstichschmerz Kreislaufprobleme zu entwickeln. Bei der subkutanen Gabe kann eine dünnere und kürzere Kanüle benutzt werden. Aber auch hier ist vor der Applikation eine Aspiration angebracht, und der Impfstoff sollte relativ langsam gespritzt werden. [F14]

8 Dokumentation der Impfung im Impfbuch

Jede Impfung soll in dem Impfbuch (erhältlich bei DGK Beratung & Vertrieb, Nikolai-

str. 3, 35037 Marburg) und in den Arztunterlagen korrekt mit Angabe des Impfstoffes und der Impfstoff-Charge dokumentiert werden. Zur korrekten Impfung gehört die Dokumentation des Handelsnamens und der Chargennummer des Impfstoffes (kann durch Einkleben einer mit dem Impfstoff mitgelieferten Vignette erfolgen), die Krankheit gegen die geimpft wurde, das Impfdatum sowie der Stempel und die Unterschrift des Impfarztes. Nur eine dokumentierte Impfung gilt als durchgeführte Impfung und beugt unnötigen Wiederholungsimpfungen vor. Weisen Sie also Ihre Patienten darauf hin, wie wichtig es ist, das Impfbuch gut aufzubewahren und bei folgenden Arztbesuchen mitzubringen. [F15]

9 Akuttherapie anaphylaktischer Reaktionen

Im sehr seltenen Fall kann sich auch nach einer Impfung eine anaphylaktische Reaktion

ereignen. Das plötzliche Auftreten und die mögliche lebensbedrohende Schwere eines solchen Ereignisses machen eine entsprechende Vorsorge für jeden impfenden Arzt notwendig. Detaillierte Hinweise zum diagnostischen und therapeutischen Vorgehen können unter anderem einer entsprechenden Leitlinie (Stand April 2007) der Gesellschaft für Pädiatrische Allergologie und Umweltmedizin e. V. entnommen werden.

>http://www.gpaev.de/typo/fileadmin/user_upload/GPA/dateien_indiziert/Leitlinien/gem._
Leitlinie_Anaphylaxie.pdf<[F16]

10   Meldung, Information, Abklärung von Nebenwirkungen

Melde- und Informationsverpflichtungen bei dem 'Verdacht einer über das übliche Ausmaß einer Impfreaktion hinausgehenden gesundheitlichen Schädigung' sowie Hinweise zur diagnostischen und differentialdiagnostischen Abklärung eines Verdachts auf Impfkomplikation siehe Kapitel 48 Impfsicherheit, Abschnitte 1.1.-1.3.

11   Verhalten nach der Impfung

Impfungen sind ärztliche Routinemaßnahmen. Geimpfte Personen bedürfen keiner besonderen Nachbehandlung oder Schonung. Sie sind im Normalfall auch voll arbeitsfähig. Allerdings sollten ungewohnte körperliche Belastungen oder besondere sportliche Anstrengungen in den Stunden nach der Impfung vermieden werden. Auch eine längere Überwachung des Geimpften nach der Injektion ist im Allgemeinen nicht erforderlich. Ausnahmen sind im nebenstehenden Diagramm aufgeführt. [F17]

Überwachung nach der Impfung

Folgende Patienten sollten nach der Impfung länger überwacht werden:
- bekannte Neigung zu orthostatischer Dysregulation oder Kollaps
- bekannte Allergie mit lebensbedrohlichen allergischen Sofortreaktionen, auch unabhängig von einer Impfung
- Verdacht auf vorangegangene systemische allergische Reaktion nach einer Impfung
- Patienten mit Blutungsneigung (Marcumar)

F17

12   Impfabstände

In den Gebrauchsinformationen angegebene Abstände sollen weder unter- noch überschritten werden.

Bei bestimmten Grundimmunisierungen soll vor allem der empfohlene Mindestzeitraum zwischen vorletzter und letzter Impfung nicht unterschritten werden. Im Säuglings- und Kleinkindalter möglichst keine Überschreitungen der Mindestabstände.

In der Regel gilt der Grundsatz: 'Jede Impfung zählt!' Es gibt keine unzulässig großen Abstände. Aber: strikte Einhaltung des Schemas bei postexpositioneller Tollwut- oder postnataler HB-Prophylaxe sowie bei in den Gebrauchsanweisungen exakt vorgegebenen Schemata.

13 Gleichzeitige Verabreichung von Impfstoffen

‖ Lebendimpfstoffe können gleichzeitig verabreicht werden, ansonsten Mindestabstand 4 Wochen;

‖ 2 oder mehr Totimpfstoffe oder Tot- und Lebendimpfstoff: gleichzeitige Gabe oder beliebiger Abstand;

‖ Impfreaktionen vorangegangener Impfungen sollten vollständig abgeklungen sein.

Die Gebrauchsinformation ist zu beachten. Es ist dabei jedoch zu berücksichtigen, dass nur Angaben zu in kontrollierten Studien gewonnenen Resultaten gemacht werden. Bei fehlenden Angaben zu verschiedenen Impfstoffen empfiehlt sich die Beachtung der eingangs in diesem Abschnitt gemachten Empfehlungen.

Die gleichzeitige Verabreichung verschiedener Impfstoffe an einem Impftermin erweist sich besonders bei Reiseimpfungen als notwendig. Die Impfungen werden an verschiedenen Körperstellen durchgeführt. Ein Mischen der Impfstoffe vor der Applikation ist verboten. Im Säuglings- und Kleinkindalter sollten nicht mehr als 2 Impfstoffe an einem Termin verabreicht werden.

Immunogenität und Reaktogenität von gleichzeitig verabreichten Impfstoffen sind in der Regel vergleichbar mit der getrennten Anwendung dieser verschiedenen Impfstoffe.

Literatur

QUAST U, THILO W, FESCHAREK R. Impfreaktionen, Bewertung und Differentialdiagnose, Hippokrates Verlag, 2. Auflage 1997, S164-170.

Gesetz zur Verhütung und Bekämpfung von Infektionskrankheiten beim Menschen (Infektionsschutzgesetz - IfSG) vom 20. Juli 2000 (BGBl. I S. 1045).

NASSAUER A, LEY S, QUAST U, MAASS G, SCHMITT HJ. Mehr Rechtssicherheit beim Impfen? Ein Diskussionsbeitrag. Bundesgesbl 2000; 43: 519-524.

QUAST U. Ist eine routinemäßige intraglutaeale Impfung heute noch angebracht? Monatsschr Kinderheilkd 2001;149:954.

UK Guidance on best practice in vaccine administration. The vaccine administration Task Force. London, 2001.

Arzneimittelgesetz (AMG) in der Fassung der Bekanntmachung vom 12. Dezember 2005 (BGBl. I S.3394).

Temperature sensitivity of vaccines. WHO Geneva 2006.

>http//www.who.int/vaccines-documents / (accessed February 6, 2011)

Empfehlungen der Ständigen Impfkommission (STIKO) am Robert Koch-Institut/Stand Juli 2011. Epidemiol Bull RKI 30/2011.

Advisory Committee on Immunization Practices (ACIP). General recommendations on Immunization. MMWR 2011, 60, No 2. >http://www.cdc.gov/mmwr/pdf/rr/rr6002.pdf< / (accessed February 9, 2011)

47 Begleitsubstanzen in Impfstoffen

Impfstoffe müssen aus vielen Gründen Begleitsubstanzen enthalten. Dabei kann man zwischen Hilfs- und nicht zur Wirkung notwendigen Begleitstoffen zwar unterscheiden, aber eine klare Zuordnung in eine der beiden Gruppen ist nicht immer möglich, oft überschneiden sich die Wirkweisen.

Hilfsstoffe dienen z. B. der Stabilität und Erhaltung der Reinheit der Antigene, ihrer korrekten Suspension, und sie sollen das Anheften an die Wand des Behältnisses verhindern. Auch garantieren sie den optimalen pH-Wert.
Außerdem sind vielen Impfstoffen Substanzen zur Immunverstärkung (Adjuvantien), also der Steigerung ihrer Wirksamkeit, beigegeben oder bei oralen Impfstoffen auch Geschmacksverbesserer (z. B. Himbeersirup).

Substanzen, die während der Produktion den Impfstoffen, beispielsweise zur Inaktivierung der Erreger, zugegeben werden und im fertigen Impfstoff unnötig sind, werden möglichst entfernt, sind aber mit modernen Testverfahren oft noch in Spuren nachweisbar.

Selbstverständlich enthält nicht jeder Impfstoff die gleichen Begleitsubstanzen, diese sind von Impfstoff zu Impfstoff unterschiedlich. Sie müssen entsprechend den Vorschriften des Arzneimittelgesetzes in der jeweiligen Fachinformation unter ´Arzneilich wirksame Bestandteile´ und ´Sonstige Bestandteile, Hilfsstoffe´ aufgeführt werden.
Im Folgenden sind die wesentlichen Stoffe zusammen gefasst:

1 Rückstände aus der Produktion

Reste der Kulturmedien werden aus modernen Impfstoffen weitgehend entfernt. Allerdings muss bedacht werden, dass es sich um empfindliche biologische Produkte handelt, die mit entsprechender Vorsicht gereinigt werden müssen. Deshalb sind manchmal noch Spuren in den Impfstoffen enthalten. [F1]

Begleitstoffe
nicht für die Wirkung erforderlich, meist nur in Spuren vorhanden

- Reste des Kulturmediums wie
  - Hühnereiprotein
  - Hefe (Saccharomyces cerevisiae)
- Antibiotika
- Formaldehyd

F1

1.1   Reste von Hühnereiweiß werden am häufigsten nach Züchtung auf Hühnerembryonen oder -allantois gefunden. Diese sind heute nur noch in Spuren in Influenza-Impfstoffen nachweisbar, sofern diese nicht schon auf Zellkulturen gezüchtet wurden. Deutlich mehr Reste von Hühnereiprotein sind in Gelbfieberimpfstoffen vorhanden, die sich – weil es sich um Lebendimpfstoffe handelt – nicht so drastisch reinigen lassen. Eine bekannte Hühnereiweiß-Allergie ist deshalb eine Kontraindikation für die Gelbfieberimpfung.

1.2   Spuren von Kulturzellen: Masern-, Mumps-, Tollwut- und FSME-Impfstoffe werden nicht auf Hühnerembryonen, sondern auf Hühnerfibroblasten-Zellkulturen gezüchtet. Hier, wie bei allen anderen auf **Zellkulturen** gezüchteten Impfstoffen, lassen sich die Impfviren hervorragend von den Kulturen abernten und trennen, sodass nur noch geringe Restkomponenten der Kulturzellen in Spuren vorhanden sind. Reaktionen darauf sind weitgehend unbekannt.

1.3   Hefe ist ebenfalls zu erwähnen, in der z. B. das HBsAg für den Hepatitis-B-Impfstoff exprimiert wird. In sehr seltenen Ausnahmen kann eine schwere Hefeallergie deshalb auch eine Kontraindikation zur Impfung sein.

1.4   Antibiotika sind notwendige Zugaben bei der Anzucht von Viren, um eine bakterielle Verunreinigung zu verhindern. Sie lassen sich ebenfalls nicht immer vollständig aus dem Impfstoff entfernen. Den einzelnen Impfstoffen sind je nach Produktionsvorschrift unterschiedliche Antibiotika zugesetzt, weshalb es sich empfiehlt, bei einer Antibiotika-Allergie die Fachinformation genau zu lesen.

1.5   Reste von Nährmedien werden bei der Anzucht zugefügt. Sie lassen sich auch nicht immer ganz entfernen. Es handelt sich oft um natürliche Aminosäuren, zum Beispiel um Alanin, Arginin, Glycin, Histidin, Isoleucin, Leucin, Lysinhydrochlorid, Methionin, Phenylalanin, Prolin, Serin, Threonin, Tryptophan, Tyrosin und Valin.

Peptide und Proteine dienen als Nährmedien und in vielen Fällen gleichzeitig als Stabilisatoren. Zur Anzucht wird z. B. Kälber- bzw. bovines Serum verwendet – selbstverständlich nur von BSE-freien Tierbeständen. In modernen Impfstoffen wird zur Vermeidung einer potentiellen Übertragung auch rekombinantes Humanalbumin eingesetzt.

Die wichtigsten Hilfsstoffe

- Konservierungsmittel
- Stabilisatoren
- Lösungsmittel
- Farbstoffe
- pH-Regulatoren
- Adjuvantien

F2

Reste von Antibiotika in Impfstoffen

- Gentamycin
- Kanamycin
- Neomycin
- Polymyxin B
- Streptomycin
- Tetracyclin

F3

Die wichtigsten Konservierungsmittel

- Formaldehyd
- Thiomersal (Thimerfonat)
- Phenol
- Phenoxyethanol
- Glutaraldehyd

F4

Darüber hinaus wird in der Produktion häufig Phenolrot zugefügt, das bei bakteriellen Verunreinigungen als Indikator dient. Die im Impfstoff noch vorhandenen Spuren können jedoch keine allergische oder gar toxische Reaktion auslösen.

Diverse Salze, Zucker, Puffer, Vitamine u. a. werden den Nährmedien zugegeben, dienen aber oft gleichzeitig als Stabilisatoren, sodass ein Trennung zwischen beiden Gruppen nicht vollständig möglich ist. [F2] [F3]

2 Eigentliche Hilfsstoffe

2.1 Konservierungsmittel sind zum Teil schon in der Produktion erforderlich, sie werden durch Reinigung weitgehend entfernt. In Deutschland zugelassene Impfstoffe werden fast ausschließlich in Einzeldosen abgefüllt. Eine Ausnahme wurde beispielsweise bei der Vorbereitung auf eine Pandemie 2009/10 gemacht, als mit einem Massenandrang auf Impftermine gerechnet wurde und der Impfstoff in Mehrfachdosen mit Konservierungsmittel bereit gestellt wurde. In anderen Ländern und vor allem bei Impfungen unter den Bedingungen einer schwierigen Infrastruktur werden in der Regel Mehrfachabfüllungen benutzt. Diese müssen, um nach der Öffnung des Behälters für einige Stunden steril zu bleiben, Konservierungsmittel enthalten. [F4]

2.2 Formaldehydreste

Formaldehyd wird zur Vermeidung einer Verunreinigung und zur Inaktivierung, z. B. bei viralen Totimpfstoffen, oder zum Detoxifizieren von Toxinen (Tetanus, Diphtherie) während der Produktion zugesetzt. Es lässt sich nicht vollständig aus dem endgültigen Impfstoff entfernen, liegt im Impfstoff aber in Mengen von weniger als 0,1 mg vor, was weit unter dem physiologischen Formaldehydgehalt der menschlichen Muskulatur oder der täglichen Aufnahme durch die Nahrung liegt.

651

Sektion VII

Quecksilberhaltige Konservierungsmittel, wie Thiomersal (Merthiolat), sind in den meisten Impfstoffen nicht mehr enthalten. So sind alle Impfstoffe für unsere Säuglinge und Kleinkinder frei von Quecksilberverbindungen. Lokale Allergien stellten früher nach Applikation von derart konservierten Impfstoffen ein gewisses Problem dar.
Eine Ausnahme bilden nur einige selten angewandte Impfstoffe, z. B. der Diphtherie-Monoimpfstoff, der noch Natriumthimerfonat enthält.

Phenol als Konservierungsmittel ist in wenigen Impfstoffen, beispielsweise im Pneumokokken-Polysaccharidimpfstoff, enthalten. Dies kann bei bestehender Phenolallergie zu einer stärkeren Lokalreaktion führen. Seltenere Konservierungsmittel bzw. Mittel zur Inaktivierung sind Phenoxyethanol und Glutaraldehyd.

2.3   Stabilisatoren

Humanalbumin galt lange Zeit als virussicher. Dennoch ist es heute in vielen Impfstoffen durch rekombinantes Albumin ersetzt worden, um jede theoretisch mögliche Übertragung einer slow-virus-Infektion auszuschließen. Falls es aus Spenderblut gewonnen wird, unterliegt es den strengen Kriterien der Europäischen Pharmacopoe, die einen virusinaktivierenden Schritt mit einer Erhitzung auf 60 °C über mehrere Stunden vorschreibt.

Die wichtigsten Proteinstabilisatoren

- Humanalbumin
  - natürliches
  - rekombinantes
- Gelatine
- Polygeline
- (Kälberserum)

F5

Von Kohlehydraten abgeleitete Stabilisatoren

- **Glukose** (Monosaccharid)
- **Saccharose = Sucrose** (Disaccharid)
- **Laktose** (Disaccharid)
- **Mannitol** (Zuckeralkohol)
- **Sorbitol** (Zuckeralkohol)
- **Polysorbat 80 = Tween 80**
  (von Sorbitol und Ölsäure abgeleitetes Polyoxyethylensorbitanmonooleat)

F6

Gelatine wird als Stabilisator heute nicht mehr benutzt, weil nach Gabe von gelatinehaltigen Impfstoffen vor allem bei Kindern anaphylaktische Reaktionen auftraten.

Polygeline (ein Polymer aus Harnstoff und hydrolisierter Gelatine) führt in kleiner Menge nur sehr selten zu allergisch-anaphylaktischen Reaktionen und ist deshalb noch in einigen in Deutschland angewendeten Impfstoffen vorhanden (z. B. in einem Tollwut-Impfstoff). Weitere Stabilisatoren sind z. B. Peptide, Glutamat, Trihydroxymethyl-aminomethan, Arginin und Glycin. [F5]

Zucker und Zuckerabkömmlinge werden häufig als Stabilisatoren eingesetzt. Das Polysaccharid Dextran führte in der Vergangenheit selbst in den kleinen Mengen, wie sie im Impfstoff vorhanden waren, zu einigen schweren anaphylaktischen Reaktionen. Es wird deshalb heute nicht mehr benutzt. Mono- und Disaccharide, wie Glukose, Saccharose (=Sucrose) oder Laktose sind dagegen gut verträglich. Auch die Zuckeralkohole Mannitol und Sorbitol sind gängige Stabilisatoren, wie auch das aus Sorbitol und Ölsäure abgeleitete Polysorbat 80 (= Tween 80). [F6]

2.4   Salze und pH-Regulatoren

Hier werden am häufigsten Natriumchlorid, Kaliumchlorid, Calciumchlorid, Magnesium-chlorid und -sulfat, Dinatriumhydrogenphosphat, Kaliumdihydrogenphosphat, Natrium-citrat und Zitronensäure eingesetzt.

2.5   Adjuvantien

Adjuvantien nehmen unter den Begleitstoffen eine Sonderstellung ein. Sie werden Totimpf-stoffen beigegeben, weil besonders solche mit sehr reinen Antigenen ohne diese Stoffe nicht ausreichend immunogen sind.

Schon die Toxoid-Impfstoffe in der ersten Hälfte des vorigen Jahrhunderts enthielten zur Verstärkung der antigenen Wirkung **Aluminiumsalze**, wie das Aluminiumhydroxid und das amorphe Aluminiumphosphat, seltener auch Kaliumaluminiumphosphat. Adjuvantien wirken in doppelter Weise. Zum einen wird das Antigen an das Adjuvans adsorbiert (Adsor-bat-Impfstoffe) bzw. angeheftet und dadurch verzögert am Injektionsort frei gesetzt. Zum anderen wirken die Substanzen als 'Fremdkörper' und die unspezifische Immunreaktion (Weitstellung der Gefäße, Aktivierung von Makrophagen, APC, Th2- und B-Zellen) wird unterstützt. Aluminiumsalze werden im Körper nicht abgebaut, sind jedoch in der hier verwendeten Menge auch nicht toxisch. Zudem sind keine Allergien hierauf bekannt. [F7]

´Klassische´ Adjuvantien

- Aluminiumsalze
  - Aluminiumhydroxid
  - Aluminiumphosphat
  - Kaliumaluminiumphosphat

F7

Neue Adjuvantien: Der Entwicklung von Adjuvantien, die ebenso oder zumeist stärker immunstimulierend wirken als die bisher verwendeten Aluminiumsalze und dabei häufig noch verstoffwechselt werden, wird zunehmend hohe Aufmerksamkeit zugewandt.

Unterschiedliche neue Adjuvanstypen werden bereits angewendet oder befinden sich im Stadium von Forschung und Entwicklung: Emulsionen (MF59, AS03), mikrobielle Deriva-te (z. B. MPL-MonoPhosphorylLipid), Mikropartikel (Liposomen, ISCOMS), synthetische

Adjuvantien (z. B. Polymere), inerte Trägerstoffe (Goldpartikel) und Zytokine. Entwicklung und insbesondere die Zulassung eines adjuvantierten Impfstoffs stellt hohe Anforderungen, auch an Herkunft, Herstellung, präklinische und klinische Prüfung des Adjuvans. Zulassungsverfahren zogen sich anfänglich über mehrere Jahre hin.

Von der European Medicines Agency (EMA) sind bisher adjuvantierte Influenza-Impfstoffe mit den neuen Adjuvantien MF59 und ASO3 sowie ein Hepatitis B- und ein HPV-Impfstoff mit dem neuen Adjuvans MPL zugelassen.

Die praktische Einführung und Anwendung adjuvantierter pandemischer Influenza-Impfstoffe im Jahre 2009 hat insbesondere in Deutschland eine hitzige und teilweise unsachliche Diskussion ausgelöst, die der Akzeptanz von für die Zukunft der Impfstoffentwicklung wichtigen Adjuvantien schadete.

MF59C ist eine Öl-in-Wasser-Emulsion. Öl-in-Wasser-Emulsionen werden im Veterinärbereich schon seit Jahrzehnten eingesetzt, wobei die bekannteste das Freund´sche Adjuvans ist, welches aber beim Menschen relativ toxisch ist und nicht mehr angewendet werden

darf. Hochgereinigte Kohlenwasserstoffe wie MF59C sind dagegen gut verträglich. MF59C enthält als wichtigsten Bestandteil Squalen, eine organische Verbindung aus der Gruppe der Triterpene, die durch Tween 80 und Sorbitan-Trioleat stabilisiert wird. Die Antigene z. B. des Influenza-Impfstoffes, Hämagglutinin und -Neuraminidase, heften sich an die Emulsionströpfchen des MF59C und werden im Gewebe allmählich frei gesetzt. Squalen wird von allen höheren Organismen produziert und auch im menschlichen Gewebe abgebaut. Impfstoffe mit MF59C wurden seit Jahren und bei inzwischen bei mehr als 50 Millionen Menschen angewendet.

Das ebenfalls Squalen enthaltende Adjuvans **ASO3** (Squalen, Tocopherol [Vitamin E], Polysorbat 80) kam bisher bei vielen Hunderttausend Impflingen zur Anwendung. Inzwischen hat auch die hinsichtlich der

Neuere Adjuvantien
(bereits in Impfstoffen eingesetzt)

- **MF59C.1**
  Squalen*, Polysorbate 80, Sorbitantrioleate, Natriumzitrat
- **ASO3**
  Squalen*, Tocopherol, Polysorbat 80
- **ASO4**
  Monophosphoryllipid-MPL

*öliger Terpenkohlenwasserstoff; Vorkommen in menschlichem Fett, in Fischleber, Olivenöl, Weizenkeimöl

F8

Auswahl von Impfstoffen mit Neueren Adjuvantien

- **MF59C.1**
  Saisonaler Influenza-Impfstoff Fluad® und pandemischer Influenza-Impfstoff Focetria®
- **Virosomen**
  Hepatitis-A-Impfstoff HAVpur® (Epaxal®) saisonale Influenza-Impfstoffe Inflexal V®, Invivac®
- **ASO3**
  pandemischer Influenza-Impfstoff Pandemrix®
- **ASO4**
  HPV-Impfstoff Cervarix®; Hepatitis B-Impfstoff Fendrix®

F9

Zulassung von Adjuvantien bisher zurückhaltende US-amerikanische Zulassungsbehörde FDA (Food and Drug Administration) einen ersten Impfstoff (Cervarix®) mit dem modernen Adjuvans **AS04** (adsorbiert an Aluminiumhyroxid) zugelassen. [F8] [F9]

Die Pandemieimpfstoffe haben gezeigt, dass man den Antigeneinsatz ohne Verlust von Immunogenität verringern und damit im Pandemiefall Herstellungskapazitäten besser ausnutzen kann.

Eine Übersicht zum Nebenwirkungsprofil pandemischer adjuvantierter Influenza-Impfstoffe während der Anwendung 2009/10 in europäischen Ländern siehe Abschnitt 7.1.4 Nebenwirkungen Kapitel 9 Influenza.

Fendrix ist ein rekombinanter Hepatitis-B-Impfstoff (zur Anwendung bei Nierenkranken - prae-Dialyse und Dialyse indiziert) und Cervarix ein HPV-Impfstoff, beide sind adjuvantiert mit MPL und zeichnen sich durch ausgezeichnete Immunogenitätsdaten aus.

Virosome

Als Beispiele für virosomale Impfstoffe seien ein Hepatitis-A-Impfstoff und verschiedene Influenza-Impfstoffe genannt. Virosomale Influenza-Impfstoffe bestehen aus Phospholipidmembranen, in die gereinigtes Hämagglutin der saisonal aktuellen Influenzaviren integriert ist. Virosomen wird ebenfalls eine Antigenwirkung zugesprochen. Ein der Immunogenitätssteigerung von mit MF59 oder AS03 adjuvantierten Influenza-Impfstoffen vergleichbarer Effekt konnte bisher jedoch nicht nachgewiesen werden.

Die lokale Verträglichkeit von adjuvantierten Impfstoffen ist im Vergleich zu nicht adsorbierten Impfstoffen geringfügig schlechter – schließlich soll ja die unspezische Immunität gesteigert und die Freisetzung des Antigens und damit sein Abbau verzögert werden. Als unerwünschte Nebenwirkung treten gelegentlich Fremdkörpergranulome an der Impfstelle auf, und diese können – besonders bei zu oberflächlicher subkutaner Gabe – einschmelzen und zu sterilen Abszessen führen.

In Zukunft werden weitere Adjuvantien entwickelt werden, um mit reinen Antigenen und durch weniger Injektionen eine hohe Wirksamkeit und jahrelangen Schutz zu erreichen.

2.6   Trägerproteine

werden in Konjugat-Impfstoffen gegen durch bekapselte Bakterien (*Haemophilus influenzae*, Meningokokken, Pneumokokken) verursachte invasive Erkrankungen verwendet: CRM197

Sektion VII

(atoxische Mutante des Diphtherietoxoids), Diphtherietoxoid, OMP (outer membrane protein von *Neisseria meningitidis* serogroup B), Protein D (aus nicht typisierbaren *Haemophilus influenzae*), Tetanustoxoid. Die Konjugation des Polysaccharids der Erreger an ein Trägerprotein macht einen T-Zell-unabhängigen Impfstoff zu einem T-Zell-abhängigen Impfstoff, der bereits sehr junge Kinder schützen kann und ein immunologisches Gedächtnis induziert. [F10]

Literatur

QUAST U, THILO W, FESCHAREK R (1997). Impfreaktionen, Bewertung und Differentialdiagnose, Hippokrates Verlag 1997, 2. Auflage S.164-170, 184 -187.

OFFIT, PA, JEW RK. Adressing Parent`s Concern: Do Vaccines contain harmful Preservatives, Adjuvants, Additives or Residuals? Pediatrics 2003; 112: 1394-1491.

WEISSER K, BAUER P, VOLKERS B, KELLER-STANISLAWSKI B. Thiomersal und Impfungen. Bundesgesundheitsbl - Gesundheitsforsch –Gesundheitsschutz 2004; 47:1165–1174.

Abschnitt Fremdstoffe in Impfstoffen. Aktualisierte Miteilung der Ständigen Impfkommission (STIKO) am Robert Koch-Institut: Hinweise für Ärzte zum Aufklärungsbedarf über mögliche unerwünschte Wirkungen bei Schutzimpfungen/ Stand 2007. Epidemiol Bull RKI Nr 25 2007. >www.rki.de<

BRÖKER M UND BEYER C. Adjuvantien für Humanvakzinen. Pharmazie in unserer Zeit 2008; 37: 42-51.

EUROPÄISCHE PHARMAKOPOE (2008). Human Albumin Solution, Band 2 Monographie 255.

48 Impfsicherheit
Impfreaktionen und -komplikationen

Impfungen haben an der weltweiten Zurückdrängung von Infektionskrankheiten entscheidenden Anteil. Sie gehören zu den effektivsten und kostengünstigsten Maßnahmen der Prävention von Krankheiten. Dies ist besonders zu verdeutlichen in einem Land, in dem klassische Infektionskrankheiten aufgrund von Impfungen heute seltener auftreten und deshalb deren tödliche oder komplikationsreichen Verläufe nicht mehr Gegenstand ständiger öffentlicher und ärztlicher Wahrnehmung sind.

Stattdessen richtet sich die Aufmerksamkeit verstärkt auf eventuelle negative Aspekte der Impfung. Doch die Polio-Impfkampagne zeigt, wie eine erfolgreiche Impfung dazu führen kann, dass ihr Nutzen gegenüber ihren Nebenwirkungen in den Hintergrund treten kann. Die Einführung der Poliomyelitis-Impfung wurde von der Allgemeinheit als Segen empfunden, ein Fall von Impfpoliomyelitis, nach der Elimination der Krankheit entfallend auf 1–4 Millionen Impfungen, war (richtigerweise) Anlass zur Korrektur der Impfstrategie.

Kein Impfstoff ist vollständig frei von Nebenwirkungen. Als Ausdruck der normalen Auseinandersetzung des Organismus mit der Impfung kommt es nach der Mehrzahl der Impfstoffe häufig zu lokalen Reaktionen an der Impfstelle, gelegentlich auch verbunden mit Allgemeinsymptomen wie Temperaturerhöhung, grippeähnlichen Symptomen oder Magen-Darm-Beschwerden.

Nationale und internationale Standards für die Herstellung und Qualitätskontrolle von Impfstoffen schließen heute produktionsbedingte Risiken weitestgehend aus. Gesundheitlich bedeutsame Impfkomplikationen werden deshalb nach Gabe moderner Impfstoffe nur noch sehr selten und insbesondere bei individueller Disposition beobachtet. Es muss anerkannt werden, dass das gegenwärtige Wissen um seltene Komplikationen und Mechanismen der Komplikationsentstehung noch Lücken aufweist.

Zunehmend muss dem Gesichtspunkt Rechnung getragen werden, dass in der Öffentlichkeit Sicherheitsaspekte und Nebenwirkungen von Impfstoffen, die, im Gegensatz zu therapeutischen Arzneimitteln, in der Regel an Gesunde und vor allem an gesunde Kinder verabreicht werden, zunehmend im Vordergrund stehen.

Dem Stand der wissenschaftlichen Erkenntnis entsprechende transparente Informationen über Nebenwirkungen von Impfungen sind deshalb neben der Darstellung des Nutzens ein unverzichtbarer Bestandteil der Aufklärung sowohl der Allgemeinheit als auch der Fachöffentlichkeit. Eine qualifizierte Surveillance unerwünschter Impfstoffwirkungen ist eine Grundvoraussetzung dafür. Bei nachgewiesener oder wahrscheinlich gemachter Impfkomplikation hat der Geschädigte wegen der gesundheitlichen und wirtschaftlichen Auswirkungen der Schädigung Anspruch auf Versorgung.

Dieses Kapitel zur Sicherheit von Impfstoffen hat unerwünschte Impfstoffwirkungen zum Inhalt, die Fragen der Zulassung und post-marketing-Überwachung von Impfstoffen unter dem Gesichtspunkt ihrer Sicherheit siehe Kapitel 'Zulassung von Impfstoffen'.

1 Surveillance unerwünschter Impfstoffwirkungen
(unerwünschte Arzneimittelwirkung – UAW) **in Deutschland**

1.1 Meldung und Information

Das Gesetz zur Verhütung und Bekämpfung von Infektionskrankheiten beim Menschen (Infektionsschutzgesetz - IfSG) vom 20. Juli 2000 (BGBl I S. 1045) legt im §6 Absatz 1

Gesetzliche Meldepflicht

- für den 'Verdacht einer über das übliche Ausmaß einer Impfreaktion hinausgehenden gesundheitlichen Schädigung'

- namentliche Meldung an das zuständige Gesundheitsamt

F1

Standesrechtliche Meldepflicht, ferner Information des Herstellers

- der Verdacht auf eine Impfkomplikation ist der Arzneimittelkommission der deutschen Ärzteschaft mitzuteilen

- über den Verdacht auf Impfkomplikation sollte auch der Hersteller des Impfstoffs informiert werden

F2

Buchstabe 3 eine namentliche **Meldepflicht** an das zuständige Gesundheitsamt für den 'Verdacht einer über das übliche Ausmaß einer Impfreaktion hinausgehenden gesundheitlichen Schädigung' fest. [F1]

Der Meldung dient das Formular des Paul-Ehrlich-Instituts, Bundesamt für Sera und Impfstoffe: 'Bericht über Verdachtsfälle einer über das übliche Ausmaß einer Impfreaktion hinausgehenden gesundheitlichen Schädigung (Verdacht auf Impfkomplikation) nach IfSG'.

Das Formular kann online heruntergeladen (Meldeformular Impfkomplikation) oder beim Gesundheitsamt angefordert werden.

Die von den Gesundheitsämtern erfassten Daten werden anonymisiert dem Bundesamt für Sera und Impfstoffe (Paul-Ehrlich-Institut) zur Auswertung übermittelt.

Neben der Meldepflicht nach IfSG besteht eine standesrechtliche Verpflichtung zur Meldung an die Arzneimittelkommission der deutschen Ärzteschaft. Der Hersteller des Impfstoffs legt verständlicherweise ebenfalls Wert auf die Information. Es könnten der Einfachheit halber Kopien des Meldeformulars nach IfSG verwendet werden. [F2]

1.2 Keine Melde- oder Informationsverpflichtung

Kurzzeitig vorübergehende Lokal- und Allgemeinreaktionen, die das übliche Ausmaß nicht überschreiten, sind als Ausdruck der Auseinandersetzung des Organismus mit dem Impfstoff anzusehen und unterliegen keiner Meldepflicht.

Dazu gehören:

- || für die Dauer von 1–3 Tagen (gelegentlich länger) anhaltende Rötung, Schwellung oder Schmerzhaftigkeit an der Injektionsstelle
- || Fieber unter 39.5 °C (bei rektaler Messung), Kopf- und Gliederschmerzen, Mattigkeit, Unwohlsein, Übelkeit, Unruhe, Schwellung der regionären Lymphknoten
- || oder im Sinne einer 'Impfkrankheit' zu deutende Symptome (1–3 Wochen nach der Impfung leichte Parotisschwellung oder ein Masern- bzw Varizellenähnliches Exanthem oder kurzzeitige Arthralgien nach der Verabreichung von auf der Basis abgeschwächter Lebendviren hergestellten Impfstoffen gegen Mumps, Masern, Röteln oder Varizellen.

Diese Lokal- und Allgemeinreaktionen sind im Rahmen der Zulassungsstudien eines Impfstoffs erfasst worden und der entsprechenden Fachinformation sowie den 'Hinweisen für Ärzte über mögliche unerwünschte Wirkungen bei Schutzimpfungen' zu entnehmen (siehe 1.4.2).

Keine Melde- oder Informationsverpflichtung

- kurzzeitig vorübergehende Lokal- und Allgemeinreaktionen, die das übliche Ausmaß nicht überschreiten,
- sind als Ausdruck der Auseinandersetzung des Organismus mit dem Impfstoff anzusehen
- und unterliegen keiner Meldepflicht

F3

Ausgenommen von der Melde- oder Informationsverpflichtung sind auch Krankheitserscheinungen, denen offensichtlich eine andere Ursache als die Impfung zugrunde liegt. [F3]

1.3 Diagnostische und differentialdiagnostische Abklärung eines Verdachts auf Impfkomplikation

Im Interesse einer sachgerechten Aufklärung von Impfkomplikationen und nicht zuletzt im Hinblick auf die mögliche spätere Beantragung von Versorgungsansprüchen ist eine qualifizierte Abklärung von im zeitlichen Zusammenhang mit einer Impfung auftretenden Krankheitserscheinungen und eine entsprechende Dokumentation erforderlich. [F4]

Sie sollte unter anderem beinhalten:

‖ Die nochmalige detaillierte Anamneseerhebung (individuelle Risikofaktoren, wurde der Impfstoff in der Vorgeschichte bereits angewendet, eventuelle Überempfindlichkeitsreaktion gegen Impfstoffbestandteile)

‖ die Einleitung abklärender Untersuchungen, in Abhängigkeit vom verwendeten Impfstoff und der Art der vermuteten Schädigung (Liquor-Untersuchung, mikrobiologische, virologische, serologische Bestätigungs- bzw Ausschlussdiagnostik, EEG, MRT etc.)

‖ den Ausschluss von Differentialdiagnosen, auch unter Berücksichtigung einer eventuell gleichzeitig erfolgten Medikamentengabe

‖ die Einbeziehung entsprechender Fachärzte oder die Einweisung in eine Fachklinik ist jeweils zu erwägen.

Zur Beratung steht das Referat Arzneimittelsicherheit des Paul-Ehrlich-Instituts zur Verfügung.

1.4 Ausgewähltes Schrifttum zu Impfkomplikationen

1.4.1 Reviews des Institute of Medicine

Im November 1989 wurde am Institute of Medicine (IOM), dem für Fragen der Gesundheit zuständigen Institut der (US) Academy of Sciences, ein Komitee mit dem Auftrag etabliert, die Nebenwirkungen von Pertussis- und Röteln-Impfstoffen kritisch zu überprüfen (Adverse effects of pertussis and rubella vaccines). Dieser Auftrag erfolgte vor dem Hintergrund zunehmender und teilweise erhitzter und kontroverser Diskussionen zur Sicherheit dieser Impfstoffe in der US-amerikanischen Öffentlichkeit.

Das Komitee erarbeitete und veröffentlichte (National Academy Press, Washington, D.C. 1991) eine sorgfältige Analyse unter Einbeziehung des Weltschrifttums, epidemiologischer Studien, Kasuistiken und Fallserien sowie biologischer Plausibilitäten für einen kausalen Zusammenhang.

Die Evidenz für oder gegen einen kausalen Zusammenhang
zwischen Impfung und Komplikation wurde wie folgt klassifiziert:

- keine Evidenz für Kausalität
- ungenügende Evidenz, um Kausalität anzunehmen oder abzulehnen
- Evidenz befürwortet Ablehnung einer Kausalität, Evidenz befürwortet Kausalität
- Evidenz weist Kausalität nach
- Evidenz befürwortet Kausalität.

Der zweite Bericht des Jahres 1994 (Adverse events associated with childhood vaccines)
rundete die Analyse der Kinderimpfstoffe mit den Themen Diphtherie-, Tetanus-, Masern-,
Mumps-, Poliomyelitis-, Hepatitis-B- und Hib-Impfstoffe ab.
Die Ergebnisse der beiden Analysen wurden weltweit als ein wichtiger Schritt der wissenschaftlichen Erkenntnisgewinnung und zur Stabilisierung des Vertrauens in die Sicherheit
der Kinderimpfstoffe gewertet.

Diesen ersten Analysen schlossen sich in den Jahren ab 2001 weitere ′Immunization Safety
Reviews′ an, die im Wesentlichen der Aufgabenstellung und dem prinzipiellen Herangehen
des ersten Berichts entsprachen. Das für die Reviews verantwortliche Komitee wurde ab
1994 als Vaccine Safety Committee bezeichnet. Dem Komitee gehörten Mitglieder aus den
Bereichen Medizin (Pädiatrie, Infektionskrankheiten, Innere Medizin), öffentliche Gesundheit (Epidemiologie, Biostatistik, Kommunikation), Forschung (Immunologie, Genetik,
Neurologie) sowie Ethik, Risikowahrnehmung und Entscheidungsanalytik an:

Immunization Safety Reviews:

Thimerosal-containing vaccines and -neurodevelopmental disorders (2001)

Measles-mumps-rubella vaccine and autism (2001)

SV40 contamination of polio vaccine and cancer (2002)

Hepatitis B vaccine and demyelinating neurological disorders (2002)

Multiple immunizations and immune dysfunction (2002)

Influenza vaccines and neurological complications (2003)

Vaccinations and sudden unexpected death in infancy (2003)

Vaccines and autism (2004)

Gegenwärtig erarbeitet das Vaccine Safety Committee eine weitere Analyse zu Varizella-
zoster-, Influenza-, HPV- und Hepatitis-B-Impfstoff.

1.4.2 Hinweise der STIKO zum Aufklärungsbedarf über unerwünschte Wirkungen bei Schutzimpfungen

Der Aufklärung über das einer Impfung anhaftende Risiko und das weitaus größere Risiko, nicht geimpft zu sein, kommt in der ärztlichen Praxis hohe Bedeutung zu. Das Infektionsschutzgesetz vom 20. Juli 2000 (BGBl I S. 1045) weist im §20 Abs 2 der Ständigen Impfkommission die Aufgabe zu, Kriterien für die Abgrenzung einer üblichen Impfreaktion und einer über das übliche Ausmaß einer Impfreaktion hinausgehenden gesundheitlichen Schädigung zu entwickeln.

Des Weiteren hat der Bundesgerichtshof in seiner Entscheidung vom Februar 2000 (NJW 2000: 1784-1788) zur ärztlichen Hinweispflicht zu Risiken der Schutzimpfung ausgesagt: ´Entscheidend für die ärztliche Hinweispflicht ist nicht ein bestimmter Grad der Risikodichte, insbesondere nicht eine bestimmte Statistik. Maßgebend ist vielmehr, ob das betreffende Risiko dem Eingriff spezifisch anhaftet und es bei seiner Verwirklichung die Lebensführung des Patienten besonders belastet. (BGHZ 126, 386 ff. (389)). Der Senat hält deshalb daran fest, dass grundsätzlich auch über äußerst seltene Risiken aufzuklären ist.´

STIKO: Hinweise für Ärzte zum Aufklärungsbedarf über mögliche unerwünschte Wirkungen bei Schutzimpfungen

- primäres Anliegen: Unterstützung der ärztlichen Aufklärung vor Impfungen
- zugleich Übersicht zu vermuteten und wahrscheinlichen Reaktionen/Komplikationen der auf dem deutschen Markt verfügbaren Impfstoffe, entsprechend dem gegenwärtigen wissenschaftlichen Stand

Epidemiologisches Bulletin RKI Nr. 25/2007 www.rki.de
(Infektionsschutz/Impfen/Nebenwirkungen)

F5

In Wertung dieser Verpflichtungen hat die STIKO erstmalig im Jahre 2004 Hinweise zum Aufklärungsbedarf über mögliche Nebenwirkungen von Schutzimpfungen erarbeitet und alle damals in Deutschland zugelassenen Impfstoffe hinsichtlich ihres Risikos kategorisiert. Im Jahre 2007 wurden diese Hinweise aktualisiert. Die Aktualisierung berücksichtigte ergänzend auch die seit 2004 neu zugelassenen Impfstoffe sowie die seit 2004 gewonnenen neuen Erkenntnisse. [F5]

Diesen Hinweisen der STIKO zum Risiko einer Impfung ist das meist weitaus größere Risiko, nicht geimpft zu sein, gegenüberzustellen. Die Aufklärung soll deshalb die Abwägung von Nutzen und Risiko der jeweiligen Impfung beinhalten.

Das Grundanliegen der Hinweise ist die Unterstützung des impfenden Arztes hinsichtlich seiner Aufklärungspflicht. Da es gerechtfertigt ist, die individuelle Aufklärung auch mit einem Merkblatt vorzunehmen (wobei im anschließenden mündlichen Gespräch Gelegenheit zu weiteren Fragen gegeben werden muss), haben Entwickler und Vertreiber von Merkblättern wie beispielsweise das Deutsche Grüne Kreuz e. V. die jeweiligen Hinweise zugrunde gelegt.

Obwohl nicht primäres Grundanliegen, stellen die Hinweise der STIKO gleichzeitig eine dem aktuellen wissenschaftlichen Stand entsprechende Übersicht zu vermuteten und wahrscheinlichen Reaktionen und Komplikationen der auf dem deutschen Markt verfügbaren Impfstoffe dar.

Die Aussagen in den Hinweisen der STIKO gründen sich auf die Fachinformationen der Hersteller sowie das nationale und internationale Schrifttum (umfangreich beigefügte Literaturangaben) und spiegeln den aktuellen Kenntnisstand wider.

Ein wesentlicher Unterschied zwischen den ′Hinweisen …′ und den jeweiligen Fachinformationen besteht darin, dass ein kausaler Zusammenhang zwischen Impfstoff und Komplikation dann in die Hinweise aufgenommen wird, wenn aufgrund der gegenwärtig vorliegenden Kenntnisse ein ursächlicher Zusammenhang gesichert oder wahrscheinlich ist. Aus arzneimittelrechtlichen Gründen werden dagegen in die Fachinformation alle zur Kenntnis des Herstellers gekommenen Nebenwirkungen aufgenommen, ohne dass hinsichtlich der Wahrscheinlichkeit einer Kausalität geprüft wurde.

In den Hinweisen der STIKO wird unterschieden in:

Lokal- und Allgemeinreaktionen: Die in diesem Abschnitt dargestellten Reaktionen sind generell Ausdruck der normalen Auseinandersetzung des Organismus mit dem Impfstoff; die Kenntnis über die Art und Häufigkeit der Reaktionen resultiert zum einen aus klinischen Studien im Zusammenhang mit der Zulassung eines neuen Impfstoffs oder aus klinischen Beobachtungen nach Markteinführung.

Komplikationen: In diesem Abschnitt werden im zeitlichen Zusammenhang mit einer Impfung beobachtete Krankheiten/Krankheitserscheinungen dargestellt, bei denen aufgrund der gegenwärtig vorliegenden Kenntnisse ein kausaler Zusammenhang gesichert oder wahrscheinlich ist; das Risiko haftet der Impfung in solchen Fällen ′spezifisch′ an. Als Beispiele seien eine postvakzinale Anaphylaxie oder eine Neuritis nach Tetanus-Impfung genannt.

Krankheiten/Krankheitserscheinungen in ungeklärtem ursächlichen Zusammenhang mit der Impfung: In diesem Abschnitt werden vorwiegend Einzelfallberichte (Kasuistiken) oder begrenzte Studienergebnisse dargestellt, bei denen Krankheiten/Krankheitserscheinungen im zeitlichen Zusammenhang mit einer Impfung berichtet wurden, bei denen jedoch bisher weder eine Evidenz für noch gegen einen kausalen Zusammenhang vorliegt und es sich ebenso um ein zufälliges Zusammentreffen von Impfung und impfunabhängigen selbständigen Krankheiten/Krankheitserscheinungen handeln könnte. Als Beispiele seien kasuistische Berichte über einen Fall von Neuritis nach Masern-Impfung oder einen Krampfanfall nach Influenza-Impfung genannt.

Hypothesen und unbewiesene Behauptungen: In diesem Abschnitt werden Hypothesen und Behauptungen dargestellt, die einen Kausalzusammenhang zwischen einer bestimmten Impfung und einer bestimmten Krankheit postulieren. Neben einzelnen Veröffentlichungen, die einen Zusammenhang schlussfolgern oder annehmen lassen, liegen zur Thematik eine Vielzahl qualifizierter Studien vor, die keine Evidenz für einen kausalen Zusammenhang der postulierten Krankheit mit der Impfung finden konnten. Als Beispiele seien Hypothesen zu MMR-Impfung und Autismus und Morbus Crohn oder Hib-Impfung und Diabetes mellitus oder Hepatitis-B-Impfung und Multiple Sklerose genannt.

Bei den Angaben zu Lokal- und Allgemeinreaktionen sowie Komplikationen wurden in Anlehnung an internationale Klassifikationen (European Medicines Agency – EMA) die nachstehenden Häufigkeitsangaben zu Grunde gelegt:

Sehr häufig: $\geq 10\%$ ($\geq 1/10$)

Häufig: $1\text{-}10\%$ ($\geq 1/100$, $<1/10$)

Gelegentlich: $0,1\text{-}1\%$ ($\geq 1/1000$, $<1/100$)

Selten: $0,1\text{‰} \text{-}0.1\%$ ($\geq 1/10\ 000$, $<1/1000$)

Sehr selten: $<0,1\ \text{‰}$ ($<1/10\ 000$) einschließlich Einzelfälle.

1.4.3 Gegenwärtiger Erkenntnisstand zu Impfreaktionen und Impfkomplikationen

1.4.3.1 Lokal- und Allgemeinreaktionen

Als Ausdruck der normalen Auseinandersetzung des Organismus mit der Impfung kommt es nach der Mehrzahl der Impfstoffe häufig innerhalb von 1–3 Tagen, selten auch länger anhaltend, an der Impfstelle zu Rötung, Schmerzhaftigkeit und Schwellung, gelegentlich auch verbunden mit Beteiligung der zugehörigen Lymphknoten. Ebenfalls innerhalb von 1–3 Tagen (selten länger anhaltend) treten bei 10–15 % der Impflinge Allgemeinsymptome wie leichte bis mäßige Temperaturerhöhung, grippeähnliche Symptomatik (Frösteln, Kopf- und Gliederschmerzen, Müdigkeit, Kreislaufbeschwerden) oder Magen-Darm-Beschwerden (Appetitlosigkeit, Übelkeit, Erbrechen, Durchfall) auf. Auch länger anhaltendes schrilles Schreien wurde bei sehr jungen Kindern beobachtet. Nach Auffrisch- und Wiederholungsimpfungen (DTaP-Impfstoff, 4-, 5- und 6-valente Impfstoffe auf DTaP-Grundlage, Meningo- und Pneumokokkenimpfstoffe, Impfstoffe mit inaktivierter Typhuskomponente) können diese Lokal- und Allgemeinreaktionen etwas häufiger beobachtet werden.

Nach Wiederholungsimpfungen (Impfstoffe auf DTaP-Grundlage oder mit Hib-Komponente) wurde im Einzelfall über eine Anschwellung der gesamten Extremität berichtet, welche sich jedoch schnell und folgenlos zurückbildete.

Bei verstärkten Überempfindlichkeitsreaktionen nach wiederholten Diphtherie- und/oder Tetanustoxoid-Impfungen sind meist stark erhöhte Antitoxintiter nachweisbar.

Nach FSME-Impfung wurden gelegentlich auch Missempfindungen sowie Taubheitsgefühl und Kribbeln berichtet, gelegentliche Arthralgien und Myalgien können mit meningitischen Zeichen verwechselt werden.

Die Hepatitis-A- und B-Impfung führte vereinzelt zu einer Erhöhung der Leberenzymwerte. Die MMR-Impfung kann gelegentlich (2 % der Impflinge) eine masernähnliche leichte Erkrankung mit Exanthem verursachen (binnen 5–14 Tagen), bei der keine Übertragbarkeit besteht; auch eine leichte Schwellung der Ohrspeicheldrüse (binnen 1–4 Wochen). Bei Jugendlichen und Erwachsene werden Arthralgien und selten auch eine akute Arthritis (Röteln- und MMR-Impfstoff) berichtet, nach MMR-Impfung ebenfalls selten eine leichte Hodenschwellung oder eine vorübergehende Reaktion der Bauchspeicheldrüse, (Enzymanstieg).

Die Varizellenimpfung kann ebenfalls bei 1–3 % der Impflinge binnen 1–4 Wochen zu Fieber und einem schwachen Hautausschlag führen. Nach Boosterdosen mit Tollwut-Impfstoff wurden serumkrankheitähnliche Reaktionen gesehen. Seit Aufgabe der BCG-Impfung spielen Ulzera und suppurierende Lymphadenitis in Deutschland keine Rolle mehr.

In der Regel sind alle diese genannten Lokal- und Allgemeinreaktionen vorübergehender Natur und klingen rasch und folgenlos wieder ab.

1.4.3.2 Erkrankungen und Krankheitserscheinungen, bei denen ein Kausalzusammen hang mit einer Impfung evident oder wahrscheinlich ist

Nach gegenwärtigem Wissensstand ist bei den nachfolgend genannten Komplikationen ein kausaler Zusammenhang mit der Impfung (in Deutschland zugelassene Impfstoffe) evident, zumindest wahrscheinlich: [F6-F10]

Diphtherie-Tetanus- und FSME-Impfung kann in seltenen Fällen zu peripherer Nervenschädigung (Neuritis, Plexusneuritis, Brachialneuritis) führen.

Diphtherie-Tetanus-Impfung kann im Einzelfall zu einem Guillain-Barré-Syndrom führen; unstrittig ist die Verursachung von gehäuft auftretendem GBS nach (´Schweinegrippe´)- Influenza-Impfung in den USA (1976/77), danach erwies sich die Rate von GBS bei Geimpften gegenüber Ungeimpften als leicht erhöht.

Masern-Mumps-Röteln-(MMR)-Impfstoff: Thrombozytopenia purpura kommt im Einzelfall nach MMR-Impfung vor, ein kausaler Zusammenhang mit der monovalenten Masernimpfung sowie der Impfung gegen Influenza und Pneumokokken (PS-Impfstoff) gilt nicht als gesichert.

Masern-Impfstoff: Eine spezielle Enzephalitisform (Einschlusskörperchen-Enzephalitis) wurde als sehr seltene Todesursache von geimpften Kindern mit Immundefizienz aufgefasst; ansonsten wird der kausale Zusammenhang zwischen Masernimpfung und postvaccinaler Enzephalitis überwiegend angezweifelt.

Röteln-/MMR-Impfstoff: Bei (insbesondere weiblichen) Jugendlichen und Erwachsenen kann es gelegentlich zu akuter Athritis/Arthralgie kommen, gelegentlich länger anhaltend oder rekurrierend; fraglich ist ein kausaler Zusammenhang mit chronischer Arthritis.

Gelbfieber-Impfstoff: Enzephalitiden nach Gelbfieber-Impfung wurden mit einer Rate von 1 Erkrankung per 20 Millionen Impfungen berichtet, die Mehrzahl bei Säuglingen, bei Erwachsenen liegen einzelne Berichte über Verdachtsfälle vor; seit 1996 und bis 2005 wurden

34 vakzine-assoziierte Gelbfieberähnliche Erkrankungen mit Multi-Organversagen berichtet (50 % Letalität), der Zusammenhang mit der Impfung gilt als gesichert, das Risiko ist erhöht bei ≥60-Jährigen.

> **Kausaler Zusammenhang von Impfung und Erkrankung wahrscheinlich (5)**
>
> * hypoton-hyporesponsive Episoden (kurzzeitiger schockähnlicher Zustand mit reduziertem Muskeltonus und Nichtansprechbarkeit, meist schnell und folgenlos wieder abklingend) nach Impfstoffen auf DTaP-Grundlage und nach konjugiertem Pneumokokken-Impfstoff
> * Impfungen und HIV-Infektion: Berichte über Riesenzell-Pneumonien nach Masernimpfung bei HIV-Infizierten
>
> F10

Fieberkrämpfe können im Zusammenhang mit fieberhaften Allgemeinreaktionen nach verschiedenen Impfungen bei Kleinkindern auftreten (MMR, Impfstoffe auf DTaP-Grundlage, konjugierte Meningokokken- und Pneumokokken-Impfstoffe); in der Mehrzahl sind dies unkomplizierte Fieberkrämpfe, die nicht zu Epilepsie oder anderen neurologischen Folgezuständen führen.

Anaphylaxie/anaphylaktoide Reaktionen können in Einzelfällen nach fast allen Impfungen auftreten.

Hypoton-hyporesponsive Episoden (kurzzeitiger schockähnlicher Zustand mit reduziertem Muskeltonus und Nichtansprechbarkeit, der meist schnell und folgenlos wieder abklingt) wurden nach Impfstoffen auf DTaP-Grundlage und nach konjugiertem Pneumokokken-Impfstoff berichtet.

Impfungen und HIV-Infektion: Im Schrifttum liegen Berichte über Riesenzell-Pneumonien nach Masernimpfung bei HIV-Infizierten vor.

Bei Kombinationsimpfstoffen, die einen der genannten Impfstoffe als Komponente erhalten, sind prinzipiell analoge Komplikationen möglich, auch wenn diese beim einzelnen Kombinationsimpfstoff bisher nicht berichtet wurden.

Bei Impfstoffen mit azellulärer Pertussis-Komponente wurden die nach Impfstoffen mit Vollbakterien-Pertussis-Komponente in Einzelfällen beobachteten Komplikationen des ZNS (Enzephalopathie) nicht berichtet. Dies gilt gleichermaßen für die international häufig berichtete impfassoziierte Meningitis nach Mumps- und MMR-Impfstoff (auf der Basis des Mumpsimpfstamms ´Urabe Am9´). Bei den in Deutschland zugelassenen Impfstoffen auf der Basis des Mumpsimpfstamms ´Jeryl Lynn´ liegen gesicherte Beobachtungen zur Impfmeningitis nicht vor.

1.4.3.3 Hypothesen und unbewiesene Behauptungen zu Erkrankungen und Krankheitserscheinungen, bei denen eine Vielzahl von qualifizierten Studien keine Evidenz für einen Kausalzusammenhang mit einer Impfung finden konnten

Nachfolgend werden in der Öffentlichkeit hohe Aufmerksamkeit hervorrufende Hypothesen und unbewiesene Behauptungen genannt, bei denen internationale Expertenkomitees wie beispielsweise das 'Immunization Safety Committee' des Instituts für Medizin (IOM) der US-amerikanischen Akademie der Wissenschaften oder entsprechende WHO-Gremien keine Evidenz für einen kausalen Zusammenhang zwischen den analysierten Impfungen und vermuteten Folgezuständen finden konnten bzw. bei denen das vorliegende Material überwiegend für die Ablehnung eines kausalen Zusammenhangs spricht:

Überlastung des kindlichen Immunsystems: Insgesamt werden gegenwärtig in Deutschland mit den Impfstoffen an Kinder insgesamt etwa 250 Proteine/Polysaccharide verabreicht, dies ist zu vergleichen mit der ungleich höheren Belastung des Alltags der Kinder durch Umweltantigene. Fundierte Untersuchungen und Stellungnahmen von Wissenschaftlern fanden keine Evidenz für die Hypothese, das kindliche Immunsystem sei nicht fähig, sich mit den im Rahmen der heute empfohlenen Impfungen verabreichten Antigenen adäquat auseinanderzusetzen.

Verursachung von plötzlichem Kindstod: Ein möglicher ursächlicher Zusammenhang zwischen verschiedenen Impfungen sowie Mehrfach-Impfungen und im zeitlichen Zusammenhang beobachteten Todesfällen bei Säuglingen (plötzlicher Kindstod) wurde in mehreren Studien untersucht.

Die umfassende Untersuchung des Institute of Medicine der US-amerikanischen Akademie der Wissenschaften fand keine Evidenz für einen ursächlichen Zusammenhang zwischen Mehrfachimpfungen und dem 'sudden infant death syndrome'. Eine analoge Schlussfolgerung wurde vom Wissenschaftlichen Komitee der Europäischen Zulassungsbehörde für Arzneimittel (Committee for Proprietary Medicinal Products – CPMP– der European Medicines Agency-EMA) nach sorgfältiger Untersuchung eines möglichen kausalen Zusammenhangs von hexavalenten Impfstoffen und im zeitlichen Zusammenhang auftretenden Fällen von plötzlichem Kindstod getroffen; ein kausaler Zusammenhang der Todesfälle mit den Impfstoffen könne nicht belegt werden, und es ergäbe sich daraus keine Änderung der Nutzen-Risiko-Bewertung dieser Impfstoffe.

Das Global Advisory Committee on Vaccine Safety (der WHO) schätzte 2005 die Situation ein und fand ebenfalls keine Evidenz für einen ursächlichen Zusammenhang zwischen hexavalenten Impfstoffen und plötzlichem Kindstod.

Unter Federführung des Robert Koch-Instituts und unter Einbeziehung internationaler interdisziplinärer Experten wurde im Zeitraum 2005–2008 eine Studie über ungeklärte plötzliche und unerwartete Todesfälle bei 2–24 Monaten alten Kindern durchgeführt (TOKEN-Studie). 676 Todesfälle wurden von den Gesundheitsämtern gemeldet; nach Zustimmung der Eltern konnten 254 Todesfälle analysiert werden. 11 Kinder hatten eine 6-fach-Impfung innerhalb von 3 Tagen vor dem plötzlichen Kindstod erhalten, 2 Kinder zwischen dem 4. und 7. Tag, bei 142 Kindern lag die Impfung länger als 1 Woche zurück, 99 Kinder waren nicht geimpft. Der Endbericht vom 8.3.2011 (TOKEN-Studie einsehbar unter <http.//www.rki.de<) vermerkt kein erhöhtes Risiko innerhalb von 7 Tagen nach einer 6-fach-Impfung. Die Studie ist insbesondere durch kleine Zahlen limitiert.

Hepatitis B-Impfung und Multiple Sklerose: Seit den 1990er-Jahren wurden wiederholt Berichte veröffentlicht, dass die Hepatitis-B-Impfung als Auslöser für das Auftreten oder die Progression von Multipler Sklerose (MS) verantwortlich sei. Ausgehend von diesen Berichten wurden eine Vielzahl von Stellungnahmen sowie eine ausführliche Analyse des Erkenntnisstandes durch das Immunization Safety Committee des Institute of Medicine veröffentlicht, die diesen Berichten entgegentraten. In den vergangenen Jahren wurden mehrere Fall-Kontroll- und Kohortenstudien durchgeführt und publiziert. Mit Ausnahme einer Studie von Hernán wurde jedoch bisher in keiner dieser Studien ein signifikantes Risiko für das Auftreten der MS bzw. von anderen demyelinisierenden Erkrankungen nach HB-Impfung beschrieben. Die WHO hat verschiedene methodische Mängel der Studie diskutiert. In einer Studie anderer Autoren in den USA konnte das Ergebnis der Hernán-Publikation nicht bestätigt werden. Zusammenfassend ist festzustellen, dass es nach derzeitigem Kenntnisstand keine Evidenz für einen kausalen Zusammenhang zwischen Hepatitis-B-Impfung und Multipler Sklerose gibt.

Masernimpfung und Morbus Crohn oder Autismus: Es liegen eine Vielzahl qualifizierter Studien und Stellungnahmen vor, die keine Evidenz für einen kausalen Zusammenhang der postulierten Krankheiten mit der Impfung finden konnten. Die Studien von Wakefield zu Masern und Autismus wurden als gefälscht bezeichnet, kürzlich wurde ihm die Ausübung des ärztlichen Berufs in seinem Heimatland untersagt (Approbationsentzug).

Verursachung von Diabetes mellitus Typ 1 durch Hib-Impfstoff, andere Impfstoffe und Mehrfachimpfstoffe: Es gibt keine wissenschaftlichen Fakten, die einen solchen Zusammenhang annehmen lassen oder gar beweisen. [F11]

1.4.3.4 Wissenslücken

Das gegenwärtige Wissen erlaubt weder die Annahme noch den Ausschluss eines kausalen Zusammenhangs bestimmter Krankheitsereignisse mit bestimmten Impfungen. Es ist durchaus möglich, dass es sich bei solchen meist als Einzelfall (Kasuistik) berichteten möglichen Komplikationen um eine zeitliche Koinzidenz ohne kausalen Zusammenhang handelt. Ein Teil der von den Expertenkomitees des Instituts für Medizin (IOM) analysierten möglichen Komplikationen nach Schutzimpfungen des Kindesalters konnten kausal weder zugeordnet noch ausgeschlossen werden. Das weltweit gesammelte und ausgewertete Material erwies sich als ungenügend für eine solche Zuordnung, die Komplikationen wurden eingeordnet als ´unknown risks where evidence is inadequate to accept or reject a causal relation´.

1.5   Ausgewählte Surveillancesysteme

Eine **aktive Surveillance** von unerwünschten Impfstoffwirkungen findet in klinischen Prüfungen als eine der Voraussetzungen für die Zulassung oder in beobachtenden Studien nach der Zulassung statt. Die Mehrzahl der Überwachungssysteme für unerwünschte Impfstoffwirkungen nach der Markteinführung sind passive Surveillance-Systeme.

Sowohl die überwiegende Mehrzahl der industrialisierten Länder als auch, mit Unterstützung der Weltgesundheitsorganisation, eine zunehmende Anzahl von Entwicklungsländern haben der Surveillance unerwünschter Nebenwirkungnen von Impfungen zunehmende Aufmerksamkeit zuteil werden lassen. Eine Übersicht zu landesweiten und internationalen Surveillance-Aktivitäten findet sich in der nachstehenden Publikation:

DITTMANN S. VACCINES. In: Meyler's Side Effects of Drugs: The International Encyclopedia of Adverse Drug Reactions and Interactions, 15th edition, (ed Aronson JK). Elsevier 2006 pp 3552-3574.

Auf 2 ausgewählte passive Surveillance-Systeme wird nachfolgend eingegangen.

1.5.1   Datenbank zu Verdachtsfällen auf Impfnebenwirkung in Deutschland

In Deutschland werden im zeitlichen Zusammenhang mit einer Impfung auftretende Krankheitserscheinungen auf 3 Wegen (Meldepflicht nach dem IfSG, Meldung an die Arzneimittelkommission der deutschen Ärzteschaft, Information an den Impfstoffhersteller) als Verdachtsfälle auf eine Impfnebenwirkung gemeldet (siehe unter 1.1.). Der Austausch der auf verschiedenen Wegen gewonnenen Daten führt dazu, dass die überwiegende Mehrheit der Verdachtsfälle vom PEI erfasst und bewertet werden kann. Das PEI stellt alle gemeldeten Verdachtsfälle auf nebenstehender Internetseite zur Verfügung. [F12]

Datenbank des Paul-Ehrlich-Instituts zu Verdachtsfällen von Impfkomplikationen

- Verdachtsfälle von Impfkomplikationen und Unerwünschten Arzneimittelwirkungen (UAW)

http://www.pei.de
(Ärzte und Apotheker/Pharmakovigilanz/ UAW-Datei)

F12

Grundsätzlich handelt es sich bei diesen Daten um Verdachtsfälle. Eine aufgeführte unerwünschte Reaktion bedeutet nicht, dass ein ursächlicher Zusammenhang zu einer Impfung existiert.

Die Daten bieten vorrangig die Möglichkeit, Risikosignale zu erkennen und darauf zu reagieren.

Zur Bewertung eines Verdachtsfalls sind unter anderem folgende Fragen zu beantworten:

- Sind die Symptome als Nebenwirkung oder Impfkomplikation in der medizinischen Wissenschaft bereits bekannt?
- Gibt es andere Impfstoffe, bei deren Anwendung Geimpfte eine ähnliche Reaktion gezeigt haben?
- Ist/sind die unerwünschte(n) Arzneimittelreaktion(en) wissenschaftlich erklärbar und gibt es einen immunologischen Mechanismus, der die Reaktion erklärt (Biologische Plausibilität)?
- Gibt es Hinweise für eine Chargenbezogene Häufung von Verdachtsfällen von Impfkomplikationen?
- Gibt es andere, plausible Ursachen für die Erkrankung bzw. Gesundheitsstörung (Vorerkrankungen des Patienten, Begleitmedikation, Auslandsaufenthalte usw.)?
- Ist das Intervall zwischen Impfung und beginnender Symptomatik schlüssig (zeitliche Plausibilität)?

1.5.2   Datenbank zu Verdachtsfällen auf Impfnebenwirkung in den USA

Im Jahre 1991 wurden die vordem zwei Surveillance-Systeme für Impfnebenwirkungen (der Centers for Disease Control – CDC – und der Food and Drug Administration – FDA) durch das gemeinsame Überwachungssystem VAERS (Vaccine Adverse Event Reporting System) ersetzt. Erfasst werden sowohl die durch Gesetz geforderten Meldungen speziell genannter Nebenwirkungen als auch alle anderen Meldungen von Verdachtsfällen.

Ebenso wie bei den Daten des PEI ist darauf hinzuweisen, dass für die VAERS-Daten keinerlei kausale Aussagen getroffen werden können. Es kann sich um Koinzidenzen oder tatsächlich verursachte Nebenwirkungen handeln.
Die Daten gestatten jedoch wertvolle Hinweise im Sinne von Alarmsignalen für bestimmte Nebenwirkungen, bestimmte Impfstoffe, regionale oder zeitliche Häufungen.

> **Datenbank des CDC**
> **(Centers for Disease Control and Prevention, Atlanta, Georgia, US)**
> **zu Verdachtsfällen von Impfkomplikationen**
>
> • CDC WONDER (wide-ranging online data for epidemiological research)
>
> • ab 1990
>
>   http://wonder.cdc.gov/vaers.html

F13

Das CDC stellt alle ab 1990 gemeldeten Verdachtsfälle auf nebenstehender Internetseite zur Verfügung. [F13]

2   Komplikation und Versorgungsanspruch
Gesundheitsschaden durch Impfungen

Schwere Nebenwirkungen oder Gesundheitsschäden nach Schutzimpfungen sind unter den heutigen Voraussetzungen mit modernen und sorgfältig geprüften Impfstoffen sowie umfangreichen Regelungen für eine qualifizierte Impfpraxis sehr seltene Ereignisse. Dennoch ist der Staat verpflichtet, für den Fall eines solchen Gesundheitsschadens entsprechende Vorkehrungen für die sachgerechte Aufklärung und Versorgung zu treffen.

§60 IfSG legt fest: 'Wer durch eine Schutzimpfung oder durch eine andere Maßnahme der spezifischen Prophylaxe, die

    ll   von einer zuständigen Landesbehörde öffentlich empfohlen (siehe Abschnitt
          1.3 des Kapitels 'Kontrolle impfpräventabler Krankheiten in Deutschland')
          und in ihrem Bereich durchgeführt wurde,

    ll   aufgrund dieses Gesetzes angeordnet wurde (siehe Abschnitgt 1.1.2 des Kapitels 'Kontrolle impfpräventabler Kranklheiten in Deutschland')

    ll   gesetzlich vorgeschrieben war (Pockenimpfung bis zur Eradikation,
          Pflichtimpfungen in der DDR),

Impfschaden — Haftung des Staates (§ 60,1 IfSG)

- Wer durch eine Schutzimpfung oder andere Maßnahme der spezifischen Prophylaxe eine gesundheitliche Schädigung erlitten hat, erhält auf Antrag Versorgung entsprechend Bundesversorgungsgesetz
- Die Impfung muss von der zuständigen Landesbehörde öffentlich empfohlen und in ihrem Bereich vorgenommen worden sein

F14

Anerkennung eines Gesundheitsschadens nach Schutzimpfung

- Voraussetzungen sind zu entnehmen:
- dem Anlageband ´Versorgungsmedizinische Grundsätze´ zu § 2 der Versorgungsmedizin-Verordnung vom 10. Dezember 2008 (BGBl Teil I Nr. 57 vom 15. Dezember 2008)

F15

Anerkennung eines Gesundheitsschadens nach Schutzimpfung

- §61 IfSG:
- Zur Anerkennung eines Gesundheitsschadens nach Schutzimpfung genügt die Wahrscheinlichkeit des ursächlichen Zusammenhangs

F16

II aufgrund der Verordnungen zur Ausführung der Internationalen Gesundheitsvorschriften durchgeführt worden ist,

II eine gesundheitliche Schädigung erlitten hat, erhält wegen der gesundheitlichen und wirtschaftlichen Auswirkungen der Schädigung auf Antrag Versorgung nach den Vorschriften des Bundesversorgungsgesetzes´. [F14]

Zur Anerkennung eines Gesundheitsschadens als Folge einer Schutzimpfung genügt die Wahrscheinlichkeit des ursächlichen Zusammenhangs.

Wenn die Wahrscheinlichkeit nur deshalb nicht gegeben ist, weil über die Ursache des festgestellten Leidens in der medizinischen Wissenschaft Ungewissheit besteht, kann mit Zustimmung der obersten Landesbehörde der Gesundheitsschaden anerkannt werden (Kann-Bestimmung).

Die Voraussetzungen für die Anerkennung eines Gesundheitsschadens sind dem Anlageband ´Versorgungsmedizinische Grundsätze´ zu §2 der Versorgungsmedizin-Verordnung vom 10. Dezember 2008 (BGBl Teil I Nr. 57 vom 15. Dezember 2008) zu entnehmen: [F15]

Teil C. Begutachtung im sozialen Entschädigungsrecht (Auszüge)
(3). Wahrscheinlichkeit des ursächlichen Zusammenhangs

a) Für die Annahme, dass eine Gesundheitsstörung Folge einer Schädigung ist, genügt versorgungsrechtlich die Wahrscheinlichkeit des ursächlichen Zusammenhangs. Sie ist gegeben, wenn nach der geltenden medizinisch-wissenschaftlichen Lehrmeinung mehr für als gegen einen ursächlichen Zusammenhang spricht. Mit besonderer Sorgfalt ist das Für und Wider abzuwägen. Auch bei schwierigen Zusammenhangsfragen soll man bemüht sein, im Gutachten zu einer verwertbaren Beurteilung zu kommen. [F16]

b) Grundlage für die medizinische Beurteilung sind die von der herrschenden wissenschaftlichen Lehrmeinung vertretenen Erkenntnisse über Ätiologie und Pathogenese. Es genügt nicht, dass ein einzelner Wissenschaftler oder eine einzelne Wissenschaftlerin eine Arbeitshypothese aufgestellt oder einen Erklärungsversuch unternommen hat. Es kommt auch nicht allein auf die subjektive Auffassung der beurteilenden Person an.

c) Vielfach lässt allein der große zeitliche Abstand ohne Brückensymptome den ursächlichen Zusammenhang unwahrscheinlich erscheinen. Die angemessene zeitliche Verbindung ist in der Regel eine Voraussetzung für die Wahrscheinlichkeit des ursächlichen Zusammenhangs. Andererseits kann die zeitliche Verbindung zwischen einer Gesundheitsstörung und der vermuteten Ursache für sich allein die Wahrscheinlichkeit des ursächlichen Zusammenhangs nicht begründen.

d) Aus dem Umstand, dass der Zusammenhang der Gesundheitsstörung mit einem schädigenden Vorgang nach wissenschaftlicher Erkenntnis nicht ausgeschlossen werden kann, lässt sich nicht folgern, dass er darum wahrscheinlich sei. Ebenso wenig kann das Vorliegen einer Schädigungsfolge bejaht werden, wenn ein ursächlicher Zusammenhang nur möglich ist.

(4). Kannversorgung

a) Abweichend von den unter 3. erläuterten Grundsätzen kann nach § 1 Abs. 3 Satz 2 Bundesversorgungsgesetz (BVG) eine Gesundheitsstörung als Schädigungsfolge anerkannt werden, wenn die zur Anerkennung einer Gesundheitsstörung als Folge einer Schädigung erforderliche Wahrscheinlichkeit nur deshalb nicht gegeben ist, weil über die Ursache des festgestellten Leidens in der medizinischen Wissenschaft Ungewissheit besteht (Kannversorgung). Eine gleichlautende Bestimmung enthalten auch alle weiteren Gesetze des sozialen Entschädigungsrechts. [F17]

Anerkennung eines Gesundheitsschadens nach Schutzimpfung Kann-Bestimmung

• §61 IfSG:

• Wenn die Wahrscheinlichkeit nur deshalb nicht gegeben ist, weil über die Ursache des festgestellten Leidens in der medizinischen Wissenschaft Ungewissheit besteht, kann mit Zustimmung der obersten Landesbehörde der Gesundheitsschaden anerkannt werden: Kann-Bestimmung

F17

b) Folgende medizinische Voraussetzungen müssen erfüllt sein:
aa) Über die Ätiologie und Pathogenese des Leidens darf keine durch Forschung und Erfahrung genügend gesicherte medizinisch-wissenschaftliche Auffassung herrschen. Eine von der medizinisch-wissenschaftlichen Lehrmeinung abweichende persönliche Ansicht einer sachverständigen Person erfüllt nicht den Tatbestand einer Ungewissheit in der medizinischen Wissenschaft.

bb) Wegen mangelnder wissenschaftlicher Erkenntnisse und Erfahrungen darf die ursächliche Bedeutung von Schädigungstatbeständen oder Schädigungsfolgen für die Entstehung und den Verlauf des Leidens nicht mit Wahrscheinlichkeit beurteilt werden können. Ein ursächlicher Einfluss der im Einzelfall vorliegenden Umstände muss in den wissenschaftlichen Arbeitshypothesen als theoretisch begründet in Erwägung gezogen werden. Ist die ursächliche Bedeutung bestimmter Einflüsse trotz mangelnder Kenntnis der Ätiologie und Pathogenese wissenschaftlich nicht umstritten, so muss gutachterlich beurteilt werden, ob der ursächliche Zusammenhang wahrscheinlich oder unwahrscheinlich ist.

cc) Zwischen der Einwirkung der wissenschaftlich in ihrer ursächlichen Bedeutung umstrittenen Umstände und der Manifestation des Leidens oder der Verschlimmerung des Krankheitsbildes muss eine zeitliche Verbindung gewahrt sein, die mit den allgemeinen Erfahrungen über biologische Verläufe und den in den wissenschaftlichen Theorien vertretenen Auffassungen über Art und Wesen des Leidens in Einklang steht.

c) Ungewissheiten im Sachverhalt, die von der Ungewissheit in der medizinischen Wissenschaft über die Ursachen des Leidens unabhängig sind, rechtfertigen die Anwendung der Kannvorschrift nicht; dies ist insbesondere der Fall, wenn rechtserhebliche Zweifel über den Zeitpunkt des Leidensbeginns bestehen, weil die geltend gemachten Erstsymptome mehrdeutig sind, oder wenn das Leiden diagnostisch nicht ausreichend geklärt ist.

d) Ist bei einem Leiden eine Kannversorgung generell in Betracht zu ziehen, muss trotzdem anhand des Sachverhaltes des Einzelfalles stets zuerst geprüft werden, ob der ursächliche Zusammenhang mit Wahrscheinlichkeit zu beurteilen ist. Lässt sich dabei die Frage des ursächlichen Zusammenhangs bereits in ihrer Gesamtheit entscheiden, so entfällt eine Kannversorgung. Ist die Wahrscheinlichkeit des ursächlichen Zusammenhangs nur für einen Teil des Gesamtleidens gegeben, so ist zu prüfen, ob für den verbleibenden Teil des Leidens die Voraussetzungen für eine Kannversorgung erfüllt sind.

Literatur

HOWSON CP, HOWE CJ, FINEBERG HV, EDS. Adverse effects of pertussis and rubella vaccines. A report of the Committee to Review the Adverse Consequences of Pertussis and Rubella Vaccines. National Academy Press: Washington, DC, 1991.

STRATTON KR, HOWE CJ, JOHNSTON RB JR, EDS. Adverse events associated with childhood vaccines. National Academy of Sciences: Washington, DC, 1994

Gesetz zur Verhütung und Bekämpfung von Infektionskrankheiten beim Menschen (Infektionsschutzgesetz - IfSG) vom 20. Juli 2000 (BGBl I S. 1045).

DITTMANN S. VACCINES. In: Meyler's Side Effects of Drugs: The International Encyclopedia of Adverse Drug Reactions and Interactions, 15th edition, (ed Aronson JK). Elsevier 2006 pp 3552-357.

Aktualisierte Miteilung der Ständigen Impfkommission (STIKO) am Robert Koch-Institut: Hinweise für Ärzte zum Aufklärungsbedarf über mögliche unerwünschte Wirkungen bei Schutzimpfungen/ Stand 2007. Epidemiol Bull RKI Nr 25 2007. >www.rki.de<

Verordnung zur Durchführung des § 1 Abs. 1 und 3, des § 30 Abs. 1 und des § 35 Abs. 1 des Bundes-versorgungsgesetzes (Versorgungsmedizin-Verordnung – VersMedV) vom 10. Dezember 2008 (BGBl Teil I Nr. 57 vom 15. Dezember 2008).

Anlage Versorgungsmedizinische Grundsätze zu § 2 der Versorgungsmedizin-Verordnung vom 10. Dezember 2008. Anlageband zum BGBl Teil I Nr. 57 vom 15. Dezember 2008.

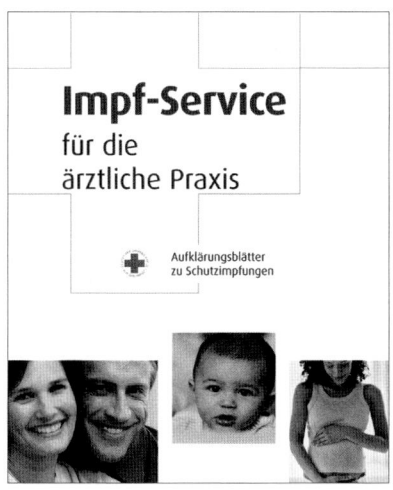

Impf-Service
für die
ärztliche Praxis

- Ihnen fehlt eine umfassende und gezielt einsetzbare Informationsquelle rund ums Impfen, die den Praxisablauf erleichtert und Zeit spart?
- Sie benötigen stets griffbereit die aktuellen Impfaufklärungsbögen für Ihre Patienten?
- Sie hätten gerne Antworten auf die häufig angeführten Argumente gegen Impfungen?
- Sie möchten immer auf dem neuesten Stand der gültigen STIKO-Empfehlungen sein?
- Sie wollen Ihren Patientinnen vermitteln, welche Impfungen in Schwangerschaft und Stillzeit erlaubt sind?

Wir helfen Ihnen: Die Impf-Service-Praxismappe ist eine Organisationshilfe für die Impfaufklärung in der Praxis und eine Informationsquelle für alle, die sich vor der Impfung ausführlich informieren wollen.

Der Ordner kostet 33,50 €, es gibt zwei Updates pro Jahr à 7,50 €
(alle Preise zzgl. Mehrwertsteuer und Versandkosten).

So können Sie bestellen:
Per Fax unter den Nummern 06421 – 293 170 oder –187

Telefonisch montags bis donnerstags von 8.00 bis 17.00
und freitags von 8.00 bis 13.00 Uhr unter der
Telefonnummer 06421 – 293-0

In unserem Webshop: www.shop.dgk.de

Für Ihre Notizen

Weitere Impfservice-Angebote

» Impfkalender
» Impfaufklärungsbogen
» Impfausweis
» Impfbuchstempel
» IBERA – aktuelle reisemedizinische Beratung leicht gemacht

Gerne senden wir Ihnen ausführlichere Informationen.

Sie erreichen uns:
Per Fax unter den Nummern 06421 – 293 170 oder –187

Telefonisch montags bis donnerstags von 8.00 bis 17.00
und freitags von 8.00 bis 13.00 Uhr unter der
Telefonnummer 06421 – 293-0

Oder bestellen Sie in unserem webshop: www.shop.dgk.de

Die ideale Ergänzung zum „Handbuch der Impfpraxis":

Schwierige Impffragen – kompetent beantwortet

3. Auflage
Herausgeber: Deutsches Grünes Kreuz e. V.
Erscheint Mitte 2012

Für Ihre Notizen